Santiago Horgan
Karl-Hermann Fuchs

Springer

消化道手术及内镜创新技术

Innovative Endoscopic and Surgical Technology in the GI Tract

主　编〔美〕圣迪亚歌·霍根
　　　　　　卡尔-赫尔曼·富克斯
主　译　田云鸿　彭　勇
副主译　彭　洪　黄文涛　高振国

天津出版传媒集团
天津科技翻译出版有限公司

著作权合同登记号:图字:02-2023-167

图书在版编目(CIP)数据

消化道手术及内镜创新技术 / (美)圣迪亚歌·霍根(Santiago Horgan),(美)卡尔-赫尔曼·富克斯(Karl-Hermann Fuchs)主编; 田云鸿,彭勇主译. —天津:天津科技翻译出版有限公司,2024.6

书名原文:Innovative Endoscopic and Surgical Technology in the GI Tract

ISBN 978-7-5433-4462-4

Ⅰ.①消… Ⅱ.①圣… ②卡… ③田… ④彭… Ⅲ.①内窥镜-应用-消化系统疾病-外科手术 Ⅳ.①R656

中国国家版本馆 CIP 数据核字(2024)第 097926 号

授权单位:Springer Nature Switzerland AG.
出　　版:天津科技翻译出版有限公司
出 版 人:方　艳
地　　址:天津市南开区白堤路 244 号
邮政编码:300192
电　　话:022-87894896
传　　真:022-87893237
网　　址:www.tsttpc.com
印　　刷:天津海顺印业包装有限公司
发　　行:全国新华书店
版本记录:787mm×1092mm　16 开本　25.5 印张　460 千字
　　　　　2024 年 6 月第 1 版　2024 年 6 月第 1 次印刷
　　　　　定价:280.00 元

(如发现印装问题,可与出版社调换)

主译简介

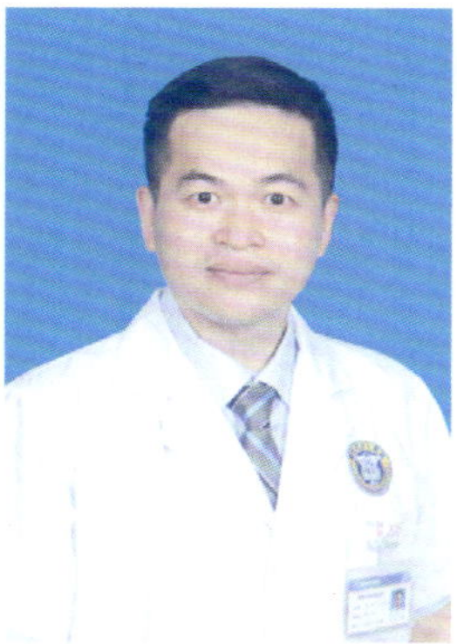

田云鸿　首都医科大学附属北京安贞医院南充医院(南充市中心医院)、川北医学院第二临床医学院胃肠疝外科主任,大外科副主任,主任医师,医学博士、硕士研究生导师,"西部之光"访问学者,美国得克萨斯医学中心、韦恩州立大学访问学者。四川省临床技能名师、第十三批四川省卫生健康委员会学术技术带头人后备人选、南充市第一批"果州万人计划"果州科技菁英、四川省临床重点专科–普通外科项目负责人。

擅长胃肠道肿瘤手术、减重代谢手术、各类疝手术、腹腔镜袖状胃切除术、腹腔镜胃旁路手术治疗肥胖及代谢综合征,也擅长胃癌的规范化诊治,并开展单孔腹腔镜胃癌根治术。其将术中胃镜常规应用于胃手术中,设计了术中测漏的GAM程序,该程序可明显降低胃癌手术并发症发生率,并改善患者预后。可高质量实施胃食管反流病的手术治疗,包括Nissen、Toupet胃底折叠术,以及贲门失弛缓症的Heller肌切开术等手术治疗。

四川省科技厅项目评审专家,发表专业论文40余篇,以第一作者及通讯作者被SCI收录论文10余篇,担任*Surgical Endoscopy*、《西部医学》等杂志审稿人;主持省市厅级科研项目8项;《肝癌侵袭转移防治的基础与临床研究》(第一名)获2021年度四川省医学青年科技奖——应用研究类三等奖。"肝癌侵袭转移防治研究团队(第一名)"获第五届"嘉英荟·南充双创大赛"总决赛——十大创新英才;2023年南充市科技创新成果奖三等奖。

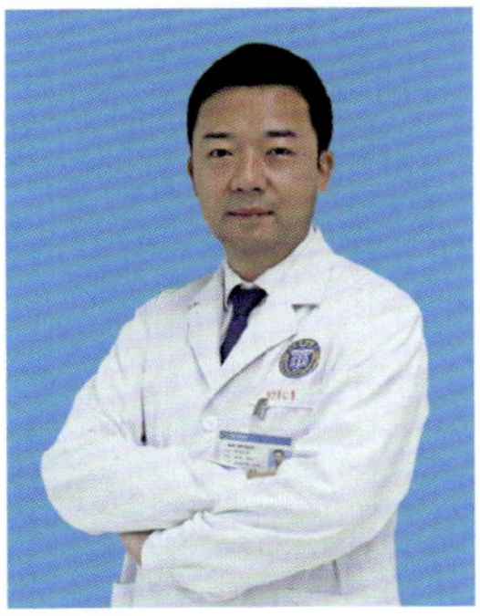

彭　勇　首都医科大学附属北京安贞医院南充医院(南充市中心医院)、川北医学院第二临床医学院肝胆外科主任,大外科主任,医学博士,硕士研究生导师,四川省卫生和计划生育委员会学术技术带头人,四川省学术技术带头人后备人选,“果州万人计划”创新领军人才。

兼任中国医师协会外科医师分会委员,中国医师协会微无创专业委员会委员,国际肝胆胰协会中国分会委员,四川省医学会外科专业委员会常务委员,四川省医学会日间手术专业委员会常务委员,四川省医师协会肝癌专业委员会常务委员,四川省医创会肝胆胰分会常务委员,四川省医师协会胰腺病分会委员,四川省抗癌协会肝癌专业委员会委员,南充市医师协会肝胆外科分会会长。

擅长肝胆胰外科常见病、多发病、疑难危重病的诊断、治疗和手术。擅长开展腹腔镜肝脏、胰腺、胆道、胆囊等微创手术。常规开展精准肝切除、根治性肝门胆管癌、根治性胰十二指肠切除、胆道损伤修复等高难度开放手术。

主持国家自然科学基金课题1项、省市级课题多项,获省市级科技进步奖7项,在国内外医学核心期刊发表论文70余篇,其中SCI收录11篇,中华医学会收录21篇,参与编写肝移植相关专著1部。

副主译简介

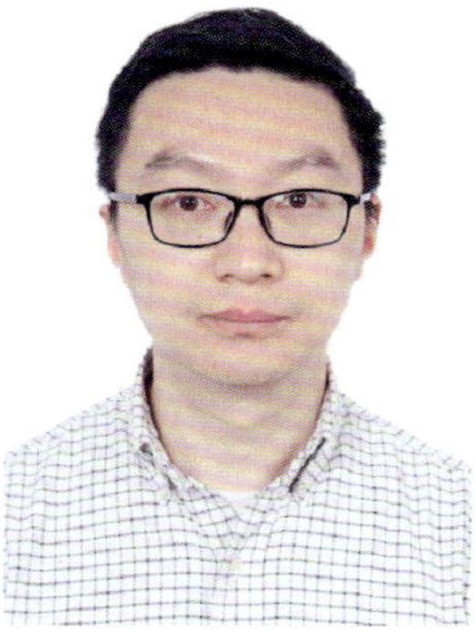

彭　洪　首都医科大学附属北京安贞医院(南充市中心医院)肛肠外科副主任，主任医师，博士，硕士研究生导师。现任第十三届四川省学术技术带头人后备人选、四川省卫生健康委员会中青年骨干人才、第二批南充市“果州优才计划”果州医卫领军人才、四川省生物信息学学会精准治疗分会常务委员、南充市社会科学专家库专家、中文核心期刊《重庆医科大学学报》青年编委、川北医学院司法鉴定中心副主任。作为项目负责人承担国家教育部、四川省卫生健康委员会、四川省中管局、四川省教育厅、南充市科技局课题 15 项，作为第一作者或通讯作者发表 SCI 论文 6 篇，在核心期刊发表论文 26 篇，获国外发明专利 2 项，均成功实现成果转化。出版医学专著《生物信息学在科研中的应用》。科研项目获四川省医学青年科技奖三等奖、南充市第五届、第七届“嘉英荟·南充双创大赛”十大创新项目、南充市科技创新成果奖二等奖。

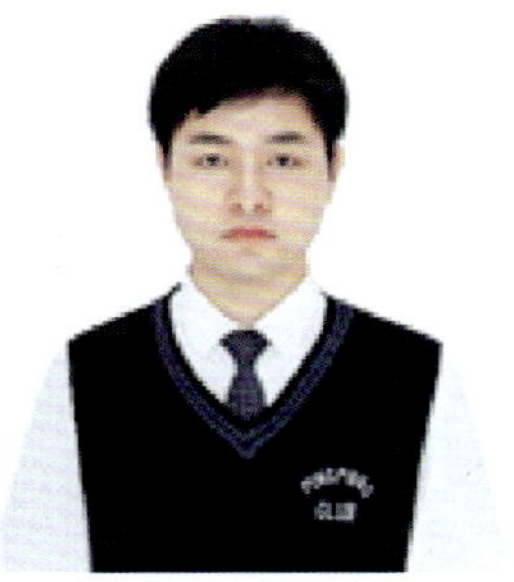

黄文涛　南方医科大学附属广东省人民医院消化内科。研究方向：构建肠道疾病的因果推断、风险预测及防治模型，多组学研究重大疾病的共性病理机制。在 *eClinicalMedicine*、*eBioMedicine*(封面文章)、*JHEP Reports*、*Surgical Endoscopy*、*BMJ Mental Health* 等发表 SCI 论文 8 篇，中文核心论文 2 篇，受邀参加美国胃肠病学院(ACG)2023 年会。参译 *Gut Microbiota: Interactive Effects on Nutrition and Health*，申获国家专利 6 项。创建春杏果果急救文化工作室及春杏志愿服务队，获得第四届“嘉英荟·南充双创大赛”年度十大双创新锐，“诚信杯”万达开统筹示范区暨川东北经济区创新创业比赛二等奖。

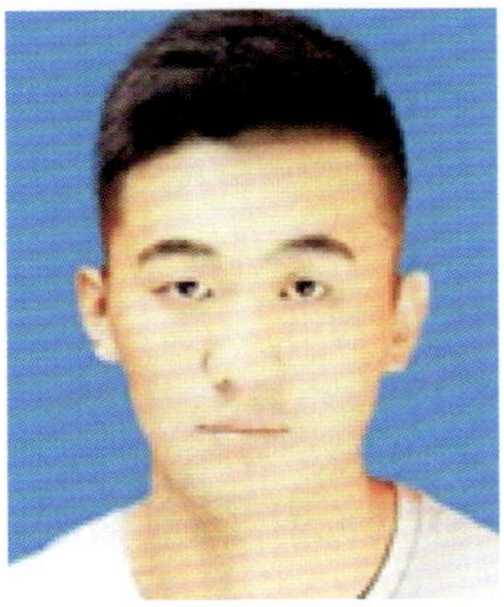

高振国 首都医科大学附属北京安贞医院南充医院(南充市中心医院),川北医学院第二临床医学院。

现已发表论文8篇,其中以第一作者发表SCI论文2篇,发表中文核心期刊论文1篇,参与多项地级市科研项目及多项多中心RCT研究,其研究成果发表在*Surgical Endoscopy*、*Int J Surg*等杂志。

研究成果获2021年度四川省医学青年科技奖——应用研究类三等奖,获第五届“嘉英荟·南充双创大赛”总决赛——十大创新英才。

译者名单

主　译　田云鸿　彭　勇

副主译　彭　洪　黄文涛　高振国

译　者　（按姓氏汉语拼音排序）

蔡　宇　北京安贞医院南充医院（南充市中心医院）
陈国彪　北京安贞医院南充医院（南充市中心医院）
陈智慧　北京安贞医院南充医院（南充市中心医院）
谌翱冰　川北医学院
程登龙　华中科技大学同济医学院附属协和医院
冯　渊　北京安贞医院南充医院（南充市中心医院）
冯胜刚　北京安贞医院南充医院（南充市中心医院）
付　强　山西医科大学
高振国　北京安贞医院南充医院（南充市中心医院）
龚　磊　北京安贞医院南充医院（南充市中心医院）
郭　庆　北京安贞医院南充医院（南充市中心医院）
郭　炜　北京安贞医院南充医院（南充市中心医院）
何振兴　北京安贞医院南充医院（南充市中心医院）
胡小三　北京安贞医院南充医院（南充市中心医院）
胡钰佳　西南医科大学
黄　斌　北京安贞医院南充医院（南充市中心医院）
黄佳荣　宁波大学医学院
黄文涛　南方医科大学附属广东省人民医院
雷　雨　川北医学院
黎官印　北京安贞医院南充医院（南充市中心医院）
李　敏　北京安贞医院南充医院（南充市中心医院）
李　展　大阪大学
李沫颖　川北医学院
李权林　北京安贞医院南充医院（南充市中心医院）
李翔宇　首都医科大学宣武医院
李云祥　北京安贞医院南充医院（南充市中心医院）
刘顺英　陆军军医大学大坪医院（陆军特色医学中心）

刘万顺　遵义医科大学第二附属医院
罗　恒　北京安贞医院南充医院(南充市中心医院)
罗彬予　北京安贞医院南充医院(南充市中心医院)
吕真冰　北京安贞医院南充医院(南充市中心医院)
马龙银　北京安贞医院南充医院(南充市中心医院)
彭　洪　北京安贞医院南充医院(南充市中心医院)
彭　勇　北京安贞医院南充医院(南充市中心医院)
秦　龙　北京安贞医院南充医院(南充市中心医院)
覃相志　北京安贞医院南充医院(南充市中心医院)
任明扬　北京安贞医院南充医院(南充市中心医院)
宋锦渲　天津医科大学
谭莎丽　陆军军医大学新桥医院
汤明欣　华中科技大学同济医学院附属梨园医院
滕　庆　北京安贞医院南充医院(南充市中心医院)
田云鸿　北京安贞医院南充医院(南充市中心医院)
汪晓奕　上海市中西医结合医院
汪朕红　北京安贞医院南充医院(南充市中心医院)
王进举　四川省人民医院
王欣雨　四川大学华西口腔医院
伍　季　北京安贞医院南充医院(南充市中心医院)
肖馨平　川北医学院
杨善才　川北医学院
杨选华　北京安贞医院南充医院(南充市中心医院)
易靖铫　川北医学院
喻　晶　北京安贞医院南充医院(南充市中心医院)
曾瑞杰　香港中文大学
张　肖　北京安贞医院南充医院(南充市中心医院)
张大权　北京安贞医院南充医院(南充市中心医院)
张恒浚　陆军军医大学西南医院
张华阳　重庆西区医院
张王群　川北医学院
周　健　北京安贞医院南充医院(南充市中心医院)
周　敏　同济大学附属上海市第四人民医院
周冬兵　北京安贞医院南充医院(南充市中心医院)
周福庆　暨南大学附属第一医院
邹红雨　北京安贞医院南充医院(南充市中心医院)

编者名单

Alberto Arezzo Department of Surgical Sciences, University of Torino, Torino, Italy

Manuel Barberio Institute of Image-Guided Surgery, IHU-Strasbourg, Strasbourg, France

R. Bravo Gastrointestinal Senior Surgeon, Gastrointestinal Surgery Department, Hospital Clinic, Barcelona, Spain

Wolfram Breithaupt St. Elisabethen Krankenhaus, Department of General and Visceral Surgery, Frankfurt, Germany

Ryan C. Broderick University of California San Diego, Center for the Future of Surgery, La Jolla, CA, USA

Division of Minimally Invasive Surgery, Department of Surgery, University of California San Diego, La Jolla, USA

Ronit Brodie, MPAS Department of General Surgery, Hadassah Hebrew University Medical Center, Jerusalem, Israel

Christiane J. Bruns Department of General Surgery, University of Cologne, Köln, Germany

Karel Caca Department of Internal Medicine and Gastroenterology, Hospital Ludwigsburg, Ludwigsburg, Germany

Fernando Cervantes-Sanchez Department of Computer Science, Centro de Investigaciön en Matemáticas, A.C, Guanajuato, Mexico

Claire Chalopin Inovation Center Computer Assisted Surgery (ICCAS), Institute at the Faculty of Medicine, Leipzig University, Leipzig, Germany

Guido Costamagna Digestive Endoscopy Unit, Fondazione Policlinico Universitario A. Gemelli IRCCS, Università Cattolica del Sacro Cuore, Rome, Italy

Rabi R. Datta Department of General Surgery, University of Cologne, Köln, Germany

Rebeca Dominguez University of California San Diego, Center for the Future of Surgery, La Jolla, CA, USA

Pietro Familiari Digestive Endoscopy Unit, Fondazione Policlinico Universitario A. Gemelli IRCCS, Università Cattolica del Sacro Cuore, Rome, Italy

Paul Fockens Department of Gastroenterology and Hepatology, Amsterdam University Medical Centers, Amsterdam, The Netherlands

Friedrich Foerster First Department of Medicine, University Medical Center of the Johannes Gutenberg University Mainz, Mainz, Germany

Edoardo Forcignanò Department of Surgical Sciences, University of Torino, Torino, Italy

Karl-Hermann Fuchs Center for the Future of Surgery, University of California San Diego, La Jolla, CA, USA

Hans Friedrich Fuchs Department of General- ,Viszeral-, Tumor and Transplantation Surgery, University of Cologne, Cologne, Germany

Department of General Surgery, University of Cologne, Köln, Germany

Varga Gabor AGAPLESION Markus Krankenhaus, Department of General and Visceral Surgery, Frankfurt am Main, Germany

Florian Gebauer University of Cologne, Department of Surgery, Köln, Germany

Ines Gockel Department of Visceral, Transplant, Thoracic and Vascular Surgery, University Hospital of Leipzig, Leipzig, Germany

Pier Cristoforo Giulianotti Department of Surgery, Division of General, Minimally Invasive and Robotic Surgery, University of Illinois at Chicago, Chicago, IL, USA

Daniel Hashimoto Surgical Artificial Intelligence and Innovation Laboratory, Department of Surgery, Massachusetts General Hospital, Boston, MA, USA

Yip Hon Chi Division of Upper GI and Metabolic Surgery, Department of Surgery, Faculty of Medicine, The Chinese University of Hong Kong, Hong Kong, People's Republic of China

Chow Yuk Ho Technology Center for Innovative Medicine, The Chinese University of Hong Kong, Hong Kong, People's Republic of China

Multi-scale Medical Robotics Center, InnoHK, Hong Kong, People's Republic of China

Santiago Horgan University of California San Diego, Division of Minimally Invasive Surgery, La Jolla, CA, USA

Department of Surgery, Center for the Future of Surgery, University of California San Diego, La Jolla, CA, USA

Boris Jansen-Winkeln Department of General, Visceral and Oncological Surgery, St. Georg Hospital, Leipzig, Germany

Lau Ka Chun Chow Yuk Ho Technology Center for Innovative Medicine, The Chinese University of Hong Kong, Hong Kong, People's Republic of China

Multi-scale Medical Robotics Center, InnoHK, Hong Kong, People's Republic of China

Department of Mechanical & Automation Engineering, Faculty of Engineering, The Chinese University of Hong Kong, Hong Kong, People's Republic of China

Eiji Kanehira Department of Surgery, Medical Topia Soka, Soka City, Japan

Motohiko Kato Division of Research and Development for Minimally Invasive Treatment, Cancer Center, Keio University School of Medicine, Tokyo, Japan

Hannes Köhler Inovation Center Computer Assisted Surgery (ICCAS), Institute at the Faculty of Medicine, Leipzig University, Leipzig, Germany

Am Lacy Department of Gastrointesnal Surgery, Gastrointestinal Surgery Department, Hospital Clinic, Barcelona, Spain

Rosario Landi Digestive Endoscopy Unit, Fondazione Policlinico Universitario A. Gemelli IRCCS, Università Cattolica del Sacro Cuore, Rome, Italy

Arielle M. Lee University of California San Diego, Center for the Future of Surgery, La Jolla, CA, USA

Alberto Mangano Department of Surgery, Division of General, Minimally Invasive and Robotic Surgery, University of Illinois at Chicago, Chicago, IL, USA

Marianne Maktabi Inovation Center Computer Assisted Surgery (ICCAS), Institute at the Faculty of Medicine, Leipzig University, Leipzig, Germany

Jared S. Matson Department of Surgery, University of California San Diego, San Diego, CA, USA

Matthias Mehdorn Department of Visceral, Transplant, Thoracic and Vascular Surgery, University Hospital of Leipzig, Leipzig, Germany

Alexander Meining Department of Gastroenterology, Interventional and Experimental Endoscopy, University of Würzburg, Würzburg, Germany

Ozanan Meireles Surgical Artificial Intelligence and Innovation Laboratory, Department of Surgery, Massachusetts General Hospital, Boston, MA, USA

Andreas Melzer Inovation Center Computer Assisted Surgery (ICCAS), Institute at the Faculty of Medicine, Leipzig University, Leipzig, Germany

Institute for Medical Science and Technology (IMSaT), University of Dundee, Dundee, UK

Yoav Mintz, MD Department of General Surgery, Hadassah Hebrew University Medical Center, Jerusalem, Israel

Faculty of Medicine, Hebrew University of Jerusalem, Jerusalem, Israel

Christof Mittermair Department of Surgery, Krankenhaus Barmherzige Brüder Salzburg, Salzburg, Austria

Mario Morino Department of Surgical Sciences, University of Torino, Torino, Italy

Kai Neki University of California San Diego, Center for the Future of Surgery, La Jolla, CA, USA

Helmut Neumann First Department of Medicine, University Medical Center of the Johannes Gutenberg University Mainz, Mainz, Germany

Am Otero-Piñeiro Gastrointestinal Consultant Surgeon, Gastrointestinal Surgery Department, Hospital Clinic, Barcelona, Spain

Silvana Perretta IHU-Strasbourg, Institute of Image-Guided Surgery, Strasbourg, Alsace, France

Department of Digestive and Endocrine Surgery, Nouvel Hôpital Civil, Strasbourg University Hospital, Strasbourg, Alsace, France

Research Institute against Digestive Cancer IRCAD, Strasbourg, Alsace, France

Annekatrin Pfahl Inovation Center Computer Assisted Surgery (ICCAS), Institute at the Faculty of Medicine, Leipzig University, Leipzig, Germany

Chiu Philip Wai-Yan Division of Upper GI and Metabolic Surgery, Department of Surgery, Faculty of Medicine, The Chinese University of Hong Kong, Hong Kong, People's Republic of China

Chow Yuk Ho Technology Center for Innovative Medicine, The Chinese University of Hong Kong, Hong Kong, People's Republic of China

Multi-scale Medical Robotics Center, InnoHK, Hong Kong, People's Republic of China

Margherita Pizzicannella IHU-Strasbourg, Institute of Image-Guided Surgery, Strasbourg, Alsace, France

Department of Digestive and Endocrine Surgery, Nouvel Hôpital Civil, Strasbourg University Hospital, Strasbourg, Alsace, France

Alice Race Division of Minimally Invasive Surgery, Department of Surgery, University of California San Diego, La Jolla, CA, USA

Department of Surgery, Center for the Future of Surgery, University of California San Diego, La Jolla, CA, USA

Sonia L. Ramamoorthy Department of Surgery- Division of Colon and Rectal Surgery, University of California San Diego, San Diego, CA, USA

Jeff Reeves Division of Minimally Invasive Surgery, Center for Fluorescence Guided Surgery, Department of Surgery, University of California San Diego, La Jolla, CA, USA

María Rita Rodríguez-Luna Research Institute against Digestive Cancer IRCAD, Strasbourg, France

Caroline Saleh Department of Gastroenterology and Hepatology, University Medical Center Utrecht, Utrecht University, Utrecht, The Netherlands

Brian Sandler University of California San Diego, Center for the Future of Surgery, La Jolla, CA, USA

Division of Minimally Invasive Surgery, Center for the Future of Surgery, Department of Surgery, La Jolla, CA, USA

Bryan Sandler Division of Minimally Invasive Surgery, Center for the Future of Surgery, Department of Surgery, La Jolla, CA, USA

Thomas Schulz St. Elisabethen Krankenhaus, Department of General and Visceral Surgery, Frankfurt am Main, Germany

Hans Seifert Department of Gastroenterology, Klinik für Innere Medizin und Intensivmedizin, Evangelisches Krankenhaus, Oldenburg, Germany

Universitätsklinik für Innere Medizin – Gastroenterologie, Klinikum Oldenburg, Germany

Dirk L. Stippel Department of General Surgery, University of Cologne, Köln, Germany

David J. Straus IV, MD Department of Surgery, University of California - San Diego, La Jolla, CA, USA

Amir Szold Assia Medical Group, Assuta Medical Center, Tel Aviv, Israel

Catherine Tsai University of California San Diego, Center for the Future of Surgery, La Jolla, CA, USA

Valentina Valle Department of Surgery, Division of General, Minimally Invasive and Robotic Surgery, University of Illinois at Chicago, Chicago, IL, USA

Gabor Varga AGAPLESION Markus Krankenhaus, Department of General and Visceral Surgery, Frankfurt, Germany

Andreas Wannhoff Department of Internal Medicine and Gastroenterology, Hospital Ludwigsburg, Ludwigsburg, Germany

Nienke Warnaar Assia Medical Group, Assuta Medical Center, Tel Aviv, Israel

Helmut Weiss Department of Surgery, Krankenhaus Barmherzige Brüder Salzburg, Salzburg, Austria

Bas Weusten Department of Gastroenterology and Hepatology, University Medical Center Utrecht, Utrecht University, Utrecht, The Netherlands

Department of Gastroenterology and Hepatology, St. Antonius Hospital, Nieuwegein, The Netherlands

U. Will SRH-Wald Klinikum Gera, Gera, Germany

Naohisa Yahagi Division of Research and Development for Minimally Invasive Treatment, Cancer Center, Keio University School of Medicine, Tokyo, Japan

Yam Yeung Chow Yuk Ho Technology Center for Innovative Medicine, The Chinese University of Hong Kong, Hong Kong, People's Republic of China

Multi-scale Medical Robotics Center, InnoHK, Hong Kong, People's Republic of China

Department of Mechanical & Automation Engineering, Faculty of Engineering, The Chinese University of Hong Kong, Hong Kong, People's Republic of China

中文版序言

在消化外科领域，我们正共同迈向精细化与微创化的未来。这一目标不仅是消化外科的共识，也是整个外科界的追求。从手术工具的不断发展，到手术方法的创新，再到新管理理念的引入，每一步都凝聚了众多临床专家的汗水与智慧。得益于科技的飞速发展，我们在外科手术领域的探索不再受传统手术的局限，手术机器人和远程技术的应用已经突破了人类生理的限制，显著提高了手术的成功率。

在消化外科，精通内镜与手术刀的使用已成为基本技能。过去，一些复杂的手术只能依靠腹腔镜或内镜来单独完成，现在可通过腹腔镜和内镜的结合使用来安全地进行这些手术。这本书由 Santiago Horgan 和 Karl-Hermann Fuchs 主编，他们成功地融合了外科和内镜的最新技术动态。本书的主译田云鸿医生和彭勇医生不仅技艺精湛，还拥有广阔的国际视野，由他们领导的团队在消化道手术、科研和教学等领域积累了丰富的经验。本书极大地拓展了外科的领域，为多学科的融合与发展提供了宝贵的参考。

我们相信，这本高质量学术著作的出版，必将为建设健康中国贡献力量。

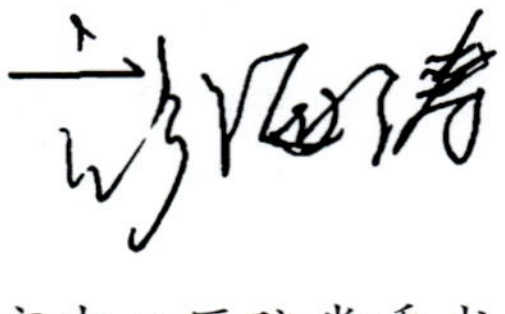

南充市中心医院党委书记

中文版前言

随着医学的发展和进步，我国消化外科医生的外科手术技能有了长足的进步，使得手术越来越微创化、精细化。近年来，内镜技术的发展让外科手术更为精准。腹腔镜和内镜（双镜）的联合应用在临床上越来越广泛。先前单一腹腔镜或内镜实施很困难的手术，现在在双镜联合使用下能够安全地开展。

诚然，在我们的外科医生培训体系内尚缺乏对内镜技术的培训。在国内，绝大多数从事内镜操作的是消化内科医生，而外科医生缺乏必要的内镜技术。田云鸿医生于2016年在美国得克萨斯州做访问学者期间，有幸在休斯敦跟随Michael Hillel Kleinman医生从事临床工作。这里的部分外科医生不仅会做手术，而且精通内镜、超声等技术。

本书由美国加利福尼亚州的Santiago Horgan和Karl-Hermann Fuchs主编，充分结合了外科手术技术与内镜最新技术。

本书适用于从事普通外科专业的外科医生、内镜医生、研究生、医学生，以及从事外科相关工作的医务人员学习借鉴。阅读本书，可以拓宽外科医生的视野，让外科医生不仅局限于传统的切开、结扎、缝合、止血及外科手术。希望外科医生把更多的精力用于技术的创新、多学科的融合、新设备的研发上，为推动我国的外科事业做出贡献。本书的翻译得到了我们医院各科室的大力支持。本书内容丰富、信息量大，但在翻译过程中难免出现错误，还望读者指正。衷心希望本书能给广大从事外科事业的医生带来新的知识，同时也希望本书能为外科教学提供新的参考方向。

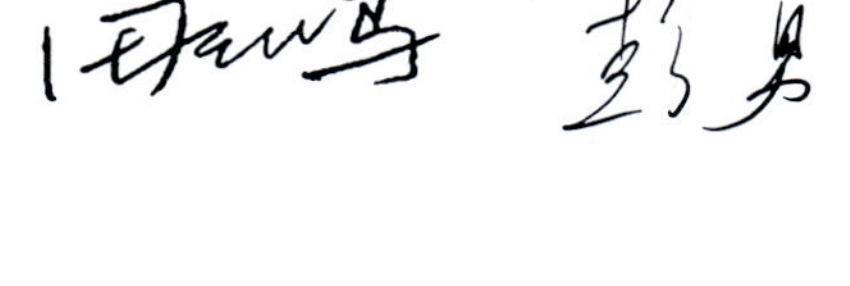

前言

在过去的数十年里，得益于内镜和外科新兴技术的飞速发展，我们目睹了医疗和外科治疗理念发生的革命性变化。幸运的是，这个过程仍在继续，每年都有新的技术出现。微创手术不仅改变了传统手术技术和程序，还改变了对患者和医院的整体外科管理。内镜介入治疗同样发生着悄无声息的变化。当然，创新的内镜和外科技术被新兴技术滋养的同时也融入新的理念，这些理念还需要进一步的检验。如今，在世界各地少数的机构中，外科医生、胃肠病内科医生、工程师和计算机科学家们一起工作、交流，探讨可以协同合作的领域，这些合作可能会对未来的治疗理念产生影响，从而最大限度地减少治疗带来的创伤并造福患者。

我们在美国加州大学圣地亚哥分校的外科未来研究中心非常关注这些课题，因为我们对新的内镜和外科技术充满期待，并热衷于探索和测试新的创新技术。我们很高兴聚集了来自世界各地的作者和科学家，大家发挥所长，共同编写了本书。书中总结了以胃肠道手术为主和内镜检查领域的一些创新理念，进而促进这些领域继续发展。

我们要感谢作者和合作者们为完成本书做出的杰出贡献。我们也要感谢Springer出版社所有参与者，感谢他们在出版过程中提供的专业性帮助。

目 录

第 1 章

当代机器人手术概述

Alice Race, Santiago Horgan

1.1 引言

机器人技术在现代生活和工作中无处不在，在全球制造业、服务业和医疗卫生等行业中得到广泛应用。技术的进步已然为医疗卫生行业的创新提供了巨大的潜力。外科领域已经向微创手术方向发展，更多的手术通过腹腔镜或机器人手术系统完成。尽管腹腔镜手术具有切口小和住院时间短的优点，但仍有许多限制因素阻碍了其全面推广和应用。机器人手术平台试图通过改善可视化程度，实现更精细的运动控制，减少专项技术的学习障碍，以使这些限制因素最小化。

1.2 发展简史

现代机器人技术起源于公元前 3 世纪的古希腊王国。最早的自动化机器是拜占庭的富翁 Ctesibius 和 Philon 娱乐的工具[1]。这种状况一直持续到 16 世纪至 17 世纪，工业革命扩大了使用机器来从事劳动的范围。第二次世界大战后，各项技术如雨后春笋般出现，其中就包括 Raymond Goertz 为原子能委员会设计的用来操作危险的放射性物质的第一个遥控铰接臂[2]。George Devol 和 Joseph Engelberger 后来开发了第一个可编程制造机器人“Unimate”。1962 年，通用汽车公司实现了“Unimate”的商业化运作，提高了加热压铸的能力和安全性[3]。在随后的近 60 年中，前所未有的创新和全球化步伐刺激了机器人技术在各行各业的推广应用。

Devol 与 Engelberger 的 Unimation 公司，开发了第一个用于人类患者的“外科机器人”。1985 年，可编程通用组装机器(PUMA) 200 首次应用于神经外科活检(图 1.1)。同样，这个概念被进行前列腺切除术的外科医生辅助机器人(SARP)和前列腺机器人(PROBOT)应用于泌尿外科手术中[4]。

当然，这些机器人需要固定的解剖标志，而不能用于动态对象[5]。

1.2.1 机器人远程手术

机器人远程手术最初始于 20 世纪 70 年代初，旨在为太空中的宇航员提供外科治疗。1981 年至 1998 年间，美国国家航空航天局 (NASA)发生的几次医疗事件加强了对能够实现这一壮举的新技术的需求。NASA 的研究人员开发了头戴式显示器(HMD)，这是

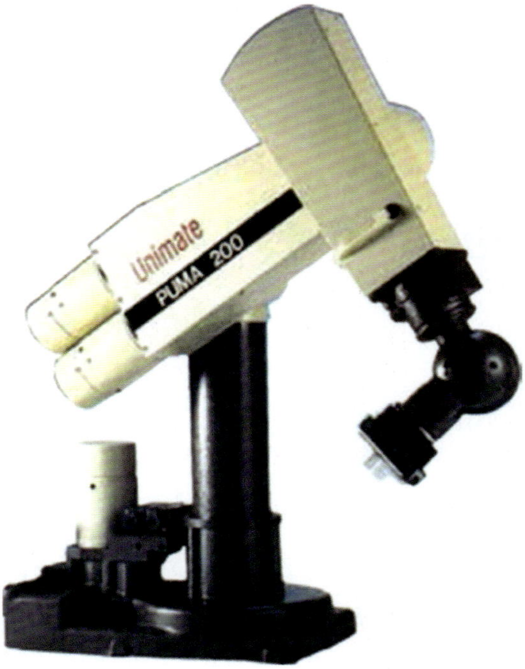

图 1.1 可编程通用组装机器(PUMA)200[6]。

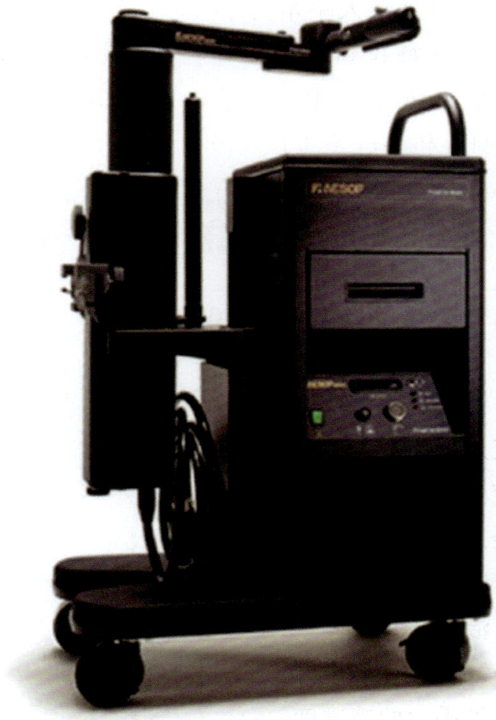

图 1.2 AESOP®是一种声控机器人内镜定位系统，能够在微创手术中提供绝对稳定的图像[11]。

一种可以提供3D视觉的立体定向显示器。HMD可以让宇航员访问实时数据，通过与机器的远程操控系统相结合，为实现远程手术提供了理论依据[7]。遗憾的是，远程太空手术的设想最终以失败告终。但是五角大楼国防高级研究计划局(DARPA)采用了这一理念来研究远程战场手术的可能性。DARPA的研究人员开发了一种安装在装甲车辆上的功能原型机，可以将外科医生虚拟地带到现场[8]。

1.2.2 AESOP

通过DARPA的努力，Computer Motion公司(2003年被Intuitive Surgical公司收购)开发了一种用于内镜摄像机控制的机械臂，即最佳定位自动内镜系统(AESOP)[9]。AESOP(图1.2)是一种内镜声控系统，可以取代手术助手，并最大限度地减少震颤、疲劳和人为误差。1993年，使用AESOP进行了腹腔镜胆囊切除术，美国食品和药品监督管理局(FDA)在1个月后批准了该项手术操作[1]。AESOP不能移动，使其不太实用，且手术台必须固定。但不可否认的是，AESOP的出现为将机器人技术融入外科手术奠定了基础[10]。

1.2.3 ZEUS

Computer Motion公司提出了其他的微创解决方案，其机器人能够根据外科医生的指令行动。1995年，3个改进的AESOP臂组合形成ZEUS平台。总的来说，ZEUS提供了稳定的摄像平台、3D影像、改良的人体工程学和6个自由维度的操作[11,12]。1998年，德国慕尼黑格罗斯哈登大学医院，在全球率先使用ZEUS作为机器人助手，辅助进行内镜下冠状动脉旁路移植术[13]。世界上第一个跨大西洋远程机器人手术是 Jacques Masescaux 在纽约斯特拉斯堡进行的腹腔镜胆囊切除术[14]。ZEUS 已被用于消化系统、泌尿系统、妇科和心脏手术[15]。1995 年，Computer Motion 公司与 Intuitive Surgical 公司合并，再一次推动了机器人平台的迭代更新[16]。

1.3 当前机器人手术平台

近几十年来，手术室机器人技术取得了飞速发展，使患者和外科医生都受益匪浅。其使患者住院时间缩短，创面更小，疼痛感减轻。外科医生注意到人机工程学（操作时坐着）、可视化（可放大视图的 3D 成像）和术中灵活性/控制（具有类似腕关节和减少震颤的操纵杆）都得到了改善。总之，技术的进步提高了手术的精准度，也带来了新的手术方法。关于当前机器人平台的完整列表，请参见表 1.1。当前机器人平台的一个普遍问题是缺乏触觉反馈。正在开发的新平台使用扭矩和力传感器使器械能够将触觉信息从组织传递到外科医生的手中。

1.3.1 Da Vinci©（达芬奇系统）

1995 年，Intuitive Surgical 公司利用 NASA、斯坦福国际研究所（SRI）、国际商业机器公司（IBM）和麻省理工学院（MIT）的授权技术开发了一个平台，利用新型的双目内镜、关节器械和改进的人体工程学提供更好的 3D 可视化平台[9]。到 1997 年，“Lenny”成为第一个动物试验的原型，同年晚些时候，用于首次涉及血管和妇科手术的人体试验，在比利时 Sain-Blasius 医院创造了“Mona”[8]。第一个上市的机器人版本以伟大的发明家达芬奇的名字命名，于 1999 年开始临床测试。200 例患者的随机临床试验证明了应用该操作平台的胆囊切除术和 Nissen 胃底折叠术的安全性和有效性[17]。这也直接推动了 FDA 于 2000 年 7 月批准了该手术操作平台[18]。该系统在普通腹腔镜手术（包括胆囊、胃食管反流和妇科手术）领域应用了升级和改进后的控制系统和人体工程学。

达芬奇平台包括 3 个核心：①一套直观控制 7 个自由度的腹腔镜器械的软件系统；②以沉浸式格式显示的立体视觉系统，用于复杂腹部手术和胸部微血管手术所需的立体分离和分辨率；③由少量传感器组成的系统架构，通过每 750μs 验证一次仪器的位置来消除错误运动，从而提供最大的安全性[19]。

第四代达芬奇手术系统（图 1.3）目前被应用于各种微创手术。该平台的组件包括外科医生控制台，其配备了两个摄像头，可提供手术区域的 10 倍 3D-HD 视图。主控制台还包括几个可调部件，包括指环式远程遥控器、可变眼内距离和允许器械运动的电缆驱动接头。4 个机械臂中每个都有 3 个自由度（DOF），同时 EndoWrist 器械还提供额外的 7 个自由度[21]。

现代达芬奇系统通过改进可视化、震颤过滤、5:1 的运动缩放和舒适的用户界面克服了腹腔镜手术的一些限制。其一系列切实的好处使其成为使用最广泛的机器人手术系统，截至 2019 年，该系统在全球拥有超过 5582 个系统，并完成了超过 720 万例手术。达芬奇系统已被越来越多地用于各种手术，包括结肠切除术、胆囊切除术、腹壁疝、切口疝和腹股沟疝修补术及减重手术。与泌尿外科医生相比，大多数进行机器人手术的普通外科医生已经在腹腔镜手术方面拥有丰富的经验，而在泌尿外科，许多手术直接从开放式转换为机器人手术，没有腹腔镜技术作为过渡阶段[22]。研究表明，达芬奇系统手术比

表 1.1 当前机器人手术平台概述

公司	系统	适用性	FDA 状态	附加功能
Intuitive Surgical 公司	达芬奇手术系统	普通外科、泌尿外科、妇科、腹部手术、胸腔镜、心脏手术	批准	震颤过滤,10 倍 3D-HD 视觉,4 个机械臂,每个机械臂都有 3 个自由度+7 个自由度
TransEnterix	Senhance®手术系统	腹腔镜妇科手术、结直肠手术、胆囊切除术、腹股沟疝修补术	批准	触觉反馈、标准可重复使用的腹腔镜器械、带 3D-HD 视觉的眼动追踪摄像头
Medtronic	Hugo	机器人辅助、腹腔镜和开放式减重手术、胸腔手术、结直肠手术、泌尿外科和普通外科	待定	适用于开放式、腹腔镜和机器人手术的模块化独立机械臂
Cambridge Medical Robotics	Versius®机器人系统	上消化道、结直肠、妇科和泌尿外科	待定,CE 标示 2019	具有 4 轴类似腕关节的模块化独立臂、具有 7 个自由度的 5mm 关节器械、触觉反馈、3D-HD 视觉
Virtual Incision	微型体内机器人助手(MIRA)	单孔结直肠手术	待定	单切口便携式平台,铰接相机
DLR (German Aerospace Center)	MiroSurge	普通外科腹部和胸部手术	德国发售	具有 3 个自由度、触觉反馈、阻抗控制模式的可变台式安装臂
Titan Medical 公司	SPORT™ 手术系统	单孔腹部手术	待定	基于控制台的单臂 25mm 平台,带有多个一次性尖端的关节臂,3D-HD 视觉
Intuitive Surgical 公司(formerly NeoGuide systems 公司)	NeoGuide 内镜系统	结肠镜检查	批准	可降低结肠壁张力,具有 3D 映像的计算机辅助节段软性结肠镜
Ambu	Invendoscopy E210 系统	结肠镜检查	批准	一次性内镜,由操纵杆控制的自推进,180 °旋转的高清视觉,柔性 3mm 仪器
Medrobotics 公司	Flex® 机器人系统	经口单孔、结直肠和妇科手术	批准	由操纵杆控制的单孔可控伸缩内外结构,180° 旋转的 3D-HD 视觉,2 个用于柔性 3mm 器械的工作通道
iCUBE control, vision and Robotics laboratory	STRAS	单孔内镜手术	待定	具有 3 个工作通道和可转向远端的单孔模块化柔性内镜

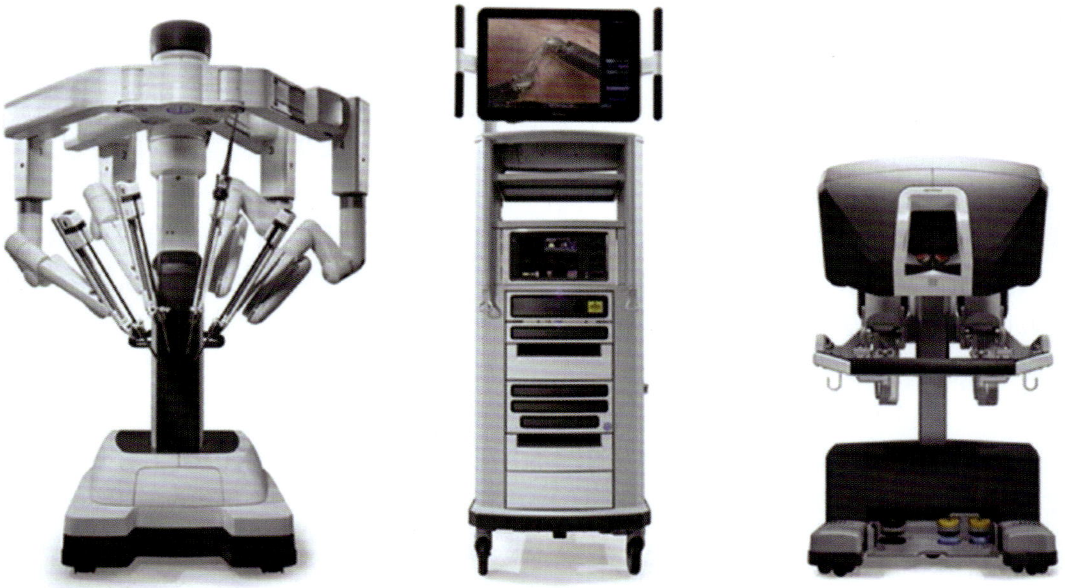

图 1.3　达芬奇远程机器人系统的 3 个基本组件：外科医生的控制台、视频推车和四臂患者推车[20]。

开放手术更便宜，这可以归因于住院时间的缩短。虽然根据已公布的数据，腹腔镜手术和机器人手术的结果是相似的，但机器人的成本、缺乏触觉反馈、操作系统本质的庞大及对训练有素的人员的需求，其相对于传统腹腔镜手术来说仍有一定的缺陷[23]。

随着微创手术的应用越来越广泛，Intuitive 公司开发了专门的平台。2014 年，FDA 批准该公司开发名为达芬奇 SP 的第四代单孔手术系统（图 1.4）。该系统是为深部、狭窄通道的手术开发的。使用 1 根 2.5cm 长的套管，配有 3 个带全腕关节的肘形器械和 1 个带腕关节的内镜，能够在绕吊杆 360°旋转的情况下达到 24cm 的深度[24,25]。达芬奇 SP 系统目前已被 FDA 批准用于泌尿外科、侧口咽切除术和舌根切除术[26]。

在过去的一年里，Intuitive 公司为其内部开发的第一台机器人生产母线 E-100 获得了 FDA 的批准，用于达芬奇 Xi 和 X 平台。其伴随着同步密封，通过使用类似于腕关节的双击能量一次性闭合，分割并快速冷却组织，以促进血管的横断和闭合[28]。除了放大的 3D-HD 视觉和深度感知外，达芬奇系统还采用了先进的成像技术。术中在外科医生的控制台上使用 TilePro，可以通过预加载的 CT 扫描（名为“Iris”）创建 3D 模型。此外，达芬奇内镜能够进行 Firefy 荧光近红外成像，可用于术中评估血管、胆管和相关

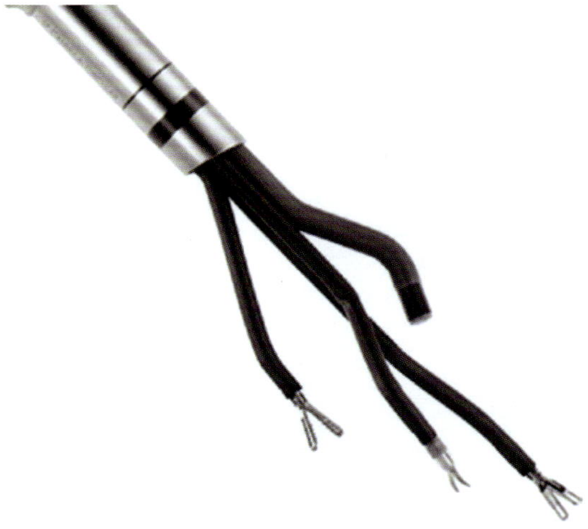

图 1.4　达芬奇 SP 手术系统[20]。

组织灌注[29,30]。

2019 年，Intuitive 公司还获得了 FDA 的 Ion™ 许可，这是一种更安全的机器人腔内肺活检系统，用于支气管镜肺结节采样（图 1.5）。Ion™ 使用带有直径 2mm 工作通道的 3.5mm 导管，该导管可穿过气道到达任何肺段的结节。工作通道可容纳柔性活检针，以及其他活检工具，如活检刷子和活检钳。该系统能够集成现有的成像技术，例如，荧光成像、径向支气管超声和锥形束 CT[31]。该系统目前正在进行一项多中心、前瞻性的 300 例患者试验，以评估其使用效果[32]。

1.3.2 Senhance®

Senhance®（TransEnterix）作为一种新型的价值驱动型机器人辅助数字腹腔镜系统，于 2012 年首次在干式实验室引入。该系统于 2017 年 10 月在欧洲获得 CE 标志，并于 2017 年 10 月获得 FDA 批准，用于普通外科、妇科、泌尿科和胸外科手术。Senhance 系统（图 1.6）是外科医生和患者之间的增强型数字化界面，是传统腹腔镜和机器人手术之间的中间产物。外科医生坐在符合人体工程学的开放式平台控制台上，通过具有 7 个自由度的腹腔镜式手柄控制每个单独安装的机械臂。该系统独特地结合了支持缩放功能的眼球追踪可视化功能，将图像集中在外科医生正在查看的位置。增强的 1:1 触觉反馈系统旨在最大限度地减少组织创伤，并通过仪器的远端向外科医生的手提供直接反馈。可重复使用的腹腔镜器械通过磁体连接，易于更换，并与 3mm 微型器械兼容。Senhance 的机器人组件允许精确、无震颤控制，并能够使用带有偏光眼镜的 3D 相机，使解剖学上的狭窄空间达到可视化[34]。

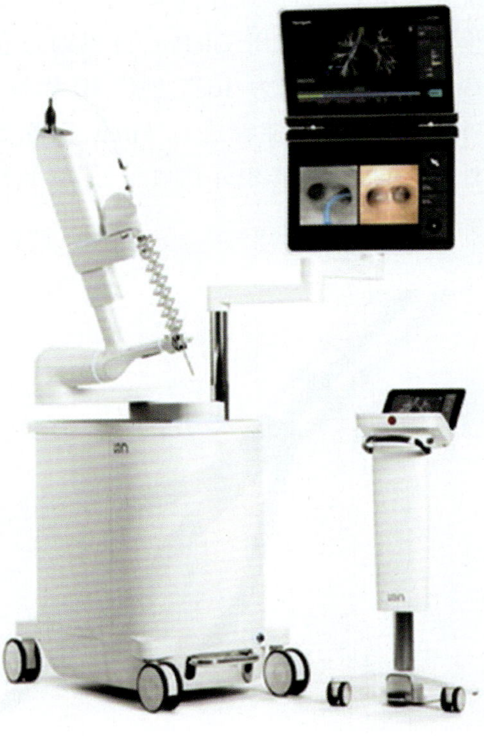

图 1.5 用于机器人肺活检的达芬奇 Ion 系统[27]。

Senhance 已成功用于各种手术，包括妇科、结直肠、上消化道、减重和腹股沟疝修补术，但其尚未在美国取得商业成功[35–37]。该手术系统已在全球 15 个国家/地区被采用，日本政府可报销 Senhance 手术费用[38]。由于可弯曲仪器和 4 个机械臂配置在欧洲和日本市场上的独家供应，大多数已发表的文献可能来源于欧洲。到 2020 年底，Senhance 的目标是在美国推出 5mm 关节器械，并用于普通外科和减重适应证[39]。

Senhance 正在等待 FDA 的批准，为外科医生在腹部手术中提供个人数字助理。智能手术单元作为附加产品销售，旨在通过结合手术者指令、眼动追踪及对视野中某些物体和位置的识别来增强外科医生对摄像机的控制。该软件还包括场景认知和手术图像分析[40]。总之，Senhance 旨在克服传统腹腔镜技术的局限性，以一种经济有效的解决方案，使医院能够利用现有的腹腔镜技术/仪

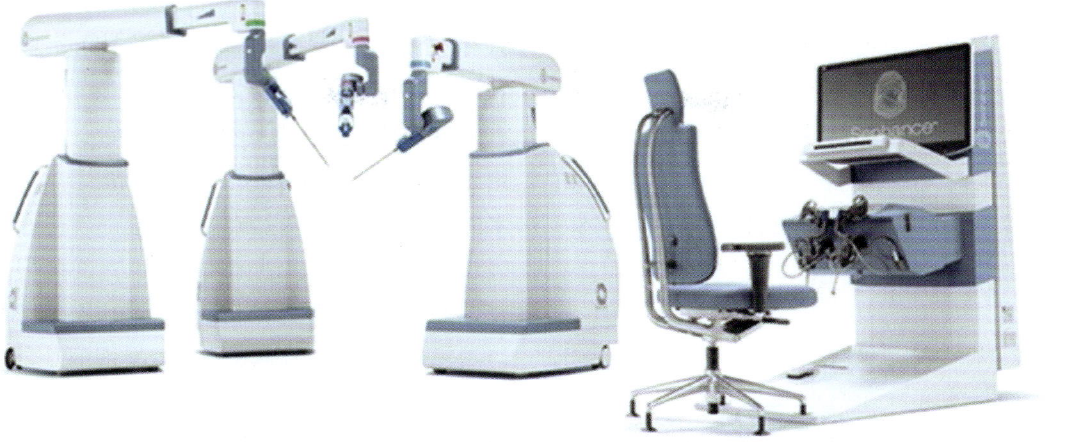

图 1.6　Senhance®(TransEnterix,Morrisville,NC)数字腹腔镜手术系统[33]。

器,在机器人系统中扩大实用范围。

1.3.3 Hugo

美敦力公司(Medtronic)在美国推出了一个机器人辅助脊柱手术平台,名为 Mazor X Stealth,该平台具有计算机化手术规划、脊柱解剖的 3D 评估、机器人引导和实时导航反馈,以进行精确的脊柱手术。美敦力公司于 2018 年收购了 Mazor Robotic 的 Mazor X 平台,并将其与美敦力的 Stealth 软件相结合,以使用实时术中成像反馈[42]。该系统于 2018 年 11 月获得 FDA 批准,适用于在开放式、微创或经皮手术中精确定位手术器械或脊柱植入物[43,44]。

该公司于 2019 年 9 月推出了一款名为 Hugo(图 1.7)的软组织机器人辅助手术平台,该平台是一种更灵活、更具成本/效益的系统。Hugo 系统具有一个开放式外科医生控制台,以便于交流,加强机械臂和外科器械独立移动推车的作用。该系统的机械臂和其他组件是模块化的,可以根据不同手术进行拆分,并可以灵活放置。吊塔、可视化系统、发生器和内镜可以支持微创和开放的应用。机器人系统中的 FT10 发生器与腹腔镜、开

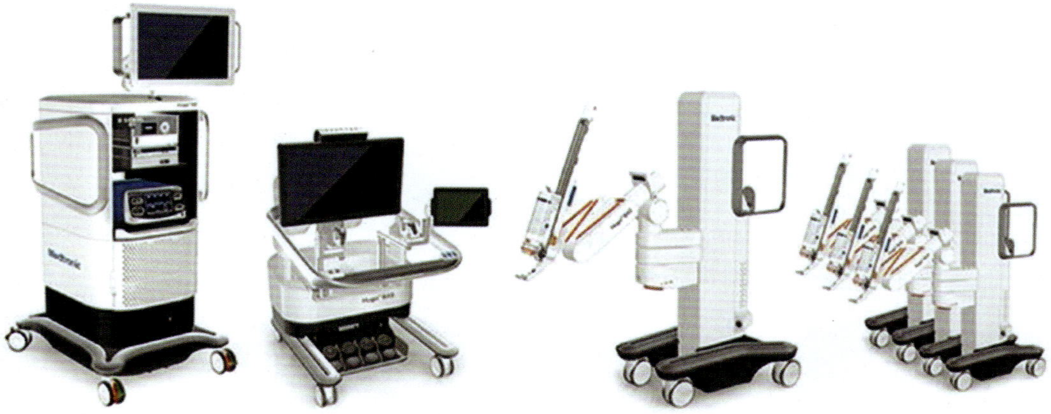

图 1.7　美敦力公司的 Hugo 机器人辅助手术平台[41]。

放式手术设备供电的类型相同。Hugo 进一步受益于现有美敦力手术产品组合的大量知识产权和专业知识,为外科医生提供了熟悉度[45]。每个组件都可以单独升级,而无须购买整个系统。美敦力的目标是在 2021 年获得欧洲 CE 标志和 FDA 认证[46,47]。

1.3.4 Versius®手术系统

剑桥医疗机器人(CMR)的 Versius 手术机器人系统旨在通过便携且具有成本/效益的模块化系统提供可访问、多功能的体验。该平台(图 1.8)使用带有四轴手腕式的单独安装在推车上的机械臂,允许远端臂旋转 270°[49]。具有 7 个自由度的全关节 5mm 器械进一步实现了在开放式控制台进行的可变的穿刺器控制管理,外科医生可以选择坐或站在控制台。其他特征包括用于改进可视化的 3D-HD 眼镜、具有来自器械尖端的触觉反馈的高级操纵杆控制器。该系统旨在更直观地训练外科医生,让他们在半小时内完成手术和缝合[50,51]。

2019 年,Versius 在完成尸体和人体临床试验后获得欧洲 CE 标志。前 30 例腹腔镜妇科和上消化道手术在印度 Mangeshkar 医院和研究中心成功完成,没有不良事件,也没有术后 30 天内的并发症[52]。Versius 平台已用于妇科、上消化道、泌尿外科和结直肠手术的 600 多个临床病例。这个系统现已在英国、印度、意大利和法国使用,并尝试扩展到亚洲和中东地区。Versius 已完成基于美国的培训项目,目前正在等待 FDA 批准[53]。

1.3.5 微型体内机器人助手(MIRA)

虚拟切口和先进外科技术中心(CAST)开发了 MIRA,这是一种用于普通外科手术的微型机器人手术平台。MIRA(图 1.9)是一种研究性机器人,体型小巧,仅重 2 磅(1 磅≈0.45kg),不需要"主机"即可被带入任何医院。微型单切口平台有 1 个可拆卸的关节式内镜摄像头、1 个多用途机器人基座铰接和可互换的手术工具[22,55,56]。

早期原型微型体内机器人(MIVR)的几项可行性研究已经成功,包括机器人辅助的猪单切口结肠切除术[57]。2016 年,第一项人

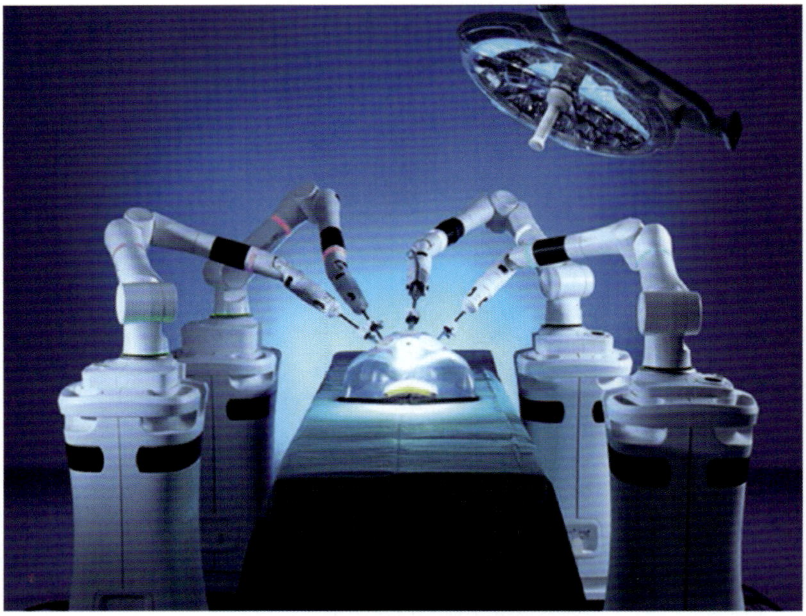

图 1.8 CMR 的 Versius 手术系统,具有模块化独立臂[48]。

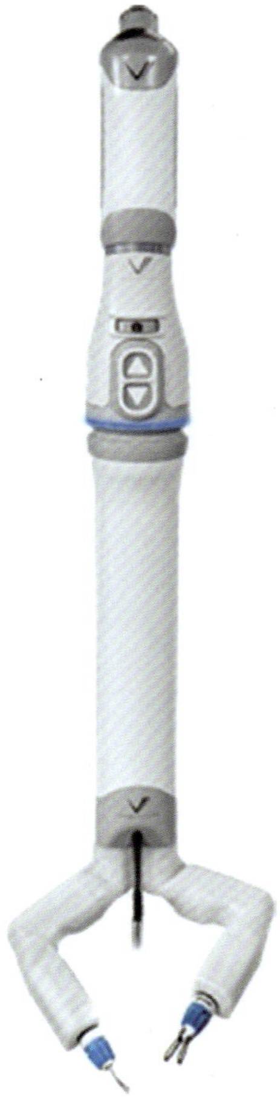

图1.9 虚拟切口公司的MIRA("微型化体内机器人助手")[54]。

体可行性和安全性试验证明了MIVR对左右结肠切除术的安全性。机器人的解剖、结扎和缝合能力越来越多地在外科文献中得到充分证明[58,59]。"虚拟切口"已向FDA申请"临床研究性器械豁免"(IDE),最初的目标是完成结直肠手术的临床研究[60]。

1.3.6 MiroSurge

MiroSurge(图1.10)(DLR,德国航空航天中心)是一个用于微创机器人手术远程操作的研究平台。该系统由一个外科医生控制台组成,其中包括1个带有2个触觉输入设备的3D显示器,用于控制多功能、轻型机械臂(MIRO)。由于7个完全扭矩关节实现了运动学冗余的控制,每个MIRO机械臂都可以在手术空间灵活地调整。其精确操作能力取决于关节单元集成的位置和扭矩传感器的能力[62]。连接到MIRO机械臂的MICA仪器包括1个独立的驱动单元和1个特定的工具。针对不同手术应用的可变交换工具可与MICA驱动单元一起使用。1个额外的MIRO机械臂携带Wolf立体内镜[63]。MiroSurge系统能够防止仪器碰撞并允许快速更换仪器,从而提高了精度。MiroSurge系统实现阻抗控制的能力允许敏感的交互动力学[51,64]。DLR开发的MIRO医疗机器人的许可证被出售给了美敦力。世界上最大的医疗技术公司正在进一步开发DLR系统的技术,用于医疗机器人,该机器人将很快在手术室中使用[65]。

1.3.7 SPORT™手术系统

Titan Medical公司开发了单孔机器人技术(SPORT)手术系统,作为基于控制台的单孔腹部手术平台。SPORT由一个符合人体工程学的开放式工作站(图1.11)组成,允许外科医生通过手控制器、脚踏板和具有3D-HD内镜视图的高清触摸屏进行交互。其设计目的是提供较小的手术室占地面积,并成为一种成本/效益高的解决方案,允许进入服务水平不足的细分市场,如门诊手术中心。该设计使用通过25mm切口插入的可折叠系统,带有一次性尖端的多关节器械[67]。由于设备的单孔特性[68],通过单臂移动患者推车提高了移动性和效率。临床前研究证明了在接受胆囊切除术、脾切除术、Nissen胃底折叠术和肝蒂切除术的猪模型中的可行性[69]。在2019年因资金问题暂停开发后,次年,Titan Medical公司宣布与美敦力公司达成合作,签订开发和许可协议。在临床前试

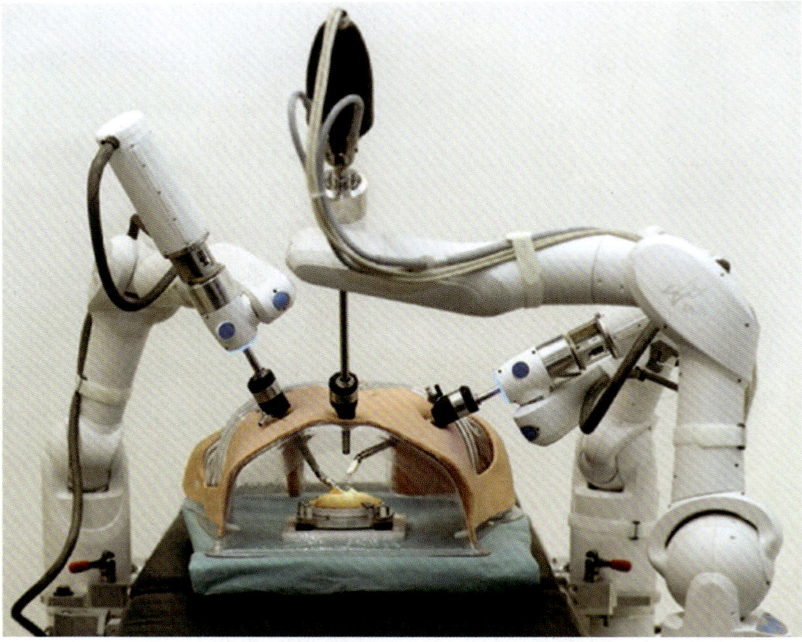

图 1.10 MiroSurge 遥控微创机器人手术(MIRS)系统[61]。

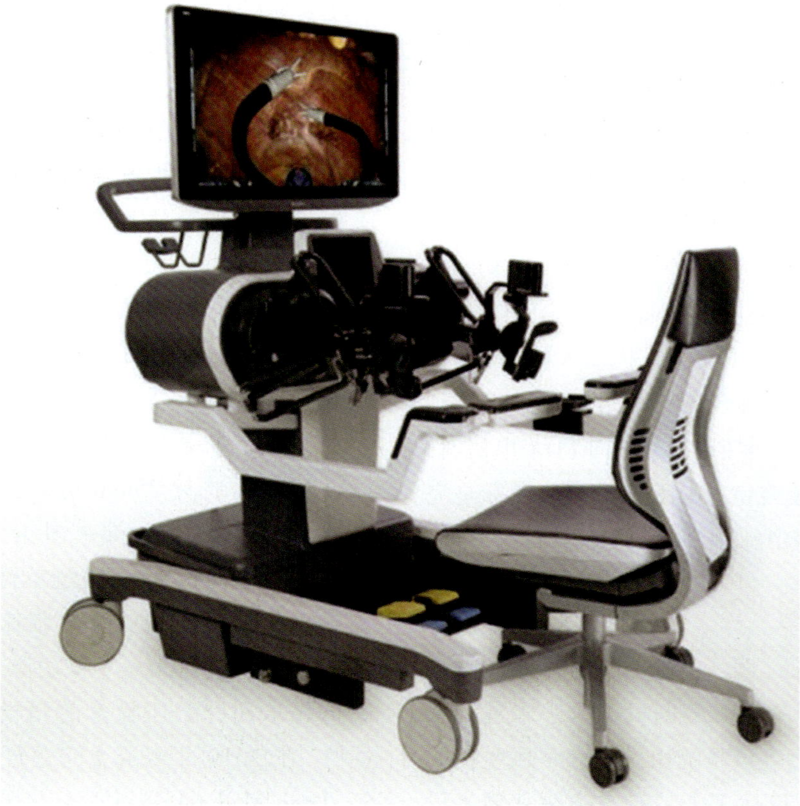

图 1.11 SPORT 机器人辅助手术系统工作站[66]。

验之后，公司于 2020 年 7 月完成了对其仪器的设计改进，并正在努力提交给 FDA 和欧洲监管机构审查[70]。

1.4 机器人内镜系统

1.4.1 NeoGuide 内镜检查

NeoGuide 是一种计算机辅助结肠镜系统(图 1.12)，开发该系统是为了防止在手术过程中形成结肠袢，以减少患者的不适。结肠镜的工作方式与传统的内镜系统完全不同，其利用实时 3D 计算机绘图沿着结肠的自然曲线行进。结肠镜使用 16 个大小相等的机电控制节段，每个节段由驱动控制器操纵，以通过结肠。这将减少结肠壁的压力，减少结肠镜反复通过，消除手术镇静的可能性。该系统还包括一个可编程的套管，可防止结肠袢在解开后重新形成。随着内镜的推进，关节段重复着远端尖端的形状，可以在组合方向上进行引导。该系统拥有 2 种操作模式，在被动模式下可以进行治疗和活检，而在主动模式下，通过镜面，用户命令信息将被传递给驱动控制器[22,71]。在结肠壁压力的体外评估中，发现 NeoGuide 操作后的结肠壁压力明显比经传统结肠镜操作后更低。同一操作者完成了一项可行性和有效性试验，该试验证明，接受了 NeoGuide 检查的 11 例患者均成功地减少了结肠袢，且无不良反应[72]。NeoGuide 内镜系统于 2006 年获得 FDA 510(k)许可，而该公司也于 2009 年被 Intuitive Surgical 公司收购[73]。

1.4.2 Invendoscopy E210 系统

Invendoscopy E210 是一种结肠镜系统，旨在解决镜头污染问题，同时减少患者的疼痛和不适。一次性使用的柔性结肠镜能够自行穿过结肠，同时避免结肠的过度拉伸。该装置由 1 个可拆卸和可重复使用的手持控制器(图 1.13)和 1 个轻便的操纵杆组成，该操纵杆允许单手 180° 尖端偏转、吹气、抽吸和图像捕捉。该控制器连接到一次性结肠镜(Invendoscope SC210)，插入长度为 170cm，弯曲半径为 35mm，可实现结肠腔内的逆行和可视化。标准化的柔性仪器与 3.2mm 工作通道相兼容。该视觉系统配备了 3 个白光 LED 和 1 个先进的互补金属氧化物半导体成像芯片。结肠镜的最外层由提供推进力的

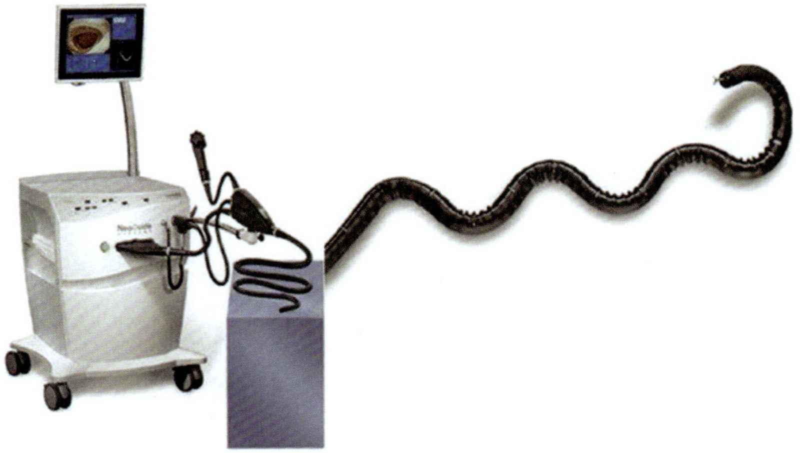

图 1.12　用于计算机辅助结肠镜检查的 NeoGuide 内镜系统[22]。

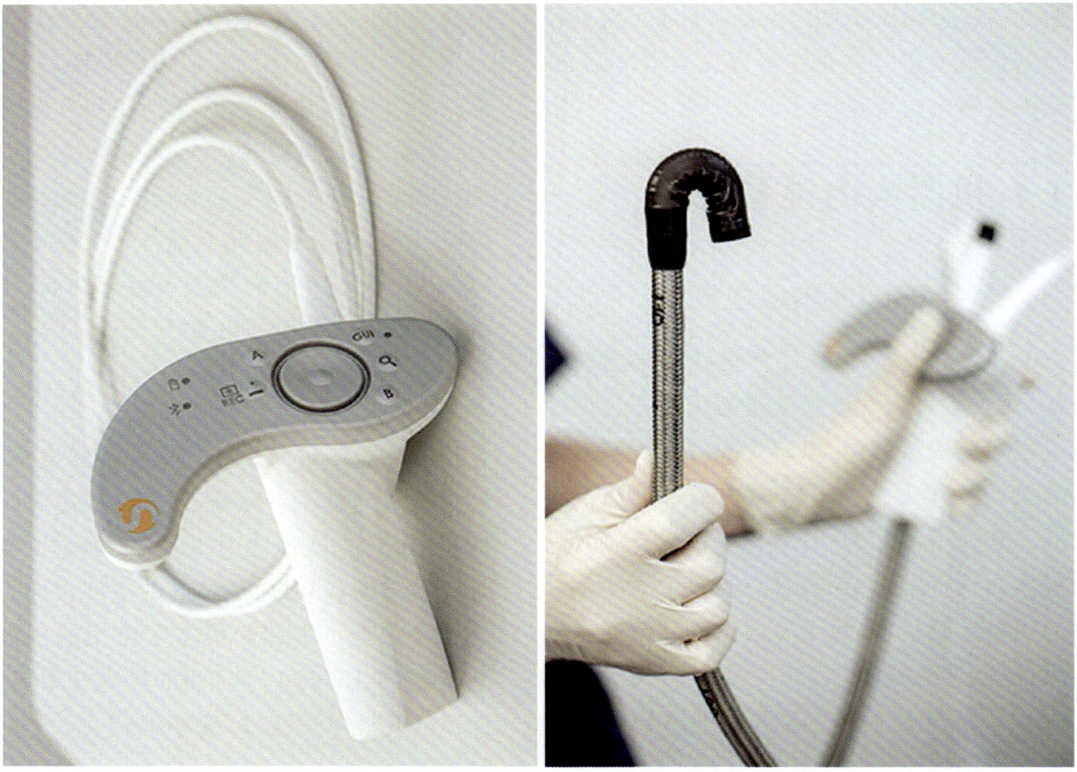

图 1.13 带一次性插入式内镜的 Invendoscope 手持推进装置[74]。

双层倒置套筒组成[75]。

Invendoscope E210 系统旨在通过减少困难区域的附带组织损伤来提高结肠镜检查的安全性，从而消除对镇静剂的需求。2011 年对 61 名健康志愿者进行的可行性研究表明，盲肠插管率为 98.4%，无镇静完成率为 95.1%。研究中发现的一个问题是手术时间增加，盲肠平均插管时间为 16.4 分钟，与退镜时间相似[76]。Invendoscope E210 于 2016 年获得 CE 标志，并于 2018 年获得 FDA 批准。该公司于 2017 年 10 月被 Ambu 收购[77]。由于增强的可视化、改进的安全特性和简易性，Invendoscope 系统为未来机器人辅助自然孔道应用奠定了基础。

1.4.3 Flex®机器人系统

Medrobotics 公司的 Flex 机器人系统是一个单孔柔性、可操纵平台（图 1.14），用于使用集成 3D-HD 视觉系统进行机器人辅助手术。双腔内镜对相邻电缆段的设计，允许根据需求，实现半刚性或柔性的可变状态。摄像头带有 6 个发光二极管，能够在相机水平、垂直或在其自身的轴上旋转近 180°。单孔内镜内外结构由操纵杆控制。内镜有 2 个柔性导管——外部附件通道（EAC），可以使用兼容的柔性 3mm 仪器，如剪刀、持针器、抓握器和解剖器[79]。

2015 年 FDA 批准经口使用后，Flex 机器人系统已在全球范围内安全成功地用于口咽、下咽和喉部的手术，并被证明可以克服标准刚性器械的缺点[80,81]。基于这些积极的成果，其于 2018 年获得 FDA 批准，用于结直肠和妇科手术，并已用于内镜经肛门切除结直肠病变[82]。

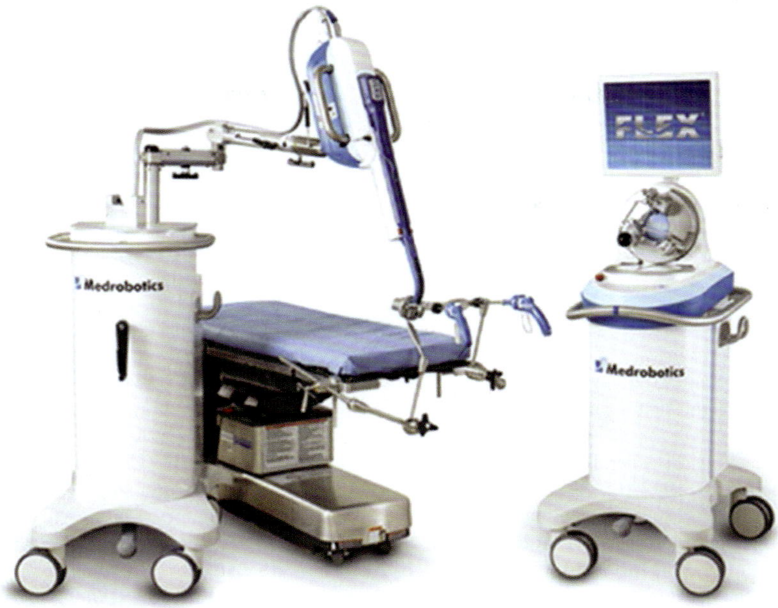

图 1.14　带有患者推车和单孔控制的 Flex 机器人系统[78]。

1.4.4 STRAS

STRAS（iCUBE，Strasbourg, France）是为单孔腔内手术开发的模块化柔性内镜系统。该系统由一个长 55cm 的主内镜组成，该内镜充当一个外管，并提供 3 个工作通道，用于插入 3~4mm 的手术器械。STRAS 有一个柔性被动轴，带有一个可操纵的远端，可使用肌腱控制。3 个模块（图 1.15）由内镜（驱动镜面顶端向 4 个方向偏转）、仪器模块（启用双向偏转）和平移旋转模块（仪器关节）组成。这些模块由安装在桌面上的定位臂固定，可

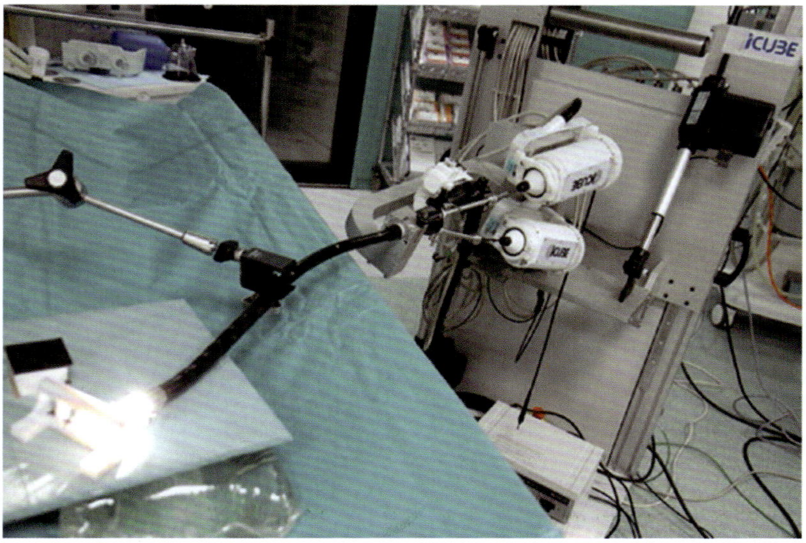

图 1.15　STRAS 柔性内镜[83]。

进行10个自由度的活动。遥控开放式主控制台通过操纵杆控制运动轴。STRAS还具有内镜的标准功能，包括用于流体和照明的内部通道。STRAS旨在通过改进稳定性、三角测量、工作通道和灵活性来克服传统镜面的局限性[84]。

参考文献

1. Ewing DR, Pigazzi A, Wang Y, Ballantyne GH. Robots in the operating room--the history. Semin Laparosc Surg. 2004;11:63–71.
2. Goertz CR. Fundamentals of general-purpose remote manipulators. Nucleonics. 1952;10:36–42.
3. Gasparetto A, Scalera L. From the Unimate to the Delta robot: the early decades of industrial Robotics. In: Explorations in the history and heritage of machines and mechanisms. Springer International Publishing; 2019. p. 284–95.
4. Harris SJ, Arambula-Cosio F, Mei Q, Hibberd RD, Davies BL, Wickham JEA, Nathan MS, Kundu B. The Probot—an active robot for prostate resection. Proc Inst Mech Eng H J Eng Med. 1997;211:317–25.
5. Davies BL, Hibberd RD, Ng WS, Timoney AG, Wickham JE. The development of a surgeon robot for prostatectomies. Proc Inst Mech Eng H. 1991;205:35–8.
6. Hendershot S. Project Management Institute. The rise of the robots. 2015.
7. Fischer SS, McGreevy MM, Humphries J, Others. Virtual environmental display system. In: Proceedings of the workshop on interactive; 1987. p. 1–12.
8. Haidegger T, Sándor J, Benyó Z. Surgery in space: the future of robotic telesurgery. Surg Endosc. 2011;25:681–90.
9. Ballantyne GH. Robotic surgery, telerobotic surgery, telepresence, and telementoring. Surg Endosc Other Interv Tech. 2002;16:1389–402.
10. Baæa I, Schulz C, Grzybowski L, Götzen V. Voice-controlled robotic arm in laparoscopic surgery. CMJ Online. 1999;40:1–4.
11. Diana M, Marescaux J. Robotic surgery. Br J Surg. 2015;102:e15–28.
12. Satava RM. Robotic surgery: from past to future--a personal journey. Surg Clin North Am. 2003;83:1491–500, xii.
13. Reichenspurner H, Boehm DH, Gulbins H, Detter C, Damiano R, Mack M, Reichart B. Robotically assisted endoscopic coronary artery bypass procedures without cardiopulmonary bypass. J Thorac Cardiovasc Surg. 1999;118:960–1.
14. Marescaux J, Smith MK, Fölscher D, Jamali F, Malassagne B, Leroy J. Telerobotic laparoscopic cholecystectomy: initial clinical experience with 25 patients. Ann Surg. 2001;234:1.
15. Hashizume M, Konishi K, Tsutsumi N, Yamaguchi S, Shimabukuro R. A new era of robotic surgery assisted by a computer-enhanced surgical system. Surgery. 2002;131:S330–3.
16. Hanly EJ, Talamini MA. Robotic abdominal surgery. Am J Surg. 2004;188:19S–26S.
17. Ballantyne GH, Moll F. The da Vinci telerobotic surgical system: the virtual operative field and telepresence surgery. Surg Clin North Am. 2003;83:1293–304, vii.
18. Food US, Administration D. Others (2015) 510 (k) premarket notification. US food and drug administration. USA. Available via: http://www.accessdata.fda.gov/scripts/cdrh/cfdocs/cfpmn/pmn.cfm. Accessed 29.
19. Longmore SK, Naik G, Gargiulo GD. Laparoscopic robotic surgery: current perspective and future directions. Robotics. 2020;9:42.
20. Intuitive. https://www.intuitive.com/en-us/about-us/press/press-resources. Accessed 1 Sep 2020.
21. Pullatt R, White BL. Chapter 5 - development and current state of robotic surgery. In: Pak R, de Visser EJ, Rovira E, editors. Living with robots. Academic Press; 2020. p. 91–118.
22. Peters BS, Armijo PR, Krause C, Choudhury SA, Oleynikov D. Review of emerging surgical robotic technology. Surg Endosc. 2018;32:1636–55.
23. Higgins RM, Frelich MJ, Bosler ME, Gould JC. Cost analysis of robotic versus laparoscopic general surgery procedures. Surg Endosc. 2017;31:185–92.
24. Agarwal DK, Sharma V, Toussi A, Viers BR, Tollefson MK, Gettman MT, Frank I. Initial experience with da Vinci single-port robot-assisted radical prostatectomies. Eur Urol. 2020;77:373–9.
25. Jones R, Dobbs RW, Halgrimson WR, Vigneswaran HT, Madueke I, Wilson J, Abern MR, Crivellaro S. Single port robotic radical prostatectomy with the da Vinci SP platform: a step by step approach. Can J Urol. 2020;27:10263–9.
26. U.S. FDA Clears da Vinci SP for certain transoral otolaryngology procedures. https://isrg.intuitive.com/news-releases/news-release-details/us-fda-clears-da-vinci-sp-certain-transoral-otolaryngology. Accessed 1 Sep 2020.
27. Intuitive. https://www.intuitive.com/en-us/about-us/press/press-resources. Accessed 1 Sep 2020.
28. U.S. FDA Clears SynchroSeal and E-100 Generator for da Vinci X/Xi Platforms. https://isrg.intuitive.com/news-releases/news-release-details/us-fda-clears-synchroseal-and-e-100-generator-da-vinci-xxi. Accessed 1 Sep 2020.
29. Hellan M, Spinoglio G, Pigazzi A, Lagares-Garcia JA. The influence of fluorescence imaging on the location of bowel transection during robotic left-sided colorectal surgery. Surg Endosc. 2014;28:1695–702.
30. Leal Ghezzi T, Campos Corleta O. 30 years of robotic surgery. World J Surg. 2016;40:2550–7.
31. U. S. FDA Grants Clearance for Ion by Intuitive. https://isrg.intuitive.com/news-releases/news-release-details/u-s-fda-grants-clearance-ion-intuitive. Accessed 1 Sep 2020.
32. (2020) Ion robotic bronchoscopy system the focus of a multicenter trial - Mayo Clinic. https://www.mayoclinic.org/medical-professionals/pulmonary-medicine/news/ion-robotic-bronchoscopy-system-

the-focus-of-a-multicenter-trial/mac-20471645. Accessed 2 Sep 2020.
33. Magazine C. Media kit. Restoration. 2010;2(0)
34. Pappas T, Fernando A, Nathan M. 1 - Senhance Surgical System: Robotic-Assisted Digital Laparoscopy for Abdominal, Pelvic, and Thoracoscopic Procedures. In: Abedin-Nasab MH, editor. Handbook of robotic and image-guided surgery. Elsevier; 2020. p. 1–14.
35. deBeche-Adams T, Eubanks WS, de la Fuente SG. Early experience with the Senhance®-laparoscopic/robotic platform in the US. J Robot Surg. 2019;13:357–9.
36. Schmitz R, Willeke F, Barr J, Scheidt M, Saelzer H, Darwich I, Zani S, Stephan D. Robotic inguinal hernia repair (TAPP) first experience with the new Senhance robotic system. Surg Technol Int. 2019;34:243–9.
37. Aggarwal R, Winter Beatty J, Kinross J, von Roon A, Darzi A, Purkayastha S. Initial experience with a new robotic surgical system for cholecystectomy. Surg Innov. 2020;27:136–42.
38. Crotti N. Japanese government will cover TransEnterix robot-assisted surgeries. https://www.massdevice.com/japanese-government-will-cover-transenterix--robot-assisted-surgeries/. 2019. Accessed 1 Sep 2020.
39. Newmarker C. TransEnterix seeks better 2020 after a tough 2019. 2020. https://www.massdevice.com/transenterix-seeks-better-2020-after-a-tough-2019/. Accessed 1 Sep 2020.
40. Newmarker C. TransEnterix secures FDA clearance for "machine vision" in robotic surgery – MassDevice. 2020. https://www.massdevice.com/transenterix-secures-fda-clearance-for-machine-vision-in-robotic-surgery/?utm_source=TrendMD&utm_medium=cpc&utm_campaign=Mass_Device_TrendMD_0. Accessed 1 Sep 2020.
41. Yu A, Moll FH, Richter B, Olson MH, Gonzalez J, Tucker KA, Maeder-York P, Schulte GT. Surgical robotics system. US Patent. 2017.
42. Robotics M. Mazor X. Mazor Robotics, MedTech; 2018.
43. Mao G, Gigliotti MJ, Myers D, Yu A, Whiting D. Single-surgeon direct comparison of O-arm Neuronavigation versus Mazor X robotic-guided posterior spinal instrumentation. World Neurosurg. 2020;137:e278–85.
44. Khan A, Meyers JE, Siasios I, Pollina J. Next-generation robotic spine surgery: first report on feasibility, safety, and learning curve. Oper Neurosurg (Hagerstown). 2019;17:61–9.
45. Newmarker C. Medtronic finally unveils its new robot-assisted surgery system. https://www.massdevice.com/medtronic-finally-unveils-its-new-robot-assisted-surgery-system/. 2019. Accessed 1 Sep 2020.
46. Kelly S. Medtronic plans to answer da Vinci with rival soft tissue robot. https://www.medtechdive.com/news/medtronic-plans-to-answer-da-vinci-with-rival-soft-tissue-robot/563662/. 2019. Accessed 1 Sep 2020.
47. Sheth KR, Koh CJ. The future of robotic surgery in pediatric urology: upcoming technology and evolution within the field. Front Pediatr. 2019;7:259.
48. Magazine B. Press kit. Ordered in September. 2008.
49. Morton J, Hardwick RH, Tilney HS, Mark Gudgeon A, Jah A, Stevens L, Marecik S, Slack M. Preclinical evaluation of the versius surgical system, a new robot-assisted surgical device for use in minimal access general and colorectal procedures. Surg Endosc. 2020; https://doi.org/10.1007/s00464-020-07622-4.
50. Atallah S, Martin-Perez B, Pinan J, Quinteros F, Schoonyoung H, Albert M, Larach S. Robotic transanal total mesorectal excision: a pilot study. Tech Coloproctol. 2014;18:1047–53.
51. Khandalavala K, Shimon T, Flores L, Armijo PR, Oleynikov D. Emerging surgical robotic technology: a progression toward microbots. Ann Laparosc Endosc Surg. 2020;5:3–3.
52. Densford F. CMR Surgical touts first-in-human procedures with Versius robotic surgical platform. https://www.massdevice.com/cmr-surgical-touts-first-in-human-procedures-with-versius-robotic-surgical-platform/?utm_source=TrendMD&utm_medium=cpc&utm_campaign=Mass_Device_TrendMD_0. 2019. Accessed 1 Sep 2020.
53. CMR Surgical Deploys Its Surgical Robotic System Versius. 2020. https://www.nanalyze.com/2020/02/cmr-surgical-robotic-system/. Accessed 1 Sep 2020.
54. Virtual Incision. https://virtualincision.com/. Accessed 1 Sep 2020.
55. Virtualincision News and Updates - Virtual Incision Corporation. https://virtualincision.com/news-and-updates/. Accessed 1 Sep 2020.
56. Rentschler ME, Oleynikov D. Recent in vivo surgical robot and mechanism developments. Surg Endosc. 2007;21:1477–81.
57. Dolghi O, Strabala KW, Wortman TD, Goede MR, Farritor SM, Oleynikov D. Miniature in vivo robot for laparoendoscopic single-site surgery. Surg Endosc. 2011;25:3453–8.
58. van den Bedem LJM (2010) Realization of a demostrator slave for robotic minimally invasive surgery.
59. virtualincision. World's First Use of Miniaturized Robot in Human Surgery. https://virtualincision.com/fim-surgery/. 2019. Accessed 1 Sep 2020.
60. virtualincision. Series B+ Funding and IDE Filing Announcement. https://virtualincision.com/series-bplus/. 2020. Accessed 1 Sep 2020.
61. German Aerospace Center / Alexandra Beier DLR - Institute of Robotics and Mechatronics - MiroSurge. https://www.dlr.de/rm/en/desktopdefault.aspx/tabid-11674/. Accessed 1 Sep 2020
62. Beier D. DLR - Institute of Robotics and Mechatronics - MIRO. https://www.dlr.de/rm/en/desktopdefault.aspx/tabid-11673/#gallery/29804. Accessed 22 Mar 2021.
63. Hagn U, Nickl M, Jörg S, et al. The DLR MIRO: a versatile lightweight robot for surgical applications. Indus Robot Inter J. 2008;35:324–36.
64. Konietschke R, Hagn U, Nickl M, et al. The DLR MiroSurge - a robotic system for surgery. 2009 IEEE international conference on Robotics and automation. 2009. https://doi.org/10.1109/robot.2009.5152361.
65. Al Idrus A. Medtronic details robotic surgery program

expected to launch in 2018. https://www.fiercebiotech.com/medical-devices/medtronic-details-robotic-surgery-program-expected-to-launch-2018. 2016. Accessed 25 Mar 2021.
66. SPORT Surgical System. https://titanmedicalinc.com/technology/. Accessed 1 Sep 2020.
67. Rassweiler JJ, Autorino R, Klein J, et al. Future of robotic surgery in urology. BJU Int. 2017;120:822–41.
68. SPORT Surgical System. https://titanmedicalinc.com/technology/. Accessed 1 Sep 2020.
69. Seeliger B, Diana M, Ruurda JP, Konstantinidis KM, Marescaux J, Swanström LL. Enabling single-site laparoscopy: the SPORT platform. Surg Endosc. 2019;33:3696–703.
70. Titan Medical Reports Second Quarter 2020 Financial Results. https://titanmedicalinc.com/titan-medical-reports-second-quarter-2020-financial-results/. 2020. Accessed 1 Sep 2020.
71. Eickhoff A, Hartmann D, Kamal A, Van Dam J, Riemann JF. Reduced loop formation using a computer-assisted colonoscope (the NeoGuide system) compared with standard colonoscopy. Z Gastroenterol. 2007; https://doi.org/10.1055/s-2007-988299.
72. Van Dam J, Eickhoff A, Jakobs R, Kudis V, Hartmann D, Riemann JF. Computer-assisted colonoscopy (the NeoGuide system): results of the first human clinical trial. Gastrointest Endosc. 2006;63:AB100.
73. Intuitive Surgical acquires NeoGuide Systems. https://www.tmcnet.com/usubmit/2009/06/02/4208057.htm. Accessed 1 Sep 2020.
74. Kurniawan N, Keuchel M. Flexible gastro-intestinal endoscopy - clinical challenges and technical achievements. Comput Struct Biotechnol J. 2017;15:168–79.
75. Yeung C-K, Cheung JL, Sreedhar B. Emerging next-generation robotic colonoscopy systems towards painless colonoscopy. J Dig Dis. 2019;20:196–205.
76. Groth S, Rex DK, Rösch T, Hoepffner N. High cecal intubation rates with a new computer-assisted colonoscope: a feasibility study. Am J Gastroenterol. 2011;106:1075–80.
77. A/s A. Ambu acquires Invendo Medical and enters market of 70 million gastro procedures annually. https://www.globenewswire.com/news-release/2017/10/25/1153077/0/en/Ambu-acquires-Invendo-Medical-and-enters-market-of-70-million-gastro-procedures-annually.html. 2017. Accessed 1 Sep 2020.
78. Flex® Robotic System: Expanding the reach of surgery®. https://medrobotics.com/gateway/flex-system-int/. Accessed 1 Sep 2020.
79. Remacle M, Prasad VMN, Lawson G, Plisson L, Bachy V, Van der Vorst S. Transoral robotic surgery (TORS) with the Medrobotics Flex™ System: first surgical application on humans. Eur Arch Otorhinolaryngol. 2015;272:1451–5.
80. Mattheis S, Hasskamp P, Holtmann L, Schäfer C, Geisthoff U, Dominas N, Lang S. Flex robotic system in transoral robotic surgery: the first 40 patients. Head Neck. 2017;39:471–5.
81. Persky MJ, Issa M, Bonfili JR, Goyal N, Goldenberg D, Duvvuri U. Transoral surgery using the flex robotic system: initial experience in the United States. Head Neck. 2018;40:2482–6.
82. de Moura DTH, Aihara H, Jirapinyo P, Farias G, Hathorn KE, Bazarbashi A, Sachdev A, Thompson CC. Robot-assisted endoscopic submucosal dissection versus conventional ESD for colorectal lesions: outcomes of a randomized pilot study in endoscopists without prior ESD experience (with video). Gastrointest Endosc. 2019;90:290–8.
83. STRAS - Team AVR - Control, Vision and Robotics Lab https://avr.icube.unistra.fr/en/index.php?title=STRAS. Accessed 1 Sep 2020.
84. Nageotte F, Zorn L, Zanne P, De Mathelin M. 8 - STRAS: a modular and flexible telemanipulated robotic device for intraluminal surgery. In: Abedin-Nasab MH, editor. Handbook of robotic and image-guided surgery. Elsevier; 2020. p. 123–46.
85. Zorn L, Nageotte F, Zanne P, Legner A, Dallemagne B, Marescaux J, de Mathelin M. A novel Telemanipulated robotic assistant for surgical endoscopy: preclinical application to ESD. IEEE Trans Biomed Eng. 2018;65:797–808.
86. STRAS - Team AVR - Control, Vision and Robotics Lab. https://avr.icube.unistra.fr/en/index.php?title=STRAS. Accessed 1 Sep 2020.

第 2 章

2020年机器人和微创胰腺手术所面临的挑战

Florian Gebauer, Christiane J. Bruns, Hans Friedrich Fuchs

2.1 背景

近年来，机器人胰腺手术(RPS)日益增多[1]。但目前没有随机对照试验证明机器人胰腺手术优于腹腔镜胰腺手术(LPS)。

尽管如此，在进行复杂的、涉及胃肠道的、狭小解剖区域的微创重建任务时，机器人手术可能具有优势，如微创食管切除术、胰十二指肠切除术和深部的直肠癌手术。RPS的其他优点包括扩展操作三角的可能性和手术视野的三维视角化[1]。

本章重点介绍了目前腹腔镜或机器人手术治疗胰腺癌的现状。其中包括胰头癌的胰十二指肠切除术和位于肠系膜-门脉轴左侧胰腺癌的远端胰腺切除术的相关数据。RPS的适应证与LPS相同。由于RPS和LPS技术的不断发展进步，我们纳入了现有的专家经验和模块化的手术流程，并精心选择了合适的病例[2]。

2.2 现有文献综述

2.2.1 远端胰腺切除术

最近在荷兰的一项多中心、随机对照临床试验中评估了微创远端胰腺切除术的临床结果质量[3]。这项针对无血管侵犯的胰腺左侧肿瘤患者的单盲试验于2015—2017年在14个国家级中心进行，比较了接受微创(n=51)和开腹(n=56)远端胰腺切除术(LEOPARD；NTR5689)患者的功能恢复时间。主要终点即功能恢复时间，微创手术仅需4天，短于开腹手术的6天。微创手术中转开腹率为8%，总并发症分级为Clavien-Dindo≥Ⅲ级，与开腹手术相比无明显差异，但胃排空障碍减少，患者生活质量较好，且没有增加手术费用。纳入研究的患者在入组前进行了手术质量控制，只有完成过>50次复杂的微创胃肠道手术(GI)、>20次远端胰腺切除术和>5 次微创远端胰腺切除术的外科医生才能参与这项临床试验[4]。

将 LEOPARD 研究的结果(荷兰胰腺癌组数据,17 个中心;2005—2016)与美国外科医师学会国家手术质量改进计划(ACS-NSQIP)的数据库(88 个中心;2014—2016)进行比较。在这项国际队列研究中,根据微创或开腹的远端胰腺切除术外科程序进行了包括死亡率在内的术后 30 天严重并发症发生率的评估。在 2921 例 ACS-NSQIP 患者中,1562 例(53%)接受了微创远端胰腺切除术,中转开腹率为 18%;1359 例(47%)接受了开腹远端胰腺切除术。微创手术是降低远端胰腺切除术后 30 天严重并发症(包括死亡率)的一个独立因素[5]。

在 ACS-NSQIP 前瞻性数据库的回顾性研究中,对 501 例胰腺导管腺癌(PDAC)患者的微创(n=166;33.1%)与开腹(n=335;66.9%)远端胰腺切除术的术后并发症和死亡率进行了比较,将这些患者术前的伴随疾病和病理分期相匹配。微创远端胰腺切除术的总体并发症发生率、输血量、肺炎发生率、手术切口感染、脓毒症发生率均较低,住院时间较短;死亡率、胰瘘和胃排空障碍发生率相似。因此,这项大型多机构数据库的结果提示胰腺癌的微创远端胰腺切除术的术后短期结果似乎更有优势[6]。

一项以人群为基础的回顾性队列研究中,分析了微创手术和开腹手术的围术期并发症的差异。将 8575 例开腹手术与 382 例微创远端胰腺切除术进行了比较。该分析显示,微创组总的围术期并发症发生率(39.0% 比 30.1%,P<0.001)及术后出血发生率(20.6% 比 13.6%,P<0.001)均较低,且微创组的住院时间更短,因此,作者认为微创远端胰腺切除术在降低术后并发症发生率方面更有优势,微创远端胰腺切除术可作为开腹手术的替代方案[7]。

在一项对高手术量中心(2005—2014,共 422 例远端胰腺切除术)的单中心回顾性分析中,研究了 79 例配对的 PDAC 患者行腹腔镜(n=33)和开腹(n=46)远端胰腺切除术后的肿瘤学结果。两者的术中和病理因素(如手术时间、胰管直径、胰腺质地、肿瘤大小、胰腺断端闭合方式、清扫的淋巴结数量、肿瘤分期、R0 切缘)均相似。两组患者的 1 年、3 年和 5 年生存率、局部复发率和远处转移率相仿。作者认为,就肿瘤学标准而言,远端胰腺切除的腹腔镜手术方式可以与开腹手术相媲美[8]。

此外,出现了另一个问题——就结果质量方面而言,与腹腔镜远端胰腺切除术相比,机器人辅助手术是否在一定程度上具有优势。Huang B.等比较了机器人辅助和腹腔镜远端胰腺切除术在成人患者恶性、交界性和良性胰腺病变中的效果。主要终点为中转开腹率、输血率、保脾率、手术时间、并发症率(胰瘘)和住院时间。共评估了 9 项研究,共 1167 例患者,包括 929 例腹腔镜手术的患者和 238 例机器人远端胰腺切除术的患者。总的来说,两者在主要终点结果上没有显著差异。尽管机器人远端胰腺切除术的数量较少,但作者认为其与腹腔镜手术相比是安全有效的[9]。

一项回顾性分析比较了腹腔镜和机器人远端胰腺切除术的结果质量。来自美国的一个中心数据库分析了 243 例手术(135 例腹腔镜手术,108 例机器人辅助手术)。结果显示,腹腔镜组的手术时间较短,但机器人组保脾的比例较高。两者在临床相关的 B/C 级胰瘘的发生率、中转开腹率(4.3%和 1.8%)和 2 年的肿瘤学结果方面没有显著差异[10]。

综上所述,微创远端胰腺切除术患者的围术期并发症发生率似乎更低。

2.2.2 微创胰腺手术并发症

在 2020 年的一项系统回顾中，运用荟萃分析方法，从 3 项随机对照临床试验(共 224 例患者）中比较了腹腔镜与开腹择期胰十二指肠切除术治疗良性或恶性胰腺疾病的围术期结果质量。主要终点为 90 天死亡率、Clavien-Dindo 并发症分级>Ⅲ级和住院时间。次要终点为胰腺特异性结果指标，如术后胰瘘、胃排空障碍、胆瘘、失血量、再次手术、住院时间、肿瘤学结果(R0 切除、淋巴结清扫数)和手术时间。荟萃分析显示，开腹胰十二指肠切除术在手术时间上具有优势，而腹腔镜手术出血量更少。在总的中到低证据等级水平上，所有其他主要和次要结果参数没有显著差异。基于这些结果，目前腹腔镜胰十二指肠切除术并不比开腹手术更有优势。未来，在评估围术期结果质量时，必须将自身的学习曲线和日益增多的机器人手术纳入其中[11]。

一项单中心回顾性分析研究了 1623 例微创胰十二指肠切除术(1458 例腹腔镜手术，165 例机器人辅助手术)的围术期结果质量及病理学和肿瘤学结果指标。结果表明，机器人辅助手术主要是在高手术量中心和大学附属医院中开展。腹腔镜手术和机器人手术在所分析的指标方面没有差异，但机器人辅助组的中转开腹率较低(17.0%比 27.6%，P=0.003)。在切缘(R0/R1)、清扫的淋巴结数、住院时间、90 天死亡率和中位总生存期(腹腔镜组 20.7 个月与机器人辅助组 22.7 个月；P=0.445)方面均无统计学差异[12]。

在荷兰的一项多中心随机试验(LEOPARD-2)中，前瞻性地研究了腹腔镜胰头切除术治疗壶腹周围癌的安全性[13]。这是一个两阶段的研究设计，因此Ⅱ阶段/Ⅲ阶段的设计可以并行进行。该研究最初侧重于描述壶腹周围癌手术的安全性特征。有趣的是，Ⅱ阶段的主要终点是术后细胞因子白细胞介素-6 的升高。手术并发症[术后胰瘘(POPF)、出血等]仅被视为次要终点。

因此，该研究由数据和安全监测委员会提出，并因微创手术组在术后 90 天内有 5例死亡(10%)而终止。

至于主要终点，该研究因入组的患者总数太少，故不能提供差异性结果。作者认为，围术期并发症的数量出乎意料的多，特别是考虑到纳入的还是在开放和微创胰腺手术方面具有较高水平的中心及外科医生参与这次研究。因此，在荷兰全国范围内暂停了该微创胰头切除术项目。作者推测，可能参与项目的外科医生所需的资质不够，为了使其结果质量与开腹手术相当，外科医生需要更长的培训时间才能实施该手术。

关于临床相关胰瘘的进展，McMillan 等在一次倾向匹配分析中对机器人辅助胰头切除术与开腹手术进行了分析。共将 152 例开腹手术与相同数量的机器人辅助手术进行了比较。结果显示，机器人辅助手术组的临床相关胰瘘(POPF B/C 级)发生率低于开腹手术[OR 0.4(95%CI 0.2~0.7)；P=0.002]。在所有其他次要终点中，机器人手术和开腹手术匹配，没有显著差异[总并发症发生率(73.7%比 66.4%；P=0.21)、中位住院时间(8 天比 8.5 天；P=0.31)、30 天康复时间(22.4%比 21.7%；P>0.99)、90 天死亡率(3.3%比 1.3%；P=0.38][14]。

对美国国家癌症数据库(NCDB)进行的单中心回顾性数据分析也显示了相同结果。两组围术期结果指标无差异，仅腹腔镜组的中转开腹率高于机器人辅助组(27%比 10%，P<0.001)[15]。

综上所述，与开腹或腹腔镜手术相比，机器人手术可能降低胰十二指肠切除术的中转开腹率，但在其他结果指标方面无差异。

2.2.3 肿瘤学结果

在一项单中心回顾性研究中，倾向评分匹配分析开腹手术和腹腔镜手术后总生存率。共1947例患者，其中605例接受腹腔镜手术治疗。在3年生存率方面，开腹手术和腹腔镜手术之间差异无统计学意义(41.6%比36.0%；风险比0.93，95%CI 0.77~1.12；P=0.457)。两组患者从手术到开始第一次辅助化疗的时间相同，均为50天，切除的淋巴结数量相同（中位淋巴结数量均为12个）。此外，30天和90天的死亡率没有差异。因此，作者得出结论，就肿瘤学结果而言，微创手术是开腹手术的可接受替代方案[16]。

一项以住院时间为主要目标标准的前瞻性随机研究比较了开腹和机器人胰腺切除术。共有107例患者被随机分组，在意向治疗分析中分别评价了两组各50例患者。微创组住院时间较短(15.6天比21.7天，P=0.002)，手术时间缩短，失血量较少，临床相关胰瘘的发生率低。作者认为，机器人辅助手术在所有主要和次要终点方面都优于开腹手术[17]。

在一项对截至2017年底发表的所有研究的荟萃分析中，研究了机器人胰十二指肠切除术和远端胰腺切除术术后的临床结果质量，并与各自的开腹手术进行了比较。共纳入15项非随机对照研究，包括3690例患者(11项关于机器人辅助与开腹胰十二指肠切除术的研究，4项关于机器人辅助与开腹远端胰腺切除术的研究)。机器人辅助与开腹胰腺切除术在淋巴结状态、术后并发症(胰瘘，术后排尿障碍)、再手术率、住院时间和死亡率等方面相比均无明显差异。虽然机器人辅助胰十二指肠切除术手术时间显著延长，但其失血量、伤口感染和R1切缘明显低于开腹手术。

与开腹远端胰腺切除术相比，机器人辅助手术的总体并发症发生率更低、失血量更少、住院时间更短，以及清扫的淋巴结数量更少。两者在保脾、R1切缘、死亡率，尤其是胰瘘等方面均无显著差异。

尽管缺乏随机对照试验，作者仍认为就围术期临床结果质量而言，机器人辅助胰腺手术是一种安全可行的开腹手术替代方案[18]。

一项荟萃分析(纳入12项研究；共2186例患者，其中705例进行了微创胰十二指肠切除术，1481例进行了胰十二指肠切除术)将微创(机器人辅助或腹腔镜)胰十二指肠切除术与开腹手术进行了比较，两者结果相似[19]。

在总结2000—2016年间所发表论文的系统综述中，将机器人完全胰十二指肠切除术与开腹胰十二指肠切除术在不同疾病中进行了比较。此综述共纳入13项非随机对照研究，囊括了692例机器人胰十二指肠切除术。两者并发症发生率(胆瘘、胰瘘、术后出血)、再次手术和死亡率相当，但由于存在并发症的系列数据缺失，其结果被认为不具有代表性。随着机器人胰十二指肠切除术数量的增加，中转开腹率(平均6.5%~7.8%)及手术时间明显减少。机器人胰十二指肠切除术与开腹手术相比，两者淋巴结状态相似，但前者具有更高的R1切除率，这可能与选择偏倚有关。作者认为，机器人胰十二指肠切除术在高手术量中心开展是安全可行的，但目前尚无关于该手术长期肿瘤生存率和成本/效益的数据[20]。

在一项回顾性非劣效性倾向评分匹配分析中，研究了手术方案对胰头切除术R切缘状态的影响。共将20例机器人辅助手术与24例开腹手术进行了比较。机器人手术组R1切除率为55.0%，而开放手术组为41.7%(P=0.38)，次要终点(清扫的淋巴结数量、输血量、辅助化疗、总生存期、无病生存期)均无差异。在 R0/R1 比例方面,机器人辅助手术似乎并不逊于开腹手术[21]。

综上所述,有关微创胰十二指肠切除术的证据仍然有限。但在高手术量中心开展时,该手术似乎可以安全地获得相对长期的肿瘤学结果。

2.3 结论

RPS 的适应证应与 LPS 相同。由于 RPS 和 LPS 技术仍在不断发展,应结合当前专家经验和模块化的手术流程,以及精心选择合适的病例,以便在不影响手术效果的情况下安全地进行手术。

如果要进行胰腺癌的 RPS 或 LPS 治疗,应向国家和国际登记处报告,如德国普通内脏外科学会的腹腔镜胰腺手术登记处。

参考文献

1. Müller-Debus CF, Thomaschewski M, Zimmermann M, Wellner UF, Keck T. Robotergestützte Bauchspeicheldrüsenchirurgie [robot-assisted pancreatic surgery]. Zentralbl Chir. 2020;145(3):260–70. https://doi.org/10.1055/a-1150-8361. German. Epub 2020 Jun 4. PMID: 32498107.
2. Siech M, Strauss P, Huschitt S, Bartsch DK, Wittel U, Keck T. The indications for laparoscopic pancreatectomy. Dtsch Arztebl Int. 2017;114(15):263–8. https://doi.org/10.3238/arztebl.2017.0263. PMID: 28468714; PMCID: PMC5424087.
3. de Rooij T, van Hilst J, van Santvoort H, Boerma D, van den Boezem P, Daams F, van Dam R, Dejong C, van Duyn E, Dijkgraaf M, van Eijck C, Festen S, Gerhards M, Groot Koerkamp B, de Hingh I, Kazemier G, Klaase J, de Kleine R, van Laarhoven C, Luyer M, Patijn G, Steenvoorde P, Suker M, Abu Hilal M, Busch O, Besselink M, Dutch Pancreatic Cancer Group. Minimally invasive versus open distal Pancreatectomy (LEOPARD): a multicenter patient-blinded randomized controlled trial. Ann Surg. 2019;269(1):2–9. https://doi.org/10.1097/SLA.0000000000002979. PMID: 30080726.
4. de Rooij T, van Hilst J, Boerma D, Bonsing BA, Daams F, van Dam RM, Dijkgraaf MG, van Eijck CH, Festen S, Gerhards MF, Koerkamp BG, van der Harst E, de Hingh IH, Kazemier G, Klaase J, de Kleine RH, van Laarhoven CJ, Lips DJ, Luyer MD, Molenaar IQ, Patijn GA, Roos D, Scheepers JJ, van der Schelling GP, Steenvoorde P, Vriens MR, Wijsman JH, Gouma DJ, Busch OR, Hilal MA, Besselink MG, Dutch Pancreatic Cancer Group. Impact of a Nationwide training program in minimally invasive distal Pancreatectomy (LAELAPS). Ann Surg. 2016;264(5):754–62. https://doi.org/10.1097/SLA.0000000000001888. PMID: 27741008.
5. Klompmaker S, de Rooij T, Koerkamp BG, Shankar AH, Siebert U, Besselink MG, Moser AJ, Dutch Pancreatic Cancer Group. International validation of reduced major morbidity after minimally invasive distal Pancreatectomy compared with open Pancreatectomy. Ann Surg. 2019; https://doi.org/10.1097/SLA.0000000000003659. Epub ahead of print. PMID: 31756173.
6. Plotkin A, Ceppa EP, Zarzaur BL, Kilbane EM, Riall TS, Pitt HA. Reduced morbidity with minimally invasive distal pancreatectomy for pancreatic adenocarcinoma. HPB (Oxford). 2017;19(3):279–85. https://doi.org/10.1016/j.hpb.2017.01.014. Epub 2017 Feb 1. PMID: 28161217.
7. Tran Cao HS, Lopez N, Chang DC, Lowy AM, Bouvet M, Baumgartner JM, Talamini MA, Sicklick JK. Improved perioperative outcomes with minimally invasive distal pancreatectomy: results from a population-based analysis. JAMA Surg. 2014;149(3):237–43. https://doi.org/10.1001/jamasurg.2013.3202. PMID: 24402232; PMCID: PMC4383084.
8. Bauman MD, Becerra DG, Kilbane EM, Zyromski NJ, Schmidt CM, Pitt HA, Nakeeb A, House MG, Ceppa EP. Laparoscopic distal pancreatectomy for pancreatic cancer is safe and effective. Surg Endosc. 2018;32(1):53–61. https://doi.org/10.1007/s00464-017-5633-7. Epub 2017 Jun 22. PMID: 28643065.
9. Huang B, Feng L, Zhao J. Systematic review and meta-analysis of robotic versus laparoscopic distal pancreatectomy for benign and malignant pancreatic lesions. Surg Endosc. 2016;30(9):4078–85. https://doi.org/10.1007/s00464-015-4723-7. Epub 2016 Jan 7. PMID: 26743110.
10. Lyman WB, Passeri M, Sastry A, Cochran A, Iannitti DA, Vrochides D, Baker EH, Martinie JB. Robotic-assisted versus laparoscopic left pancreatectomy at a high-volume, minimally invasive center. Surg Endosc. 2019;33(9):2991–3000. https://doi.org/10.1007/s00464-018-6565-6. Epub 2018 Nov 12. PMID: 30421076.
11. Nickel F, Haney CM, Kowalewski KF, Probst P, Limen EF, Kalkum E, Diener MK, Strobel O, Müller-Stich BP, Hackert T. Laparoscopic versus open Pancreaticoduodenectomy: a systematic review and meta-analysis of randomized controlled trials. Ann Surg. 2020;271(1):54–66. https://doi.org/10.1097/SLA.0000000000003309. PMID: 30421076. MID: 30973388.
12. Nassour I, Choti MA, Porembka MR, Yopp AC, Wang SC, Polanco PM. Robotic-assisted versus laparoscopic pancreaticoduodenectomy: oncological outcomes. Surg Endosc. 2018;32(6):2907–13. https://doi.org/10.1007/s00464-017-6002-2. Epub 2017 Dec 26. PMID: 29280014.
13. van Hilst J, de Rooij T, Bosscha K, Brinkman DJ,

van Dieren S, Dijkgraaf MG, Gerhards MF, de Hingh IH, Karsten TM, Lips DJ, Luyer MD, Busch OR, Festen S. Besselink MG; Dutch pancreatic Cancer group. Laparoscopic versus open pancreatoduodenectomy for pancreatic or periampullary tumours (LEOPARD-2): a multicentre, patient-blinded, randomised controlled phase 2/3 trial. Lancet Gastroenterol Hepatol. 2019;4(3):199–207. https://doi.org/10.1016/S2468-1253(19)30004-4. Epub 2019 Jan 24. PMID: 30685489.

14. McMillan MT, Zureikat AH, Hogg ME, Kowalsky SJ, Zeh HJ, Sprys MH, Vollmer CM Jr. A propensity score-matched analysis of robotic vs open Pancreatoduodenectomy on incidence of pancreatic fistula. JAMA Surg. 2017;152(4):327–35. https://doi.org/10.1001/jamasurg.2016.4755. PMID: 28030724; PMCID: PMC5470429.
15. Raoof M, Nota CLMA, Melstrom LG, Warner SG, Woo Y, Singh G, Fong Y. Oncologic outcomes after robot-assisted versus laparoscopic distal pancreatectomy: analysis of the National Cancer Database. J Surg Oncol. 2018;118(4):651–6. https://doi.org/10.1002/jso.25170. Epub 2018 Aug 16. PMID: 30114321; PMCID: PMC6386178.
16. Raoof M, Ituarte PHG, Woo Y, Warner SG, Singh G, Fong Y, Melstrom L. Propensity score-matched comparison of oncological outcomes between laparoscopic and open distal pancreatic resection. Br J Surg. 2018;105(5):578–86. https://doi.org/10.1002/bjs.10747. Epub 2018 Mar 1. PMID: 29493784.
17. Chen S, Zhan Q, Jin JB, Wu ZC, Shi Y, Cheng DF, Chen H, Deng XX, Shen BY, Peng CH, Li HW. Robot-assisted laparoscopic versus open middle pancreatectomy: short-term results of a randomized controlled trial. Surg Endosc. 2017;31(2):962–71. https://doi.org/10.1007/s00464-016-5046-z. Epub 2016 Jul 11. PMID: 27402095.
18. Zhao W, Liu C, Li S, Geng D, Feng Y, Sun M. Safety and efficacy for robot-assisted versus open pancreaticoduodenectomy and distal pancreatectomy: a systematic review and meta-analysis. Surg Oncol. 2018;27(3):468–78. https://doi.org/10.1016/j.suronc.2018.06.001. Epub 2018 Jun 4. PMID: 30217304.
19. Pędziwiatr M, Małczak P, Pisarska M, Major P, Wysocki M, Stefura T, Budzyński A. Minimally invasive versus open pancreatoduodenectomy-systematic review and meta-analysis. Langenbeck's Arch Surg. 2017;402(5):841–51. https://doi.org/10.1007/s00423-017-1583-8. Epub 2017 May 9. PMID: 28488004; PMCID: PMC5506213.
20. Kornaropoulos M, Moris D, Beal EW, Makris MC, Mitrousias A, Petrou A, Felekouras E, Michalinos A, Vailas M, Schizas D, Papalampros A. Total robotic pancreaticoduodenectomy: a systematic review of the literature. Surg Endosc. 2017;31(11):4382–92. https://doi.org/10.1007/s00464-017-5523-z. Epub 2017 Apr 7. PMID: 28389798.
21. Kauffmann EF, Napoli N, Menonna F, Iacopi S, Lombardo C, Bernardini J, Amorese G, Cacciato Insilla A, Funel N, Campani D, Cappelli C, Caramella D, Boggi U. A propensity score-matched analysis of robotic versus open pancreatoduodenectomy for pancreatic cancer based on margin status. Surg Endosc. 2019;33(1):234–42. https://doi.org/10.1007/s00464-018-6301-2. Epub 2018 Jun 25. PMID: 29943061.

第 3 章

机器人肝脏手术的挑战

Alberto Mangano, Valentina Valle, Pier Cristoforo Giulianotti

3.1 引言

在过去的 20 年里，微创肝手术(MILS)得到了越来越广泛的接受。目前，多项数据表明，对于传统的开腹手术，MILS 被认为是一种有价值的替代方案[1-11]。大量的经验表明，腹腔镜肝切除术(LLR)被认为是一种有效的方法，如对于前方肝段(SⅡ~SⅣ)或左外侧段的肝切除术[1,3-11]。文献中，大量的证据表明，与开腹手术相比，MILR 具有更好的围术期结果：住院时间更短、失血量和并发症少，以及美容效果更好[1,3-13]。值得注意的是，有证据表明，LLR 的肿瘤学结果(如局部复发和切缘状况)与开腹手术相似[3,8,12-17]。

MILS 可以避免大的肋缘下手术切口，减少切口疝的发生率，减少腹腔粘连，减少肝硬化患者腹水的产生(更好的静脉引流)，减少术后疼痛和肺部并发症[1,16]。

尽管 MILS 从多方面改善了患者预后，但该手术还没有实现全面普及。在常规临床环境中，MILS 的应用相当有限，主要集中于各大型医疗机构。MILS 应用推广迟缓的原因在于腹腔镜技术本身所带来的多个障碍。腹腔镜的这些局限性从它被发明之初就已经显现出来(即在 20 世纪 80 年代中期，Erich Mühe 进行了第一例腹腔镜胆囊切除术)：人体工程学差(随着时间的推移，手术团队成员的疲劳速度加快，效能可能下降)，器械的自由度有限(妨碍灵活性和可操作性)，2D 视觉不稳定且不能直接由外科医生控制(依据扶镜助手的技能，视觉质量不同)[1]。国际共识会议(例如，在莫里奥卡及更早于 2008 年在路易斯维尔)[5,18]也限制了 LLR 的使用，特别是需要大范围肝切除或胆道重建时。

机器人肝切除术(RLR)凭借其技术和操作优势，解决了 LLR 的一些局限性。

在本章中，我们将描述 RLR 目前面临的挑战，并对未来可能的发展趋势进行补充说明。

3.2 机器人肝脏手术面临的挑战

3.2.1 提高机器人肝切除术(RLR)的普及率

由于腹腔镜技术固有的诸多缺陷，机器人平台的设计、开发和发展已经把这些缺陷概念化了[1,19-21]。

自20世纪90年代末，Cadiere和Himpens首次实施机器人手术（胆囊切除术）以来[22]，使用机器人的方法已经解决了传统腹腔镜的一些局限性。机器人平台提供了卓越的人体工程学、三维稳定视图（由控制台的外科医生直接控制）、抑制震颤、7个自由度的器械，以及全局增强的灵活性。尽管取得了这些进步，但在将机器人标准应用于临床实践方面仍存在一些问题[19,23]。值得注意的是，机器人的普及率一直在逐步稳定地增长，并且近年来，这一趋势加快了[1]。

对在给定时间框架内发表的科研论文进行定量分析，可以很好地了解对MILS应用增加的趋势。从2000年到2020年8月，可以看到人们对这一科研领域兴趣的逐渐增加[1]。这些数据可以在图3.1（“LLR出版物”）、图3.2（“MILR出版物”）和图3.3（“RLR出版物”）中进行可视化和数字化分析。具体来说，正如我们最近所展示的，从2014年至2019年，由PubMed检索的MILR出版物的数量翻了一番[1]。

Giulianotti等[24]在文献中首次发表了机器人在普通外科中的应用经验。其中包括了207例多样的（血管、胸部和腹部）机器人病例，并且展示了世界上第一例机器人胰十二指肠切除术和第一例肝段切除术[24]。

在肝脏手术中，机器人具有重要的优势，其中在淋巴结清扫术、胆道重建、肝门解剖、止血和非常狭窄的手术视野处理方面最为明显[1,25]。

在图3.4至图3.8中，我们确实展示了一些在大范围肝切除术中进行的手术步骤，在这些步骤中，可以明显看出机器人手术可以提高无血解剖的准确性，以及获得一些被

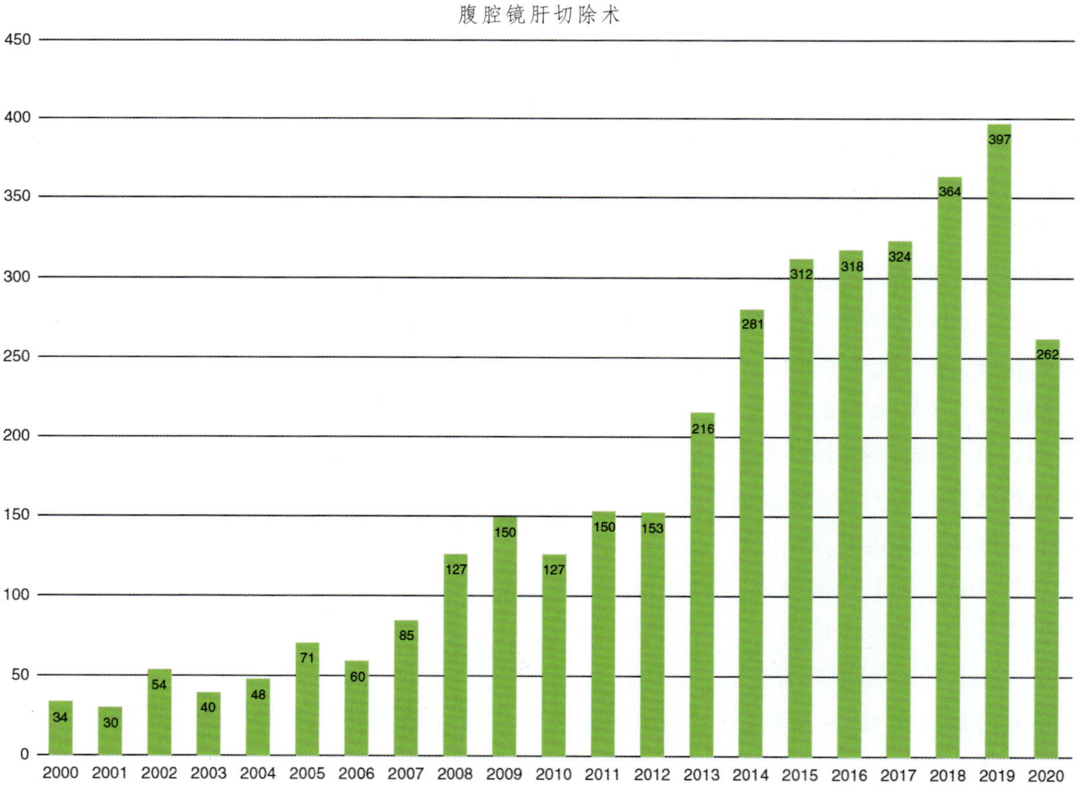

图3.1 PubMed中收录的“LLR出版物”（时间窗：2000年至2020年8月）。

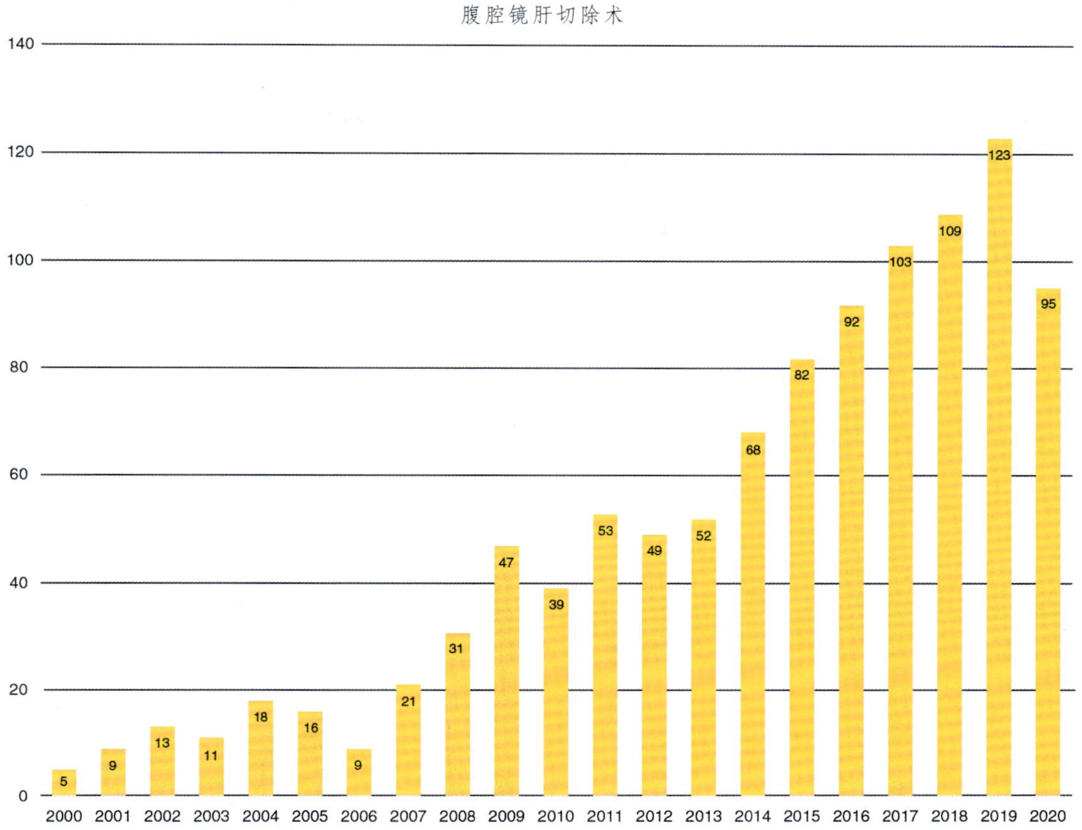

图 3.2　PubMed 的“MILR 出版物”(时间窗:2000 年至 2020 年 8 月)。

机器人平台实现最大化并完美集成的技术应用[例如,近红外吲哚菁绿(ICG)增强荧光评估肝脏解剖或术中超声(US)]。

越来越多的科学数据和临床经验的文献已经证明了 RLR 的安全性和可行性[1,19,27–33]。

多方面证据(包括荟萃分析[26])均显示了 RLR 具有良好的效果。其中一些报告似乎表明,机器人手术可提高 MIS 技术的手术成功率,将 MIS 方法同样扩展到更复杂的病例,如胆道重建、困难的肝段切除术(后上节段)和大范围肝切除术[1,31]。

3.2.2 减少手术禁忌证

我们的外科在微创机器人手术方面拥有丰富的专业知识,这得益于 P.C.Giulianotti 教授在 20 世纪 90 年代末发起的一个机器人手术项目[24]。基于此基础,有临床证据表明,每个肝脏节段都可以使用机器人方法来切除。如果在机器人肝脏手术中有丰富的经验,那么 RLR 是没有绝对禁忌证的[1,4,34]。换句话说,RLR 的界限取决于该机构或外科医生特有的手术技能。因为其也适用于其他领域的外科专家,所以正确选择患者至关重要。

在某些情况下,使用机器人方法可能出现潜在的困难。特别是出现下列情况,在评估微创手术的风险/效益比时应格外小心。

1.病变的大小本身并不是一个禁忌。但非常庞大的病变,特别是其后方有膈肌累及(即靠近腔静脉),就可能很难采用微创手术(MIS)方法来处理[1,34]。

2.肿瘤侵犯主要的血管。在这种情况下,MIS 手术过程仍然可能成功, 但其需要非常

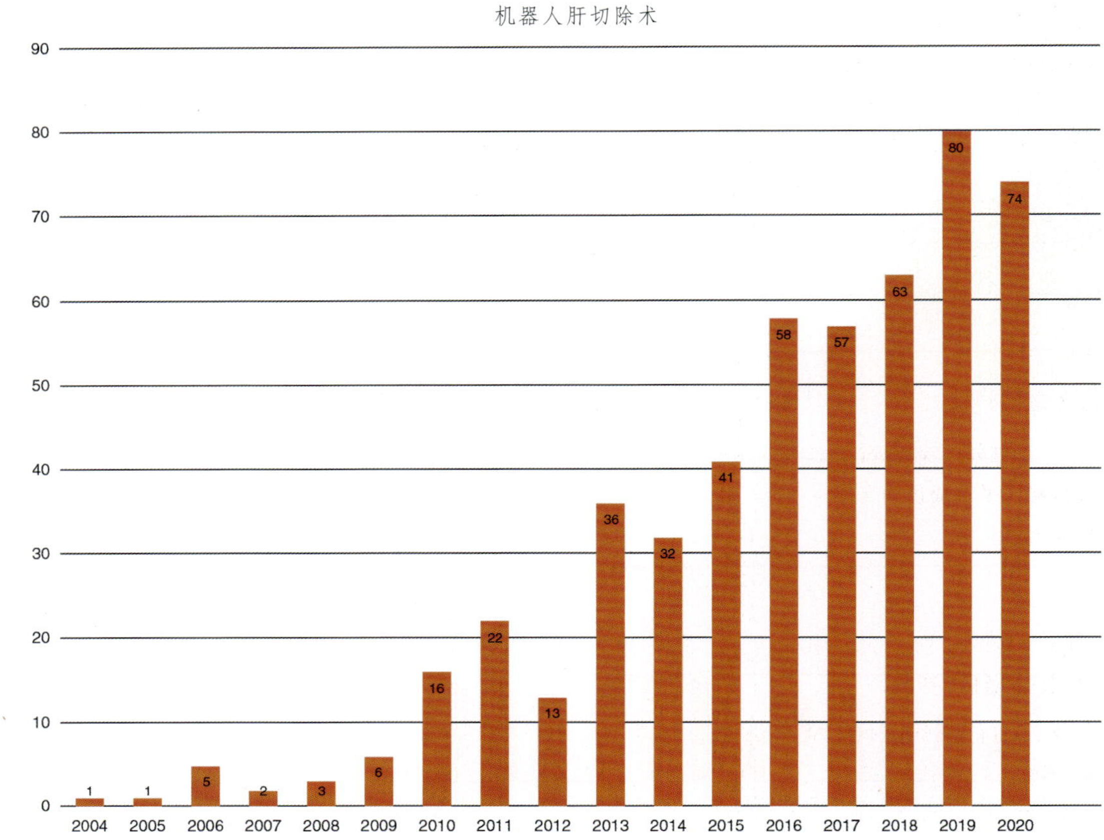

图 3.3 PubMed 中的“RLR 出版物”(时间窗:2000 年 8 月至 2020 年 8 月)。

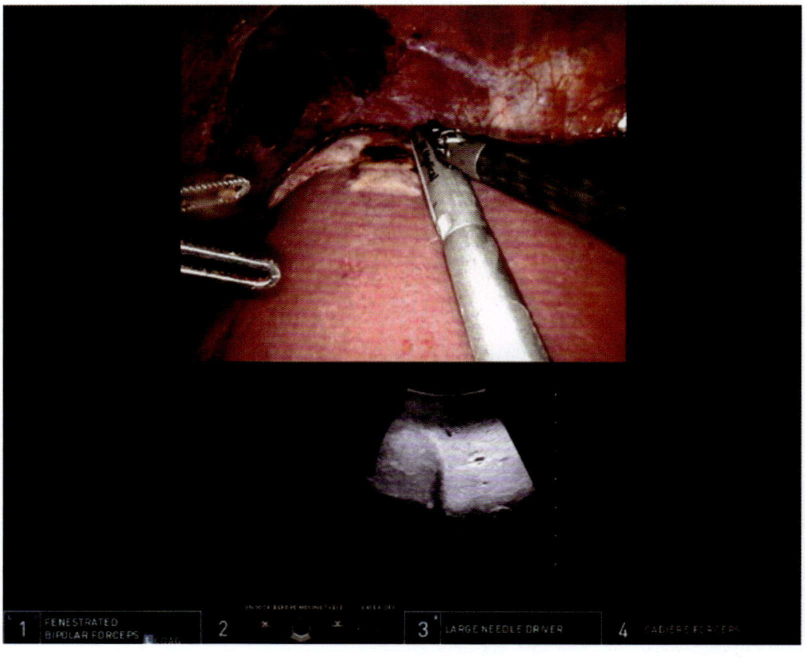

图 3.4 术中超声检查。如果使用机器人术中超声,其优点是可以由控制台外科医生直接进行评估。

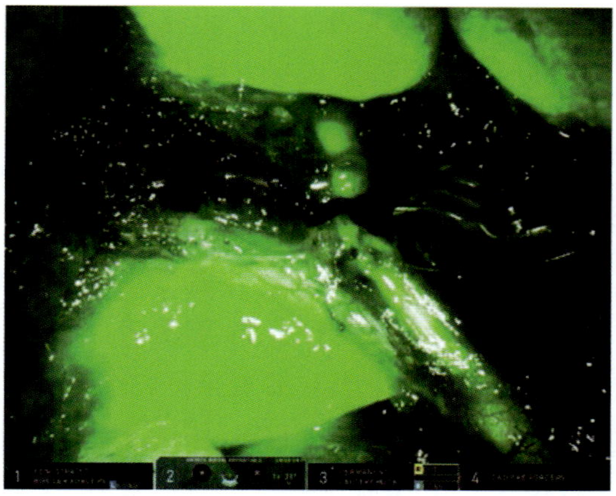

图 3.5　近红外吲哚菁绿(ICG)解剖评估。ICG 技术通过机器人平台提供的增强的 3D 立体定向视觉实现最大化。

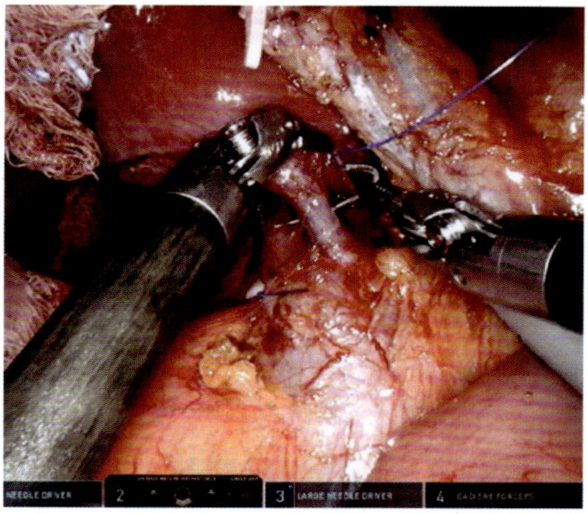

图 3.7　肝腔静脉分离：肝短血管可准确控制；视觉是“显微镜”式的，直接由控制台外科医生管理。

高的手术技巧，而且只能由经验丰富的外科医生尝试操作[1,34]。

3.先前存在的疾病。例如，严重的心脏或呼吸系统疾病患者不适合进行传统开腹手术，同样这也是进行 MIS 肝脏手术的禁忌。

4.多病灶需要杂交切除技术。开腹手术可能更适合于多次保留肝实质切除并多次射频消融(RFA)的情况。而体积巨大的血管瘤可能是一个例外：这些血管瘤在动脉供应中断后体积显著缩小。机器人平台在降低上、后节段切除复杂性方面非常有用[35-37]；即使使用机器人，一些技术挑战也可能不容易克服[1,34]。

年龄本身不是绝对禁忌证。Tee MC 等[38]对“ACS-NSQIP 中肝切除靶向手术参与者使用档案中” 约 1.6 万例患者的初始样本进行了回顾性分析。从这个样本中，选取近 1800 例年龄在 75 岁以上的患者。他们发现，MILR 可降低肝衰竭、胆漏、主要并发症、长的住院时间(LOS)和在不同地方出院的风险。但他

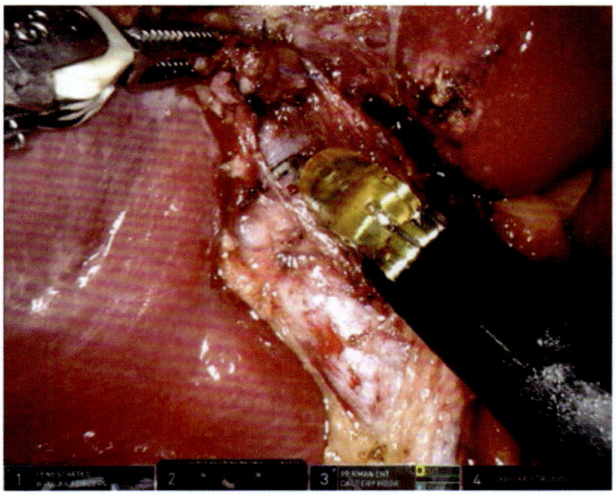

图 3.6　电钩是理想的血管结构解剖工具(肝动脉解剖如图所示)。

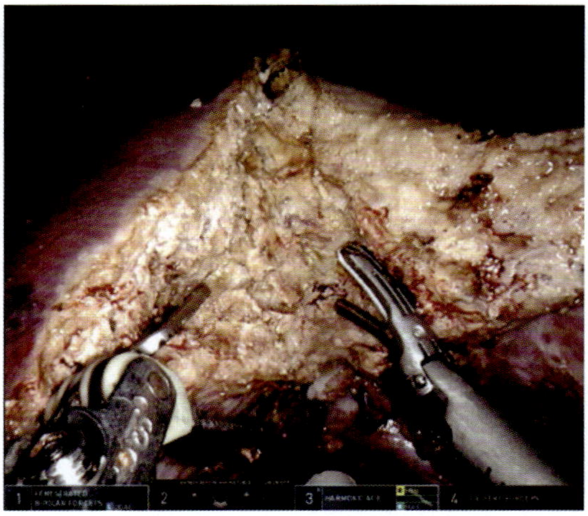

图 3.8　肝实质离断。

们并没有得出 MIS 是防止 75 岁以上患者术后死亡的保护性因素这一结论。

在>70%的病例中，由机器人操作的肝脏手术过程是为了治疗恶性肿瘤进行的，其中结直肠癌肝转移和肝细胞癌最常见。大约 30%的病例是肝脏良性病变[1,3]。在一系列的文献报道中，小范围肝切除术是最常见的术式[1,3,39]。

我们的外科最近发表了一篇关于 RLR 中转开腹原因的系统综述[40]。在这项评估中，我们考虑了来自单一外科医生(PCG 教授)的 139 例机器人肝脏手术(在论文撰写时)的经验数据。在汇总分析中，中转开腹率为 5%：该结果优于文献中的腹腔镜中转开腹率。一个相关的结论是，粘连并不是中转为开腹手术的原因。从这一系统综述中可以看出，需要更多的前瞻性经验来更好地阐明机器人技术在避免或减少中转开腹指征方面的作用[40]。

3.2.3 改善手术预后和术后管理

越来越多的证据表明，机器人小范围肝切除术是可行的[1,41-45]。由于机器人平台显示的围术期结果与传统腹腔镜手术相当(或在某些情况下更优)，因此，其可以成为后上段入路、保留肝实质手术及任何复杂病例的附加工具[1]。此外，短期肿瘤学结果也很有希望[3,46]。

文献数据表明，与机器人小范围肝切除术相比，机器人大范围肝切除术的实施频率较低[1,3,39]。这些手术在技术上很复杂，需要深入的外科手术知识及全面的手术技能。

我们在最近的文献综述中对先前评论描述中最著名的报告进行了深入分析[1]，该报告细分为大范围肝切除术[10,11,25,28,47-49]和小范围肝切除术[11,31,42,44,45]。越来越明显的证据表明，RLR 是安全可行的，围术期结果相当于或优于腹腔镜和开腹手术。越来越多坚实的证据体系正在形成。尽管有这些数据，但大多数作者认为需要进一步的研究(理想情况下是多机构、前瞻性和有力的研究)来证实这些有前景的结果[1]。

最近有来自可靠的荟萃分析证据[26]：Paschalis Gavriilidis 等[26]发表了一项有趣且精心设计的荟萃分析。作者从最初的 1000 多篇研究文章中选择了 79 篇文章，样本量为 25 210 例患者。其主要成果可归纳如下。

1.主要并发症和 LOS：与开腹手术相比，LLR 和 RLR 被报道有更好的结果，并有显著的统计学意义[26]。

2.手术时间(OT)：与传统腹腔镜手术相比，RLR 组的手术时间减少了 56 分钟，与开腹手术相比，RLR 组的手术时间缩短了 69 分钟(具有统计学意义的数据)。当缩短设备对接时间时，差异变得不明显。在文献中，对接时间具有不同的值。根据作者的经验，随着团队机器人经验的增加，设备对接时间大大缩短(在我们所在机构，对接时间小于 15 分钟)[26]。

3. EBL(估计失血量)：与开腹手术相比，RLR 的 EBL 显著减少 170mL。LLR 显示 EBL 减少 145mL。LLR 与开腹手术之间的比较不具有统计学意义[26]。输血需求与某些肿瘤学结果(如复发率)呈负相关[50,51]。因此，尽可能减少 EBL 是至关重要的，而机器人是获得这些结果的理想选择[1]。

4. 5 年总生存率(OS)：与开腹手术(RLR 的间接循证数据)相比，MILS(机器人和腹腔镜)的 5 年 OS 更好。在 RLR 和 LLR 之间的比较中，这些差异无统计学意义[1]。

鉴于上述这些改善的结果，一些作者，如 Warner 和 Fong 等[52]，建议通过实施加速康复路径(ERP)来实现早期出院。这是对这件事的一个有意义的看法。但目前在大多数情况下，该系统尚未完全应用于早期出院，即使应用了适当的 MIS 技术和 ERP，仍可能发生一些延迟的术后并发症。进一步的研究可能会对这方面有所帮助。

3.2.4 研发更好的机器人手术器械

在肝门的解剖过程中，机器人电钩是一种非常合适的工具。由机器人技术提供的7个自由度在精细的肝门解剖结构中体现了高度的通用性。其在施加能量之前提起组织，避免了热量的侧向扩散损伤。此外，这种仪器提供的安全性也同样与每一次手术操作中其处理的少量组织有关[34]。

超声刀由1个振动刀片和1个“密封”刀片组成。这2种刀片的结合可实现穿透组织并伴随止血。对于肝实质，这种振动刀是避免血管结构损伤的理想工具[以超声外科吸引系统(CUSA)类似的方式]。此外，一旦进入肝组织，“密封”刀片在横切肝实质时具有止血作用。超声刀如果使用适当的技术，可以在不过量出血的情况下实现肝实质离断。超声刀的一个缺点在于，因为其没有内部腕转功能，所以必须平行于解剖线放置。为此，在伸缩方式下，一个可操作的8mm机器人穿刺器可以安装在12mm的助手上，然后其可被应用于超声刀。为了达到最佳止血效果，仪器必须以90°角接触血管结构，在施加能量时包围整个血管。如果封闭效果不完全，可能会发生出血[34]。超声刀的作用也依赖于肝脏的微观结构；例如，纤维变性、肝硬化和脂肪变性会降低疗效。如果超声刀被用于非纤维化、肝硬化、脂肪变性的肝实质，将其设置在能量水平5时效果更好。在其他情况下，设置较低的能量可能效果更好[34]。

另一个潜在的负面现象是，如果能量以连续的方式使用，可能会发生刀片过热。这会对工具的塑料覆盖层造成热损伤，从而降低密封性能。定期用盐水冲洗可避免此现象，以延长超声刀的性能[34]。

血管切割闭合器可封闭较多的软组织，具有较强的止血作用，并且可以腔内腕转。但其不具有振动刀片，当其被置入肝实质时，可能会在达到止血效果之前引发出血[34]。

超声外科吸引系统(CUSA)是一种专用于离断肝实质的仪器。CUSA的特征使其在处理血管结构上非常精细。然而，目前还没有适用于机器人手术平台的CUSA，并且其由外科助理医生控制[34]。

在此技术发展的现阶段，完美的肝脏手术机器人工具还没有被设计出来。无论如何，机器人平台是管理、测试、利用和提高创新手术工具的最优集成方式[34]。

3.2.5 缩短学习曲线

学习曲线(LC)是一个必须考虑和评估的要素，以促进MIS技术在肝脏手术中的快速、安全和广泛采用。

尽管腹腔镜技术拥有MIS技术的所有优点，但腹腔镜检查仍有许多不足，这部分解释了LLR被当作常规手术的应用发展缓慢的原因。腹腔镜技术的一个障碍是其技术的复杂性：这与腹腔镜工具的局限性有关。操作的高度复杂性可能导致更长的手术时间并延长学习时间。特别是在如游离肝脏、肝门解剖或肝实质离断过程中，腹腔镜工具难以掌握，学习曲线会减缓。其他因素包括出血的发生(在腹腔镜手术中很难控制)，以及文献中缺乏手术标准化的描述[53]。在过去的10年里，LLR的作用在路易维尔、盛冈和首尔的多个共识会议上得到了讨论[5,54]。多数专家强调MIS肝外科手术的规范化和安全性的必要性[5]。手术技巧必须以安全的方式获得：掌握学习曲线可以减少并发症发生率和中转开腹率。为此，南安普顿指南中已经进行了详细阐述，并为增加LLR术中的安全性提供了具体概念化的临床实践策略[55]。

尽管做了这些努力，LLR 的学习曲线依旧十分陡峭。在文献中，关于需要精确到多少台手术才能达到 LLR 学习曲线的满意结果，存在广泛的分歧。无论如何，大多数的作者都同意 LLR 中的学习曲线必须是渐进性的（即随着时间的推移而增加复杂性的过程），且整个过程需要完成相当多的手术。模拟训练在缩短学习曲线方面起重要作用，并已被证明可以减少并发症[56,57]。

Guilbaud 等报告，在操作了大约 60 例手术后，可达到小范围 LLR（腹腔镜肝切除术）的能力要求。此外，外科医生在熟练掌握小范围 LLR 之后，需要多达 50 例的额外大手术才能熟练掌握大范围 LLR[53]。同样，根据 Lai 等的研究，小范围 LLR 学习曲线最高可达 64 例，大范围 LLR 学习曲线最高可达 75 例[58]。有关 LLR 中学习曲线的文献数据的一个主要限制是，大多数研究是回顾性的，并且基于单一外科医生的经验。

与传统的 LLR 相比，机器人平台提高了手术灵活性，可以缩短 RLR 的学习曲线[58]。

在文献中，对于机器人肝脏手术的标准化训练方案还没有明确的共识。大多数机器人肝脏手术项目主要使用其特定的机构培训协议[58]。现有数据显示，RLR 围术期的疗效随着学习曲线的进展而改善[10,58]。我们确实需要更多的研究来获得标准化的认证培训[59]。

尽管关于 RLR 中的学习曲线没有最优水平的证据，但一些作者认为，与 LLR 相比，机器人手术的技术优势能够实现更加快速的学习曲线[58,60]。根据 Magistrip 等的研究，在大规模中心受过充分训练、经验丰富，并且之前在肝胆胰外科（HPB）有经验的外科医生，可以在进行大约 30 台机器人手术之后改善短期围术期的预后[59]。

3.2.6 机器人平台：集成多种演进技术的工具

机器人平台是一种强大的工具，具有上述几个技术优势。这在肝脏手术中是非常有益的。除了固有的技术优势外，该平台也是其他技术整合的理想场所，如近红外 ICG 荧光技术、增强现实、图像引导手术、人工智能（AI）算法等，这些技术均可在最佳的综合方式下运行。机器人平台在整合创新科技方面的潜力为近红外 ICG 荧光技术在现实中应用提供条件；在临床上很明显，ICG 技术的优势被改良机器人的 3D 立体定向视觉最大化了。

机器人平台是目前可用的强大工具，但通过与个性化的图像引导手术进行更高层次的整合，例如，在术中视觉系统上整合或叠加一些来自 CT 扫描的解剖信息或 3D 重建，它们的有效性可以得到进一步提高。

AI 是另一项可能扩大机器人手术潜力的技术。把 AI 算法集成到机器人本身的开发将非常有助于识别不明解剖结构的术中图像，评估组织的活力（如吻合术后），也可以为实施手术操作提供一些帮助。

3.2.7 成本/收益比

机器人技术的反对者经常提出的主要担忧之一是，与腹腔镜或开腹手术相比，机器人手术的成本可能更高。成本/收益分析是一个非常复杂的过程，需要彻底、严格地进行。事实上，这一过程可能涉及多种混杂元素。换言之，手术的实际成本不仅应该包括手术本身，还应该包括与术中或术后并发症或 LOS 相关的其他额外成本。在所有的文献中，这些因素并没有得到充分考虑。文献证据表明，机器人入路在一些围术期结果方面的优越性。因此，机器人可以减少并发症的发生，并避免增加相关的经济负担。

在我们的评估中，另一个需要考虑的因素是，市场上产品的成本并不是一成不变的。可以想象，随着机器人技术的广泛应用，设备的相关成本可能会随着时间的推移而降低。

Paschalis Gavriilidis 等在荟萃分析中评估了开腹式机器人、腹腔镜肝切除术的短期和长期结果。他们还对成本进行了分析。该数据显示，在大多数情况下，关于机器人手术成本的结果没有统计学意义。因此，大多数关于成本的结论都没有统计学上的重要数据支持。除了缺乏统计学意义外，所宣称开腹手术和腹腔镜手术节省的费用(无统计学意义)并不惊人。更具体地说，以一种不具有统计学意义的方式，开腹手术的成本降低1197美元，而LLR的成本降低759美元。同样，与LLR相比，开腹手术的费用也降低了426美元，但结果不具有统计学意义。本质上，当进行荟萃分析评估时，有关成本的可用数据大多在统计学上无意义，而且还需要考虑多个混杂因素。

根据一些作者的说法，较低的机器人术后并发症和中转开腹率可以抵消启用机器人方案的初始成本[61,62]。

总的来说，大多数发表的关于机器人肝脏手术的文章都是回顾性、单中心的经验：在Paschalis Gavriilidis 等的荟萃分析中，只有一项单一的随机对照试验(RCT)被纳入了评估[26]。这种情况与为达到良好样本量标准所需的前瞻性登记的患者数量的复杂性有关。进一步获得高质量数据的一个可行的解决办法是利用前瞻性的登记数据，并结合国内和国际上多机构的共同努力。

此外，即使机器人技术的应用越来越多，其在肝脏手术中的普及性仍然局限于一个相对较小的群体。这个分析中包含的财务变量和结果并不是静态的因素，它们很可能随着机器人技术的普及而减少。

3.3 结论与未来展望

在过去的20年里，MILR的受欢迎程度一直在缓慢上升。这一进程在最近几年加快了。机器人入路现在被认为是开腹和腹腔镜技术的有效替代方法，也可用于治疗前、左/外侧肝段病变[1,3]。在临床实践中，MILR目前主要在大规模、高专业化的机构中被常规用于大范围肝切除术[58]。即使LLR具有MIS手术的所有优点，大多数作者也不认为LLR常规适用于大范围，或者扩大肝切除术或出血风险高的情况[1,3]。自开创以来，机器人手术旨在克服腹腔镜固有的障碍和局限性[58]，目的是扩大微创手术在复杂病例中的普及率。

在目前的大量证据中，已经报道了不同种类的肝切除术：大范围肝切除术、扩大的左右肝切除术、肝后段切除术和活体供肝切除术[1,3,11,39,45,47,63–65]。尽管有这些数据，但迄今为止描述的病例大多为小范围肝切除术，而大范围肝切除术仅占较小部分，但仍在增长[3]。在北美，根据Fagenson AM等的分析，在3000多例MIS肝切除术中(2014—2017年ACSNSQIP肝切除术目标数据库)86%为部分肝切除[39]，少于15%为大范围肝切除。在92%的MIS病例中，使用的技术仍然是传统的腹腔镜手术，RLR仅占总数的8%。同样，根据Stiles ZE等的研究[66]，在美国进行的所有肝切除术中，MILR少于18%，RLR仅占所进行的MILR的5.3%[66]。

尽管目前的证据水平存在一些局限性(大多是回顾性的单一机构经验和文献的

异质性)，但与传统LLR或开腹手术相比，RLR的围术期疗效的安全性、可行性和非劣效性或优越性方面，多条临床数据似乎趋于一致。此外，就肿瘤学结果而言，RLR有很好的结果[1,67,68]。

从技术角度看，与传统的腹腔镜手术相比，机器人技术是一种进步，其有利于多种手术操作，允许MIS手术扩展到复杂的场景(例如，大量粘连、巨大的肿瘤、扩大肝切除术)。该机器人平台非常适合进行一些特定的肝脏手术操作：用于医源性胆道损伤的胆道重建[68]、肝下腔静脉解剖、肝门解剖、肝脏游离、肝实质离断时止血[1,3]。

尽管有这种工具，但手术决策、准确选择合适适应证的患者，以及在高专业度的机构进行这些手术仍然是至关重要的因素[68]。

理想的肝脏手术机器人设备还没有出现，但是机器人平台仍然是集成、控制、协调和开发手术创新(包括手术器械)的完美空间。

在最后的分析中，尽管关于这项技术的安全性、有效性、良好结果和临床意义的证据越来越多，但是现有的绝大多数研究是回顾性的，还需要更有力的RCT[69]。

对任何引入临床的新技术进行数据驱动测试的最佳方式是将其与之前的金标准进行比较。为此，强有力的多中心随机对照研究，再辅以严格的荟萃分析，是最佳途径[70]。关于外科技术，另一个要囊括的附加因素是描述并遵循逐步标准化的外科手术程序。这样做可以减少人与人之间的技术变异性，多组数据可以更容易和严格地进行比较。招募足够多的患者来获得一项强有力的研究可能是一项具有挑战性的尝试。因此，多中心研究或者使用前瞻性的登记数据是可行的解决方案[1]。

尽管目前在证据水平上存在一些限制(这可能会随着科学文献的增加而改善)，基于长期和广泛的外科专业知识，支持机器人肝脏手术具有非常重要的临床意义。

通过设计，机器人平台可以实现近红外ICG增强荧光、增强现实、人工智能算法、图像引导手术[1]，以及其他任何可以想到的未来设备或科技等多种技术之间有效的合作和协同交互作用。

参考文献

1. Mangano A, Valle V, Masrur M, Bustos R, Gruessner S, Giulianotti PC. Robotic liver surgery: literature review and future perspective. Minerva Chir. In press.
2. Swaid F, Sucandy I, Tohme S, Marsh JW, Bartlett DL, Tsung A, Geller DA. Changes in performance of more than 1000 minimally invasive liver resections. JAMA Surg. 2020; https://doi.org/10.1001/jamasurg.2020.2623. Online ahead of print.
3. Giulianotti PC, Bianco FM, Daskalaki D, et al. Robotic liver surgery: technical aspects and review of the literature hepatobiliary. Surg Nutr. 2016;5(4):311–21. https://doi.org/10.21037/hbsn.2015.10.05. PMID: 27500143.
4. Milone L, Daskalaki D, Fernandes E, et al. State of the art in robotic hepatobiliary surgery. World J Surg. 2013;37:2747–55.
5. Buell JF, Cherqui D, Geller DA, et al. The international position on laparoscopic liver surgery: the Louisville statement, 2008. Ann Surg. 2009;250:825–30.
6. Packiam V, Bartlett DL, Tohme S, et al. Minimally invasive liver resection: robotic versus laparoscopic left lateral sectionectomy. J Gastrointest Surg. 2012;16:2233–8.
7. Soubrane O, Goumard C, Laurent A, et al. Laparoscopic resection of hepatocellular carcinoma: a French survey in 351 patients. HPB (Oxford). 2014;16:357–65.
8. Nguyen KT, Marsh JW, Tsung A, et al. Comparative benefits of laparoscopic vs open hepatic resection: a critical appraisal. Arch Surg. 2011;146:348–56.
9. Nguyen KT, Gamblin TC, Geller DA. World review of laparoscopic liver resection-2,804 patients. Ann Surg. 2009;250:831–41.
10. Tsung A, Geller DA, Sukato DC, et al. Robotic versus laparoscopic hepatectomy: a matched comparison. Ann Surg. 2014;259:549–55.
11. Giulianotti PC, Coratti A, Sbrana F, et al. Robotic liver surgery: results for 70 resections. Surgery. 2011;149:29–39.
12. Jackson NR, Hauch A, Hu T, et al. The safety and efficacy of approaches to liver resection: a meta-analysis. JSLS. 2015;19:e2014.00186.
13. Qiu J, Chen S, Chengyou D. A systematic review of robotic-assisted liver resection and meta-analysis of

robotic versus laparoscopic hepatectomy for hepatic neoplasms. Surg Endosc. 2016;30:862–7.
14. Zheng H, Huang SG, Qin SM, Xiang F. Comparison of laparoscopic versus open liver resection for lesions located in posterosuperior segments: a meta-analysis of short-term and oncological outcomes. Surg Endosc. 2019;33(12):3910–8. https://doi.org/10.1007/ s00464-019-07071-8.
15. Vanounou T, Steel JL, Nguyen KT, et al. Comparing the clinical and economic impact of laparoscopic versus open liver resection. Ann Surg Oncol. 2010;17:998–1009.
16. Ocuin LM, Tsung A. Robotic liver resection for malignancy: current status, oncologic outcomes, comparison to laparoscopy, and future applications. J Surg Oncol. 2015;112:295–30.
17. Dagher I, Belli G, Fantini C, et al. Laparoscopic hepatectomy for hepatocellular carcinoma: a European experience. J Am Coll Surg. 2010;211:16–23.
18. Wakabayashi G, Cherqui D, Geller DA, et al. Recommendations for laparoscopic liver resection: a report from the second international consensus conference held in Morioka. Ann Surg. 2015;261:619–29.
19. Di Benedetto F, Petrowsky H, Magistri P, Halazun KJ. Robotic liver resection: hurdles and beyond. Int J Surg. 2020;S1743-9191(20):30453–2. https://doi.org/10.1016/j.ijsu.2020.05.070. Online ahead of print.
20. Giulianotti PC, Mangano A, Bustos R, et al. Operative technique in robotic Pancreaticoduodenectomy (RPD) at University of Illinois at Chicago (UIC): 17 steps standardized technique: lessons learned since the first worldwide RPD performed in the year 2001. Surg Endosc. 2018;32(10):4329–36. https://doi.org/10.1007/s00464-018-6228-7. Epub 2018 May 15. PMID: 29766304 DOI: 10.1007/s00464-018-6228-7.
21. Giulianotti PC, Mangano A, Bustos R, et al. Educational step-by-step surgical video about operative technique in robotic Pancreaticoduodenectomy (RPD) at University of Illinois at Chicago (UIC): 17 steps standardized technique lessons learned since the first worldwide RPD performed in the year 2001. Surg Endosc. 2020;34(6):2758–62. https://doi.org/10.1007/s00464-020-07383-0. PMID: 31953732.
22. Himpens J, Leman G, Cadiere GB. Telesurgical laparoscopic cholecystectomy. Surg Endosc. 1998;12(8):1091.
23. Szold A, Bergamaschi R, Broeders I, Dankelman J, Forgione A, Lango T, et al. European Association of Endoscopic Surgeons (EAES) consensus statement on the use of robotics in generalsurgery. SurgEndosc. 2015;29(2):253–88.
24. Giulianotti PC, Coratti A, Angelini M, Sbrana F, Cecconi S, Balestracci T et al (2003) Robotics in general surgery: personal experience in a large community hospital. Arch Surg. 138(7):777–784.
25. Wu YM, Hu RH, Lai HS, et al. Robotic-assisted minimally invasive liver resection. Asian J Surg. 2014;37:53–7.
26. Gavriilidis P, Roberts KJ, Aldrighetti L, Sutcliffe RP. A comparison between robotic, laparoscopic and open hepatectomy: a systematic review and network meta-analysis. Eur J Surg Oncol. 2020;46(7):1214–24. https://doi.org/10.1016/j.ejso.2020.03.227. Epub 2020 Apr 12. PMID: 32312592.
27. Abood GJ, Tsung A. Robot-assisted surgery: improved tool for major liver resections? J Hepatobiliary Pancreat Sci. 2013;20:151–6.
28. Choi GH, Choi SH, Kim SH, et al. Robotic liver resection: technique and results of 30 consecutive procedures. Surg Endosc. 2012;26:2247–58.
29. Lai EC, Yang GP, Tang CN. Robot-assisted laparoscopic liver resection for hepatocellular carcinoma: short-term outcome. Am J Surg. 2013;205:697–702. 24.
30. Berber E, Akyildiz HY, Aucejo F, et al. Robotic versus laparoscopic resection of liver tumours. HPB (Oxford). 2010;12:583–6.
31. Troisi RI, Patriti A, Montalti R, et al. Robot assistance in liver surgery: a real advantage over a fully laparoscopic approach? Results of a comparative bi-institutional analysis. Int J Med Robot. 2013;9: 160–6.
32. Koffron AJ, Auffenberg G, Kung R, et al. Evaluation of 300 minimally invasive liver resections at a single institution: less is more. Ann Surg. 2007;246:385–92. discussion 392-4.
33. i WB, Wang HG, Zhao ZM, et al. Robotic-assisted laparoscopic anatomic hepatectomy in China: initial experience. Ann Surg. 2011;253:342–8.
34. PG Giulianotti, A. Mangano, V. Valle, E. Fernandes. Chapter 27. Robotic right hepatectomy in the book Mastery of robotic surgery. Editors: PC Giulianotti, E Benedetti. MacGrawth Hilll. 1st. In press.
35. Lafaro KJ, Stewart C, Fong A, Fong Y. Robotic liver resection. Surg Clin North Am. 2020;100(2):265–81. https://doi.org/10.1016/j.suc.2019.11.003. PMID: 32169180.
36. Fahrner R, Rauchfuß F, Bauschke A, Kissler H, Settmacher U, Zanow J. Robotic hepatic surgery in malignancy: review of the current literature. J Robot Surg. 2019;13(4):533–8. https://doi.org/10.1007/s11701-019-00939-w. PMID: 30895519.
37. Casciola L, Patriti A, Ceccarelli G, et al. Robot-assisted parenchymal-sparing liver surgery including lesions located in the posterosuperior segments. Surg Endosc. 2011;25:3815–24.
38. Tee MC, Chen L, Peightal D, et al. Minimally invasive hepatectomy is associated with decreased morbidity and resource utilization in the elderly. Surg Endosc. 2019; https://doi.org/10.1007/s00464-019-07298-5.
39. Fagenson AM, Gleeson EM, Pitt HA, et al. Minimally invasive hepatectomy in North America: laparoscopic versus robotic. J Gastrointest Surg. 2020; https://doi.org/10.1007/s11605-020-04703-6.
40. Gheza F, Esposito S, Gruessner S, Mangano A, Fernandes E, Giulianotti PC. Reasons for open conversion in robotic liver surgery: a systematic review with pooled analysis of more than 1000 patients. Int J Med Robot. 2019;15(2):e1976. https://doi.org/10.1002/rcs.1976. Epub 2018 Dec 27.
41. Patriti A, Cipriani F, Ratti F, et al. Robot-assisted versus open liver resection in the right posterior section. JSLS. 2014;18:e2014.00040.
42. Mejia A, Cheng SS, Vivian E, Shah J, et al. Minimally

invasive liver resection in the era of robotics: analysis of 214 cases. Surg Endosc. 2020;34(1):339–48. https://doi.org/10.1007/s00464-019-06773-3. PMID: 30937618.
43. Giulianotti PC, Sbrana F, Bianco FM, et al. Robotassisted laparoscopic extended right hepatectomy with biliary reconstruction. J Laparoendosc Adv Surg Tech A. 2010;20:159–63.
44. Nota CL, Woo Y, Raoof M, et al. Robotic versus open minor liver resections of the Posterosuperior segments: a multinational. Propensity Score-Matched Study Ann Surg Oncol. 2019;26(2):583–90. https://doi.org/10.1245/s10434-018-6928-1. PMID: 30334196.
45. Tranchart H, Ceribelli C, Ferretti S, et al. Traditional versus robot-assisted full laparoscopic liver resection: a matched-pair comparative study. World J Surg. 2014;38:2904–9.
46. Di Benedetto F, Petrowsky H, Magistri P, Halazun KJ. Robotic liver resection: hurdles and beyond. Int J Surg. 2020;S1743-9191(20):30453–2. https://doi.org/10.1016/j.ijsu.2020.05.070. Online ahead of print.
47. Spampinato MG, Coratti A, Bianco L, et al. Perioperative outcomes of laparoscopic and robot-assisted major hepatectomies: an Italian multi-institutional comparative study. Surg Endosc. 2014;28:2973–9.
48. Goh BK, Lee L-S, Lee S-Y, et al. Initial experience with robotic hepatectomy in Singapore: analysis of 48 resections in 43 consecutive patients. ANZ J Surg.
49. Fruscione M, Pickens R, Baker EH, et al. Robotic-assisted versus laparoscopic major liver resection: analysis of outcomes from a single center. HPB (Oxford). 2019;21(7):906–11. https://doi.org/10.1016/j.hpb.2018.11.011. PMID: 30617001 DOI: 10.1016/j.hpb.2018.11.011.
50. Tai YH, Wu HL, Mandell MS, et al. The association of allogeneic blood transfusion and the recurrence of hepatic cancer after surgical resection. Anaesthesia. 2020;75(4):464–71. https://doi.org/10.1111/anae.14862.
51. Shiba H, Ishida Y, Wakiyama S, et al. Negative impact of blood transfusion on recurrence of hepatocellular carcinoma after hepatic resection. J Gastrointest Surg. 2009;13:1636–42.
52. Warner SG, Jutric Z, Nisimova L, Fong Y. Early recovery pathway for hepatectomy: data-driven liver resection care and recovery. Hepatobiliary Surg Nutr. 2017;6(5):297–311. https://doi.org/10.21037/hbsn.2017.01.18.
53. Guilbaud T, Birnbaum DJ, Berdah S, Farges O, Beyer BL. Learning curve in laparoscopic liver resection, educational value of simulation and training programmes: a systematic review. World J Surg. 2019;43:2710–9. https://doi.org/10.1007/s00268-019-05111-x.
54. Cho JY, Han H-S, Wakabayashi G, et al. Practical guidelines for performing laparoscopic liver resection based on the second international laparoscopic liver consensus conference. Surg Oncol. 2018;27(1):A5–9.
55. Abu Hilal M, Aldrighetti L, Dagher I, et al. The Southampton consensus guidelines for laparoscopic liver surgery. Ann Surg. 2018;268:11–8.
56. Bansal VK, Raveendran R, Misra MC, et al. A prospective randomized controlled blinded study to evaluate the effect of short-term focused training program in laparoscopy on operating room performance of surgery residents (CTRI /2012/11/003113). J Surg Educ. 2014;71:52–60.
57. De Win G, Van Bruwaene S, Kulkarni J, et al. An evidence-based laparoscopic simulation curriculum shortens the clinical learning curve and reduces surgical adverse events. Adv Med Educ Pract. 2016;30:357–70. 53.
58. Lai ECH, Tang CN. Training robotic hepatectomy: the Hong Kong experience and perspective. Hepatobiliary Surg Nutr. 2017;6(4):222–9. https://doi.org/10.21037/hbsn.2017.01.21.
59. Magistri P, Guerrini GP, Roberto Ballarin R, Assirati G, Tarantino G, Di Benedetto F. Improving outcomes defending patient safety: the learning journey in robotic liver resections. Biomed Res Int. 2019;2019:1835085. https://doi.org/10.1155/2019/1835085.
60. Efanov M, Alikhanov R, Tsvirkun V, et al. Comparative analysis of learning curve in complex robot-assisted and laparoscopic liver resection. HPB. 2017;19(9):818–24.
61. Daskalaki D, Gonzalez-Heredia R, Brown M, et al. Financial impact of the robotic approach in liver surgery: a comparative study of clinical outcomes and costs between the robotic and open technique in a single institution. Journal of Laparoendoscopic & Advanced Surgical Techniques. 2017;27(4):375–82.
62. Packiam V, Bartlett DL, Tohme S, et al. Minimally invasive liver resection: robotic versus laparoscopic left lateral sectionectomy. J Gastrointest Surg. 2012;16(12):2233–8.
63. Giulianotti PC, Sbrana F, Coratti A, et al. Totally robotic right hepatectomy: surgical technique and outcomes. Arch Surg. 2011;146:844–50.
64. Giulianotti PC, Tzvetanov I, Jeon H, et al. Robot-assisted right lobe donor hepatectomy. Transpl Int. 2012;25:e5–9.
65. Tzvetanov I, Bejarano-Pineda L, Giulianotti PC, et al. State of the art of robotic surgery in organ transplantation. World J Surg. 2013;37:2791–9.
66. Stiles ZE, Behrman SW, Glazer ES, Deneve JL, Dong L, Wan JY, Dickson PV. Predictors and implications of unplanned conversion during minimally invasive hepatectomy: an analysis of the ACSNSQIP database. HPB (Oxford). 2017;19:957–65. https://doi.org/10.1016/j.hpb.2017.06.012. PMID: 28760630.
67. Khan S, Beard RE, Peter T, Kingham PT, et al. Long-term oncologic outcomes following robotic liver resections for primary hepatobiliary malignancies: a multicenter study. Ann Surg Oncol. 2018;25(9):2652–60. https://doi.org/10.1245/s10434-018-6629-9. Epub 2018 Jul 9. PMID: 29987604.
68. Giulianotti PC, Quadri P. Durgam S et al reconstruction/repair of iatrogenic biliary injuries: is the robot offering a new option? Short Clinical Report Ann Surg. 2018;267(1):e7–9. https://doi.org/10.1097/

SLA.0000000000002343.
69. Rong L, Wakabayashi G, Kim HJ, et al. International consensus statement on robotic hepatectomy surgery in 2018. World J Gastroenterol. 2019;25(12):1432–44. https://doi.org/10.3748/wjg.v25.i12.1432. PMID: 30948907 PMCID: PMC6441912.
70. Mangano A, Rausei S, Lianos GD, Dionigi G. Quality of life after gastrectomy for adenocarcinoma: a prospective cohort study. Ann Surg. 2015;262(6):e110.

第 4 章

机器人食管手术

David J. Straus IV

4.1 引言

随着机器人辅助手术在 21 世纪之初的出现，机器人食管手术也在此时开始兴起。早期采用机器人食管手术者认识到了其优势，并于 2003 年报道了第一例机器人辅助经食管裂孔食管切除术[1]。自此里程碑事件以来，在多种因素的作用下，机器人辅助手术的占比有所增加。普通外科正在经历微创手术的复兴，机器人手术顺应了这个趋势。

腹腔镜手术无疑已经彻底改变了普通外科领域，但其依然受到器械线性特性的限制。机器人采用多自由度手腕运动的理念，它能在经操作孔的有限空间中充分发挥作用，保证术者完成小而精确的操作。此外，机器人腹腔镜的高清晰度双目视野可以更好地显露纵隔的解剖结构。在 3D 视野下可以很容易看到前后迷走神经、主动脉、奇静脉和下腔静脉（IVC）等结构。机器人平台是一种能够与许多其他辅助设备很好适配的平台。例如，ICG 有助于胆道标记和血供评估。

机器人技术被认为是一种应用于前肠和食管的理想的现代外科工具。

4.2 机器人辅助食管切除术

食管切除术最常见的适应证仍然是食管癌。随着放化疗方案变得毒性更小、更有效，转诊进行微创食管切除术变得更为常规。关于食管切除术的首选方法，目前存在两种观点，但两者都在寻求一种安全且有效的方法，以最大限度地提高患者的生活质量。

4.2.1 机器人辅助经食管裂孔食管切除术

目前，采用的是 Orringer 描述的经典的经食管裂孔的手术方式[2]，并且使用一个多学科团队，分别包括微创外科专家和外科肿瘤学专家。微创外科专家制作管状胃，并通过腹部解剖食管裂孔，而外科肿瘤学专家则进行颈部解剖和吻合。通过这种流水线式的处理，我们所在机构已成为食管癌的高手术量转诊中心，并取得了良好的效果。

4.2.1.1 技术

在进行食管切除术之前需要进行全面的检查。开展诊断及治疗性的食管-胃十二指肠镜检查(EGD),主要是为了检查恶性肿瘤区域,并大致观察浸润程度。此外,在继续治疗前,应仔细检查胃黏膜,以确保没有糜烂或溃疡性疾病的情况。这是为了最大限度地提高管状胃的寿命,减少对吻合的影响。在幽门的4个象限注射200单位肉毒杆菌毒素(Botox),以确保适当的胃排空。这取代了传统的幽门肌切开术(或扩张术),符合微创手术的理念。

为获得最佳患者体位,要使用分腿手术台,这种体位能让更多的助手参与手术。此外,其优化了主刀医生的人体工程学。患者头部向右旋转,露出左颈部,标记胸骨上切迹和胸锁乳突肌的前边缘,以引导颈部切口。

获得腹部入口并建立气腹。我们更倾向于应用可视化穿刺器。穿刺器在直视下插入(图4.1)。值得注意的是,与常规腹腔镜相比,穿刺器需要插入更深层的腹壁。这更有利于最大限度地游离近端食管。

对腹腔进行仔细的探查,要特别注意评估肝脏和腹膜是否有转移的征象。然后放置肝牵开器以完全进入食管裂孔。

虽然经典的方法是从十二指肠扩大Kocher切口开始,但我们的经验却表明很少需要这样做。在准备管状胃时,从大弯处开始解剖。操作者左手用带孔双极钳轻轻牵拉,而右手用血管封闭器(或同步封闭器)。识别并保护胃网膜右动脉和血管弓。我们发现静脉注射ICG非常有用。与荧光成像相配合,可标记大弯的脉管系统。这有助于解剖,并确保今后管状胃的血供和吻合术的可行性。

游离胃后壁,以确保管状胃的充分活动。用线性切割缝合器结扎胃左动脉和静脉。然后切开膈肌,完全显露左、右膈肌脚。当进行经食管裂孔食管切除术时,识别主动脉和下腔静脉是非常重要的。食管周围的海绵组织主要用钝性解剖法切除,偶尔用电灼术切除。

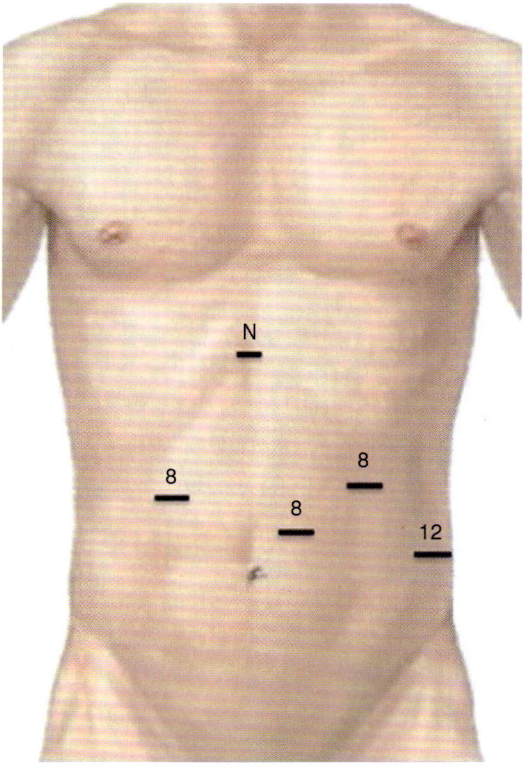

图4.1 机器人前肠手术穿刺器的大致位置。3个8mm穿刺器用于安装工作机械臂和摄像头。侧面1个12mm的穿刺器作为辅助。1个Nathanson肝脏牵拉器。

Penrose引流管被用来轻推食管,这是反牵拉的关键步骤。

这便是机器人发挥最大效用的地方。双目视觉在纵隔深处具有特殊的可视性。在3D空间中很容易观察组织结构。在食管的近端游离过程中能够识别和保护重要的结构。再次重申,如果穿刺器完全放置于腹腔内,纵隔内食管的游离会较深。零度镜(无角度镜)对这种解剖最有效。

最大限度地剥离食管后,使用线性切割吻合器横切近端胃并准备导管(图4.2)。间断缝合以重新连接食管近端,以便从颈部切口轻轻牵拉近端食管,使管状胃顺利穿过纵隔。ICG和荧光成像可随时用于评估管状胃

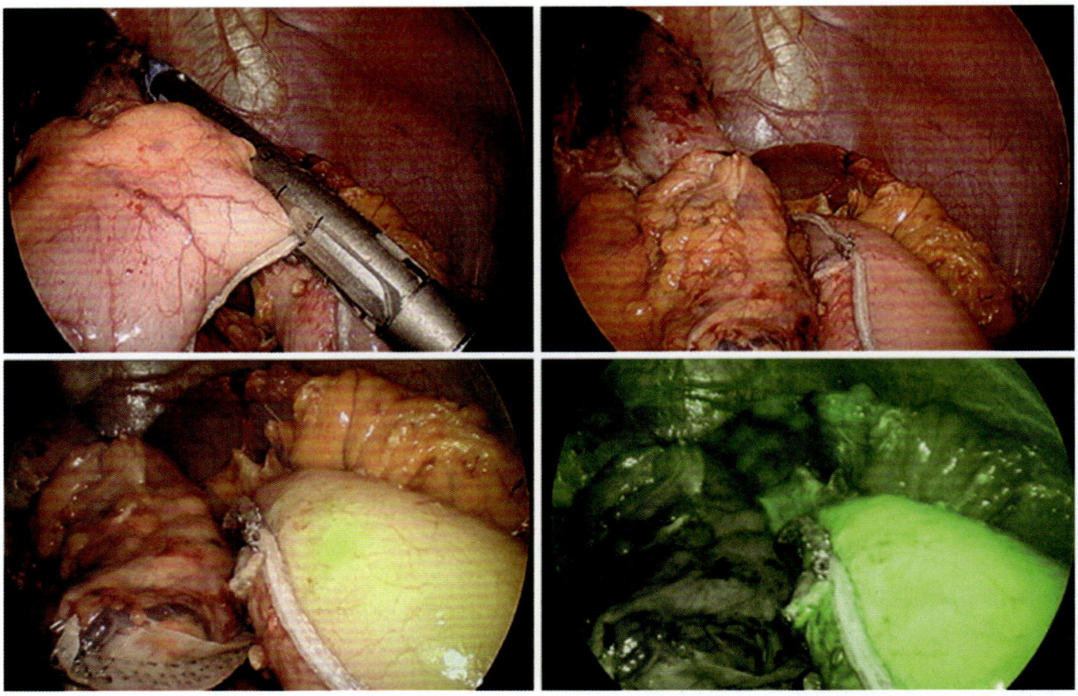

图 4.2 直线切割吻合器经外侧切口制备管状胃。采用 ICG 对管状胃进行评估。

血供状况(图 4.2)。此时,使用吻合器(Orringer 技术)进行标准颈部吻合术。特别注意不要损伤左喉返神经。颈部留置引流管接球形引流装置。

4.2.1.2 围术期护理

对于直接的术前护理,需要预防深静脉血栓(DVT)。ICG 和肉毒杆菌素毒要在患者插管前准备就绪。术前使用抗生素。术前检查血型并进行抗体筛查。

患者术后的第 1 天晚上需入住 ICU,密切监测心律、尿量和肺部状况。术后第 1 天,患者可以在严格的呼吸功能监测下下床活动,为了尽量减少使用阿片类药物,可采用多模式疼痛疗法。如果患者恢复进展顺利,则转移到中级护理。术后第 3 天,进行吞咽测试。如果没有发现吻合口漏,患者可以开始食用清淡的流质食物。在通常情况下,患者在术后第 5 至第 7 天出院,食用定制的软食。出院前拔除颈部引流管。

食管切除术患者的围术期护理可能是一个复杂的过程,但有详细的计划来确保最佳的短期结果,如国际加速康复外科协会(ERAS society)[3]。

4.2.2 机器人辅助经胸(Ivor Lewis)食管切除术

我们所在机构的一大优势是提供多功能性的机器人经食管裂孔和经胸食管切除术。尽管事先对病例进行了仔细的研究和讨论,但手术方式在术中发生改变的情况并不罕见。无论是与放疗后的变化有关,还是与无张力吻合的假设位置有关,当经食管裂孔食管切除术不可行时,能够依靠胸外科团队成为一种珍贵的资源。

经胸食管切除术和经食管裂孔食管切除术的争论由来已久。这两种手术方式的手术并发症发生率和死亡率几乎没有差异[4]。经食管裂孔食管切除术的支持者主张，颈部吻合口漏的预后相对较好，因此，患者的耐受性更好。经胸食管切除术的支持者认为其是一种更优的肿瘤手术方式，因为其能更好地进行淋巴结清扫术，对于患有2期和3期肿瘤疾病的患者尤其如此[5]。在理想情况下，应该通过合作提供个性化的手术方案，为患者选择最合适的手术方式。

我们所在机构行经胸食管手术时采用的是与经食管裂孔相似的手术方式。EGD用于初步的检查和幽门注射肉毒杆菌毒素。腹腔镜检查用于评估转移性疾病。让患者保持仰卧位体位，做好术前准备。将机器人连接好，并制作管状胃。此时，胸外科团队需要做好准备，重新摆体位。

经胸手术的理想状态始于麻醉。考虑到单肺隔离，最好使用双腔气管插管。患者做好术前准备并取左侧卧位。右肺通气停止，通过在第8肋间隙(ICS)钝性向右胸插入1个8mm机器人穿刺器外鞘。该切口位于腋后线后方、肩胛下角前方，以10mmHg(1mmHg=0.133kPa)的压力创建人工气胸。检查胸部后，将8mm和12mm的机器人穿刺器外鞘分别置于第5和第11肋间隙。

另一个12mm的气封穿刺器位于膈肌的正上方、第11肋间隙靠前的位置。这是一个辅助操作口。然后，机器人进入操作位置并开始手术。左边的器械是带孔双极钳，右边的器械是单极电刀。

将右肺向前牵拉，锐性分离并牵引下肺韧带。食管应完全从膈肌脚游离。食管的环切始于肺下静脉。将食管向前牵拉，用电刀锐性分离食管后方的系膜。用45mm机器人白色(血管)钉仓分割奇静脉。游离应进行到胸腔入口的水平，以便进行无张力吻合。如前所述，淋巴结的获取对于更好地进行肿瘤手术至关重要。对于7组和8组，所有肉眼可见的淋巴结都被整体切除(隆突下和食管旁)。清扫淋巴结的理想数量是23个，有研究表明，这样做可以提高患者的生存率[6]。

一旦完成完整的食管游离，胃将被牵拉入胸腔。用45mm绿色钉仓将食管在奇静脉水平进行横断。使用多个45mm绿色钉仓将胃制作成管状。

目前有许多不同的技术，但我们所在机构目前使用线性切割吻合器和连续缝合进行吻合。在距管状胃顶端4cm处、切割线上方1cm处进行电凝切开。绿色钉仓用于管状胃和近端食管的侧-侧吻合。共同开口处采取黏膜对黏膜的方式从两端开始连续缝合。使用3-0单针倒刺缝线(即V-loc)，在中间打结。用2-0的丝线连续缝合加固这一层。如果管状胃有多余部分，可以使用机器人绿色钉仓进行切除。标本放在一个大的腹腔镜提取袋中，扩大切口将其取出。放置一根24F的胸腔引流管，在直视下通气膨肺。

在此手术操作过程中有很多陷阱。在隆突水平游离食管时，必须非常小心地保护左主干支气管。此外，作者常规结扎胸导管。如有必要，将使用非吸收性编织缝合线缝合结扎。

4.2.2.1 术后护理

术后的第1晚入住ICU，需要密切监测患者心律、尿量和肺部状况。术后第1天，患者可以在严格的呼吸功能监测下下床活动。为了尽量减少阿片类药物的使用，可采用多模式疼痛疗法。如果患者进展顺利，他们将被转移到中级护理机构。术后第4天或第5天，对患者进行吞咽测试，并密切观察胸腔引流管。如果没有发现渗漏，患者开始食用清淡的流质饮食。随后，拔除胸腔引流管。通常情况下，患者在术后第7天左右出院，口服定制的软质饮食。

4.3 机器人辅助食管肌切开术

4.3.1 术前评估

全面的术前检查是食管肌切开术取得成功的基础。这其中包括了完整的病史和体格检查。诊断依靠钡餐造影,但是经典的"鸟嘴"样食管影像并不一定就是这种疾病。在真实世界中,患者的临床表现不典型。食管测压有助于验证临床怀疑的食管疾病,对食管疾病的准确诊断是必要的。食管肌肉组织和收缩呈节段性。因此,贲门失迟缓症可被分类诊断并采取合适的治疗。

此外,超声内镜检查术(EUS)是指导手术干预的有效工具。我们的目标是进行有效和永久的肌切开术。EUS有助于指导切口的长度和位置。这项检查经历了时间的考验,可对病情进行准确的评估,以确保最佳的效果。

在一次多学科会议上详细讨论了食管运动的复杂病例,其与肿瘤的概念相似。在微创外科医生、胸外科医生和胃肠外科医生(专门研究动力)在场的情况下讨论病例,大家共同讨论其影像学和诊断检查。通过集体制订患者诊疗计划,从而实现高效的个性化诊疗。

4.3.2 Heller 肌切开术

Heller 肌切开术非常适合机器人操作。我们所在机构采用标准的前肠手术穿刺器放置方式,使用 Nathanson 肝脏牵开器。电刀游离胃大弯侧,为部分折叠(如 Dor 胃底折叠术)做准备。此外,采用经食管裂孔切开术来全面评估末端食管。同时,解剖学对迷走神经前纤维的特异性识别和保护至关重要。然后,在严格保留迷走神经的情况下,从远端食管开始,到近端胃结束,画出肌切开的纵轴线。通常需要切除 His 角的脂肪垫。此外,肌切开术通常在穿过保留的迷走神经纤维下方进行(图 4.3)。

开始切开时,麻醉医生(或外科团队成员)会非常小心地植入 1 根 44F 胃管。温柔地牵拉和用电凝钩可以充分地暴露肌肉纤维。双目视觉使食管各层变得非常清晰,可识别出表面纵向纤维和内部环形纤维。游离从胃食管(GE)交界处开始,向食管方向进行。解剖范围应根据 EUS 检查结果预先计划。同时,需要小心地从食管上分离和切断肌纤维,以避免损伤黏膜。

如果在游离过程中遇到出血,在黏膜附近使用电凝会比较危险。手术海绵(如 Ray-Tec)压迫是一种安全的止血方式。这种方式可以确保黏膜的完整性, 防止延迟性热损伤。如果遇到误伤食管黏膜的情况, 用 4-0 的永久性单针丝线缝合修补缺损。关闭整个肌切开术并重新定位切开部位的经典教学方案还未在临床实施。

腹腔镜 Heller 肌切开术中的食管穿孔率为 1%~15%[7]。消化道穿孔最常见的部位是胃食管交界处。临床证明,使用机器人进行肌切开术与腹腔镜相比,食管意外穿孔的发生率显著降低[8]。荟萃分析已经在多个医疗机构的多名外科医生的研究成果中证明了这个结论[7]。使用机器人的穿孔率低于 1% 是可以实现的。

经典的 Heller 肌切开术中,食管肌切开至少 4cm, 并延伸至近端胃壁的 1~2cm[9]。但是, 应将术前 EUS 的检查结果纳入决策。为了避免"不完全的肌切开术"的发生,应切开至少 1.8mm 的肌纤维。

当肌层切开向远端进行进入胃壁时,肌肉纤维以对角线的方式呈现。穿过胃近端的悬带纤维是一个重要的标志。如此才能保证

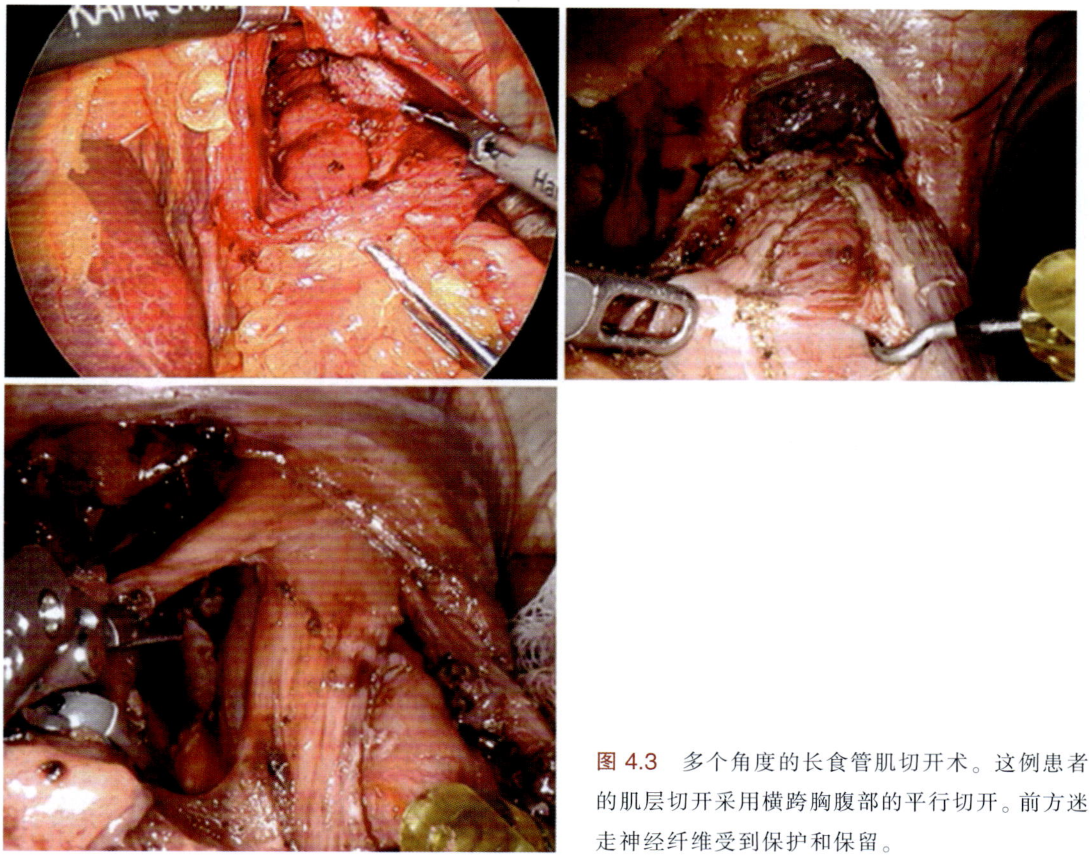

图 4.3 多个角度的长食管肌切开术。这例患者的肌层切开采用横跨胸腹部的平行切开。前方迷走神经纤维受到保护和保留。

这是一个有效且持久的手术效果。大型病例研究仍报告高达10%的复发率,并且已经观察到腹腔镜和机器人方法的复发率相当[7]。

为了应对术后反流,我们所在机构进行了部分(Dor)胃底折叠术。在肌层切开的左右两侧间断的丝线缝合确保肌层切开基底部的安全。最上一针缝合食管裂孔的左右角。这不仅类似于重建了食管胃连接处的瓣膜机制,而且修补了食管裂孔处的缺损,且保护了肌层切开后的黏膜。术后需要行EGD,确保食管胃连接处的完全通畅和黏膜完整。

4.3.3 胸长肌切开术

理论上,长肌切开术应该首先从腹部开始。肌层切开的主要的位置是食管胃连接处。此外,应避免肌层切开出现间隙,否则会增加复发率。在理想情况下,肌层切开应是连续的,从腹部一直到胸部。如果经腹部不能完成手术,应同期行经胸食管肌切开术。

患者的体位与经胸食管切除术的胸部操作体位相同。采用双腔气管插管,可实现单肺通气。患者做好术前准备并取左侧卧位。同时,右肺通气停止,通过在第8肋间隙(ICS)向右胸钝性插入8mm机器人穿刺器。该切口位于腋后线后方、肩胛下角线前方、以10mmHg的压力建立人工气胸。随后将8mm和12mm机器人穿刺器分别置于第5和第11肋间。

在摄像头和第11肋间穿刺器之间放置1个12mm的气封穿刺器,可作为辅助操作孔。然后,机器人进入操作位置并连接。左侧的器械是带孔双极钳,右侧的器械是单极电钩。

同样，手术由术前内镜超声引导。确定胸腔内解剖标志，如奇静脉、隆突的水平等。随着食管肌层切开的延长，避免迷走神经损伤至关重要。外科医生基本上是进行右侧食管肌切开术。在食管表面进行浅表电凝，标注需要操作的食管长度。切断纵向和环形食管肌纤维，避免使用电凝，以免对食管黏膜造成热损伤。

4.3.4 围术期护理

肌切开术后的患者应采用术后快速康复的治疗方式。采用多模式疼痛疗法，以减少麻醉药的用量。术后当天，拔除导尿管，鼓励患者下床活动。患者在"医疗外科护理"医院楼层接受适当的 DVT 预防治疗。患者短期内接受食管术后饮食(软质饮食)，直到 2 周后进行临床评估。手术时放置 24F 胸腔引流管，术后第 1 天按常规拔出。无并发症患者的住院时间约为 24 小时，很少需要患者住院 2 晚。

4.4 机器人辅助的抗反流手术

4.4.1 术前评估

频繁的前肠手术将导致食管裂孔疝的发病率增加，包括无症状的、常规成像上可见的小的食管裂孔疝，以及伴有胸腔内肠管的大的食管裂孔疝。标准化方法将有助于指导手术干预。没有症状的小裂孔疝不需要机器人(或手术)干预。更大、更复杂的疝需要行机器人辅助手术治疗，尤其是复发型疝。

医生需要进行详细的病史采集和体格检查。口服对比剂行上消化道造影和 CT 扫描可用于识别解剖结构。如有必要，可以使用带 pH 值探针的内镜进行上消化道检查。术前食管测压可有助于决定是否行部分或全部的胃底折叠(胃底折叠术)。

医生需要向患者详解疝术后的复发，并取得书面的知情同意书。目前的文献显示复发率高达 50%(术后 4 年食管旁疝)[10]。此外，讨论肥胖和复发之间的关系也很重要[11]。为了达到符合手术条件的理想身体状态，医生可寻求营养学家有关术前饮食方面的帮助。

4.4.2 食管裂孔疝修补术

采用前肠手术的标准体位，连接机器人。对食管裂孔缺陷进行简单探查后，开始全面地解剖食管裂孔。首先分离胃大弯侧上部的系膜，包括胃短血管。这大约始于脾下极，止于膈食管膜。在巨大的食管旁疝中，疝的无张力复位只能在食管环形游离后实现。向尾部轻柔地牵拉和对疝囊解剖的深刻理解是关键。找到前、后迷走神经、主动脉和 IVC 都是安全分离食管裂孔的关键步骤。食管胃连接处应该无张力地回纳入腹腔，如果不是这种情况，可以考虑进行食管延长术(如 Collis 胃成形术)。

使用不用打结、有倒刺、不可吸收的单丝来重建食管脚(0 号)。要特别注意，不要扭曲或阻塞食管的自然消化通道。食管脚的重建可以采用前方、后方或者两种方式相结合的方式。

对于较大的缺损和复发性疝的修复，可以放置 1 个生物合成网片来进行支撑修复。作者使用由聚乙醇酸(PGA)和三亚甲基碳酸酯(即 Gore Bio-A)制成的可吸收网。然后，用纤维蛋白密封剂(即 Ethicon Evicel)固定该网。这就避免了使用钉子或缝合线缝合膈肌，降低了术后疼痛、神经损伤或心血管损伤的可能性。

膈肌松解的切口已经得到了很好的描述[12]。虽然这些有时没必要，但却是一个有效降低膈肌脚张力的方法，以达到持久的闭合。膈肌缺损传统上用合成的、不可吸收的网片来修补。

4.4.3 胃底折叠术

对食管胃连接处的肌肉结构的修复，不仅包括膈肌脚的重建，也需要进行适当的胃底折叠。在抗反流手术中，其包括完全或部分折叠。这一治疗决定是通过分析患者的症状和从准确的食管测压中收集的数据做出的。吞咽困难发生频率高、食管收缩力弱的患者将受益于部分胃底折叠术。其可避免术后吞咽困难的问题。

我们通常使用标准的、全方位的、360°的 Nissen 胃底折叠术。完整地剥离食管裂孔后，用 Penrose 引流管环绕食管胃连接处，将食管轻轻向前牵拉。利用食管与左右膈肌脚汇合处之间的间隙，将胃大弯从此处穿过，由患者的左侧移动到右侧。传统的“shoeshine”手术方式是为了确保大弯侧的胃底被使用。麻醉医生（或团队成员）非常小心地插入52F支撑胃管。这样可以适当调整折叠的尺寸。折叠不能太紧，第一针缝合线应留有足够的空间，可以让器械从下方穿过。常规情况下，总共需要进行 3 针间断缝合，形成长约 2cm 的折叠。双侧顶部缝合线将折叠瓣的后部固定在食管和左右膈肌脚上。这些缝合线是用 2–0 的丝线缝合的。

对于术后吞咽困难可能性较高的患者，可选择部分后方 270° Toupet 折叠术。这需要额外打结，外科医生能够很好地展示他们操作机器人的灵巧性。对于 Toupet 手术，在“shoeshine”手术方式操作后，通过 2 排 3针间断缝合固定胃底。这时，食管前 90° 仍然暴露在外。同样，顶部缝合固定折叠瓣的后部。

4.4.4 磁性括约肌增强系统（LINX）

关于前肠消化道手术，还有一些最新实践的重要器械。例如，最早于 2012 年被 FDA 批准使用的括约肌增强磁体或 LINX（Torax Medical，Ethicon）。而且，在美国这两种方法已经越来越受欢迎。外科医生多了一种抗反流手术的方法，在使用这些装置进行抗反流手术时越来越舒适，也是装置成功应用的原因。

关于 LINX 的植入有很多适应证。pH 值测试阳性和有相应反流症状的患者是适应人群。此外，通过食管测压法测量，患者还需要有良好的食管动力（10 次吞咽必须有 7 次完整的吞咽）。这个装置可以植入合并中等大小的裂孔疝患者体内。正如 FDA 临床试验，Torax 推荐患者的体重指数<35。最近许多研究在测试这一体重指数的阈值。一系列实例已经证实，即使体重指数超过 35 的患者，甚至胃旁路术后的患者，都能取得很好的效果[13]。

患者们更倾向于应用 LINX 装置，原因在于，相对于胃底折叠术，LINX 装置减少了胃胀气的可能性。根据最新研究显示，使用 LINX 装置的患者 1 年内发生胃胀气的概率为 0，而使用腹腔镜 Nissen 胃底折叠术的患者发生胃胀气的概率为 10.6%。该装置让患者保留了呕吐和打嗝的能力，这更受患者欢迎。此外，研究表明，LINX 在手术后造成的吞咽障碍和胃底折叠术造成的吞咽障碍之间没有明显的差别。因此，许多外科医生将 LINX 装置作为治疗轻至中度反流性疾病的首选治疗方式。

LINX 装置也适用于机器人辅助手术，并且作者发现该装置在二次手术中发挥着最大效用。相对于胃底折叠术，其只需要更小的侵袭性伤口。与其他的抗反流手术类似，手术从完全分离食管裂孔开始，充分显露食管[15]。食管胃连接处需完整地固定在腹腔内，如果有食管裂孔疝，就需要将其复位并进行修补。

手术中最重要的步骤是确定后方迷走神经的位置，然后在食管下段括约肌的水平、后方迷走神经和食管之间建立一个隧道。神经将作为LINX装置支撑的物理支架，并将LINX装置固定在食管胃连接处的后方。利用腹腔镜测量工具测量食管周长。然后LINX装置会通过前面提到的隧道环绕固定，并在其前方扣锁。

研究表明，LINX装置可以达到与胃底折叠术相似的抗反流效果，对饮食的限制更少，这对于患者来说更加获益，而对于外科医生来说，则是更少的手术操作和缝合。此外，大部分患者手术当天就可以出院，医患双方均获益。另外一个积极方面是，因为移除这个装置相对更容易，这为以后再次行胃底折叠术创造了条件。

4.4.5 二次前肠手术

如前所述，食管旁疝的复发率可高达50%。按照逻辑来说，一个繁忙的外科转诊中心应知道疝的复发率。经过全面的诊断和评估之后，将考虑对情况特别复杂的患者进行二次手术。正如之前所提到的，将在外科和内科医学专家参与的多学科会议上讨论情况特别复杂的患者病例。

二次前肠手术是机器人手术模式的另一个优势领域。在早期，规划好手术平面是非常重要的。一个血淋淋、没有规划的手术平面会导致不准确和潜在伤害的切除。为了小心地松解粘连，医生应该使用钳子和剪刀。这些器械可以分别与双极和单极能量器械连接。一个12mm的侧方辅助穿刺器和一个敏锐的助手对手术的顺利实施是至关重要的。12mm的辅助穿刺器可以帮助医生轻松地更换手术纱布、缝线、引流管、缝合器和腹腔镜器械。适当的逆向牵拉对松解粘连是非常有帮助的。

在不利的环境中，前肠的解剖变得模糊不清。现代微创外科医生有很多工具可以解决这个问题。ICG可以帮助医生辨认血管的结构。EGD可以确认食管胃连接处的位置，然后帮助外科医生避免偶发的消化道穿孔和未识别的黏膜损伤。

手术从患者的左侧开始，外科医生可以使用能量器械离断胃短血管并将其向下牵拉(如Vessel Sealer或SynchroSeal)。需要特别小心，以避免损伤脾血管。一旦胃底被游离，就可以显露左侧膈肌脚。

如果从患者右侧打开裂孔，手术可能有许多陷阱。在开始游离时，靠近肝脏是明智的选择，如有必要，可以适当调整肝牵拉器的位置，这样可以提供游离所需要的反向张力。应努力分辨和保护胃左血管束。另外，确认下腔静脉是手术的一个关键点。混淆下腔静脉与右侧膈肌脚并非闻所未闻，而这可能导致严重的后果。

如果无意中将食管胃切开，可以利用缝合器缝合，或者用不可吸收线进行连续缝合。食管或胃的误切开和修补可以很容易地用EGD检查。补片侵袭邻近组织、发生梗阻和移位已经被描述过。使用单级剪刀去除不可吸收的补片可以使患者极大获益。

在二次手术的区域，外科医生的目标是安全、完全的游离。将食管的近段与纵隔的疏松组织游离开。麻醉组应考虑到胸膜意外切开导致气胸的风险，可通过快速修补胸膜缺损和治疗性Valsalva操作来处理。只有少数情况下，患者需要使用胸腔引流管。

从Nissen胃底折叠术转换到Toupet胃底折叠术、复发的食管裂孔疝、袖状胃向胃旁路术的转换，都将参考现代的前肠手术操作，机器人对二次复发手术的帮助是非常重要的。

4.4.6 围术期护理

术后 EGD 用来评估胃折叠(或装置)。可检查远端食管是否存在黏膜损伤。从胃内获得胃镜倒镜视图并检查折叠瓣。

采用大量的 ERAS 方案对食管裂孔疝修补和胃底折叠术后患者进行护理。采用多模式的镇痛方案且尽量降低麻醉药的用量。患者在术后当天拔出导尿管,下床活动。患者在医院“外科护理”楼层得到适当的 DVT 预防护理。直至 2 周后的临床评估之前,患者将在短期内坚持食管术后饮食(软质饮食)。没有并发症患者的住院时间大约为 24 小时,很少需要患者住院 2 晚。

4.5 结论

在本章中,对机器人食管手术进行了详细地讨论,但机器人手术显然不会局限于这个固定的框架。我们尝试挑战新的领域,使用机器人进行食管憩室切除、食管切除术中采用经胸骨后胃代食管术,以及前肠肿瘤的手术。在完全采用机器人手术平台的过程中,我们所在机构也从这个平台上获益良多。

在真正的急诊手术中,机器人很少被使用。人们可以了解其在急性食管穿孔或膈肌损伤修复中的效用。时间会告诉人们,它是否会以这种方式被使用。

通过病例分析和荟萃分析,医生们发现机器人手术的许多优势。正如机器人辅助与腹腔镜下 Heller 肌切开术相比,机器人手术的穿孔率显著降低一样,其他受益领域将逐渐被发现。

人们可能会问:“机器人手术的下一步发展是什么?” 通过机器学习应该会明显增加。通过配对成像指导可以推断 ICG 荧光成像。在控制台上增加触觉反馈器,让操作者在手术中有触感。随着技术的进步,单孔和自然孔手术将越来越普遍。此外,目前存在远程医疗趋势,可能导致进一步采用远程手术。

目前,机器人具有优越的腔内操作灵巧性和令人印象深刻的双目视觉。这与微创原则密切相关。机器人手术对手术助理的依赖较少,这对那些对手术寻求更多掌控力的外科医生更有吸引力。此外,控制台上的人机工程学座椅提高了医生的舒适度。最后,新一代外科医生还可以通过机器人控制台谋求手术时间。

参考文献

1. Horgan S, Berger RA, Elli E, Espat NJ. Robotic-assisted minimally invasive transhiatal esophagectomy. Am Surg. 2003;69:624–6.
2. Orringer MB. Transhiatal Esophagectomy: how I teach it. Ann Thorac Surg. 2016;102(5):1432–7. https://doi.org/10.1016/j.athoracsur.2016.09.044.
3. Low DE, Allum W, De Manzoni G, et al. Guidelines for perioperative Care in Esophagectomy: enhanced recovery after surgery (ERAS®) society recommendations. World J Surg. 2019;43(2):299–330. https://doi.org/10.1007/s00268-018-4786-4.
4. Boyle MJ, Franceschi D, Livingstone AS. Transhiatal versus transthoracic esophagectomy: complication and survival rates. Am Surg. 1999;65(12):1137–42.
5. Johansson J, DeMeester TR, Hagen JA, et al. En bloc vs transhiatal esophagectomy for stage T3 N1 adenocarcinoma of the distal esophagus. Arch Surg. 2004;139(6):627–33. https://doi.org/10.1001/archsurg.139.6.627.
6. Peyre CG, Hagen JA, DeMeester SR, et al. The number of lymph nodes removed predicts survival in esophageal cancer: an international study on the impact of extent of surgical resection. Ann Surg. 2008;248(4):549–56. https://doi.org/10.1097/SLA.0b013e318188c474.
7. Horgan S, Galvani C, Gorodner MV, et al. Robotic-assisted Heller myotomy versus laparoscopic Heller myotomy for the treatment of esophageal achalasia: multicenter study. J Gastrointest Surg. 2005;9(8):1020–30. discussion 1029–30.
8. Bonavina L, Nosadini A, Bardini R, Baessato M, Peracchia A. Primary treatment of esophageal achalasia. Long-term results of myotomy and dor fundoplication. Arch Surg. 1992;127:222–6. discussion 227.

9. Stefanidis D, Richardson W, Farrell T, Kohn G, Augenstein V, Fanelli R. Guidelines for the surgical treatment of esophageal achalasia. SAGES; 2011.
10. Oelschlager BK, Pellegrini CA, Hunter JG, Brunt ML, Soper NJ, Sheppard BC, Polissar NL, Neradilek MB, Mitsumori LM, Rohrmann CA, Swanstrom LL. Biologic prosthesis to prevent recurrence after laparoscopic Paraesophageal hernia repair: long-term follow-up from a multicenter, prospective, randomized trial. J Am Coll Surg. 2011;213:461–8.
11. Armijo PR, Pokala B, Misfeldt M, Pagkratis S, Oleynikov D. Predictors of hiatal hernia recurrence after laparoscopic anti-reflux surgery with hiatal hernia repair: a prospective database analysis. J Gastrointest Surg. 2019;23(4):696–701. https://doi.org/10.1007/s11605-018-04073-0.
12. Greene CL, DeMeester SR, Zehetner J, Worrell SG, Oh DS, Hagen JA, Endosc S. Diaphragmatic relaxing incisions during laparoscopic paraesophageal hernia repair. 2013;27(12):4532–8. Published online 2013 Aug 16.
13. Broderick RC, Smith CD, Cheverie JN, et al. Magnetic sphincter augmentation: a viable rescue therapy for symptomatic reflux following bariatric surgery. Surg Endosc. 2020;34(7):3211–5. https://doi.org/10.1007/s00464-019-07096-z.
14. Reynolds JL, Zehetner J, Wu P, Shah S, Bildzukewicz N, Lipham JC. Laparoscopic magnetic sphincter augmentation vs laparoscopic Nissen fundoplication: a matched-pair analysis of 100 patients. J Am Coll Surg. 2015;221(1):123–8. https://doi.org/10.1016/j.jamcollsurg.2015.02.025.
15. LINX® Reflux Management System Surgical Procedure. JNJ Institute. 2019.

其他参考文献

JC DL, Kelly KJ, Jacobsen GR, Sandler BJ, Horgan S, Bouvet M. The benefits and limitations of robotic assisted transhiatal esophagectomy for esophageal cancer. J Vis Surg. 2016;2:156. Published 2016 Sep 8.

Kumar D, Zifan A, Ghahremani G, Kunkel DC, Horgan S, Mittal RK. Morphology of the esophageal hiatus: is it different in 3 types of hiatus hernias? J Neurogastroenterol Motil. 2020;26(1):51–60. https://doi.org/10.5056/jnm18208.

Sutherland V, Kuwada T, Gersin K, Simms C, Stefanidis D. Impact of bariatric surgery on hiatal hernia repair outcomes. Am Surg. 2016;82(8):743–7.

第 5 章

机器人结直肠手术的挑战

Am Otero-Piñeiro, R. Bravo, Am Lacy

5.1 背景

科学技术已经成为日常生活中十分重要的工具，影响着包括医学在内的多个领域。

纳米技术、远程医疗辅助、图像引导和机器人手术方面的多种新技术正在研发中。

医学正在经历一场技术革命，这场革命产生了一种范式的转变，让医生思考治疗和诊断患者的新方法，以及如何教授医学，尤其是外科手术[1]。

微创外科技术的发展和在多种手术中的常规应用已经成为过去 50 年来的主要进展，为患者、外科医生、医院，甚至保险公司都带来了巨大的利益。其还具有减轻术后疼痛、缩短住院时间(如有必要)、迅速恢复日常生活和工作活动、减少感染风险及切口更美观这些公认的优点[2]。

在腹腔镜手术中，外科医生在一个充气腔内处理患者的组织，并通过一个外部支点对器械保持控制。这在机器人手术中发生了巨大的变化，外科医生通过远程和间接的控制，在手术区域之外的虚拟环境中进行手术。

手术机器人植根于腹腔镜手术的优势和劣势，能够避免支点效应，克服有限的活动范围和深度知觉，在保持其微创性的同时消除外科医生的生理性震颤[3]。

SAGES(美国胃肠道和内镜外科医师协会)将机器人手术定义为一种手术过程，其增加了一种计算机技术强化设备，使外科医生和患者在手术期间进行互动，并在一定程度上实现了迄今为止完全由外科医生控制的操作权。

外科手术机器人有望打破这些限制，提高外科医生的能力，使他们能够执行精准且可重复的任务[4]。

5.2 优点和局限性

最常用的设备是由 Intuitive Surgical 公司生产的达芬奇系统®，其由 1 个外科医生控制台、1 个带有 4 个交互手臂的从属机器人、器械、1 个图像界面和 1 个图像捕捉系统组成。这种设计使外科医生能以符合人体工程学的舒适坐姿进行手术，并能以 3D 的方式将医生对患者的视野扩大至最多 20 倍。外科医生的助手根据手术步骤和器官的解剖位置进行手术切口和装配机械臂。光学部件和手术器械的运动由外科医生使用每只手不超过2根手指发起，机器在理解后以极高的精确度和灵活性传达至患者。

机器人手术听起来很有吸引力，但其也有一些局限性。最大的问题就是设备的尺寸，这限制了手术室的空间；可能需要额外的工作人员来操作，增加了手术的成本，不是每个医疗卫生系统都能负担。其缺乏触觉（力反馈），如果需要多象限手术操作，则意味着额外的限制。另一个需要考虑的因素是，其需要大量精确的连接和互动，而这些连接和互动可能会失去控制，从而对患者造成损害。此外，设备和机械臂的组装需要较多的时间，这增加了手术和麻醉时间[5]。

5.3 适应证和禁忌证

5.3.1 适应证

该手术的适应证与传统腹腔镜手术相似[6]。

- 择期手术切除的成年患者。
- 患者能够签署知情同意书。
- 结直肠疾病的诊断。
- 任何ASA（美国麻醉医师协会）所示。

5.3.2 禁忌证

- 对全身麻醉不耐受的患者。
- 严重出血性疾病。
- 妊娠。
- 大面积的腹腔或盆腔转移。
- 梗阻性肿瘤伴逆行性扩张。
- 肿瘤穿孔伴急性腹膜炎。
- 广泛粘连。
- 大量腹水、腹腔内出血或休克。

5.4 基本设置

遵循以下5个基本设置原则[7]，创建重要的设置优势：

- 有助于使器械尖端达到完成手术所需要的位置。
- 将达芬奇机器人调整到合适的起始位置。
- 允许重复设置。
- 将外部机械臂与机械臂的干扰最小化。
- 使术中的运动范围限制最小化。

正确的设置对于达芬奇手术的成功与否至关重要。

5.4.1 穿刺器位置

5.4.1.1 确定手术工作空间

确定器械尖端必须到达完成手术所需的位置。如果手术的工作空间需要进入2个以上的腹部象限，考虑双对接机器人。

5.4.1.2 确定目标解剖结构

目标解剖结构不是指病理结构。其是手术工作空间的中线与手术最远边界之间的区域。

5.4.1.3 放置初始内镜穿刺器

将初始内镜穿刺器置于手术工作空间边界对面，距离目标解剖结构10~20cm。

5.4.1.4 决定手动控制

穿刺器的位置取决于用左手还是右手控制两个器械。两个达芬奇器械穿刺器对接到初始内镜穿刺器的一边，另一个达芬奇器械穿刺器对接到内镜穿刺器的另一边。

5.4.1.5 放置达芬奇穿刺器

将剩余的达芬奇穿刺器间隔8cm放置，沿着垂直于目标解剖的垂直线放置（图5.1）。

- 穿刺器的距离应在6~10cm，并根据患者的身体状况进行调整。

• 将穿刺器放置在距离任何骨性结构至少 2cm 外。

• 不要将穿刺器放置在其他穿刺器和目标解剖结构之间。

5.4.1.6 放置辅助穿刺器

根据需要放置辅助穿刺器，辅助穿刺器尽量远离达芬奇穿刺器（至少 7cm）。

• 确保穿刺器位置能够满足器械到达所需的解剖结构位置。

• 确保穿刺器位置能够在操作者的控制范围内。

• 考虑将穿刺器置于达芬奇穿刺器的侧面，或置于与达芬奇穿刺器成三角形的点。

• 辅助穿刺器使用减重手术的加长腹腔镜器械。

• 切勿在达芬奇穿刺器和目标解剖结构之间放置辅助穿刺器。

5.4.2 调配对接

5.4.2.1 选择解剖结构

根据所需手术区域的患者解剖部位放置床旁机械臂系统。

5.4.2.2 选择床旁机械臂系统位置

选择床旁机械臂系统怎样接近患者：从患者的右侧、左侧或患者的腿部。

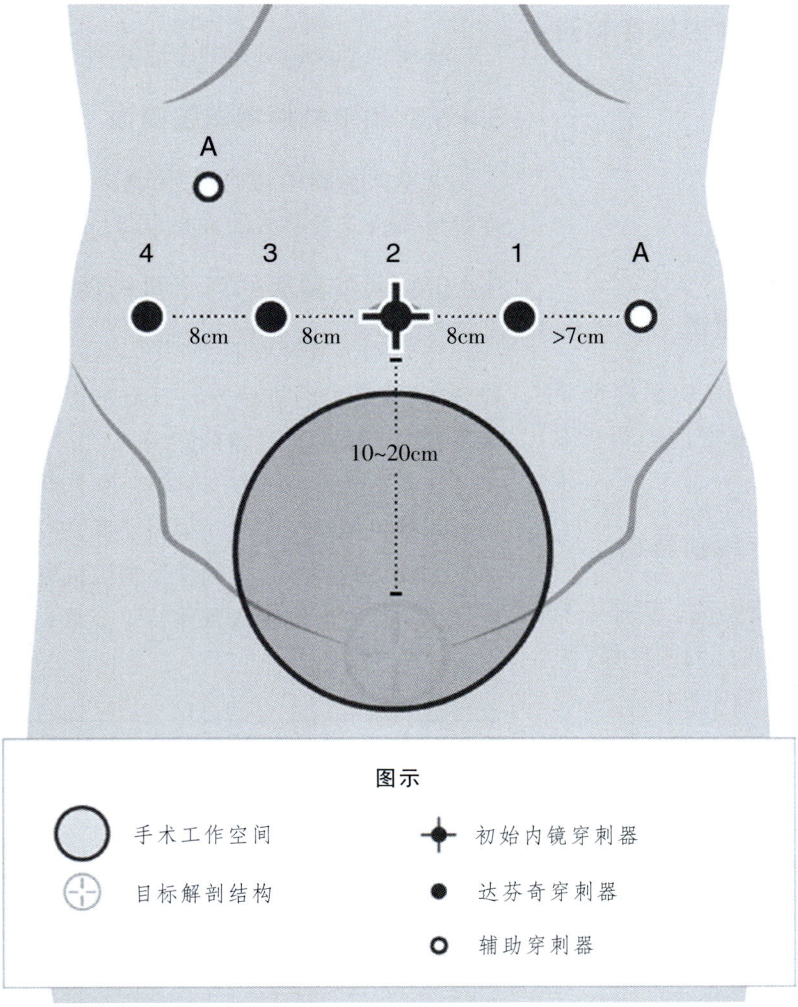

图 5.1 穿刺器位置。

5.4.2.3 挤压并保持调配进行对接

调配对接达芬奇系统到一个适当的自动起始位置。

• 其可以自动旋转和转动机械臂，使达芬奇系统与患者的接触更加方便。

• 其为操作达芬奇系统到患者身旁做准备。

5.4.3 移动激光射线至内镜穿刺器

5.4.3.1 驱动床旁机械臂系统

抓住手柄，开始驱动床旁机械臂系统，缓慢地将床旁机械臂系统驱动到操作台。监测与患者之间的间隙(图 5.2)。

5.4.3.2 将激光射线移动到内镜穿刺器

将激光射线移动到初始内镜穿刺器5cm 范围内。这使达芬奇吊杆的中心置于初始内镜穿刺器的上方。

5.4.4 瞄准

5.4.4.1 对接初始内镜机械臂

将初始内镜机械臂对接在初始内镜穿刺器上。插入内镜，确保在瞄准前旋转至不偏的水平位置。

5.4.4.2 将内镜对准目标解剖结构

目标解剖结构不是病理结构。其是手术工作空间的中线与远侧边界之间的区域(图 5.3)。

5.4.4.3 瞄准

当移动时，用一只手抓住套管来支撑它，按住内镜上的瞄准按钮。

吊臂将自动旋转并朝向目标解剖结构。按住瞄准键，直到倒计时声响结束，动作停止。

执行任务并同时调整立柱高度、臂杆伸展、吊臂旋转，实现以下功能：

• 将吊臂置于最初的内镜穿刺器上方。

• 旋转吊臂以指向目标解剖结构。

• 调整立柱高度，最大限度地实现无菌性，并确保机械臂伸到所有穿刺器进行对接。

5.4.5 手动调整机械臂

5.4.5.1 对准内镜机械臂

以激光线作为定位指引，调整初始内镜机械臂的弯曲度，使机械臂的背部与激光线平行，以此让机械臂与目标解剖结构一致。

5.4.5.2 对接剩余机械臂

将剩余机械臂对接到相应穿刺器位置。

5.4.5.3 用单机械臂调整侧面

调整机械臂的弯曲度，使其保持与初始内镜机械臂 1 个拳头的最小距离。

5.4.5.4 调整侧面的两个机械臂

将外侧机械臂弯曲，使其远离内侧机械臂(离内镜最近的机械臂)，以便在初始调整时使其避开内侧机械臂的路径。

调整内侧机械臂的弯曲度，使其保持与初始内镜机械臂 1 个拳头的最小距离。

回到外侧机械臂，调整外侧机械臂的弯曲度，使其与内侧机械臂保持 1 个拳头的最小距离(图 5.4)。

5.5 基于外科手术的专业配置

5.5.1 左半结肠切除术、乙状结肠切除术和高位直肠前切除术

位于左半结肠、乙状结肠和直肠的病变

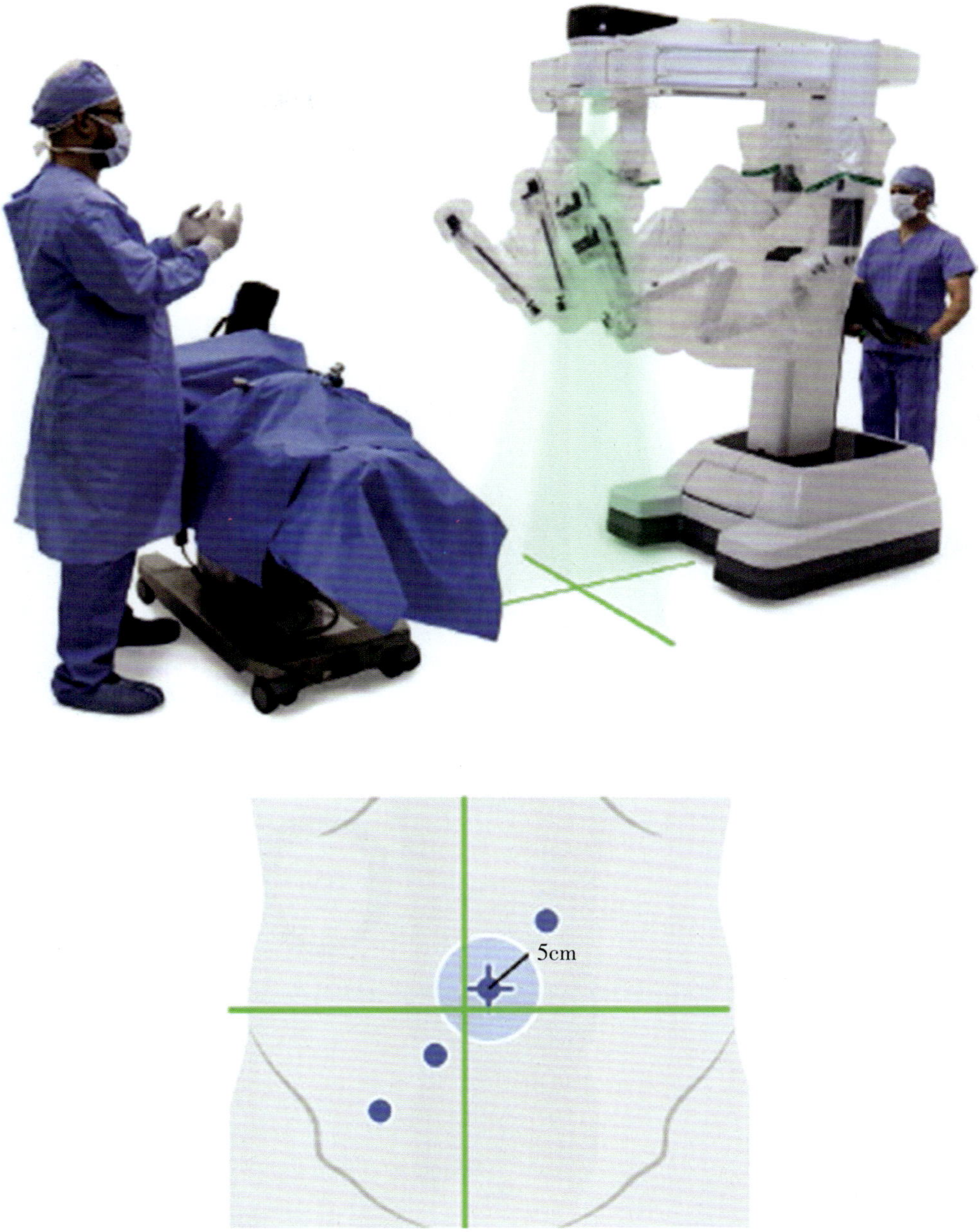

图 5.2　驱动床旁机械臂系统和激光线。

分别采用左半结肠切除术、乙状结肠切除术和高位直肠前切除术来治疗。

体位：将床旁机械臂系统置于患者左侧（图 5.5），患者取仰卧位，双腿张开，处于头低足高位（>10°），向右侧偏低（>10°）。由于之后手术台无法被调动，所以在对接机器人系统之前，必须调整好患者的位置，确保手术视野充分暴露。

套管针放置：放置套管针时，可以从患者的右侧股骨头（腹股沟三角外侧边缘）到左侧锁骨中线处画一条线，穿过左侧肋缘下。穿刺器 2 应位于该线与中线的交汇处，

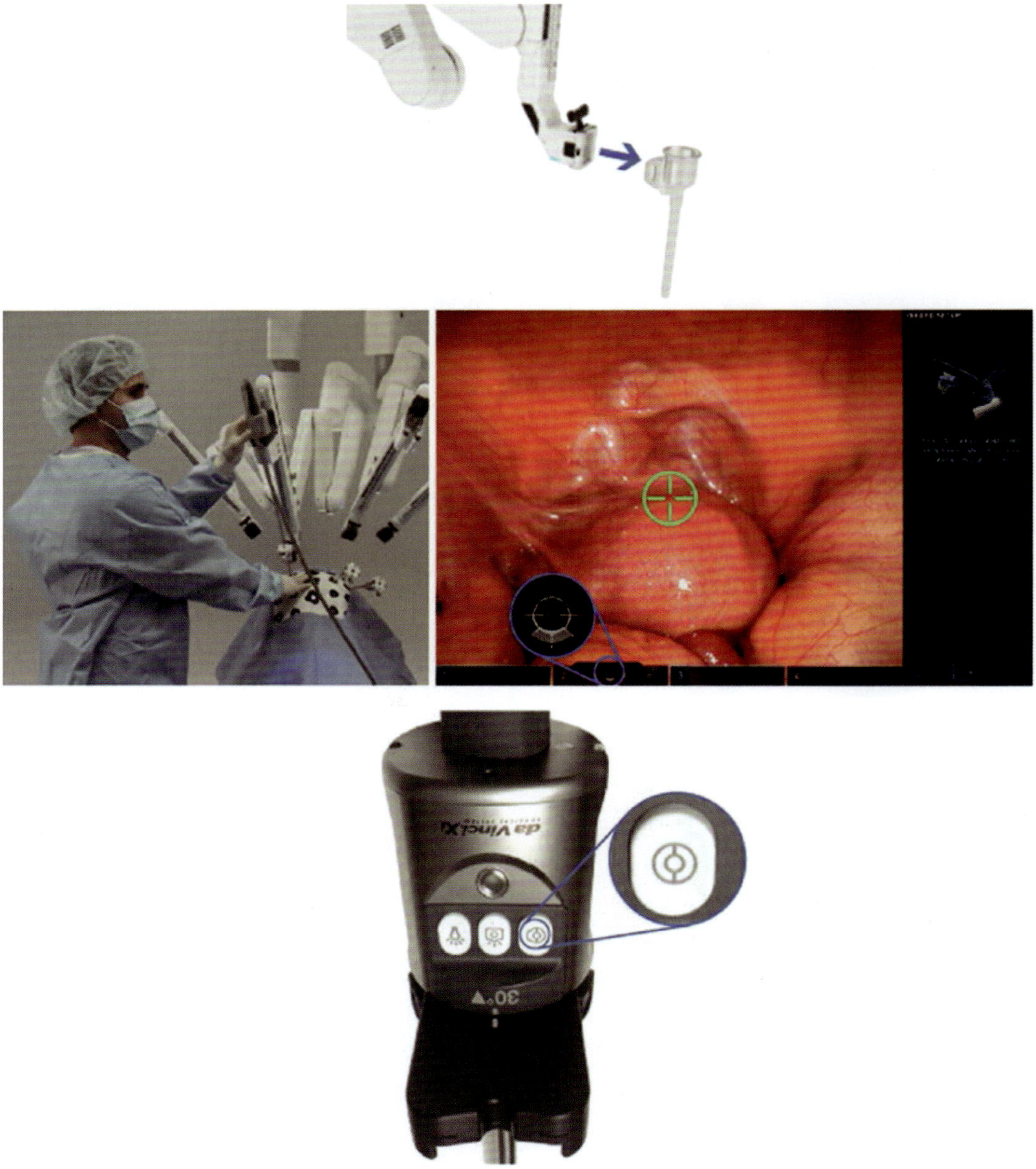

图 5.3 目标解剖结构。

该处为初始穿刺器。然后每间隔 8cm 分别放置 1 穿刺器 3 穿刺器和 4 穿刺器。最后,辅助穿刺器必须尽可能远离达芬奇穿刺器,并置于锁骨中线的右侧外缘。

脾曲的游离:为了游离脾曲,必须调动机械臂的方向朝向患者的左上象限,首先将机械臂 1 调整到最大弯曲度,这是为了打开两个机械臂之间的空间,以扩大操作范围,避免相互干扰。

5.5.2 低位前直肠切除术和盆腔肿瘤

位于直肠中、下部的病变采用低位前直肠切除术。

体位:将机器人推车置于患者左侧(图

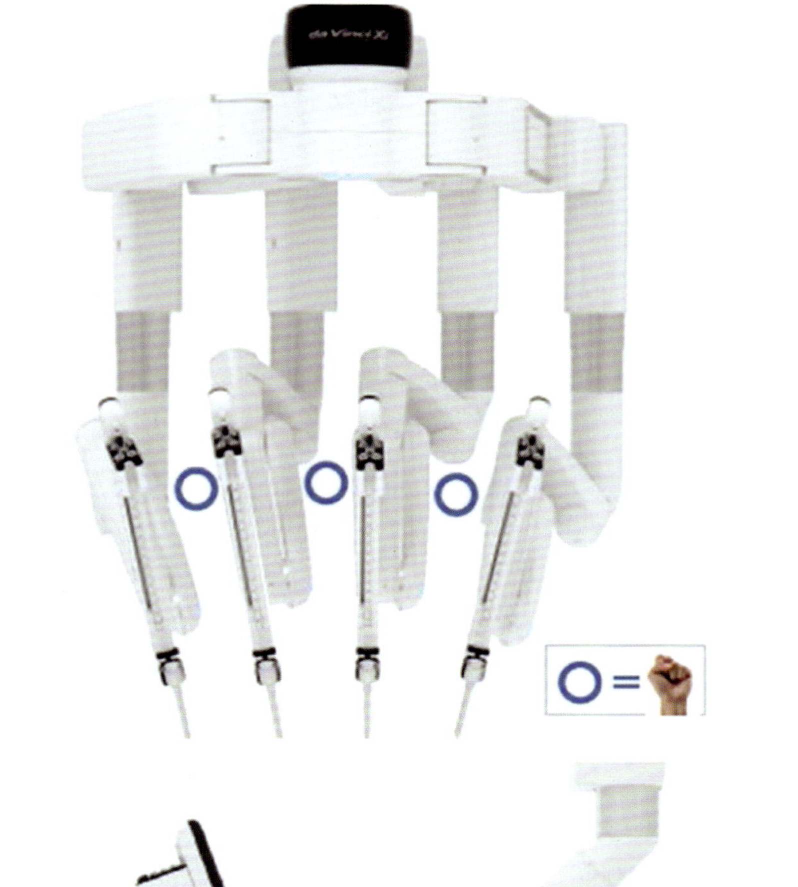

图 5.4　机械臂调整。

5.6)，患者取仰卧位，双腿张开，处于头低足高位(>15°)，手术台无侧偏，并尽可能调到最低高度，以避免与机器人发生碰撞。由于之后手术台无法被调动，所以在对接机器人系统之前，必须调整好患者的体位，确保手术视野充分暴露。

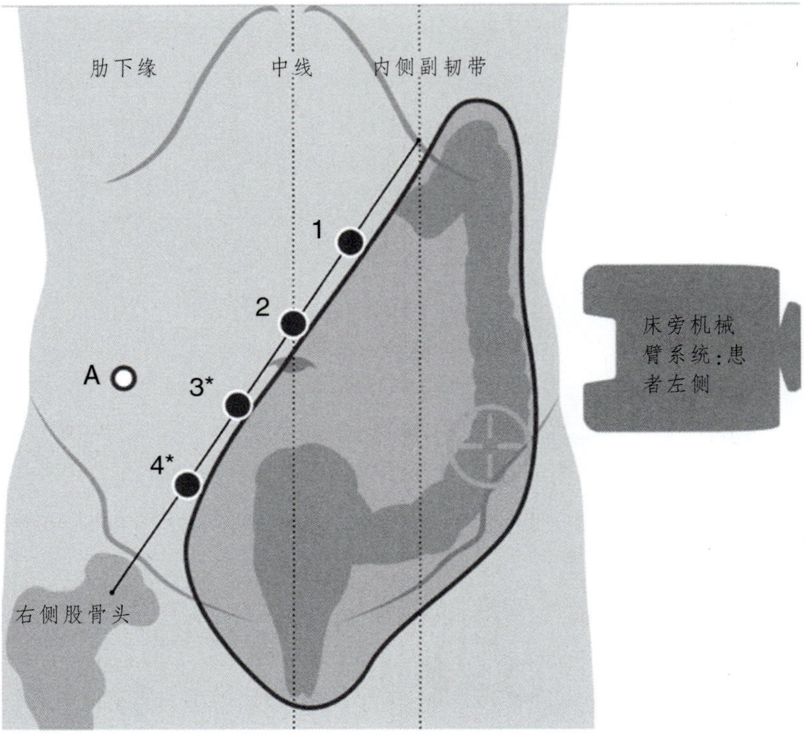

图 5.5 位置：左半结肠切除术、乙状结肠切除术、高位直肠前切除术。

套管针放置：在这种情况下，用于放置摄像头的初始穿刺器应该置于脐平面。穿刺器1在左侧，分别相距8cm放置穿刺器2和穿刺器3。穿刺器4位于穿刺器2右侧，彼此距离8cm。辅助穿刺器必须呈三角形放置，尽量远离达芬奇穿刺器3和穿刺器4。

5.5.3 右半结肠切除术和扩大右半结肠切除术(腔内吻合)

位于右半结肠和近端横结肠的结肠疾病采用右半结肠切除术和扩大右半结肠切除术来治疗。

体位：床旁机械臂系统置于患者右侧，患者呈仰卧位，处于足低头高位(>10°)，向左侧偏低(>10°)，手术台的高度尽可能调到最低，以避免与机器人发生碰撞。由于之后操作台无法被调动，所以在对接机器人系统之前，必须调整好患者的体位，确保手术视野充分暴露。

套管针放置：第一个套管针应置于患者耻骨联合上方4~5cm处。然后可以从穿刺器1到左侧锁骨中线跨过左肋下缘处画一条线，将穿刺器2、穿刺器3和穿刺器4彼此相距8cm放置在该线上。辅助穿刺器必须呈三角形放置，尽可能远离达芬奇穿刺器，并在左侧锁骨中线外侧(图5.7)。

对于位于肝脏或横结肠的肿瘤，可选择另一种套管针布局方法。在这种情况下，医生可以画一条比耻骨联合高3cm的横线，将穿刺器2和穿刺器3放置在该横线上。在中线周围以6cm的相等距离排开。穿刺器1位于穿刺器2右侧6cm处；穿刺器4位于穿刺器3左侧6cm处；辅助穿刺器位于穿刺器4侧上方5cm处(图5.8)。

在本部分中，有必要强调该机器人在扩大淋巴结切除术中的重要性。2009年5月，Werner Hohenberger和他的同事首次阐述了结肠全系膜切除术[8]。其源于Heald提出的

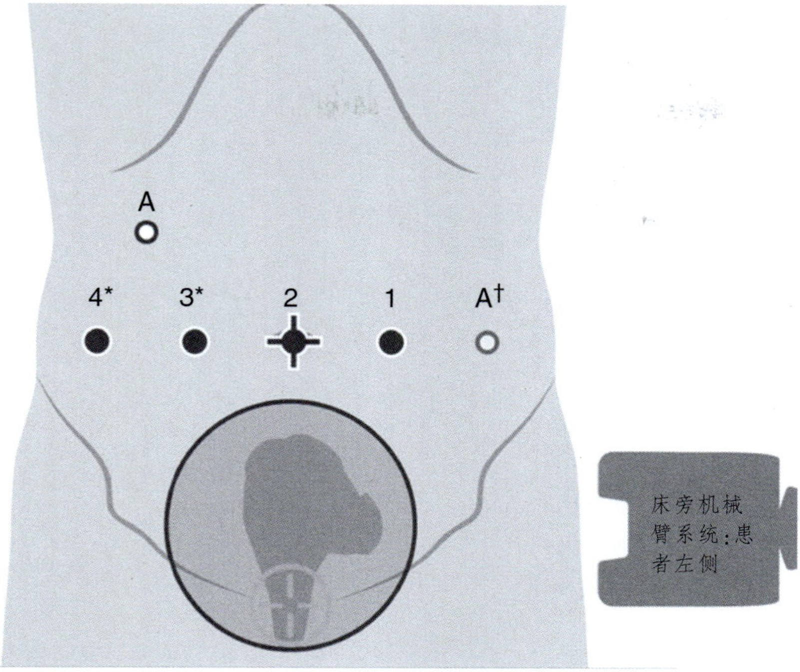

图 5.6　骨盆位置。

全直肠系膜切除术的概念[9]，包括内脏筋膜层和壁层的锐性分离、完整的结肠系膜完全游离，以及在供血动脉和引流静脉这些真正供血的中央血管起始处结扎。目前证据表明，该技术与更好的标本质量、更低的复发率、较高的无病生存率，以及较高的术中损伤发生率和手术并发症发生率相关。结肠全系膜切除术不但成为一些外科团队的标准治疗方案，也在一些有选择的病例中施行[10]。一些研究表明，扩大右半结肠切除术、结肠全系膜切除术和 D3 淋巴结清扫是可行的选择。手术机器人可为此提供便利，其提高了可视化和仪器灵活性[11,12]。

5.5.4 结肠节段切除术

结肠节段切除术可用于病变位于横结肠或结肠脾曲的患者。

机器人的位置和套管针的布局都取决于肿瘤的位置。遵循先前描述的原则，是否能利用盆腔位或右侧位，取决于目标解剖结构的位置。

5.5.5 双对接

当外科手术范围太大，单对接无法完成手术时，可采用双对接。在完成第 1 个目标解剖部位的工作后，卸下达芬奇系统，将吊臂旋转 180°，再次对接到相同的穿刺孔，这样可以到达第 2 个目标解剖部位。

其主要应用于：

- 当手术范围超过 2 个象限时。
- 当内镜的初始观察孔在计划手术范围内，周围仍有手术区域。

5.5.6 多器官切除

结直肠癌患者常伴有局部浸润和远处转移，因此，多器官切除是根治结直肠癌的重要手段。机器人手术也适用于多器官切除，但是其只能由经验丰富的外科医生与多学科综合小组咨询后进行[6]。对于局部晚期并已侵犯邻近器官的结直肠癌（主要侵犯膀胱、卵巢和子宫），机器人手术可以安全进行。这类手术可以应用于伴有远处转移的结

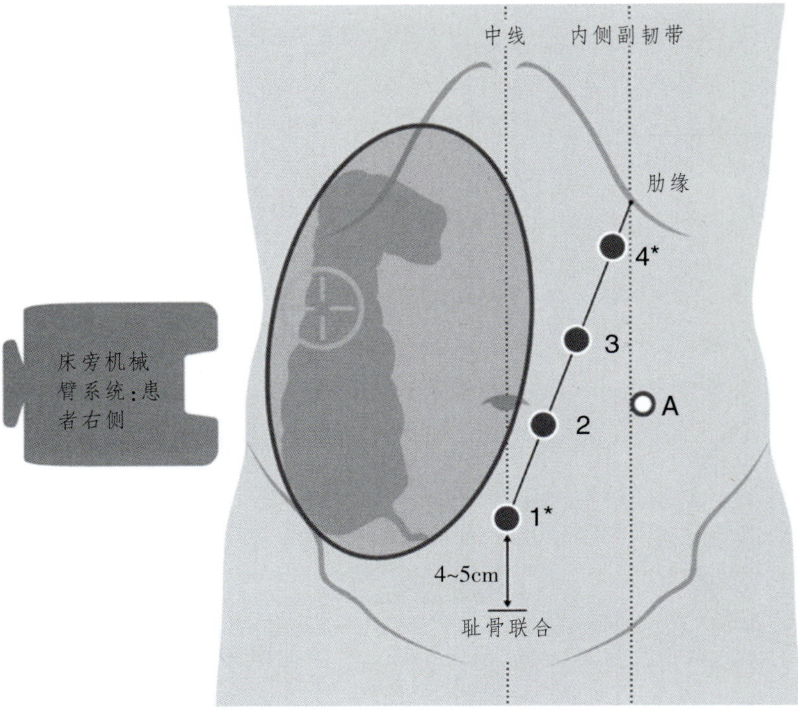

图 5.7 右半结肠切除术方案 1。

直肠癌的同步切除术，如肝转移。

此外，在不同病变的切除过程中，可以使用相同穿刺器来减少创伤。目前，肝机器人切除术已被证明是安全有效的，但同步切除结直肠癌及肝转移灶的远期效果尚待评估。

5.5.7 经肛门全直肠系膜切除术(taTME)联合腹部机器人手术在直肠癌中的应用

为了帮助克服技术难关和改善功能效果，机器人辅助结直肠手术已经被开发出来。多数文章表明，机器人辅助手术的真正好处是在中低位直肠切除术，但大多数研究使用腹腔镜进行腹部手术部分，使用机器人进行盆腔手术部分。近年来，为了提高切除质量并便于盆腔深部的游离，开发了 taTME[13-16]。研究认为可以结合 taTME 和机器人手术进行直肠切除术[17]。手术由 2 个小组同时进行(图 5.9)。经肛小组在肛管中置入Gel POINT Path 经肛管手术平台(Applied Medical，Rancho Santa Margarita，CA，USA)。3 个 12mm 套管针以三角形状插入平台。一个尖端可弯曲的 3D 摄像头(Olympus, Tokyo, Japan)通过下方套管针插入。使用 AirSeal 气腹机在 15mmHg 压力下进行直肠内充气(SurgiQuest Inc.，Orange，CT，USA)。向直肠腔内充气，直到管腔被堵塞，腹部手术小组夹住乙状结肠，以防其近端肠管扩张。在肿瘤远端 4~5cm 处采用荷包线缝合术，以封闭管腔，并避免漏气，防止肿瘤外溢。然后，在直肠黏膜上以单极电凝标注远切缘。之后，进行全层切开，直至无血管的直肠周围平面。腹部组，在 Treitz 韧带附近找到肠系膜下静脉并将其离断。按照中间至外侧入路法，用机器人游离乙状结肠和腹腔内直肠。一旦确定了左输尿管、生殖血管和腹下神经，则离断近端肠系膜下动脉，并游离脾曲。将直肠和直肠系膜从周围的盆

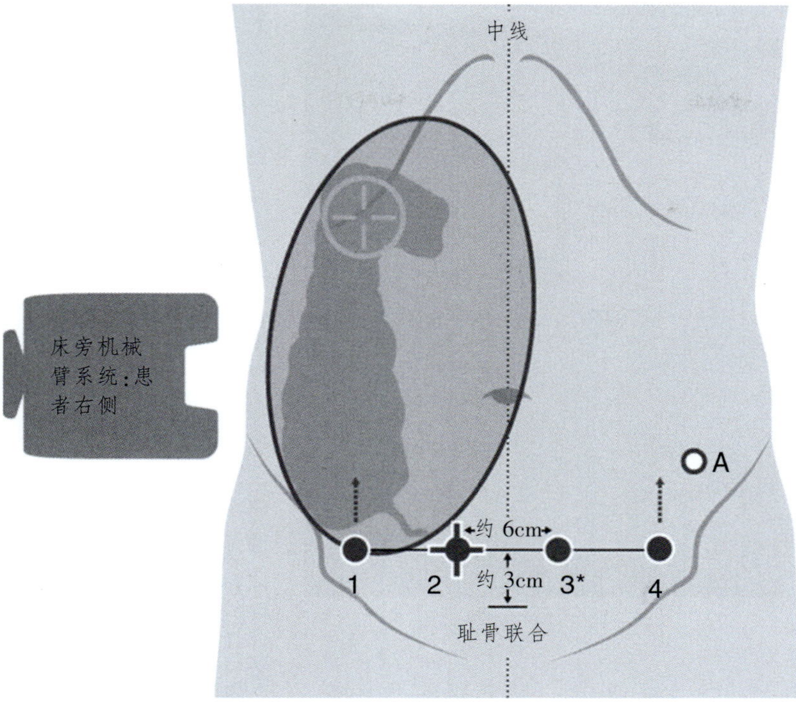

图 5.8　右半结肠切除术方案 2。

腔结构中游离，保留直肠系膜筋膜。在后侧，确定骶前平面，在“神圣平面(holy plane)”进行解剖，然后游离直肠的外侧和前方。腹部手术小组和经肛门手术小组同时进行分离，直到解剖在直肠中段附近“交汇”。研究证明，对于安全的低位直肠癌切除术来说，腹部机器人和 taTME 联合应用可能是一种快速且可行的选择。taTME 可以在直视下确定直肠远端切缘，避免多次使用切割闭合器闭合造成吻合口裂开的风险增加[14]。在作者的研究中，与腹腔镜直肠切除术相比，taTME 的手术时间更短，能够达到相同的肿瘤切除原则要求和更低的早期再入院率[18]。作者还发现，在男性、骨盆狭窄或纤维性直肠系膜患者及肥胖患者的盆腔剥离中，经肛门入路有额外的优势。

文献中关于腹部联合 taTME 入路的报道很少。Gomez 等介绍了 5 例同时接受机器人辅助腹部和经肛门手术患者的结果[19]。虽然安全可行，但手术时间长(270~450 分钟)，这主要是因为机器人腹部手术和经肛门手术是序贯进行的。机器人技术的内镜下腕关节样弯曲和 3D 高清成像技术，对克服传统腹腔镜经肛门手术的局限性有很大帮助。

机器人经肛门手术是一种较新的直肠切除方法，其优势是克服传统经腹部手术的局限性，提高远端解剖的准确性，并保留腹下神经[20]。鉴于良好的病理报告和可接受的短期临床结果，人们对于这种新技术的兴趣也越来越高。

5.6 培训

尽管科技取得了长足的进步，但在长达一个多世纪的时间里，手术培训还没有发生重大的变化。住院医生必须通过在监督系统中对真实患者的干预来获得经验。这种方式完全依赖于患者的数量，延长了学习曲线且

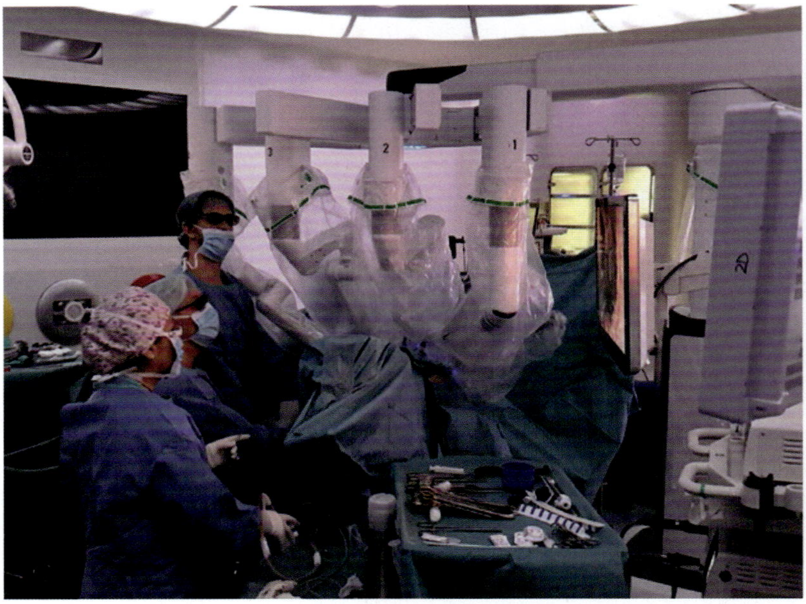

图 5.9 TaTME+机器人腹部入路。医院门诊(巴塞罗那)

降低了患者的安全性[21]。机器人手术是通过仿真技术获得手术技能,以及学习各种手术技术的完美工具。

采用力反馈技术的 3D 仿真器和软组织模型可用于教学[22]。预计这些系统能在较短的时间内帮助培训医生获得手术技能,并避免人为错误。随着时间的推移,这一应用将成为培养外科医生的一个非常重要的工具,并为评估手术能力提供客观的参数[23]。

如今,美国有 2100 个机器人手术系统,欧洲有 520 个,其中西班牙有 20 个。尽管如此,在机器人手术方面仍没有正式的培训计划。美国结直肠外科医师协会和 Intuitive Surgical 公司等机构开展了一个项目,其允许住院医生参加为期 3 天的动物和尸体试验课程。为了掌握机器人手术技术,北美国家和英国的泌尿科医生已开发了一门基于虚拟世界的课程,其包括定向、运动和外科手术技能。此外,欧洲机器人泌尿外科学会设计的一个为期 3 个月的项目,包括理论交流和实践培训。

2014 年 6 月,欧洲结直肠机器人外科学会获得资助,协调了 10 个医疗中心参与。培训包括熟悉系统、对动物和尸体进行干预,以及观察和参与真实病例。除了决定是否采用机器人手术外,作者认为,微创手术通过强调沟通交流和团队合作,也改变了传统的手术学习方式。

5.7 机器人手术系统和机器人技术的未来

机器人手术或计算机辅助手术是一个快速和直观的交互系统,其可以让计算机从外科医生的感知中消失,感知系统产生的真实环境。通过虚拟现实,外科医生可以设计机器人在患者身上执行的动作,可以将控制台-操纵器装置放在同一个手术室,也可以放在不同的地方,以后甚至可以放在另一个城市或国家。

机器人或远程呈现手术基于 2 个基本概念:虚拟现实和模控学。虚拟现实实现了 3D 沉浸效果、导航、交互和实时仿真,从而使外科医生所看到和触摸的一切都变得真实。模控学使运动数字化成为可能,促进了机械铰接部件的发展，这些部件由运动部件、摄像机、传感器、信息存储和数据处理设备编程组成，并且能够执行特定的任务，也被称为机器人。

迄今为止，远程呈现手术使用的是没有编程的从属机器人，这些机器人在没有外科医生的指令下无法进行任何运动，所以这完全依赖于外科医生的判断、知识和技能。其结构类似于人体手臂和关节的解剖结构，能够模仿人肩部、肘部、手腕和手指的动作，不过其超出了自然运动的范围，增加了自由度。

Linda van der Bedem 是埃因霍温理工大学的研究员，她在《科学日报》上发表了一篇文章，介绍了一种更袖珍的外科手术机器人，名为 Sofie，它使用了力反馈控制[24]。自2010年以来，另一项正在进行的研究是杜克大学的一组生物工程学家研制的一种人工智能手术机器人，该机器人能够在模拟组织中发现病变并且引导装置朝病变方向取标本或活检（3D 超声引导下的杜克机器人活检）。

尽管如此，随着纳米机器人的发展处于领先地位，但这一竞赛仍未结束。纳米机器人是一种细胞大小的机器人，可以被引入血流，有消除癌细胞、修复组织或捕捉有毒自由基等用途。

虽然其存在一定的局限性，但所获得的结果表明其未来可期，机器人手术成为大量外科手术的金标准似乎只是时间问题。

作者认为，机器人手术在过去的几年里经历的异议是每种新技术都必须经历的一部分，直到它能够证明效益是合理的。不久前，有人因相同的想法发表了类似的论文，论文中比较和评价了腹腔镜手术和开腹手术。

虽然未来的生活在许多方面都是不确定的，但机器人手术似乎充满了积极的可能性。每天，人们都在见证外科手术向数字化时代迈进的新进展，这些新进展告诉人们，机器人技术的未来有无限可能。

5.8 结论

• 机器人手术在世界范围内发展迅速，未来可能会成为标准工具。

• 好的学习曲线和足够数量的病例非常重要。

• 机器人是直肠解剖中特别有用的工具，特别是男性患者、肥胖患者和肿瘤体积较大的患者。

• 应将其预留给有经验的医疗中心和病例数量大的外科医生。

• 机器人手术的应用很有前景，但仍然是有限制的，仍然需要随机对照试验研究。

• 大体积肿瘤和邻近或远处器官受累者，并不是进行机器人手术的禁忌证。

参考文献

1. Moreno-Portillo M, Valenzuela-Salazar C, Quiroz-Guadarrama CD, Carlos Pachecho Gahbler y Martín Rojano-Rodríguez. Cirugía robótica. Gaceta Médica de México. 2014;150(Suppl 3):293–7.
2. Wilson EB. The evolution of robotic general surgery. Scand J Surg. 2009;98(2):125–9.
3. Stefanidis D, Wang F, Korndorffer JJ, et al. Robotic assistance-improves intracorporeal suturing performance and safety in the operating room while decreasing operator workload. Surg Endosc. 2010;24:377–82.
4. Herron DM, Marohn M. A consensus document on robotic surgery. Surg Endosc. 2008;22:213–325.
5. Gyung TS, Is G. Robotic laparoscopic surgery a comparison of the da Vinci and Zeus Systems. Urology. 2001;58:893–8.
6. Xu J, Qin X. Expert consensus on robotic surgery for colorectal cancer. Chin J Cancer. 2016 Feb 25;35:23. https://doi.org/10.1186/s40880-016-0085-3.
7. Setup Card Xi Clinical Specialty Guide For MRL 417966. Intuitive Surgical. https://www.davincisurgerycommunity.com/web/guest/home.
8. Hohenberger W, Weber K, Matzel K, Papadopoulos T, Merkel S. Standardized surgery for colonic cancer: complete mesocolic excision and central ligation - technical notes and outcome. Color Dis. 2009;11(5):354–65.

9. Heald RJ, Husband EM, Ryall RDH. The mesorectum in rectal cancer surgery: the clue to pelvic recurrence? Br J Surg. 1982;69(10):613–6.
10. Bertelsen CA, Neuenschwander AU, Jansen JE, Wilhelmsen M, Kirkegaard-Klitbo A, Tenma JR, Bols B, Ingeholm P, Rasmussen LA, Jepsen LV, Iversen ER, Kristensen B, Gogenur I. Disease-free survival after complete mesocolic excision compared with conventional colon cancer surgery: a retrospective, population-based study. Lancet Oncol. 2015;16(1):161–8.
11. Orcutt ST, Balentine CJ, Marshall CL, Robinson CN, Anaya DA, Artinyan A. Use of a Pfannenstiel incision in minimally invasive colorectal cancer surgery is associated with a lower risk of wound complications. Tech Coloproctol. 2012;16(2):127–32.
12. Spinoglio G, Bianchi PP, Marano A, Priora F, Lenti LM, Ravazzoni F, Petz W, Borin S, Ribero D, Formisano G, Bertani E. Robotic versus laparoscopic right colectomy with complete Mesocolic excision for the treatment of Colon Cancer: perioperative outcomes and 5-year survival in a consecutive series of 202 patients. Ann Surg Oncol. 2018;25(12):3580–6. https://doi.org/10.1245/s10434-018-6752-7. Epub 2018 Sep 1.
13. Melich G, Hong YK, Kim J, Hur H, Baik SH, Kim NK, Sender Liberman A, Min BS. Simultaneous development of laparoscopy and robotics provides acceptable perioperative outcomes and shows robotics to have a faster learning curve and to be overall faster in rectal cancer surgery: analysis of novice MIS surgeon learning curves. Surg Endosc. 2015;29:558–6.
14. Heald RJ. A new solution to some old problems: transanal TME. Tech Coloproctol. 2013;17:257–8.
15. Rouanet P, Mourregot A, Azar CC, Carrere S, Gutowski M, Quenet F, Saint-Aubert B, Colombo P-E. Transanal endoscopic proctectomy. Dis Colon Rectum. 2013;56:408–15.
16. Velthuis S, Nieuwenhuis DH, Ruijter TEG, Cuesta MA, Hj B, Sietses C. Transanal versus traditional laparoscopic total mesorectal excision for rectal carcinoma. Surg Endos. 2014;28:3494–9.
17. Bravo R, Trépanier JS, Arroyave MC, Fernández-Hevia M, Pigazzi A, Lacy AM. Combined transanal total mesorectal excision (taTME) with laparoscopic instruments and abdominal robotic surgery in rectal cáncer. Tech Coloproctol. 2017;21:233–5.
18. Fernández-Hevia M, Delgado S, Castells A, Tasende M, Momblan D, Díaz del Gobbo G, DeLacy B, Balust J, Lacy AM. Transanal total mesorectal excision in rectal cáncer. Ann Surg. 2015;261:221–7.
19. Gomez Ruiz M, Parra IM, Palazuelos CM, Ja M, Fernández CC, Jc D, Fleitas MG. Robotic-assisted laparoscopic transanal total mesorectal excision for rectal cáncer: a prospective pilot study. Dis Colon Rectum. 2015;58(1):145–53.
20. Monsellato I, et al. Robotic transanal total mesorectal excision: a new perspective for low rectal cáncer treatment. A case series. Int J Surg Case Rep. 2019;61:86–90.
21. Morris B. Robotic surgery: applications, limitations, and impact on surgical education. Medscape Gen Med. 2005;7:72.
22. Suzuki S, Suzuki N, Hayashibe M, Hattori A, Konishi K, Kakeji Y, et al. Tele-surgical simulation system for training in the use of da Vinci surgery. Stud Health Tecnol Inform. 2005;111:543–8.
23. Ro CY, Toumpoulis IK, Ashton RC Jr, Imielinska C, Jebara T, Shin S, et al. A novel drill set for the enhancement and assessment of robotic surgical performance. Stud Health Technol Inform. 2005;111:418–21.
24. Van den Bedem L. Sciende Daily. Disponible en: http://www.sciencedaily.com/releases/2010/09/100928083848.htm.

第 6 章

机器人柔性内镜

María Rita Rodríguez-Luna, Margherita Pizzicannella, Silvana Perretta

6.1 引言

科技极大地改变了我们的社会和生活方式，并且改变着整个世界。在医疗领域，智能机器和电子设备的创新不仅大幅度地改变患者管理体系，并且在治疗诊断方面的改变也显得尤为突出。在医疗手术中，智能机器人技术在促进灵活性、增强标准化及控制相关医疗流程中潜在的风险方面均有显著作用，并最终为更多患者实施微创且精确的手术。此外，在越来越多的患者管理体系中，柔性内镜正在取代手术操作的地位[1]。但标准柔性内镜也有其相应的局限性，如稳定性差、缺乏三角牵拉和精度，这将妨碍其执行更高级的任务，如组织处理、解剖和定位。另外，标准内镜当前的结构还比较陈旧，如手柄和先端间的距离过长、内镜稳定较差且体型较小、平行的工作通道闭合不允许三角牵拉，并且限制使用闭合和缝合设备。机器人辅助外科手术的成功和普及，以及术后无瘢痕、器官和功能得到完整保留的腔内手术实施，这些都鼓励了系统的升级，用以克服当前柔性内镜的局限性。

事实上，机器人技术已经被应用于提高内镜的诊断和治疗（表 6.1）。在诊断上，工作主要集中在实施内镜引导、组织检查[2]、评估及提高患者的舒适度上[3,4]。为了保持患者完整的器官功能，治疗性内镜机器人的发展更多侧重于早期胃癌[5]和早期结直肠癌的腔内和全层切除治疗[6]。在过去的几年里，许多数字化机器人驱动平台在临床前期和临床研究中取得了进展[3,7]。本章回顾了至今开发的主要机器人平台，并展望了机器人辅助柔性内镜治疗的未来。

6.1.1 诊断性机器人内镜

在内镜诊断中，机器人在提升患有胃肠道疾病患者的诊断和整体治疗效果上，具有极大的潜力。人工智能和计算机辅助诊断技术可以改变目前的常规诊断方法，辅助医疗工作者发现和识别黏膜病变，尤其是那些难以触及和检测且可能遗漏的病变。机器人辅助设备还可能改变患者诊断过程中的体验，比如，尽可能地减少手术时间和手术带来的不适感，对于结直肠癌筛查更是如此。虽然目前有很多影像技术为结直肠癌筛查提供技术支持，例如，基于 CT 或 MR 成像的虚拟结肠镜检查[8]，但因为常规结肠镜检查可以

表 6.1　内镜机器人平台

设备	阶段	认证情况	企业	视觉	附加说明
诊断性机器人内镜					
内镜系统	商业可得，预临床和临床试验	CE 商标	ERA 内镜 SRL，Peccioli，意大利	2D	约 200cm 的可变长度，可自动推进
Aer-O-scope	预临床和临床试验	FDA 批准，CE 商标	GI view Ltd. Ramat Gan, Israel（公司名字）	2D	>150cm 的可变长度，正面视图和 360° 全景视图，<60mbar 的机电传感器
NeoGuide™	预临床和临床试验	FDA 批准	新指南系统 附件：美国加利福尼亚州洛斯加托斯，2009 年被 Intuitive Surgical 公司收购 附件：美国加利福尼亚州桑尼维尔	3D 结肠定位	173cm 的可变长度
Invendoscopy™ E210 系统	预临床和临床试验	FDA 批准，CE 商标	由德国温海姆因文多医疗有限公司开发，2017 年被丹麦哥本哈根 AMBU A/S 收购	HD	约 170cm 的可变长度，采用一次性机电驱动产生自推进而达到
治疗性机器人内镜					
内镜外科腔内辅助装置（EASE）	预临床试验	CE 商标	IRCAD（法国斯特拉斯堡）/卡尔·斯托兹（德国图特林根）/ICube 实验室（法国斯特拉斯堡）	2D	主从式，升级版 STRAS，可变长度为 53.5cm
主从式腔内内镜 MASTER	医学基础研究和临床试验	待定 CE 商标	Endomaster Pte 公司，新加坡	2D	安装于治疗性双通道内镜上
柔性机器人系统	欧洲允许实行的，预临床和临床试验	FDA 批准，CE 商标	医学机器人公司，Raynham，MA，美国	HD-2D 或 HD-2D/3D	50cm 的可变长度

注：FDA，美国食品和药品监督管理局。

完整地看到整个结肠黏膜，并且在需要的时候可以进行组织取样和切除，因此，常规结肠镜检查仍然是参考标准。但内镜插入、推进和定位时所产生的推挤力和牵张力总是会给患者造成一定的不适。除此之外，结肠镜检查技术要求高，学习曲线长，病灶漏诊率高，不同手术人员操作所得的腺瘤检出率（ADR）也存在差异性[9]。

机器人技术还可以通过自推式[10]或电动气动推进[11,12]来改善内镜的运动能力。

Endotics 内镜系统(ERA Endoscopy SRL, Peccioli, Italy)是 1 个一次性的自动推进平台，其包括了 1 个工作站、一次性探头和控制台(图 6.1)。近端和远端夹持装置允许通过蠕动进行顺序锚定，而这种蠕动是通过黏膜抽吸、伸展和收缩的迭代过程产生的。该系统是 CE 标记但不是 FDA 认证的。3mm 工作通道允许进行活检和息肉切除[13]。临床研究表明，对于之前未成功完成标准结肠镜检查的患者，机器人辅助结肠镜完成的完全性结肠镜检查率为 93.1%，并且到达盲肠插管时间明显缩短(P=0.0007)，具有统计学差异[15]。

6.1.1.1 Aer-O-Scope (GIView Ltd., Ramat Gan, Israel)

Aer-O-Scope 系统是一种以 CE 标记，并

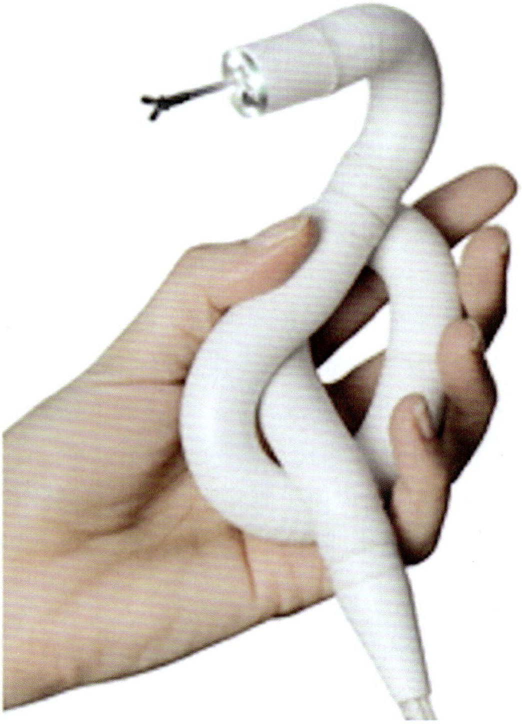

图 6.1　内镜（ERA Endscope SRL Peccioli, Italy)。[With permission of Endotics (http://www.endotics.com)]

且被 FDA 批准的一次性 360°视角的自推进结肠镜，这种结肠镜通过 2 个球囊的连续充气/放气通过结肠。其包括 1 个一次性装置、1 个 19mm 的直肠导管（1 个带有外部气囊的中空硅胶管，又叫“固定气囊”)、1 个沙漏形气囊(带有嵌入式内镜胶囊)，以及 1 根提供光线、吸力、空气和水的供电电缆，并连接到基于 PC 的工作站(图 6.2)。这种 360°的“全景”技术目的在于增强息肉检出率[16,17]。在这项技术的第一次人体试验中，12 例健康志愿者盲肠插管率为 83%，未能显示出优越性[7]。但是，一项最近的试验结果显示，在 56 例试验参与者身上盲肠插管成功率较高(98.2%)，且息肉检出率也较高(87.5%)[18]。

6.1.1.2 NeoGuide™ 内镜系统(NES)，(美国加利福尼亚州洛斯加托斯 NeoGuide Systems 公司)

这种计算机辅助结肠镜是为避免形成袢而设计的。其使用了 1 个完全铰接的插入管，由 16 个铰接部件组成，带有 2 个自由度，每个自由度都可以被操作者控制。当其被插入后，尖端的位置和角度被编码成计算机算法，该算法可以自动创建结肠的 3D 图像，然后引导这些部件跟随尖端的路径而前进。

第一个前瞻性、非随机临床试验“PACE 研究”连续纳入了 11 例患者，其中 10 例患者均成功插管，中位时间为 20.5 分钟。NeoGuide™ 经 FDA 批准，并被 Intuitive Surgical 公司收购。

6.1.1.3 Invendoscopy™ E210 系统，德国温海姆因文多医疗有限公司(被丹麦哥本哈根 Ambu Ballerup 收购)

Invendoscopy 系统最初由 Invendo 公司设计，2017 年被 Ambu (Ballerup, Denmork) 收购。这个系统在 2011 年被 CE 认证，在 2016 年被 FDA 批准。

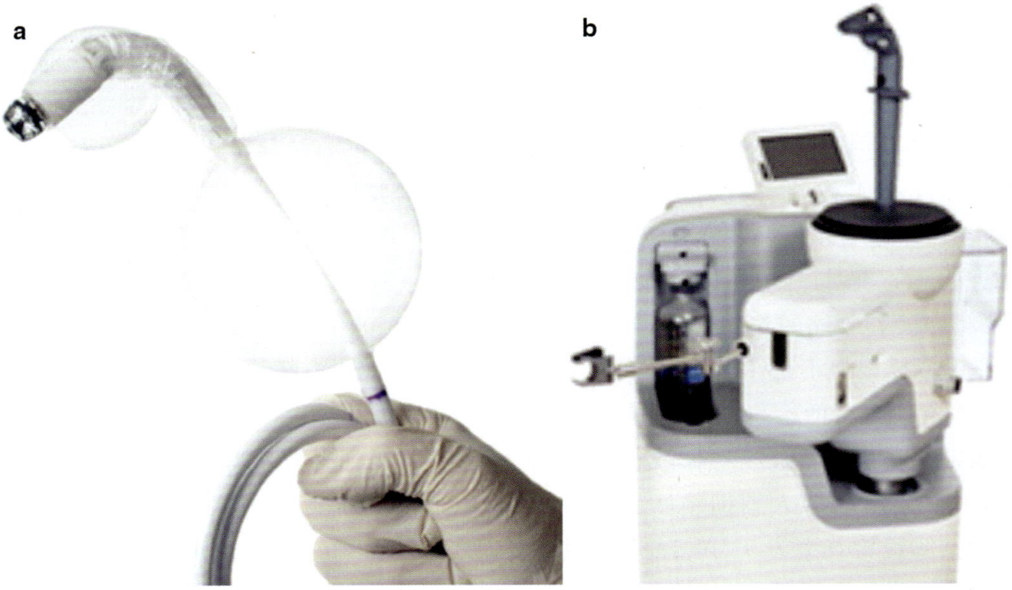

图 6.2 Aer-O-Scope(GI View Ltd. Ramat Gan, Israel)。(a)一次性结肠镜:气动自动推进装置使用球囊和低压二氧化碳气体进行自动插管。(b)这个工作站台为一次性扫描仪提供了所有的必备条件。[With permission of GI View(www.giview.com)]

Invendo™ 内镜系统是一款以计算机辅助为基础的长度为 170cm 的一次性结肠镜,并且这种结肠镜配置有机器人辅助的可变向尖端,并允许所有方向的 180°弯曲和 3.1mm 的工作通道。该推进模式采用"倒置套管技术"进行。结肠镜先端采用手持操纵杆控制[21,22]。在 Invendo 内镜系统 SC20 临床试验中,61 例患者盲肠插管率为 98.4%,到达盲肠中位时间为 15 分钟(范围:7~53.5)。该公司预计于 2021 年推出一次性无菌结肠镜。

6.1.1.4 机器人胶囊内镜

无线胶囊内镜(WEC)自 2001 年开始使用。其可使整个胃肠道显影,以诊断胃肠道内的息肉、恶性病变、出血等情况。WEC 是一种非常具有吸引力的诊断工具,因为只需要患者吞下胶囊即可。

自推式胶囊和主动内镜胶囊正在研究中,因为它们可以在传统纯诊断胶囊的基础上增加治疗能力和智能数据采集。但由于胶囊体积实在太小,因此,这项技术目前还没有取得完全成功。尽管大多数改进的 WEC 仍处于试验阶段,但奥林巴斯医疗系统公司和西门子医疗公司已设计一种带有磁性引导系统的、机器人驱动的可控制胶囊。专用的控制界面可以实现具有 5 个自由度的胶囊系统导航。在一项临床试验中,53 例患者接受了胃镜检查,技术操作成功率为 98%[3]。与此同时,Taddese 等也研发了利用磁场强度梯度来驱动嵌入式永磁的绳系胶囊平台[25]。而该内镜胶囊系统也通过传统内镜工具的软绳带而保留了传统内镜的所有功能。

6.1.1.5 人工智能(AI)和深度学习(DL)的增强检测技术

诊断性内镜是应用人工智能(AI)和计

算机辅助诊断(CADx)的 1 个好领域,其可以有助于识别实时病灶特征并帮助做出诊断。近十几年来,随着人工智能技术的迅猛发展,特别是具有深度学习能力的计算机视觉识别系统,CADx 越来越多地被用于结肠镜检查时的息肉检测。CADx 因其能提高腺瘤的检出率而受到关注[26,27]。人工智能算法包括被专家注释和组织学认证的真实图像的卷积神经网络(CNN)。一旦经过培训,这些人工智能系统可以实时检测结直肠息肉。2019 年,Wang 等发表了第一篇随机对照研究,该研究表明,相对于常规结肠镜组,使用具有深度学习能力的实时自动息肉检测系统(CADe)可明显提高腺瘤检出率(ADR)(0.29 比 0.20,P<0.001)。

与常规结肠镜检查相比,CADe 组平均检出息肉数量和腺瘤数量也分别从 0.50 增加到 0.95(P<0.001)和从 0.31 增加到 0.53(P<0.001)。Repici 等的多中心随机对照试验[29]也发现 CADe 系统与较高的 ADR 相关,其 OR 值为 1.30(95% CI:1.14~1.45)。亚组分析表明,息肉的大小、形状和位置对 CADe 系统的性能没有影响。1 个全新的人工智能系统(GI-Genius,Medtronic)被训练和验证。研究者通过高清白光结肠镜对 840 例患者进行了检查,获取了组织学确诊的 2684 例息肉录像,来训练和验证 1 个全新的人工智能系统。

在大多数病例中,与人工阅片相比,人工智能系统可以检测预期诊断的所有病变。假阳性率可以忽略不计,每个病灶的敏感性接近 100%。这种有前景的系统将在临床研究中进行测试[30]。计算机科学技术也被用于加强 WEC 的诊断,胶囊内镜的一个主要缺点是在获取大量的图像时,需要临床医生花费大量精力和时间来分析,从而避免遗漏病灶。在此框架基础下,CADx 系统已被用于检测出血[31]、胃溃疡和息肉[33,34]等。先前描述的 GI-Genius 技术将很快被纳入内镜 PillCam™(Medtronic)系统,以协助检测息肉。

6.1.2 内镜机器人的治疗

在研究具体的检查技术之前,必须为如此重大的变化构建框架。从 2004 年以来,在外科手术和介入性内镜检查的交叉领域,已经有人研发出多种内镜平台,并应用于先进的腔内和经腔道的治疗性手术[35]。为了复制腹腔镜的发明原理,即图像扩大、三角牵拉、稳定性、牵拉-反牵拉力和组织并置,全球多个研究和商业实体纷纷聚焦于柔性系统。但是,仅仅凭借 1 个柔性机械平台[36-39],即便可以实施,但在有限的腔内范围中操作也会面临多重挑战,同时,机器人技术也需要达到手术的熟练度、一致性和灵活性。世界上第一个机器人平台主要由人工驱动仪器,借助于一个名为"腱鞘机制(TSM)"的系统设计而成。由于内部的摩擦和反冲,这些系统经历了迟滞、无效运动和精度差等问题,因此,它们从未进入临床试验阶段。尽管大多数基于 TSM 的平台已被废弃,但它们无疑是通过计算机辅助设计和机器人驱动的电动技术改进新的机器人系统研发平台。

接下来,对于已获得 CE 或 FDA 生产批准和已应用于临床或临床预测试的系统,作者们将予以持续关注。

6.1.2.1 内镜外科腔内辅助装置(EASE):IRCAD(法国斯特拉斯堡),卡尔·斯托兹(德国图特林根)/ICube 实验室(法图斯特拉斯堡)

外科医生专用的外科内镜辅助装置(STRAS)(图 6.3)是 Anubiscope™ 第一个数字化版本(图 6.4)[40],同时也是 1 个可以升级进行外科和介入性手术的内镜平台。

外科内镜腔内辅助装置(EASE)(图 6.5)

是最新的机器人版本，总共可达 10 个自由度。这个系统包括了 1 个移动推车和长达 53.5cm 的可拆卸柔性内镜，内镜的轴直径为 16mm，有 2 条 4.3mm 的横向操作通道，适用于各种柔性仪器，以及 1 条 3.2mm 的中央操作通道，适用于传统仪器。移动推车包括仪器模块和内镜旋转/平移模块，这些模块通过 1 个 U 型的机器臂连接到内镜。“主从式”配置允许操作者借助于操纵杆，坐在控制台对内镜和机器人仪器进行操控。助手可以控制内镜的插入和进行注射/抽吸的第三工作通道[41]。在 2017 年，Zorn 等在一次临床预试验中阐述了外科内镜腔内辅助装置在 12 例内镜黏膜下(ESD)治疗的应用[42]，2 年之后，与传统的结肠 ESD 相比，他们又进行了预临床对照试验[41]，(图 6.6)在机器人组和专家组之间进行对照，机器人组是指对于内镜黏膜下剥离手术没有经验或者传统的外科医生(实验组)，专家组是指在传统柔性内镜下操作过 ESD 的专家(>1000 台 ESD)(对照组)。结果显示机器人组的穿孔率较低，机器人平台的安全性更佳。解剖速度为 57.05±29.42mm²/min 比 35.21±16.20mm²/min(对照组比机器人组，P=0.049)，差异有统计学意义。目前外科内镜腔内辅助装置已获得 CE 批准，并已准备应用于临床试验。

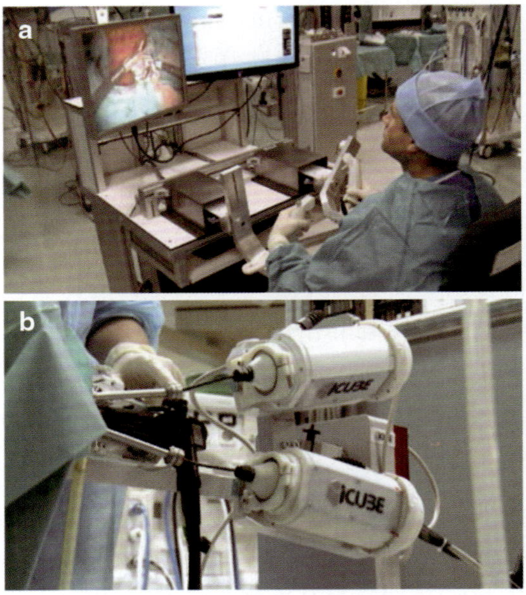

图 6.3 (a)在内镜黏膜下手术中，关于外科医生专用的外科内镜辅助装置(STRAS)的应用。(b)内有仪器的平移旋转模块。

6.1.2.2 Endomaster 的机器人系统(EndoMaster Pte Ltd.,Singapore)

EndoMaster 是 1 个由机器人驱动的仪器平台，其有 1 个“主从”构型和 9 个自由度。这个系统包括 2 个连接在 1 台传统双管内镜的支臂。机械手控制末端操作装置，包

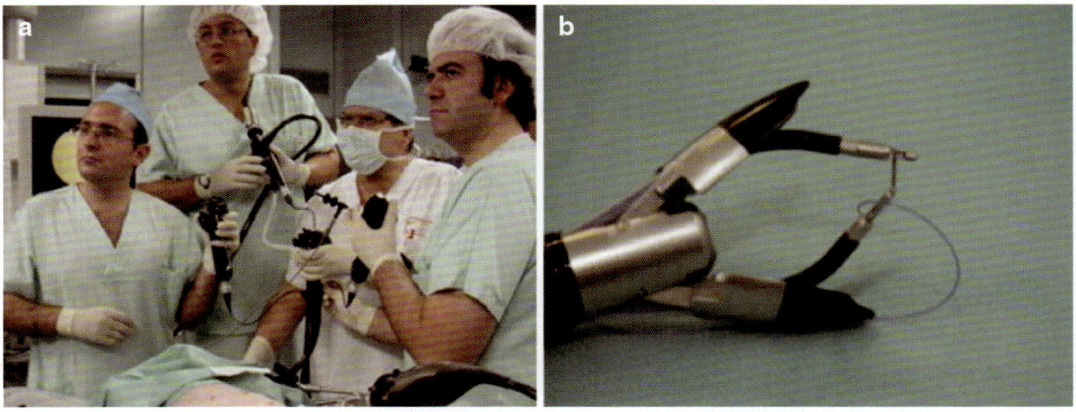

图 6.4 (a)Anubiscope™ 平台的组装：可以注意到多名操作者每个步骤的要求。(b)在内镜的尖端，两臂互相吻合。

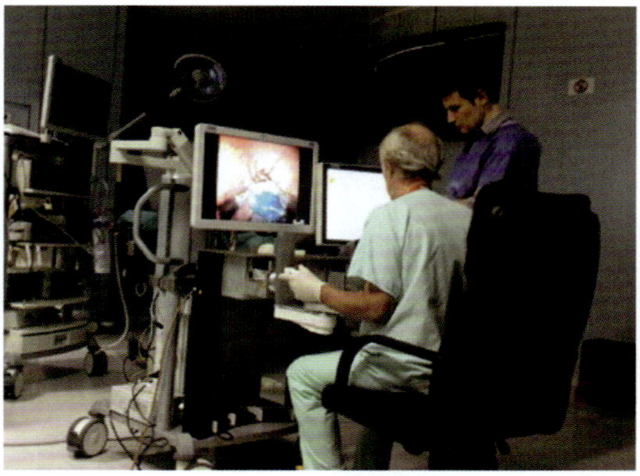

图 6.5 外科内镜腔内辅助装置远程手术的主部件，由 Bernard Dallemagne 博士在一次结肠镜 ESD 的临床预试验中的情况；注意：打开操作杆可以控制支臂。

括L形的单极电刀，以及拥有7个自由度的抓取器，相比于传统内镜可获得更大的抓持力（图 6.7）。该系统的最新版本提供了触觉反馈和可互换仪器。

自 2010 年以来，EndoMaster 平台已用于猪模型的预试验研究[43,44]。目前，相关的临床验证已经在进行，包括胃、食管和结肠的ESD。通过 NOTES 手术进行的肝楔形切除术的临床预试验中，已成功地证明了 EndoMaster 平台的多用性和灵活性。机器人内镜缝合也被描述为 OverStich™ 系统的补充[44,48]。CE 商标和商业可用性将迅速用于临床。

6.1.2.3 柔性机器人(Medrobotics Corp.，Raynham，MA，USA)

Medrobotics FLex® 机器人系统是1个蛇形的机器，由1个灵活的内镜和稳定的半机器人平台组成。其由3部分构成：带有 FLex® 底座、显示器、控制台及推车和 3.5~4.0mm 的一次性柔性机械式仪器。外科医生的控制台可以通过触觉反馈来控制仪器[49]。近年来，该公司升级了此系统，即 FLex®机器人结直肠系统，这种长时间灌气对胃肠道干预是至关重要的。

2018 年发表了包括 70 例患者在内的头颈部外科初步临床经验[50]。之后，Turiani 等进行了一项临床预试验，将机器人 ESD 和传统途径的 ESD 进行比较，结果显示，机器人组在“整块”切除方面更加高效，操作时间更短[51]；这个系统也用于经肛门全直肠系膜切除术（TaTME）。Carmichael 等报道了他们的试验结果，他们通过6具有直肠中段病变的仿真尸体，实现了完整解剖和足够的腹膜入路。该系统允许剥离距肛缘 17cm 内的肛侧病变，此特点是机器人外科系统的主要优势。然而，2具仿真尸体中的低位直肠病变没

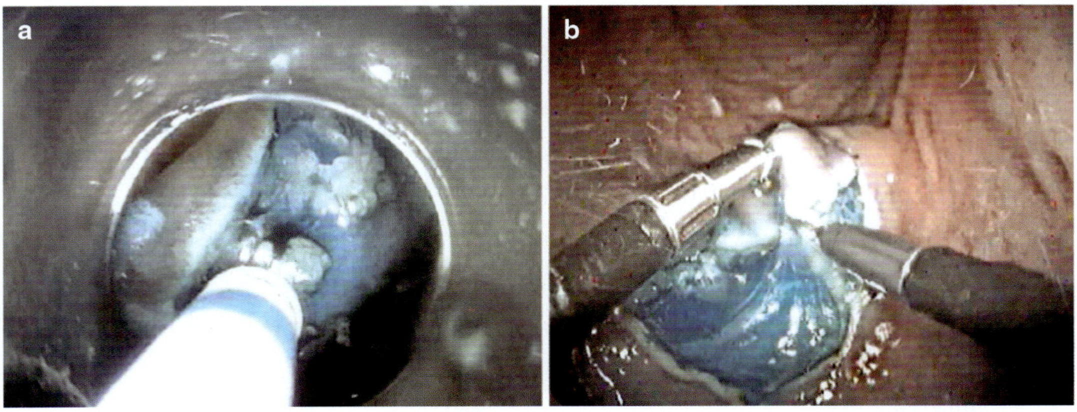

图 6.6 (a)这是在一次临床前研究中，传统结肠内镜黏膜下剥离手术中的图像。(b)利用外科内镜辅助装置的机器人辅助内镜黏膜下剥离手术中的图片；注意：三角牵拉和高效的黏膜牵拉。

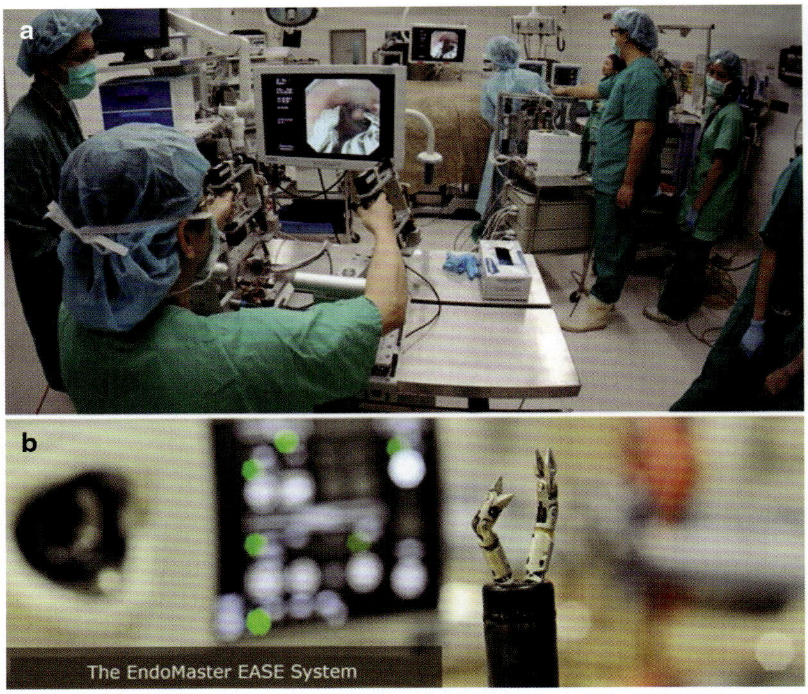

图 6.7 (a)EnoMaster EASE 系统设置(Endomaster Pte Ltd.,Sinapore)。(b)内镜和拥有远侧支臂的效应器。可访问地址:http://www.endomastermedical.

能被切除。

近来,Paull 等通过 21 例患者对 Flex® Colorectal Drive 系统和“da Vinci Si™”系统进行比较,两种系统均成功完成直肠癌前病变和早期恶性病变的经肛门全层切除,无癌症复发。内镜机器人系统实现了更短的手术时间和更低的穿孔率,因为其在骨盆解剖方面更符合人体工程学原理。目前正在开发的 Flex 机器人的改进版本可到达上消化道和近端结肠,并对全层切除和缝合全层缺损及 Zenker 憩室肌切开术进行了临床前的可行性研究[53]。第一版 Flex 机器人在 2015 年获得 FDA 批准,Flex® Colorectal Drive 在 2017 年获得 FDA 批准。

6.1.2.4 ColubrisMX 腔内手术(ColubrisMX ELS)系统(Houston, TX)

ColubrisMX 生产的新型腔内机器人手术系统是第一个用于上消化道和下消化道的完整的机器人腔内手术系统。该系统的主要特点是 Colubriscope, 它是一种灵活的机器人外套管道,允许在弯曲和复杂的腔内解剖结构中运用。Colubriscope 允许访问 2 个完全铰接的机器人控制的 7 个自由度的手术器械接口。目前, 一项评估 ColubrisMX ELS 系统在结直肠 ESD 患者中的安全性和有效性的临床前瞻性、单臂、开放标签、多中心可行性研究正在进行中[54]。

6.2 讨论和结论

机器人极大地扩展了内镜的诊断和治疗能力,拓展了现代医学的科学技术前沿。尽管在提高机器人性能方面取得了许多进展,但这种应用于柔性内镜的生物技术仍处于开发或等待临床验证阶段。开发一个能够提供完全自动化程序的柔性系统,代表了一种杰出的技术和经济挑战。结果就是,尽管研究者为此投入了很多精力,而且越来越多的公司也在关注这个领域,但让机器人在临床实践中得到实施仍然不够现实(一些诊断平台和CADx除外)。此外,柔性内镜机器人的潜在益处也很明显。显然,柔性内镜机器人可以很好地改变当前的内镜实践,其临床影响将比腹腔镜机器人更加显著。虽然手术机器人可以“增强”外科医生的先天能力,但不会改变手术程序,但机器人辅助内镜的预期益处是“启用”新的程序,为能够“接触一切、看到一切”的医生创造操作自由。这种操作自由可以在规格大小、灵活度、感官知觉方面超越那些阻碍柔性内镜使用的种种限制。柔性机器人平台有潜力去改变患者的手术体验,促进患者的伤口快速愈合,并且不留瘢痕,使患者保持身体的整体性、完整性和功能性。

毫无疑问,机器人辅助内镜技术所能提高的效率也将对学习曲线产生积极影响,并减少操作者之间的差异性,使更多的医生能够提供腔内和经腔道的治疗,并使更多的患者从此类治疗中受益。在不远的将来,内镜诊断很可能会变成电脑辅助和胶囊形式,并且为满足介入目的,基于内镜的程序将被保留。机器人技术和电脑辅助诊断将会直接影响内镜的工作流程,允许内镜的“单独”检查,从而减少操作人员的数量,或进行家庭自我管理胶囊检查,进而优化时间,提高诊断效果和患者接受度。

最后,一旦这些系统的使用被广泛采纳,将会对这些系统的成本效果进行分析和评估;随着手术机器人的使用和时间的推移,它们的费用可能会变得更低。

参考文献

1. Tomiki Y, Kawai M, Kawano S, et al. Endoscopic submucosal dissection decreases additional colorectal resection for T1 colorectal cancer. Med Sci Monit. 2018;24:6910–7. https://doi.org/10.12659/MSM.909380.
2. Ciuti G, Skonieczna-Żydecka K, Marlicz W, et al. Frontiers of robotic colonoscopy: a comprehensive review of robotic Colonoscopes and technologies. J Clin Med. 2020;9:1648. https://doi.org/10.3390/jcm9061648.
3. Rey JF, Ogata H, Hosoe N, et al. Feasibility of stomach exploration with a guided capsule endoscope. Endoscopy. 2010;42:541–5. https://doi.org/10.1055/s-0030-1255521.
4. Verra M, Firrincieli A, Chiurazzi M, et al. Robotic-assisted colonoscopy platform with a magnetically-actuated soft-tethered capsule. Cancers (Basel). 2020;12:1–15. https://doi.org/10.3390/cancers12092485.
5. Rembacken BJ, Gotoda T, Fujii T, Axon AT. Endoscopic Mucosal Resection. Endoscopy. 2001;33:709–18. https://doi.org/10.1055/s-2001-16224.
6. Probst A, Ebigbo A, Märkl B, et al. Endoscopic submucosal dissection for early rectal neoplasia: experience from a European center. Endoscopy. 2017;49:222–32. https://doi.org/10.1055/s-0042-118449.
7. Vucelic B, Rex D, Pulanic R, et al. The Aer-O-scope: proof of concept of a pneumatic, skill-independent, self-propelling, self-navigating colonoscope. Gastroenterology. 2006;130:672–7. https://doi.org/10.1053/j.gastro.2005.12.018.
8. García-Figueiras R, Baleato-González S, Padhani AR, et al. Advanced imaging techniques in evaluation of colorectal cancer. Radiographics. 2018;38:740–65. https://doi.org/10.1148/rg.2018170044.
9. Zhao S, Wang S, Pan P, et al. Magnitude, risk factors, and factors associated with adenoma miss rate of tandem colonoscopy: a systematic review and meta-analysis. Gastroenterology. 2019;156:1661–1674.e11. https://doi.org/10.1053/j.gastro.2019.01.260.
10. Rex DK. A self-propelled colonoscope: Aer-O-Scope. Curr Colorectal Cancer Rep. 2008;4:10–3. https://doi.org/10.1007/s11888-008-0003-4.
11. Boškoski I, Costamagna G. Endoscopy robotics: current and future applications. Dig Endosc. 2019;31:119–24. https://doi.org/10.1111/den.13270.
12. Shike M, Fireman Z, Eliakim R, et al. Sightline Colono sight system for a disposable, power-assisted, non-fiber-optic colonoscopy (with video). Gastrointest Endosc. 2008;68:701–10. https://doi.org/10.1016/j.gie.2007.12.062.
13. Cosentino F, Tumino E, Passoni GR, et al. Functional evaluation of the Endotics system, a new disposable self-propelled robotic colonoscope: in vitro tests and clinical trial. Int J Artif Organs. 2009;32:517–27. https://doi.org/10.1177/039139880903200806.
14. Tumino E, Parisi G, Bertoni M, et al. Use of robotic colonoscopy in patients with previous incomplete colonoscopy. Eur Rev Med Pharmacol Sci. 2017;21:819–26.
15. Trecca A, Catalano F, Bella A, Borghini R. Robotic colonoscopy: efficacy, tolerability and safety. Preliminary clinical results from a pilot study. Surg Endosc. 2020;34:1442–50. https://doi.org/10.1007/

s00464-019-07332-6.
16. Patel N, Darzi A, Teare J. The endoscopy evolution: 'the superscope era.'. Frontline Gastroenterol. 2015;6:101–7. https://doi.org/10.1136/flgastro-2014-100448.
17. Yeung CK, Cheung JLK, Sreedhar B. Emerging next-generation robotic colonoscopy systems towards painless colonoscopy. J Dig Dis. 2019;20:196–205. https://doi.org/10.1111/1751-2980.12718.
18. Gluck N, Melhem A, Halpern Z, et al. A novel self-propelled disposable colonoscope is effective for colonoscopy in humans (with video). Gastrointest Endosc 83:998-1004.e1. 2016; https://doi.org/10.1016/j.gie.2015.08.083.
19. Eickhoff A, Van Dam J, Jakobs R, et al. Computer-assisted colonoscopy (the neo guide endoscopy system): results of the first human clinical trial ("PACE study"). Am J Gastroenterol. 2007;102:261–6. https://doi.org/10.1111/j.1572-0241.2006.01002.x.
20. Rösch T, Adler A, Pohl H, et al. A motor-driven single-use colonoscope controlled with a hand-held device: a feasibility study in volunteers. Gastrointest Endosc. 2008;67:1139–46. https://doi.org/10.1016/j.gie.2007.10.065.
21. Li Z, Chiu PWY. Robotic Endoscopy. Visc Med. 2018;34:45–51. https://doi.org/10.1159/000486121.
22. Khandalavala K, Shimon T, Flores L, et al. Emerging surgical robotic technology: a progression toward microbots. Ann Laparosc Endosc Surg. 2020;5:3–3. https://doi.org/10.21037/ales.2019.10.02.
23. Groth S, Rex DK, Rösch T, Hoepffner N. High cecal intubation rates with a new computer-assisted colonoscope: a feasibility study. Am J Gastroenterol. 2011;106:1075–80. https://doi.org/10.1038/ajg.2011.52.
24. Nakamura T, Terano A. Capsule endoscopy: past, present, and future. J Gastroenterol. 2008;43:93–9. https://doi.org/10.1007/s00535-007-2153-6.
25. Taddese AZ, Slawinski PR, Obstein KL, Valdastri P. Closed loop control of a tethered magnetic capsule endoscope. Robot Sci Syst. 2016:12. https://doi.org/10.15607/rss.2016.xii.018.
26. Chen PJ, Lin MC, Lai MJ, et al. Accurate classification of diminutive colorectal polyps using computer-aided analysis. Gastroenterology. 2018;154:568–75. https://doi.org/10.1053/j.gastro.2017.10.010.
27. Byrne MF, Chapados N, Soudan F, et al. Real-time differentiation of adenomatous and hyperplastic diminutive colorectal polyps during analysis of unaltered videos of standard colonoscopy using a deep learning model. Gut. 2019;68:94–100. https://doi.org/10.1136/gutjnl-2017-314547.
28. Wang P, Berzin TM, Glissen Brown JR, et al. Real-time automatic detection system increases colonoscopic polyp and adenoma detection rates: a prospective randomised controlled study. Gut. 2019;68:1813–9. https://doi.org/10.1136/gutjnl-2018-317500.
29. Repici A, Badalamenti M, Maselli R, et al. Efficacy of real-time computer-aided detection of colorectal neoplasia in a randomized trial. Gastroenterology. 2020;159:512–520.e7. https://doi.org/10.1053/j.gastro.2020.04.062.
30. Hassan C, Wallace MB, Sharma P, et al. New artificial intelligence system: first validation study versus experienced endoscopists for colorectal polyp detection. Gut. 2020;69:799–800. https://doi.org/10.1136/gutjnl-2019-319914.
31. Hassan AR, Haque MA. Computer-aided gastrointestinal hemorrhage detection in wireless capsule endoscopy videos. Elsevier Ireland Ltd; 2015.
32. Wang S, Xing Y, Zhang L, et al. A systematic evaluation and optimization of automatic detection of ulcers in wireless capsule endoscopy on a large dataset using deep convolutional neural networks. Phys Med Biol. 2019;64:235014. https://doi.org/10.1088/1361-6560/ab5086.
33. Iwahori Y, Hattori A, Adachi Y, et al. Automatic detection of polyp using hessian filter and HOG features. Procedia Comput Sci. 2015;60:730–9. https://doi.org/10.1016/j.procs.2015.08.226.
34. Karargyris A, Bourbakis N. Detection of small bowel polyps and ulcers in wireless capsule endoscopy videos. IEEE Trans Biomed Eng. 2011;58:2777–86. https://doi.org/10.1109/TBME.2011.2155064.
35. Nakadate R, Arata J, Hashizume M. Next-generation robotic surgery - from the aspect of surgical robots developed by industry. Minim Invasive Ther Allied Technol. 2015;24:2–7. https://doi.org/10.3109/13645706.2014.1003140.
36. Bardaro SJ, Swanström L. Development of advanced endoscopes for natural orifice transluminal endoscopic surgery (NOTES). Minim Invasive Ther Allied Technol. 2006;15:378–83. https://doi.org/10.1080/13645700601038069.
37. Thompson CC, Ryou M, Soper NJ, et al. Evaluation of a manually driven, multitasking platform for complex endoluminal and natural orifice transluminal endoscopic surgery applications (with video). Gastrointest Endosc. 2009;70:121–5. https://doi.org/10.1016/j.gie.2008.11.007.
38. Yasuda K, Kitano S, Ikeda K, et al. Assessment of a manipulator device for NOTES with basic surgical skill tests: a bench study. Surg Laparosc Endosc Percutaneous Tech. 2014;24:e191–5. https://doi.org/10.1097/SLE.0b013e31828fa24a.
39. Fuchs KH, Breithaupt W. Transgastric small bowel resection with the new multitasking platform Endo SAMURAI™ for natural orifice transluminal endoscopic surgery. Surg Endosc. 2012;26:2281–7. https://doi.org/10.1007/s00464-012-2173-z.
40. De Donno A, Zorn L, Zanne P, et al. Introducing STRAS: a new flexible robotic system for minimally invasive surgery. Proc-IEEE Int Conf Robot Autom. 2013:1213–20. https://doi.org/10.1109/ICRA.2013.6630726.
41. Mascagni P, Lim SG, Fiorillo C, et al. Democratizing endoscopic submucosal dissection: single-operator fully robotic colorectal endoscopic submucosal dissection in a pig model. Gastroenterology. 2019;156:1569–1571.e2. https://doi.org/10.1053/j.gastro.2018.12.046.
42. Zorn L, Nageotte F, Zanne P, et al. A novel Telemanipulated robotic assistant for surgical endoscopy: preclinical application to ESD. IEEE Trans Biomed Eng. 2018;65:797–808. https://doi.

org/10.1109/TBME.2017.2720739.
43. Wang Z, Phee SJ, Lomanto D, et al. Endoscopic submucosal dissection of gastric lesions by using a master and slave transluminal endoscopic robot: an animal survival study. Endoscopy. 2012;44:690–4. https://doi.org/10.1055/s-0032-1309404.
44. Chiu PWY, Phee SJ, Wang Z, et al. Feasibility of full-thickness gastric resection using master and slave transluminal endoscopic robot and closure by overstitch: a preclinical study. Surg Endosc. 2014;28:319–24. https://doi.org/10.1007/s00464-013-3149-3.
45. Takeshita N, Ho KY, Phee SJ, et al. Feasibility of performing esophageal endoscopic submucosal dissection using master and slave transluminal endoscopic robot. Endoscopy. 2017;49:E27–8. https://doi.org/10.1055/s-0042-121486.
46. Chiu PWYW, Phee SJ, Ho K-Y. Tu2016 colonic endoscopic submucosal dissecion using ease robotic system-a preclinical study. Gastrointest Endosc. 2019; 89: AB658–9. https://doi. org/10. 1016/j. gie. 2019.03.1160.
47. Phee SJ, Ho KY, Lomanto D, et al. Natural orifice transgastric endoscopic wedge hepatic resection in an experimental model using an intuitively controlled master and slave transluminal endoscopic robot (MASTER). Surg Endosc. 2010;24:2293–8. https://doi.org/10.1007/s00464-010-0955-8.
48. Kaan H, Ho K. Endoscopic robotic suturing: the way forward. Saudi J Gastroenterol. 2019;25:272. https://doi.org/10.4103/sjg.SJG_12_19.
49. Carmichael H, D'Andrea AP, Skancke M, et al. Feasibility of transanal total mesorectal excision (taTME) using the Medrobotics flex® system. Surg Endosc. 2020; 34: 485–91. https: //doi. org/10. 1007/s00464-019-07019-y.
50. Persky MJ, Issa M, Bonfili JR, et al. Transoral surgery using the flex robotic system: initial experience in the United States. Head Neck. 2018;40:2482–6. https://doi.org/10.1002/hed.25375.
51. Turiani Hourneaux de Moura D, Aihara H, Jirapinyo P, et al. Robot-assisted endoscopic submucosal dissection versus conventional ESD for colorectal lesions: outcomes of a randomized pilot study in endoscopists without prior ESD experience (with video). Gastrointest Endosc. 2019;90:290–8. https://doi.org/10.1016/j.gie.2019.03.016.
52. Paull JO, Graham A, Parascandola SA, et al. The outcomes of two robotic platforms performing transanal minimally invasive surgery for rectal neoplasia: a case series of 21 patients. J Robot Surg. 2020;14:573–8. https://doi.org/10.1007/s11701-019-01021-1.
53. de Moura DTH, Aihara H, Thompson CC. Robotic-assisted surgical endoscopy: a new era for endoluminal therapies. Video GIE. 2019;4:399–402. https://doi.org/10.1016/j.vgie.2019.04.014.
54. Grecco E.A prospective investigation of the ColubrisMX ELS System. https://clinicaltrials.gov/ct2/show/NCT04192565. Accessed 1 Nov 2020.

第 7 章

机器人化微创设备：填补刚性工具和大型机器人系统间的空白

Amir Szold, Nienke Warnaar

当前微创设备的自由度(DOF)有限，不符合人体工程学。这就导致其在手术中执行简单的任务时受到严重限制，更不用说复杂的任务了。这阻碍了许多外科医生在不同领域(如结肠手术、疝修补术、妇科手术)使用微创技术，以及微创手术在世界上许多地方仍然没有被广泛采用。直到最近，微创设备只有 2 类：传统的直接手动设备和基于控制台的大型机器人系统。外科机器人系统(不是真正的机器人，而是机电系统，没有自主功能)提供了极好的增强清晰度和非常好的 3D 视觉，但成本高昂，逻辑复杂[1]。

Intuitive Surgical 公司(Sunnyvale, CA, USA)最初开发了"Mona"，这是一个由 NASA 和美国陆军联合开发的远程遥控机器发展而来的机器人系统[2]。1993 年，该系统的第一次试验是在一个装有猪肠的人体模型上进行的，随后在 1997 年经过大量动物试验后，第一次使用"Mona"对人体进行了实际操作。1998 年，Intuitive Surgical 公司开始了第一次人体试验，并推出了下一个改进的开发产品，即达芬奇系统。同年，达芬奇系统的首次商业销售成为事实。然而，直到 2000 年 FDA 才批准包括用于普通外科适应证的完整设备。

大多数最初的试验都是在受控的实验室环境下进行的试验台试验，显示了达芬奇系统的明显益处。这些试验证明了执行复杂微创任务时达芬奇系统相对常规微创设备在灵活性、精确性、人体工程学和学习曲线方面的优势[3,4]，但是，这些指标转化为患者预后的优势或临床领域其他性能测量的证据远没有说服力[5]，并且这些优势仅在临床实践的特定领域被证明[6]。

如今，在 PubMed 上简单搜索一下"机器人手术"这个词，就会发现约有 21 050 条被引用，其中几乎包括了所有的外科专业。然而，不像泌尿科医生在结果显著改善后大量采用"机器人前列腺切除术"技术，大多数胃肠外科医生仍然不愿意在日常实践中使用达芬奇系统，因为没有明确的证据表明使用机器人技术的额外益处。该系统大部分围绕"对接"程序的实际问题，当然还有资金问题，仍然是阻碍因素。

考虑到这些系统的成本非常高，成本/效益等式中的成本部分变得令人生畏，除非证明这种效益收益是巨大的,或者直接成本和间接成本被大幅降低,否则这些设备无法成为世界上大多数手术室的标准设备。

提高外科医生灵活性的尝试包括以下几个方面。

1.基于控制台的系统,如达芬奇系统,已成为机器人系统的基准。将外科医生与患者分开并能进行远程手术操作能力的动机是由NASA和DARPA联合设计开发的,该设计旨在使患者能够在太空任务和受污染区域进行远程手术治疗。这就要求1个庞大、笨重和复杂的系统,除了控制台外科医生外,还需要1名床旁外科医生,而且除了外科医生符合人体工程学的坐姿之外,用户界面与手术机械手和视觉系统之间的断开似乎使设备的附加值有限。最近推出的可商购或接近市场的竞争系统(Versius,CMR Surgical Ltd.,Cambridge,UK/Dexter,Elemental Healthcare,Hungerford,UK/Senhance,TransEnterix Surgical,Inc.,Morrisville,USA)具有类似的设计,但有一些变化。常见的变化是单独的机械臂单元和更纤薄的用户控制台,但基本配置大体相同。在分析达芬奇机器人的哪些特征是提高台架测试性能的原因时,似乎额外的自由度、立体视觉和非常好的用户界面的组合是核心特征。一项研究甚至表明,仅仅是关闭达芬奇系统上的立体视觉,就会显著降低新手和经验丰富的外科医生的表现[8]。

2.安装床旁系统,将机械臂连接到手术台上是一种潜在的配置,目前市场上没有现成的系统。尽管有几家公司有很好的工作原型,如DLR轻型机器人Ⅲ(LWR Ⅲ)(德国慕尼黑机器人与机电一体化研究所)。这种配置有几个潜在的优势:具有灵活性,机械臂的数量和位置不受限制,并且可以根据程序及患者在手术期间重新定位的情况进行修改,这不需要断开系统,并且可以在不中断手术室工作流程的情况下完成。

3.手持式机器人微创设备是一种新颖的小型自动化设备,能够实现类似于大型机器人系统的关节运动和自由度,不需要连接到床或平台上,而是由外科医生的手自由操作。

由于目前市场上有许多高质量的3D/立体可视化系统,因此有机会开发方便的设备,以更低的成本提高外科医生的效能,并与可视化系统相结合,创建一个“即装即用”的机器人系统,使外科医生能够根据手术过程、手术技能,以及工作和手术的经济和社会环境定制组件。

最近发表了几篇关于这项技术的评论[9,10]。当前的机械关节式手术器械具有广泛的用户界面、腕部结构和用途;然而,目前对于什么使铰接式机械设备易于使用还没有明确的共识。一些铰接式机械设备已进入商业市场,而另一些正在开发中。随着铰接式机械设备的成熟,它们有可能以较低的成本提供目前仅在机器人系统中才有的一些功能,从而影响微创手术市场。

表7.1总结了所有可用的机械和机器人腹腔镜器械。然而,我们将专注于更适合市场的仪器,如JAIMY®、DEX™机器人和HandX™,以及最广泛使用的机械仪器FlexDex®。

FlexDex®(FlexDex Surgical,Brighton MI,USA)基于机械设计,无须电子元件即可将前臂、腕关节和手指的运动转换到仪器的尖端[9,11]。它提供了铰接式控制,并成功地在有限的空间内进行了6个自由度的缝合。该工具框架作为前臂支架连接,鉴于该产品的局限性,更换器械可能具有挑战性且耗时[8,12,13]。此外,它仅与8mm套管针兼容,当前仪器不允许更换末端执行器,仅提供持针器。

JAIMY®设备(Endocontrol,La Tronche,France)具有对电动运动的单指控制和用于改

表 7.1 机械和机器人手持腹腔镜设备汇总

设备	类型	仪器	DOF[a]	市场可用性
FlexDex®(FlexDex 公司,Brighton,MI,USA)	机械的	持针器	6	世界各地
SILS®Hand(美敦力,Minneapolis,MN,USA)	机械的	可互换的	7	世界各地
r2 CURVE (图宾根科学医疗有限公司,Tübingen,Germany)	机械的	可互换的	7	主要在欧洲可供选择
r2 DRIVE (图宾根科学医疗有限公司,Tübingen,Germany)	机械的	可互换的	7	主要在欧洲可供选择
JAIMY®(Endocontrol, Grenoble, France)	机器人	多功能的	6	主要在欧洲可供选择
DEX™机器人(Dexterite Surgical,Annecy,France)	机器人	可互换的	7	主要在欧洲可供选择
HandX™(Human Xtensions,Netanya,Israel)	机器人	可互换的	7	主要在欧洲可供选择
Autonomy Lavisor-Angle® (剑桥内镜设备,Framingham,MA,USA)	机械的	持针器	7	无货
RealHand® (诺华外科系统,Cupertino,CA,USA)	机械的	可互换的	7	无货
Kymerax®(Terumo Europe NV,Leuven,Belgium)	机器人	可互换的	5	无货

注:[a]DOF,自由度。

善手术姿势的符合人体工程学的手柄,经过评估和证明,其在测量技能和灵活性的台架测试中明显更好[14]。它是 1 种 5mm 铰接式可重复使用器械,具有无限的额面旋转和速度控制,可在人体工程学困难条件下提供优势[15]。该设备具有有限的 6 个自由度,仅在 1 个平面上进行铰接,这使其更易于控制,但限制了其功能。此外,它目前仅作为持针器提供,并与电缆连接。

DEX™机器人(Dex Surgical,Verrièresle-Buisson,France)是一种带有手柄的机器人设备,可以独立于轴工作,从而为外科医生的手部姿势提供更好的人体工程学设计[16]。末端执行器为 8mm,可多次使用,目前可提供持针器、解剖器、剪刀和钩子。该设备有 7 个自由度,并通过电缆连接到控制盒。

HandX™(Human Xtensions,Netanya, Israel)是 1 种轻便的手持设备,可在腹腔镜检查期间将自然手部动作转化为患者体内的复杂动作。该设备由 1 个复杂的用户界面和 1 个由计算机界面控制的新型电机驱动关节工具组成。该系统仅连接到电源线,不需要任何设置时间,并且可以在常规 5mm 腹腔镜套管针之间轻松移动,并在具有 7 个自由度的手术区进行复杂的运动。迄今为止,已将其在欧洲多个国家及美国和以色列用于数百例患者。手术包括上消化道手术(袖状胃切除术、食管旁疝修补术、胃旁路术)、腹股沟和腹疝修补术、胆囊切除术、子宫切除术、结肠切除术、前列腺切除术和肾切除术。与所描述的所有其他系统一样,其已通过 FDA 和 CE 认证。

铰接器械增加了设备的自由度,而铰接是实现复杂运动的关键特征;然而,在手持式腹腔镜器械中,由于以下几个原因,其可能更难控制:首先,与刚性器械相比,该器械的连接部分与使用者的本体感受系统断开,并且对视觉信息的依赖性更大,以关闭反馈回路并实现对尖端的精确控制。对于一些外科医生来说,3D/立体可视化系统可以增强用户体验并缩短学习曲线[17]。其次,需要习惯铰接尖端与手持设备的组合(由于腹部入口点固定,器械在患者体内以相反方向移动),并增加了用户的额外运动复杂性和精神负担。在某些设备(HandX™)中,通过减少自由度,允许外科医生根据手术和外科医生的技能水平定制设备来解决这个问题。在另一个设备(JAIMY®)中,最初具有较少的自由度,因此最初更容易控制。机器人设备的学习曲线似乎比传统的腹腔镜更长;但在最近的一项小型研究中,机器人设备的灵巧性(即力量和冲量)更好[18]。

讨论机械设备和机器人设备之间的区别很重要。机械设备需要手动操作,并且在长时间的手术过程中可能会增加外科医生手部的压力,尤其是腕关节。更重要的是,机械设备只能将外科医生的手部动作直接转化为末端执行器,而不会因手术类型、患者特征或外科医生的技能水平而进行潜在的修改。

机器人设备,尤其是具有显著“智能”的设备,可以作为一个平台,成倍地提高外科医生的能力。该设备可以稳定外科医生的手,并缩放关节或翻转指尖向上或向下的运动,允许缩放灵活性,可以根据具体任务量身定制。在外科医生和机载计算机的共同驱动下,一些任务可能会被辅助,甚至部分自动化。此外,机器人设备可以测量任何类型的运动所涉及的力量,阻止或警告操作员在特定任务中施加过度的力量,甚至提供有关组织特征的有价值的信息,从而提高设备和程序的安全性。

此外,操作性能指标可以被存储,并且考虑到关于外科医生和程序的数据可以相互参照,这可以作为一个有价值的数据库来改进结果,协助质量控制和加强培训。

从逻辑计算的角度来看,连接到医院数据网的计算机设备有助于医院的库存管理和采购、仪器维护和效用分析。

机器人手持设备基本上有 3 个主要组成部分:用户界面、包括电机和计算机的驱动单元,以及末端执行器。不同的公司以不同的方式配置这些组件和它们之间的连接。为了充分利用手持配置的优势,有必要将这 3 个组件构建为独立的组件,并将它们作为构建块来构建相同基本技术的不同配置。这样,人们就可以使用机器人手持设备来驱动重型末端执行器,如切割闭合器、儿童手术用的 3mm 关节器械,甚至是柔性内镜。对这 3 个组件进行解构和重构,可以得到由同一用户界面驱动的远程控制配置、床边配置和几种配置的即插即用组合。

在研究医疗设备的功能时,可以找到其他已知行业的参考;就像大多数机动车辆,从小型汽车到大型卡车、拖拉机,甚至一艘船,均可使用相同的物理对象、车轮和相同的身体运动来控制它们;不同的关节、灵活且基于导管的治疗设备将由类似的用户界面驱动,使用相同的身体姿势在末端执行器上实现类似的功能。

手持设备的优势在于可实现外科医生和患者之间的直接、床旁互动。这样可以节省额外的、有经验的床旁外科医生,并使外科医生能够更好地进行互动,并轻松切换角色。这种配置还允许在没有特殊基础设施的常规手术室中使用尽可能多的设备,在入口点之间自由移动。

计算机辅助干预需要治疗性主动组件,反馈回路由数据反馈组件反馈,该数据反馈组件可以是视频反馈、成像反馈或来自其他传感器的数据。在这方面，基于控制台的系统具有很大的优势，可将所有组件集成到一个系统中，并允许相对无缝的数据流来关闭反馈循环。手持设备需要更复杂的数据采集系统和数据集成，缺乏精确的位置数据，即插即用的配置需要更多的计算能力和基于软件的数据处理，但这是可实现的，只需要更长的开发时间和市场接受度。

手持式机器人设备具有巨大的潜力，可以填补大型、昂贵的系统与世界各地用于执行微创手术的简单机械设备之间的巨大差距，每天可为每个手术室提供类似机器人的功能。在不久的将来，越来越多的手术将不是由大型机器人系统实现，而是由小型智能设备实现，这些设备越来越成熟，将被外科医生广泛接受。

参考文献

1. Perez RE, Schwaitzberg SD. Robotic surgery: finding value in 2019 and beyond. Ann Laparosc Endosc Surg. 2019;4:51.
2. Satava RM. Surgical robotics: the early chronicles: a personal historical perspective. Surg Laparosc Endosc Percutan Tech. 2002;12:6–16.
3. Hernandez JD, Munz Y, Moorthy K, Datta V, Martin S, Dosis A, Bello F, Darzi A, Rockall T. The learning curve of a simulated surgical task using the da Vinci telemanipulator system. Br J Surg. 2002;89:17–8.
4. Yohannes P, Rotariu P, Pinto P, Smith AD, Lee BR. Comparison of robotic versus laparoscopic skills: is there a difference in the learning curve? Urology. 2002;60:39–45.
5. Szold A, Bergamaschi R, Broeders I, et al. European association of endoscopic surgeons (EAES) consensus statement on the use of robotics in general surgery. Surg Endosc. 2015;29:253–88.
6. Jayne D, Pigazzi A, Marshall H, Croft J, et al. Effect of robotic-assisted vs conventional laparoscopic surgery on risk of conversion to open laparotomy among patients undergoing resection for rectal cancer – The ROLARR Randomized Clinical Trial. JAMA. 2017;318:1569–80.
7. Tewari A, Srivasatava A, Menon M. A prospective comparison of radical retropubic and robot-assisted prostatectomy: experience in one institution. BJU Int. 2003;92:205–10.
8. Criss CN, Jarboe MD, Claflin J, Matusko N, Rooney DM. Evaluating a solely mechanical articulating laparoscopic device: a prospective randomized crossover study. J Laparoendosc Adv Surg Tech A. 2019;29:542–50.
9. Anderson P, Lathrop R, Webster R. Robot-like dexterity without computers and motors: a review of hand-held laparoscopic instruments with wrist-like tip articulation. Expert Rev Med Devices. 2016;13:661–72.
10. Sánchez Margallo F, Sánchez-Margallo J, Szold, A. New Horizons in Laparoscopic Surgery 2018. Handheld Devices for Laparoscopic Surgery: 75–93.
11. Awtar S, Trutna TT, Nielsen JM, Abani R, Geige J. FlexDexTM: a minimally invasive surgical tool with enhanced dexterity and intuitive control. J Med Dev. 2010:4(3).
12. Criss CN, Ralls MW, Johnson KN, Awtar S, Jarboe MD, Geiger JD. A novel intuitively controlled articulating instrument for reoperative foregut surgery: a case report. J Laparoendosc Adv Surg Tech A. 2017;27:983–6.
13. Gorgen ARH, Araldi M, de Oliveira PA, da Silva AGT, Ghissi AJ, Fernandes AS, Tavares P, Rosito TE, Cabral RD. Laparoscopic pediatric pyeloplasty using the Flexdex® articulating needle driver: step-by-step video. J Pediatr Urol. 2019;15:421–2.
14. Bensignor T, Morel G, Reversat D, Fuks D, Gayet B. Evaluation of the effect of a laparoscopic robotized needle holder on ergonomics and skills. Surg Endosc. 2016;30:446–54.
15. Siri E, Crochet P, Charavil A, Netter A, Resseguier N, Agostini A. Learning intracorporeal suture on pelvi-trainer using a robotized versus conventional needle holder. J Surg Res. 2020;251:85–93.
16. Sánchez-Margallo JA, Sánchez-Margallo FM. Initial experience using a robotic-driven laparoscopic needle holder with ergonomic handle: assessment of surgeons' task performance and ergonomics. Int J Comput Assist Radiol Surg. 2017;12:2069–77.
17. Byrn J, Schluender S, Divino C, Conrad J, Gurland B, Shlasko E, Szold A. Three-dimensional imaging improves surgical performance for both novice and experienced operators using the da Vinci Robot System. Am J Surg. 2007;193:519–22.
18. Feng J, Yan Z, Li M, Zhang Z, Chen X, Du Z, Yang K. Handheld robotic needle holder training: slower but better. Surg Endosc. 2020;

第 8 章

内镜技术在胃肠道手术中的作用

Karl-Hermann Fuchs, Ryan C. Broderick, Arielle M. Lee

8.1 引言和历史发展

胃肠道(GI)内镜检查的历史表明,早期医生渴望探索食管、胃和肠道并记录所见,这可能会得到更明确的信息和确定的诊断,而后者是最佳治疗决策的“必要条件”。

外科医生参与了柔性内镜的研发,因为他们通常在手术前会深度参与胃肠道疾病患者的治疗决策。经常出现的一些重要问题是:相对于某些解剖标志,肿瘤的确切位置在哪里?哪些手术会让胃肠道外科医生在手术过程中使用内镜检查?一些重要的结构(神经、血管)与需要解剖的切除线和组织层次之间的距离有多远?如果外科手术不能如期进行,那么关于给定患者的个体解剖结构有哪些选择?

上消化道疾病,尤其是胃部疾病,是20世纪的常见病,因此内科医生和普通外科医生都非常渴望拥有一种工具来更准确地探查食管、胃和十二指肠,以解决诊断问题。早期,只有放射线照相术能帮助医生。在20世纪50年代和20世纪60年代,柔性内镜技术出现了,并在20世纪80年代被纳入临床的常规操作[1-8]。一旦柔性内镜技术被内镜医生、胃肠病学家和外科医生经常使用,镜下治疗的思想和成分就被纳入,那么就会衍生出治疗方式,从而发展胃肠道医学的新思维和全新分支,即介入和治疗性内镜检查[9-13]。于是便产生了重要的内镜技术,如内镜止血、ERCP和乳头切开术及内镜下切除术[9-13]。

因此,在过去的几十年中,胃肠病学家和外科医生都推动了柔性内镜的发展,使其成为一种优秀的诊断和治疗工具。将内镜生成的信息转化为患者的临床优势,其最佳例子是基于内镜检查结果改善对胃十二指肠出血病变的管理[14]。在急诊内镜检查期间,对溃疡基底的精确检查有助于确定溃疡复发出血的可能性[14,15]。而这种复发出血的可能性是根据出血病变的内镜可见特征进行分类的。其还可对部分活动性出血病例进行内镜止血。有明显大血管残端的溃疡在经过一段时间的重症监护后进行早期择期手术,因为内镜下止血似乎不能完全解决。这一概念降低了20世纪80年代胃十二指肠溃疡出血的外科手术率,并降低了消化性溃疡出血的死亡率[14-18]。急诊内镜检查不仅可以准确诊断,而且可以提供复发出血的预测和预后判断。这为外科医生提供了决定是进一步手术还是保守治疗的宝贵信息。因此,急诊内镜检查满足了3个以前未能满足的需求：①出血病变的定位；②镜下止血；③对病变特征的预后判断，决定是否进行外科手术。

自20世纪70年代初将内镜用于诊断和治疗消化道出血以来，急诊内镜检查改变了该病的治疗理念。起初，急诊内镜检查的任务仅限于找到出血部位。后来很多医院都开展了内镜下止血的治疗。此外，通过内镜检查预选出可通过外科手术获益的患者成为可能。这些因素显著降低了胃肠道出血的死亡率。

有一点值得注意，外科医生在需要时可使用真实的内镜信息来改变手术策略，以使患者受益。因此，胃肠道外科医生应该参与对内镜检查结果的解读，这对进一步的治疗决策十分重要[14-18]。

如今，胃肠病学家和外科医生已经开发了许多柔性内镜治疗方式，它们甚至完全或部分取代了这些适应证的传统手术，如早期食管癌的内镜切除术和经口内镜下食管括约肌切开术(POEM)[19]。上消化道手术涉及胃食管反流病(GERD)、食管动力障碍(如痉挛和贲门失弛缓症)、食管癌、Barrett食管、胃癌、肥胖和一些胃和胃十二指肠功能障碍，如胃排空延迟和胃出口梗阻[13,20]。对这些疾病进行的腹腔镜外科手术已建立多年，并进一步向内镜技术发展[13,18-21]。

在过去的几年中，这些腹腔镜手术已被柔性机器人手术部分替代，以适应某些适应证[11-13,17-22]。一些内镜技术几乎已经取代了对应的腹腔镜技术，如POEM；通过内镜切除早期食管癌的食管切除术；通过内镜黏膜下剥离术(ESD)切除胃、十二指肠和结肠黏膜肿瘤和整个胃肠道的早期癌症；以及各种针对肥胖的内镜检查[11-13,17-22]。这些手术由具有胃肠病学和外科背景的专业内镜医生来执行[11-13,17-22]。

8.2 柔性内镜在普通外科和胃肠道外科中的作用

8.2.1 内镜诊断检查

内镜检查在多个方面对胃肠道疾病的外科治疗发挥作用。一些疾病可以通过内镜检查得到最好的诊断，如胃肠道恶性肿瘤。此外，在胃食管反流病和贲门失弛缓症等胃肠道功能性疾病中，内镜检查可以揭示食管和胃内典型诊断的特异性图像，从而有助于确定最终诊断[23-26]。但是，即使在胃肠道内没有特殊改变的胃肠功能性疾病中，或者即使没有任何内镜可见的改变(如功能性消化不良)，从上消化道内镜获得的信息对于排除某些疾病也是至关重要的，这样可以更容易地得到正确的诊断。因此，内镜检查是胃肠病诊断和治疗的主要手段。

一个特殊的问题是对既往手术患者的诊断评估，以及随后解剖和功能的变化，这可能很重要，甚至是另一个修正手术的原因[24]。对这些患者进行内镜检查可能是必不可少的：①在初次手术后寻找问题的可能原因；②检测以前未知的胃肠道解剖结构和(或)功能变化，可能会按计划改变手术策略。这些发现可能非常微妙，只有经验丰富的外科医生和内镜医生才能看到，这就强调了外科医生参与检查的重要性。重要的是，胃肠外科医生有机会亲自探索胃肠道，以便有机会了解细微的变化，例如，在先前的抗反流手术后食管和贲门的差别，这可能无法被不专注于解剖学的胃肠病学家识别。反之亦然，黏膜表面的细微变化，这可能会逃过胃肠外科医生的检查，而胃肠病学家则专门接受这些方面的培训[24,26-28]。

临床经验表明，这些内镜检查应由相关外科医生和(或)其团队进行，以直接获取这些内镜知识和信息，而不会丢失任何信息或因改变解释而增加风险。

8.2.2 内镜检查和专门的胃肠手术

如表 8.1 所示，内镜检查在胃肠道手术中具有预防并发症的发生和治疗的作用。这些适应证可以由胃肠病学家来确定；然而，对于具有临床经验的胃肠道外科医生来说，通过内镜手术中获得这种经验非常重要[29,30]。只有这样，才能对内镜检查结果的指导性做出判断，在手术决策和治疗过程中建立内镜操作适应证的规范，以及将必要的内镜手术更合理有效地留给高年资内镜医生和胃肠病学家去指导，使外科医生扩展思路和增加经验[31]。因此，让胃肠外科医生参与这些程序并通过适当的培训以获得足够的熟练程度至关重要[31]。

表 8.1　内镜在胃肠道手术中的作用

诊断
诊断检查中的例行程序
术前的特殊诊断
• 寻找病灶
• 在解剖学上发现细微的变化
术中内镜检查
验证解剖结构(例如，在手术中定位贲门)，对多次手术和粘连松解提供帮助
识别解剖学上的重要结构，如 LES 或食管憩室
在结肠或小肠中定位小肿瘤
在进行吻合术后协助检测渗漏
作为联合操作的一部分进行内镜治疗
术中识别渗漏
治疗作用
识别术后渗漏并通过清创和冲洗(引流)清洁，对该部位进行初步处理
通过组织密封剂或缝合在外科手术后识别和关闭渗漏
通过内海绵疗法治疗渗漏
手术缝合部位术后出血的内镜下止血
用内镜下放置的支架覆盖渗漏
内镜下放置引流管
其他先进的介入内镜检查方法以进行适当的治疗

遗憾的是，在过去的几十年中，很少有证据强调这些观点，而只有那些操作过内镜检查和手术，尤其是微创手术的外科医生的经验[31-38]。接受过培训的胃肠外科医生确信，他们可以进行内镜检查和手术来提高自己的技能和判断力。有证据表明，熟练掌握内镜图像相关能力是必要的，并且在获得内镜经验方面存在相关性[39]。

胃肠外科医生的专业知识储备更多，这是因为他们了解潜在的诊断和治疗替代方案，这些知识可以由内镜技术提供。如果他们面对临床或术中情况，尤其术后情况，这些替代方案可能值得考虑。

内镜检查和胃肠外科手术之间的明显联系是术中内镜检查，这在微创外科手术中很常见，由于探查腹腔时的触觉体验有限，因此内镜辅助可能有优势。

表 8.2 概述了一些关于术中内镜检查的研究及不同机构的临床经验[32-38]。一个重要的适应证是在修正微创手术中识别或确认解剖结构。术中内镜检查的常见适应证是腹腔镜抗反流手术期间贲门的识别。图 8.1 展示了食管裂孔区和远端食管解剖后的这种情况。确定食管下括约肌的准确位置对于识别可能的短食管很重要。柔性机器检查有助于从腔内识别食管胃交界处，这可以与腹腔镜视图和相对于裂孔水平的位置相关联。

8.2.3 内镜检查与普通外科和胃肠道外科相结合

在美国，内镜检查已成为普通外科医生发表文献的支柱之一。在概述普通外科医生的工作量和实践模式时的结果表明，从 1999

表 8.2 术中内镜检查的临床经验概述

作者(年)	n	识别解剖结构,定位病变	机械辅助	渗漏试验
Strodel(1984)	92	81	11	0
Zmora(2002)	57	57 病变定位, 66% 概念改变	0	0
Mihara(2004)	10	10 出血定位	0	0
Park(2005)	33	33 癌症定位	0	0
Sekhar(2006)	340	0	0	340
Wilhelm(2008)	98	98 肿瘤定位	0	0
Fuchs(2017)	132	78%识别和定位	3%	18%

年到 2011 年,内镜手术的数量翻了一番[42]。在农村地区,内镜检查已成为普通外科医生最常用的手段。这些事实要求在外科医生的内镜培训中采取合理的方式[41,43]。

SAGES 委员会在过去 10 年中推动了多项活动,以激励外科医生内镜检查方面的临床操作和培训,如 FES 计划(FES™=Fundamentals of Endoscopic Surgery),这是一项针对内镜检查知识和技能的培训计划和测试[40,41]。此外,美国外科委员会(ABS)已经启动开设了柔性内镜课程(FEC)[41],其已经进行了研究以评估当前情况,以比较普通外科医生和胃肠外科研究者的测试结果[41]。数据显示,可以改进内镜检查的培训,以使普通外科医生通过 FES 考试。

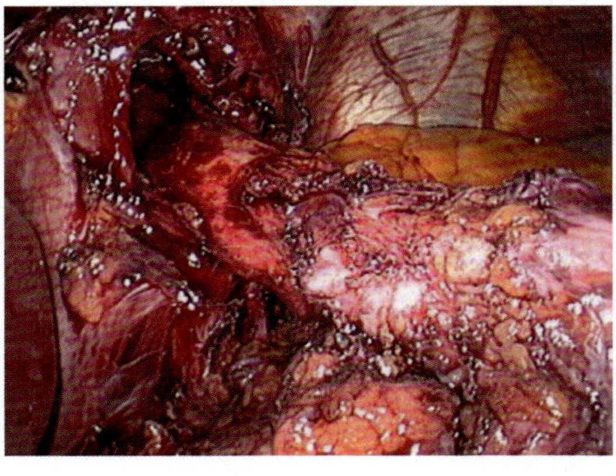

图 8.1 食管裂孔区和贲门的术中视图,同时显示食管下括约肌的腔内特征(变窄和向胃皱襞变化),作为腹腔内、腹腔镜下贲门切开的参考,这不能准确识别食管胃交界处。

最近一项关于手术实习生在腹腔镜和柔性机器模拟中的表现的研究显示出有趣的相关性[39]。腹腔镜手术和内镜手术都是基于图像的,与开放式手术技术相比,它们通常需要更多的培训才能获得足够的熟练程度[39]。在这项研究中,资深的外科住院医生接受了基于腹腔镜手术基础(FLS™)的腹腔镜缝合任务和内镜技能培训计划的测试。而参与者的模拟腹腔镜缝合技能与模拟内镜技能之间存在显著相关性[39]。这可能意味着这两种技术之间有一些共同的能力。

内镜操作应该是外科教育的一个组成部分,尤其是在专门的胃肠外科,因为胃肠外科的诊断和治疗管理需要这项技术的能力[40–45]。

8.3 胃肠病学家和胃肠道外科医生之间的争议

柔性内镜检查已成为胃肠病学家和胃肠道(GI)外科医生之间的一个争议问题,特别是在欧洲,这限制了充分利用这项伟大技术来造福胃肠道疾病患者。柔性内镜检查的发展历史和柔性内镜在不同学科中的分布情况表明，其在不同国家，甚至不同地区和医院之间都存在很大差异。使用内镜检查的最初动力体现在内科医生和普通外科医生中，早期出版物很好地证明了柔性内镜的初步经验[5-11]。出于同样的原因，胃肠道外科医生和结直肠外科医生的专业化也得益于内镜技术能够提供可靠的指导。

在美国，这种趋势持续了几十年，以目前的情况显示，内镜操作在所有亚专业中都有分布，甚至在普通外科医生中也是如此[41-46]。在欧洲发展的特点是不同国家存在严重差异。图 8.2 显示了不同国家胃肠病学和胃肠外科这两个学科的柔性内镜活动分布情况[38]。

在西欧国家，胃肠病学家在此方面有优势。一个有争议的讨论是，内镜操作是否对患者有利或仅对胃肠病学家有利。在一些国家(如瑞典)，这些操作或多或少在两个学科之间共享，并且更多地取决于当地的历史发展。在这些医疗中心和国家，胃肠道外科医生会参与进来，他们可以自由地增加经验和能力，以保持内镜病例的转诊模式[47]。但在其他国家，外科医生不允许使用内镜检查。

在一些机构中，胃肠道外科和内科的合作取得了成功，这通常会让包括患者在内的各方共享内镜活动、培训和研究，从而实现共赢[48,49]。

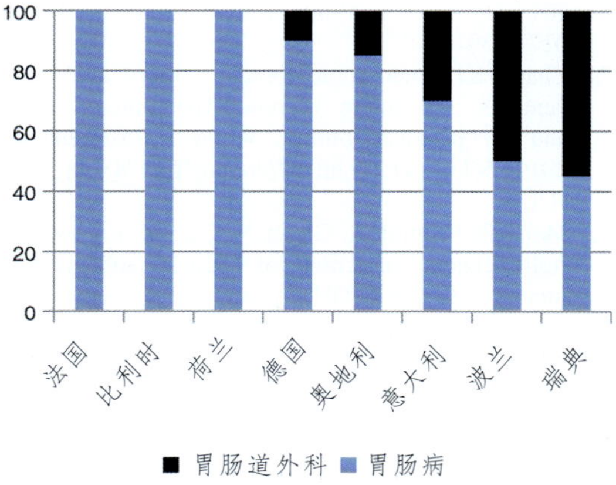

图 8.2 不同欧洲国家内镜活动的分布。

在经自然腔道腔内镜手术(NOTES)时代，全球启动了多个项目，联合胃肠病学和胃肠道外科的力量开展这些项目，并在不同的试验和临床模型上进行合作[50,51]。在极少数机构中，相关部门的领导和管理人员甚至成功地创建了由两个参与部门的住院医生和研究者组成的跨学科内镜部门，这似乎是一个有利的解决方案。

对于胃肠道外科医生来说，重要的是能够提高内镜的理论知识和技能，以及在手术过程中随时需要内镜辅助的可能性，例如，定位肿瘤、在修正手术中更好地识别解剖改变，以及通过渗漏测试评估吻合效果。如最近研究所示，后者可能对患者有直接的好处，而且一定不会很耗时[52]。因此，胃肠道外科医生必须具有协调能力，可以根据自己的判断将其整合到手术日程安排中，而不必非要等待其他部门的人员在手术室提供协助。此外，如果让胃肠病内镜医生不得不中断其在日常内镜检查程序中通常很紧张的日程安排，有时要在手术室花 1 个小时的时间帮助胃肠道外科医生识别解剖学改变，这将非常耗时且在经济上不划算。后一项任务可以由学习中的外科住院医生或拥有更多内镜操作经验的研究员更好地接手，以了解如何使用内镜对胃肠道外科患者有利。

8.4 专业胃肠道外科医生内镜培训的要求

胃肠道疾病诊治的必要要求和内镜检查程序在《SAGES 柔性内镜手册》中有明确说明[31]。其内容详细概述了胃肠道手术中学习和执行柔性机器检查的各个方面。其总结了诊断食管、胃、十二指肠镜检查和结肠镜检查的基础知识，以及急诊内镜检查和内镜止血的所有步骤。此外，可以查看治疗性内镜操作的所有干预措施，例如，内镜组织取样、经皮内镜胃造口术(PEG)、内镜支架植入术、球囊扩张、异物取出、肉毒杆菌注射、经内镜逆行胆管胰造影术(ERCP)、EUS、胰胆管疾病管理、内镜射频消融术(RFA)、内镜黏膜切除术(EMR)、内镜黏膜下剥离术(ESD)、内镜切除术(ER)、内镜全层切除术(EFTR)、经口内镜食管下括约肌切开术(POEM)、经口幽门肌切开术、内镜下GERD治疗和内镜下减肥手术。

在过去的20年中，这些技术在很大程度上已经取代了一些外科手术，或者至少拓宽了胃肠道疾病的治疗范围。

参考资料

1. Hirschowitz BI, Peters CW, Curtiss LE. Preliminary report on a long fiberscope for examination of stomach and duodenum. Med Bull (Ann Arbor). 1957;23(5):178–80.
2. Hirschowitz BI, Curtiss LE, Peters CW, Pollard HM. Demonstration of a new gastroscope, the fiberscope. Gastroenterology. 1958;35(1):50–3.
3. Hirschowitz BI. Endoscopic examination of the stomach and duodenal cap with the fiberscope. Lancet. 1961;1(7186):1074–8. https://doi.org/10.1016/s0140-6736(61)92308-x.
4. Berci G, Davids J. Endoscopy and television. Br Med J. 1962;1(5292):1610–3. https://doi.org/10.1136/bmj.1.5292.1610.
5. Berci G. Advances in endoscopy. Med J Aust. 1962;49(2):653–7.
6. Classen M. Fibreendoscopy of the intestines. Gut. 1971;12(4):330–8. https://doi.org/10.1136/gut.12.4.330.
7. Classen M, Demling L. Operative Gastroskopie: fiberendoskopische Polypenabtragung im Magen [Surgical gastroscopy: removal of gastric polyps using a fiber-optic gastroscope]. Dtsch Med Wochenschr. 1971;96(37):1466–7. https://doi.org/10.1055/s-0028-1110161.
8. Demling L, Classen M, Koch H. Enteroskopie mit retrograder Darstellung der Panreas- und Gallengänge [Enteroscopy with retrograde demonstration of the pancreatic and biliary ducts]. Dtsch Z Verdau Stoffwechselkr. 1972;32(1):149–52.
9. Eichfuss HP, Soehendra N, Wehling H. Massive peptic ulcer hemorrhage from stomach and duodenum. Emergency therapy. Die massive Ulkusblutung aus Magen und Zwölffingerdarm. Notfalltherapie. Dtsch Med Wochenschr. 1974;99(35):1732–4. https://doi.org/10.1055/s-0028-1108040.
10. Soehendra N, Werner B. New technique for endoscopic treatment of bleeding gastric ulcer. Endoscopy. 1977;8(2):85–7. https://doi.org/10.1055/s-0028-1098382.
11. Gauderer MW, Ponsky JL, Izant RJ Jr. Gastrostomy without laparotomy: a percutaneous endoscopic technique. J Pediatr Surg. 1980;15(6):872–5. https://doi.org/10.1016/s0022-3468(80)80296-x.
12. Siegel JH. Precut papillotomy: a method to improve success of ERCP and papillotomy. Endoscopy. 1980;12(3):130–3. https://doi.org/10.1055/s-2007-1021728.
13. Ell C, May A, Pech O, et al. Curative endoscopic resection of early esophageal adenocarcinomas (Barrett's cancer). Gastrointest Endosc. 2007;65(1):3–10. https://doi.org/10.1016/j.gie.2006.04.033.
14. Forrest JA, Finlayson ND, Shearman DJ. Endoscopy in gastrointestinal bleeding. Lancet. 1974;2(7877):394–7. https://doi.org/10.1016/s0140-6736(74)91770-x.
15. Wirtz HJ, Fuchs KH, Schaube H. Endoskopie-abhängiges Therapiekonzept bei der gastroduodenalen Ulkusblutung [The concept of endoscopy-related therapy in gastroduodenal ulcer hemorrhage]. Fortschr Med. 1984;102(20):567–70.
16. Manegold BC. Early postoperative endoscopy in the operated stomach. Endoscopy. 1981;13(3):104–7. https://doi.org/10.1055/s-2007-1021659.
17. Manegold BC. Progress in gastrointestinal endoscopy–introduction. World J Surg. 1989;13(2):141. https://doi.org/10.1007/bf01658389.
18. Purnell SM, Vargo DJ, Sarap M, Nguyen-Lee JJ, Allen C, Dunkin BJ. Simulation training for the endoscopic management of upper gastrointestinal bleeding: a nationwide survey of rural surgeons' needs and preferences analysis. Surg Endosc. 2020; https://doi.org/10.1007/s00464-020-07405-x.
19. Inoue H, Minami H, Kobayashi Y, et al. Peroral endoscopic myotomy (POEM) for esophageal achalasia. Endoscopy. 2010;42(4):265–71. https://doi.org/10.1055/s-0029-1244080.
20. Pearl J, Pauli E, Dunkin B, Stefanidis D. SAGES endoluminal treatments for GERD. Surg Endosc. 2017;31(10):3783–90. https://doi.org/10.1007/s00464-017-5639-1.
21. Chang KJ. Endoscopic foregut surgery and interventions: the future is now. The state-of-the-art and my personal journey. World J Gastroenterol. 2019;25(1):1–41. https://doi.org/10.3748/wjg.v25.i1.1.
22. Meier B, Schmidt A, Glaser N, Caca K. Endoscopic full-thickness resection of gastric subepithelial tumors with the gFTRD-system: a prospective pilot study (RESET trial). Surg Endosc. 2020;34(2):853–60. https://doi.org/10.1007/s00464-019-06839-2.
23. Vakil N, van Zanten SV, Kahrilas PJ, Dent J, Jones R, the global consensus Group. The Montreal definition and classification of GERD: a global evidence-based consensus. Am J Gastro. 2006;101:1900–20.
24. Fuchs KH, Babic B, Breithaupt W, Dallemagne B, Fingerhut A, Furnee E, Granderath F, Horvath OP,

Kardos P, Pointner R, Savarino E, Van Herwarden-Lindeboom M, Zaninotto G. EAES recommendations for the management of gastroesophageal reflux disease. Surg Endosc. 2014;28:1753–73.
25. Boeckxstaens GE, Zaninotto G, Richter JE. Achalasia. Lancet. 2014;383(9911):83–93.
26. Zaninotto G, Bennett C, Boeckxstaens G, Costantini M, Ferguson MK, Pandolfino JE, Patti MG, Ribeiro U, Richter J, Swanstrom L, Tack J, Triadafilopoulos G, Markar SR, Salvador R, Faccio L, Andreollo NA, Cecconello I, Costamagna G, da Rocha JRM, Hungness ES, Fisichella PM, Fuchs KH, Gockel I, Gurski R, Gyawali CP, Herbella FAM, Holloway RH, Hongo M, Jobe BA, Kahrilas PJ, Katzka DA, Dua KS, Liu D, Moonen A, Nasi A, Pasricha PJ, Penagini R, Perretta S, Sallum RAA, Sarnelli G, Savarino E, Schlottmann F, Sifrim D, Soper N, Tatum RP, Vaezi MF, van Herwaarden-Lindeboom M, Vanuytsel T, Vela MF, Watson DI, Zerbib F, Gittens S, Pontillo C, Vermigli S, Inama D, Low DE. The 2018 ISDE achalasia guidelines. Dis Esophagus. 2018;31(9):doy071. https://doi.org/10.1093/dote/doy071.
27. Ronkainen J, Talley NJ, Storskrubb T, Johansson SE, Lind T, Vieth M, Agréus L, Aro P. Erosive esophagitis is a risk factor for Barrett's esophagus: a community-based endoscopic follow-up study. Am J Gastroenterol. 2011;106(11):1946–52. https://doi.org/10.1038/ajg.2011.326.
28. Leodolter A, Nocon M, Vieth M, Lind T, Jaspersen D, Richter K, Willich S, Stolte M, Malfertheiner P, Labenz J. Progression of specialized intestinal metaplasia at the cardia to macroscopically evident Barrett's esophagus: an entity of concern in the ProGERD study. Scand J Gastroenterol. 2012;47(12):1429–35. https://doi.org/10.3109/00365521.2012.733952.
29. Manegold BC. Endoskopische Chirurgie. Zehn gute Gründe zur Integration der flexiblen Endoskopie in die Chirurgie [Endoscopic surgery. 10 good reasons for integration of flexible endoscopy into surgery]. Chirurg. 1998;69(2):52–3.
30. Kucera W, Nealeigh M, Dunkin B, Ritter EM, Gardner A. The SAGES flexible endoscopy course for fellows: a worthwhile investment in furthering surgical endoscopy. Surg Endosc. 2019;33(4):1189–95. https://doi.org/10.1007/s00464-018-6395-6.
31. Nau P, Paul E, Sandler BJ, Trus T, editors. The SAGES Manual of Flexible Endoscopy. Springer; 2020. https://doi.org/10.1007/978-3-030-23590-1.
32. Strodel WE, Eckhauser FE, Knol JA, Nostrant TT, Dent TL. Intraoperative fiberoptic endoscopy. Am Surg. 1984;50(6):340–4.
33. Zmora O, Dinnewitzer AJ, Pikarsky AJ, Efron JE, Weiss EG, Nogueras JJ, Wexner SD. Intraoperative endoscopy in laparoscopic colectomy. Surg Endosc. 2002;16(5):808–11. https://doi.org/10.1007/s00464-001-8226-3.
34. Mihara Y, Kubota K, Nagata H, et al. Total intraoperative enteroscopy using a colonoscope for detecting the bleeding point. Hepato-Gastroenterology. 2004;51(59):1401–3.
35. Park DJ, Lee HJ, Kim SG, et al. Intraoperative gastroscopy for gastric surgery. Surg Endosc. 2005;19(10):1358–61. https://doi.org/10.1007/s00464-004-2217-0.
36. Sekhar N, Torquati A, Lutfi R, Richards WO. Endoscopic evaluation of the gastrojejunostomy in laparoscopic gastric bypass. A series of 340 patients without postoperative leak. Surg Endosc. 2006;20(2):199–201. https://doi.org/10.1007/s00464-005-0118-5.
37. Wilhelm D, von Delius S, Burian M, et al. Simultaneous use of laparoscopy and endoscopy for minimally invasive resection of gastric subepithelial masses – analysis of 93 interventions. World J Surg. 2008;32(6):1021–8. https://doi.org/10.1007/s00268-008-9492-1.
38. Fuchs KH Fuchs KH, Breithaupt W, Varga G, Schulz T, Babic B. Endoscopy in Surgery. 2017, in EAES-abstract book, presentation at EAES 2017.
39. Koichopolos J, Hawel J, Shlomovitz E, et al. Correlation of surgical trainee performance on laparoscopic versus endoscopic simulation. Surg Endosc. 2019; https://doi.org/10.1007/s00464-019-06978-6.
40. Vassiliou MC, Dunkin BJ, Fried GM, et al. Fundamentals of endoscopic surgery: creation and validation of the hands-on test. Surg Endosc. 2014;28(3):704–11. https://doi.org/10.1007/ s00464-013-3298-4.
41. Gardner AK, Scott DJ, Willis RE, et al. Is current surgery resident and GI fellow training adequate to pass FES? Surg Endosc. 2017;31(1):352–8. https://doi.org/10.1007/s00464-016-4979-6.
42. Valentine RJ, Jones A, Biester TW, Cogbill TH, Borman KR, Rhodes RS. General surgery workloads and practice patterns in the United States, 2007 to 2009: a 10-year update from the American Board of Surgery. Ann Surg. 2011;254(3):520–6. https://doi.org/10.1097/SLA.0b013e31822cd175.
43. Halverson AL, Hughes TG, Borgstrom DC, Sachdeva AK, DaRosa DA, Hoyt DB. What surgical skills rural surgeons need to master. J Am Coll Surg. 2013;217(5):919–23. https://doi.org/10.1016/j.jamcollsurg.2013.07.001.
44. Nimeri AA, Hussein SA, Panzeter E, et al. The economic impact of incorporating flexible endoscopy into a community general surgery practice. Surg Endosc. 2005;19(5):702–4. https://doi.org/10.1007/s00464-004-8952-4.
45. Pearl J, Fellinger E, Dunkin B, et al. Guidelines for privileging and credentialing physicians in gastrointestinal endoscopy. Surg Endosc. 2016;30(8):3184–90. https://doi.org/10.1007/s00464-016-5066-8.
46. Swanstrom LL. Beyond endoluminal therapeutic endoscopy. Gastrointest Endosc. 2007;66(1):121–2. https://doi.org/10.1016/j.gie.2006.12.006.
47. Thorlacius H, Toth E. Screening för kolorektal cancer – evidensläge, metoder och utmaningar - Implementeringen varierar stort mellan olika länder [Implementation of colorectal cancer screening in Sweden]. Lakartidningen. 2018;115:E3PI.
48. Feussner H, Wilhelm D, Dotzel V, Papagoras D, Frimberger E. Combined endoluminal and endocavitary approaches to colonic lesions. Surg Technol Int.

2003;11:97–101.
49. Wilhelm D, von Delius S, Burian M, Schneider S, Frimberger E, Meining A, Feussner H. Simultaneous use of laparoscopy and endoscopy for minimally invasive resection of gastric subepithelial masses – analysis of 93 interventions. World J Surg. 2008;32(6):1021–8. https://doi.org/10.1007/s00268-008-9492-1.
50. Rattner DW, Hawes R, Schwaitzberg S, Kochman M, Swanstrom L. The Second SAGES/ASGE White Paper on natural orifice transluminal endoscopic surgery: 5 years of progress. Surg Endosc. 2011;25(8):2441–8. https://doi.org/10.1007/s00464-011-1605-5.
51. Fuchs KH, Meining A, von Renteln D, et al. Euro-NOTES Status Paper: from the concept to clinical practice. Surg Endosc. 2013;27(5):1456–67. https://doi.org/10.1007/s00464-013-2870-2.
52. Aly M, O'Brien JW, Clark F, Kapur S, Stearns AT, Shaikh I. Does intra-operative flexible endoscopy reduce anastomotic complications following left-sided colonic resections? A systematic review and meta-analysis. Color Dis. 2019;21(12):1354–63. https://doi.org/10.1111/codi.14740.

第 9 章

内镜环肌切开术的适应证、技术和结果

Guido Costamagna, Pietro Familiari, Rosario Landi

9.1 引言、病因学、流行病学和病理生理学

Zenker 憩室是一个位于下咽、后天性、搏动性的假憩室，发育于 Killian 三角的后下咽薄弱区域。Killian 三角位于下咽，由两条非常强壮的咽食管肌、环咽肌的水平纤维和咽缩肌的斜纤维所分隔。

在 18 世纪下半叶，英国病理学家 Abraham Ludlow 首先发现并描述了 Zenker 憩室。一例 50 岁的男性患者因呕吐未消化的食物而死亡。Ludlow 对其进行尸检，观察到咽部异常的囊袋结构，并且已延伸向胸部。Ludlow 最终于 1767 年发表了该观察结果，并且将此成果提交给皇家医师学会，称其为食管下咽憩室[1]。

然而，仅在 1874 年，德国医生和病理学家 Friedrich Albert von Zenker 和 Hugo Wilhelm von Ziemssen 便有了详细而准确的描述和发病机制的假说。从此，Zenker 的名字主要与下咽部搏动性憩室相关[1]。

Zenker 憩室与其他位于食管上部的憩室不同，尤其不同于 Killian-Jamieson 憩室，即咽食管外侧壁的膨出。这种搏动性憩室从环咽肌远端、颈段食管前外侧壁的肌肉间隙突出，称为 Killian-Jamieson 间隙[2]。

Zenker 憩室的病理生理学尚未完全明确。但人们普遍认为，咽内压力和随后的经由最小抵抗部(Killian 开裂)发生黏膜突出，是因为在吞咽引起的下咽缩肌收缩期间环咽肌(以及随后的上食管开口不全括约肌)松弛不足引起的。这种吞咽障碍和不协调的原因在很大程度上是未知的。

贲门失弛缓症或环咽痉挛、环咽不协调和先天性薄弱与此都会有一定的联系[3,4]。

胃食管反流可能导致食管和环咽痉挛，并可能在 Zenker 憩室的形成中起作用。胃食管反流会引起运动障碍-多动反应，可累及食管上括约肌和环咽肌。此外，在多达 2/3 的 Zenker 憩室患者中观察到胃食管反流[5]。

Zenker 憩室最常见于中老年人：其在 40 岁以下人群中极为罕见[6]，在 70~80 岁中更为常见。男性患者更多[7]。

Zenker 憩室的患病率具有一定的地域性，欧洲北部的患病率较高于欧洲南部，美

国、加拿大和澳大利亚的患病率高于印度尼西亚和日本[6,8]。

该疾病的实际患病率未知，但由于许多憩室患者无症状，因此推测人群中的患病率为 0.01%~0.11%[8]。

环咽运动障碍和 Zenker 憩室的发展与老龄化直接相关。因此，随着人口老龄化的加剧，预计 Zenker 憩室的患病率会增加。

9.2 症状、临床病史及诊断

进行性加重的口咽吞咽困难，无论是固体还是液体，都是与 Zenker 憩室相关的主要症状。即使小憩室偶尔也会导致非常严重的症状，因为环咽肌的不完全松弛可能会导致严重的流出物梗阻，通常大憩室患者有严重的临床表现。对于有较大憩室的患者，环咽肌的不松弛和囊袋本身的外源性压迫都可能是患者吞咽困难的原因[7,9]。

在这种情况下，患者可能会经历一种“延迟”吞咽困难。在刚开始进食时，吞咽固体食物是相对正常的，吞咽困难几乎突然发生在第三或第四口时。此时喝酒会使情况恶化。这种现象有种符合逻辑的解释。第一次咀嚼时，部分食物容易进入咽囊，患者无明显症状。但当位于脊柱和上食管之间的憩室充满食物时，其会压迫和限制上食管，直到吞咽困难变得严重和完全。这种表现通常是 Zenker 憩室的特征性表现。

未消化食物反流是一种非常常见的症状，这是由于食团卡在咽囊中。在许多情况下，特别是在大憩室的情况下，反流发生在摄入食物后数小时内(表 9.1)。

咽部分泌物瘀滞、慢性咳嗽、咽喉有肿块感、慢性误吸、口臭和声音嘶哑也是由咽囊和出口阻塞引起的非常常见的症状。

口哨声、捻发音和颈性腹鸣通常与大型囊袋结构有关，并且几乎是 Zenker 憩室的诊断性表现[6]。随着时间的推移，患者体重可能会下降，因为患者没有规律和充足的饮食。

表 9.1 与 Zenker 憩室相关的症状和并发症

最常见的症状
口咽性吞咽困难
反流
慢性咳嗽
咽喉有肿块感
慢性误吸
口臭
声音嘶哑
颈部引流
罕见的症状和并发症
体重下降
吸入性肺炎
憩室炎
溃疡
出血
气管瘘
椎前韧带瘘
颈椎骨髓炎
声带麻痹
鳞状细胞癌

有时，特别是在老年患者中，吸入性肺炎可能是其主要症状，并明显表现为该病严重的并发症[6,7,10]。

更少见的症状是憩室炎、消化性溃疡、出血、气管瘘、椎前韧带瘘伴颈椎骨髓炎和声带麻痹。

鳞状细胞癌可发生在 Zenker 憩室。这是一种罕见的情况，发生率为 0.4%~1.5%，在吞咽困难突然恶化或出现局部疼痛、咯血、吐血等症状时应考虑这种情况[13-15]。

对于口咽吞咽困难并疑似 Zenker 憩室的患者，食管造影往往是最有用且最可靠的诊断工具[16,17]。其是微创且廉价的，并可排除吞咽困难的其他可能的原因。咽囊完全可见，特别是在侧位上，并且可以确定憩室的大小。动态连续透视通常是评估可能的吞咽障碍的首选方法，特别是在小袋的情况下。此外，还可见对比剂溢出和误吸（图 9.1）。

应将 Zenker 憩室与不常见且较小的 Killian-Jamieson 憩室进行区分[2,18]。在这些病例中，憩室起源于颈段前外侧食管，远端于环咽肌。区分这两种憩室是至关重要的，因为内镜治疗对于 Zenker 憩室是非常有效、安全且可靠的，但对于 Killian-Jamieson 就不那么有效了。

上消化道内镜被用于吞咽困难患者的初步评估并不罕见。但当怀疑有咽憩室时，由于医源性穿孔的风险较高，应谨慎地对镇静良好的患者进行内镜检查。从诊断的角度来看，内镜检查与钡餐检查相比没有太大的

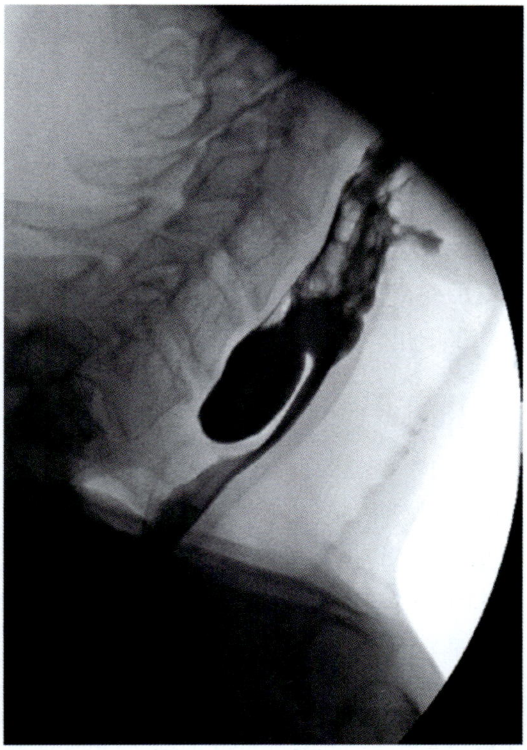

图 9.1　钡餐显示对比的 Zenker 憩室（侧面图）。

优势。与内镜检查相比，X 线检查憩室的大小和位置更准确。然而，内镜的作用对于评估经口环咽肌切开术后复发症状的患者尤其重要，因为它能可靠地评估残留隔膜的深度、任何可能的瘢痕，以及内镜再治疗的可能性。

Zenker 憩室也可以通过经皮超声检查被诊断出来[19]。超声检查可以从甲状腺结节或块状结构中区分憩室[20]。但超声检查评估 Zenker 憩室的作用仅限于某些特定的临床情况。

CT 扫描和 MRI 仅用于评估 Zenker 憩室。这些检查通常用于排除食管吞咽困难的其他可能原因，包括纵隔肿瘤（如食管或咽部肿瘤）。相反，当怀疑有癌症时，这些检查的作用就变得很重要。

9.3 适应证和治疗目标

治疗通常只针对有症状的憩室。憩室可多年无症状，这种疾病的病史是不确定性的，手术并发症的风险高于误吸或癌症的风险。医生们应考虑到患者年龄大、全身情况差，并伴有与年龄相关的并发症，这非常重要，因为这些并发症可以额外影响围术期的进程。

治疗的主要目的是减少对正常咽排空的障碍，其主要表现为食管上括约肌不能松弛，并消除咽囊。

食管上括约肌由甲状腺、环状软骨后表面及咽下缩肌、环咽肌、颈段食管固有肌层三大块肌肉组成。在功能上，环咽肌是括约肌的主要和优势部分。它的长度为 1.6~1.9cm[6,9]。由于与 Zenker 憩室相关的主要病理生理改变是吞咽引起的环咽肌不完全松弛，环咽肌切开术总是必要的，独立于用于消除咽囊的附加手术（食管憩室平造瘘并横切隔、憩室切

除术或憩室悬吊固定术)[22]。

环咽肌切开术可降低括约肌静息压力,并使食管上括约肌开口松弛,使空腔内压力恢复正常,这是经咽食管测压证实的[9,23–27]。

一些专家建议将肌切开术延长2~3cm至食管近端固有肌层,超过环咽肌,因为这两块肌肉似乎都参与了Zenker憩室的发病机制。但在经口入路的情况下,其可能会增加纵隔暴露、穿孔或血管损伤的风险,特别是在巨大滑动或翻转憩室的情况下[7]。

相比之下,由于长期复发率和并发症发生率高[28],因此,通过憩室切除术、憩室造口术、憩室固定术或不进行环咽肌切开术或倒置来简单地消除咽囊不再是一种可接受的治疗方法[28]。

目前,主要有3种Zenker憩室治疗方案:开放手术(经颈入路)、经口刚性内镜(包括环咽肌切开术、内镜下缝合、二氧化碳激光或血管组织封闭器)、经口柔性内镜(包括针刀环咽肌切开术或黏膜下经口内镜肌切开术)。

9.4 经颈入路的开放手术

经典的开放式经颈外科手术包括颈部外切口,通常沿着左胸锁乳突肌前缘,识别、解剖并暴露咽囊和颈部,然后进行肌切开术。肌切开术近端约2cm进入咽缩肌,远端5cm穿过环咽进入食管近端[10]。

行肌切开术后,咽囊可以:①手术切除,通常使用线性吻合装置(憩室切除术);②向椎前筋膜抬起和缩回,并通过缝合到椎前筋膜或咽后壁悬吊(憩室固定术),囊环处于非依赖位置,或最后倒置到食管腔内(憩室倒置或内陷)[29–31]。中等大小的憩室可以联合环咽肌切开术和憩室固定术治疗;较小的憩室更常单独使用悬吊术或环咽肌切开术治疗[6,32]。

在对41项接受Zenker憩室开放手术的研究的2800多例患者进行的大规模回顾中,总发病率为10.5%,最常见的并发症为复发性神经损伤(3.3%)、漏或穿孔(3.3%)、颈部感染(1.8%)、血肿(1%)。0.6%的患者在开放手术后死亡[33]。

与微创方法和治疗相比,在过去几十年中,新技术和新设备得到了应用,经口内镜治疗[34]和柔性内镜治疗[27,35]在开放手术中得到了普及,同时降低了死亡率和发病率。

然而,开放手术仍然是治疗症状性憩室的主要手段,但目前推荐的开放手术几乎只适用于症状性小或巨大的Zenker憩室,且适用于手术风险较低的患者[32]。

9.5 经口环咽肌切开术:刚性内镜

经口入路是为了克服开放式经口入路的一些限制,尤其是相关不良事件、并发症和死亡率相对较高的情况[33]。Zenker憩室的许多患者都是老年人,并且有并发症。

经口入路的基本原理是包含环咽肌和食管近端部分的隔膜将咽囊与食管分开。隔膜可以很容易地在下咽中被识别并分开,直到囊的底部。因此,憩室囊与食管相连,同时消除了咽出口阻塞和咽囊(图9.2)。

9.5.1 内镜电灼术

1917年,Moscher报道了首次成功的Zenker憩室内镜治疗,但由于并发症的高发生率,尤其是纵隔感染,这种方法被放弃多年[33]。

早在1936年,Gosta Dohlman就对一系列患者进行了内镜环咽肌切开术,但多年后才公布了结果[36]。Dohlman描述了Mosher方法的重大关键改进,使用双壳硬质憩室镜,

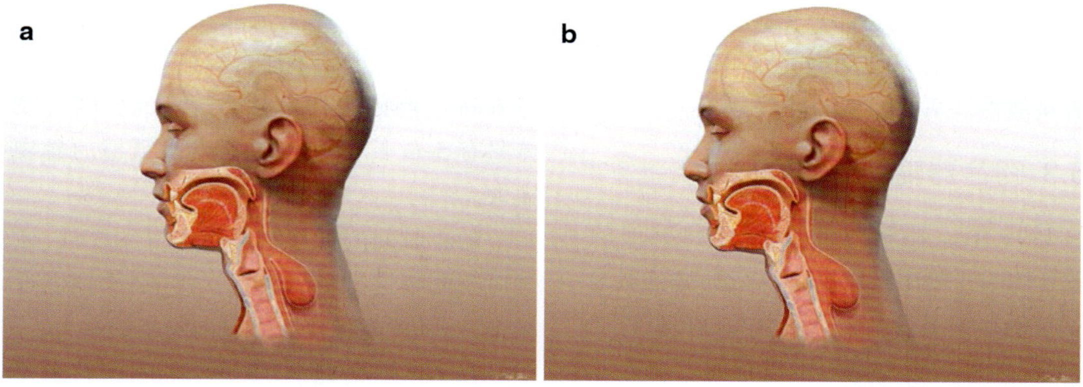

图 9.2　经口环咽肌切开术。(a)Zenker 憩室。囊和食管之间的隔膜包含环咽肌和食管壁的近端部分。(b)隔膜已被切开，直到囊底部，憩室囊与食管相连。

对环咽肌、食管和憩室之间的共同壁进行透热切除和止血。在 100 例患者报道中，没有纵隔炎病例，并且复发率非常低(7%)。其他作者使用 Dohlman 技术报道了类似的结果，并发症发生率为 7.8%(最常见的不良事件是 2.9%的患者出现皮下气肿和 2.1%的患者出现纵隔炎)，死亡率为 0.2%。据报道，某些研究的临床成功率高达 91%~92%[33]。

从那时起，随着时间的推移，尤其是在过去 30 年中，随着二氧化碳激光和源自腹腔镜医疗器械的新手术设备的引入，内镜方法发展迅速。

9.5.2 二氧化碳激光憩室切开术

1981 年，Van Overbeek 首次提出了二氧化碳激光辅助憩室切开术[37,38]。这是一种非接触、无缝合的技术，憩室和食管之间的间隔是使用高能、高聚焦激光束分隔的。与电灼相比，其优点包括组织创伤小、术后疼痛轻和恢复得更快。

手术在经口气管插管全身麻醉下进行。患者取仰卧位，颈部完全伸展。双瓣膜Weerda 憩室镜处于闭合位置，将其在直视下或在视频监控下更好地引入食管。然后，将憩室镜缓慢缩回并打开，以暴露食管和憩室之间的隔膜。憩室镜的前部刀片放置在食管内，后部刀片放置在憩室囊内。然后，再次推进憩室镜，直到憩室底部完全暴露。憩室镜中，两个瓣膜之间的隔膜将清晰可见。

将带有 400mm 镜头和附加 CO_2 激光显微操作器的手术显微镜引入憩室镜并聚焦在共同壁上。横切隔膜的中线，一直到囊的底部。横切时，可以清楚地识别环咽肌的纤维，因为它们在被切割时会横向收缩[7]。

在隔膜边缘横断后，不使用缝合线。与电凝相比，高功率激光能量提供的热组织损伤更小，并有利于创面的快速愈合[39,40]。

另一方面，该手术严格依赖于操作者，应高度重视没有经验的操作者手术发生穿孔和纵隔炎的风险。

2013 年，在一篇关于 Zenker 憩室手术治疗的综述中[33]，纳入了 1000 多例接受二氧化碳激光手术的患者。总体并发症的发生率为 9.4%，死亡率为 0.2%。常见并发症为皮下气肿(3%)、纵隔炎(1.3%)、瘘管(1.1%)和出血(1%)。另一项综述纳入了 13 项研究中的 894 例患者。总体而言，21.7%的患者发生了临床失败，其中绝大多数是早期失败(88.6%)[41]。

激光辅助治疗的优点包括在专家手中操作相对简单，更重要的是，可以将肌切开术几乎延伸到憩室底部。另一方面,并非每个研究中心都可以使用激光,学习曲线可能具有挑战性。

9.5.3 吻合器辅助憩室切开术

1993 年, 比利时的 Collard 和英国的 Martin Hirsch 使用腹腔镜直线切割吻合器进行了首例环咽肌切开术。该手术是在患者仰卧、颈部伸展和全身麻醉下进行的。引入双瓣膜 Weerda 憩室镜以暴露憩室和食管之间的侧壁。小口径线性切割吻合器通过憩室镜向下引入隔膜。将墨盒刀片放入食管,将砧刀片放入囊中。然后,将缝合器与两个刀片之间的隔膜固定,再将两条双(或三)线缝合钉固定,以密封憩室和食管壁。因此,切割刀片被推进,两条钉线之间的隔膜被分开。

近年来,吻合器辅助环咽肌切开术变得非常流行。在肌切开术前,对憩室和食管进行密封,可将并发症的风险降至最低。此外,与二氧化碳激光辅助肌切开术相比,该技术对操作者的依赖性更小,更可靠,更快捷,更容易在每个外科中心使用。

手术前后不常规使用抗生素。与标准的开放手术相比,吻合器辅助环咽肌切开术的优点为不需要皮肤切口,手术时间更短,术后疼痛极少或完全没有,恢复口腔进食更快,住院时间更短,整体手术费用更少,并发症的发生率更低。

与之对应的是,必须仔细选择患者,并特别注意囊袋的大小。吻合器辅助手术不适用于<3cm 的憩室,这主要是因为腹腔镜吻合器的一些固有特征。钉砧在钉头外延伸 1~1.5cm,钉头在刀刃远端延伸数毫米:这意味着处理后的残袋通常为 1.5cm 深。现在已经有一些较短的不能使用的末端的吻合器,或者可以修剪吻合器的末端,以使切口的末端到憩室底部。

内镜下吻合器更适用于深度为 3~5cm 的中型憩室。小袋不适合钉砧;憩室深度超过 6cm 可能是一种相对的禁忌证, 因为腔体只有 5cm 长,而且一次缝合后残留的囊袋太大。

随着时间的推移, 该技术得到改进,通过对壁侧缘进行牵引缝合,为环咽棒提供近端张力,以缓解吻合器钳口内隔膜的接合。

在不同的研究中,该方法的临床结果差异很大。总体并发症的发生率为 7%,与二氧化碳激光辅助肌切开术的并发症发生率相当。其死亡率为 0.3%。最常见的并发症是由大而坚硬的憩室镜引起的牙齿损伤(2%)、食管黏膜损伤(1.6%)和穿孔(1.6%)。

在 Bonavina 等[29]的一项大型队列研究中,181 例患者接受了吻合器辅助的环咽肌切开术,平均随访为 27 个月,平均手术时间为 19 分钟,术后住院 3 天。无死亡或严重并发症发生,但 1.1%的患者有牙齿损伤。在 8 例病例中,必须进行开腹手术:7 例是因为暴露不良,1 例是因为内镜检查期间黏膜撕裂。在接受内镜下吻合器入路的患者中,92%在最后一次随访时无症状。

在另一项由北美团队[44]发表的队列回顾性研究中,337 例患者接受了镫骨辅助肌切开术。3.9%的病例因为鼻中隔暴露不足而出现技术故障。平均手术时间为 28.8 分钟,平均住院天数为 0.36 天,300 例患者于手术当天出院(92.6%)。93.5%的患者症状改善,治疗成功。并发症的发生率为 4.0%。

在一项对 1089 例接受吻合器辅助肌切开术治疗的患者综述中,81%的患者记录到总体成功率。围术期因各种原因导致的失败占 6.2%。

9.5.4 超声刀辅助肌切开术

超声刀用于腹腔镜手术,可同时凝固和

切割血管和组织,对周围的器官和结构造成的热损伤最小。超声刀利用超声诱导蛋白质变性,使血管封闭,及时提供充分有效的止血。

近年来,超声刀已成功地与刚性憩室镜[45]或柔性憩室镜联合用于环咽肌切开术。这种技术对于小憩室特别有效,众所周知,线性吻合器较难治疗小憩室。超声刀的切割面可到达装置的远端,因此,可以将憩室切开术延伸到咽囊的底部。此外,超声刀(5mm)的直径明显小于绝大多数腹腔镜线性吻合器(10mm)的直径,更容易在刚性憩室镜内操作。到目前为止,很少有研究发表,包括少数患者[45,47-49]的技术和临床结果与吻合器辅助肌切开术相似。

9.6 经口颅咽肌切开术:柔性内镜

近年来,Zenker 憩室的治疗发生了一系列革命性的变化,其中最重要的是柔性内镜的使用。1995 年,巴西的 Ishioka 和荷兰的 Mulder 报道了第一批使用柔性内镜和预先切割的针刀或单极钳进行治疗的 Zenker 憩室患者[27,35]。最近,用氩等离子体凝固代替的方案也在被使用[50],且这种方法的治疗原则与刚性内镜相同:憩室与食管上段之间的隔膜含有环咽肌,并且在整个切割过程中,在肌切开术完成的同时会在食管和囊之间形成 1 个共同的开口。

如果最初就以这种开创式的手术操作,那么对手术风险高的患者、老年患者、营养不良的患者,或患有心血管严重合并症的患者具有指示性意义。目前,在许多医疗中心,Zenker 憩室的治疗几乎成为介入胃肠内镜医生的专有技术。Bremner 和 De Meester 认为咽囊的"柔性内镜"方法是胃肠内镜领域的里程碑[51]。

与使用刚性内镜相比,使用柔性内镜治疗 Zenker 憩室具有一些至关重要和关键的优势。首先可以在内镜套件中进行环咽肌切开术,不需要进行全身麻醉和经口气管插管,因为柔性内镜直径较小,通常<10mm,不会对下咽造成任何创伤和损伤。理论上,这种手术可以在门诊患者身上进行,从而大大降低住院费用。此外,柔性内镜入路几乎可以对所有患者实施,包括那些由于上牙突出、颌骨开放不足或颈部活动能力不足而无法正确放置刚性内镜的患者,后者在老年患者中非常常见[10]。

当比较柔性内镜环咽肌切开术与吻合器辅助手术时,通常报告在住院时间、吞咽困难症状评分改善和并发症的发生率方面有相似的结果,但内镜吻合器的手术时间明显较长[52]。

使用柔性内镜进行环咽肌切开术至少有 3 种不同的技术:①徒手、帽辅助手术;②憩室镜辅助;③经口内镜下肌切开术。

9.6.1 患者准备

手术前患者禁食 8~12 小时。但医生通常建议患者在手术前 1 天大量饮水,冲洗咽囊内的食物残渣,特别是对于较大的憩室。麻醉过程中意外误吸可引起严重并发症。此外,在肌切开术中,如果术前没有仔细清除食物残渣,憩室袋的可见性会受到影响。

柔性内镜环咽肌切开术可以在手术室进行,也可以在设备齐全的内镜室进行。即使在绝大多数情况下可以在异丙酚镇静下进行手术,但麻醉设备,包括所有必要的经口气管插管和通气,都应该在房间内准备好。

任何诊断内镜都可以用于该手术,即使有一定的偏好使用带有喷水通道的小口径内镜(约 9mm)。喷水在防止手术过程中意外出血方面是非常有用的,但由于有吸入的风险，如果患者没有插管，应高度重视。

虽然没有具体的比较数据，但有足够的证据表明，在相对可比的治疗方式中，二氧化碳可以降低皮下肺气肿和纵隔气肿的风险。因此，应首选二氧化碳充气而不是室内空气充气[17]。

手术前不常规使用抗生素，因为它不会降低并发症的风险[17]。

手术根据当地实践和专业知识[7]，可在清醒镇静、丙泊酚全身麻醉或气管插管下进行。镇静和经口气管插管的选择也可能取决于肌切开术的最终技术。柔性憩室镜的初步放置保护了气道并将误吸的风险降到最低。在这种情况下，手术可以在异丙酚镇静下安全进行。相反，当使用免提帽辅助技术或Z-POEM时，插管可能是某些操作者的首选。将患者置于左侧侧卧位，头部、颈部和背脊成同线，以增加中隔和憩室囊的可视化。若患者头部侧翻，憩室可能出现扭曲或受压，使操作变得棘手。如可用真空外科床垫，可使患者在全身麻醉下保持在正确的左侧卧位。

9.6.2 透明帽辅助技术

有时，可在食管内插入大口径鼻胃管，以便更好地暴露隔膜，稳定憩室，在隔膜切开过程中，若发生意外热损伤，可保护食管壁[53]。

另一些专家更倾向于在内镜尖端使用透明帽或斜端远端罩，以帮助改善隔膜的显示和暴露，稳定内镜在下咽部和烧灼器中的位置。两者之间的选择基本上取决于当地的设备可用性和内镜医生的偏好（图9.3）。

当隔膜暴露良好、可视化程度较高时，可采用多种切割方法和不同的针刀进行分割。切割方法和针刀这两者之间的选择没有优势偏向；但针刀应足够厚，以利于隔膜切割时组织凝固。厚的预切针刀、钩刀、ESD设备、单极或双极钳、氩等离子体凝固多年来已经被成功使用。

钩刀可将环咽肌纤维分离，向上拉，然后切割。理论上，隔膜纤维的向上牵拉可以降低穿孔的风险。剪刀形状的切割工具（如SBknife Jr.，Sumitomo Bakelite Co.，Tokyo，Japan）可以从隔膜的顶端到底部切开，但动作像剪刀一样，在切割时将肌纤维拉向内镜[17]。

一个便宜的针刀就足以安全高效地完成手术。但在最近的一项多中心回顾性研究中，钩刀的临床成功率（96.7%）高于针刀（76.6%）或绝缘尖头刀（47.6%）[55]。

氩等离子体凝固法在早期曾有过代替针刀或剪刀的应用经验。氩等离子可以提供组织和血管深层凝固的好处，因此可降低出血的风险。另一方面，该手术需要更多的疗程，对周围结构造成热损伤的风险比针刀高[56]。目前，氩等离子体凝固治疗Zenker憩室几乎已被彻底放弃。

混合电流通常通过手术刀，通过减少出血和对周围结构和器官造成热损伤的风险来切割隔膜。然而，每个切割设备的适当设置应询问电动外科发电机的制造商。

通常通过将内镜的尖端和手术刀从食管内侧向食管后壁移动或反方向移动来分

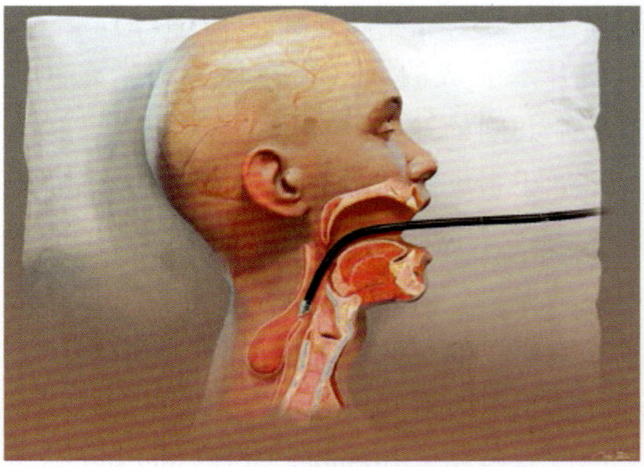

图9.3 帽辅助环咽肌切开术。在可折叠内镜的尖端设置斜帽，以改善肌切开术中隔的可视化程度。

隔隔膜。切口后隔两缘立即裂开，可见环咽肌和食管后壁的纤维[7,10]。

在肌切开术中可能会出现轻微出血，止血方式通常是用同样的针刀（必要时用凝血钳进行强制凝血）。不过有一种说法认为，刺激性严重出血应采用不同的措施控制，如注射肾上腺素或医用生物蛋白胶等。

手术的主要问题仍然是正确的平衡肌切开术的延伸。短时间的肌切开术可能是不够的，并导致症状的早期复发。失败的原因可能是环咽肌切开术不完全和（或）憩室囊造袋不充分，导致食物仍然留在囊内。另一方面，如果肌切开术的范围超出憩室底部，则会增加穿孔和纵隔炎的风险。在绝大多数情况下，鼻中隔切开术在距囊袋底部 5~10mm 之间停止[17,57]。

为了最大限度地降低肌切开术后穿孔的风险，大多数内镜医生在中隔切开术的底部广泛使用夹子，尽管没有证据表明它们对不良事件的影响[17,57]。

手术后，患者通常禁食 24 小时，如果病情不明显，第 2 天允许进食流食。在环咽肌切开术后、进食前，通常不做对比研究。

9.6.3 柔性内镜辅助肌切开术

另一种用于内镜治疗咽食管憩室的装置是可折叠式憩室镜（ZD 外套管，ZDO-22-30；Cook Medical，Winston-Salem，NC，USA），这种装置模拟了威尔达偏滤镜的效果。可触及的憩室镜显著改善了隔膜的弯曲、显露，增加了操作可视化，同时也保护了食管后壁，降低前壁的意外热损伤造成的伤害（图 9.4）。

憩室镜由软质橡皮外套管组成，远端鸭嘴阀瓣分别为 40mm 和 25mm，用以保护食管和憩室壁（图 9.5）。

如前所述，对于憩室镜的放置，患者头部、颈部和胸部的电流和精确对齐是必要的。外套管被装入内镜，通过食管推入胃。然后将憩室镜穿过内镜向前移动，直到一个黑色标记，表示隔膜和牙线之间的平均距离（16cm）。当外套管向前推进时，短瓣保持与颈部后侧（憩室所在位置）对齐，长瓣保持与颈部前侧对齐。为方便憩室镜进入咽部，可将患者的颈部稍过伸，两指插入患者口中，保护咽后壁，将憩室镜远端推入口腔。一旦憩室镜就位，将内镜收回，最后在直接目视控制下检查是否正确地对齐并做进一步调整。憩室镜定位后，应能清楚地看到上管中央的隔膜，准备切开（图 9.6）。

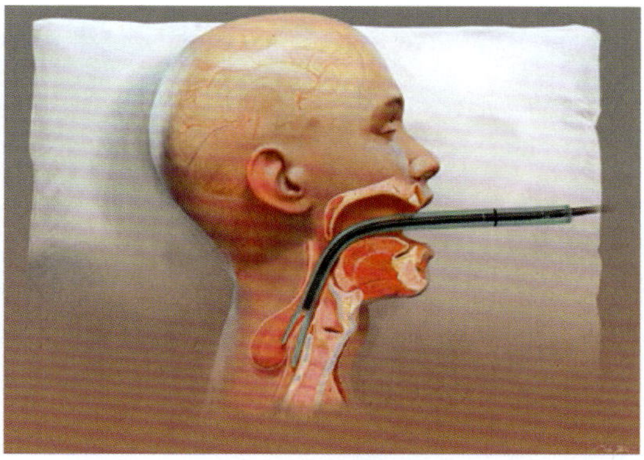

图 9.4 柔性内镜辅助下肌切开术。柔性憩室位于憩室囊内，其远端裂孔较短，进入食管的裂孔较长。

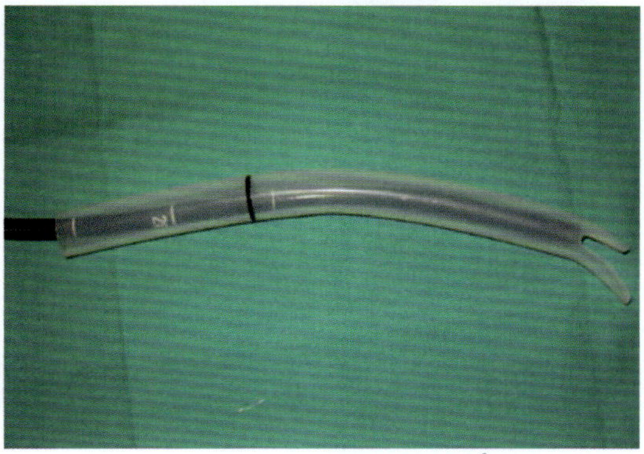

图 9.5 内置内镜的软胶分流镜。外套管上的黑色标记大约放置在上切牙的水平。

有时，憩室镜的定位有一定难度。将一个非常僵硬的导引导丝(Savary 导引导丝，Cook Medical，Winston-Salem，NC，USA)置入胃内，可方便外套管的引入和直接内镜控制下憩室镜的额外调整。

环咽肌切开术现在可以正常进行，只需使用与透明帽辅助切开术相同种类的刀或剪刀。

一些作者报道了在柔性内镜旁使用超声刀的病例，这种手术通常使用小口径内镜(4.5mm)来进行操作。

柔性憩室镜确实可以清晰地看到憩室的隔膜，并能更好地控制内镜和设备。在出血或需要冲洗的情况下，吸入性肺炎的风险显著降低，因为外套管完成绕过喉和气道。

憩室镜辅助手术的主要限制是憩室的大小。插入憩室袋的短皮瓣约长 2.5cm。因此，在小憩室的情况下，憩室镜的位置不稳定，从而减少了隔膜的显露。此外，这种柔性憩室镜目前在许多国家(包括美国)还没有上市，这限制了它的广泛使用。

对于安全有效完成环咽肌切开术是否必须使用憩室镜一直是被讨论的问题[59,60]。但根据已发表的文献，憩室镜的整体使用似乎对成功或并发症没有显著影响，是否使用憩室镜决于内镜医生的决定[17,57]。

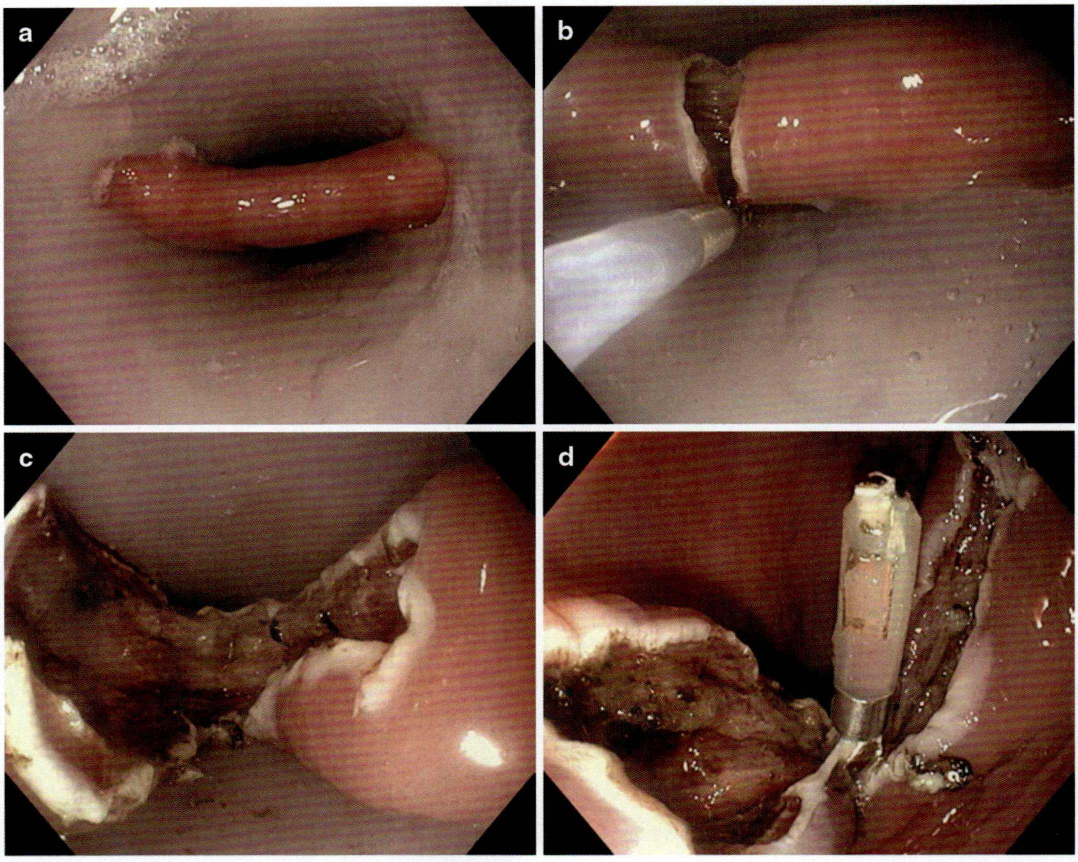

图 9.6 椎间盘镜辅助肌切开术。(a)憩室镜已正确定位，憩室与食管之间的隔有良好的皱褶和暴露。(b)用针刀和电凝在中间切开隔膜。(c)两边隔的边缘在被分割后会立即分裂，从而显示环咽肌和食管后壁的裂口。(d)在隔膜的残留部位放置内镜夹，以尽量减少穿孔和出血的风险。

9.6.4 经口内镜肌切开术(Z-POEM)

在贲门失弛缓症和胃轻瘫的治疗后，Zenker憩室的治疗已经实施了新的程序。对食管下括约肌(经口内镜下肌切开术，POEM)和幽门(G-POEM)的隧道技术进行了改进，并应用于Zenker憩室(Z-POEM)的治疗[61,62]。该手术仍在评估中，很少有长期随访的数据，但绝对值得充分考虑[17]。Z-POEM在全身麻醉或深度镇静下进行。同样，在经典的食管POEM中，使用了1个标准的高清晰度内镜，尖端有1个透明帽。二氧化碳充气是绝对必要的，可以减少气体相关并发症并降低不良事件的风险。将内镜插入下咽，直到憩室和隔膜被识别出来。再注射10mL生理盐水和靛胭脂红1~2cm在近中隔形成黏膜泡。用三角尖刀或其他ESD刀沿鼻中隔长轴行黏膜纵向小切口。在远端附着物的帮助下，通过轻轻地解剖黏膜下纤维，使内镜的尖端进入黏膜下空间。黏膜下剥离和穿隧使用ESD刀，并根据内镜医生的喜好，进行喷凝血、快速凝血或混合切割电流。与食管POEM类似，黏膜下剥离沿隔膜方向，沿肌层表面进行。特别注意不要烧伤或损伤内镜上方的黏膜层。一旦到达并确定隔膜，在食管侧和憩室侧分离隔膜就完成了。然后使用与解剖相同的针刀、剪刀式ESD刀或其他设备进行环咽肌切开术和中隔切开术。将隔腔切开至憩室囊底或更深处，没有额外的并发症风险，因为隔腔切开的区域被完整的黏膜覆盖。在手术的最后，使用3~5个内镜夹固定原有的黏膜小切口。手术后，患者要禁食24小时，通常还要服用抗生素。术后第2天可食用流质饮食[63]。

这个手术很有挑战，很有前途，即使它在技术上比简单的针刀中隔切开术更具挑战性。这种方法的主要优点在于，即使是非常小的憩室也有机会治疗，因为经典的经口肌切开术可能无法治疗非常小的憩室[64]，并且可以非常安全地将肌切开术延伸到囊末端和食管壁，从而降低复发的风险[65]。

9.6.5 柔性内镜下经口环咽肌切开术的效果

自1995年以来发表了几个病例系列，证明了柔性内镜治疗Zenker憩室的有效性和安全性，具有很高的临床成功率。最近的系统回顾和荟萃分析共纳入和分析了813例患者[57]。报告合并成功率为91%，不良事件发生率为11.3%，复发率为11%。严重的并发症，包括出血和穿孔，在所有的患者中进行保守处理，但有2例患者需要进行手术引流脓肿。

在另一项近期的综述研究中[66]，重点关注柔性内镜，纳入589例患者，88%的患者在治疗后立即出现症状反应，总并发症的发生率为13%，其中出血率为5%，穿孔率为7%。绝大多数的穿孔都采用保守治疗。汇总数据显示总体复发率为14%。当使用憩室镜时，合并成功率和不良事件率分别为84%和10%。

出血通常是术中出血，可通过内镜下的电灼装置或夹子控制。手术过程中可能发生微小穿孔，可能出现无症状和无并发症的皮下肺气肿。但这一并发症并不需要手术，在绝大多数病例中有1个无症状和自我吸收的过程。在肌切开术中使用二氧化碳可显著减少这一事件[10]。

不幸的是，柔性内镜入路存在很大程度的争议，目前在操作本身或术后护理方面没有标准化程序。没有临床成功的正式定义，一些系列报告的成功率较低很可能是因为临床缓解是根据缺乏一组症状来评估的，而不仅仅是吞咽困难。当仅根据吞咽困难来定义成功时，临床成功率上升到90%~100%[7]。

成功的定义应仅以症状的改善和评估

为依据，而不能以放射学为依据。通常，在术后的X线片上会发现1个残存的囊袋，但如果这一发现与吞咽困难或其他症状无关，则不应被认为是复发或手术失败。

此外，与外科手术不同的是，柔性内镜很容易多次实施。有些系列的结果是在1次治疗后评估，而另一些系列的结果则是在多次治疗后才评估确定的[7]。

一些作者指出，憩室的大小决定了手术的安全性，对于中小型憩室（≤4cm），采用一期手术；对于大型憩室（>4cm），则采用多期手术[54]。

柔性内镜下鼻中隔切开术是否需要用憩室镜仍是一个有争议的问题。由于有争议的结果，无法从文献中检索到明确的适应证。在2007年发表的一项对39例患者的回顾性研究中，28例患者接受了帽辅助治疗，11例患者接受了憩室镜辅助治疗。与憩室镜辅助治疗相比，盖帽治疗的手术时间和并发症的发生率明显增加。通过一系列症状评估，憩室镜辅助手术后的临床缓解率显著高于盖帽技术（82%比29%）。

然而，在最近另一项对77例患者的回顾性研究中，60例患者接受憩室镜辅助治疗，17例患者接受帽辅助治疗。只有3例使用憩室镜辅助治疗的患者报告了并发症，两组的治疗成功率没有差异（憩室镜为68%，帽辅助治疗为60%）。

肌切开术的深度和憩室的大小可能是决定柔性内镜入路临床成功的重要预后因素。最近，一项针对89例患者的回顾性单中心研究分析了柔性内镜下憩室镜辅助鼻中隔切开术的临床成功，以确定潜在的预后变量[67]。根据所有Zenker相关症状的改善而不仅仅是吞咽困难来定义成功。意向治疗分析的临床成功率在6个月、24个月和48个月时分别为69%、64%和46%。不良事件发生在3例患者中：2例（2%）穿孔，1例（1%）术后出血。6个月时失败的独立变量是鼻中隔切开术长度≤25mm和预处理眼袋大小≥50mm，而48个月时，他们是鼻中隔切开术长度≤25mm和治疗后眼袋大小≥10mm。在6个月和48个月时，30~49mm大小的ZD和>25mm的中隔切除的成功率分别为100%和71%。进一步的研究表明，小型憩室使经口手术更加困难[28,68]。

这种局限性也许可以通过黏膜下隧道术（Z-POEM）来克服。到目前为止，关于这个创新技术的病例报告和小范围的系列报道很少[61,69-71]。

其中1个最大的系列包括19例Z-POEM患者和7例常规针刀治疗的患者[65]。Z-POEM患者的临床成功率为89.5%，非隧道柔性内镜患者为100%。Z-POEM组和常规治疗组的复发率分别为11.7%和42.9%（P=0.096）。在Z-POEM组中有4例并发症，其中1例有小袋环咽棒的患者出现了需要开放手术修复的咽穿孔。

另1项前瞻性研究专门关注改良的Z-POEM，即经口内镜中隔切开术（POES）在小型Zenker憩室中的作用[64]。与传统Z-POEM不同的是，黏膜切开是直接在鼻中隔上进行的，不需要穿隧道，但包括在鼻中隔两侧进行黏膜下剥离，然后通过黏膜下间隙进行肌切开术。

纳入系列的20例患者，均未进行经口气管插管治疗。憩室的平均大小为17.5mm。平均手术时间为14分钟。无并发症或不良事件发生。吞咽困难明显改善19例，平均随访时间为12.0个月，未见复发。

在1项多中心国际回顾性研究中，共纳入75例患者[72]。咽囊的平均大小为3cm。总体技术成功率为97.3%。不良事件发生率为6.7%（1例轻度出血和4例穿孔，均采用保守治疗）。

平均手术时间为 52.4 分钟，平均住院时间为 1.8 天。92%的患者取得临床成功。12 个月之后进行随访时，仅 1 例患者报告症状复发。

由于缺乏长期随访资料，Z-POEM 在 Zenker 憩室[17]治疗中的作用有待进一步研究。

9.7 结论

Zenker 憩室的治疗在 20 世纪已经有了很大的发展。经口入路无论是用刚性内镜还是柔性内镜，目前都被认为是更容易、侵入性更小、更可靠的路径，与开放手术入路相比，其发病率和死亡率更低。经口内镜环咽肌切开术曾经只应用于少数有合并症的老年患者，如今已成为绝大多数 Zenker 憩室患者的一线治疗方法。

根据现有资料，在治疗咽憩室方面，柔性内镜技术与刚性内镜技术的优势的证据水平是有限的。

由于不同治疗中心的适应证、器械和技术的选择略有差异，与 Collard 吻合器手术相比，柔性内镜入路不太规范。但对于绝大多数 Zenker 憩室患者来说，柔性内镜是 1 个很好的选择。其是微创的，患者感觉更像是胃镜检查而不是手术。当使用柔性内镜时，由患者年龄、既往治疗、局部解剖和共病所代表的限制几乎完全消失，这是在镇静和 9mm 内镜下进行的操作。

对于非常大的憩室，开放手术仍然适用，因为在行第一次内镜下环咽肌切开术后，相当一部分的隔膜仍然存在。

尽管如此，通过柔性内镜进行的干预总是可多次实施的，而且第二次和第三次治疗的要求总是比第一次低得多。

最近 Z-POEM 的问世克服了柔性内镜治疗小憩室的局限性。现在可以在黏膜层下进行环咽肌切开术，在黏膜下层隧道化后，将环咽肌切开术延伸至完全切断环咽肌和食管上 1/3 的部分肌纤维，完全消除咽出口梗阻和咽囊。

综上所述，目前 Zenker 憩室的治疗方法多种多样，各有优缺点。应采用个体化治疗方案。目前，柔性内镜及其各种技术在 Zenker 憩室的管理中发挥着非常重要的作用，在绝大多数临床情况下，能完美地适应患者和医生的需要。

参考文献

1. Simic AP, Gurski RR, Pesko PM. The story beyond the Zenker's pouch. Acta Chir Iugosl. 2009;56:9–16.
2. Haddad N, Agarwal P, Levi JR, et al. Presentation and management of Killian Jamieson diverticulum: a comprehensive literature review. Ann Otol Rhinol Laryngol. 2020;129:394–400.
3. Sutherland HD. Cricopharyngeal achalasia. J Thorac Cardiovasc Surg. 1962;43:114–26.
4. Belsey R. Functional disease of the esophagus. J Thorac Cardiovasc Surg. 1966;52:164–88.
5. Veenker EA, Andersen PE, Cohen JI. Cricopharyngeal spasm and Zenker's diverticulum. Head Neck. 2003;25:681–94.
6. Ferreira LE, Simmons DT, Baron TH. Zenker's diverticula: pathophysiology, clinical presentation, and flexible endoscopic management. Dis Esophagus. 2008;21:1–8.
7. Bizzotto A, Iacopini F, Landi R, et al. Zenker's diverticulum: exploring treatment options. Acta Otorhinolaryngol Ital. 2013;33:219–29.
8. Watemberg S, Landau O, Avrahami R. Zenker's diverticulum: reappraisal. Am J Gastroenterol. 1996;91:1494–8.
9. Cook IJ, Gabb M, Panagopoulos V, et al. Pharyngeal (Zenker's) diverticulum is a disorder of upper esophageal sphincter opening. Gastroenterology. 1992;103:1229–35.
10. Law R, Katzka DA, Baron TH. Zenker's Diverticulum. Clin Gastroenterol Hepatol. 2014;12:1773–82. quiz e1111–1772.
11. Siddiq MA, Sood S, Strachan D. Pharyngeal pouch (Zenker's diverticulum). Postgrad Med J. 2001;77:506–11.
12. Sen P, Kumar G, Bhattacharyya AK. Pharyngeal pouch: associations and complications. Eur Arch Otorhinolaryngol. 2006;263:463–8.
13. Khan AS, Dwivedi RC, Sheikh Z, et al. Systematic review of carcinoma arising in pharyngeal diverticula: a 112-year analysis. Head Neck. 2014;36:1368–75.
14. Bowdler DA, Stell PM. Carcinoma arising in posterior pharyngeal pulsion diverticulum (Zenker's diverticulum). Br J Surg. 1987;74:561–3.
15. Bradley PJ, Kochaar A, Quraishi MS. Pharyngeal

pouch carcinoma: real or imaginary risks? Ann Otol Rhinol Laryngol. 1999;108:1027–32.

16. Grant PD, Morgan DE, Scholz FJ, et al. Pharyngeal dysphagia: what the radiologist needs to know. Curr Probl Diagn Radiol. 2009;38:17–32.
17. Weusten B, Barret M, Bredenoord AJ, et al. Endoscopic management of gastrointestinal motility disorders - part 2: European Society of Gastrointestinal Endoscopy (ESGE) Guideline. Endoscopy. 2020;52:600–14.
18. Costantini M, Zaninotto G, Rizzetto C, et al. Oesophageal diverticula. Best Pract Res Clin Gastroenterol. 2004;18:3–17.
19. Lixin J, Bing H, Zhigang W, et al. Sonographic diagnosis features of Zenker diverticulum. Eur J Radiol. 2011;80:e13–9.
20. Shanker BA, Davidov T, Young J, et al. Zenker's diverticulum presenting as a thyroid nodule. Thyroid. 2010;20:439–40.
21. Skrobic OM, Simic AP, Radovanovic NS, et al. Current concepts in the anatomy and origin of pharyngeal diverticula. Acta Chir Iugosl. 2009;56:17–24.
22. Herbella FA, Patti MG. Modern pathophysiology and treatment of esophageal diverticula. Langenbeck's Arch Surg. 2012;397:29–35.
23. Ishioka S, Felix VN, Sakai P, et al. Manometric study of the upper esophageal sphincter before and after endoscopic management of Zenker's diverticulum. Hepato-Gastroenterology. 1995;42:628–32.
24. Zaninotto G, Narne S, Costantini M, et al. Tailored approach to Zenker's diverticula. Surg Endosc. 2003;17:129–33.
25. Rizzetto C, Zaninotto G, Costantini M, et al. Zenker's diverticula: feasibility of a tailored approach based on diverticulum size. J Gastrointest Surg. 2008;12:2057–64; discussion 2064-2055.
26. Zaninotto G, Costantini M, Boccu C, et al. Functional and morphological study of the cricopharyngeal muscle in patients with Zenker's diverticulum. Br J Surg. 1996;83:1263–7.
27. Ishioka S, Sakai P, Maluf Filho F, et al. Endoscopic incision of Zenker's diverticula. Endoscopy. 1995;27:433–7.
28. Gutschow CA, Hamoir M, Rombaux P, et al. Management of pharyngoesophageal (Zenker's) diverticulum: which technique? Ann Thorac Surg. 2002;74:1677–82; discussion 1682-1673.
29. Bonavina L, Bona D, Abraham M, et al. Long-term results of endosurgical and open surgical approach for Zenker diverticulum. World J Gastroenterol. 2007;13:2586–9.
30. Simic A, Radovanovic N, Stojakov D, et al. Surgical experience of the national institution in the treatment of Zenker's diverticula. Acta Chir Iugosl. 2009;56:25–33.
31. Mantsopoulos K, Psychogios G, Kunzel J, et al. Evaluation of the different transcervical approaches for Zenker diverticulum. Otolaryngol Head Neck Surg. 2012;146:725–9.
32. Nehring P, Krasnodebski IW. Zenker's diverticulum: aetiopathogenesis, symptoms and diagnosis. Comparison of operative methods. Prz Gastroenterol. 2013;8:284–9.
33. Yuan Y, Zhao YF, Hu Y, et al. Surgical treatment of Zenker's diverticulum. Dig Surg. 2013;30:207–18.
34. Collard JM, Otte JB, Kestens PJ. Endoscopic stapling technique of esophagodiverticulostomy for Zenker's diverticulum. Ann Thorac Surg. 1993;56:573–6.
35. Mulder CJ, den Hartog G, Robijn RJ, et al. Flexible endoscopic treatment of Zenker's diverticulum: a new approach. Endoscopy. 1995;27:438–42.
36. Dohlman G, Mattsson O. The endoscopic operation for hypopharyngeal diverticula: a roentgencinematographic study. AMA Arch Otolaryngol. 1960;71:744–52.
37. Hoeksema PE; van Overbeek JJ. The CO_2 laser in laryngeal diseases. Acta Otorhinolaryngol Belg. 1981;35:23–7.
38. van Overbeek JJ, Hoeksema PE, Edens ET. Microendoscopic surgery of the hypopharyngeal diverticulum using electrocoagulation or carbon dioxide laser. Ann Otol Rhinol Laryngol. 1984;93:34–6.
39. Kos MP, David EF, Mahieu HF. Endoscopic carbon dioxide laser Zenker's diverticulotomy revisited. Ann Otol Rhinol Laryngol. 2009;118:512–8.
40. Helmstaedter V, Engel A, Huttenbrink KB, et al. Carbon dioxide laser endoscopic diverticulotomy for Zenker's diverticulum: results and complications in a consecutive series of 40 patients. ORL J Otorhinolaryngol Relat Spec. 2009;71:40–4.
41. Verdonck J, Morton RP. Systematic review on treatment of Zenker's diverticulum. Eur Arch Otorhinolaryngol. 2015;272:3095–107.
42. Bonavina L, Bona D, Aiolfi A, et al. Transoral septum stapling of Zenker diverticulum is feasible and safe through a soft overtube. Surg Innov. 2015;22:207–9.
43. Provenzano L, Salvador R, Cutrone C, et al. Traction on the septum during transoral septotomy for Zenker diverticulum improves the final outcome. Laryngoscope. 2020;130:637–40.
44. Wilken R, Whited C, Scher RL. Endoscopic staple diverticulostomy for Zenker's diverticulum: review of experience in 337 cases. Ann Otol Rhinol Laryngol. 2015;124:21–9.
45. Fama AF, Moore EJ, Kasperbauer JL. Harmonic scalpel in the treatment of Zenker's diverticulum. Laryngoscope. 2009;119:1265–9.
46. Hondo FY, Maluf-Filho F, Giordano-Nappi JH, et al. Endoscopic diverticulotomy by harmonic scalpel (Ultracision): an experimental model. Endoscopy. 2009;41(Suppl 2):E104–5.
47. Nielsen HU, Trolle W, Rubek N, et al. New technique using LigaSure for endoscopic mucomyotomy of Zenker's diverticulum: diverticulotomy made easier. Laryngoscope. 2014;124:2039–42.
48. Andersen MF, Trolle W, Anthonsen K, et al. Long-term results using LigaSure™ 5 mm instrument for treatment of Zenker's diverticulum. Eur Arch Otorhinolaryngol. 2017;274:1939–44.
49. Pons-Beltrán V, García Morales N, Sáez-González E, et al. A long-term prospective study of the efficacy and safety of endoscopic septotomy using the LigaSure® system for the treatment of Zenker's diverticulum. Rev Esp Enferm Dig. 2019;111:378–83.
50. Wahab PJ, Mulder CJ, den Hartog G, et al. Argon

plasma coagulation in flexible gastrointestinal endoscopy: pilot experiences. Endoscopy. 1997;29:176–81.
51. Bremner CG, DeMeester TR. Endoscopic treatment of Zenker's diverticulum. Gastrointest Endosc. 1999;49:126–8.
52. Repici A, Pagano N, Fumagalli U, et al. Transoral treatment of Zenker diverticulum: flexible endoscopy versus endoscopic stapling. A retrospective comparison of outcomes. Dis Esophagus. 2011;24:235–9.
53. Mulder CJ, Costamagna G, Sakai P. Zenker's diverticulum: treatment using a flexible endoscope. Endoscopy. 2001;33:991–7.
54. Christiaens P, De Roock W, Van Olmen A, et al. Treatment of Zenker's diverticulum through a flexible endoscope with a transparent oblique-end hood attached to the tip and a monopolar forceps. Endoscopy. 2007;39:137–40.
55. Mittal C, Diehl D, Draganov P, et al. Practice patterns, techniques, and outcomes of flexible endoscopic myotomy for Zenker's diverticulum: retrospective, multi-center study. Endoscopy. 2020. https://doi.org/10.1055/a-1219-4516.
56. Rabenstein T, May A, Michel J, et al. Argon plasma coagulation for flexible endoscopic Zenker's diverticulotomy. Endoscopy. 2007;39:141–5.
57. Ishaq S, Hassan C, Antonello A, et al. Flexible endoscopic treatment for Zenker's diverticulum: a systematic review and meta-analysis. Gastrointest Endosc. 2016;83:1076–89.e1075
58. Diez Redondo P, Núñez Rodríguez H, de Benito Sanz M, et al. Endoscopic treatment of Zenker's diverticulum with Ligasure: simple, safe and effective. Endosc Int Open. 2019;7:E203–e208.
59. Costamagna G, Iacopini F, Tringali A, et al. Flexible endoscopic Zenker's diverticulotomy: cap-assisted technique vs. diverticuloscope-assisted technique. Endoscopy. 2007;39:146–52.
60. Bresteau C, Barret M, Guillaumot MA, et al. Do we still need a diverticuloscope for the flexible endoscopic septotomy of Zenker's diverticulum? J Gastroenterol Hepatol. 2020;35:630–3.
61. Li QL, Chen WF, Zhang XC, et al. Submucosal tunneling endoscopic septum division: a novel technique for treating Zenker's diverticulum. Gastroenterology. 2016;151:1071–4.
62. Brewer Gutierrez OI, Moran R, Yang J, et al. Successful single-session cricopharyngeal and Zenker's diverticulum peroral endoscopic myotomy. Endoscopy. 2018;50:E220–e221.
63. Brewer Gutierrez OI, Ichkhanian Y, Spadaccini M, et al. Zenker's diverticulum per-oral endoscopic myotomy techniques: changing paradigms. Gastroenterology. 2019;156:2134–5.
64. Repici A, Spadaccini M, Belletrutti PJ, et al. Peroral endoscopic septotomy for short-septum Zenker's diverticulum. Endoscopy. 2020;52:563–8.
65. Klingler MJ, Landreneau JP, Strong AT, et al. Endoscopic mucosal incision and muscle interruption (MIMI) for the treatment of Zenker's diverticulum. Surg Endosc. 2020. https://doi.org/10.1007/s00464-020-07861-5.
66. Li LY, Yang YT, Qu CM, et al. Endoscopic needle-knife treatment for symptomatic esophageal Zenker's diverticulum: a meta-analysis and systematic review. J Dig Dis. 2018;19:204–14.
67. Costamagna G, Iacopini F, Bizzotto A, et al. Prognostic variables for the clinical success of flexible endoscopic septotomy of Zenker's diverticulum. Gastrointest Endosc. 2016;83:765–73.
68. Jones D, Aloraini A, Gowing S, et al. Evolving management of Zenker's diverticulum in the endoscopic era: a North American experience. World J Surg. 2016;40:1390–6.
69. Delis K, Robotis J, Sachitzi E, et al. Submucosal tunneling endoscopic septum division of a Zenker's diverticulum. Ann Gastroenterol. 2018;31:634.
70. Hajifathalian K, Dawod Q, Saumoy M, et al. Submucosal tunneling endoscopic septum division for treatment of Zenker's diverticulum. Endoscopy. 2018;50:E340–e341.
71. Hernández Mondragón OV, Solórzano Pineda MO, Blancas Valencia JM. Zenker's diverticulum: submucosal tunneling endoscopic septum division (Z-POEM). Dig Endosc. 2018;30:124.
72. Yang J, Novak S, Ujiki M, et al. An international study on the use of peroral endoscopic myotomy in the management of Zenker's diverticulum. Gastrointest Endosc. 2020;91:163–8.

第 10 章

经食管隧道技术与经口内镜下食管括约肌切开术

Karl-Hermann Fuchs, Wolfram Breithaupt, Thomas Schulz, Gabor Varga

10.1 引言

在过去，通过柔性内镜经壁进入腹腔和（或）纵隔一直是 1 个具有挑战性的目标。2007 年，几篇论文证明了利用隧道技术安全通过食管壁和胃壁的可行性[1,2]。Gostout 和其同事报道了黏膜下内镜采用黏膜瓣瓣膜技术（SEMF）[1]。同年，Pasricha 等在他们的试验中演示了利用隧道技术进行食管括约肌切开术[3]。2008 年，Inoue 等报道了第一例经口内镜下食管括约肌切开术（POEM）的临床病例[4]。

从此以后，POEM 手术的成功扩大了其在食管和胃肌切开术的几种适应证的临床应用。如今，POEM 已在全球范围内获得临床认可，并已被纳入食管病的治疗范围[5–7]。

10.2 经口内镜下食管括约肌切开术的概念

如果以专注于食管括约肌切开术为真正治疗目的，那么实际有效的步骤如下，如在贲门失弛缓症中，将食管下括约肌（LES）的一个相当小的肌肉层切开。早期剖腹手术或开胸手术都是分离这块肌肉，以达到目标区域[8,9]。微创手术在很大程度上减少了切口创伤，这也是腹腔镜下肌切开术成功的原因[10,11]。

Pasricha 总结了使用不同范式的内镜技术来解决进入通道问题所面临的挑战[12]。新的思路遵循了微创手术的原则，即减少手术切口的大小和创伤，以缩短患者的恢复时间，改善术后健康，美化伤口，减少术后的限制[13,14]。

黏膜下空间被发现是内镜操作的一个绝佳的区域[1–5]。这个空间可用柔性内镜在一层中移动相当长的距离，如食管壁和（或）胃壁内可移动 20cm。二氧化碳的注入有助于促进解剖和推进。在内镜黏膜下剥离术（ESD）中注射染色液可以在正确的平面内进行安全地剥离[4,5]。一些操作者使用球囊来加快解剖速度；然而，这可能导致更多的穿孔[15]。

在黏膜下层注射液体后，通过切开食管黏膜可以很容易地进入黏膜下间隙，使黏膜与下层肌层分离并抬高（图 10.1）。这基本上可以进入整个黏膜下层区域，特别是食管的长度。进一步的步骤取决于内镜手术的适

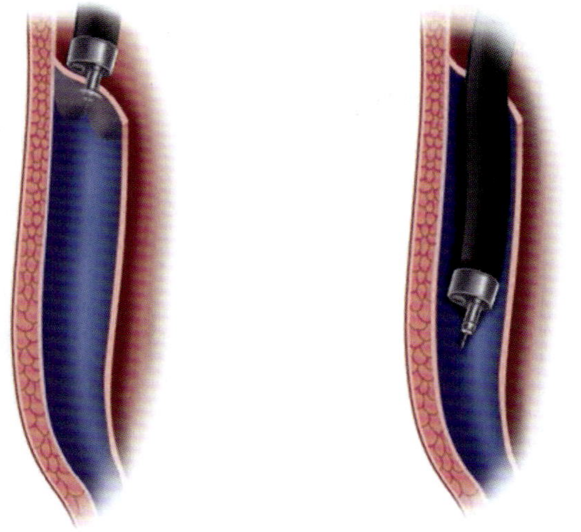

图 10.1　隧道内镜的原理是：在黏膜下间隙注入液体，然后将黏膜从下方肌肉层抬起，进行黏膜切口（黏膜切开术）和黏膜下组织的喷雾凝血，从而在黏膜和肌层建立隧道。

应证。

一种选择是先进入纵隔，再进入胸膜腔。这可以使活检、纵隔或胸膜肿块的探查，甚至纵隔肿瘤的切除成为可能（图 10.2）[16]。

另一种选择是探查和（或）切除食管壁

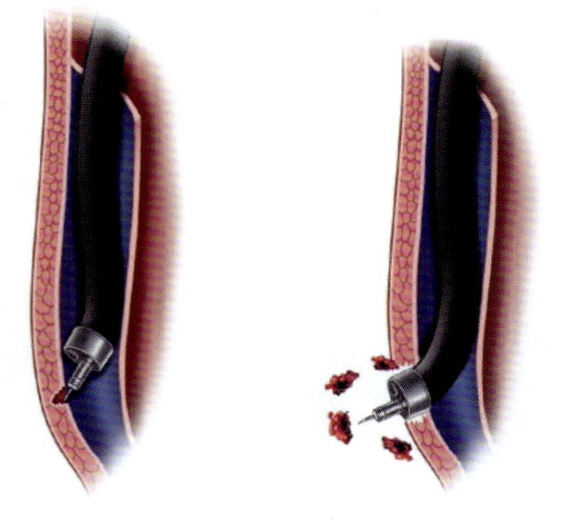

图 10.2　通过黏膜下隧道，内镜可探查肌层和纵隔。因此，可通过内镜技术检测到食管壁肿瘤和纵隔肿块。

内肿瘤，这种肿瘤可在食管肌层甚至纵隔内被切除[17,18]。

食管肌切开术是最常用的治疗食管运动障碍疾病的方式[4–7]。贲门失弛缓症是最常见的疾病，也是 POEM 主要的适应证之一[4,5,7]。POEM 也已成为其他食管痉挛性运动障碍的主要治疗选择，如贲门失弛缓症样疾病、远端食管痉挛和 Jackhammer 食管[6]。

10.3 经口内镜下肌切开术

10.3.1 围术期综合管理

术前患者必须禁食 8 小时。在术前 3 天，贲门失弛缓症患者被要求只吃流质饮食和喝大量液体，以防止食物阻塞在贲门上方的食管中。

正如我们所在机构之前发表的[4,19–21]，该手术需要在全身麻醉下进行。患者取仰卧位，在手术过程中，腹部无遮挡，以便检查和触摸是否存在气腹（图 10.3）。在这种情况下，要在无菌的条件下插入 Veress 针，以释放腹腔中的二氧化碳气体。感染–污染问题的解决方法是在术前 1 周停用患者所有的抗分泌药物，以尽量保持胃内酸性环境，以减少细菌的生长。此外，也可预防性静脉注射抗生素（环丙沙星和甲硝唑）。术后每日使用大剂量质子泵抑制剂（PPI），以更好地愈合食管肌切开术。

10.3.2 技术描述

在实际手术之前，要用内镜检查上消化道，以清除所有的液体和（或）食物，这在贲门失弛缓症患者中很常见。食管、咽管和胃腔中的食物和液体要完全清除，并用氯己定大量冲洗。

然后用无菌布覆盖至患者的口部。胃镜被放入食管，与一个二氧化碳吸入器相连。

观察镜的尖端附着 1 个透明帽，以便更好地暴露视野。首先，测量重要的食管标志，如贲门远端和食管远端贲门狭窄，代表病理非松弛高压区上端。

肌切开术应从后一区域上方几厘米处开始。因此，肌切开术的起点就确定了。如果安全的目标隧道距离为 5cm，食管-黏膜切开术的起点将在肌切开术起点以上 5cm 左右。通常这个入口或食管切开术位置距离门齿 28~32cm。

测量结束后，在黏膜下区域注射 5~10mL 的蓝染色生理盐水(图 10.4)。这将使黏膜脱离肌层，然后用三角刀切开黏膜，形成进入隧道的入口(图 10.1)。进一步交替注射蓝染色生理盐水、喷雾凝血和适度推动内镜，完成 1 条向下到贲门以下区域的隧道。这是通向纵隔的唯一完整层，因此，这些步骤应非常小心谨慎地执行，以防止在肌切开术完成后损伤黏膜。

肌切开术可以在食管周围不同的位置进行。POEM 的肌切开方向与经典的手术肌切开方向有些不同(图 10.5)。在开放和腹腔镜手术中，大多数操作者倾向于行食管前方肌切开术，扩张入胃，确保前斜肌纤维也被切断约 2cm，以确保远期减轻吞咽困难[7,8,10]。

在 POEM 过程中，关键是要多次将内镜从隧道中取出，以检查和修正隧道在食管范围内的正确方向，以及隧道向贲门及贲门以下的推进情况。最后的检查应包括内镜在胃内反转的视野，以确认贲门下方隧道末端的胃黏膜呈蓝色。

然后将内镜放置在隧道中肌切开术的起点，用三角尖刀向远端推进肌切开术，尽量只切断肌肉的环形层，保留纵向肌肉纤维完整。

在手术结束时，检查肌切开术的范围，将所有液体从隧道中吸出，通过调整食管黏膜和夹子的闭合来闭合食管切开术。

10.3.3 探讨 POEM 技术的主要要素

该技术有 4 个主要要素，这对成功实施食管肌切开术的安全性和有效性至关重要[4,5,23]：

1. 1 个小的黏膜切口，以进入黏膜下空间。

2.做 1 个很长的黏膜下隧道，通向贲门及贲门以下。

3.行纵向肌切开术。

4.黏膜切口牢固闭合。

我们基本上保留了 Inoue 发表的最初的技术，但一些操作者修改了这些程序，使 POEM 技术发生了部分变化[4,5,23–25]。有几个问题可以讨论。

一个主要的问题是食管周围肌切开术的方向。在 POEM 和隧道技术中，Inoue 等最初将重点放在食管肌周围的前方肌切开术[4]。随后，其他操作者对该技术进行了改进，主

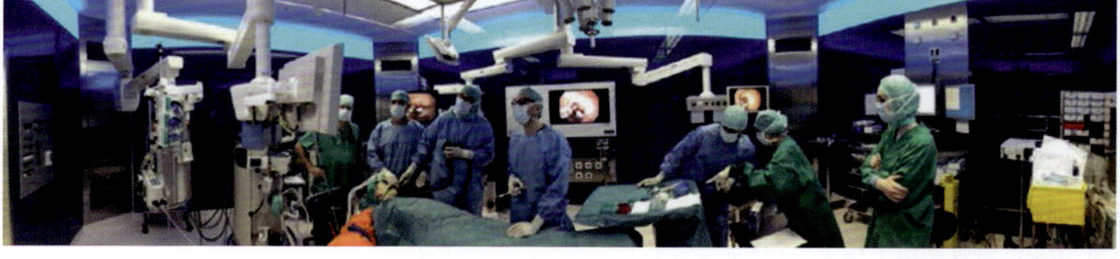

图 10.3 进行 POEM 时手术室或内镜套件的注意事项：应尽量将污染保持在最低限度，患者身上覆盖无菌布，所有直接参与手术者都应穿着手术服。

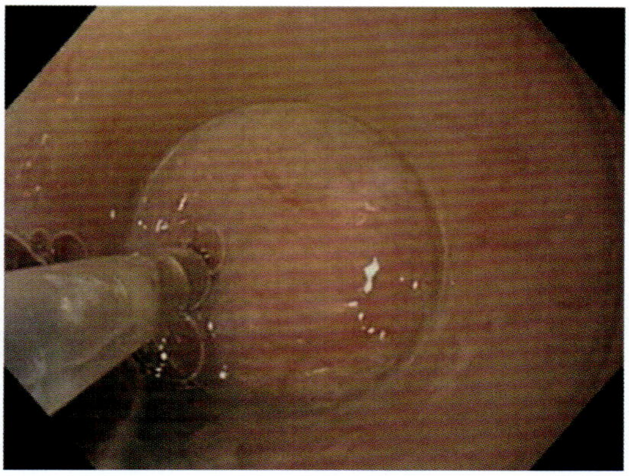

图 10.4 注射液体，将黏膜与食管下肌层分离，以便在食管和贲门间建立黏膜下隧道。

要是通过后方入路(图 10.6)[26]。

这些技术在功能改变和患者预后方面的差异目前正在几个试验中进行研究。早期的出版物对其进行了概述[26]。大多数操作者选择前方入路(1~2 点方向)或后方入路(5~6 点方向)。有几项研究关注了这个问题，最近也发表了一些综述和荟萃分析[26-32]。

前方入路的目的是保留食管与膈、膈-食管韧带，以及对主动脉和周围结构的后附着，从而保留部分抗反流屏障。此外，在贲门失弛缓症患者中，食管前部的横膈可能也会扩张。相反，后方肌切开术会破坏抗反流屏障的重要结构，但其可更有效地减轻吞咽困难。

表 10.1 展示了最近一些随机试验的概述[23]。概述中指出，前后方肌切开术都是有效和安全的。

Rodriguez de Santiago 等最近的荟萃分析中分析了 4 个随机对照试验，共 488 例患者[33]。POEM 术后 3~12 个月的总体临床成功率为 97%(95%CI：93%~100%)，且前后方

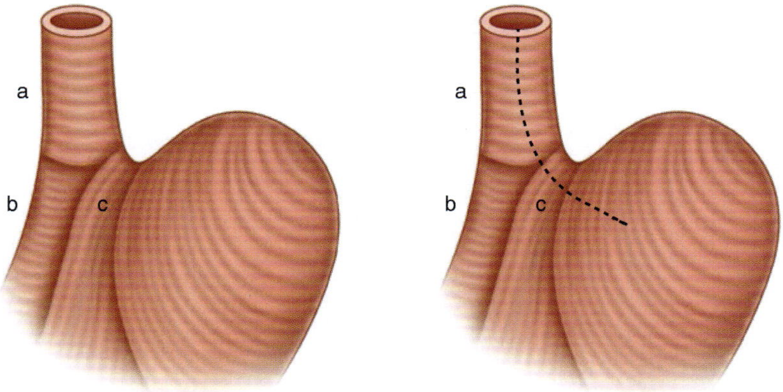

图 10.5　左图：食管胃结合部肌肉结构，参照 Liebermann-Meffert[22]。右图：多次使用前方肌切开术分离胃斜行肌。

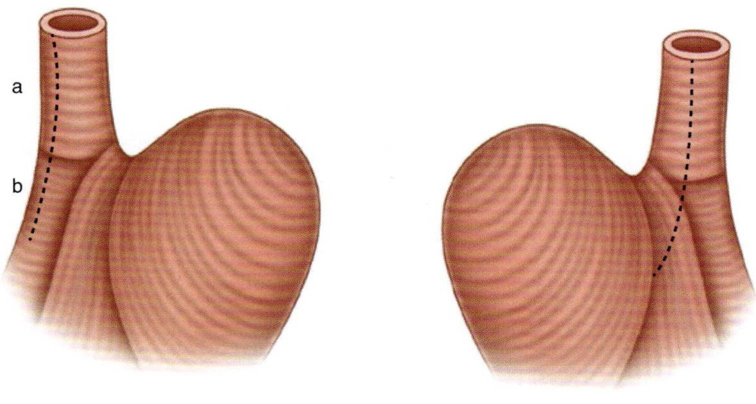

图 10.6　左图：Inoue 的 POEM 前方肌切开术。右图：其他作者的后方肌切开术。

表 10.1　前方肌切开术与后方肌切开术的比较：由 Parsa 和 Kashab 进行的一项随机试验[23,30–32]

研究+设计随机	*n*	方向	切口长度(cm)	手术时间(min)	临床成功率(%)	异常 pH 值检测(%)	食管炎(%)	不良事件
Kashab 的多中心试验	150	前方:73	前方:10.6	59	前方:91	前方:49	–	前方:11
		后方:77	后方:11.2	67	后方:89	后方:42		后方:9
					P=067			
Stavropoulos 的单中心试验	215	前方:101	–	58	92	69.6	61.2	前方:8.9
		后方:114		54	92.1	63.3	61.2	后方:8.8
						P=0.66		
Tan 的单中心试验	63	前方:31	–	60	100	26.7	16.7	前方:12.9
		后方:32		57	100	3.33	16.7	后方:3.1
						P=57		*P*=0.19

入路之间没有差异。在 24 小时 pH 值监测的基础上，POEM 术后病理反流的发生率为（RR：0.98，95%CI：0.75~1.28）、食管炎（RR：1.04，95%CI：0.78~1.38）和症状（RR：0.89，95%CI：0.55~1.42）相似。后方入路切开术不良事件较少（RR：0.63，95%CI：0.42~0.94），黏膜损伤风险较低（RR：0.42，95%CI：0.27~0.66），切口关闭时间较短（平均差异为-2.28 分钟，95%CI：-3.46~-1.10）。行前方肌切开术的住院时间较短（平均差异为 0.31 天，95%CI：0.05~0.57）。在测压结果、总手术时间和肌切开术时间方面没有发现明显的差异。作者还在他们的结论中指出，前后方肌切开术对治疗贲门失弛缓症同样有效，但在治疗后的 GERD 中没有明显的差异[33]。

在既往腹腔镜下肌切开术和（或）POEM 术后再切开术中，方向可能起作用。可以推测，POEM 技术在食管周缘的应用可能多于两种，而腹腔镜下肌切开术可能限于两种。另外，应讨论切除的问题。

对于有经验的内镜医生来说，隧道的建立非常容易，因为该技术类似于 ESD 技术。图 10.7 为隧道内的内镜视野，食管内环肌层清晰可见。

另一个主要的技术问题是肌切开术的深度和范围，其被限制在内环肌层或延伸到外纵肌层。Inoue 的初始经验是在限制环形肌层的情况下进行的[4]。但临床经验表明，当穿过隧道时，纵形肌层常会被施加到内镜上的机械力分开。因此，在进行内层肌切开术时，通常想要停留的意图至少会导致外层肌层的某些部分纵向分离。

此外，作者们的经验表明，在早期系列中，吞咽困难的复发率相当高，1 年后复发率为 18%，这导致作者的团队决定至少在贲门水平进行完全肌切开术，以防止早期复发[21]。

第三个重要的技术问题是肌切开术的长度。最初，所有病例均建议切开长度为 10~12cm[4,5,18]。随着越来越多的临床经验和其他研究的信息，操作者开始根据疾病和高分辨率测压和放射学结果中的功能发现，进行肌切开术长度的个体化[23-25,29-38]。目前，大多数操作者根据个别患者的疾病、形态和术前功能来调整肌切开术的长度[29-38]。痉挛性疾病（如Ⅲ型贲门失弛缓症、弥漫性食管痉挛或 Jackhammer 食管）患者，与仅位于贲门的肌痉挛（如Ⅰ型[39]）相比，需要向食管更近端行长度更长的肌切开术。最近的一项试验表明，POEM 在调整肌切开术长度[40]方面效果更好。

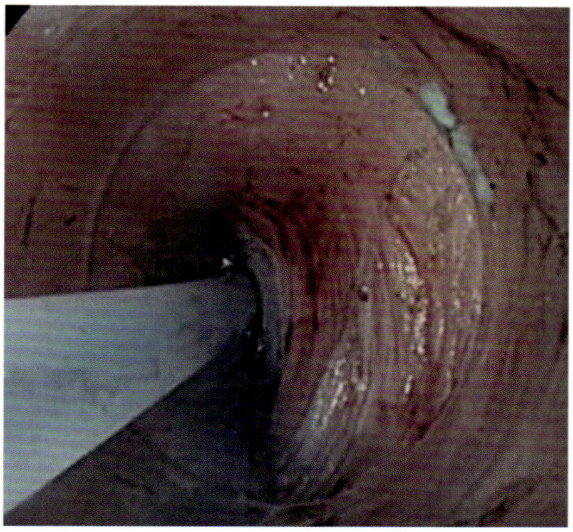

图 10.7 隧道内镜下的食管内环肌层视野。

关于肌切开术的长度和朝向胃的范围，手术经验表明，肌切开术中近端胃约 2cm 受累，这对于术后吞咽困难的满意缓解似乎很重要[9-11]。新技术可以用来监测这些信息（见具体章节）[41]。

10.4 经口内镜下肌切开术的其他技术

遵循 POEM 概念的许多其他技术已经

被开发出来了[25]。沿上消化道，从咽至十二指肠，肌切开术原理可用于缓解痉挛型运动障碍的患者，如环咽障碍、食管痉挛、食管憩室、贲门失弛缓症、食管下括约肌的其他功能障碍、幽门痉挛性疾病和出口阻塞导致胃排空延迟。后者可以由G-POEM来治疗（见具体章节）。

在食管，其他几种选择方式已经公布[25]。对于不同长度的肌切开术，作者总是可以使用经典的POEM技术。其中1个特别的类型是在贲门右侧行短隧道POEM[42]。这种方法可以与食管横向或纵向黏膜切开术相结合。这项技术的目的是限制食管下括约肌的分离。

Yuan等发表了经口内镜下双肌切开术[43]。这项技术包括建立覆盖至少一半食管腔宽度的黏膜下隧道。这允许在1个隧道内分别在3点方向和8点方向进行2次肌切开术，一直到贲门（图10.8）。由于食管肌肉受到严重破坏，这种特殊的技术可能复发较少[25,43]。

早在1980年就报道了开放POEM[44]。操作者对食管黏膜进行切开，随后进行了无隧道的肌切开术。近年来，这项技术在一些研究中得到了再现，并取得了显著的成功[23,45]。

一项非常有趣的技术是POEM概念在食管憩室患者中的应用。D-POEM技术最近发表在一项涉及3个医疗中心的多中心回顾性研究中[25,46]。纳入了11例食管憩室患者（Zenker憩室7例，膈外3例，食管中1例）。这项技术的重要步骤是剥离憩室隔膜的两侧，直到憩室的最底部。这样确保了憩室床的黏膜完全不受粘连。D-POEM的总技术成功率为91%，平均手术时间为63分钟。无不良事件发生。10例患者的临床成功率为100%，平均吞咽困难评分从2.7降至0.1（$P<0.001$）。作者得出结论，D-POEM具有确保完整隔膜切除术的独特优势[46]。

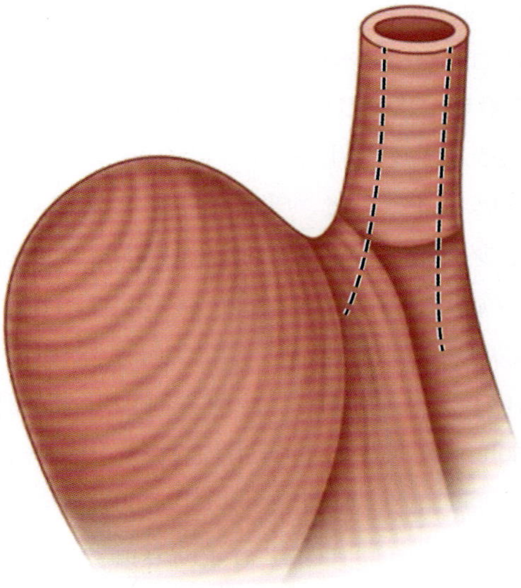

图10.8 双肌切开术的技术方案；沿食管体部建立超过食管后周半数的宽隧道，然后沿食管体部行两个肌切开切口。

10.5 POEM的临床成功

10年来，POEM已被越来越多地应用于临床实践。许多研究报道了这些系列中令人满意的结果[5,6,21,27-33,39]。随机试验显示，POEM与扩张术之间，以及POEM与腹腔镜Heller肌切开术（LHM）之间的结果相似[34,35]。POEM治疗后反流仍是一个未解决的问题，这在大多数患者中是一个小问题，但可能导致一些患者发生更严重的GERD[47,48]。

患者对POEM的临床接受程度在很大程度上取决于相关医务工作者提供的信息。在美国，POEM被医生和医疗机构大力推广，从而得到了患者的广泛接受。在欧洲，医务工作者一开始对推广POEM作为其他治疗方案（如扩张术或LHM）的更好选择持相当谨慎的态度。一项研究表明，关注患者对肌切开术的选择，这是一种相当平衡的反应[49]。在本研究中，经证实的贲门失弛缓症患者，一且确定了肌切开术的适应证,可以选择 POEM 或 LHM。一半患者选择 POEM,另一半患者选择 LHM,男女差异无统计学意义[49]。

欧洲胃肠内镜协会(ESGE)提供了指南,表明 POEM 在胃肠道,尤其是在食管和胃动力障碍系列疾病中的作用不断扩大[36,37]。

ESGE 委员会根据现有证据决定并发布了以下声明[36,37]:

1.气囊扩张术治疗食管贲门失弛缓症是一种有效且相对安全的治疗方法。

2.经口内镜下肌切开术是一种有效且相对安全的治疗食管贲门失弛缓症的方法。

3.腹腔镜下 Heller 肌切开术结合抗反流手术是治疗贲门失弛缓症的一种有效且相对安全的方法。

4.我们建议在选择治疗策略时考虑年龄和测压亚型。

5.贲门失弛缓症的治疗决定应基于患者的具体特征、患者的偏好、可能的副作用和(或)并发症,以及专业知识中心。

6.气囊扩张与 LHM、POEM 效果相当。

7.肉毒杆菌毒素治疗应保留给那些不太适合更有侵入性的治疗或需要推迟更明确治疗的患者。

8.我们建议对 LHM 术后复发或持续的吞咽困难者进行气囊扩张、POEM 或重做手术。

9.我们建议用 re-POEM、LHM 或气囊扩张治疗 POEM 术后复发或持续性吞咽困难。

10.我们建议对接受肌切开术而未行抗反流手术的患者进行内镜随访,以筛查 GERD。

一些荟萃分析总结了前瞻性研究的结果,也有随机临床试验的数据[27,34,35]。表 10.2 概述了随机试验中的 POEM 结果,评估细节非常准确。总体而言,临床效果很好。POEM 是一种很好的治疗选择,仅次于腹腔镜 Heller 肌切开术和扩张术[34,35]。结果显示,随访 2 年,83%~92%的患者预后良好。在这些随机试验中,与 LHM 和扩张术相比,POEM

表 10.2 进行 POEM 患者的随机试验结果

	RCT Werner 等[34] (*n*=112)	RCT Ponds 等[35](*n*=64)
年龄	平均 48.6	47(37~56)
男性(%)	60.7	52
BMI 均值	24.8	23.2
失弛缓症亚型(%)		
Ⅰ	13.4	16
Ⅱ	75.9	65
Ⅲ	10.7	19
Eckardt 评分	均值 6.8	中间值 8
临床成功率(%)	83%(2 年随访期)	92%(2 年随访期)
Eckardt≤3		
每日出现反流症状(%)	6.5	
每日使用 PPI(%)	38.7	41
食管炎(%)	57	42
食管酸暴露平均值(%)	7.1	–
酸暴露 4.5%	44	–

至少是一种类似的治疗失弛缓症的成功选择[34,35]。

比较不同治疗方案的荟萃分析在解释上总是有问题的，因为不同研究之间的参数不是标准化的，因此，比较结果可能不正确，解释可能不合理[50]。最近的一项荟萃分析比较了 POEM 和 LHM 在 12 项试验中评估的 893 例患者，结果表明，POEM 的疗效略微优于 LHM（MD=–0.257，95%CI：–0.512~–0.002；P=0.04）[27]。反流问题必须经常与 POEM 一起讨论，因为 POEM 术后反流问题仍然是 1 个重要的缺陷。在这项荟萃分析中，术后反流无统计学差异，但 POEM 在住院时间方面有优势[27]。

综上所述，POEM 是一个天才的想法，即使用柔性内镜技术到达功能性疾病的靶区，可通过创新的内镜技术成功治疗许多患者，这是一种真正的微创手术。

参考文献

1. Sumiyama K, Gostout CJ, Rajan E, Bakken TA, Knipschield MA, Marler RJ. Submucosal endoscopy with mucosal flap safety valve. Gastrointest Endosc. 2007;65(4):688–94. https://doi.org/10.1016/j.gie.2006.07.030.
2. Kantsevoy SV, Jagannath SB, Niiyama H, et al. A novel safe approach to the peritoneal cavity for per-oral transgastric endoscopic procedures. Gastrointest Endosc. 2007;65(3):497–500. https://doi.org/10.1016/j.gie.2006.08.029.
3. Pasricha PJ, Hawari R, Ahmed I, et al. Submucosal endoscopic esophageal myotomy: a novel experimental approach for the treatment of achalasia. Endoscopy. 2007;39(9):761–4. https://doi.org/10.1055/s-2007-966764.
4. Inoue H, Minami H, Kobayashi Y, et al. Peroral endoscopic myotomy (POEM) for esophageal achalasia. Endocopy. 2010;42:265–71.
5. NOSCAR POEM White Paper Committee, Stavropoulos SN, Desilets DJ, Fuchs KH, Gostout CJ, Haber G, Inoue H, Kochman ML, Modayil R, Savides T, Scott DJ, Swanstrom LL, Vassiliou MC. Per-oral endoscopic myotomy white paper summary. Gastrointest Endosc. 2014;80(1):1–15. https://doi.org/10.1016/j.gie.2014.04.014.
6. Khashab MA, Familiari P, Draganov PV, Aridi HD, Cho JY, Ujiki M, Rio Tinto R, Louis H, Desai PN, Velanovich V, Albéniz E, Haji A, Marks J, Costamagna G, Devière J, Perbtani Y, Hedberg M, Estremera F, Martin Del Campo LA, Yang D, Bukhari M, Brewer O, Sanaei O, Fayad L, Agarwal A, Kumbhari V, Chen YI. Peroral endoscopic myotomy is effective and safe in non-achalasia esophageal motility disorders: an international multicenter study. Endosc Int Open. 2018;6(8):E1031–6. https://doi.org/10.1055/a-0625-6288.
7. Zaninotto G, Bennett C, Boeckxstaens G, Costantini M, Ferguson MK, Pandolfino JE, Patti MG, Ribeiro U, Richter J, Swanstrom L, Tack J, Triadafilopoulos G, Markar SR, Salvador R, Faccio L, Andreollo NA, Cecconello I, Costamagna G, da Rocha JRM, Hungness ES, Fisichella PM, Fuchs KH, Gockel I, Gurski R, Gyawali CP, Herbella FAM, Holloway RH, Hongo M, Jobe BA, Kahrilas PJ, Katzka DA, Dua KS, Liu D, Moonen A, Nasi A, Pasricha PJ, Penagini R, Perretta S, Sallum RAA, Sarnelli G, Savarino E, Schlottmann F, Sifrim D, Soper N, Tatum RP, Vaezi MF, van Herwaarden-Lindeboom M, Vanuytsel T, Vela MF, Watson DI, Zerbib F, Gittens S, Pontillo C, Vermigli S, Inama D, Low DE. The 2018 ISDE achalasia guidelines. Dis Esophagus. 2018;31(9):doy071. https://doi.org/10.1093/dote/doy071.
8. DeMeester TR. Surgery for esophageal motor disorders. Ann Thorac Surg. 1982;34:225–9.
9. Eypasch EP, DeMeester TR, Klingman RR, Stein HJ. Physiologic assessment and surgical management of diffuse esophageal spasm. J Thorac Cardiovasc Surg. 1992;104(4):859–69.
10. Zaninotto G, Costantini M, Rizzetto C, Zanatta L, Guirroli E, Portale G, Nicoletti L, Cavallin F, Battaglia G, Ruol A, Ancona E. Four hundred laparoscopic myotomies for esophageal achalasia: a single centre experience. Ann Surg. 2008;248(6):986–93. https://doi.org/10.1097/SLA.0b013e3181907bdd.
11. Balaji NS, Peters JH. Minimally invasive surgery for esophageal motility disorders. Surg Clin North Am. 2002;82:763–82.
12. Pasricha PJ. NOTES: a gastroenterologist's perspective. Gastrointest Endosc Clin N Am. 2007;17(3):611–ix. https://doi.org/10.1016/j.giec.2007.05.002.
13. Rattner D, Hawes R, Schwaitzberg S, Kochman M, Swanstrom L. The second SAGES/ASGE white paper on natural orifice translumenal endoscopic surgery: 5 years of progress. Surg Endosc. 2011;25:2441–8.
14. Fuchs KH, Meining A, von Renteln D, Fernandez-Esparrach G, Breithaupt W, Zornig C, Lacy A. Euro-NOTES Status Paper: from the concept to clinical practice. Surg Endosc. 2013;27(5):1456–67.
15. Kawahara Y, Sumiyama K, Tajiri H. Chemically assisted peroral endoscopic myotomy with submucosal mesna injection in a porcine model. Minim Invasive Ther Allied Technol. 2015;24(6):334–9. https://doi.org/10.3109/13645706.2015.1040419.
16. Gee DW, Rattner DW. Transmediastinal endoscopic intervention. J Gastrointest Surg. 2011;15(8):1303–5. https://doi.org/10.1007/s11605-011-1578-7.
17. Modayil R, Stavropoulos SNA. Western perspective on "new NOTES" from POEM to full-thickness

resection and beyond. Gastrointest Endosc Clin N Am. 2016;26(2):413–32. https://doi.org/10.1016/j.giec.2015.12.014.
18. Werner YB, Rösch T. POEM and submucosal tunneling. Curr Treat Options Gastroenterol. 2016;14(2):163–77. https://doi.org/10.1007/s11938-016-0086-y.
19. Swanström LL, Rieder E, Dunst CM. A stepwise approach and early clinical experience in peroral endoscopic myotomy for the treatment of achalasia and esophageal motility disorders. J Am Coll Surg. 2011;213(6):751–6.
20. von Renteln D, Inoue H, Minami H, Werner YB, Pace A, Kersten JF, Much CC, Schachschal G, Mann O, Keller J, Fuchs KH, Rösch T. Peroral endoscopic myotomy for the treatment of achalasia: a prospective single center study Am J Gastroenterol. 2011. https://doi.org/10.1038/ajg.2011.388.
21. Von Renteln D, Fuchs KH, Fockens P, et al. Peroral endoscopic myotomy for the treatment of achalasia: an international prospective multicenter study. Gastroenterology. 2013;145(2):309–11.e113. https://doi.org/10.1053/j.gastro.2013.04.057.
22. Liebermann-Meffert D, Allgöwer M, Schmid P, Blum AL. Muscular equivalent of the lower esophageal sphincter. Gastroenterology. 1979; 76(1):31–8.
23. Parsa N, Khashab MA. Endoscopic techniques for myotomy of the lower esophageal sphincter and pylorus. Curr Opin Gastroenterol. 2019;35(5):416–23. https://doi.org/10.1097/MOG.0000000000000560.
24. Harnsberger CR, Broderick RC, Fuchs HF, Jacobsen GR, Sandler BJ, Talamini MA, Horgan S. Experience with NOTES at UCSD. In: Fuchs KH, Breithaupt W, editors. Natural orifice surgery in training and clinical practice. Winterburg: MedeServ GbR; 2014. p. 175–81.
25. Feng Z, Liu ZM, Yuan XL, et al. Peroral endoscopic myotomy for management of gastrointestinal motility disorder. World J Clin Cases. 2020;8(11):2116–26. https://doi.org/10.12998/wjcc.v8.i11.2116.
26. Meireles OR, Horgan S, Jacobsen GR, et al. Transesophageal endoscopic myotomy (TEEM) for the treatment of achalasia: the United States human experience. Surg Endosc. 2013;27(5):1803–9. https://doi.org/10.1007/s00464-012-2666-9.
27. Martins RK, Ribeiro IB, DE Moura DTH, Hathorn KE, Bernardo WM, DE Moura EGH. Peroral (POEM) or surgical myotomy for the treatment of achalasia: a systematic review and meta-analysis. Arq Gastroenterol. 2020;57(1):79–86. https://doi.org/10.1590/S0004-2803.202000000-14.
28. Mohan BP, Ofosu A, Chandan S, et al. Anterior versus posterior approach in peroral endoscopic myotomy (POEM): a systematic review and meta-analysis. Endoscopy. 2020;52(4):251–8. https://doi.org/10.1055/a-1090-0788.
29. Inoue H, Shiwaku H, Kobayashi Y, et al. Statement for gastroesophageal reflux disease after peroral endoscopic myotomy from an international multicenter experience. Esophagus. 2020;17(1):3–10. https://doi.org/10.1007/s10388-019-00689-6.
30. Stavropoulos SN, Modayil R, Zhang X, et al. Is there a difference in outcomes between anterior and posterior POEM ? A randomized study from experienced high volume operators. Gastrointest Endosc. 2018;87(6 Suppl):AB 121–AB122.
31. Tan Y, Lv L, Wang X, et al. Efficacy of anterior versus posterior per-oral endoscopic myotomy for treating achalasia: a randomized, prospective study. Gastrointest Endosc. 2018;88(1):46–54. https://doi.org/10.1016/j.gie.2018.03.009.
32. Khashab MA, Sanaei O, Rivory J, et al. Peroral endoscopic myotomy: anterior versus posterior approach: a randomized single-blinded clinical trial. Gastrointest Endosc. 2020;91(2):288–97.e7. https://doi.org/10.1016/j.gie.2019.07.034.
33. Rodríguez de Santiago E, Mohammed N, Manolakis A, Shimamura Y, Onimaru M, Inoue H. Anterior versus posterior myotomy during poem for the treatment of achalasia: systematic review and meta-analysis of randomized clinical trials. J Gastrointestin Liver Dis. 2019;28(1):107–15. https://doi.org/10.15403/jgld.2014.1121.281.pom.
34. Werner YB, Hakanson B, Martinek J, Repici A, von Rahden BHA, Bredenoord AJ, Bisschops R, Messmann H, Vollberg MC, Noder T, Kersten JF, Mann O, Izbicki J, Pazdro A, Fumagalli U, Rosati R, Germer CT, Schijven MP, Emmermann A, von Renteln D, Fockens P, Boeckxstaens G, Rösch T. Endoscopic or surgical myotomy in patients with idiopathic achalasia. N Engl J Med. 2019;381(23):2219–29. https://doi.org/10.1056/NEJMoa1905380. PMID: 31800987; Clinical Trial.
35. Ponds FA, Fockens P, Lei A, et al. Effect of peroral endoscopic myotomy vs pneumatic dilation on symptom severity and treatment outcomes among treatment-naive patients with achalasia: a randomized clinical trial. JAMA. 2019;322(2):134–44. https://doi.org/10.1001/jama.2019.8859.
36. Weusten BLAM, Barret M, Bredenoord AJ, et al. Endoscopic management of gastrointestinal motility disorders - part 1: European Society of Gastrointestinal Endoscopy (ESGE) guideline [published correction appears in Endoscopy. 2020 Jun;52(6):C6]. Endoscopy. 2020;52(6):498–515. https://doi.org/10.1055/a-1160-5549.
37. Weusten BLAM, Barret M, Bredenoord AJ, et al. Endoscopic management of gastrointestinal motility disorders - part 2: European Society of Gastrointestinal Endoscopy (ESGE) guideline [published correction appears in Endoscopy. 2020 Jul;52(7):C7]. Endoscopy. 2020;52(7):600–14. https://doi.org/10.1055/a-1171-3174.
38. Chandan S, Mohan BP, Chandan OC, et al. Clinical efficacy of per-oral endoscopic myotomy (POEM) for spastic esophageal disorders: a systematic review and meta-analysis. Surg Endosc. 2020;34(2):707–18. https://doi.org/10.1007/s00464-019-06819-6.
39. Khashab MA, Messallam AA, Onimaru M, et al. International multicenter experience with peroral endoscopic myotomy for the treatment of spastic esophageal disorders refractory to medical therapy

(with video). Gastrointest Endosc. 2015;81(5):1170–7. https://doi.org/10.1016/j.gie.2014.10.011.
40. Kane ED, Budhraja V, Desilets DJ, Romanelli JR. Myotomy length informed by high-resolution esophageal manometry (HREM) results in improved per-oral endoscopic myotomy (POEM) outcomes for type III achalasia. Surg Endosc. 2019;33(3):886–94. https://doi.org/10.1007/s00464-018-6356-0.
41. Perretta S, Dallemagne B, McMahon B, D'Agostino J, Marescaux J. Video. Improving functional esophageal surgery with a "smart" bougie: Endoflip. Surg Endosc. 2011;25(9):3109. https://doi.org/10.1007/s00464-011-1611-7.
42. Li L, Chai N, Linghu E, et al. Safety and efficacy of using a short tunnel versus a standard tunnel for peroral endoscopic myotomy for Ling type IIc and III achalasia: a retrospective study. Surg Endosc. 2019;33(5):1394–402. https://doi.org/10.1007/s00464-018-6414-7.
43. Ortega JA, Madureri V, Perez L. Endoscopic myotomy in the treatment of achalasia. Gastrointest Endosc. 1980;26(1):8–10. https://doi.org/10.1016/s0016-5107(80)73249-2.
44. Liu W, Liu L, Chen HL, et al. Open peroral endoscopic myotomy for achalasia with sigmoid-shaped esophagus. Endoscopy. 2017;49(12):E311–2. https://doi.org/10.1055/s-0043-119411.
45. Tang Z, Yang J, Hu B. Erratum: Open Peroral Endoscopic Myotomy (O-POEM) without submucosal tunneling. Am J Gastroenterol. 2018;113(1):154. https://doi.org/10.1038/ajg.2017.428.
46. Yang J, Zeng X, Yuan X, et al. An international study on the use of peroral endoscopic myotomy (POEM) in the management of esophageal diverticula: the first multicenter D-POEM experience. Endoscopy. 2019;51(4):346–9. https://doi.org/10.1055/a-0759-1428.
47. Rösch T, Repici A, Boeckxstaens G. Will Reflux Kill POEM? Endoscopy. 2017;49(7):625–8. https://doi.org/10.1055/s-0043-112490.
48. Repici A, Fuccio L, Maselli R, et al. GERD after per-oral endoscopic myotomy as compared with Heller's myotomy with fundoplication: a systematic review with meta-analysis. Gastrointest Endosc. 2018;87(4):934–43.e18. https://doi.org/10.1016/j.gie.2017.10.022.
49. Ebel A. Dissertation, Goethe-University Frankfurt. 2018.
50. de Heer J, Desai M, Boeckxstaens G, et al. Pneumatic balloon dilatation versus laparoscopic Heller myotomy for achalasia: a failed attempt at meta-analysis [published online ahead of print, 2020 Mar 16]. Surg Endosc. 2020. https://doi.org/10.1007/s00464-020-07421-x.

第 11 章

EndoFLIP™系统匹配POEM治疗贲门失弛缓症

Margherita Pizzicannella, María Rita Rodríguez-Luna, Silvana Perretta

于 10 多年前发展起来的经口内镜下肌切开术(POEM)是一种无切口内镜技术,目前广泛应用于治疗贲门失弛缓症和其他食管运动障碍。自 Inoue 等 2010[1]年首次临床应用以来,已应用逾 7000 次[2]。正如欧洲和美国两项大型的多中心试验所报告的那样,其近期疗效与腹腔镜 Heller 肌切开术(LHM)相似,有效率超过 90%[3]。一组包含 500 例患者的长期随访显示症状控制良好[4,5]。

目前,POEM 已成为失弛缓症的临床治疗标准,在世界各地都比 LHM 更受青睐[3,5,6]。

最常见的 POEM 技术包括在食管前壁或后壁的下部建立黏膜下隧道,以到达食管下括约肌(LES)的内环肌束,在保留外部纵向肌纤维的同时进行肌切开术。从理论上讲,前路手术可降低胃带扣肌群损伤的风险,还提供了抗反流机制[7]。然而,许多实施后路手术和肌切开术的医疗中心也报告了在失弛缓症的临床治疗有效和术后、胃食管反流病(GERD)及不良事件方面的相似结果[8]。此外,原始技术的其他变体包括全层肌切开术或所谓的渐进性肌切开术。后者是一种部分厚度肌切开术,然后在食管胃交界处(EGJ)和贲门水平再进行全厚度肌切开术。渐进性肌切开术已被证明可以减少手术时间,且疗效和并发症风险相当[9]。

短期研究结果表明,在缓解症状方面,POEM 可能比 LHM 更安全、更有效[10]。但与 LHM 相比,POEM 术后有较高的病理性新发 GERD 发生率,可高达 40%,可能与未进行胃底折叠术相关[10-12]。

由于在肌切开术时缺乏客观的 LES 功能评估,很难预测外科手术对肌肉破坏后对食管胃交界部所产生确切生理学影响。

此外,失弛缓症是一种异质性疾病,分为 3 个不同的测压亚型[13],虽然临床表现差异小,但对各种治疗方式有不同的反应。在这种广泛的可能性中,针对患者和疾病的干预是极其重要的。在理想情况下,肌切开术的长度必须足够长,以有效地解除流出梗阻,最大限度地降低吞咽困难或者失弛缓症复发的风险,但长度不能过长,以预防 GERD 的发生。传统观念上推荐肌切开术在食管远端延伸 4~5cm,进入胃 2~3cm[14]。然而,对于食管运动障碍和Ⅲ型贲门失弛缓症的治疗,肌切开术应量身定制,以解决胃食管部的流动障碍和食管中段的痉挛性活动[15,16]。有作者认为,POEM 在 EGJ 近端建立更长的肌切开距离能力可能特别有利于Ⅲ型贲门失弛缓症患者[16]。

在术中对肌切开术中 EGJ 发生的生理变化进行实时监测已经进行了一些尝试。Barret 等最近发表了一个病例系列,旨在调查在 POEM 期间高分辨率测压(HRM)的使用情况[17]。作者得出结论,术中高分辨率测压是可行的,可能有助于调整肌切开术的长度。然而,这种方法相对耗时。其他研究者采用双镜技术,以正确地显示隧道的范围,以避免不必要的过长切开胃壁肌肉[18]。这是通过在胃中反转放置一个纤细的内镜来实现的,而内镜在隧道中的位置是通过透视来验证。

腔内功能性管腔成像探针(EndoFLIP™ Medtronic, Dublin, Ireland)阻抗平面测量系统(图 11.1)是一种基于导管的工具,在体积控制的球囊扩张时,使用阻抗平面测量来评估 EGJ 的几何形状和压力。EndoFLIP™ 测量术中 EGJ 扩张和横截面积(CSA)的实时变化。其在 POEM 术中应用已在抗反流手术和 LHM 中描述过[19–22]。

功能性管腔成像探针(FFLIP)最初由 Crospon 公司(Dublin, Ireland)于 2009 年开发,并于 2017 年被美敦力公司(Dublin, Ireland)收购。该系统采用阻抗平面测量技术来评估括约肌的柔性和扩张性。CSA 对括约肌长度的综合采集和分析可以模拟括约肌区域的直径并评估其三维轮廓。一次性导管长 240cm,宽 3mm。导管远端有 16 对阻抗平面测量电极,其间距为 8cm(EF-325 导管)。它们位于两个外部激励电极之间。这些传感器与固态压力传感器一起封装在 1 个高度兼容的气球内(图 11.2)。压力传感器位于导管的远端,可以测量球囊内的压力。一旦位于 EGJ 水平的中心,球囊就会加入已知的电导率和特殊配方盐溶液,并在 2 个外部激励电极之间产生 1 个连续的低电流(I)。由于每个电极对电极之间的分离距离(L)和流体导电性(ρ)是已知的,所以每个电极位置的 CSA 可以通过测量每对电极之间的电压降(V)和计算阻抗 Z($=V/I$)来确定。利用阻抗平面测量原理,CSA=$\rho L/Z$。用最小 CSA 除以球囊内压力,计算膨胀指数(DI)。DI 定义了括约肌的拉伸能力,以应对从内部增加的膨胀压力(如 1 个食物丸)。每个阻抗平面测量通道的直径数据从 5~30mm 缩放,并在热/冷尺度上进行插值和颜色编码(小直径为红色,大直径为蓝色)。该系统可以测量高压区长度和流动障碍,从而使肌切开术的延伸可以精确

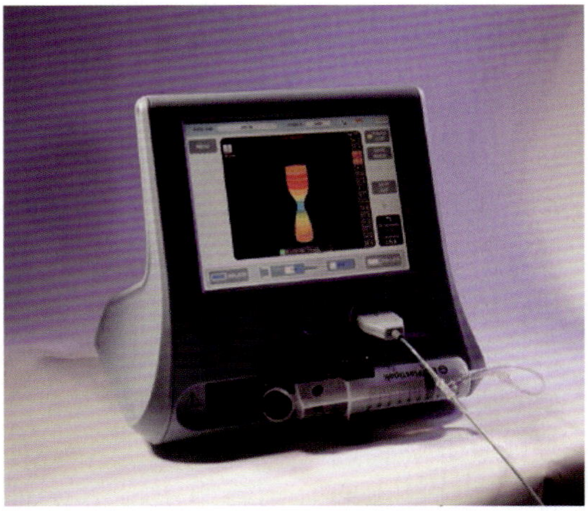

图 11.1 EndoFLIP™ 系统。

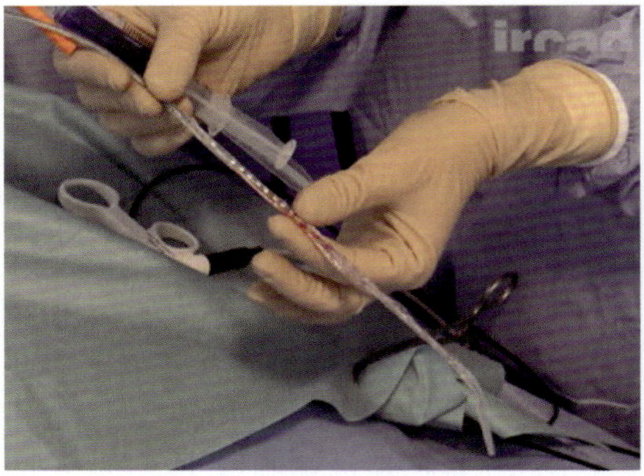

图 11.2 The EndoFLIP™ 一次性导管。

地针对特定疾病的患者。

EndoFLIP™ 很快被认为是在 POEM 手术中确保足够的肌切开术的理想工具[23]。它的术中使用提供了实时评估肌切开术的可能性，作为 GPS 的角色，以确定解剖的范围，从而防止不完全的肌切开术。因此，术中 EndoFLIP™ 评估提供了 1 种客观的方法来“定制”EGJ 破坏，以治疗吞咽困难，同时降低术后反流的可能性。

此外，术中 EndoFLIP™ 膨胀度测量也显示与术后结果相关[24]。

11.1 FLIP 系统配置管理

在插入导管之前，使用自动吹扫序列从 FLIP 探头中抽出空气，压力传感器在保持导管水平位置的同时将压力调整到大气压力。

11.2 在 POEM 中 EndoFLIP™ POEM 的使用

全身麻醉下患者取仰卧位，行气管插管，放置 Overtube®后，使用高清软性胃镜进行探索性上镜检查，并注入二氧化碳。在胃后屈的位置，靛蓝胭脂红在离 EGJ 远端约 2cm 的前小弯黏膜下间隙注射，以标记肌切开术的终点。

胃放气，EndoFLIP™ 系统经口导入，在内镜监视下，置于 EGJ 处。球囊导管中注入 30mL 平衡生理盐水，然后将球囊导管拉回 EGJ，直到 EndoFLIP™ 监视器显示出沙漏状。沙漏的“腰”代表流动受阻的中心。一旦达到正确的位置，就会记录以下参数：

- 最窄腔区 CSA。
- 最窄腔区直径（Dmin）。
- 在最窄腔区最大直径时球囊内压力。
- DI 在球囊内最大压力。
- 与沙漏颈相对应的 EGJ 高压区长度和确切位置。

然后将球囊放气并取出。

根据 EndoFLIP™ 的测量数据，一旦知道了高压区长度，就可以计算出肌切开术的总延伸范围。

由于 LES 的不对称性质，肌切开术应从高压区上方 1cm 开始，延伸至 EGJ 远端 2~3cm。

POEM 是根据 Inoue 等先前描述的技术进行的[1]。简而言之，在食管前壁或后壁（图 11.3）上，根据所需的肌切开术范围计算出 EGJ 的距离，在 EGJ 外 2~3cm 处开始建立黏膜下隧道（图 11.3），直到满足先前靛蓝胭脂红注射。然后进行选择性的环形肌的肌切开术（图 11.4）。对于食管远端痉挛和EGJ 流出道梗阻（EGJ outflow obstruction，EGJOO）的患者，应根据 HRM 对整个食管痉挛段进行更长时间的肌切开术。肌切开术完成后，重复 EndoFLIP™ 测量，以评估手术的有效性（图 11.5）。在干预结束时，使用多个内镜夹关闭黏膜切口。

11.3 目前证据

目前，在 POEM 术后的肌切开术质量是

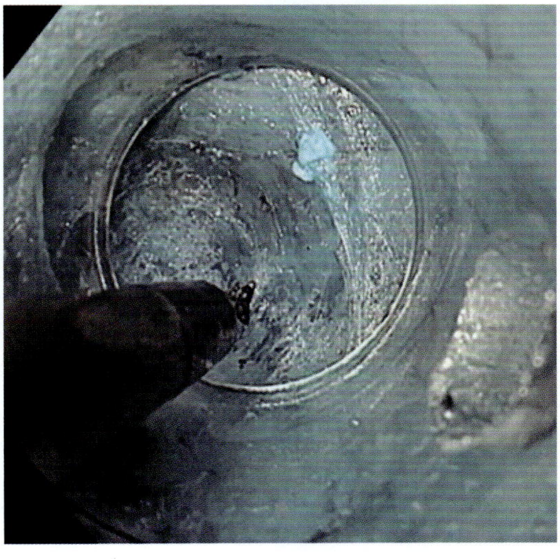

图 11.3　黏膜下隧道的建立。

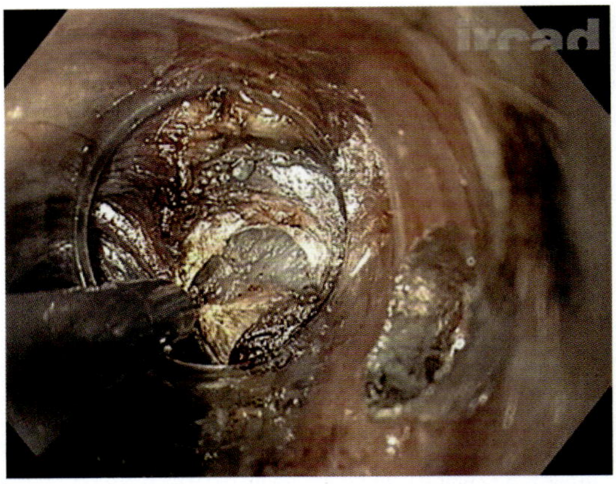

图 11.4 环形肌的肌切开术。

通过手术结束时对 EGJ 的视觉检查来进行经验评估的。显然，这种主观评估不能量化，也不允许对该技术进行任何标准化。

EndoFLIP™ 测量数据的易用性和具有实时数值解释，使其成为肌切开术过程中作为指导和质量控制评估的强大工具。

基于上述概念，多项研究表明，使用 EndoFLIP™ 系统对术中 EGJ 的评估在校准肌切开术和预测患者预后方面都是有用的[23–27]。术后低 DI 可导致持续性失弛缓症症状，而终值高则易导致术后医源性 GERD。Teitelbaum 等[26]提出了理想的 EGJ DI 范围为 4.5~8.5mm²/mmHg，球囊填充 40mL，以预测 6 个月的 POEM 疗效，敏感性为 68%，特异性为 80%。最终膨胀性在这个范围内的患者有更好的预后（即，如 Eckardt 得分≤1，GerdQ 得分≤7），则该范围外的患者情况较差。这一范围的有效性得到了两项研究的支持，健康对照组的平均膨胀性为 5~8mm²/mmHg [25,28]。在 Ngamruengphong[24]等最近的一项多中心研究中，作者对 63 例接受 POEM 治疗的失弛缓症患者的术中 EndoFLIP™ 数据进行了评估。

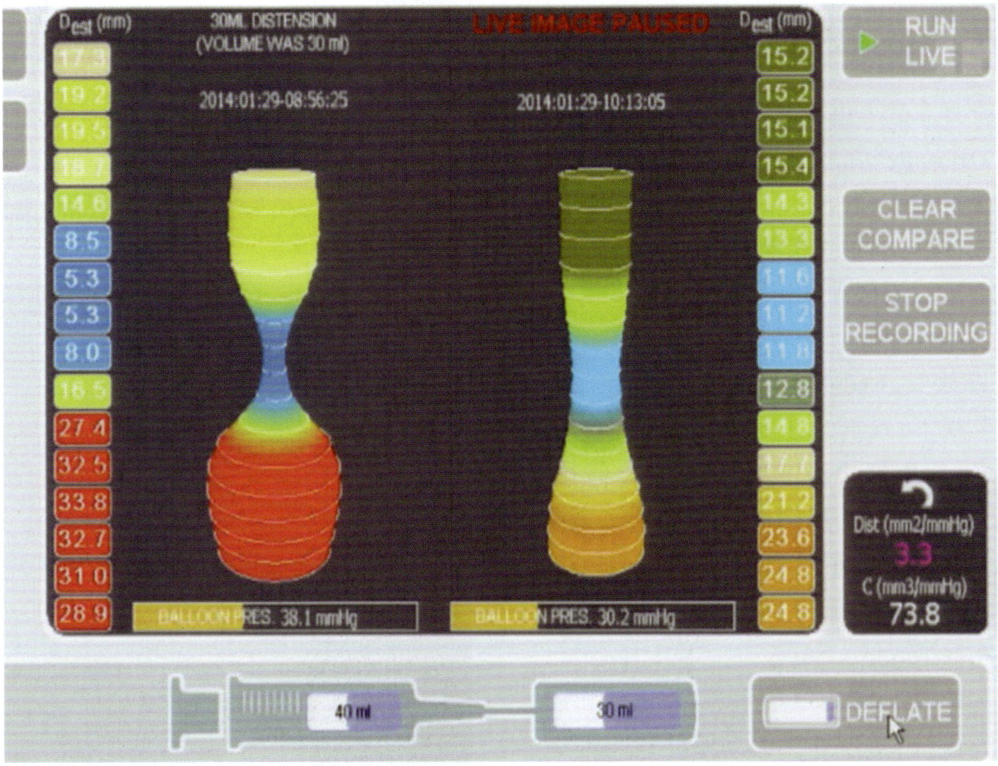

图 11.5 POEM 前后 EndoFLIP™ 的使用。

他们的结论是，较低的 CSA（使用 30mL 球囊容量）导致持续症状，而较高的 CSA 与反流性食管炎的新发病有关。

2020 年，Su 等[21]对 77 例接受 LHM 或 POEM 治疗的患者进行了一项回顾性单中心研究，得出结论：使用 30mL 容量填充、最终 DI>3.1mm²/mmHg 或 DI>3.0mm²/mmHg 的改变可获得最佳治疗结果。此外，基于 RSI 分数，最终 CSA>96mm² 可预测长期的反流，可能用于指定肌切开术指南。术中定制的肌切开术和术后反流复发的高危患者应密切随访评估。不幸的是，所有这些结果都很难比较，因为 EndoFLIP™ 协议尚未标准化。

最近，Sloan 等发表了第一项多中心研究，该研究使用了一种名为 EsoFLIP™330 的 EndoFLIP™ 设备，对贲门失弛缓症和 EGJOO 患者进行 EGJ 流体静力扩张。60%的患者获得了临床成功（失弛缓症与 EGJOO：68.4%比 33.3%，P=0.18），其中位 Eckardt评分从 5（3~8）下降到 1.5（1~4.75）（P<0.001），EGJOO 患者没有显著变化。

11.4 结论

EndoFLIP™ 技术是唯一能够提供准确的胃肠管腔功能和几何重建的客观工具，可实时评估 POEM 手术前后的 EGJ。其对一些情况特别有用，如对症状复发患者重做肌切开术。由于长期结果数据的缺乏和研究之间的差异，目前还没有 EndoFLIP™ 在 POEM 中使用的标准方案。但所有文献报道的研究都表明，使用 EndoFLIP™ 定制肌切开术对预测或改善患者预后具有有益的影响。

根据作者们的个人经验，到目前为止，EndoFLIP™ 引导的 POEM 已经完成了 100 多例，作者强烈建议在术中常规应用这种“智能”校准导管。EndoFLIP™ 肌切开术前和术后评估是一种可靠的“质量控制”工具，可确保对患者进行精确地干预，以减少发生持续或复发性吞咽困难的风险，并预防 GERD 的发生。

参考文献

1. Inoue H, Minami H, Kobayashi Y, Sato Y, Kaga M, Suzuki M, et al. Peroral endoscopic myotomy (POEM) for esophageal achalasia. Endoscopy. 2010;42(04):265–71.
2. Parsa N, Khashab MA. POEM in the treatment of esophageal disorders. Curr Treat Options Gastroenterol. 2018;16(1):27–40.
3. Von Renteln D, Fuchs KH, Fockens P, Bauerfeind P, Vassiliou MC, Werner YB, et al. Peroral endoscopic myotomy for the treatment of achalasia: an international prospective multicenter study. Gastroenterology. 2013;145(2):309–11. e3.
4. Teitelbaum EN, Soper NJ, Santos BF, Arafat FO, Pandolfino JE, Kahrilas PJ, et al. Symptomatic and physiologic outcomes one year after peroral esophageal myotomy (POEM) for treatment of achalasia. Surg Endosc. 2014;28(12):3359–65.
5. Inoue H, Sato H, Ikeda H, Onimaru M, Sato C, Minami H, et al. Per-oral endoscopic myotomy: a series of 500 patients. J Am Coll Surg. 2015;221(2):256–64.
6. Sharata AM, Dunst CM, Pescarus R, Shlomovitz E, Wille AJ, Reavis KM, et al. Peroral endoscopic myotomy (POEM) for esophageal primary motility disorders: analysis of 100 consecutive patients. J Gastrointest Surg. 2015;19(1):161–70.
7. Miller LS, Vegesna AK, Brasseur JG, Braverman AS, Ruggieri MR. The esophagogastric junction. Ann N Y Acad Sci. 2011;1232:323.
8. Mohan BP, Ofosu A, Chandan S, Ramai D, Khan SR, Ponnada S, et al. Anterior versus posterior approach in peroral endoscopic myotomy (POEM): a systematic review and meta-analysis. Endoscopy. 2020;52(04):251–8.
9. Li C, Gong A, Zhang J, Duan Z, Ge L, Xia N, et al. Clinical outcomes and safety of partial full-thickness myotomy versus circular muscle myotomy in peroral endoscopic myotomy for achalasia patients. Gastroenterol Res Pract. 2017;2017:2676513.
10. Schlottmann F, Luckett DJ, Fine J, Shaheen NJ, Patti MG. Laparoscopic Heller myotomy versus peroral endoscopic myotomy (POEM) for achalasia: a systematic review and meta-analysis. Ann Surg. 2018;267(3):451–60.
11. Swanstrom LL, Kurian A, Dunst CM, Sharata A, Bhayani N, Rieder E. Long-term outcomes of an endoscopic myotomy for achalasia: the POEM procedure. Ann Surg. 2012;256(4):659–67.
12. Teitelbaum EN, Dunst CM, Reavis KM, Sharata AM, Ward MA, DeMeester SR, et al. Clinical outcomes five years after POEM for treatment of pri-

mary esophageal motility disorders. Surg Endosc. 2018;32(1):421–7.
13. Pandolfino JE, Kwiatek MA, Nealis T, Bulsiewicz W, Post J, Kahrilas PJ. Achalasia: a new clinically relevant classification by high-resolution manometry. Gastroenterology. 2008;135(5):1526–33.
14. Triadafilopoulos G, Boeckxstaens G, Gullo R, Patti M, Pandolfino JE, Kahrilas PJ, et al. The Kagoshima consensus on esophageal achalasia. Dis Esophagus. 2012;25(4):337–48.
15. Khan MA, Kumbhari V, Ngamruengphong S, Ismail A, Chen Y-I, Chavez YH, et al. Is POEM the answer for management of spastic esophageal disorders? A systematic review and meta-analysis. Dig Dis Sci. 2017;62(1):35–44.
16. Kumbhari V, Tieu AH, Onimaru M, El Zein MH, Teitelbaum EN, Ujiki MB, et al. Peroral endoscopic myotomy (POEM) vs laparoscopic Heller myotomy (LHM) for the treatment of Type III achalasia in 75 patients: a multicenter comparative study. Endosc Int Open. 2015;3(3):E195.
17. Barret M, Guillaumot M-A, Leandri C, Leblanc S, Coriat R, Belle A, et al. Intraoperative high-resolution esophageal manometry during peroral endoscopic myotomy. Sci Rep. 2020;10(1):1–6.
18. Grimes KL, Bechara R, Shimamura Y, Ikeda H, Inoue H. Gastric myotomy length affects severity but not rate of post-procedure reflux: 3-year follow-up of a prospective randomized controlled trial of double-scope per-oral endoscopic myotomy (POEM) for esophageal achalasia. Surg Endosc. 2020;34(7):2963–8.
19. Ilczyszyn A, Botha A. Feasibility of esophagogastric junction distensibility measurement during Nissen fundoplication. Dis Esophagus. 2014;27(7):637–44.
20. Kim MP, Meisenbach LM, Chan EY. Tailored fundoplication with endoluminal functional lumen imaging probe allows for successful minimally invasive hiatal hernia repair. Surg Laparosc Endosc Percutan Tech. 2018;28(3):178–82.
21. Su B, Novak S, Callahan ZM, Kuchta K, Carbray J, Ujiki MB. Using impedance planimetry (EndoFLIP™) in the operating room to assess gastroesophageal junction distensibility and predict patient outcomes following fundoplication. Surg Endosc. 2020;34(4):1761–8.
22. DeHaan RK, Frelich MJ, Gould JC. Intraoperative assessment of esophagogastric junction distensibility during laparoscopic Heller myotomy. Surg Laparosc Endosc Percutan Tech. 2016;26(2):137–40.
23. Rieder E, Swanström LL, Perretta S, Lenglinger J, Riegler M, Dunst CM. Intraoperative assessment of esophagogastric junction distensibility during per oral endoscopic myotomy (POEM) for esophageal motility disorders. Surg Endosc. 2013;27(2):400–5.
24. Ngamruengphong S, von Rahden BH, Filser J, Tyberg A, Desai A, Sharaiha RZ, et al. Intraoperative measurement of esophagogastric junction cross-sectional area by impedance planimetry correlates with clinical outcomes of peroral endoscopic myotomy for achalasia: a multicenter study. Surg Endosc. 2016;30(7):2886–94.
25. Pandolfino JE, de Ruigh A, Nicodème F, Xiao Y, Boris L, Kahrilas PJ. Distensibility of the esophagogastric junction assessed with the functional lumen imaging probe (FLIP™) in achalasia patients. Neurogastroenterol Motil. 2013;25(6):496–e368.
26. Teitelbaum EN, Soper NJ, Pandolfino JE, Kahrilas PJ, Hirano I, Boris L, et al. Esophagogastric junction distensibility measurements during Heller myotomy and POEM for achalasia predict postoperative symptomatic outcomes. Surg Endosc. 2015;29(3):522–8.
27. Desprez C, Roman S, Leroi AM, Gourcerol G. The use of impedance planimetry (Endoscopic Functional Lumen Imaging Probe, EndoFLIP®) in the gastrointestinal tract: a systematic review. Neurogastroenterol Motil. 2020;32(9):e13980.
28. Rohof WO, Hirsch DP, Kessing BF, Boeckxstaens GE. Efficacy of treatment for patients with achalasia depends on the distensibility of the esophagogastric junction. Gastroenterology. 2012;143(2):328–35.
29. Sloan JA, Triggs JR, Pandolfino JE, Dbouk M, Gutierrez OIB, El Zein M, et al. Treatment experience with a novel 30-mm hydrostatic balloon in esophageal dysmotility: a multicenter retrospective analysis. Gastrointest Endosc. 2020;92(6):1251–7.

第 12 章

一种针对胃轻瘫的微创内镜技术：G-POEM

Caroline Saleh, Paul Fockens, Bas Weusten

12.1 引言

在广泛的胃肠道运动障碍中，胃轻瘫被认为是一种慢性、衰弱和难以治疗的疾病。胃轻瘫被定义为在没有机械性阻塞的情况下由胃动力障碍引起的胃排空严重延迟的综合征[1,2]。胃轻瘫诊断的金标准是核素显像，即进食标准低脂膳食 4 小时保留超过 35%和 2 小时保留超过 60%[2]。总体而言，该病并不常见，女性每 10 万人中有 37.8 人患病，男性每 10 万人中有 9.6 人患病，但胃轻瘫的患病率正在大幅上升[1,3-5]。

在美国，从 2006 年到 2013 年，胃轻瘫的急诊就诊次数、初次诊断费用显著增加，住院人数从 1994 年的约 900 人增加到 2014 年的 16 440 人[4-8]。

胃轻瘫具有不同的发病机制，其中 Cajal 间质细胞(ICC)的丢失，以及迷走神经和交感神经功能障碍似乎在其中起着重要作用[1,6,9-12]。因此，其可能会出现胃底调节受损、胃窦动力不足、胃节律失常和幽门痉挛，所有这些因素都可能导致胃排空延迟[1,11,12]。

胃轻瘫的有效治疗方案包括改善胃动力或幽门功能[1,4,12]。遗憾的是，诸如饮食结构调整和促动力药物使用等非手术治疗效果有限且耐受性差[1,12,13]。由于这些治疗方法的疗效差，继而出现了其他有创的治疗方案，如胃电刺激、内镜下肉毒杆菌毒素幽门肌内注射、内镜下幽门扩张。对于严重难治性症状的患者，手术方案包括幽门切开、幽门成形术，甚至可对有严重难治性症状的患者进行胃切除术等，其中以手术方案和内镜下肉毒杆菌毒素肌内注射幽门螺杆菌最为常用[1,9,14,15]。但研究表明，内镜下肉毒杆菌毒素幽门肌内注射仅在短时间内有效，而手术干预对 70%的患者具有长期疗效[15]。

在过去的 20 年里，出现了微创内镜治疗。随着 POEM 在贲门失弛缓症患者治疗中取得积极成果，其他微创技术，如内镜下幽门肌切开术或胃经口内镜下肌切开术(G-POEM)，已被引入作为胃轻瘫的治疗选择。本章概述了 G-POEM 相关内容，包括其适应证、技术和临床结果。

12.2 技术、适应证和检查

G-POEM 技术基于 POEM，目前被认为是治疗贲门失弛缓症的主要方案之一[16]。2013 年，Khasab 等首先描述了 G-POEM 技术，随后进行了多项研究，报道了 G-POEM 技术具有轻微的技术间差异[9,17]。实质上，G-POEM 技术包括以下基本技术步骤：①在胃窦建立黏膜下隧道；②识别幽门肌环；③肌切开术；④闭合黏膜下隧道的入口[18]。在深入进行 G-POEM 技术治疗之前，需要对患者的临床指征和检查结果进行概述。

12.2.1 适应证和治疗资格

胃轻瘫有多种病因，其根本病因包括糖尿病或非糖尿病[6]。非糖尿病病因包括特发性、手术后（如医源性迷走神经损伤或由食管切除术和胃管重建所致）、药物性胃轻瘫、结缔组织疾病和神经肌肉疾病；病因概述见图 12.1[3,6,8]。最常见的病因是，胃轻瘫源于糖尿病或特发性原因[3,6,10]。Spadaccini 等的荟萃分析显示，胃轻瘫的病因似乎不是 G-POEM 临床疗效的主要决定因素[13]。但是，考虑到纳入研究的性质，不应重视这一说法，进一步的研究尚未确定 G-POEM 是否能更好地治疗某些病因。目前，无论病因如何，患者似乎都有资格接受治疗，建议根据症状和诊断检查考虑 G-POEM。此外，鉴于 G-POEM 的侵入性，只有在保守措施失败后才应考虑这种方式[16]。

胃轻瘫可出现多种症状，主要包括早饱、恶心和呕吐[3,6,10]。其最常见的症状已转化为经过验证的评分系统，即胃主要症状评分（GCSI），GCSI 评分≥20 分表明存在胃轻瘫[19]。此外，以核素显像为金标准的诊断测量可以客观地反映是否存在胃轻瘫；如果没有核素显像，则可以考虑使用定时钡餐作为替代方案，尽管没有可用的标准化结果测量值[16]。

胃窦动力不足和幽门功能障碍都被认为在胃轻瘫中起作用，但后者被认为是主要因素[3,6,8,10]。然而，目前尚缺乏用于评估幽门功能的既定工具。最近，一种腔内功能性管腔成像探头（EndoFlip™，Medtronic，Dublin，Ireland）被开发出来，可以评估幽门的括约肌压力、横截面积（CSA）和扩张性（DI）[10,20]。使用 EndoFlip™ 系统的几项研究表明，内镜幽门肌切开术后 CSA 和 DI 的增加与 G-POEM 的良好临床结果显著相关[20-22]。然而，EndoFlip™ 系统能否用于选择适合内镜肌切开术的患者，还有待研究，因为关于 EndoFlip™ 测量在肌切开术的预测价值的研究揭

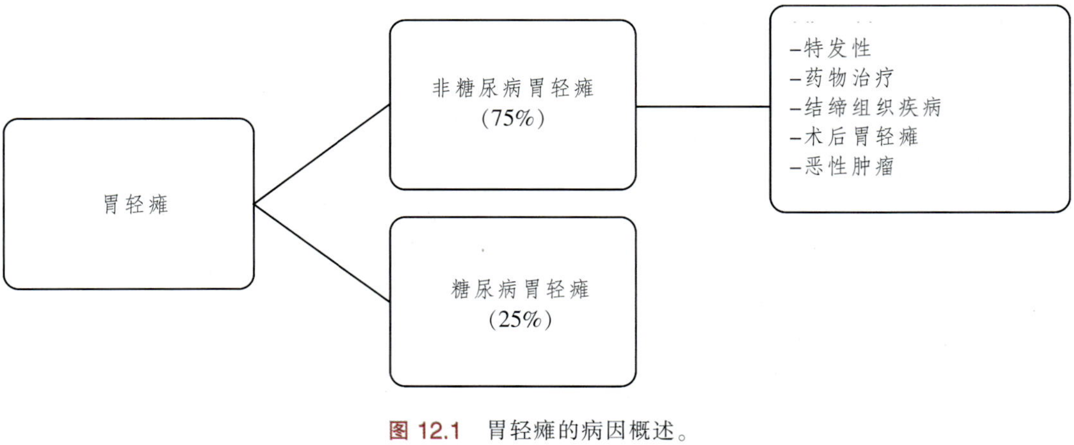

图 12.1 胃轻瘫的病因概述。

示了相互矛盾的结果[23,24]。因此，需要进一步研究以确定 EndoFlip™ 在选择 G-POEM 患者中的作用[10,20]。

一些研究表明，G-POEM 对幽门内肉毒杆菌毒素注射的初步积极反应预示着其积极结果；然而，汇总分析并未证实这些结果。此外，人们担心反复注射肉毒杆菌毒素可能会导致幽门纤维化，从而使未来的干预更加困难[10]。因此，如果考虑 G-POEM，建议进行更明确的内镜干预，例如 G-POEM，而不是反复向幽门注射肉毒杆菌毒素[10]。

总之，目前建议仅在药物治疗无效且症状提示胃轻瘫、经验证诊断试验有胃轻瘫证据的患者，才考虑行 G-POEM 治疗胃轻瘫[16]。

12.2.2 术前准备

在手术开始之前，胃应该是空的。考虑到潜在的胃排空障碍，这可能具有挑战性。因此，需要强制控制严格的术前饮食。术前准备时，医生应该指导患者在术前至少 3 天进食流质饮食，在术前 1 天食用清流质饮食，在术前 12 小时内不喝水，以避免食物滞留在胃中[18]。即便如此，食物残留并不少见，需要在 G-POEM 手术过程中，在黏膜切开之前取出（图 12.2a）。

在开始 G-POEM 之前，专家建议使用全身性预防性抗生素，并有足够的腹部菌群覆盖范围，这应符合国家或地方法案[7,16,18]。尽管没有证据表明使用预防性抗生素是有益的，但专家们的建议是基于 G-POEM 可能诱导细菌从消化道转移到腹膜空间的理论，特别是发生浆膜穿孔的情况下[16,25]。

所有患者均在气管插管全身麻醉下进行治疗，通常患者取仰卧位。

12.2.3 设备

为了充分进行内镜幽门肌切开术，一些工具是必不可少的。

对于黏膜切口、黏膜下隧道的创建和最终的肌切开术，可以使用不同的刀。大多数系列报道使用 TT 刀（三角尖，Olympus，Hamburg，Germany），钩刀（Olympus，Hamburg，Germany），I 型或 T 型混合刀（ERBE Elektromedizin GmbH，Tuebingen，Germany）或 IT 刀（绝缘刀，Olympus，Hamburg，Germany）[7,16–18,26]。此外，还需要一种黏膜下注射装置。传统上，在黏膜下隧道阶段使用喷雾导管代替注射针（一次性使用，Olympus，Hamburg，Germany），以降低被长而尖锐的针损伤覆盖黏膜的风险。然而，新型手术刀在配件中包含液体注射方式，如混合刀（ERBE Elektromedizin GmbH，Tuebingen，Germany）、TT-J 刀（具有集成水喷射功能的三角形尖端，Olympus，Hamburg，Germany）和具有集成水喷射功能的钩刀（Olympus，Hamburg，Germany）[16]。一般使用生理盐水作为溶液，加入少量靛蓝胭脂红，形成浅蓝色。

可以使用各种电外科发生器。电外科发生器的设置因品牌和型号及各种刀具而异。因此，具体的电外科发生器设置应该是制造商和刀具特定的。在已发表的研究中，绝大多数作者使用 ERBE（Tuebingen，Germany）电外科发生器，最常用的是 VIO300D：在创建黏膜切口时，可以使用 Endo Cut Q 模式效应 2、Dry Cut 模式 50W 效应 3、或使用 Endo Cut I 模式效应 2。在行隧道和肌切开术期间，如果使用 TT 刀，大多数专家的首选设置是喷雾凝固 50W 效应 2，而对于 Hybrid-Knife，首选设置是喷雾凝固模式 50W 效应 2，快速凝固模式 35~50W 效应 3~5，或 Endo Cut Q 效应 2[16]。当遇到直径≥5mm 的（出血）血管时，可以使用具有软凝血模式 80W 效应 5 的凝血钳（例如，Coagrasper，Olympus，Hamburg，Germany）来实现止血[16,18]。

单通道和双通道内镜都可以使用。在作

者的实践中,他们更喜欢具有喷水功能的单通道诊断内镜,因为它灵活,并有适配的外径。上消化道使用二氧化碳(CO_2)以尽可能低的吹气力吹气,以防止与空气相关的不良事件,如高碳酸血症[16,18,26]。

12.2.4 黏膜切口和黏膜下隧道

在黏膜切口之前,使用预先混合的0.9%盐水与靛蓝胭脂红或亚甲蓝溶液进行黏膜下注射,以形成黏膜下垫,在该垫中可以进行1.5~2cm的纵向或横向黏膜切口(图12.2c)。做黏膜切口以建立进入黏膜下空间的通道(图12.2d)[17,18,26]。大多数研究描述了沿着大弯在幽门近端约5cm处的纵向切口[16,18,26]。尽管上述形状和位置经常被描述为隧道入口,但没有关于不同位置(更大曲率与后壁,甚至更小曲率)和形状(横向与纵向)的优缺点的数据[16]。根据作者的经验,横向黏膜切口便于进入黏膜下间隙,但用止血夹闭合可能比纵向切口更具挑战性。为了更好地观察黏膜下层,建议在内镜尖端安装1个透明帽[7,17,18,26]。

随后,通过从黏膜入口处直到幽门环解剖黏膜下纤维来创建黏膜下隧道(图12.2e)[7,17,18]。为了保持方向,在靠近固有肌层的地方进行解剖是很重要的。这可以使平滑肌纤维的可视化成为可能。在进行黏膜下剥离时,最重要的是沿着垂直于肌纤维方向的线;否则,可能会不幸地错过幽门(图12.2g)。黏膜下隧道的方向可以通过管腔侧的视图来检查。解剖时应交替向黏膜下间隙注射蓝色生理盐水。这可以通过将刀更换为喷雾导管或使用具有喷雾功能的新刀来完成。此外,为保持上覆黏膜的完整性,在隧道创建过程中,识别和保护血管是很重要的(图12.2f)。如果需要,可以使用凝血来确保黏膜下层的止血。

最后,在创建黏膜下隧道时,必须防止隧道太窄,因为这可能会充当空气阀,并可能导致腹膜外积气、纵隔积气和皮下气肿。

12.2.5 肌切开术

幽门环的识别是至关重要的一步,如果黏膜下层剥离超出幽门环太远,则十二指肠很容易受损。幽门环是通过直接观察所谓的幽门弓(图12.2h)来识别的,从黏膜下隧道可以看到半圆形的肌肉纤维边缘,从管腔侧可以看到胃和十二指肠黏膜呈蓝色[7,10,18,26]。行幽门环肌完整肌切开术时,专家建议肌切开术向胃窦近端延长不超过2~3cm(图12.2,i~k)[7,10,18,26]。然而,目前还没有数据评估过G-POEM在肌切开术长度方面的有效性和安全性,也没有研究不同的肌切开术长度方面的数据[16]。尽管如此,专家认为较长的肌切开术(超过3cm)可能导致胃窦运动功能减退的恶化,而较短的肌切开术(<2cm)可能不足以充分治疗幽门运动障碍[16]。

12.2.6 关闭黏膜入口

在肌切开术后,重新检查隧道是否有出血,然后关闭隧道入口(图12.2,l~m)。在现有研究中,已经使用止血内夹、Over-The-Scoop-Clip (OTSC®,Ovesco Endoscopy AG, Tuebingen,Germany)或缝合装置描述了隧道入口的关闭,无任何主要差异[7,10,18,26,27]。目前,闭合技术的选择应取决于内镜医生的经验,因为还没有发表过比较不同闭合方法的研究[16]。不安全地关闭隧道可能会导致穿孔和感染等并发症。但在实践中,通过未充分关闭或重新打开的隧道入口导致术后穿孔是非常罕见的[16]。

12.2.7 术后护理

手术结束后患者住院1~2天,但仍不能排除手术后严重并发症的风险。此外,术后

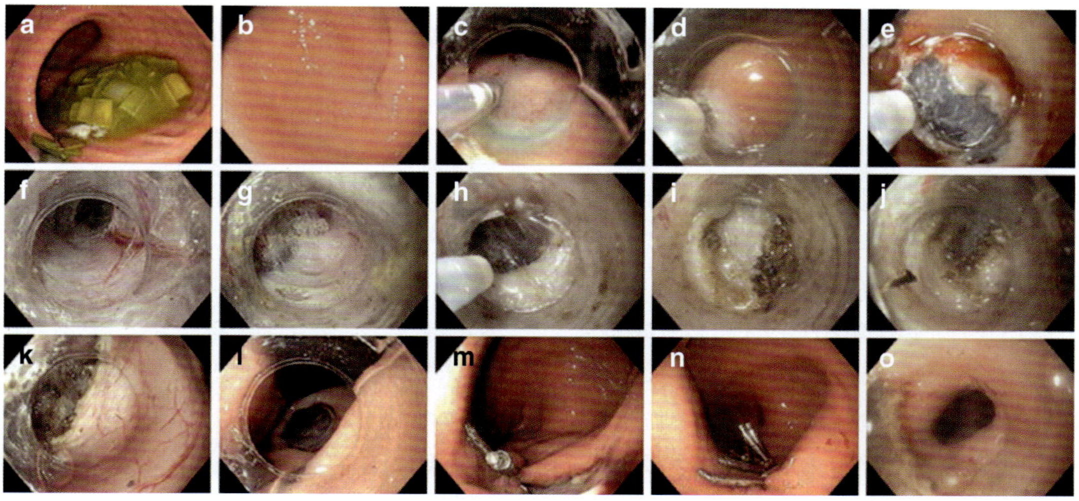

图12.2　G-POEM：(a)尽管有准备，但仍保留食物。(b)闭合幽门。(c)创建黏膜下垫层。(d)黏膜切口。(e)建立黏膜下隧道入口。(f)黏膜下隧道-尽量保存血管。(g)注意圆肌纤维方向-隧道应垂直于圆肌纤维方向。(h)幽门弓。(i)部分肌切开术。(j)完成肌切开术。(k)肌切开术向窦部延伸(约 2cm)。(l)关闭前黏膜隧道开放。(m)在进行中关闭。(n)封闭的黏膜下隧道。(o)开放幽门。

24 小时内，患者应保持禁食；如果没有出现并发症，之后可以逐渐过渡到正常饮食。虽然一些专家建议患者仅在吞食钡剂(使用水溶性造影剂)或内镜检查以排除可能的穿孔后才能出院，但这样的不良事件非常罕见，即使发生，患者也不太可能无症状[16]。因此，在作者们的实践中，他们放弃了这些术后检查，并允许术后没有腹痛和发热症状的患者第二天恢复进食。

为了防止溃疡，患者应在 G-POEM 之前开始应用 PPI 治疗，至少持续到术后 4 周。在 G-POEM 之前和手术过程中，由于患者未口服药物，应采取静脉注射[16]。

12.2.8 术后并发症

关于 G-POEM 的安全性，总体数据令人欣喜。最常见的不良事件是术中出血和术后出血，分别为 1.9%和 2.6%，其次是胃溃疡形成，为 2.3%[13]。少数患者会出现术中腹腔积聚二氧化碳，但是很容易通过针头减压治疗[9]。幸运的是，该手术严重不良事件的发生率也很低，包括穿孔和腹膜脓肿，总体发生率约为 1%[13,20,28]。晚期不良事件，如由纤维化引起的幽门狭窄，仅占 1%左右[13,26,28]。

12.2.9 治疗评估

在 G-POEM 前后应仔细评估胃轻瘫的症状。如上所述，可以使用经过验证的症状评分来评估症状，例如 GCSI[16,29]。

此外，专家建议在 G-POEM 术后 3~6 个月使用经过验证的客观工具(如核素显像)以评估胃排空时间[16]。

12.3 G-POEM 的特性

G-POEM 是一种用于治疗胃轻瘫的有前景且令人振奋的内镜手术。内镜下肌切开术已经被率先用于治疗贲门失弛缓症，并已被证明是有效的[9]。Khashab 等首次报道的 G-POEM 病例可以追溯到 2013 年[17]。从那时起，出版物的数量一直迅速增长[7,9,20,21,27,28,30,31]。Spadaccini 等最近发表了一篇系统综述，提供了大多数研究的概述和关于临床疗效的荟萃分析[13]。G-POEM 在技术上对所有患者都是可行的。83.9%的患者手术后症状显著改善,平均随访时间为(7.8±5.5)个月[13]。当比较术前和术后上消化道造影胃排空的平均值时,2 小时的保留率从 74.9%±5.2%显著降低到 52.5%±10.8%($P<0.001$)和 4 小时从 44.1%±13.0%降低至 20.6%±9.5%($P<0.001$)。Jacques 等、Mekaroonkamol 等、Rodriguez 等最近的 3 项研究均包含较多的患者,临床有效率为 80%~90%[7,20,31]。有趣的是,荟萃分析的结果显示,临床成功率与患者的特征,如性别、年龄、胃轻瘫病因、术前 GCSI 评分、胃排空造影评估和既往幽门定向治疗之间没有显著的关系。

但医生们必须认识到,仍然需要进一步的研究来确定这种微创技术的价值。到目前为止,Kahaleh 等是唯一一个随访患者时间超过 2 年的研究团队,随访时间为 2~31 个月[30]。此外,大多数研究是回顾性或不受控制的前瞻性研究,缺乏与其他治疗方式(如手术幽门肌切开术、内镜球囊扩张或内镜肉毒杆菌毒素注射)的直接比较。因此,应进行对照前瞻性研究,最好是随机研究,并进行长期随访,以确定 G-POEM 作为难治性胃轻瘫患者治疗的实际益处。此外,需要对治疗成功的可能预测因素进行更多研究,以改善患者选择。

12.4 结论

G-POEM 是一种治疗难治性胃轻瘫患者的微创治疗选择。关于 G-POEM 的疗效和安全性的现有数据令人鼓舞,但长期随访数据在很大程度上缺乏,与替代治疗方案(如手术幽门肌切开术或内镜球囊扩张幽门)的比较(随机)研究也是如此。最后,由于幽门功能障碍和胃窦运动功能减退都与胃轻瘫有关,而 G-POEM 仅针对幽门,因此,幽门肌切开术和胃起搏相结合很有吸引力。未来的研究应该探索这种有吸引力的方法。

参考文献

1. Khoury T, Mizrahi M, Mahamid M, et al. State of the art review with literature summary on gastric peroral endoscopic pyloromyotomy for gastroparesis. J Gastroenterol Hepatol. 2018;33(11):1829–33. https://doi.org/10.1111/jgh.14293.
2. Myint AS, Rieders B, Tashkandi M, et al. Current and emerging therapeutic options for gastroparesis. Gastroenterol Hepatol. 2018;14(11):639–45.
3. Clothier JS, Leeds SG, Ebrahim A, Ward MA. Gastroparesis managed with peroral endoscopic pyloromyotomy. Proc (Baylor Univ Med Cent). 2020;33(1):49–50. https://doi.org/10.1080/08998280.2019.1656007.
4. Wang YR, Fisher RS, Parkman HP. Gastroparesis-related hospitalizations in the United States: trends, characteristics, and outcomes, 1995-2004. Am J Gastroenterol. 2008;103(2):313–22. https://doi.org/10.1111/j.1572-0241.2007.01658.x.
5. Price SJ, T. 基因的改变NIH public access. Bone. 2008;23(1):1–7. https://doi.org/10.1038/jid.2014.371.
6. Shen S, Xu J, Lamm V, Vachaparambil CT, Chen H, Cai Q. Diabetic gastroparesis and nondiabetic gastroparesis. Gastrointest Endosc Clin N Am. 2019;29(1):15–25. https://doi.org/10.1016/j.giec.2018.08.002.
7. Mekaroonkamol P, Dacha S, Wang L, et al. Gastric peroral endoscopic pyloromyotomy reduces symptoms, increases quality of life, and reduces health care use for patients with gastroparesis. Clin Gastroenterol Hepatol. 2019;17(1):82–9. https://doi.org/10.1016/j.cgh.2018.04.016.
8. Garg R, Mohan BP, Aggarwal M, et al. Peroral pyloromytomy is effective and safe for postsurgical gastroparesis. J Gastrointest Surg. 2020. https://doi.org/10.1007/s11605-020-04558-x.
9. Su A, Conklin JL, Sedarat A. Endoscopic therapies for gastroparesis. Curr Gastroenterol Rep. 2018;20(6). https://doi.org/10.1007/s11894-018-0630-0.
10. Benias PC, Khashab MA. Gastric peroral endoscopic pyloromyotomy therapy for refractory gastroparesis. Curr Treat Options Gastroenterol. 2017;15(4):637–47. https://doi.org/10.1007/s11938-017-0156-9.
11. Oh JH, Pasricha PJ. Recent advances in the pathophysiology and treatment of gastroparesis. J Neurogastroenterol Motil. 2013;19(1):18–24. https://doi.org/10.5056/jnm.2013.19.1.18.
12. Parkman HP, McCallum RW, editors. Gastroparesis: pathophysiology, presentation and treatment. 1st ed. Philadelphia/New York/Dordrecht/Heildelberg/London: Springer; 2012. https://doi.

org/10.1007/978-1-60761-552-1.

13. Spadaccini M, Maselli R, Chandrasekar VT, et al. Gastric peroral endoscopic pyloromyotomy for refractory gastroparesis: a systematic review of early outcomes with pooled analysis. Gastrointest Endosc. 2020;91(4):746–52.e5. https://doi.org/10.1016/j.gie.2019.11.039.
14. Shen S, Luo H, Vachaparambil C, et al. Gastric peroral endoscopic pyloromyotomy versus gastric electrical stimulation in the treatment of refractory gastroparesis: a propensity score-matched analysis of long term outcomes. Endoscopy. 2020. https://doi.org/10.1055/a-1111-8566.
15. Petrov RV, Bakhos CT, Abbas AE, Malik Z, Parkman HP. Endoscopic and surgical treatments for gastroparesis: what to do and whom to treat? Gastroenterol Clin N Am. 2020;49(3):539–56. https://doi.org/10.1016/j.gtc.2020.04.008.
16. Weusten BLAM, Bredenoord AJ, Familiari P, et al. Endoscopic management of gastrointestinal motility disorders – part 1: European Society of Gastrointestinal Endoscopy (ESGE) guideline. Endoscopy. 2020;52(6):498–515.
17. Khashab MA, Stein E, Clarke JO, et al. Gastric peroral endoscopic myotomy for refractory gastroparesis: first human endoscopic pyloromyotomy (with video). Gastrointest Endosc. 2013;78(5):764–8. https://doi.org/10.1016/j.gie.2013.07.019.
18. Tao J, Patel V, Mekaroonkamol P, et al. Technical aspects of peroral endoscopic pyloromyotomy. Gastrointest Endosc Clin N Am. 2019;29(1):117–26. https://doi.org/10.1016/j.giec.2018.08.012.
19. Revicki DA, Rentz AM, Dubois D, et al. Gastroparesis Cardinal Symptom Index (GCSI): development and validation of a patient reported assessment of severity of gastroparesis symptoms. Qual life Res. 2004;13(4):833–44. https://doi.org/10.1023/B:QURE.0000021689.86296.e4.
20. Jacques J, Pagnon L, Hure F, et al. Peroral endoscopic pyloromyotomy is efficacious and safe for refractory gastroparesis: prospective trial with assessment of pyloric function. Endoscopy. 2019;51(1):40–9. https://doi.org/10.1055/a-0628-6639.
21. Vosoughi K, Ichkhanian Y, Jacques J, et al. Role of endoscopic functional luminal imaging probe in predicting the outcome of gastric peroral endoscopic pyloromyotomy (with video). Gastrointest Endosc. 2020;91(6):1289–99. https://doi.org/10.1016/j.gie.2020.01.044.
22. Malik Z, Kataria R, Modayil R, et al. Gastric Per Oral Endoscopic Myotomy (G-POEM) for the treatment of refractory gastroparesis: early experience. Dig Dis Sci. 2018;63(9):2405–12. https://doi.org/10.1007/s10620-018-4976-9.
23. Saadi M, Yu D, Malik Z, Parkman HP, Schey R. Características del esfínter pilórico utilizando EndoFLIP® en gastroparesia. Rev Gastroenterol México. 2018;83(4):375–84. https://doi.org/10.1016/j.rgmx.2018.02.013.
24. Desprez C, Melchior C, Wuestenberghs F, et al. Pyloric distensibility measurement predicts symptomatic response to intrapyloric botulinum toxin injection. Gastrointest Endosc. 2019;90(5):754–60.e1. https://doi.org/10.1016/j.gie.2019.04.228.
25. Classen DC, Evans RS, Pestotnik SL, Horn SD, Menlove RL, Burke JP. The timing of prophylactic administration of antibiotics and the risk of surgical-wound infection. N Engl J Med. 1992;326(5):281–6. https://doi.org/10.1056/NEJM199201303260501.
26. Xu J, Chen T, Elkholy S, et al. Gastric Peroral Endoscopic Myotomy (G-POEM) as a treatment for refractory gastroparesis: long-term outcomes. Can J Gastroenterol Hepatol. 2018;2018. https://doi.org/10.1155/2018/6409698.
27. Chung H, Khashab MA. Gastric peroral endoscopic myotomy. Clin Endosc. 2018;51(1):28–32. https://doi.org/10.5946/ce.2018.001.
28. Gonzalez JM, Benezech A, Vitton V, Barthet M. G-POEM with antro-pyloromyotomy for the treatment of refractory gastroparesis: mid-term follow-up and factors predicting outcome. Aliment Pharmacol Ther. 2017;46(3):364–70. https://doi.org/10.1111/apt.14132.
29. Rentz AM, Kahrilas P, Stanghellini V, et al. Development and psychometric evaluation of the patient assessment of upper gastrointestinal symptom severity index (PAGI-SYM) in patients with upper gastrointestinal disorders. Qual Life Res. 2004;13(10):1737–49. https://doi.org/10.1007/s11136-004-9567-x.
30. Kahaleh M, Gonzalez JM, Xu MM, et al. Gastric peroral endoscopic myotomy for the treatment of refractory gastroparesis: a multicenter international experience. Endoscopy. 2018;50(11):1053–8. https://doi.org/10.1055/a-0596-7199.
31. Rodriguez J, Strong AT, Haskins IN, et al. Per-oral Pyloromyotomy (POP) for medically refractory gastroparesis: short term results from the first 100 patients at a high volume center. Ann Surg. 2018;268(3) https://journals.lww.com/annalsofsurgery/Fulltext/2018/09000/Per_oral_Pyloromyotomy__POP__for_Medically.5.aspx.

第 13 章

食管管腔内镜缝合系统采用分离式器械

Karl-Hermann Fuchs, Kai Neki, Arielle M. Lee, Rebeca Dominguez, Brian Sandler, Santiago Horgan

13.1 引言

在微创手术早期最具挑战性的操作之一是缝合，目的是安全地关闭肠道[1,2]。特别是在狭窄腔内使用柔性内镜技术尝试缝合，其复杂性大大提高[3-6]。多年来，专注于此方面的目标一直存在。早期的柔性内镜技术，如内镜扎带，缺乏到达肠壁肌层的深层咬合[5-7]。这种折叠器已经在创建深层缝合以实现胃壁的抗反流折叠手术方面取得了显著成功[7]。当前版本的这项技术被广泛应用于抗反流手术和胃部手术[7,8]。

在经自然腔道内镜手术（NOTES）推广期间的主要挑战之一是经胃手术后胃部切口的安全闭合[9-12]。当时最受欢迎的解决方案是由如 EndoSamurial、Anubis scope 和 Boston Direct Drive system 等多家公司开发的多任务平台[13-15]。然而，除了源自鹰爪装置的锁缝系统（Apollo Endosurgery, Austin, Texas）之外，这些复杂的平台都没有真正进入常规临床实践[16-18]。

机器人技术已经被引进胃肠道手术，显示出在有限的空间内进行缝合也有很大的潜力[19-21]。目前已经开发出了几种机器人系统，它们都具有在狭小的可利用空间内完成复杂动作和利用机器人关节所有的自由度进行缝合的优势[22-31]。我们已经讨论了一种相对简单的机械技术的发展，该技术使内镜医生能够与外科医生合作，基于已创立的微创技术原则和经验，在食管和胃中进行缝合。我们想要将技术建立在经济实惠且易获得的柔性内镜基础之上，无须大量投资。这套缝合系统将遵循腹腔镜操作模式，包括针头夹持器、夹钳和结扎推进器。同样，基本机械技术将与改进的腹腔镜器械一同应用。

在探索能够满足医疗目标和项目要求的工具市场时，我们遇到了 Fortimedix Suegical BV, Geleen, the Netherlands 开发的仪器，它是一种具备单孔技术和柔性的操作器械的新系统[32,33]。在未来外科研究中心（US San Diego）工作小组的一些成员已经使用了这种小型的柔性器械的新技术，这项新技术最初是专门为单孔手术开发的[32,33]。随后，我们开发了一种具有类似技术的柔性持针器，它可以与任何柔性内镜一起进入食管和胃，允许在有限的食管管径中运动而不产生重大摩擦阻力。我们的想法是在柔性内镜引导和协助下使用持针器进行缝合。

13.2 原型开发

最初，作者所在机构使用 Fortimedix Surgical™ 器械程序中的半柔性抓手来测试必须器械所需的直径范围。为此，作者使用了直径分别为 10mm 和 6mm 的标准柔性内镜(Olympus Corp., Tokyo)。抓手的直径是5mm。Fortimedix Surgical™ 提供了 1 种持针器的初始原型，其具有可弯曲且灵活的轴，并连接到依照腹腔镜模式下的手柄下(图 13.1)。仪器可以通过手柄转动。此外，仪器的末端执行器，如持针器，可以通过手柄朝向轴的位置向不同方向操纵，从而实现目标区域内的灵活操作(图13.2)。

讨论未来可能的临床应用，很明显，在临床情况中具备 1 个简单且可重复通过的咽通道装置将是在未来得以实现的先决条件。因此，我们寻找一种经济实惠的咽部外套管，并找到了 Guardus™ 外套管(US Endoscopy, USA；外径：18.5mm，内径：17.5mm)，随后我们在所有的测试系列中使用它(图 13.3)。可将仪器放置在 Guardus™ 外套管内，并固定在手术台上的猪食管模型中。测试结果显示，抓手在与儿科内镜一起使用时，几乎没有摩擦，且在另一个初始系列研究中，与标准胃镜(10mm)抓手相比，发现仅仅只有轻微摩擦阻力。

关于驱动针头穿过测试材料所需要的力，以下系列展示了初始原型足够的夹持力(图 13.4)。同样，打结可以在 Guardus™ 外套管的外面完成，并顺利地将结推入套管。在推动针头通过测试组织的过程中，针头的抓握及力量的控制是一个重要问题

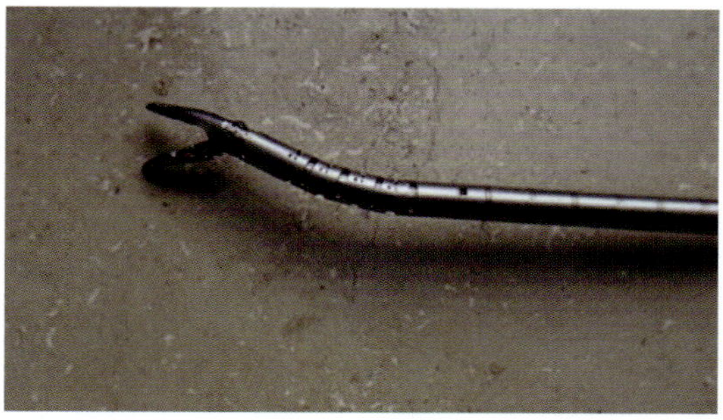

图 13.2　用于内镜手术的持针器原型的末端执行器。

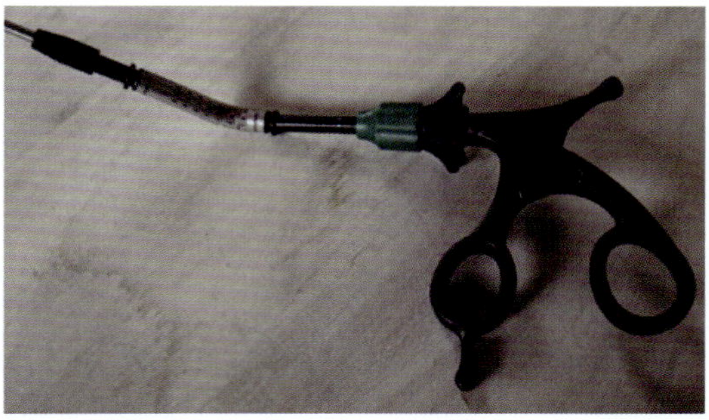

图 13.1　Fortimedix Surgical™ 持针器手柄连接着腹腔镜模式。它可以用来持针，也可以通过成角和转动来操纵末端执行器。

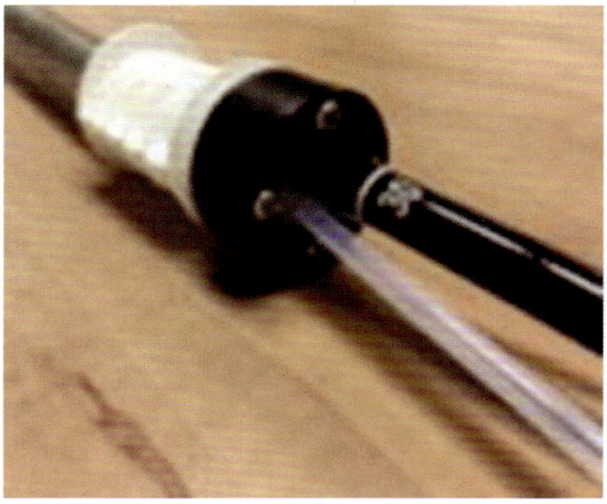

图 13.3　Guardus™ 外套管的顶部入口，将其插入食管，以便使不同器械通过，这些器械需要搭配 1 个软性内镜进行缝合和打结。

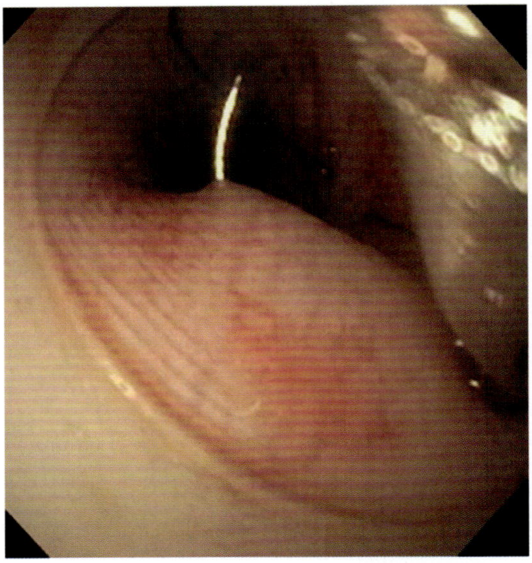

图 13.4 在带可灵活转动的轴的持针器原型(直径 5mm)的驱动下,用力将针(3/0 Prolene)打入食管壁和组织,从而达到实质性的“咬合”。

(图 13.5)。

在完成最初的测试系列研究以后,经验表明,使用 RB-1 针大小的 3/0 缝合材料和 3-0 大小的 Prolene(Ethicon,Cincinnati,OH,

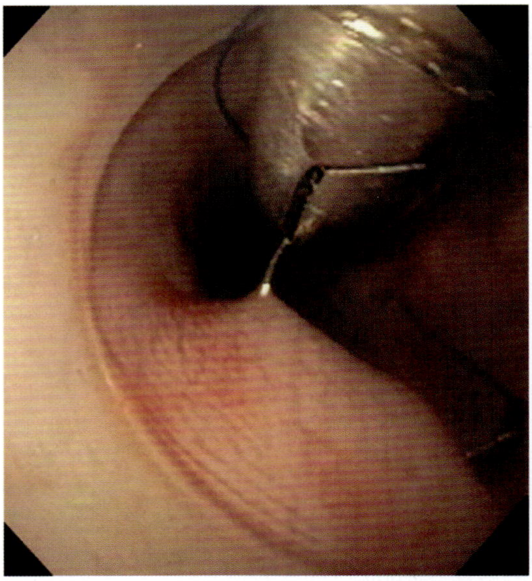

图 13.5 在针穿过组织后,用 Fortimedix Surgical™ 持针器重新握针,以完成“咬合”。

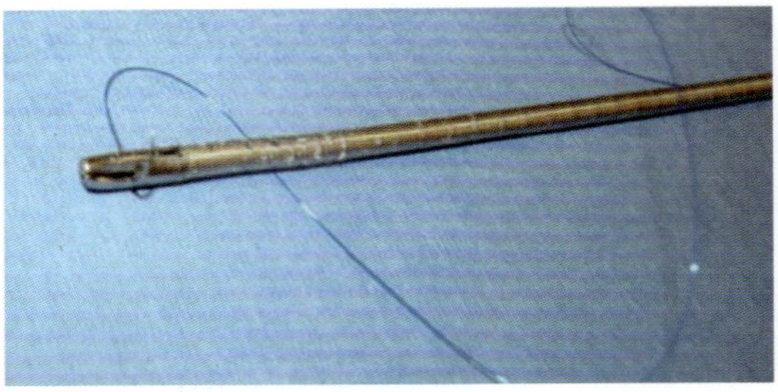

图 13.6 我们做了几个系列的测试来寻找最佳的缝合材料,结果(3/0)Prolene 缝合材料最优,它是在针的大小、缝合材料的组织能力,特别是用于体外打结的处理间的一个很好的折中的办法。

USA)将最好地满足缝合工作的要求,包括在 Guardus™ 狭窄的内腔中进行必要操作,以及在随后的食管外植体中使用,同时线的长度要适合进行体外打结(图 13.6)。

在初始测试阶段的第二个系列中,作者研究了使用食管胃外植体系统的实际性能,以及使用新生产的直径为 5mm 的持针器原型系统的缝合能力。此外,医生须找到最佳的缝合材料,既要适合针头的大小和形状,又要足够长,从而能够进行体外打结。Fortimedix Surgical™ 还提供了一个 5mm 的推结器,其具有与持针器相同的灵活程度(图 13.7)。通常在缝合后要加 3 个结以稳固缝合线。

持针器的重要特点是,通过持针器,从操作手到持针器夹持的针,再到组织,最终

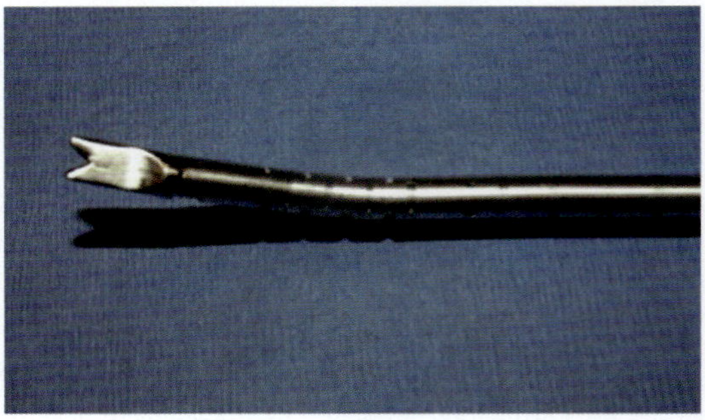

图 13.7 使用柔性 Fortimedix Surgical™ 推结器,可使结极易向前推进,以完成组织闭合。

实现了力的直接转化。因此,持针器不仅应具备在有限空间内一定的灵活性,而且在一定程度上还应具有较好的可操作性,要满足这些要求,机械解决方案必须是特殊的,本部分提供的独特技术解决了这一问题。5mm EndoSuture 持针器(Fortimedix Surgical BV, Geleen, the Netherlands)遵循既定的腹腔镜原则。持针器的轴是灵活的,可通过移动手柄在"体"外的所有方向上打结。

目前增加了更多的测试系列研究。再次表明可测试和改进针头上的持针口的握柄。测试了在通过外套管之前抓住针头并将其穿过外套管到体腔,然后用针头刺穿食道壁的完整过程。在穿过第一层时,重新握住针尖在一开始是相当麻烦的。通过对转针力量的训练,这一过程可以被优化。

最后,有几位参与者参加了完成良好咬合所需的手术时间系列的第一次测试,结果显示出可接受的学习曲线(图 13.8)。而且,持针器的针嘴最终被改良成一个新的原型,在针嘴的下分支有一个小凹槽,以便针弓有 1 个倚靠点,并且持针器有更好的握持能力。

13.3 猪模型的最终试验

最后的一系列试验是在猪的模型中进行的(图 13.9)。动物试验的所有必要需求经加州大学圣地亚哥分校(UCSD)申请并批准。获得许可之后,在美国加州拉霍亚的动物训练设施外科未来中心进行了试验。并且注意和严格遵循《良好实验室操作规程》。在整个过程中,动物们都是由受过培训的专业人员来进行持续的检测和观察。

动物在手术台上接受全身麻醉,并处于仰卧位。为了给持针器系统提供 1 个稳定的平台,持针结构被固定在 1 个 StrongArm™ 手术支架(Mediflex)上的同时,也被固定在手术台的侧栏上(图 13.10)。末端执行器可以在软性内镜提供的视觉引导下,利用三角柄进行转动。但是由于持针器并没有连接到镜上,所以其可以不受限制地进出食管。另外,

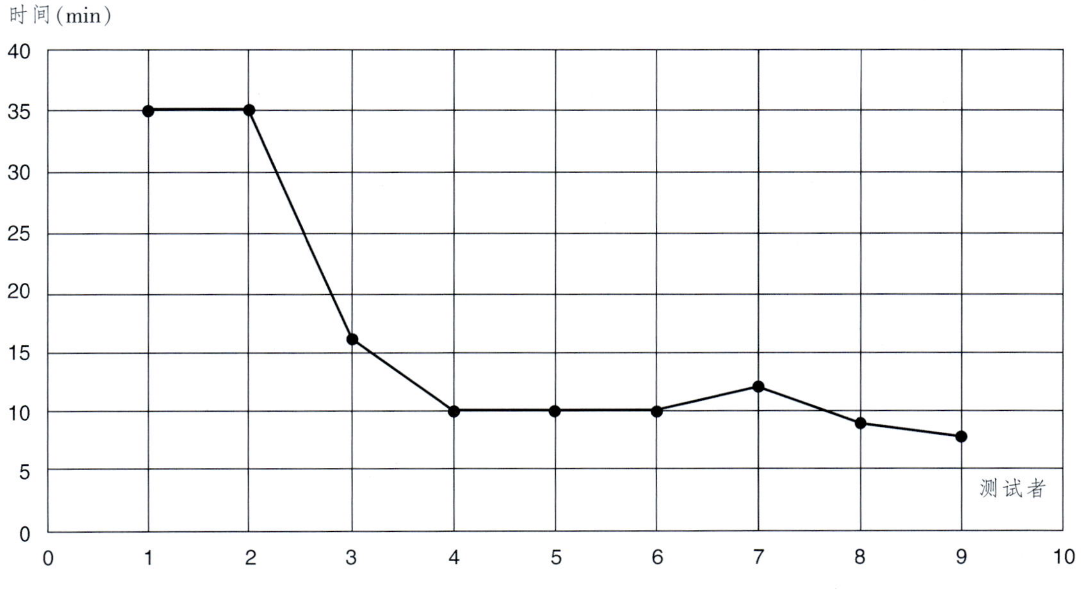

图 13.8　不同经验水平的外科医生进行食管壁缝合的初始过程所需的时间。总而言之,学习过程很快地缩短了手术操作的持续时间。

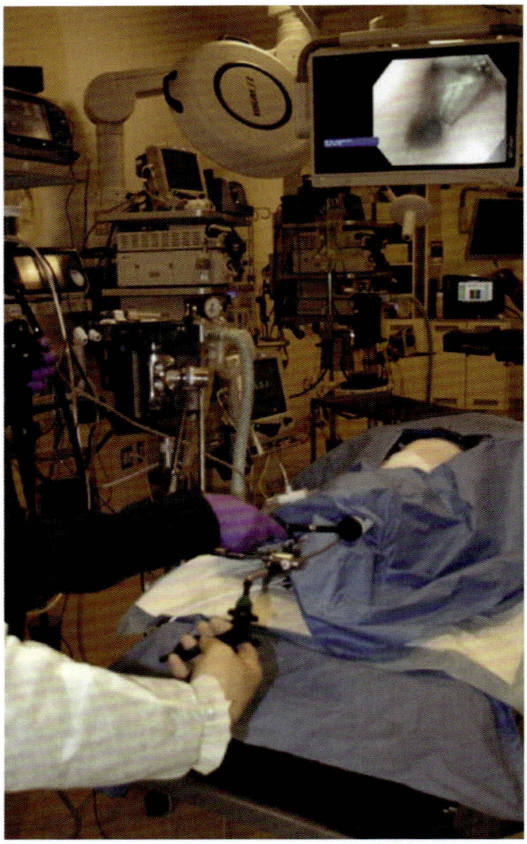

图 13.9 猪模型中的试验装置,可以模拟并训练食管穿孔的闭合。试验对象在全身麻醉状态下仰卧于手术台上。其中一名操作者正在使用柔性内镜,而另一名操作者正在使用持针器以执行缝合。

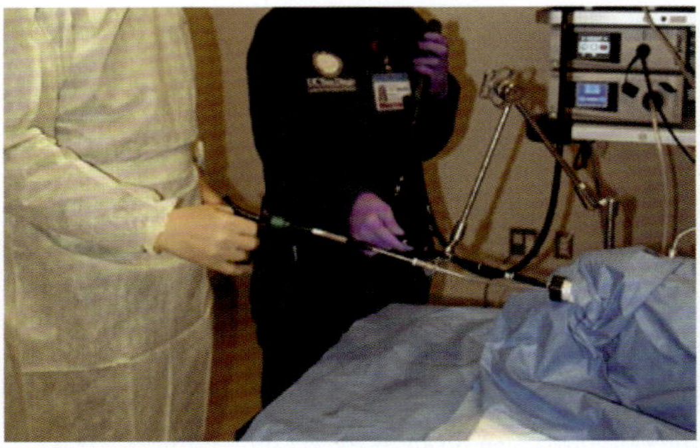

图 13.10 将持针器固定在 StrongArm™ 手术持针器(Mediflex)中,可以为持针器的手柄提供稳定性。这样就可以操纵持针器的手柄,将其传递到可操纵的末端执行器中。

常规使用一个外套管(Guardus™,US Endoscopy,USA;外径:18.5mm,内径 17.5mm)。后者可以使持针器多次顺利地通过咽。

通过向不同方向移动持针器的手柄,可以根据缝合过程的需要,在缝合过程中,将持针器的尖端向不同的方向移动 (图13.10),可以使用关节轴灵活的 5mm 腹腔镜缝合推结器(Fortimedix Surgical BV,Geleen,the Netherlands)将缝合结推进到缝合部位。对于组织的真实贴近和打结,就像腹腔镜手术一样进行体外打结。

采用标准柔性小儿内镜和标准胃镜进行测试。由于外套管的内径为 17.5mm,因此我们可以使用普通胃镜(直径 10.5mm)或持针器(直径 5mm),或者作为替代,作者们还测试了小儿胃镜(直径 5.5mm)和持针器(直径 5mm)连同额外的 5mm 腹腔镜缝合抓紧器(Fortimedix Surgical BV,Geleen,the Netherlands)的应用,以辅助持针器的操作。

在测试阶段,在食管的近端和远端进行了缝合训练,由于器械的长度,也在胃的近端进行了缝合训练, 还经肛门在直肠和乙状结肠进行了测试。经验表明,在胃管腔内缝合更容易,这是因为有足够的空间去完成必要的缝合动作并处理好针头。各种经验水平的外科医生参与了这项研究,以获得从初学者到专家的代表性数据。根据经验和参与者提供的信息,持针器的针嘴的形状在不同的系列中进行了改变和调整(图 13.11)。它也提高了持针器在手术过程中更容易地重新持针的能力。

一旦到达食管腔,外科医生就可以转动持针器,使针尖穿过食管壁,从而获得“良好的咬合”(图 13.12)。因为黏膜是柔韧的,针几乎很难穿透管壁,所以必要的力量是相当

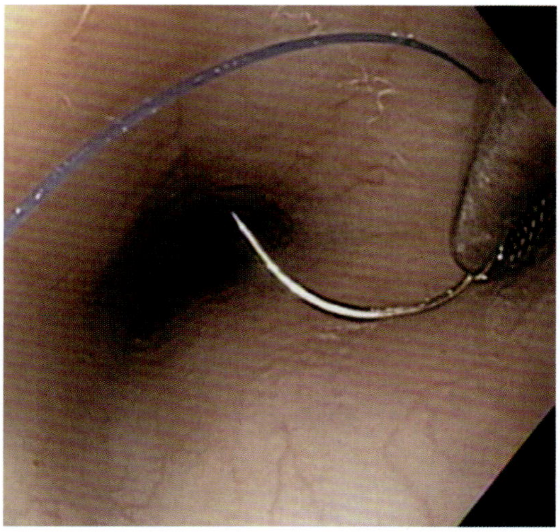

图 13.11　在体外用持针器握住缝合针，向前穿过外套管进入食管腔。将其翻转并再次握住以进行缝合。

需要的。这个问题只能通过果断和快速的移动来解决，将针尖插入黏膜，然后急速转动针(图 13.4)。然后用持针器再次固定住针尖，将针尖从组织中拔出(图 13.5)，并将带线的针拉回套管外(图 13.13)。在体外形成一个结，然后用结推器推到食管的部位(图 13.14)。重复这一步骤，用 3 个结固定缝线。重复此操作，确保缝合牢固，然后可以用内镜剪刀剪断缝合线。

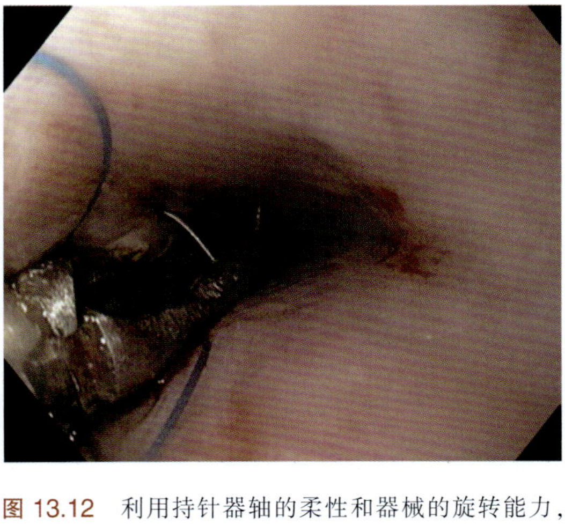

图 13.12　利用持针器轴的柔性和器械的旋转能力，以足够的力量令缝合部位紧贴在一起。

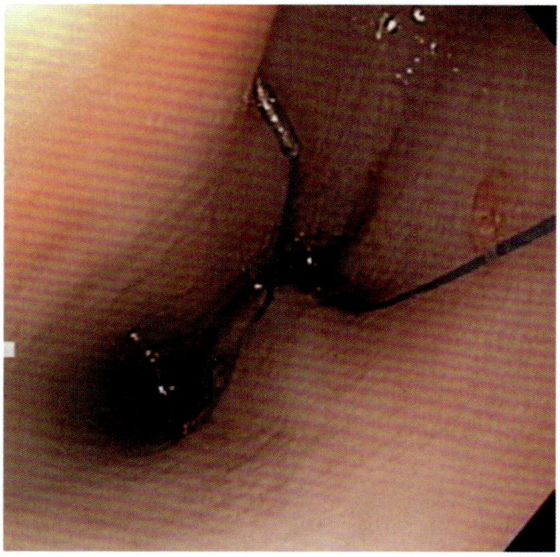

图 13.13　将针头从组织中拔出之后，即可将其从食管外部取出，从而可以使 Prolene 缝合线穿过缝合部位。随后就可以在体外进行打结。

另一个测试系列包括食管切口，这是使用 TT 刀和单极电流从食管壁进入肌肉来完成的。一方面，需要注意做一个足够深的切口以分隔食管壁的大部分组织。另一方面，需要注意不要完全穿透食管，以免导致气胸。如果有可见的活动性出血，可以用 TT 刀进行止血。

然后，在内镜下将安装好的针插入持针

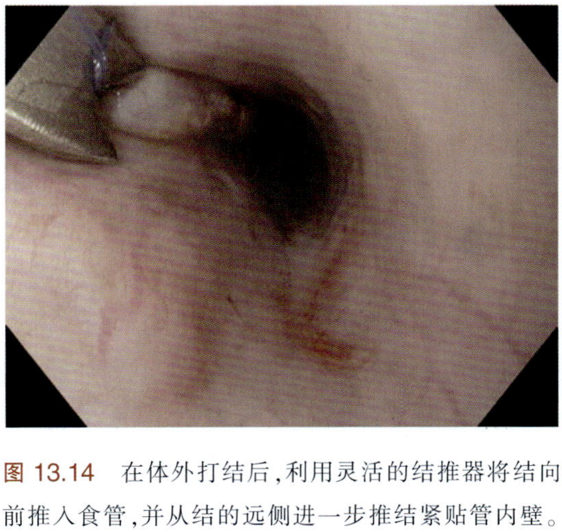

图 13.14　在体外打结后，利用灵活的结推器将结向前推入食管，并从结的远侧进一步推结紧贴管内壁。

器中，并推进到切口部位。检查切口处边缘，并将针从伤口一侧穿入，然后开始闭合。重新提取针尖并穿过组织。然后用持针器再次固定好针头，并在伤口的同侧进行再次缝合。

在缝合过程中尽可能多地穿过肌肉层，可以用来模拟闭合穿孔的"真实临床"情况。在将针和线拉回外部后，可以用灵活的推动器将这3个体外的结向下推动加固，以完成食管伤口的缝合。

在不同的试验系列中，每个参与者都在食管胃移植体和猪食管上进行了缝合操作。也记录了可行性、手术的持续时间和操作中存在的问题。在每次会议结束后，会向工程师汇报情况，旨在将资料信息和经验转移到所用设备的可能技术改进中。然后在后续的系列中，外科医生可以根据这个迭代过程来体验改变的优缺点，以改进技术。

13.4 食管闭合的结果

初始系列显示，单针缝合和打结的中位持续时间为10分钟[8-35]。使用灵活的推结器处理体外打结的过程相当容易，中位持续时间仅为5分钟[2-8]。双针缝合、推结切口逼近和食管闭合加起来的中位持续时间为20分钟[14-45][34]。该系列中耗时的部分是缝合段，因为有时很难穿透切口部位的活动伤口边界，并在针上抓取尽可能多的肌肉。然而，在所有尝试中，缝合都可以通过改进的持针器来最终完成。

13.5 注解

如今，微创治疗概念的趋势不仅限于从开放手术转向微创手术，而且包括从腹腔镜手术转向柔性内镜或腔内技术，例如，从腹腔镜海勒肌切开术转向POEM，或者从腹腔镜结肠切除术到经肛门的腔内结肠切除术[35-39]。如果这种趋势持续下去，内镜医生和外科医生就需要一种可靠的、"易实践"的肠闭合技术[40-44]。然而，目前看来这相当具有挑战性并且面临诸多困难。

目前，多个医疗中心关于在使用超范围夹子应用方面已经积累了丰富的经验，可用于安全闭合穿孔[45-46]。Ovesco夹也被用来协助内镜下全层切除术（EFTR）[45-47]。有越来越多的数据表明这种技术具有良好的安全性[45-47]。该技术还用于之前通过壁倒置分离肿瘤后的肿瘤切除术[47,48]。

另一个选择是Apollo Overstitch系统，它被一些有经验的医疗中心使用[18,49,50]。其他用户报告，其体验烦琐且相当耗时[51-54]。

肠腔内空间狭窄，一些器械的自由度有限，这使得具有治疗性缝合特点的内镜平台操作非常困难[4,10,13,14,55]。机器人操作系统将提供更多的操作自由度，并且由于其可操作性更强，使其可以被应用于空间有限的部位。然而，机器人操作系统是昂贵的，许多只是作为模型仍在开发中[56]。机器人技术的缺点是其自身存在的复杂性和相关的投入成本，以及对交款方的必要投资。不同的机器人操作系统正在市场上竞争[22-30]。这个系统主要的潜在优势是，在狭窄的空间内，机器人技术的应用相当方便。然而，这个系统存在的挑战可能是在肠道内的应用问题。在过去的10年里，胃肠病学家和胃肠外科医生一直在等待这些模型研发的报告，但其向广泛的临床应用的进展却相当缓慢[13,14]。

因此，我们所在机构正在寻找一种柔性内镜闭合与缝合方法，依靠中心现有的内镜和腹腔镜经验，在一个有灵活的关节缝合器械的平台上，结合了简单的临床应用，而不需要医院管理的大量投资。

首先,我们认为应该讨论这些工具的必要性,并且从中研究出它们需要改进的地方。胃肠道的穿孔仍然属于需要解决的医疗现状,需要立即进行关注、诊断,并尽量立即采取治疗措施,且采用最便捷的技术进行治疗。在这种情况下,医生会希望有一套很容易就能够到达穿孔位置的内镜装置或系统并通过相当简单(和廉价)的缝合方法关闭穿孔。内镜缝合广泛适用于所有肠道穿孔、吻合口不全,可能也适用于内镜清洗和修复瘘管及长期瘘管后的组织修复,以及选择性全层切除后的肠道闭合[10,11,18]。

当然,一旦建立了这种内镜缝合技术,它也可以被用于治疗所需的任何类型的缝合,如肥胖症治疗中的胃转流术后狭窄的宽吻合口或内镜下胃袖的形成[57]。此外,其他内镜缝合技术也已被评估和发表,但这些器械的直径较小,从而使机械操作的旋转力和直接传递受到限制[58]。

关于该系统的技术特点的讨论,必须从内镜旁的设备在上消化道的适用性开始,由于内镜的直径和柔性仪器的限制,这些设备的适用性将受到限制。大多数人食管的最大管腔直径约为 20mm。有临床经验表明,缝合装置对于体型更小、更瘦的人来说有点太大了[59]。因此,Fortimedix 外科内镜缝合系统可以使用标准的 10mm 内镜甚至 5mm 内镜,对于体型更小、更瘦的人来说,这是非常有帮助的。在摩擦助力或尺寸方面,将儿科内镜和内镜缝合持针器及额外的内镜缝合抓取器一起使用是没有问题的。在这个系列中,我们使用了外径为 18.5mm 的外套管,因为它很容易在市场上买到。如果能够获得 20mm 尺寸的外套管,能够提升使用该系统的可能性。文章中所提及的系统装置的主要优点在于,其不需要适配特殊设计的复杂的内镜。

该系统的另一个优点在于,其使用的是可在任何手术室获取的常规缝合材料。其无需复杂的缝合设备,因为实际的缝合是在传统和经验丰富的腹腔镜模式指引下完成的。然而,对于部分不熟悉缝合过程的胃肠内镜医生而言,他们可能对该系统持怀疑态度。研究结果表明,该技术具有可接受的学习曲线。因此,我们认为不应就这个原因而犹豫是否使用这个系统。此外,不管是在缝合的技术步骤上,还是在穿孔患者的整体管理上,在内镜医生和胃肠道外科医生之间建立合作关系是十分明智且可取的。

13.6 结论

Fortimedix Surgical™ 内镜缝合系统拥有柔性铰接器械可供使用,能够完成可靠的腔内缝合。该系统训练时间短,学习曲线短,未来的发展方向是将该系统应用于临床穿孔和瘘管的缝合。

参考文献

1. Szabo Z, Hunter J, Berci G, Sackier J, Cuschieri A. Analysis of surgical movements during suturing in laparoscopy. Endosc Surg Allied Technol. 1994;2(1):55–61.
2. Joice P, Hanna GB, Cuschieri A. Ergonomic evaluation of laparoscopic bowel suturing. Am J Surg. 1998;176(4):373–8.
3. Swain P, Park PO, Mills T. Bard EndoCinch: the device, the technique, and pre-clinical studies. Gastrointest Endosc Clin N Am. 2003;13(1):75–88.
4. Swain P, Park PO. Endoscopic suturing. Best Pract Res Clin Gastroenterol. 2004;18(1):37–47.
5. Schiefke I, Neumann S, Zabel-Langhennig A, Moessner J, Caca K. Use of an endoscopic suturing device (the "ESD") to treat patients with gastroesophageal reflux disease, after unsuccessful EndoCinch endoluminal gastroplication: another failure. Endoscopy. 2005;37(8):700–5.
6. Bergström M, Swain P, Park PO. Early clinical experience with a new flexible endoscopic suturing method for natural orifice transluminal endoscopic surgery and intraluminal endosurgery (with videos). Gastrointest Endosc. 2008;67(3):528–33. https://doi.org/10.1016/j.gie.2007.09.049.

7. von Renteln D, Schiefke I, Fuchs KH, Raczynski S, Philipper M, Breithaupt W, Caca K, Neuhaus H. Endoscopic full-thickness plication for the treatment of gastroesophageal reflux disease using multiple Plicator implants: 12-month multicenter study results. Surg Endosc. 2009;23(8):1866–75. https://doi.org/10.1007/s00464-009-0490-7.
8. Kaindlstorfer A, Koch OO, Antoniou SA, Asche KU, Granderath FA, Pointner R. A randomized trial on endoscopic full-thickness gastroplication versus laparoscopic antireflux surgery in GERD patients without hiatal hernias. Surg Laparosc Endosc Percutan Tech. 2013;23(2):212–22. https://doi.org/10.1097/SLE.0b013e3182827f79.
9. Rattner D, Hawes RH. NOTES: Gathering momentum. Surg Endosc. 2006;20(5):711–2.
10. Rattner D, Hawes R, Schwaitzberg S, Kochman M, Swanstrom L. The second SAGES/ASGE white paper on natural orifice translumenal endoscopic surgery: 5 years of progress. Surg Endosc. 2011;25:2441–8.
11. Fuchs KH, Meining A, von Renteln D, Fernandez-Esparrach G, Breithaupt W, Zornig C, Lacy A. Euro-NOTES status paper: from the concept to clinical practice. Surg Endosc. 2013;27(5):1456–67. https://doi.org/10.1007/s00464-013-2870-2.
12. Chellali A, Schwaitzberg SD, Jones DB, Romanelli J, Miller A, Rattner D, Roberts KE, Cao CG. Toward scar-free surgery: an analysis of the increasing complexity from laparoscopic surgery to NOTES. Surg Endosc. 2014;28(11):3119–33. https://doi.org/10.1007/s00464-014-3565-z.
13. Thompson CC, Ryou M, Soper NJ, Hungess ES, Rothstein RI, Swanstrom LL. Evaluation of a manually driven, multitasking platform for complex endoluminal and natural orifice transluminal endoscopic surgery applications (with video). Gastrointest Endosc. 2009;70(1):121–5. https://doi.org/10.1016/j.gie.2008.11.007.
14. Fuchs KH, Breithaupt W. Transgastric small bowel resection with the new multitasking platform EndoSAMURAI™ for natural orifice transluminal endoscopic surgery. Surg Endosc. 2012;26(8):2281–7. https://doi.org/10.1007/s00464-012-2173-z.
15. Perretta S, Dallemagne B, Barry B, Marescaux J. The ANUBISCOPE® flexible platform ready for prime time: description of the first clinical case. Surg Endosc. 2013;27(7):2630. https://doi.org/10.1007/s00464-013-2818-6.
16. Chiu PW, Hu B, Lau JY, Sun LC, Sung JJ, Chung SS. Endoscopic plication of massively bleeding peptic ulcer by using the Eagle Claw VII device: a feasibility study in a porcine model. Gastrointest Endosc. 2006;63(4):681–5.
17. Ozawa S, Yoshida M, Kumai K, Kitajima M. New endoscopic treatments for gastroesophageal reflux disease. Ann Thorac Cardiovasc Surg. 2005;11(3):146–53.
18. Stavropoulos SN, Modayil R, Friedel D. Current applications of endoscopic suturing. World J Gastrointest Endosc. 2015;7(8):777–89. https://doi.org/10.4253/wjge.v7.i8.777.
19. Horgan S, Vanuno D. Robots in laparoscopic surgery. J Laparoendosc Adv Surg Tech A. 2001;11(6):415–9.
20. Jacobsen G, Berger R, Horgan S. The role of robotic surgery in morbid obesity. J Laparoendosc Adv Surg Tech A. 2003;13(4):279–83.
21. Talamini MA, Chapman S, Horgan S, Melvin WS, Academic Robotics Group. A prospective analysis of 211 robotic-assisted surgical procedures. Surg Endosc. 2003;17(10):1521–4.
22. Kume K, Sakai N, Goto T. Development of a novel endoscopic manipulation system: the Endoscopic Operation Robot ver.3. Endoscopy. 2015;47(9):815–9. https://doi.org/10.1055/s-0034-1391973.
23. Saito Y, Sumiyama K, Chiu PW. Robot assisted tumor resection devices. Expert Rev Med Devices. 2017;14(8):657–62. https://doi.org/10.1080/17434440.2017.1358087.
24. Shi Y, Zhou C, Xie L, Chen Y, Jiang J, Zhang Z, Deng Z. Research of the master-slave robot surgical system with the function of force feedback. Int J Med Robot. 2017;13(4). https://doi.org/10.1002/rcs.1826.
25. Légner A, Diana M, Halvax P, Liu YY, Zorn L, Zanne P, Nageotte F, De Mathelin M, Dallemagne B, Marescaux J. Endoluminal surgical triangulation 2.0: A new flexible surgical robot. Preliminary pre-clinical results with colonic submucosal dissection. Int J Med Robot. 2017;13(3). https://doi.org/10.1002/rcs.1819.
26. Chan JYK, Wong EWY, Tsang RK, Holsinger FC, Tong MCF, Chiu PWY, Ng SSM. Early results of a safety and feasibility clinical trial of a novel single-port flexible robot for transoral robotic surgery. Eur Arch Otorhinolaryngol. 2017;274(11):3993–6. https://doi.org/10.1007/s00405-017-4729-y.
27. Zorn L, Nageotte F, Zanne P, Legner A, Dallemagne B, Marescaux J, de Mathelin M. Novel telemanipulated robotic assistant for surgical endoscopy: preclinical application to ESD. IEEE Trans Biomed Eng. 2018;65(4):797–808. https://doi.org/10.1109/TBME.2017.2720739.
28. Teoh AYB, Chan SM, Yip HC, Wong VWY, Chiu PWY, Ng EKW. Randomized controlled trial of EndoWrist-enabled robotic versus human laparoendoscopic single-site access surgery (LESS) in the porcine model. Surg Endosc. 2018;32(3):1273–9. https://doi.org/10.1007/s00464-017-5803-7.
29. Berthet-Rayne P, Gras G, Leibrandt K, Wisanuvej P, Schmitz A, Seneci CA, Yang GZ. The i^2 snake robotic platform for endoscopic surgery. Ann Biomed Eng. 2018;46(10):1663–75. https://doi.org/10.1007/s10439-018-2066-y.
30. Peters BS, Armijo PR, Krause C, Choudhury SA, Oleynikov D. Review of emerging surgical robotic technology. Surg Endosc. 2018;32(4):1636–55. https://doi.org/10.1007/s00464-018-6079-2.
31. Fuchs HF, Müller DT, Leers JM, Schröder W, Bruns CJ. Modular step-up approach to robot-assisted transthoracic esophagectomy-experience of a German high volume center. Transl Gastroenterol Hepatol. 2019;4:62. https://doi.org/10.21037/tgh.2019.07.04. eCollection 2019.
32. Broderick RC, Omelanczuk P, Harnsberger CR, Fuchs HF, Berducci M, Nefa J, Nicolia J, Almadani M, Jacobsen GR, Sandler BJ, Horgan S. Laparoscopic

cholecystectomy using a novel single-incision surgical platform through a standard 15 mm trocar: initial experience and technical details. Surg Endosc. 2015;29(5):1250–6. https://doi.org/10.1007/s00464-014-3779-0.

33. Berducci M, Fuchs HF, Omelanczuk P, Broderick RC, Harnsberger CR, Langert J, Nefa J, Jaureguiberry P, Gomez P, Miranda L, Jacobsen GR, Sandler BJ, Horgan S. Phase II clinical experience and long-term follow-up using the next-generation single-incision platform FMX314. Surg Endosc. 2016;30(3):953–60. https://doi.org/10.1007/s00464-015-4319-2.
34. Fuchs KH, Neki K, Lee AM, Dominguez-Profeta R, Broderick RC, Sandler BJ, Horgan S. New suturing system for flexible endoscopy in the gastrointestinal tract. Jap J Gastroenterol Hepatol 2021;V6(2):1–6.
35. Inoue Inoue H, Minami H, Kobayashi Y, et al. Peroral endoscopic myotomy (POEM) for esophageal achalasia. Endoscopy. 2010;42(4):265–71.
36. NOSCAR POEM White Paper Committee, Stavropoulos SN, Desilets DJ, Fuchs KH, Gostout CJ, Haber G, Inoue H, Kochman ML, Modayil R, Savides T, Scott DJ, Swanstrom LL, Vassiliou MC. Per-oral endoscopic myotomy white paper summary. Gastrointest Endosc. 2014;80(1):1–15. https://doi.org/10.1016/j.gie.2014.04.014.
37. Sylla P, Rattner DW, Delgado S, Lacy AM. NOTES transanal rectal cancer resection using transanal endoscopic microsurgery and laparoscopic assistance. Surg Endosc. 2010;24(5):1205–10.
38. Penna M, Hompes R, Arnold S, Wynn G, Austin R, Warusavitarne J, Moran B, Hanna GB, Mortensen NJ, Tekkis PP, TaTME registry collaborative. Transanal total mesorectal excision: international registry results of the first 720 cases. Ann Surg. 2017;266(1):111–7.
39. Fuchs KH, Schulz T, Broderick R, Breithaupt W, Babic B, Varga G, Horgan S. Transanal hybrid colon resection: techniques and outcomes for benign colorectal diseases. Surg Endosc. 2019. https://doi.org/10.1007/s00464-019-07126-w.
40. Schmidt A, Fuchs KH, Caca K, Küllmer A, Meining A. The endoscopic treatment of iatrogenic gastrointestinal perforation. Dtsch Arztebl Int. 2016;113(8):121–8. https://doi.org/10.3238/arztebl.2016.0121.
41. Pescarus R, Shlomovitz E, Sharata AM, Cassera MA, Reavis KM, Dunst CM, Swanström LL. Endoscopic suturing versus endoscopic clip closure of the mucosotomy during a per-oral endoscopic myotomy (POEM): a case-control study. Surg Endosc. 2016;30(5):2132–5. https://doi.org/10.1007/s00464-015-4464-7.
42. Han S, Wani S, Kaltenbach T, Soetikno R, Hammad H. Endoscopic suturing for closure of endoscopic submucosal dissection defects. VideoGIE. 2019;4(7):310–3. https://doi.org/10.1016/j.vgie.2019.04.018. eCollection 2019 Jul.
43. Storm AC, Vargas EJ, Matar R, Wong Kee Song LM, Sawas T, Bazerbachi F, Buttar NS, Topazian MD, Abu Dayyeh BK. Esophageal overtubes provide no benefit to safety or technical success in upper gastrointestinal tract endoscopic suturing. Endosc Int Open. 2019;7(7):E919–21. https://doi.org/10.1055/a-0953-2152.
44. Chorti A, Stavrou G, Stelmach V, Tsaousi G, Michalopoulos A, Papavramidis TS, Kotzampassi K. Endoscopic repair of anastomotic leakage after low anterior resection for rectal cancer: a systematic review. Asian J Endosc Surg. 2019. https://doi.org/10.1111/ases.12733.
45. von Renteln D, Schmidt A, Vassiliou MC, Rudolph HU, Gieselmann M, Caca K. Endoscopic closure of large colonic perforations using an over-the-scope clip: a randomized controlled porcine study. Endoscopy. 2009;41(6):481–6. https://doi.org/10.1055/s-0029-1214759.
46. Bauder M, Schmidt A, Caca K. Non-exposure, device-assisted endoscopic full-thickness resection. Gastrointest Endosc Clin N Am. 2016;26(2):297–312. https://doi.org/10.1016/j.giec.2015.12.008.
47. Meier B, Schmidt A, Glaser N, Meining A, Walter B, Wannhoff A, Riecken B, Caca K. Endoscopic full-thickness resection of gastric subepithelial tumors with the gFTRD-system: a prospective pilot study (RESET trial). Surg Endosc. 2019. https://doi.org/10.1007/s00464-019-06839-2.
48. Aoyama J, Goto O, Kawakubo H, Mayanagi S, Fukuda K, Irino T, Nakamura R, Wada N, Takeuchi H, Yahagi N, Kitagawa Y. Clinical outcomes of non-exposed endoscopic wall-inversion surgery for gastric submucosal tumors: long-term follow-up and functional results. Gastric Cancer. 2019. https://doi.org/10.1007/s10120-019-00985-1.
49. Ligresti D, Barbuscio I, Granata A, Martino A, Amata M, Volpes R, Traina M. Endoscopic closure of gastrocolocutaneous fistula following percutaneous endoscopic gastrostomy, by OverStitch Endoscopic Suturing System. Endoscopy. 2019. https://doi.org/10.1055/a-0956-6792.
50. Kantsevoy SV, Armengol-Miro JR. Endoscopic suturing, an essential enabling technology for new NOTES interventions. Gastrointest Endosc Clin N Am. 2016;26(2):375–84. https://doi.org/10.1016/j.giec.2015.12.005.
51. Shi Q, Chen T, Zhong YS, Zhou PH, Ren Z, Xu MD, Yao LQ. Complete closure of large gastric defects after endoscopic full-thickness resection, using endoloop and metallic clip interrupted suture. Endoscopy. 2013;45(5):329–34. https://doi.org/10.1055/s-0032-1326214.
52. Goto O, Takeuchi H, Kitagawa Y, Yahagi N. Hybrid surgery for early gastric cancer. Transl Gastroenterol Hepatol. 2016;1:26. https://doi.org/10.21037/tgh.2016.03.23.
53. Singh RR, Nussbaum JS, Kumta NA. Endoscopic management of perforations, leaks and fistulas. Transl Gastroenterol Hepatol. 2018;3:85. https://doi.org/10.21037/tgh.2018.10.09.
54. Roy J, Sims K, Rider P, Grimm L, Hunter J, Richards W. Endoscopic technique for closure of enterocutaneous fistulas. Surg Endosc. 2019. https://doi.org/10.1007/s00464-018-06646-1.
55. Wannhoff A, Hofmann C, Meier B, Birk D, Caca K. Endoscopic sleeve gastroplasty for severe obesity by full-thickness suturing using the GERDX device. Endoscopy. 2019;51(2):E34–5. https://doi.

org/10.1055/a-0756-7921.
56. Phee SJ, Low SC, Huynh VA, Kencana AP, Sun ZL, Yang K. Master and slave transluminal endoscopic robot (MASTER) for natural orifice transluminal endoscopic surgery (NOTES). Conf Proc IEEE Eng Med Biol Soc. 2009;2009:1192–5. https://doi.org/10.1109/IEMBS.2009.5333413.
57. Ellsmere JC, Thompson CC, Brugge WR, Chuttani R, Desilets DJ, Rattner DW, Tarnoff ME, Kaplan LM. Endoscopic interventions for weight loss surgery. Obesity (Silver Spring). 2009;17(5):929–33. https://doi.org/10.1038/oby.2008.588.
58. Abe S, Saito Y, Tanaka Y, et al. A novel endoscopic hand-suturing technique for defect closure after colorectal endoscopic submucosal dissection: a pilot study. Endoscopy. 2020;52(9):780–5. https://doi.org/10.1055/a-1120-8533.
59. Fuchs KH, Breithaupt W, Schulz T, Reinisch A. Experience with flexible stapling techniques in laparoscopic and conventional surgery. Surg Endosc. 2011;25(6):1783–90. https://doi.org/10.1007/s00464-010-1463-6.

第 14 章

减重手术内镜缝合平台

Margherita Pizzicannella, María Rita RodríguezLuna, Silvana Perretta

14.1 引言

病态肥胖是全世界日益严重的公共威胁[1]。除了降低患者的生活质量外，肥胖还与许多严重降低预期寿命的疾病紧密相关，因此应被视为一种健康紧急情况[2]。事实上，饮食限制、生活方式改变、药物疗法等措施的获益有限。

减重手术是唯一的金标准治疗方法，已被证明是一种最好的用于长期减肥和控制并发症的方式[3,4]。然而，由于成本和医疗资源的负担、手术的相关风险及患者接受度低，仅 1%的肥胖患者群体能够从减重手术中获益[5]。病态肥胖的内镜手术填补了肥胖患者数量多但手术干预方式少的空白。事实上，已有相关研究表明，由于减重内镜手术具有创伤小和耐受性良好的优点，可以有效地降低并发症和减轻体重。在大量的内镜治疗手术中，内镜下腔内缝合胃减容术（内镜下袖状胃成形术）在过去的几年里成为最受欢迎的一种术式。

耐用性是内镜缝合手术中面临的主要挑战，它要求浆膜全层对位缝合[6]。目前，临床上有 3 种缝合设备可用于内镜减重全层缝合，即无切口手术 Platform™（IOP，USGI Medical，San Clemente，CA）、OverStitch™（Apollo Endosurgery，Austin，TX）和 Endomina™ 腔内缝合装置[Endo Tools Therapeutics（ETT），Gosselies，Belgium]。

14.2 无切口手术平台用于原发性腔内肥胖手术(POSE™)

POSE™ 使用一个无切口操作 Platform™（IOP，USGI Medical，San Clemente，CA）[7]（图 14.1）。

IOP™ 由一个带控制手柄的外套和 4 个适合不同设备的操作通道组成；可视化范围达 4.9mm。g-Prox™ 是一种能抓取组织和自由移动的颚式抓手；g-Lix™ 是一种组织锚定导管，带有锚定的螺旋远端，可以将组织带入 g-Prox™。g-Cath™ 是一种远端带有针头的导管，其尖端可以穿透被抓取的组织，安装两个预加载的缝合锚之后并收紧，可以形成一个褶皱（图 14.2）。

IOP™ 是一种用于贴附胃肠道组织的系统，已于 2006 年获得 FDA 批准，并于 2010

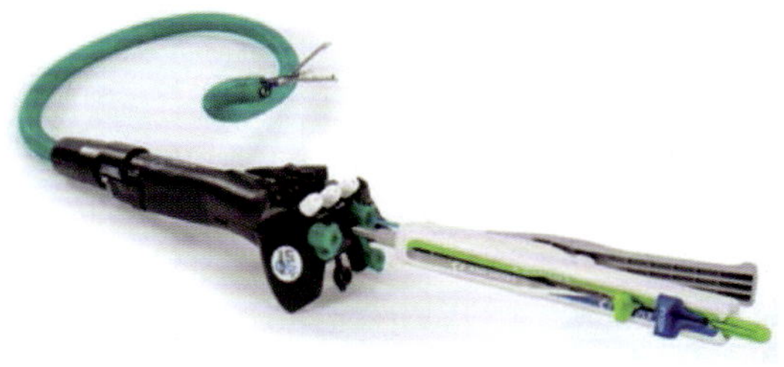

图 14.1 IOP™ 系统。(Courtesy of Doctor Manoel Galvao-Neto)

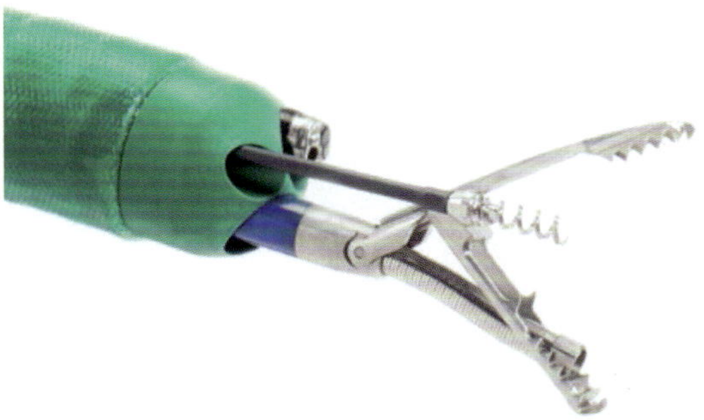

图 14.2 IOP™ 系统远端的细节。(Courtesy of Doctor Manoel Galvao-Neto)

年升级为当前的配置。POSE™ 程序包括在胃底由下至上应用 8~9 个缝合锚,直至胃底的顶点低于胃食管交界处(图 14.3)。

一旦基底部被限制,将 3~4 个额外的缝合锚放置在近端窦入口附近的远端胃体中(图 14.4)。

2013 年,Espinos 发表了人类历史上第一个关于 POSE™ 的研究,显示 6 个月时 TWL 为 15.5%[8]。随后,Lopez-Nava 等发现,116 例患者平均 EWL 为 44.9% ±24.4%(TWL 为 15.1%±7.8%)并可在 1 年时进行随访[7]。2016 年,一项多中心随机模拟对照试验(ESSENTIAL 试验)显示 POSE™ 的成功率为 99.5%,12 个月时平均 TWL 为 4.95%±7.04%,而对照组为 1.38%±5.58%[9]。

这项大型对照研究的不利结果是人们开始质疑该技术的有效性,因而阻碍了其应用。然而,2020 年,Lopez-Nava 等提出了一种新的缝合方法,即 POSE™ 2.0,该程序针对胃体并保留胃底,因此更类似于 OverStitch™ 和 Endomina™ 胃成形术技术[10]。在初步结果中,73 例肥胖患者接受了 POSE™ 2.0 治疗,并且没有发生不良事件,6 个月时 TWL 为15.7%。

14.3 Endomina™ 系统

Endomina™ 是一种相对较新的缝合系统[11],已在欧洲获得 CE 标志。它由一个可以组装到胃中前视镜的三角测量平台组成。一根预装缝合线(Transmural Anterio-Posterior Endoscopy Suture,TAPES,SA-ETT)有 5 根法式针头容纳在其柔性臂中。从远端胃水平开始胃减容,并且向后退到胃底,当然这种

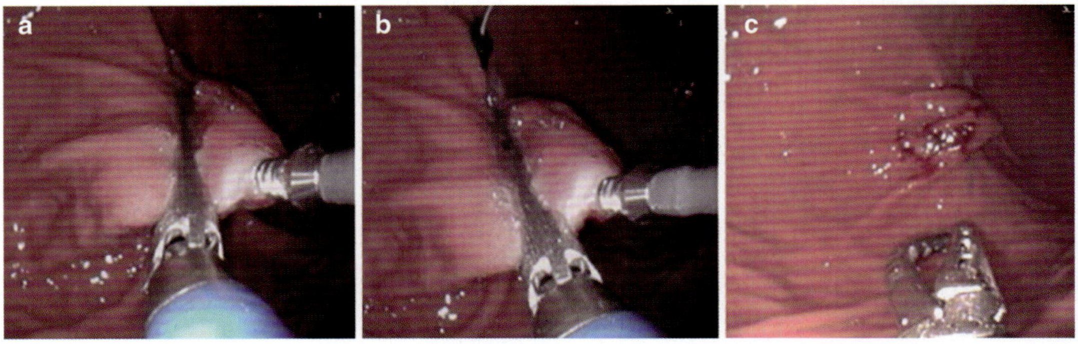

图 14.3 POSE™ 程序:(a)g-Lix™ 锚定组织并将其带入 g-Prox™。(b)g-Cath™ 用针穿透被抓取的组织并安装第一个预加载的缝合锚。(c)第二个预加载的缝合锚被释放并收紧以形成褶皱。

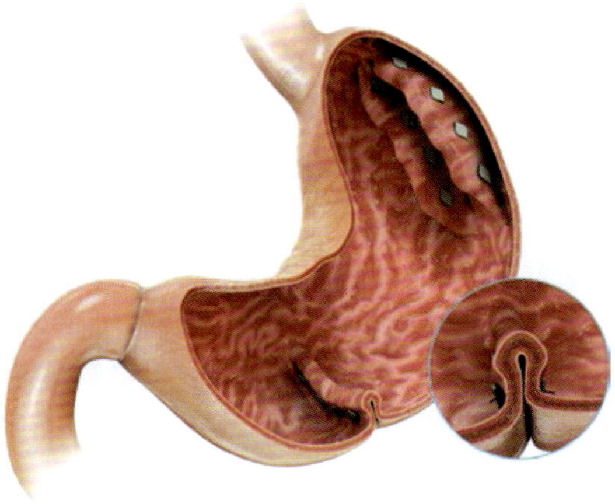

图 14.4 POSE™ 程序的重建。(Courtesy of Doctor Manoel Galvao-Neto)

方式也是可以避免的。Endomina™ 系统通过两条导丝进入胃部,一旦导丝系统在其通道之间被取回,即可推入标准胃镜,然后将 TAPES 引入平台的柔性臂中。一种通过内镜通道引入的大镊子(Raptor,US Endoscopy,Mentor,Ohio,USA)可用于抓取组织并回拉两条柔性臂(图 14.5)。将针头穿过胃壁刺入全层,释放连接缝线的第一个标签。以类似的方式在胃壁的对面缝合第二个褶皱,然后释放连接同一缝合线上的第二个标签。在两条缝线的入口点周围应用双极电凝(Gold Probe,Boston Scientifc,Marlborough,Massachusetts,USA),一种穿过内镜通道的拉钩可以牵拉缝合线实现缝合收紧,也可以促进黏膜-黏膜对位(图 14.6)。

由于 Endomina™ 新颖且技术上存在关键要素,因此尚未被广泛应用,相关的文献报道也较少[11,12]。在一项多中心前瞻性研究中,随访 12 个月时,45 例患者的 TWL 为 7.4%±7%,并且没有发生严重的不良事件[12]。

14.4 OverStitch™

在肥胖症的治疗中,FDA 批准的 OverStitch™ 系统是最受欢迎和广泛使用的一种内镜缝合设备。其易于操作且具有良好的临床结果。2013 年,Abu Dayyeh 等首次将其用

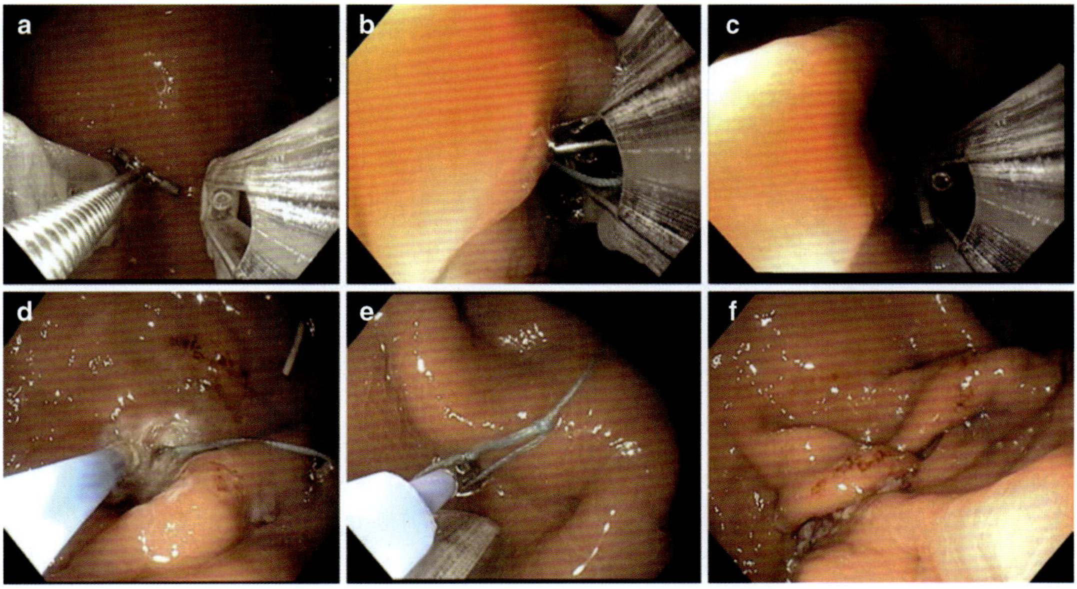

图 14.5 使用 Endomina™ 的胃折叠程序系统:(a)使用大镊子将组织夹入系统。(b)针头全层穿过胃壁。(c)释放连接缝合线的第一个标签。(d)释放对面胃壁上的第二个标签后,用双极探头将两条缝线的入口点凝固。(e)使用钩子拉缝合线。(f)形成褶皱。

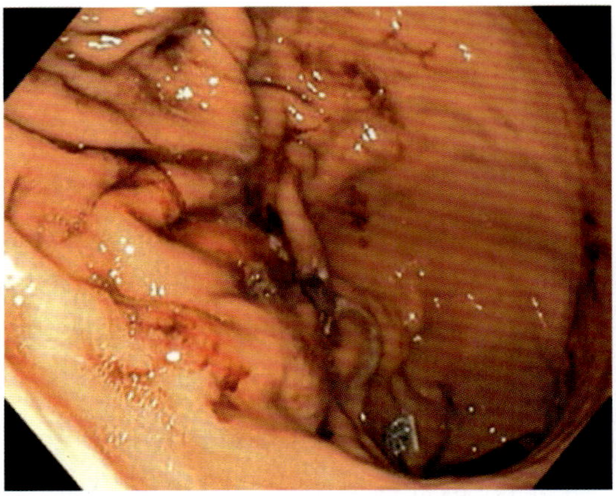

图 14.6 使用 Endomina™ 系统的胃襞最终效果。

于减重治疗时[13]，这种缝合平台已有一定的知名度。患者取仰卧位，全身麻醉。放置一个 Overtube®（Apollo Endosurgery，Austin，Texas，USA）以保护食管和气道。在 Overtube®的近端有一个可充气的特殊袖带，用于确保适当充气和安全进入胃腔（图 14.7）。目前市场上有两种缝合系统：一种是经典的 OverStitch™，另一种是 OverStitch™Sx™（图 14.8）。后者兼容多款单通道内镜，并且最近已被引

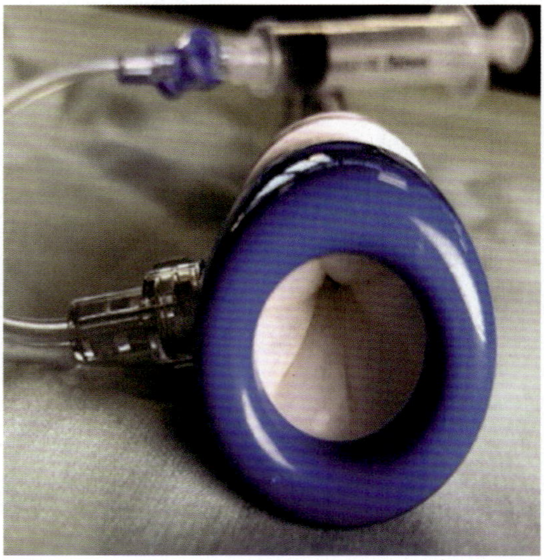

图 14.7 Overtube™。（Apollo Endosurgery，Austin，Texas，USA）

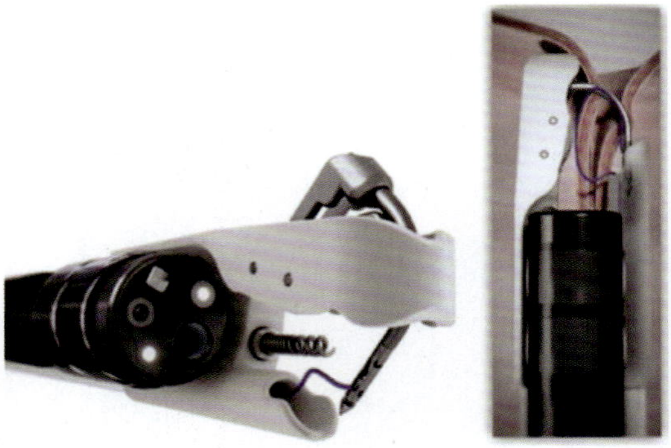

图 14.8 OverStitch™ Sx™。（Courtesy of Apollo Endosurgery）

入，以克服 OverStitch™ 仅适用于双通道内镜的缺点[14]。

可通过注入二氧化碳并使用双镜或单镜 OverStitch™ 系统进行胃成形术。该超视镜平台由一个 OverStitch™ 手柄组成，该手柄紧贴在内镜控制手柄上，并在超视镜的远尖端附着一个针状驱动器（图 14.9）。操作者通过按下和释放 OverStitch™ 手柄来激活 15mm 的弯针。将一种特殊的聚丙烯 2-0 缝合线安装在锚栓交换导管上，并插入内镜的右通道。在准确完成上述操作后，锚交换将缝线固定到弯针上。螺旋装置通过左侧通道进行顺时针旋转，以抓取组织并将其拉回系统。

压紧 OverStitch™ 手柄后，全层缝合胃壁。胃成形术采用由远至近全层缝合，从胃角至胃底，从而完整保留整个胃的形态结构（图 14.10）。荷包缝合时，第一针位于第一个胃皱襞水平，靠近角切迹，在前壁上。在相反方向完成荷包缝合前，取较大曲率和后壁，从而使缝合线的最终配置为 U 形。使用 Cinch™ 设备（Apollo Endosurgery，Austin，Texas，USA）剪断每条缝合线的末端并拉紧缝合线（图 14.11）。

间断缝合线易于放置，具有较大的抗拉强度，较少引起伤口水肿和循环障碍[15]。每次抓取时，螺旋装置都会将组织带入内镜缝合

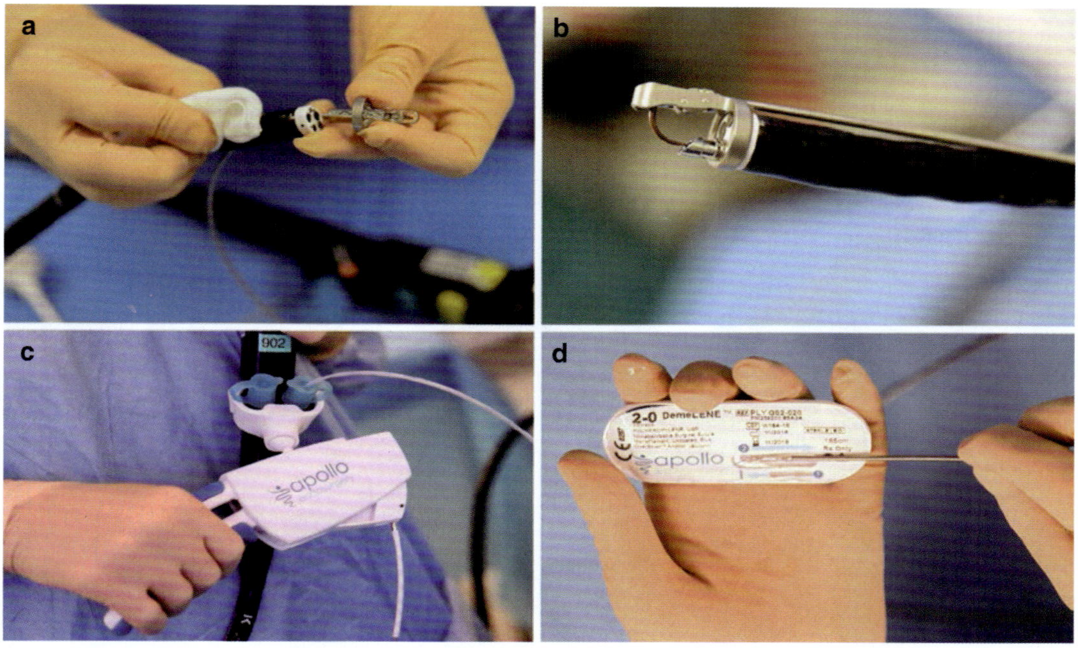

图 14.9 详细介绍了 OverStitch™ 系统。

系统，并将其从管腔外结构中拉出，从而降低受伤的风险。为了完成胃成形术，通常需要根据胃的大小进行 3~5 次缝合（图 14.12）。在每次缝合后，使用收紧装置固定缝合线。文献中描述了不同操作者所采用的不同技术和缝合形状[16-19]。然而，目前还没有相关的比较研究来定义最佳的操作方法。

为了减少气腹和气胸的发生风险，根据之前作者的建议[16-19]，在放置缝线时必须尽量减少二氧化碳的吸入，并在手术过程中密切监测患者腹胀情况。

内镜袖状胃成形术（ESG）具有术后患者耐受性良好、并发症发生率低（1%~2.2%），并且可在门诊进行相关手术等优势[16-19]。使用 OverStitch™ 进行 ESG 后减肥效果明显，该操作方法正在全球范围内普及。

最近的一项荟萃分析报道了来自 8 项研究包括 1772 例患者的原始数据，6 个月时平均 TWL 为 15.1%（95%CI 14.3~16.0），平均体重指数下降 5.65kg/m^2（95% CI，5.07~6.22），平均 EWL 为 57.7%（95% CI，52.0~63.4）。作者报道 12个月和 18~24 个月时，TWL 分别为 16.5%（95% CI，15.2~17.8）和 17.2%（95% CI，14.6~19.7）。尽管该技术取得了良好的效果，但目前仍缺乏强有力的证据比较 ESG 和其他治疗方案。仅有一项研究将 ESG 与饮食和生活方式改变进行比较，也有少数研究报道比较了 ESG 与手术治疗[21-23]。

虽然仍缺乏长期记录的减肥数据，但其应用前景似乎令人鼓舞。在 5 年研究期间，Hajifathalian 等发现，TWL 为 14.5%，并且超过 69%的患者 TWL>10%[24]。有趣的是，内镜下胃成形术的表现可能会随着时间的推移而发生变化。正如最近报道的，ESG 术后的减肥效果似乎与随访时缝合线的完整性相关[25]。因此，Lopez-Nava 等评估了 Redo-ESG 的技术可行性和安全性。此外，作者发现，在内镜下行胃成形术后 90%的患者减肥失败（6

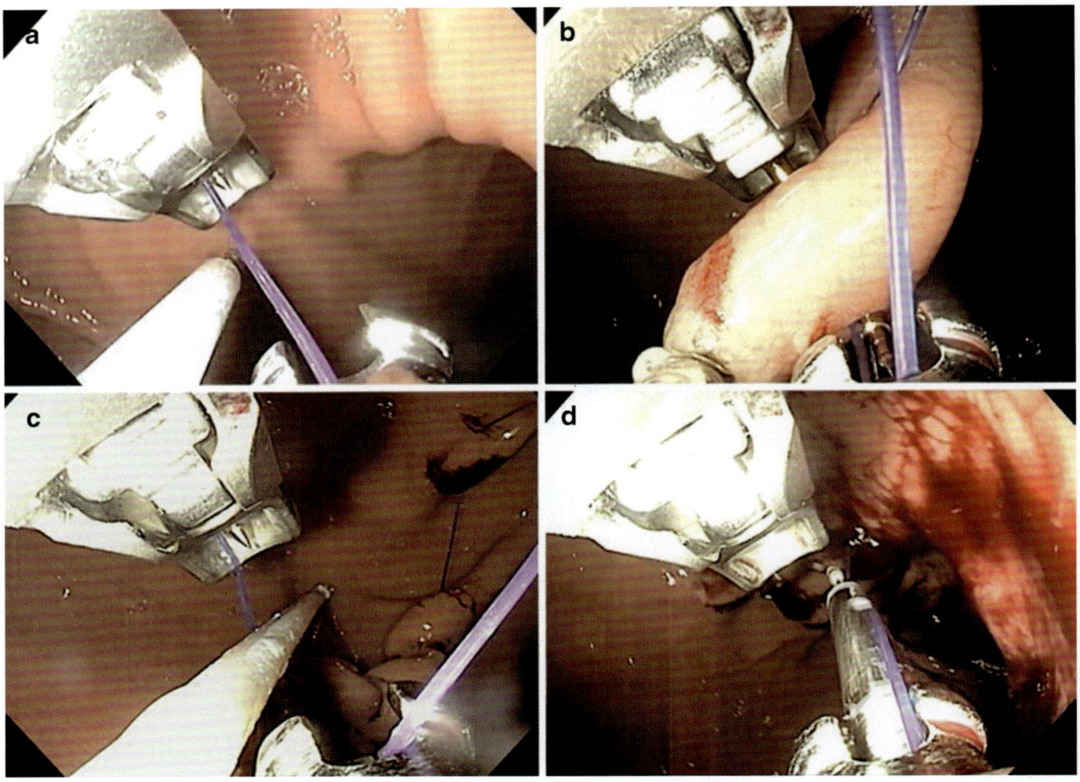

图 14.10 ESG 操作步骤:(a)从前壁上角切迹水平开始,用螺旋装置抓取组织,并将其拉回缝合平台内。(b)针头经管壁全层穿过。(c)缝合采用 U 形方式完成。(d)使用 Cinch®设备完成缝合。

个月未达到≥10% TWL)或者体重反弹(ESG 术后 12 个月时或 12 个月后恢复最大失重的 50%),最终导致胃容积接近正常[26]。

此外,对于体重下降不充分的患者,ESG 并不影响后续的减重手术,如 Roux-en-Y 胃旁路术(RYGB)或腹腔镜袖状胃切除术(LSG)。采用腹腔镜-内镜联合技术可将 ESG 转换为

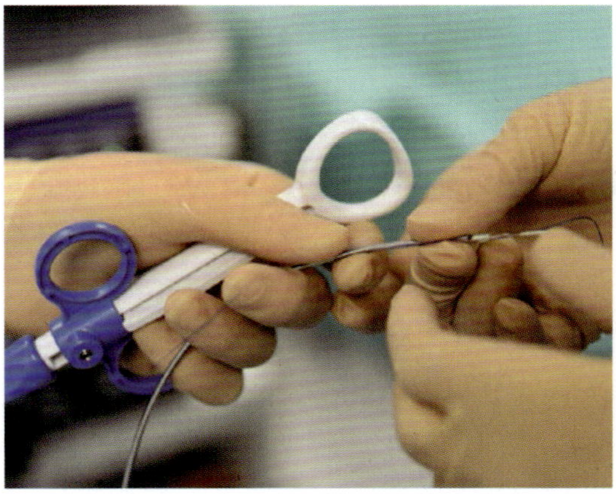

图 14.11 将缝线插入 Cinch®设备。

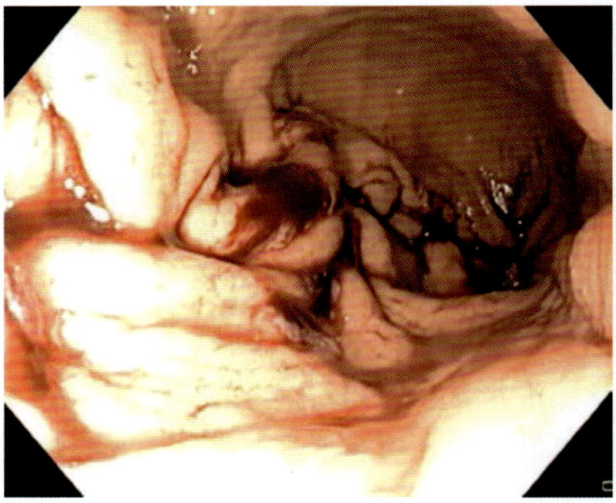

图 14.12 采用 Apollo OverStitch™ 系统进行胃成形术后的最终外观。

LSG 或 RYGB，以确定操作方向，并确保缝合、锚钉和切口的安全缝合和成形[19,27,28]。

与其他仅用于实现胃复位的缝合系统不同，OverStitch™ 具有多功能。例如，OverStitch™ 平台已被用于封闭胃肠道壁的漏口或固定自膨胀金属支架[29]。此外，这项技术还用于 Roux-en-Y 胃旁路术后胃空肠扩张吻合大小的调整。使用 OverStitch™ 降低 GJA 的大小已被证明是有效、安全和持久减重的方法。据报道，5 年随访时 TWL 为 8.8%±12.5%[31]。

14.5 结论

减重手术尚未普及及药物选择局限性为内镜缝合技术治疗病态肥胖创造了时机。内镜缝合系统可有效和持续缩小胃体积，其类似于全层组织缝合，不同之处在于它是以无切口方式进行的。目前有几种内镜下胃缩小技术可用于治疗肥胖。其中使用 OverStitch™ 的 ESG 技术是最流行、发展最快的技术，已有 100 多项研究报道了这项技术的相关研究结果。数据表明，与手术治疗相比，ESG 并发症发生率更低，同时具有减肥效果。然而，作为一种内镜缝合方法，ESG 在技术上具有挑战性，难以做到标准化，并且需要高水平的培训和专业知识。目前很少有内科医生专注于治疗肥胖患者，并且他们往往没有经过充分的培训。为了克服现有技术和培训的挑战，正在开发一种新型自动内镜缝合设备，如 EndoZip™（NitiNotes，surcery，Caesarea，Israel）。该系统完全自动化，可以确保每例患者均得到最佳治疗[32]。

由于肥胖普遍流行，而且外科治疗尚未普及，因此需要开发一种新的、侵入性小的内镜技术。这种技术的发展开创了肥胖治疗的新时代，腔内缝合技术在肥胖症治疗手术成败和并发症的管理中发挥关键作用。未来应研究全面的减肥方法并培养能够通过手术或内镜管理肥胖患者的专家，以确保每例患者均能获得最佳治疗效果。

参考文献

1. Finucane MM, Stevens GA, Cowan MJ, Danaei G, Lin JK, Paciorek CJ, et al. National, regional, and global trends in body-mass index since 1980: systematic analysis of health examination surveys and epidemiological studies with 960 country-years and 9.1 million participants. Lancet (London, England). 2011;377(9765):557–67.
2. Whitlock G, Lewington S, Sherliker P, Clarke R, Emberson J, Halsey J, et al. Body-mass index and cause-specific mortality in 900 000 adults: collaborative analyses of 57 prospective studies. Lancet (London, England). 2009;373(9669):1083–96.
3. Carlsson LM, Peltonen M, Ahlin S, Anveden A, Bouchard C, Carlsson B, et al. Bariatric surgery and prevention of type 2 diabetes in Swedish obese subjects. N Engl J Med. 2012;367(8):695–704.
4. Sjostrom L, Peltonen M, Jacobson P, Ahlin S, Andersson-Assarsson J, Anveden A, et al. Association of bariatric surgery with long-term remission of type 2 diabetes and with microvascular and macrovascular complications. JAMA. 2014;311(22):2297–304.
5. Mechanick JI, Youdim A, Jones DB, Garvey WT, Hurley DL, McMahon MM, et al. Clinical practice guidelines for the perioperative nutritional, metabolic, and nonsurgical support of the bariatric surgery patient--2013 update: cosponsored by American Association of Clinical Endocrinologists, The Obesity Society, and American Society for Metabolic & Bariatric Surgery. Obesity (Silver Spring). 2013;21(Suppl 1):S1–27.
6. Menchaca HJ, Harris JL, Thompson SE, Mootoo M, Michalek VN, Buchwald H. Gastric plication: preclinical study of durability of serosa-to-serosa apposition. Surg Obes Relat Dis. 2011;7(1):8–14.
7. López-Nava G, Bautista-Castaño I, Jimenez A, De Grado T, Fernandez-Corbelle JP. The Primary Obesity Surgery Endolumenal (POSE) procedure: one-year patient weight loss and safety outcomes. Surg Obes Relat Dis. 2015;11(4):861–5.
8. Espinós J, Turró R, Mata A, Cruz M, Da Costa M, Villa V, et al. Early experience with the Incisionless Operating Platform™(IOP) for the treatment of obesity. Obes Surg. 2013;23(9):1375–83.
9. Sullivan S, Swain JM, Woodman G, Antonetti M, De La Cruz-Muñoz N, Jonnalagadda SS, et al. Randomized sham-controlled trial evaluating efficacy and safety of endoscopic gastric plication for primary obesity: the essential trial. Obesity. 2017;25(2):294–301.
10. Lopez-Nava G, Asokkumar R, Arau RT, Neto MG, Dayyeh BA. Modified primary obesity surgery endo-

luminal (POSE-2) procedure for the treatment of obesity. VideoGIE. 2020;5(3):91.
11. Huberty V, Ibrahim M, Hiernaux M, Chau A, Dugardeyn S, Devière J. Safety and feasibility of an endoluminal-suturing device for endoscopic gastric reduction (with video). Gastrointest Endosc. 2017;85(4):833–7.
12. Huberty V, Machytka E, Boškoski I, Barea M, Costamagna G, Deviere J. Endoscopic gastric reduction with an endoluminal suturing device: a multicenter prospective trial with 1-year follow-up. Endoscopy. 2018;50(12):1156–62.
13. Dayyeh BKA, Rajan E, Gostout CJ. Endoscopic sleeve gastroplasty: a potential endoscopic alternative to surgical sleeve gastrectomy for treatment of obesity. Gastrointest Endosc. 2013;78(3):530–5.
14. Lopez-Nava G, Asokkumar R. Step-by-step approach to endoscopic gastroplasty by a novel single-channel endoscopic suturing system. VideoGIE. 2019;4(10):444.
15. Galvao-Neto MD, Grecco E, Souza TF, Quadros LG, Silva LB, Campos JM. Endoscopic sleeve gastroplasty - minimally invasive therapy for primary obesity treatment. Arq Bras Cir Dig. 2016;29(Suppl 1):95–7.
16. Lopez-Nava G, Galvao M, Bautista-Castano I, Fernandez-Corbelle JP, Trell M. Endoscopic sleeve gastroplasty with 1-year follow-up: factors predictive of success. Endosc Int Open. 2016;4(2):E222–7.
17. Lopez-Nava G, Galvao MP, da Bautista-Castano I, Jimenez A, De Grado T, Fernandez-Corbelle JP. Endoscopic sleeve gastroplasty for the treatment of obesity. Endoscopy. 2015;47(5):449–52.
18. Lopez-Nava G, Sharaiha RZ, Vargas EJ, Bazerbachi F, Manoel GN, Bautista-Castano I, et al. Endoscopic sleeve gastroplasty for obesity: a multicenter study of 248 patients with 24 months follow-up. Obes Surg. 2017;27(10):2649–55.
19. Alqahtani A, Al-Darwish A, Mahmoud AE, Alqahtani YA, Elahmedi M. Short-term outcomes of endoscopic sleeve gastroplasty in 1000 consecutive patients. Gastrointest Endosc. 2019;89(6):1132–8.
20. Hedjoudje A, Dayyeh BKA, Cheskin LJ, Adam A, Neto MG, Badurdeen D, et al. Efficacy and safety of endoscopic sleeve gastroplasty: a systematic review and meta-analysis. Clin Gastroenterol Hepatol. 2020;18(5):1043–53. e4
21. Cheskin LJ, Hill C, Adam A, Fayad L, Dunlap M, Badurdeen D, et al. Endoscopic sleeve gastroplasty versus high-intensity diet and lifestyle therapy: a case-matched study. Gastrointest Endosc. 2020;91(2):342–9. e1.
22. Mohan BP, Asokkumar R, Khan SR, Kotagiri R, Sridharan GK, Chandan S, et al. Outcomes of endoscopic sleeve gastroplasty; how does it compare to laparoscopic sleeve gastrectomy? A systematic review and meta-analysis. Endosc Int Open. 2020;8(4):E558.
23. de Moura DTH, Barrichello S Jr, de Moura EGH, de Souza TF, Neto MPG, Grecco E, et al. Endoscopic sleeve gastroplasty in the management of weight regain after sleeve gastrectomy. Endoscopy. 2020;52(03):202–10.
24. Hajifathalian K, Ang B, Dawod QM, Shah SL, Dawod E, Mehta A, et al. 175 Long-term follow up and outcomes after endoscopic sleeve gastroplasty for treatment of obesity (5 year data). Gastrointest Endosc. 2019;89(6):AB58.
25. Pizzicannella M, Lapergola A, Fiorillo C, et al. Does endoscopic sleeve gastroplasty stand the test of time? Objective assessment of endoscopic ESG appearance and its relation to weight loss in a large group of consecutive patients. Surg Endosc. 2020;34:3696–705.
26. Lopez-Nava G, Asokkumar R, Negi A, et al. Re-suturing after primary endoscopic sleeve gastroplasty (ESG) for obesity. Surg Endosc. 2021;35:2523–30.
27. Cheng Q, Tree K, Edye M, Devadas M. Reversal of endoscopic sleeve gastroplasty and conversion to sleeve gastrectomy–two case reports. Int J Surg Case Rep. 2020;68:180–4.
28. Alqahtani AR, Elahmedi M, Alqahtani YA, Al-Darwish A. Laparoscopic sleeve gastrectomy after endoscopic sleeve gastroplasty: technical aspects and short-term outcomes. Obes Surg. 2019;29(11):3547–52.
29. Juzgado D, Sanchez-Yague A. The use of the Overstitch beyond bariatric endoscopy: a pictorial description. Gastrointest Endosc Clin N Am. 2020;30(1):173–85.
30. Kothari T, Kaul V, Bittner K, Howard V, Kothari S. Outcomes of a transoral outlet reduction endoscopy procedure for weight regain due to dilated anastomosis aperture in Roux-en-Y patients: 1024. Off J Am Coll Gastroenterol. 2018;113:S582–S3.
31. Jirapinyo P, Kumar N, AlSamman MA, Thompson CC. Five-year outcomes of transoral outlet reduction for the treatment of weight regain after Roux-en-Y gastric bypass. Gastrointest Endosc. 2020;91(5):1067–73.
32. Lopez-Nava G, Asokkumar R, Rull A, Bautista I, Dayyeh BA. Safety and feasibility of a novel endoscopic suturing device (EndoZip TM) for treatment of obesity: first-in-human study. Obes Surg. 2020;30:1696–703.

第 15 章

经胃镜治疗胰腺疾病

Hans Seifert

15.1 干预指征和干预时机

如果患者存在确定的感染性坏死灶或急性积液，即合并典型的生物化学标志物的败血症（CPR 升高、白细胞增多）、器官衰竭、发热、坏死部位产生气体，应清除感染区域。外科手术的基本原则是："有脓液，即清理。"有无固体内容物的感染封闭病变都可能是一种干预指征。在最初几年里，即使经过抗生素治疗，老年和多病患者也会出现明显的脓毒性症状。因此，这可能会达到一个"不可逆转的点"，干预的风险会显著增加。在三级转诊中心，这种情况通常发生在胰周病变自发感染或 EUS 引导下穿刺引流不充分或经内镜逆行胰胆管造影（ERCP）治疗后临床病情恶化而转诊的患者中[17]。这些患者通常接受碳青霉烯类抗生素治疗，菌血症状态可能会保持相对较长的一段时间。

目前普遍认为，清创手术应尽可能在界限清楚的聚集阶段或坏死阶段进行，即至少在发病 3 或 4 周后进行。这些基本的手术原则也被广泛用于微创和内镜干预。然而，即使在数周之后，广泛的坏死有时仍难以有解剖学上的界限。对于伴有常见临床症状（如疼痛、腹胀、恶心）及有胃、十二指肠或胆管受压迫、炎性指标正常或轻度升高而没有明确感染迹象的病例，也很难定义"感染性坏死"（表 15.1）。保守治疗有治愈的可能性证明了这一点，而伴随器官并发症的暴发感染则支持早期介入干预。指南建议和大样本研究认为感染性坏死、临床病情恶化或有症状的无菌性坏死应成为干预的指征。考虑到在个别病例中，感染性坏死能经抗生素治愈，因此患者的临床状况是一个决定性因素。无菌性无症状坏死应继续保守治疗，因为即使是更大的坏死灶也可以自发吸收。但目前尚不清楚保守治疗应包含哪些方法，特别是对于较大的坏死灶。

作为团队是否决定采取干预措施的指导方针，在最初 4~6 周时应遵循以下原则："尽可能推迟干预，不宜过早"，以及后期的"不要等到发生感染性并发症，不宜太晚"。治疗的目的是引流并完全清除所有感染物。

在介入治疗之前，应提供适时的影像学资料（CT 或 MRI，后者更好[18]），从而了解坏死病灶的大致范围及可能的介入途径。然后在 EUS 或超声引导下以经皮穿刺的方式进行腔内治疗。

表 15.1 干预的指征是基于不同类别的各种标准

未注明	干预条件	注明
液体	混合的	固体
无菌的	污染的	感染、败血症
清亮	混浊的	脓液
CRP，白细胞		+++
正常	+	
早期	持续增加	>6 周 (?)
急性期后 1~2 周	>3 周	
EUS、MRI、CT：胰腺病变（导管±实质）		
无	瘘，漏　　狭窄（持续？）	缺损、坏死
无症状	有临床症状	症状严重

通常情况下，患者很难被简单地归类到左栏或右栏。对于典型的混合型病例，如液性病灶中含有固体成分、CPR 升高、无症状，应根据临床情况来决定治疗策略。

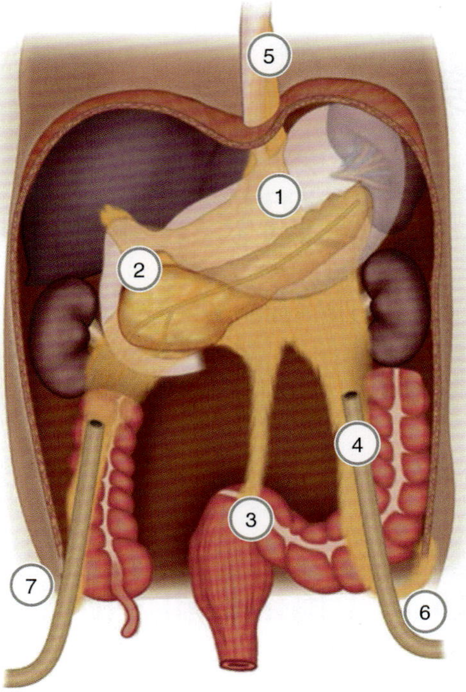

图 15.1 胰周腹膜后间隙及其延伸(黄色所示)的示意图。内镜下经壁介入治疗 5 个区域：①胰周；②十二指肠旁；③直肠旁；④乙状结肠旁、⑤纵隔食管旁。经皮途径可引流⑥乙状结肠后隙和⑦盲肠后间隙 Modified from Seifert 2002)。LAMS 可用于所有的经壁开窗术。

15.2 病理解剖学

胰腺实质病变常伴有胰管损伤，胰管损伤导致胰液外渗。胰周积液是急性胰腺炎的常见并发症，其通常含有高浓度淀粉酶或脂肪酶。胰管损害常发生在颈部或胰尾部。头颈部区的病变更易导致右侧十二指肠旁和肝门区坏死积液。胰腺尾部的病变则导致左侧脾门和左结肠旁沟区域的脂肪坏死。

在重症病例中，坏死可能是双侧且广泛的。在极端情况下，它们还可以沿着胰周筋膜间隙[19,20]和肾前间隙结进入盆腔，少部分可以越过食管裂孔进入纵隔(图 15.1)。在急性胰腺炎中，胰腺的实质坏死(图 15.2)可能发展为缺血性病变[21,22]，而胰周脂肪坏死在很大程度上是胰液外渗的结果。包括脾静脉在内的脾周区域常常也是被感染累及的区域。通常脾静脉血栓形成一段时间后，在胃底会引起典型的静脉曲张。这些通常不会导致静脉曲张出血，但在经胃手术中必须重视。部分患者在病程 4~6 周或数月之后，在腹膜后间隙形成一个混有固体和液体并有完整纤维包膜、边界清晰的间隙。这种病例被狭义地定义为包裹性坏死(WON)，常需要直接进行经胃介入治疗，治疗次数一般不超过 5 次。然而，在其他情况下，这些坏死区域是复杂而弥漫的，且并不是包裹完整的。由于坏死物的蔓延遵循体腔的解剖结构，所以坏死区域的深度在一定程度上变浅了[20]。最终 WON 的定义并不能正确表征这些病变。文献中经常提到的界限清晰、解剖学定义明确的“WON”是为了和腹膜后弥散感染性坏

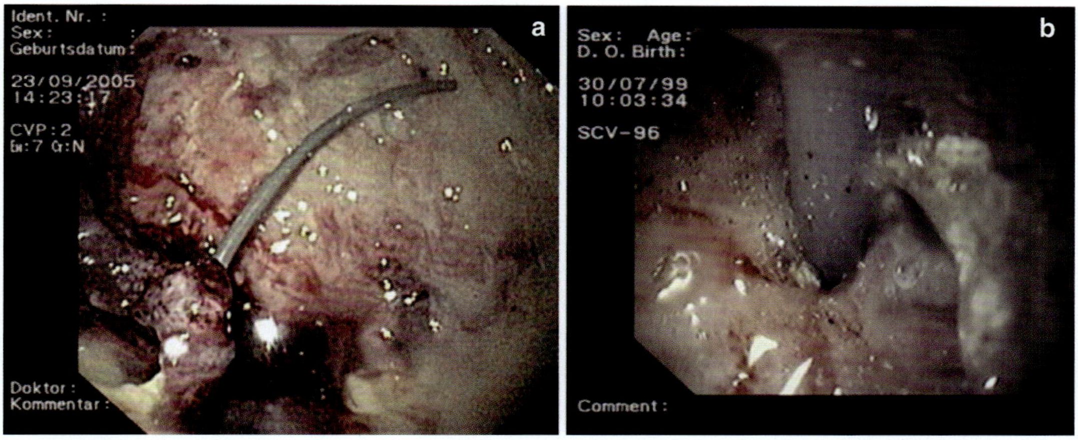

图 15.2 在扩大清创术后可见经乳头植入的胰腺塑料支架：(a)支架本应位于胰尾区，但胰尾区完全坏死。(b)采用 7F 塑料支架从腔内观察十二指肠壁：急性坏死性胰腺炎和胰腺分裂的患者胰头坏死。

死加以区分。如有必要，内镜检查可以是经胃检查，也可以是经十二指肠、食管、直肠、结肠进行检查，也可以通过腹壁进行检查(图 15.1 和图 15.3)。

15.3 诊断

有关胰周的病理解剖分类，可参阅 2013 年修订的亚特兰大分类[23]，以及更新的指南，这些指南在目前的技术水平下较好地总结了这个问题[24-26]。

影像学上的疾病改变可以作为感染性病变的可靠诊断。对伴有脓毒症临床表现的病例，若穿刺或影像学证实有脓性内容物(气体包裹体、液体部分由无回声变为有回声、自发穿孔伴脓液排出等)，以及血清中 CPR 或降钙素原升高，则可明确诊断。对于可疑的病例，在无菌条件下，超声引导的诊断性穿刺可以提供诊断信息，并区分自发性出血和脓性渗血。然而，这种穿刺的敏感性也是有限的。

15.3.1 腹部超声检查

腹部超声主要用于疾病的诊断和鉴别诊断的初步检查，包括游离液体、胸腔积液、静脉(静脉曲张、脾或门静脉血栓)或动脉病变(假性动脉瘤)、腹膜后坏死、胰腺病理。超声造影(CEUS)可用来识别非灌注区域。

15.3.2 EUS

EUS 可以精确显示腹膜后结构、液体和固体(非灌注、漂浮、回声)病变及血管，并确定内镜介入的合适路径。EUS 可准确评估病灶内的液性成分和实性成分，并且具有最高的可重复性。此外，EUS 还具有诊断实性成分同时进行穿刺引流的优势。对比增强 EUS 还可识别非灌注组织。

15.3.3 CT

CT 检查可以较为全面地评估胰腺及胰周病变，但在发病第 1 周内没有必要做 CT[23]。此时实性成分和液性成分在 CT 上没有明确的区分，而且对坏死范围的评估也不可靠。在疾病早期进行 CT 检查时，必须考虑到辐射可能加重胰腺炎，诱发肾功能恶化，并可能出现对比剂反应。CT 检查可以对腹膜后的病变范围进行评估，从而对急性胰腺炎进行分类，这是评估疾病严重程度和预后

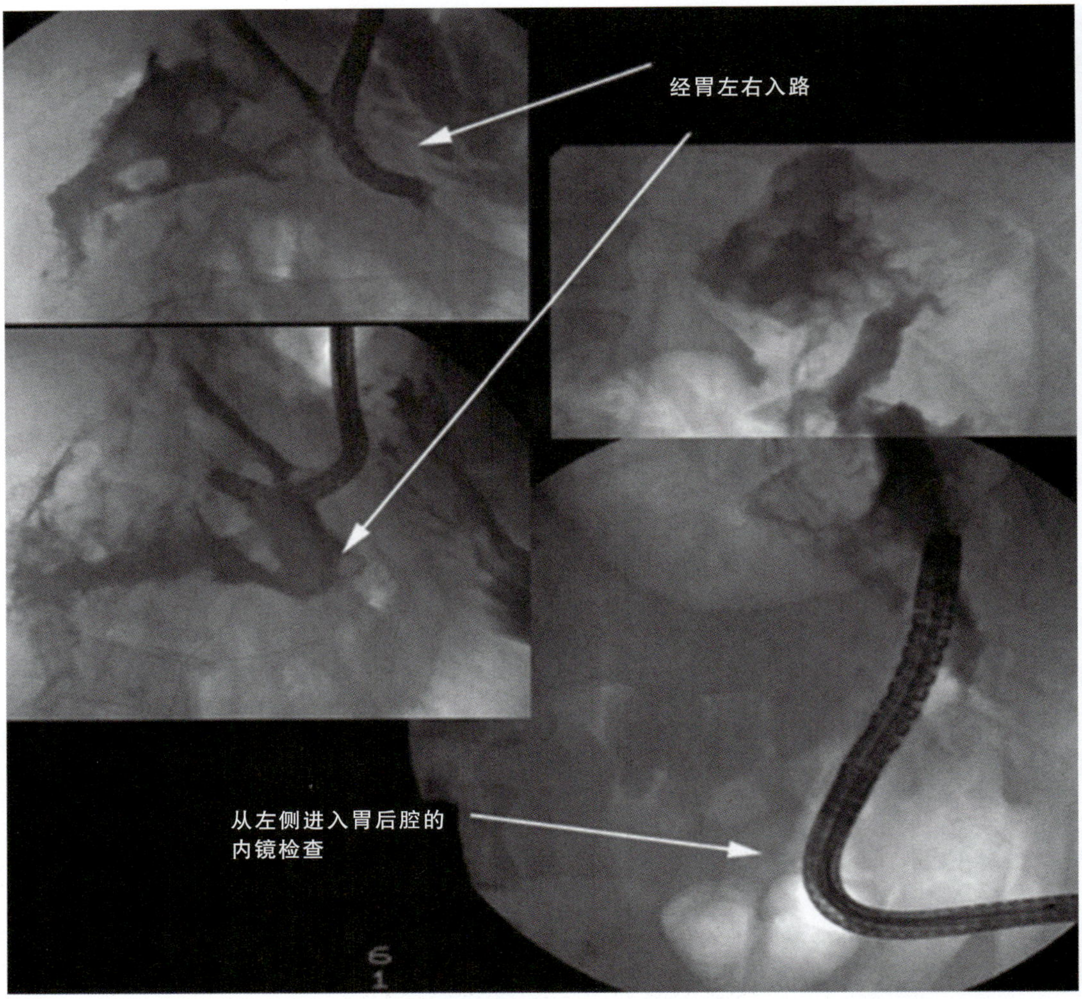

图 15.3 内镜下经胃入路和左侧经皮入路。内镜治疗成功。

的有用指标，而不需要增强 CT[19]。

15.3.4 MRI

MRI 能很好地区分积液和坏死，在胰腺/胰周积液的定性方面优于 CT，尤其是在实性坏死物和脂肪坏死（被视为脂肪密度球）的定量方面。此外，MRI 对发现胰管破裂和胆总管结石具有高度敏感性。最近的研究进展（包括显著改善的软组织对比度）证实，多参数 MRI 技术可为急性胰腺炎病理提供更全面的评估，特别是积液内的小坏死/脂肪液化。此外，MRI 严重性指数（MRSI）已被用于急性胰腺炎的初始评估、分期和预后[18,27–29]。

15.3.5 ERCP

早期 ERCP 仅适用于治疗特殊病例。胰管显影往会污染胰管并导致感染性病变，因此在无菌病变中往往禁用胰管显影。逆行胰管显影技术通过塑料支架重建胰管连续性，可能有助于预防胰管断开综合征。即使在伴有广泛感染性坏死的重症急性胰腺炎（SAP）中，如果对比剂不完全充盈，胰瘘也很难被发现（图 15.4）。

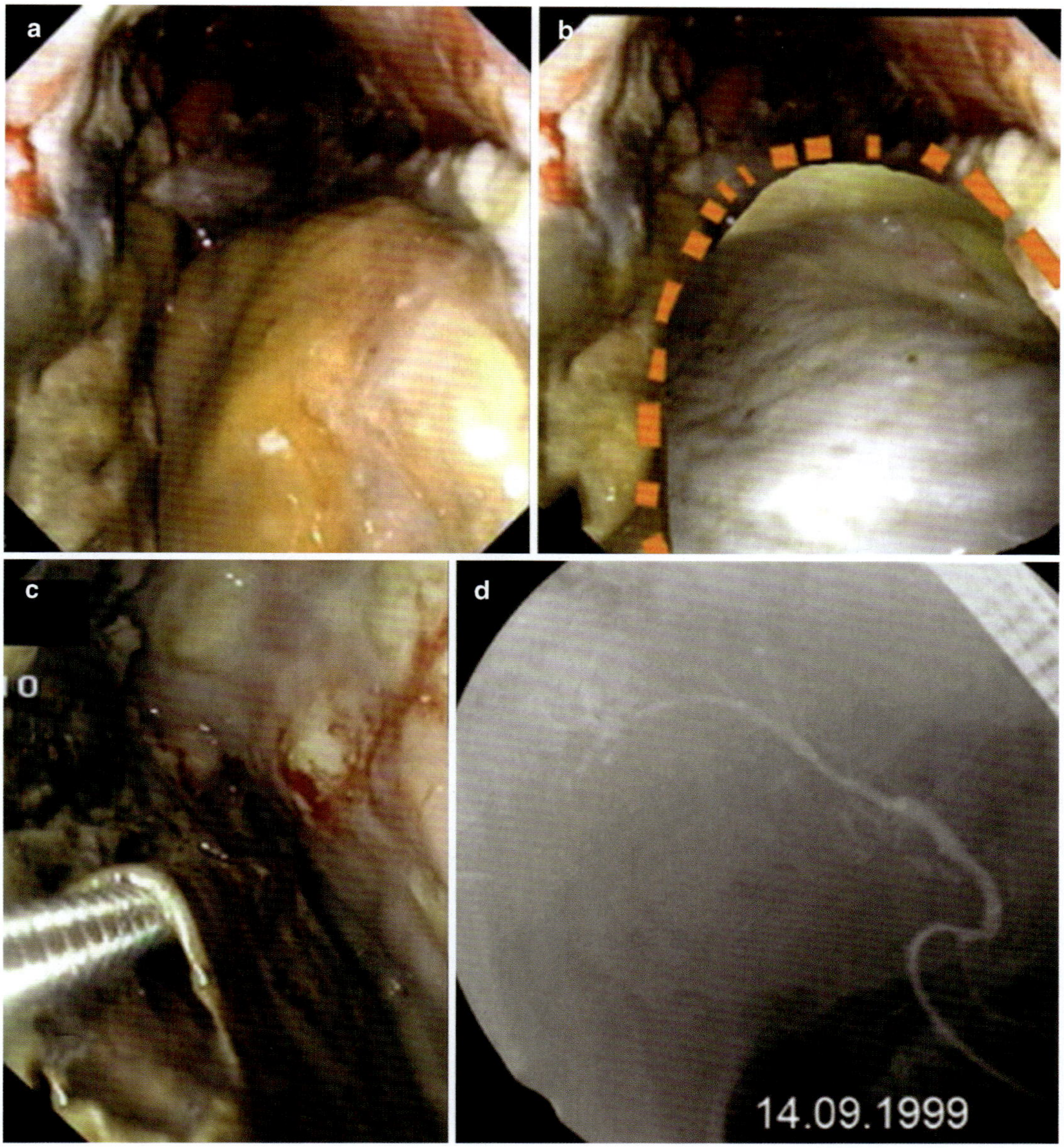

图 15.4 重症急性胰腺炎伴广泛坏死和脾动脉栓塞。用颈刀(b)切除胃后壁(a)缺血坏死，观察缺血脾。内镜下脾脏次全切除术。用钳子(c)打开脾被膜，胰管周围缺损小，容易被忽视(d)。

15.4 感染和抗生素

感染性并发症对于重症急性胰腺炎的发病率和死亡率有重要影响。通常不建议使用预防性抗感染药物。然而，最近的数据表明，对于具有广泛积液和(或)坏死的重症急性胰腺炎，早期抗生素治疗可降低死亡率和感染性坏死的发生率[30]。这符合常见的临床实践和最新的指南[24]。念珠菌感染在 SAP 中也很常见；侵袭性念珠菌病与死亡率升高有关。抗真菌治疗的指征应该放宽。在危重患者中，使用氟康唑、酮康唑或卡泊芬净可明显降低侵袭性真菌感染率和死亡率[31,32]。随着时间的推移，感染性胰腺坏死的抗菌治疗更加具有挑战性，因为难治性病原谱发生了改变、多重耐药细菌增多,从白色念珠菌到非白色念珠菌属的耐药性增加,导致临床疗效变差[33,34]。

15.5 实用方法

由于病例数量少,各诊疗中心的方法也各不相同——且大多数中心的研究都存在学习曲线——因此,没有标准化的治疗程序。经内镜介入治疗的基本原理自最初应用以来一直没有改变[2]:EUS 引导下穿刺、塑料支架、通过内镜用 16mm 球囊扩张、治疗性胃镜行腹膜后清创、塑料支架植入等。不同的技术被用于介入路径。许多学者采用循序渐进的方法,先行鼻导管引流和灌洗,若不能成功,则进行内镜清创术。首次内镜介入时,我们不会使用经鼻导管,且不会在治疗中通过将隧道扩张至 15~18mm 进行广泛清创。使用环状刀可以很好地通过胃壁和病灶的囊壁。在需要多次经胃介入治疗的复杂患者中,由于经胃隧道常很快自然闭合,因此需要球囊反复扩张、取出并重新置入硅胶或支架进行引流。

经胃壁介入应采用超声内镜诊疗,因为在复杂的病理解剖中,这往往是低风险穿刺的唯一方法。即使是广泛的坏死也不会引起胃壁隆起,因此必须注意避免损伤胃和胰腺的动脉,以及由于脾静脉血栓而引起的曲张静脉。

经胃壁的隧道一般位于胃后壁,距离门齿 45~50cm 处。靠近贲门的位置由于靠近纵隔,可能也存在问题;而在胃窦区 55~60cm 的路径则因为镜身扭曲而难以进行操作。在极少数情况下,可在球部或十二指肠降部操作。

标准的做法是,在 EUS 监视下用 19G 针在胰周积液和无血管区域直接进行穿刺,并留置一个球囊和 LAMS。在以实性病变为主或完全实性病变的情况下,定位更加困难。因此,当诊断甚至尝试治疗时,初学者不应进行引流和猪尾管插入。诊断性吸出物可以通过外置无菌穿刺或 EUS 引导下穿刺在引入导丝之前获取。事实证明,在抽吸诊断性物质后,用对比剂对腹膜后间隙进行可视化能够了解可能存在的瘘管、深隐窝及不同腹膜后间隙之间的沟通。LAMS 的放置是在腔内超声(胃外部分)和直接内镜(胃内部分)控制下完成的。放置后,可以通过球囊将 LAMS 扩大到最大直径,以便立即进行内镜治疗。或者,在放置 LAMS 和排出脓液后,终止干预使 LAMS 扩大。术后 2~3 天,复查并清创坏死灶。

透壁通道的大小取决于病灶内异物的组成成分(主要是固体或液体)。通常,在感染性坏死组织中,使用治疗内镜可以多次进入腹膜后腔隙。当使用集成应用集(Axios, Boston Scientific)的 LAMS 时,穿刺、扩张通道和支架植入可一步完成。否则,就需要在插入 LAMS 之前将胃壁隧道扩张到 4~8mm。如果感染腔已经自发破溃进入胃或十二指肠[35],可首选该通路进行清创。植入鼻囊肿引流管会给患者带来困扰,并限制他们的活动。目前尚未证实,通过植入软硅胶树脂引流管可在前期或取出 LAMS 后使通道更为安全(图 15.5)。

如果感染区域广泛,经胃途径有时必须与经皮(结肠后的病灶)或经食管(纵隔病灶)途径相结合(图 15.1),并且需要在介入手术开始前制订恰当的治疗计划。多途径微创手术较开放手术更可取。对于不具有常规内镜操作途径的病例,可在超声或 CT 引导下进行穿刺[36,37],然后用 3~10mm 的不同扩张器逐次扩张穿刺通道,从而通过内镜清除坏死组织(图 15.2)。

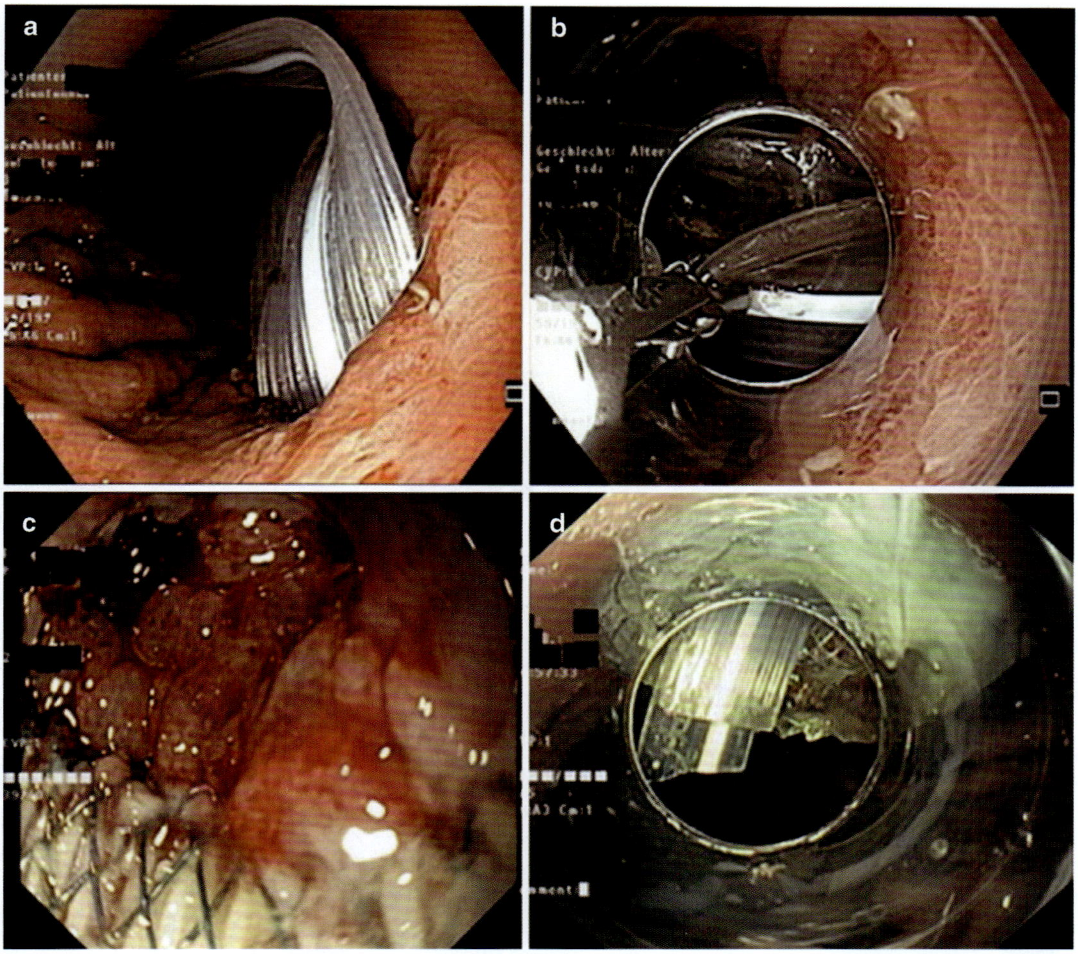

图 15.5 (a)经胃窗软硅胶引流。(b)通过盖帽式胃镜放置硅胶引流。(c)LAMS 通过肉芽组织过度生长，LAMS 被移除。(d)LAMS 与硅胶引流结合，使更深的隐窝保持开放。

在纵隔病变中，内镜介入仅限于球囊扩张和硅胶引流[我们自己的经验(图 15.6)]或联合 LAMS[38-40]。在广泛性坏死中，多次内镜介入是有利的，甚至是必要的，可以达到完全清理弥漫性坏死腔的目的。LAMS 被描述为“复杂包裹性坏死物在超声内镜引导下的多部位一步法引流”[41]。

15.6 SEMS/LAMS 和塑料支架

近年来，各种形式的自膨式金属支架(SEMS)，特别适合于跨壁手术，如“管腔贴附型金属支架”(LAMS)，为内镜下腹膜后通路的反复治疗提供了便利[15,16]。最近一项系统性综述和荟萃分析发现，与塑料支架相比，使用金属支架引流胰腺积液可提高临床成功率、降低不良事件和出血风险[42,43]。然而，尽管可以通过胃壁隧道进行内镜治疗，但 LAMS 可能会阻碍在腹膜后腔的内镜操作。空洞回缩和肉芽组织增生可能会阻碍内镜的通过，而支架的腹膜后翼本身可能会阻塞胃壁后方的深层脓性腔隙(图 15.5c)。这通常与脓肿向脾门的延伸有关。

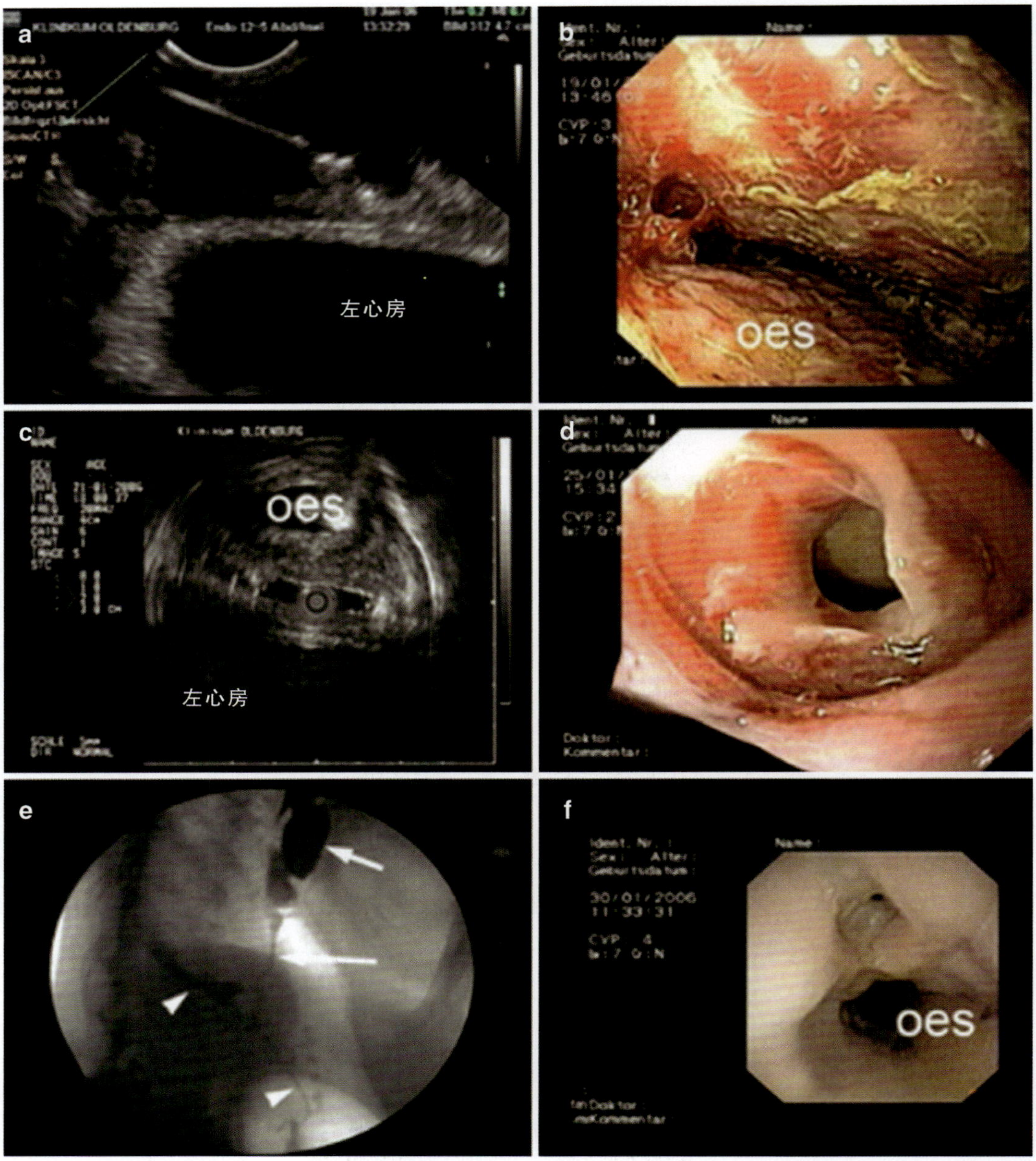

图 15.6 (a)EUS 引导下穿刺胰周感染病灶的纵隔延伸。(b)经引流和抽脓后,位于食管壁和心脏之间的空腔是干净的。(c)腔内微型探针 EUS 显示与左心房接近。因此,在这种情况下没有使用支架。(d)食管窗在第 6 天,(f)在第 11 天几乎关闭。(e)内镜下经食管窗注射的对比剂显示纵隔腔及腹腔腹膜后间隙与受损胰管(箭头所示)的连接处(三角箭头所示)。

在这种情况下,我们通常会经胃镜附件孔使用钳子拔出支架。取出后,脓液可以得到更加充分的引流。因此,内镜下清创更容易,且清除的部位也可扩大到所有间隙。同样,LAMS 可以经胃镜的工作通道操作并重新置入病变腔隙。

出血或过度生长等潜在并发症与 LAMS 的放置时间是否有相关尚不清楚[44,45]。

LAMS 与硅胶引流相结合可以克服 LAMS 长期放置导致的一些问题(图 15.5)。这些无创伤且价格低廉的引流物有不同的型号，可根据需要修剪后置入最深的腔隙，以防止脓肿或引流物早期塌陷。空腔会像深在的伤口一样，从底部长出肉芽，并逐渐向胃隧道口方向闭合。对于较大的空腔，我们通常首先使用 LAMS，再使用 LAMS 加硅胶引流管，最后单独使用硅胶引流。当空腔较小时，无须内镜处理。对于缩小的残腔，只需要定期护理，如每周冲洗和清理引流管。在胰尾断裂的情况下，经黏膜的引流管需要保持开放，从而进行充分的引流。

15.7 胰管缺损

坏死性胰腺炎通常与胰管损伤有关，可继发胰液渗漏、瘘管连接、狭窄或胰腺大部坏死（图 15.2），这对于急性胰腺炎的治疗和预后具有重要意义。可以通过磁共振胰胆管造影（MRCP）或 EUS 检查胰管病变情况。若感染已存在且已经或计划进行胰管引流，可进行逆行胰管造影术（图 15.4）。

胰管缺损通常发生在胰腺体部或胰颈。在坏死腔的愈合过程中，导管往往会在缺损处变得狭窄，这时只要跨壁隧道仍然通畅，胰周的坏死物就能通过此处顺利引流到胃中。闭塞性切除后，断开或丢失胰尾的综合征伴有复发性假性囊肿、瘘管和其他复杂的症状。从远期来看，经乳头重塑胰管的引流极少能获得成功。替代的内镜治疗方案是穿过消化道管壁，在受损胰管的远端部位置入猪尾导管进行跨壁引流[46–48]。外科手术除了切除“坏死”的胰腺组织外，还可以进行胰管空肠 Roux–Y 引流。如果可能的话，应尽量保留胰腺组织以避免继发性糖尿病的发生。

15.8 经胃胰腺内镜检查

随着消化内镜技术的不断进展，通过 SEMS 内镜处理慢性钙化性胰腺炎和胰腺术后吻合口狭窄的治疗受到关注[49–54]。EUS 引导的入路结合覆盖的 SEMS 和采用更细的直视内镜（SpyScope，Boston Scientific）的胰管镜检查，可以进行胰管内液电碎石、活检和有效的再通与引流（图 15.7 和图 15.8）。虽然肿瘤性或炎症性组织切除仍属于外科手术领域，但胰管引流可能会很快纳入内镜领域。

15.9 潜在并发症

手术中或术后出血（应警惕胃壁动脉、腹膜后门静脉有时被 LAMS 侵蚀！）是最常见的并发症。但出血往往会自发停止，或者可以在内镜下处理。除脓毒血症外，出血是外科干预最常见的原因之一。

已报道了致死性空气栓塞。因此，腹膜后干预应在 CO_2 气腹下进行。

术后腹痛可能是微小穿孔的表现，穿孔可从感染部位侵入到无菌的腹膜后间隙。通常可以保守治疗，正如瘘管与中空器官的连接通常自发闭合一样。

将感染性坏死物残留为感染灶（包括处理方法不一致、干预时间过长、缺乏经验）可导致治疗失败。

15.10 所需材料

不同型号的止血夹，肾上腺素 1:20 000，球囊扩张可能压迫胃壁动脉出血。

“逆行插管”使用的外套管（美国内镜）是为了保护内镜通路，以防止打开腹膜后需要排出大量脓性分泌物。使用水溶性对比剂氯化钠（NaCl）0.9%。

以下为跨壁介入治疗所需的材料。

- EUS 装置：纵向扫描仪、治疗性胃镜（大的工作通道）及有相匹配间隔帽（罩）的诊断性胃镜（直径较小）。

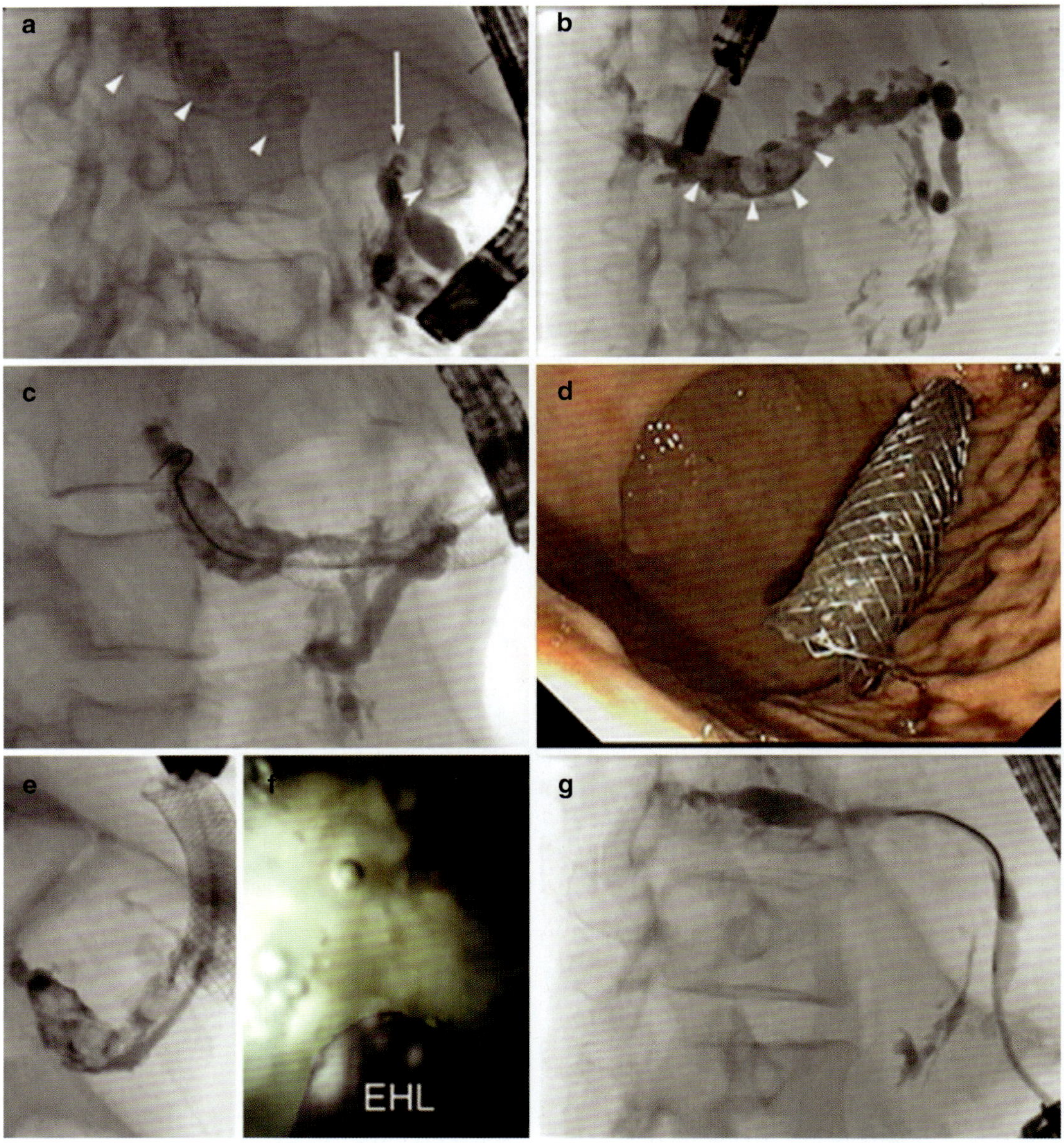

图 15.7 2015 年，经过 5 年内镜和 ESWL 联合治疗后，1 例患有慢性遗传性胰腺炎(SPINK1 突变)的 45 岁女性患者因腹痛严重发作而就诊。最初这一治疗方案在多次内镜取石手术中获得成功，但最近因结石较大而放弃。由于患者既没有内分泌障碍，也没有外分泌障碍，因此曾建议进行胰头切除术或胰体切除术。(a)胰颈(箭头所示)明显狭窄，胰头及周围(箭头所示)有较大的结石。在清除胰头大部分结石后，(b)在 EUS 引导下观察 SEMS 经胃插入(c,d,e)，使内镜进入胰尾。胰腺镜检查术使用 SpyScope(Boston Scientific)进行胰腺检查，以使 EHL(f)作用于周围大的结石，并最终形成一个无石开放通道(g)。导管减压后，患者痛苦减轻。

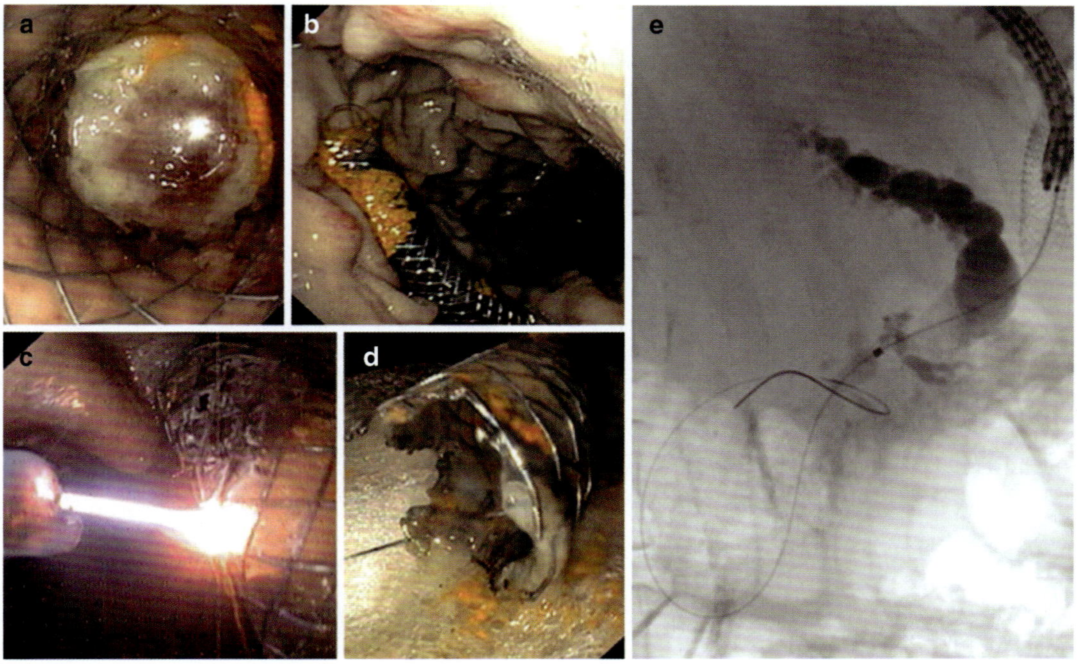

图 15.8 嵌顿性视盘前结石导致手术难以接近慢性胰腺炎患者的胰管。(a)将经胃 SEMS(8mm×60mm 胆道壁支架,完全覆盖,Boston Scientific)插入胰管。放置于导管对侧壁,不允许内镜通过。(b)SEMS 回缩约 15mm 后,位于胃的部分过长,内镜不易通过。(c,d)经氩离子凝固术(ERBE VIO3,60W)修整后的 SEMS 可以通过 SEMS 进入胰管。(e)使用 6mm 胃镜、EHL、经毛细血管导管、球囊扩张并通过乳头植入支架。

• 19G EUS 穿刺针,长 4500mm 的0.025 导丝,膀胱刀或环状刀,扩张球囊使金属支架植入,最大直径为 10mm(6~10mm)。

• LAMS 管腔至少 15mm,长度由穿刺距离决定。

• 选择针头、热疗法、LAMS 三者合一完成应用集(Axios,Boston Scientific)。

• 易流动硅胶引流作为占位符(宽 6~12mm,长 30cm,可根据需要修剪大小)和抓钳。

• Nacl 0.9%用于清创和冲洗,各种大小的软编织网罩(10mm、15mm 和 25mm)和用于从掩体瘘管道和隐窝过线清创的取石气囊。

经皮介入治疗:

• 腹部超声、穿刺装置(穿刺针和扩张器)和导丝,如 Amplatz Super Stiff(Boston Scientific),可根据需要用钳子缩短。

• 荧光镜用于导线控制及对连通腔的定位。

• 扩张器或气囊(视体内管道而定)直径可达 10~12mm。

• 24F 硅胶引流(Ecolab)通常作为占位和引流用于开放手术。

• 使用 6mm 的胃镜(5 天后形成管道)。

• 胃镜与经胃入路交会,如有可能——有时有助于将经皮硅胶引流管固定到位。

15.11 结论

与微创手术相比,内镜治疗可显著减少感染性坏死性胰腺炎患者的并发症和住院时间。在最具挑战性的广泛坏死性胰腺炎患者中,侵入性内镜手术创伤接近于微创手术创伤。如果能引流和清除所有感染物,不残留任何化脓性坏死灶,并且手术创伤最小,那么微创外科手术与内镜手术治疗没有显著区别。死亡率的显著差异仅在开放手术和微创手术之间有意义。感染性坏死性胰腺炎具有较高的异质性且相对罕见。因此,即使是专家,介入技术也常不规范。在最初的EUS引导下引流后,不同研究的额外干预措施也不尽相同。不同中心/研究间的微创手术治疗和介入内镜治疗差异较大[7,9,11,14]。1999年,首次采用内镜治疗被认为不能手术的重病患者,之后越来越多的患者进行内镜治疗。但是,患者、外科医生和消化内科医生认为随机选择这些患者进行开放手术让人难以接受。由于荟萃分析的汇总数据仅分别包含184例[14]和641[13]例患者,这些患者的主治医生具有在不同中心采用外科手术或内镜手术治疗的经验,但这些高质量的研究依然难以解释。尽管如此,最近普遍采用治疗指南[26,48,55-58]甚至外科专家[59-61]推荐的内镜清创术作为感染性胰周坏死的常规治疗方法。今后的研究应致力于优化操作技术和开发新设备,以进一步推动介入内镜的发展[14]。

15.12 有待解决的问题

• 哪些患者可以保守治疗,哪些患者必须紧急治疗?

• 哪些患者从单纯引流(有或无冲洗,内镜或放射学)中获益多于内镜下清创?

• 循序渐进操作——先引流和冲洗,然后清创和腹膜后内镜治疗——还是立即进行持续性治疗?

• 抗生素治疗是否适合大多数疑似感染的患者?给予多长时间的治疗?应联合使用哪些抗生素或抗真菌药物?

• 抗生素治疗或停止抗生素治疗后,CRP增加或症状轻微恶化是否已成为干预的指征?

• 大范围坏死肿块持续存在但没有机化或吸收的迹象,应何时进行干预治疗?

• 尽管采用了合适的微创方法,但如何控制严重病例(感染和败血症)的高死亡率?

参考文献

1. Baron TH, Thaggard WG, Morgan DE, Stanley RJ. Endoscopic therapy for organized pancreatic necrosis [see comments]. Gastroenterology. 1996;111(3):755–64.
2. Seifert H, Wehrmann T, Schmitt T, Zeuzem S, Caspary WF. Retroperitoneal endoscopic debridement for infected peripancreatic necrosis. Lancet. 2000;356(9230):653–5.
3. Werner J, Hartwig W, Hackert T, Buchler MW. Surgery in the treatment of acute pancreatitis—open pancreatic necrosectomy. Scand J Surg. 2005;94(2):130–4.
4. Werner J, Feuerbach S, Uhl W, Buchler MW. Management of acute pancreatitis: from surgery to interventional intensive care. Gut. 2005;54(3):426–36.
5. Hollemans RA, Bakker OJ, Boermeester MA, Bollen TL, Bosscha K, Bruno MJ, et al. Superiority of step-up approach vs open necrosectomy in long-term follow-up of patients with necrotizing pancreatitis. Gastroenterology. 2019;156(4):1016–26.
6. van Brunschot S, Hollemans RA, Bakker OJ, Besselink MG, Baron TH, Beger HG, et al. Minimally invasive and endoscopic versus open necrosectomy for necrotising pancreatitis: a pooled analysis of individual data for 1980 patients. Gut. 2018;67(4):697–706.
7. Bakker OJ, van Santvoort HC, van Brunschot S, Geskus RB, Besselink MG, Bollen TL, et al. Endoscopic transgastric vs surgical necrosectomy for infected necrotizing pancreatitis: a randomized trial. JAMA. 2012;307(10):1053–61.
8. Khreiss M, Zenati M, Clifford A, Lee KK, Hogg ME, Slivka A, et al. Cyst gastrostomy and necrosectomy for the management of sterile walled-off pancreatic necrosis: a comparison of minimally invasive surgical and endoscopic outcomes at a high-volume pancreatic center. J Gastrointest Surg. 2015;19(8):1441–8.
9. van Brunschot S, van Grinsven J, van Santvoort HC, Bakker OJ, Besselink MG, Boermeester MA, et al. Endoscopic or surgical step-up approach for infected necrotising pancreatitis: a multicentre randomised trial. Lancet. 2018;391(10115):51–8.
10. Kumar N, Conwell DL, Thompson CC. Direct endoscopic necrosectomy versus step-up approach for walled-off pancreatic necrosis: comparison of clinical outcome and health care utilization. Pancreas. 2014;43(8):1334–9.
11. Bang JY, Arnoletti JP, Holt BA, Sutton B, Hasan MK, Navaneethan U, et al. An endoscopic transluminal approach, compared with minimally invasive

surgery, reduces complications and costs for patients with necrotizing pancreatitis. Gastroenterology. 2019;156(4):1027–40. e3.
12. Hu Y, Li C, Zhao X, Cui Y. An endoscopic or minimally invasive surgical approach for infected necrotizing pancreatitis: a systematic review and meta-analysis. Rev Esp Enferm Dig. 2019;111(6):471–80.
13. Khan MA, Kahaleh M, Khan Z, Tyberg A, Solanki S, Haq KF, et al. Time for a changing of guard: from minimally invasive surgery to endoscopic drainage for management of pancreatic walled-off necrosis. J Clin Gastroenterol. 2019;53(2):81–8.
14. Bang JY, Wilcox CM, Arnoletti JP, Varadarajulu S. Superiority of endoscopic interventions over minimally invasive surgery for infected necrotizing pancreatitis: meta-analysis of randomized trials. Dig Endosc. 2020;32(3):298–308.
15. Binmoeller KF, Shah JN. Endoscopic ultrasound-guided gastroenterostomy using novel tools designed for transluminal therapy: a porcine study. Endoscopy. 2012;44(5):499–503.
16. Itoi T, Binmoeller KF, Shah J, Sofuni A, Itokawa F, Kurihara T, et al. Clinical evaluation of a novel lumen-apposing metal stent for endosonography-guided pancreatic pseudocyst and gallbladder drainage (with videos). Gastrointest Endosc. 2012;75(4):870–6.
17. Sahar N, Kozarek RA, Kanji ZS, Chihara S, Gan SI, Irani S, et al. The microbiology of infected pancreatic necrosis in the era of minimally invasive therapy. Eur J Clin Microbiol Infect Dis. 2018;37(7):1353–9.
18. Xiao B, Xu HB, Jiang ZQ, Zhang J, Zhang XM. Current concepts for the diagnosis of acute pancreatitis by multiparametric magnetic resonance imaging. Quant Imaging Med Surg. 2019;9(12):1973–85.
19. Ishikawa K, Idoguchi K, Tanaka H, Tohma Y, Ukai I, Watanabe H, et al. Classification of acute pancreatitis based on retroperitoneal extension: application of the concept of interfascial planes. Eur J Radiol. 2006;60(3):445–52.
20. Ishikawa K, Nakao S, Nakamuro M, Huang TP, Nakano H. The retroperitoneal interfascial planes: current overview and future perspectives. Acute Med Surg. 2016;3(3):219–29.
21. Takeda K, Mikami Y, Fukuyama S, Egawa S, Sunamura M, Ishibashi T, et al. Pancreatic ischemia associated with vasospasm in the early phase of human acute necrotizing pancreatitis. Pancreas. 2005;30(1):40–9.
22. Hu R, Yang H, Chen Y, Zhou T, Zhang J, Chen TW, et al. Dynamic contrast-enhanced MRI for measuring pancreatic perfusion in acute pancreatitis: a preliminary study. Acad Radiol. 2019;26(12):1641–9.
23. Banks PA, Bollen TL, Dervenis C, Gooszen HG, Johnson CD, Sarr MG, et al. Classification of acute pancreatitis—2012: revision of the Atlanta classification and definitions by international consensus. Gut. 2013;62(1):102–11.
24. Isaji S, Takada T, Mayumi T, Yoshida M, Wada K, Yokoe M, et al. Revised Japanese guidelines for the management of acute pancreatitis 2015: revised concepts and updated points. J Hepatobiliary Pancreat Sci. 2015;22(6):433–45.
25. Isayama H, Nakai Y, Rerknimitr R, Khor C, Lau J, Wang HP, et al. Asian consensus statements on endoscopic management of walled-off necrosis part 1: epidemiology, diagnosis, and treatment. J Gastroenterol Hepatol. 2016;31(9):1546–54.
26. Isayama H, Nakai Y, Rerknimitr R, Khor C, Lau J, Wang HP, et al. Asian consensus statements on endoscopic management of walled-off necrosis. Part 2: endoscopic management. J Gastroenterol Hepatol. 2016;31(9):1555–65.
27. Zhou T, Chen Y, Wu JL, Deng Y, Zhang J, Sun H, et al. Extrapancreatic inflammation on magnetic resonance imaging for the early prediction of acute pancreatitis severity. Pancreas. 2020;49(1):46–52.
28. Morgan DE, Baron TH. Practical imaging in acute pancreatitis. Semin Gastrointest Dis. 1998;9(2):41–50.
29. Dhaka N, Samanta J, Kochhar S, Kalra N, Appasani S, Manrai M, et al. Pancreatic fluid collections: what is the ideal imaging technique? World J Gastroenterol. 2015;21(48):13403–10.
30. Ukai T, Shikata S, Inoue M, Noguchi Y, Igarashi H, Isaji S, et al. Early prophylactic antibiotics administration for acute necrotizing pancreatitis: a meta-analysis of randomized controlled trials. J Hepatobiliary Pancreat Sci. 2015;22(4):316–21.
31. Playford EG, Webster AC, Sorrell TC, Craig JC. Antifungal agents for preventing fungal infections in non-neutropenic critically ill patients. Cochrane Database Syst Rev. 2006;1:CD004920.
32. Senn L, Eggimann P, Ksontini R, Pascual A, Demartines N, Bille J, et al. Caspofungin for prevention of intra-abdominal candidiasis in high-risk surgical patients. Intensive Care Med. 2009;35(5):903–8.
33. Wurstle S, Hapfelmeier A, Wohrle C, Dichtl K, Lahmer T, Rasch S, et al. Changes in pathogen spectrum and antimicrobial resistance development in the time-course of acute necrotizing pancreatitis. J Gastroenterol Hepatol. 2019;34(12):2096–103.
34. Petrov MS, Shanbhag S, Chakraborty M, Phillips AR, Windsor JA. Organ failure and infection of pancreatic necrosis as determinants of mortality in patients with acute pancreatitis. Gastroenterology. 2010;139(3):813–20.
35. Hiraishi H, Terano A. Rupture of a pancreatic pseudocyst into the duodenum. N Engl J Med. 1999;340(18):1411.
36. Freeman ML, Werner J, van Santvoort HC, Baron TH, Besselink MG, Windsor JA, et al. Interventions for necrotizing pancreatitis: summary of a multidisciplinary consensus conference. Pancreas. 2012;41(8):1176–94.
37. vanSonnenberg E, Wittich GR, Chon KS, HB DA, Casola G, Easter D, et al. Percutaneous radiologic drainage of pancreatic abscesses. AJR Am J Roentgenol. 1997;168(4):979–84.
38. Wehrmann T, Stergiou N, Vogel B, Riphaus A, Kockerling F, Frenz MB. Endoscopic debridement of paraesophageal, mediastinal abscesses: a prospective case series. Gastrointest Endosc.

2005;62(3):344–9.
39. Gornals JB, Loras C, Mast R, Botargues JM, Busquets J, Castellote J. Endoscopic ultrasound-guided transesophageal drainage of a mediastinal pancreatic pseudocyst using a novel lumen-apposing metal stent. Endoscopy. 2012;44(Suppl 2 UCTN):E211–2.
40. Consiglieri CF, Escobar I, Gornals JB. EUS-guided transesophageal drainage of a mediastinal abscess using a diabolo-shaped lumen-apposing metal stent. Gastrointest Endosc. 2015;81(1):221–2.
41. Binda C, Dabizzi E, Anderloni A, Cennamo V, Fiscaletti M, Fugazza A, et al. Single-step endoscopic ultrasound-guided multiple gateway drainage of complex walled-off necrosis with lumen apposing metal stents. Eur J Gastroenterol Hepatol. 2020;32(10):1401–4.
42. Saunders R, Ramesh J, Cicconi S, Evans J, Yip VS, Raraty M, et al. A systematic review and meta-analysis of metal versus plastic stents for drainage of pancreatic fluid collections: metal stents are advantageous. Surg Endosc. 2019;33(5):1412–25.
43. Sharma P, McCarty TR, Chhoda A, Costantino A, Loeser C, Muniraj T, et al. Alternative uses of lumen apposing metal stents. World J Gastroenterol. 2020;26(21):2715–28.
44. Bazaga Perez de Rozas S, Carbajo AY, Garcia-Alonso FJ, Marti D, Sanchiz Soler V, Martinez Moreno B, et al. A retrospective, multicenter analysis of incidents associated with Axios lumen-apposing stents. Rev Esp Enferm Dig. 2019;111(6):419–24.
45. Ahmad W, Fehmi SA, Savides TJ, Anand G, Chang MA, Kwong WT. Protocol of early lumen apposing metal stent removal for pseudocysts and walled off necrosis avoids bleeding complications. Scand J Gastroenterol. 2020;55(2):242–7.
46. Bang JY, Mel Wilcox C, Arnoletti JP, Varadarajulu S. Importance of disconnected pancreatic duct syndrome in recurrence of pancreatic fluid collections initially drained using lumen-apposing metal stents. Clin Gastroenterol Hepatol. 2021;19(6):1275–1281.e2.
47. Dua MM, Jensen CW, Friedland S, Worth PJ, Poultsides GA, Norton JA, et al. Isolated pancreatic tail remnants after transgastric necrosectomy can be observed. J Surg Res. 2018;231:109–15.
48. Arvanitakis M, Dumonceau JM, Albert J, Badaoui A, Bali MA, Barthet M, et al. Endoscopic management of acute necrotizing pancreatitis: European Society of Gastrointestinal Endoscopy (ESGE) evidence-based multidisciplinary guidelines. Endoscopy. 2018;50(5):524–46.
49. Mallery S, Matlock J, Freeman ML. EUS-guided rendezvous drainage of obstructed biliary and pancreatic ducts: report of 6 cases. Gastrointest Endosc. 2004;59(1):100–7.
50. Kahaleh M, Hernandez AJ, Tokar J, Adams RB, Shami VM, Yeaton P. EUS-guided pancreaticogastrostomy: analysis of its efficacy to drain inaccessible pancreatic ducts. Gastrointest Endosc. 2007;65(2):224–30.
51. Will U, Fueldner F, Goldmann B, Mueller AK, Wanzar I, Meyer F. Successful transgastric pancreaticography and endoscopic ultrasound-guided drainage of a disconnected pancreatic tail syndrome. Ther Adv Gastroenterol. 2011;4(4):213–8.
52. Will U, Reichel A, Fueldner F, Meyer F. Endoscopic ultrasonography-guided drainage for patients with symptomatic obstruction and enlargement of the pancreatic duct. World J Gastroenterol. 2015;21(46):13140–51.
53. Irani S, Gluck M, Ross A, Gan SI, Crane R, Brandabur JJ, et al. Resolving external pancreatic fistulas in patients with disconnected pancreatic duct syndrome: using rendezvous techniques to avoid surgery (with video). Gastrointest Endosc. 2012;76(3):586–93.e1-3.
54. Gornals JB, Consiglieri C, Redondo S. SpyGlass DS-guided conversion of transmural pancreaticogastrostomy drainage to transpapillary drainage by rendezvous via a lumen-apposing metal stent. Endoscopy. 2017;49(S 01):E97–E8.
55. Leppaniemi A, Tolonen M, Tarasconi A, Segovia-Lohse H, Gamberini E, Kirkpatrick AW, et al. 2019 WSES guidelines for the management of severe acute pancreatitis. World J Emerg Surg. 2019;14:27.
56. Yokoe M, Takada T, Mayumi T, Yoshida M, Isaji S, Wada K, et al. Japanese guidelines for the manage-

第 16 章

超声内镜引导的介入治疗

U. Will

16.1 超声内镜引导胆管引流术(EUS-BD)

16.1.1 EUS-BD 的概述、适应证和要求

内镜逆行胆管造影(ERC)是治疗由结石或肿瘤引起的胆道梗阻的标准方法。在90%~95%的病例中，选择性经十二指肠乳头胆管置管引流取得成功。在以往接受过手术[Billroth-Ⅱ(BⅡ)手术、Rouxen-Y 吻合术、肝管空肠吻合术、胃肠吻合术、肿瘤性胃流出道梗阻或十二指肠狭窄、炎症性或肿瘤性破坏的乳头或胆管完全阻塞]的患者中，仅 15%~40%能进行内镜下引流[1-3]。

目前，经皮肝穿胆道引流术(PTCD)和姑息性外科胆管引流术可在 ERC 失败后使用。使用 PTCD 时，87%~100%的病例可以成功引流，但并发症发生率和死亡率分别为9%~33%和 2%~10%[4-7]。在 5%~10%的病例中，PTCD 不能完成内外引流，仅能单独进行外引流。除了胆汁流失综合征，这种引流技术还存在胆汁渗漏和继发性炎症并发症的风险。对于患有恶性、无法治愈的潜在疾病及预期寿命有限的患者，外引流也会造成严重的心理问题，因为身体的完整性受到破坏，不断引流提醒患者肿瘤疾病是不可治愈的。这是一个不容小觑的问题，特别是在需要维持或改善生活质量的姑息治疗中。

在 EUS-BD 中，有一种方法可以让 ERC 失败的患者实现胆道内引流，特别是对于无法治愈的恶性梗阻患者。EUS-BD 可以实现永久性胆管内引流，并作为姑息治疗的主要手段[8-15]。患有良性胆汁淤积性疾病和 ERC 失败的患者也可以通过 EUS 引导进行介入治疗(推式取石；经肝球囊扩张吻合口引流等)。表 16.1 总结了 EUS-BD 的适应证。

近年来，EUS 引导的胆道引流技术已得到进一步完善和发展。迄今为止，已有至少 6 种内部引流技术，可以根据解剖结构和梗阻的类型单独使用或组合使用。表 16.2 显示了不同的引流技术，一般来说可分为顺行引流和逆行引流，可以考虑经肝或肝外途径进入胆管。不同技术的成功率和并发症发生率差异较大，这主要取决于内镜医生的专业知识和团队的能力。

注意：EUS-BD 是一项复杂且技术要求

表 16.1 胆汁淤积和 ERC 失败患者 EUS 介入治疗的适应证

ERC 多次失败
以往手术(BⅡ手术、胃切除或肝总管空肠 Roux-en-Y 吻合术)不适用的情况下,行单气囊或双气囊肠镜下肝空肠吻合术
恶性胃流出道梗阻或球部狭窄
肝门肿瘤中伴有胆管炎的左肝管梗阻
急性胆囊炎伴有单种或多种疾病(ASA Ⅲ、Ⅳ)
腹膜癌中伴有胆汁淤积的输入袢综合征
手术治疗胆结石患者(BⅡ手术、胃切除术、Roux-en-Y)和 ERC 失败
肝管空肠吻合术后怀疑良性或恶性吻合口狭窄
PTCD 问题(渗漏、感染、疼痛、仅外部引流)
PTCD 失败或拒绝接受 PTCD 或手术干预

高的介入方法,很大程度上取决于操作人员对解剖结构的理解、EUS 介入治疗的经验,尤其是内镜医生和团队之间的良好协作。此外,该检查应由专门的中心负责。

16.1.2 EUS 支持的胆管引流技术的基本原则和技术要求

各种引流技术的最佳选择应基于有计划的超声检查或 CT。这些检查提供了胆汁淤积的性质、梗阻的位置与类型及个体的解剖情况,并评估了胆管和肠道之间的关系(胃切除术后的情况、Roux-en-Y 吻合后的情况及腹水、胃或小肠梗阻)。手术记录和 CT、ERCP 等初步检查有助于决定 EUS 胆管引流的首选方法。

EUS 支持的胆管引流术需要在 ERCP 室中完成。除了 EUS 装置外,还必须提供十二指肠镜和胃镜。治疗的必要条件(表 16.3)将以清单的形式列出。干预前需要应用抗生素,推荐给予头孢曲松 2g。

患者取俯卧位,通常在丙泊酚镇静下进行检查。对于重症或脓毒症患者或有误吸风险的患者,可以取仰卧位在全身麻醉下进行检查。表 16.4 列出了 EUS-BD 所需的技术设备。

表 16.2 EUS 支持的胆管引流技术

EUS 引流类型,EUS-BD	缩写	引流方向
肝内胆管 FNP 后经肝通路		
EUS-ERCP-联合技术	EUS-RV	顺行——解剖学纠正
经肝内顺行	EUS-AD	顺行——解剖学纠正
肝胃吻合术	EUS-HG	逆行
肝食管吻合术	EUS-HE	逆行
肝空肠吻合术	EUS-HU	逆行
肝外胆管 FNP 后的肝外通路		
EUS-ERCP 联合技术	EUS-RV	顺行——解剖学纠正
胆总管吻合术	EUS-CG	顺行——新入路
胆总管十二指肠吻合术	EUS-CD	顺行——新入路
胆总管空肠吻合术	EUS-CJ	顺行——新入路
胆囊引流	EUS-GBD	
胆囊-十二指肠吻合术/-胃吻合术	EUS-CCD EUS-CCG	逆行

表 16.3 EUS-BD 的必要条件

EUS-BD/ERCP 和 PTCD 的知情同意书是否已完成并可以使用?
凝血状态当前在规定范围内(血小板>50,PT>50,PTT>50)
是否预防性应用抗生素(通常是 2g 头孢曲松)?
是否已停用抗凝药物(新型口服抗凝药、低分子肝素)? 休息时间是否足够? ASS 不必暂停!
检查 ASA 标准[异丙酚镇静 ASA1-2;或 ITN 麻醉并有医疗监护(ASA3-4)要求]

表 16.4 EUS-BD 所需的技术设备

EUS-FNP 19G 针	肝内胆管经肝细针穿刺术,外肝管的直接细针穿刺术
0.035 英寸*Terumo 导管尖端导丝	进入胆管系统并通向乳头
高频环刀(MTW°)或另一种囊口(5F 或6F)	在狭窄处进行导线操作前经肝 HF 进入胆管系统
各种专用导丝	处理血管狭窄
胆管扩张球囊 6/8mm	胆管狭窄球囊扩张
扩张球囊 10/15mm	吻合口球囊扩张
取石球囊	推式取石技术
长度为 11~14cm,外径为 8.5/10F 的猪尾导管	在狭窄扩张后安装环形引流管作为保护(如空肠-肝胃造口术)
SEM 10mm 至 6cm 部分覆盖(如 HANAROSTENT、奥林巴斯°)	内部顺行引流 逆行经肝引流
激光切开金属支架(LAMS)(如 Hot Axios stent;8/10/15mm)	肝外胆管引流和传入袢综合征的胆囊引流
金属夹;OTSC 夹	如果有必要,关闭通道

*1 英寸=25.4mm

16.1.3 关于 EUS 胆管引流技术实施的一般信息,与具体技术无关

在 X 线台上,患者取俯卧位,在持续的人工和设备监测(血压、脉搏、SO_2)下开始镇静(丙泊酚),根据计划的介入技术在十二指肠(肝外胆管或胆囊引流)或胃(顺行或逆行肝内胆管经肝引流)进行纵向 EUS 并开始检查。用 19G 针穿刺胆管后,留取胆汁进行微生物检查,然后进行对比剂灌注。充分显影胆管并明确解剖结构,特别是梗阻位置后,插入一根 0.035 英寸的导丝。需要注意,在锋利的针上进行导丝操作时应特别小心,以免导致导丝前端的涂层脱落。涂层脱落通常由导丝快速前后移动引起,这在 ERCP 中通过纤维狭窄时很常见。如果发生涂层脱落,则导丝无法从针头上取下。如果暴力移除导丝,涂层则会被撕下,从而作为异物残留在胆管系统中。为了避免金属导丝和穿刺针之间的摩擦问题,需要注意以下几点。

1.侧向穿刺胆管,避免针尖后面的导丝弯曲。

2.避免在狭窄的部位快速推拉导丝;如有可能,可以通过高频环刀或导丝通道凭感觉和固定的电线进行操作。

3.如果导丝插入胆管后无法通过狭窄或导丝位置不适合进一步操作,则应移除穿刺针并使用 Will 刀或 MTW°通过导丝插入。环刀允许导丝操作而没有摩擦或剪切问题。

其他工作组通过穿刺通道和探条扩张进入胆管系统,因为通常会出现问题,尤其是在质地粗糙的肝脏中。因此,我们更倾向于使用高频环刀。

注意:寻找最佳穿刺路径可避免不必要的并发症。用于验证穿刺血管的彩色多普勒

检查是必不可少的。微生物检查中胆汁穿刺是必须的。避免强制进行导丝操作，如果导丝无法移动，则取出带导丝的针头，并重新穿刺。

16.1.4 特殊 EUS 胆管引流技术

表 16.2 中列出了根据相应的分步方案进行经肝和肝外胆管引流操作，图 16.1 概括了该技术不同的并发症。并发症发生率最低的是肝内顺行解剖引流技术，其次是联合技术和肝外顺行引流联合新入路（胆总管十二指肠吻合术、EUS-CD）。逆行经肝介入穿刺（肝管胃吻合术，EUS-HG、肝管空肠吻合术，EUS-HJ）可能会发生支架移位进入腹腔，并造成严重后果，因此并发症发生率最高[16-18]。

注意：EUS-BD 需要特定的准备工作。应提前了解现有的解剖结构、手术史、梗阻的原因和部位，因为穿刺入路和技术操作以此为基础。同时还应考虑计划的方案是否可行或存在问题，需要采取哪种替换方法。

16.1.4.1 EUS-ERC 联合技术（EUS-RV）

ERCP 引流具有 5%~10%的失败率。对于胆汁淤积的病例，干预前必须检查梗阻的原因和位置。如果胆管中有结石，可采用 EUS-ERC 联合技术，因为结石更容易通过经乳头的方式取出。如果肿瘤狭窄并计划进行姑息性引流，则顺行引流是另一种选择。后者在没有联合技术的情况下是可行的，并且并发症发生率较低。对于计划行 EUS-ERC 联合技术的患者，可采用通过胃的经肝途径或通过十二指肠的肝外途径。通过胃经肝穿刺狭窄的肝内胆管，并在较长距离内插

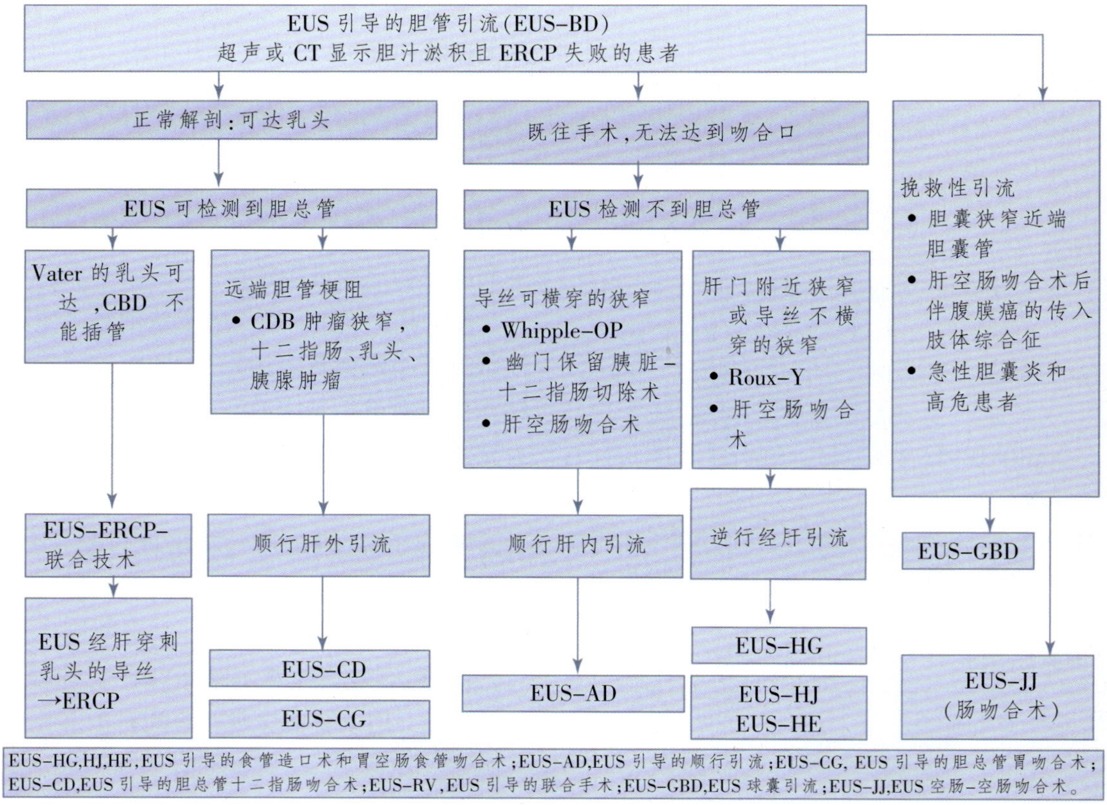

图 16.1 EUS 引导的胆管引流步骤图，取决梗阻的位置和解剖。

入导丝,其优点是导丝的位置更稳定,距离乳头更远,因此可以通过插入导丝在远端狭窄处放置支架。此外,经胃-经肝方法的优点是即使在联合技术失败的情况下也不会出现严重的并发症，因为胆汁通常会自发停止,并且胃壁穿孔的风险也较小[16-18]。

全面检查肝脏左叶胆管的解剖结构后,用 19G 针进行经胃-经肝穿刺。因此,需要调整第 2 段或第 3 段胆管,以使穿刺的方向始终指向肝门。在这种情况下,胆管总是被直行击中,即超声显示为横向,因此胆管显示为圆形管腔。在肝外经十二指肠穿刺的情况下,胆管总是被切向穿刺,针头指向乳头。路径较短通常会导致导丝很难通过狭窄。在这种位置,应避免使用高频环刀或球囊扩张通路等强制措施,因为进入胆管后通路扩大会导致腹膜后渗漏和十二指肠穿孔。后者导致严重的并发症可增加死亡率并影响预后。经十二指肠穿刺后如未拔除导丝,内镜医生应选择其他引流方式,如经肝通路或 PTCD。

采用 EUS-RV 技术时,在通过梗阻、越过乳头并留置粗导丝后,可以退出超声内镜并插入治疗性十二指肠镜,尤其要注意避免导丝移位。在 EUS 设备旁边插入十二指肠镜可防止导线在退出过程中移位或打结(图 16.2)。

通过十二指肠镜用一个特殊的抓取钳或吊带取出导丝,之后按照常规方式进行经乳头干预,导丝近端保留在原位直至梗阻被解除。通过这种方式也可将导丝在适当位置反牵引来克服高位严重的狭窄。检查结束时,将导丝通过十二指肠镜退出。应检查经胃或经十二指肠通路。对于出血的患者,可使用夹子,而无须进行选择性黏膜夹闭。

注意:EUS-RV 是进入胆管的一种非常规方式,前提是乳头通畅但不可触及。经肝入路比经十二指肠入路更安全。插入十二指

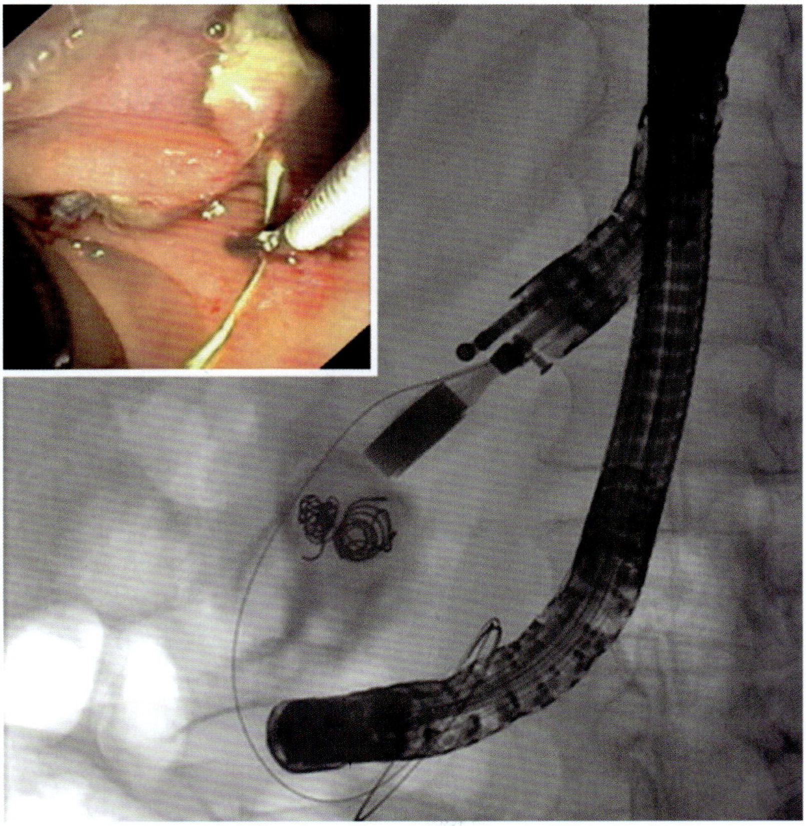

图 16.2　一例因胰腺假性动脉瘤伴胆道出血的胆汁淤积症患者。在出血的紧急情况下，进行 EUS 缠绕,经球部 EUS-FNP 后进行 EUS-ERC,导丝经十二指肠镜取退出。

肠镜时，有导丝移位的风险。

16.1.4.2 EUS 引导的经肝内顺行引流和推式取石技术

这种引流技术在 EUS-BD 中并发症最少，最高为 2%~5%，并且通常程度较轻（暂时性疼痛、轻微出血）[6,7,18]。对于远离肝门的胆管恶性梗阻和内镜下无法触及的乳头（解剖改变、肿瘤性胃或十二指肠狭窄）或肝空肠吻合术后的恶性吻合口狭窄，应通过 EUS 引导的顺行内引流跨过狭窄处。在这种情况下，经肝插入胆管系统的金属支架应跨过狭窄处，以维持正常解剖的胆汁引流。用 19G 针沿肝门方向经肝穿刺阻塞的胆管，并用导丝通过胆管狭窄处，为插入金属支架准备经肝的通路。因此，可以将 6F 高频 cystostome（如高频环刀、MTW®）连接在 0.035 英寸的导丝上。一旦导丝穿过肿瘤狭窄处，就可以在高频能量设备下调整环刀，以实现肿瘤狭窄处的热扩宽。这样即使不能通过球囊扩张，也能植入支架。如果可以的话，对穿刺入路进行射频消融处理，之后环刀必须在没有能量的情况下从胃推入肿瘤上方的位置，因此可将部分覆盖金属支架（如 Boston® 6 French carrier system）的推送器系统插入导线上方，而无须采取进一步措施。如果难以推进，可以使用胆管扩张球囊（6mm Boston®）来扩张狭窄区域。与 EUS 支持的肝胃吻合术相比，金属支架可以完全进入胆管系统、通过狭窄并在胆管内释放，从而恢复顺行胆汁流动（图 16.3）。

选择支架时，必须考虑狭窄的位置。如果近端狭窄有阻塞次级胆管的可能，则应首选未覆膜的支架。在胆总管狭窄的情况下，我们更倾向使用部分覆膜的支架。如果使用环刀进入和通过狭窄部位后，支架推送器系

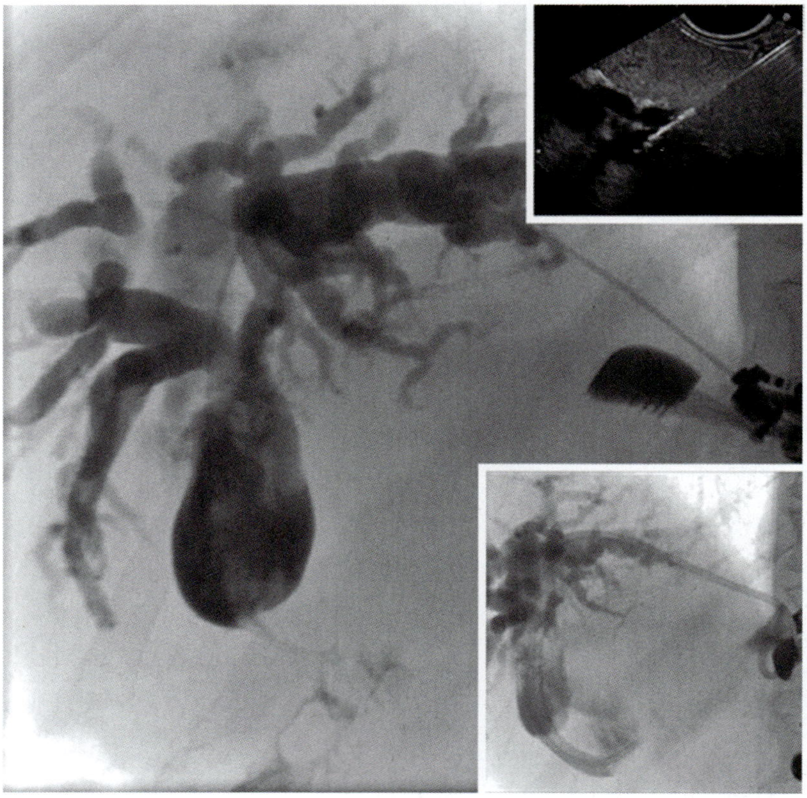

图 16.3 胰头切除术后患者因胰腺癌局部复发伴黄疸而行胆总管空肠吻合术；经肝 EUS 胆管对比剂显示吻合处阻塞的肿瘤，经肝插入 cSEM，一根猪尾巴引流管通过狭窄处以保护通道。

统没有通过狭窄处，则必须在狭窄部位之前进行球囊扩张(6mm)。因此，应尽量避免扩张通过肝脏的经胃-经肝通路，从而增加渗漏或穿孔的风险。在移除推送器系统后，可以用夹子关闭经胃通路，特别是在进行了诸如球囊扩张等操作时，以避免继发并发症的发生。在单独使用高频环刀透热疗法的情况下，可以省略这一步。

对于胆总管结石和吻合口狭窄或乳头狭窄且乳头不可触及的病例，初始入路采用相同的方式，但随后应采用球囊扩张的方法(rigifex balloon，Boston°)。球囊的宽处应朝向胆管，并且至少 12~15mm(有时为 20mm)，以便于后续取石。插入一个取石球囊，将其阻塞在结石上方，然后向远端推动(图 16.4)。

在这种情况下，技术辅助显得尤为重要，因为必须在小肠远端的导丝上保留张力才能将结石向远端移动。在 X 线片下，应特别注意胃内弯曲的导丝。因为反作用力的增加会导致导丝移位的风险增加。根据我们的经验，可将扩张球囊略微放气后使用推动技术进行取石。推动球囊时，放气的球囊壁可以将较小的石头包裹住，从而便于取出。为了在取石后固定乳头或吻合口，插入一个 8.5F 双猪尾引流管作为环形引流管(胃-肝空肠吻合术)，6~8 周后可以将其拔出。

注意：EUS-AD 是恶性梗阻的首选引流技术，因为其并发症最少。不应在穿刺针内对导丝进行操作。我们更倾向于使用高频环刀。只能在狭窄处进行球囊扩张。推动技术取石需要对胆管远端进行充分扩张。插入环形引流管可以确保进入吻合口和流出胆汁。

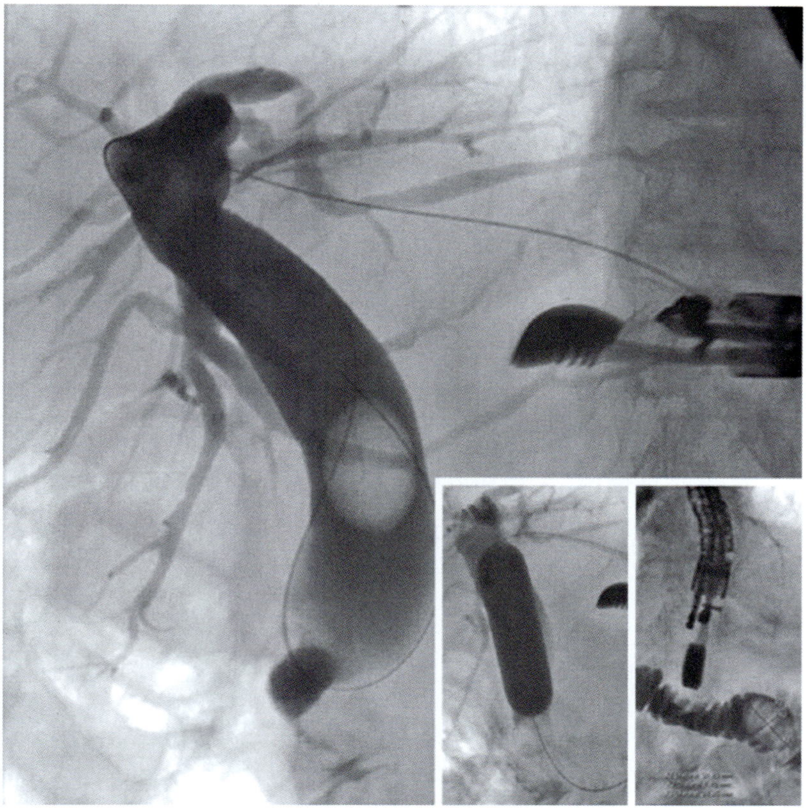

图 16.4　胃切除患者 EVS 引导取石术，经球囊扩张至 20mm，采取推动技术进行取石。

16.1.4.3 EUS 辅助肝胃吻合术(EUS-HG)、肝空吻合术(EUS-HJ)和肝食管胃吻合术(EUS-HE)

对于既往接受过手术治疗(胃切除术、Billroth-Ⅱ切除术、胰十二指肠切除术、肝空肠吻合术)和伴有肝内胆管扩张的恶性近端闭塞性黄疸的患者或胆总管完全闭塞的患者，顺行 EUS-BD 未成功时，可以通过 EUS 辅助经肝逆行胆汁引流。这种技术是患者和文献中最常用的 EUS-BD 操作[16-18]。初始操作流程与内引流技术类似，因此无法采用,但导丝无法成功通过梗阻部位,这排除了EUS-AD，使 EUS-HG 成为一种备选疗法。与 EUS-AD 类似,EUS-HG 也需要穿刺位于中心区的胆管,以便胆管和气囊之间有足够的肝组织来稳定支架。应避免在短途径上对外周胆管进行经肝穿刺,因为这样会增加胆瘘和支架脱位的风险。除了进入胆管的通路外,还应考虑通向该胆管的胆管分支,以确定所需支架的长度和类型。在插入部分覆膜金属支架时,必须确保支架释放后二级胆管的胆汁流动不会被阻断。

未穿过狭窄处的导丝应尽可能推进,并使用高频环刀切开隧道进入。由于短导丝的稳定性欠佳,增加了其移位的风险。一般来说,如果肝脏通道不是特别坚韧,则不需要进行球囊扩张。如果在放置支架前进行额外的操作,则必须避免导丝在胃内或胃周缠绕,以免造成导丝移位。因此,所有操作都应通过放射学和超声内镜进行。部分覆膜的金属支架通过导丝放置，其长度至少为 6cm。包括胃中支架末端的宽郁金香形结构,以防止脱位（如 Olympus° 的 HANAROSTENT)。在内部释放后,仅在胆道系统和肝脏到外周有最大的扩张(不超过 6mm)。支架释放的难点主要是支架可以在肝脏和胃之间自由扩张。尤其是在仅通过内镜控制支架时必须考虑这一点,因为内镜的力稳定作用于肝左叶,胃壁的压力将使胃远离肝脏。这可以在 EUS 和 X 线监视下通过压迫胃壁进行释放来避免。需要注意,必须不惜一切代价避免胃和肝脏之间支架的“膨起”,因为支架进一步移位到自由腹腔会造成威胁。在胃周“膨起”的情况下,必须立即关闭支架,并通过退出、对胃壁施压及必要时在内镜中释放近端支架的方式再次进行松解。近端支架在内镜中释放后,可利用输送系统的推进器将支架末端小心地推出内镜(图 16.5)。

对于无法通过的不明吻合口狭窄的患者,3~4 天后可以通过经肝支架进行胆道镜检查和活检,并且可以通过放置导丝和球囊扩张来建立顺行通道(图 16.6)。对于术后胆汁淤积伴肝内结石的患者,可在胆道镜引导下通过在胃内放置支架进行液电碎石术。扩张远端狭窄处,并在粉碎后顺行或逆行冲洗结石,或者采用推动技术用球囊取出结石。

如果肝门处的右侧胆管系统存在肿瘤性狭窄,也可以通过经胃途径从左侧扩张,并置入肝内无覆膜支架,将胆汁从右向左引流,通过肝胃吻合术进入胃部(图 16.7)。

注意:在进一步干预前,应将足够的导丝经肝送入肝内胆管系统。胃和胃周的导丝盘绕会增加移位的风险,应予以纠正。可使用环刀插入 SEM。在经胃通路的间隙内进行支架干预(球囊扩张、取石术、对右侧胆管系统进行干预)。

如果胃和肝脏之间的自膨式支架发生“膨起”,则有较高的移位风险,需要立即纠正!

16.1.4.4 EUS 引导的胆总管十二指肠、胆总管胃吻合术(EUS-CD、EUS-CG)

对于胆管或十二指肠远端恶性梗阻且

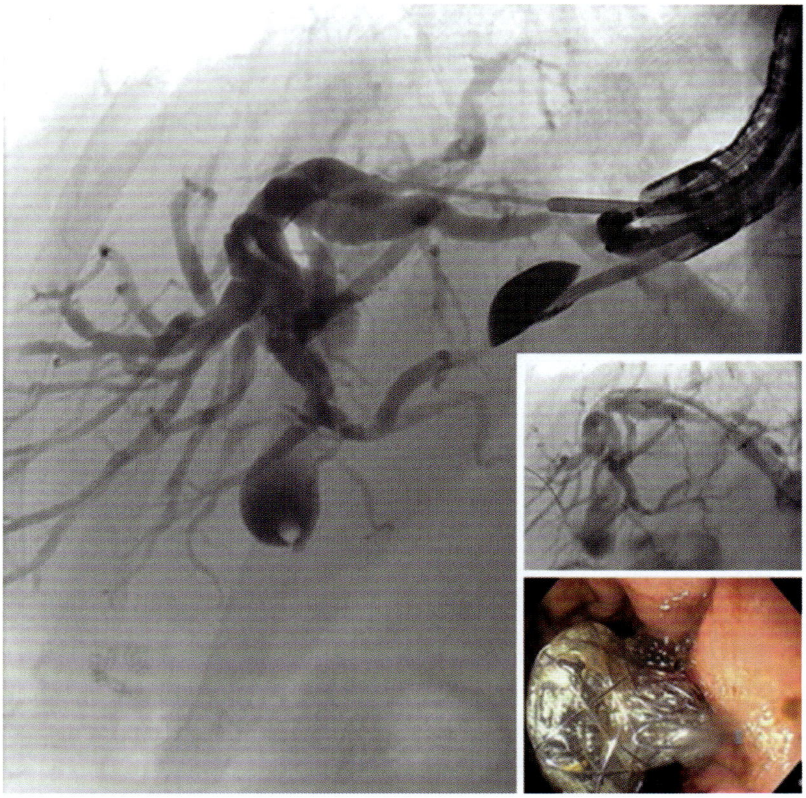

图 16.5 胆管癌患者肝空肠吻合术后出现黄疸。问题：肿瘤复发？EUS-HG 与随后的经肝介入治疗。

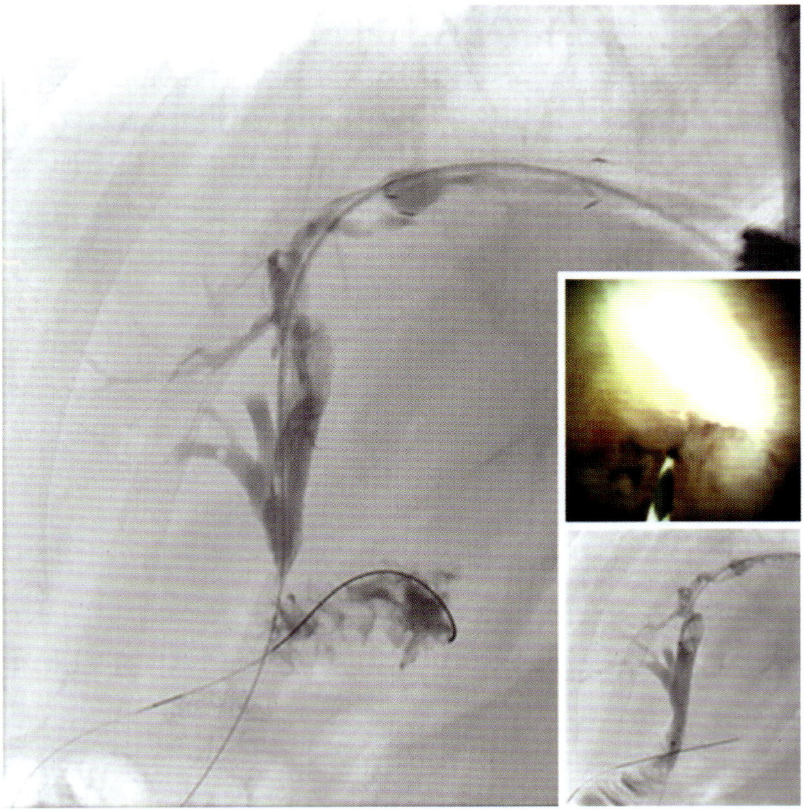

图 16.6 SpyGlass 经肝胆管镜检查仅见瘢痕狭窄；球囊扩张后环状引流。

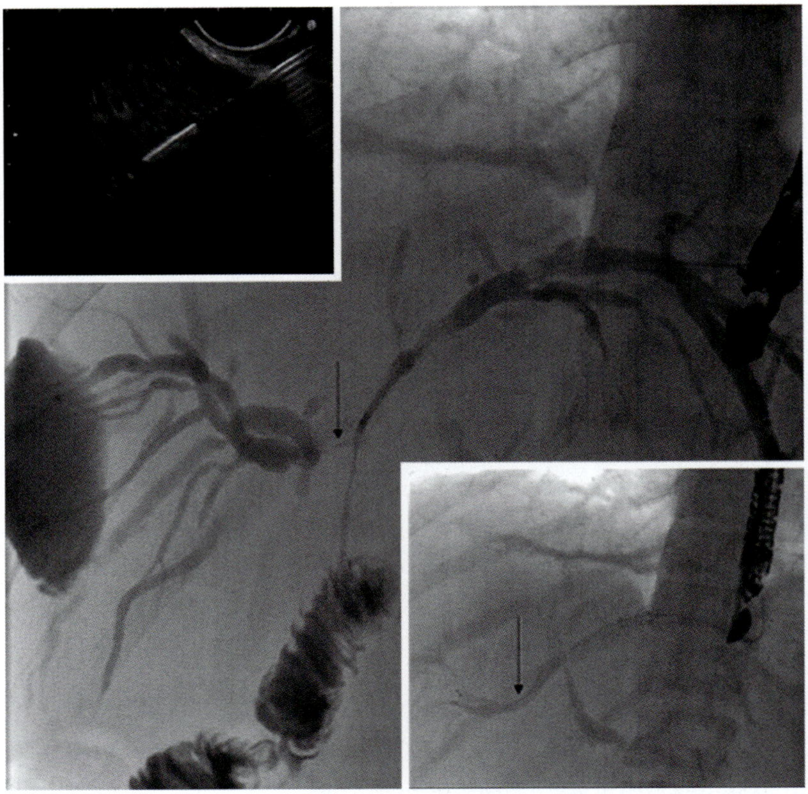

图 16.7 胰腺癌患者进行了胰头切除术；局部复发并伴有肝转移和胆汁淤积，胆管对比剂显示吻合口和肝内中央胆管狭窄。EUS-HG 球囊扩张右肝管并插入未覆膜的 SEM，从而将右肝系统的胆汁通过左肝叶引流到胃中。

肝内外胆管扩张的患者，如果乳头无法触及，应尝试直接经十二指肠或经胃顺行引流胆管。与肝胃吻合术相比，该方法具有肝内胆管解剖不受干扰的优点，前提是胆总管可以在球部或胃窦处有适合穿刺的路径。当无法通过 ERC 直接经乳头引流时，这项技术被越来越多地采用。EUS-CD 与 ERC 的比较研究表明，EUS-CD 的成功率更高，并发症发生率更低。因此，对于姑息治疗的病例，也必须优先考虑 EUS-CD[10,16,17]。

超声内镜放置在球部或胃窦小弯侧，以便于穿刺针指向肝门（曲镜、靠近胃壁、距离较远的方向）。彩色多普勒有助于识别在肝十二指肠韧带中的门静脉、肝动脉和胆总管。

使用 19G 针成功穿刺胆总管、留取胆汁和胆管对比剂后，应插入 0.035 英寸导丝来确保路径的安全。该导丝主要用于内镜胆总管切开术。最安全的选择是使用 Hot Axios 系统（Boston）。10F 的锥形支架推送系统尖端配备了一个小金属环，其中两条金属线被拉到近端的锥体上。通过锥体和金属线可以施加高频电流，因此只需要轻轻拉动金属丝就可以进行初步切割，而且不会出现任何问题。通过放射成像和超声内镜来控制进展，并在 EUS 控制下进行支架释放。如果对比剂或胆汁流入管腔，应通过放射成像和内镜进行记录（图16.8）。如果十二指肠的位置安全且稳定，也可使用该系统在没有导丝的情况下进入胆管系统。然而，在这种情况下无法进行透视控制、胆汁留取和导丝引导。

Axios 支架有不同尺寸可供选择。对于这类适应证，我们更倾向选择 6~8mm 和 10mm 支架。该支架适合对姑息治疗的患者进行永久性引流，其具有全涂层、近端和远端支架凸起的特点，可防止移位。梗阻患者可再次进行干预，但由于胆汁引流的可靠性，较少需要采用。对于这类患者，可插入猪尾支架，使其保持开放。除了 Hot Axios 支架外，还可插入传统的 cSEM 或塑料支架。调整通道位置使其与 Axios 系统相反以确保安全进入，第二步操作应在支架植入前完成。可使用 5F 和 7F 的连续探条，或者通过高频环刀（“Will”，MTW°）进入。任何额外的经十二指肠介入治疗都会增加并发症的发生率（导丝移位、渗漏、穿孔、出血）。作者倾向于使用部分覆膜的金属支架，长度为 6mm（波士顿），因为环刀通路足以放置支架。无须进行球囊扩张，并且通路可以安全关闭（图 16.9）。腹膜后和十二指肠、胆管部位的支架一般不会发生脱位。

对于胆总管或肝内良性远端狭窄和结石患者，顺行胆总管-十二指肠或胆总管-胃吻合术是永久性胆汁引流和再介入碎石取石的理想方法。

注意：对于 EUS 引导下顺行肝外引流的患者，应在肝门附近穿刺胆总管。带有高频系统的 LAMS 不需要进行中间的步骤（高频透热疗法；探条扩张；球囊扩张）。胆总管切开术通常足以植入传统金属支架。球囊扩张、探条扩张和猪尾管增加了并发症的发生率。

16.1.4.5 EUS 引导的胆囊引流（EUS-GBD）：胆囊-十二指肠吻合术（EUS-CCD）、胆囊-胃吻合术（EUS-CCG）

急性胆囊炎患者通常应立即接受手术。既往有姑息性胆总管支架植入（cSEM）的患者可能存在胆囊管阻塞，这增加了诱发急性胆囊炎的可能性。患有多种疾病或有恶性、无法治愈的基础疾病的患者术后发病率和死亡率也显著增加，因此应选择其他引流

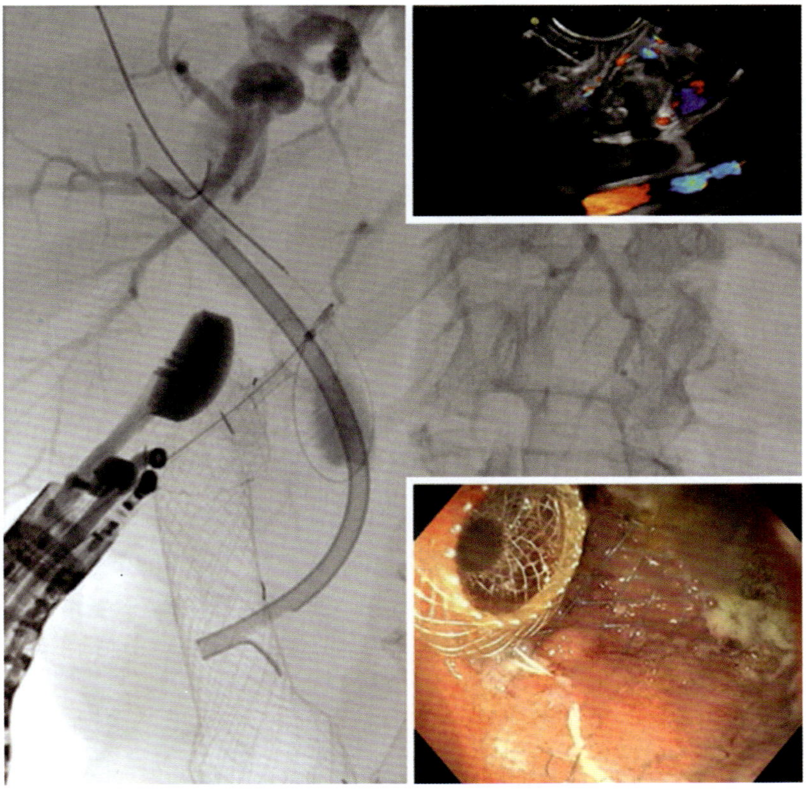

图 16.8 胰腺癌、十二指肠狭窄伴 CBD 和十二指肠置入术。胆管炎患者 ERCP 失败后，可进行 EUS 引导的胆总管球囊造口术。

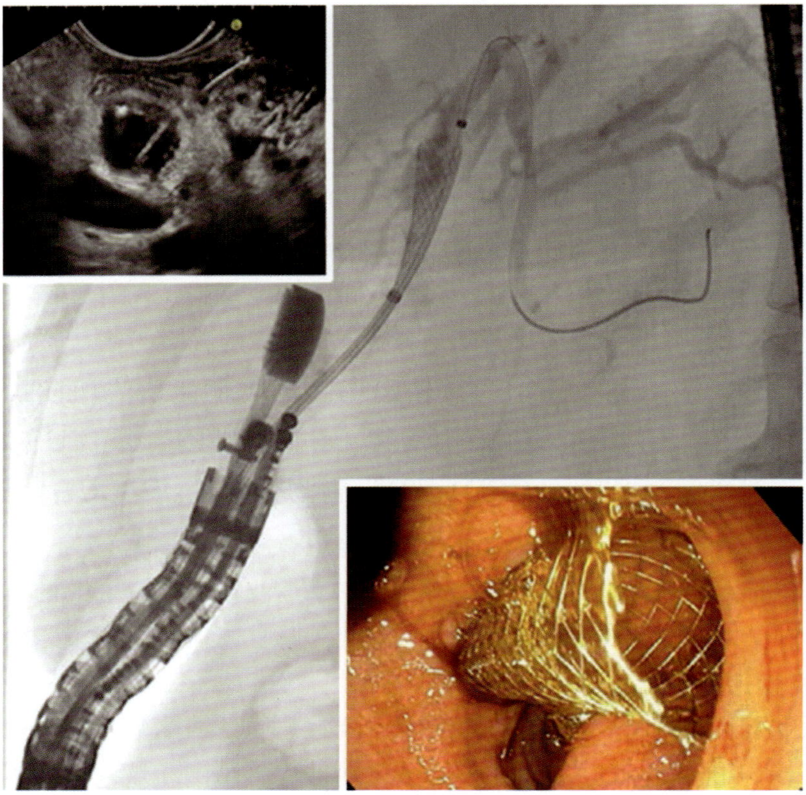

图 16.9 超声内镜引导的胆总管-球囊切开引流术，使用 6cm 的部分覆膜支架（Boston°）。

技术。

除了经皮超声引导下的经肝引流外，EUS 引导下的内引流也越来越重要，因为炎症病灶可以通过微创手术永久恢复。该技术临床成功率为 95%~100%，并发症发生率为 5%~15%[19-22]。

与 EUS-CD 类似，超声内镜位于球部或胃窦中，随着设备在胃中进一步推进（曲镜），超声探头将指向肝门。将设备稍微向左转动，通常可以发现发炎的胆囊。与 EUS-CD 相比，Hot Axios 支架可以在高频穿刺（通常为 10mm）中直接植入，或使用 19G 针和导丝插入穿刺，以保留脓液并使位置更稳定，以避免 LAMS 的高频系统出现“错误切割”。Axios 支架的释放可按照 EUS-CD 的步骤进行，也可使用其他用于囊肿和 WON 引流管的全覆膜双蘑菇头支架，但由于需要进行扩张，因此风险较大（胆囊穿孔、化脓性腹膜炎）。术前应与外科医生协调，以便在出现并发症时能迅速进行处理。支架植入后，胆囊壁通常会迅速塌陷，导致支架机械性闭合，从而阻断炎性分泌物的引流。这种情况可能会导致炎症每隔一段时间复发，因此可额外插入一个短的 8.5F 的猪尾引流管（图 16.10）。也可以通过 LAMS 取石，但在临床上并没有意义。

注意：对于患有多种疾病或有恶性基础疾病合并急性胆囊炎的患者，经十二指肠内引流或经胃引流是一种可选择的治疗方案，其成功率高，并发症少。目前最安全的支架系统是 Hot Axios 系统。

16.1.4.6 间接超声内镜胆管引流治疗输入袢综合征[超声内镜下胃-空肠吻合术(EUS-GJ)、空肠-胃吻合术(EUS-JG)或空肠-空肠吻合术(EUS-JJ)]

在肝管-空肠吻合术解剖结构改变并伴有肿瘤疾病和局部或腹膜复发的患者中，输入袢可能会随着疾病的进展而出现梗阻，继而因胆汁流出障碍而导致胆汁淤积[23]。超声图像上可以看到肝门处扩张的胆管和小肠肠袢。在这种情况下，肝管-空肠或胆管-空肠吻合术通常被认为可以连接胆管系统与小肠袢以解除梗阻。如果超声图像难以显示，则应在肠吻合术前了解吻合口的通畅性。胆管系统扩张的同时输入袢立即充盈，但没有对比剂流到远端，可提示输入袢综合征。在这种情况下，取下针头，经胃或经空肠(输出袢)腔内超声调整空肠输入袢。与肝外胆管或球囊引流术一样，扩张的小肠袢可以通过高频引导的 Hot Axios 系统直接引流。如果操作困难，可在上游使用 19G 针和插入导丝进行穿刺以确保安全。其他覆膜支架也可以通过该系统插入，例如，用于胰腺囊肿或 WON 引流的支架。需要事先用环刀或球囊来扩大通路。

16.1.5 EUS-BD 介入术后的注意事项

EUS-BD 患者手术治疗后应采用与 ERCP 患者相同的方法进行随访。围术期抗生素治疗通常应持续 3~5 天，并且需要根据胆汁穿刺物中的抗生素图谱进行调整。

手术当天患者应禁食并接受输液治疗，必要时给予止痛药。第 2 天检查支架功能和位置，并进行经皮超声和实验室检查。胆管充气和胆道通畅的超声征象被视为引流系统正常的征象。需要显示和准确测量支架的全长，特别是伸入肠腔及胆管和肝脏的部

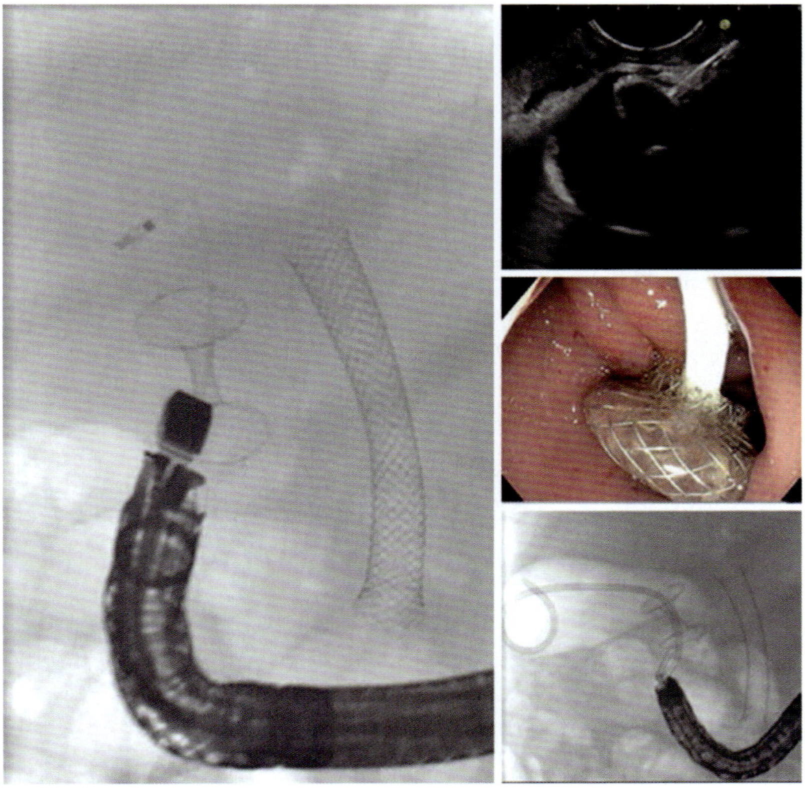

图 16.10 在 cSEM 胆总管支架植入后仅 4 周，患者因胆囊炎而进行 EUS 引导的胆囊引流(EUS-GBD)。SEM 显示胆囊流出道阻塞是感染的危险因素。

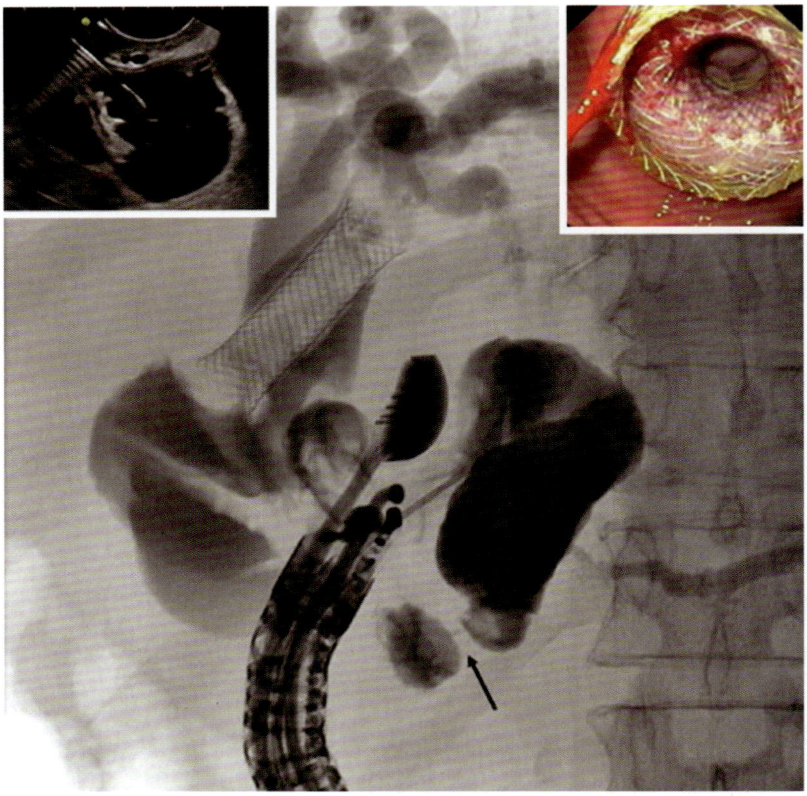

图 16.11 胰腺癌术后1年患者发生黄疸；腹膜癌引起的胆汁淤积伴输入袢狭窄（箭头所示），超声内镜引导的空肠–空肠吻合术（EUS–JJ）。

分，以便在疾病进展时发现支架移位的迹象。介入治疗后无症状气腹更常见，如果引流功能正常且患者没有症状，则被认为是无害的。由于大多数接受EUS–SBD的患者伴有无法治愈的恶性疾病，引流方案应考虑姑息性治疗，由于金属支架的长期通畅率，再次介入治疗相当少见。如果支架堵塞，可以尝试通过新通道清理支架或者植入额外的支架。

16.1.6 长期的经验和展望

超声内镜引导下胆汁引流术（EUS–BD）被认为是梗阻性黄疸及ERC或PTCD失败时一种新的胆汁内引流方法，主要用于恶性疾病的姑息性治疗。迄今报道的EUS–BD均在大样本量的EUS和内镜中心进行，引流成功率为70%~95%。并发症发生率低于PTCD，估计为0~25%（平均15.7%），患者的舒适度得到改善[24]。主要并发症（如胆管炎、支架移位和胆漏）是由于支架存在问题或者通路上发生继发性腹膜炎。目前金属支架错位和移位是一种罕见并发症，尤其是肝胃吻合术中释放和介入术后。

对照研究证实，与PTCD和远端肿瘤狭窄（ERCP）相比，EUS–BD在患者舒适度和并发症发生率方面具有优势。在有经验的内超声诊疗中心，EUS–BD已成为姑息性治疗的首选引流方法[12–15]。

16.2 内镜超声引导下胰管系统的介入治疗

16.2.1 EUS–PD的介绍、适应证和要求

内镜下逆行介入胰管造影术是治疗梗

阻性胰腺炎的标准方法。选择性经乳头插管和胰管引流的成功率为 90%~95%。在解剖改变（Billroth-Ⅱ解剖、Roux-en-Y 吻合、胃流出道狭窄行胃肠吻合术)的患者中,即使使用肠镜,一期内镜引流也几乎是不可能的。EUS-PD 适用于非肿瘤性胰管梗阻(尤其是在梗阻性慢性胰腺炎及胰头切除、胰肠吻合术后)、慢性胰管瘘、胰管完全断裂后胰尾离断综合征（DPTS)、ERP 无法进行内引流,以及根据跨学科共识手术指征不足或风险过大或者患者拒绝手术[25-27],大乳头被炎症破坏或胰腺疑似分裂及没有小乳头或小乳头插管失败的患者可进行 EUS 内引流。在慢性胰腺炎和炎症性胰头肿瘤有胰管梗阻症状的患者中,外科手术在任何情况下都是首选,因为这些患者中高达 20%的病例会发生恶性肿瘤。EUS-PD 应由胃肠科医生会诊,并考虑到个体解剖、合并症及并发症的发生率(表 16.5)。

如果乳头可以进入但插管失败(如分胰症)，可采用 EUS-PD 联合技术或经壁顺行引流;更少见的情况是,如联合技术失败或术后乳头不可进入[尤其是胃切除术和(或)胆总管空肠吻合重建术后],或者其他更少见的原因,可经壁逆行胰管引流。处理胰肠吻合术后胰管潴留的最新技术包括在吻合口进行经肠道-经胰腺的 EUS 介入，前提是导丝可通过狭窄区域。在这些病例中,球囊扩张后使用临时环形引流管。如果吻合口严重狭窄或完全梗阻,导丝无法通过,则可采用经肠(多为经胃)引流技术。其技术要求、内镜器械、准备和操作与 EUS-BD 大致相同(表 16.4)。检查技术困难且极其复杂,只能在具有 EUS 诊疗和胰腺手术(包括介入放射干预专业知识)条件的中心进行[27]。

注意:对于严格选择的患者,EUS-PD 是一种复杂且有效的方法，常作为 ERP 的补充,可在阻塞、连续性中断和(或)慢性瘘管的情况下实现胰管的内镜引流。EUS-PD 只能在具有丰富经验的 EUS 介入中心开展。

表 16.5 EUS 引导的胰管引流的适应证

疼痛和(或)胰腺炎缓解和(或)胰管扩张及 ERP 失败的患者
胰腺分裂症
经大、小乳头行 ERP 失败
术后无法实现吻合[Whipple、保留十二指肠的胰头切除术(DPPR)]
胰腺术后伴慢性胰瘘
解剖改变(BII 式、Roux-en-Y 吻合、胃切除术、胃肠吻合术),乳头无法到达
急性胰腺炎胰管破裂、假性囊肿形成、胰尾断开
慢性胰腺炎患者存在无法通过的狭窄和手术禁忌或拒绝手术

16.2.2 EUS 引导的胰管引流的基础及基本技术要求

选择何种引流技术是基于术前超声或 CT 检查结果。这些影像学资料可以提供胰腺周围的解剖情况、梗阻的位置和类型,以及周围区域和肠管的关系(胃切除术和Roux-en-Y 术后状态、腹水、门静脉高压)。从手术记录和 CT、ERCP 等初步资料中可以获得有价值的信息,以确定 EUS 胰管引流的最佳方法。

检查应在 ERCP 室 X 线透视镜下进行。除了纵向 EUS 装置外,还必须提供十二指肠镜和胃镜。治疗的强制性要求(表 16.3 和表 16.4）将在检查清单中以问题的形式列出。干预前应使用抗生素。

检查通常在咪达唑仑/丙泊酚镇静下采用俯卧位进行。重症或脓毒症患者或有误吸风险的患者可在仰卧位全身麻醉下进行检查。

注意：EUS-PD的技术要求与复杂的ERCP或EUS-BD类似。对于慢性胰腺炎和胰头部炎性肿瘤的患者，EUS-PD仅在患者拒绝手术的情况下进行(Cave：胰腺癌的高发病率)。介入治疗前应予以抗生素。

16.2.3 常规EUS-PD的操作流程

患者取俯卧位，在人工和设备监测下开始镇静麻醉(异丙酚、咪达唑仑)，经口插入纵向EUS超声内镜装置后在胃中开始检查，并对胰腺进行全面扫查。特别是要分析从胰头到胰体再到胰腺尾部的改变，扫查胰管的完整延伸，探查胰腺实质有无钙化、非典型血管和静脉弯曲等。若既往有胰腺手术史，对吻合区域进行分析非常重要，尤其要注意导致阻塞的肿瘤结构。在这些病例中，EUS-FNP是检查肿瘤形成的最终方法，而且这类病例不宜进行胰管内引流操作，因为症状主要是由肿瘤复发引起的。因此，必须对肝左叶及胰腺周围淋巴结进行扫描。尤其是对胰腺术后拟行EUS引流的病例，淋巴结扫查可避免漏诊肿瘤淋巴结转移。如果没有恶性肿瘤的迹象，则可以进行胰管引流。选择穿刺路径时应考虑胰管到胃壁的距离，以及胃内和胃周围的血管结构。

在大多数病例中，胰管扩张易于扫描和检查。如果胰腺破裂或瘘管形成，胰管管径正常。这些病例通常存在胰腺周围或胃周渗出物或囊肿形成。调整胰管，使穿刺始终沿着乳头或吻合口的方向进行。用19G针穿刺胰管(若胰实质肿胀增加或钙化将会增加难度)，抽取胰液进行分析(黏蛋白检测、微生物学、细胞学、CEA、脂肪酶)。随后灌注对比剂，观察胰管解剖、吻合、渗漏、瘘及假性囊肿等(图16.12)。

充分显示胰管解剖结构及梗阻病变部位后，插入一根0.035英寸导丝。需要注意的是，在锋利的穿刺针上进行导丝操作时应特别小心，以免破坏导丝涂层。为避免导丝和针之间的摩擦问题，可参考第1章中提到的技术和技巧(EUS-BD)。

除非导丝在通过狭窄部位时出现了显而易见的问题，否则导线应尽可能向前推进。同时只有在使用高频环刀(Cave：切剪)后才能对狭窄部分进行进一步导丝操作。由于胰腺实质通常非常粗糙，极少通过胰腺进入胰管。因此，几乎所有病例均使用高频环刀才能进入胰管。

注意：寻找最佳穿刺路径可避免不必要的并发症。彩色多普勒对于确保插入血管是至关重要的。必须留取胰液(Cave：IPMN、肿瘤、感染)。避免通过针进行过多的导丝操作(Cave：剪切)。如果导丝不能再移动，应拔除带导丝的针头，并再次进行穿刺。

16.2.4 特殊EUS引导的胰管引流技术

由于并发症明显不同，EUS引导的胰管引流技术应分步进行，现概述如下。预计联合技术的并发症发生率最低，逆行经胃或经空肠介入(胰管胃吻合术EUS-PG；胰管空肠吻合术EUS-PJ)的并发症发生率最高，因为此处具有较高的出血、胰漏伴假性囊肿形成的风险，而且可能继发感染。

图16.13总结了EUS引导下的胰管介入治疗的各种选择。

注意：了解解剖和既往手术史对于规划EUS引导下的入路至关重要。如果可以进入乳头，应优先考虑联合技术和ERP。吻合口狭窄的患者应采用经胰管球囊扩张和环状引流，若导丝系统无法通过狭窄或存在DPTS，应首选逆行引流。

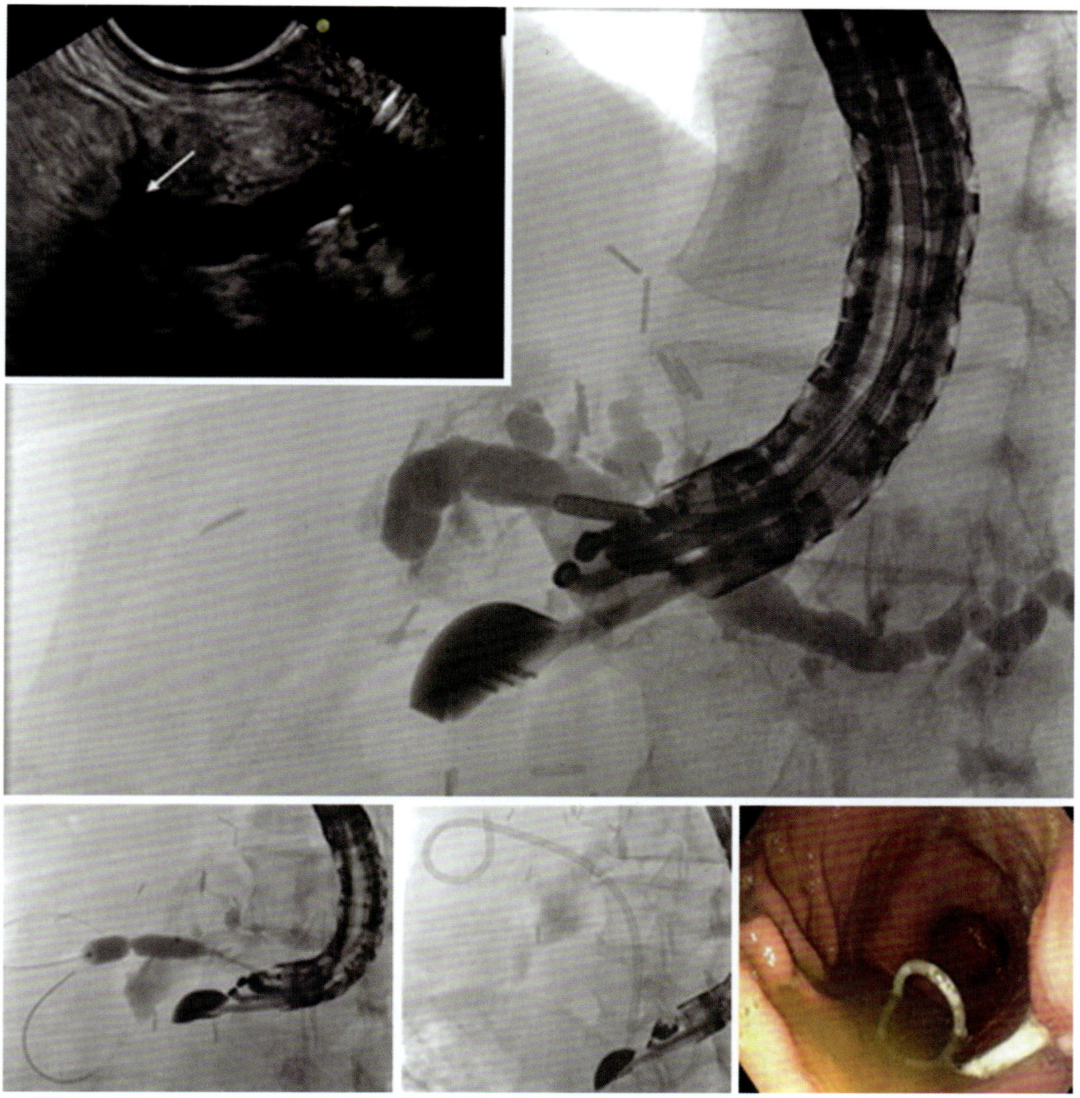

图 16.12 胰头切除术后疼痛和发生胰腺炎的患者;胰管扩张;EUS 胰腺造影术;吻合口狭窄。

16.2.4.1 EUS-ERP 联合技术(EUS-RV)

在慢性梗阻性胰腺炎伴乳头炎性受累及有症状的胰腺分裂症伴小乳头的病例中,通常很难进入胰管。5%~10%的病例难以进行这种操作,而且胰管阻塞导致胰腺炎或慢性疼痛的病例需要使用其他技术来缓解疼痛。对于慢性钙化性胰腺炎,尤其是有恶变风险的慢性炎性胰头肿瘤,应首选手术治疗。对于胰腺分裂症或乳头炎性狭窄的病例,手术治疗被认为是过度治疗。EUS 引导的联合技术可在 ERP 失败的情况下实现胰管梗阻的引流[25]。

胰头-体部交界处的胰管应从胃内进行调节,使穿刺方向尽可能沿乳头进行。用 19G 针成功穿刺并诊断性抽取胰液后,进行胰管造影以确定病变情况。然后经穿刺针插入 4m 长的 0.035 英寸导丝,轻微前后移动使其通

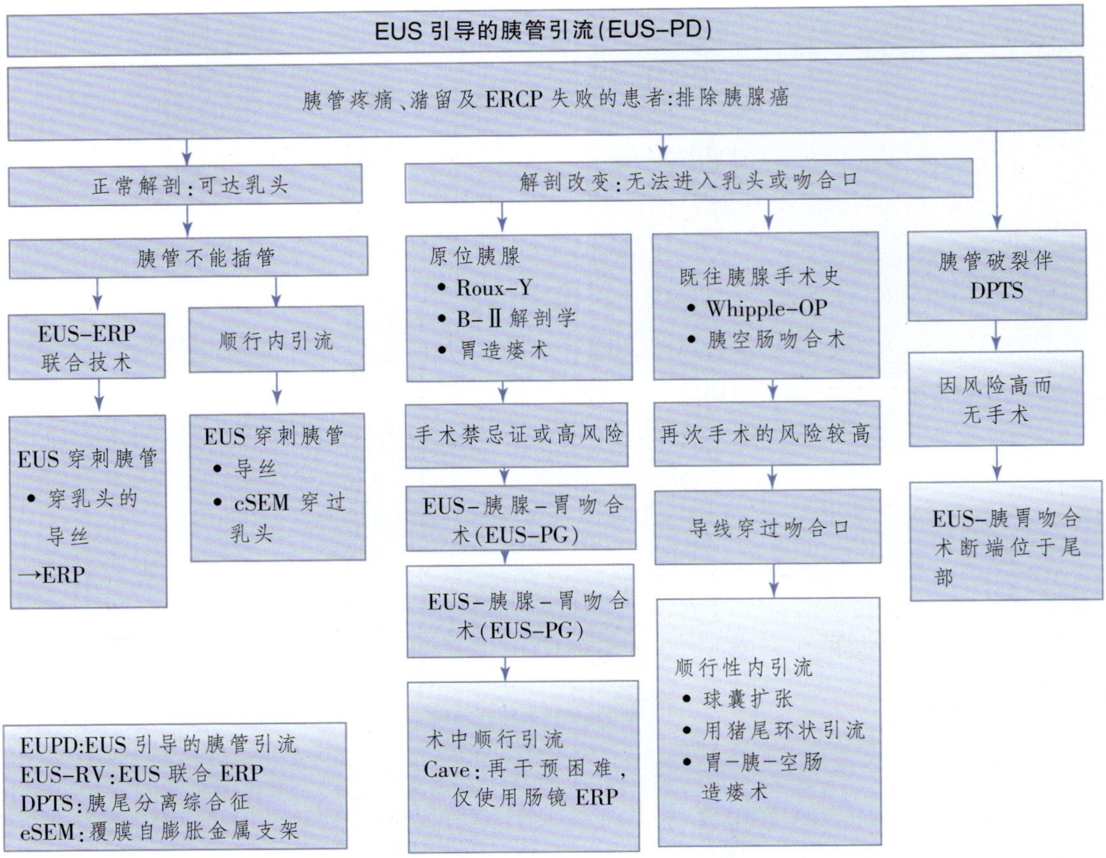

图 16.13 根据解剖和梗阻位置进行 EUS 引导胰管引流(EUS-PD)的流程图。

过狭窄处并引出乳头。然后用十二指肠镜拔出导丝,按照常规流程结束操作(图16.14)

如果不能引出导丝,可以延长介入时间;但需要事先与患者讨论,因为延长治疗可能会使并发症的发生率增加到 35%,特别是对于没有慢性胰腺炎的患者。进一步的治疗包括使用高频环刀协助导丝通过狭窄处,但会导致胰腺的热损伤,有引发急性胰腺炎的可能性。

注意:EUS-ERP 联合技术是一种在 ERP 失败后通过乳头进行胰管引流的方法。只有在没有慢性胰腺炎迹象的特殊情况下,才考虑经胃引流操作,而且必须事先与患者沟通。

16.2.4.2 经胃 EUS 引导的环形引流

对于解剖结构改变的患者,若乳头或吻合口无法接近或怀疑胰管阻塞或胰腺炎反复发作,可能需要再次手术或胰腺引流。对于术后胰管梗阻的患者,EUS-PD 可以避免特殊的风险。EUS 可以充分显示胰腺的解剖结构。对于有既往手术史的病例,可定期对吻合口及胰管进行可视化检查。在胃切除或 Billroth-Ⅱ 切除术前后,至少在与乳头的切线角度上可见胰头近端的胰管弯曲。与联合手术类似,阻塞的胰管可沿乳头或吻合口方向进行穿刺。造影后可直接观察解剖结构并明确梗阻的原因。如存在狭窄,应尽量用导丝系统通过;因此,需要使用高频环刀建立通道。如果狭窄可以通过(吻合口或乳头),

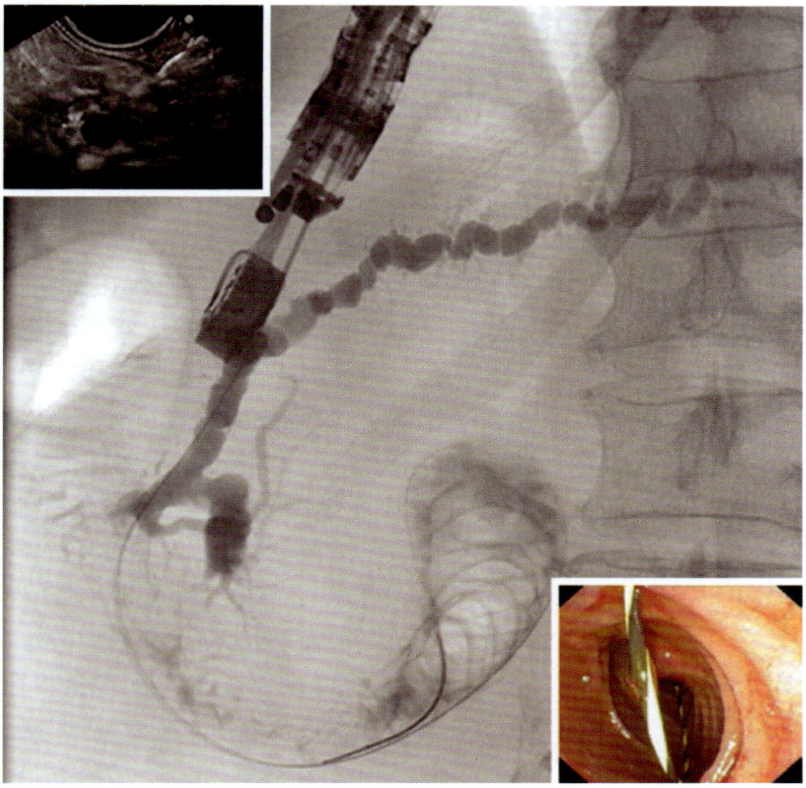

图 16.14　有症状的胰腺分裂症患者；胰管穿刺；胰腺造影术，以及引出小乳头的导丝。

则可以使用各种扩张球囊（如 Rigiflex、Boston）来扩张狭窄区域。球囊的宽度由胰管的宽度决定，通常为 6~12mm（图 16.12）。如果管腔内有结石的迹象，扩张后可尝试将其推送进肠腔内。球囊扩张后，置入环形引流管 6~8 周通畅胰液引流。在这些情况下，我们更倾向插入 8.5F 的双猪尾支架，这些支架从胃经胰管向小肠推进。在插入猪尾支架之前，应检查经胰入路是否因实质较粗而需要用球囊扩张至 4~6mm，以避免支架植入失败。在初次插入后，不需要带电流就可以通过环刀重新插入。如果存在困难，可进行球囊扩张。

16.2.4.3 经胃 EUS 引导的胰腺胃吻合术（EUS-PG）或胰腺十二指肠吻合术（EUS-PD）

如果胰腺造影后狭窄处或乳头无法通过导丝或可见完全梗阻，则采用逆行引流术。在这种情况下，应在胰管中放置最大长度的导丝，以便能在导线略有张力的情况下应用直形塑料支架或覆膜支架。与 EUS-BD 相比，由于 EUS-PD 推进的导丝较短，导丝发生脱位的风险更高。无论如何，经肠道胰管入路应以球囊扩张为条件，因为胰腺实质通常较粗糙，使得支架的植入存在困难。环刀切开后，球囊扩张到 6mm 通常就足够。逆行引流采用直形塑料支架（10F，4~6cm）及覆膜金属支架（如 6cm Boston）和 LAMS（Axios 6~8mm）。支架的应用取决于胰管的解剖结构、入路及宽度。在闭合处（没有挤压侧支的风险），较短的入路（<1cm）直接进入宽胰管（>1cm），以便于使用 6~8mm 的 Hot Axios 支架。在这种情况下，如果入路较长，也可以选择 SEM。该金属支架的优点除了可安全关闭穿刺通路外，其管腔较宽，可到达胃腔,因此可通过该通路再次介入(EHL取石)。扩张胰管的中央通路时,应选择7F/10F直形塑料支架(Boston®)从两侧引流胰液(图16.15)。

与顺行和联合技术相比,EUS引导下逆行胰管引流的并发症发生率增加(10%~40%)。除胃穿孔外,出血、胰腺炎的发生率增加,也可能形成胰周包裹性积液[25-27]。

注意:EUS引导下逆行胰管引流术是一种并发症多、技术要求高的手术。在许多情况下,由于导丝推进较短,导丝脱位会导致引流失败。支架植入前,球囊扩张通路似乎更为合理。

16.2.5 术后介入治疗的注意事项

EUS-PD术后患者应采用ERCP患者相同的方式进行治疗。围术期必要的抗生素治疗前文已进行描述。治疗通常持续2~3天。

手术当天患者应禁食并接受输液治疗,必要时给予止痛药。术后第2天通过经皮超声检查支架功能和位置。解除梗阻的胰腺导管内超声征象可提示引流系统功能正常。需要显示和精确测量支架的全长,特别是伸入肠腔及管腔和胰腺的部分,以便在疾病进展时发现支架移位的迹象。

如果引流功能正常且患者没有出现任何不适或实验室化学炎症物质升高,干预后可出现渗出物进入网膜囊,有时还夹杂气泡,这在无症状患者中被认为是无害的。如果疾病进一步发展出现发热、腹痛等不适,并伴有CRP、白细胞或脂肪酶升高,则必须考虑急性渗出性胰腺炎伴感染的可能。对于这些病例,应进行EUS引导的经皮诊断穿刺和微生物检查以排除炎性渗出。在感染情况下,可以尝试EUS引导的经胃穿刺引流。经胃支架经过一定时间后可取出或更换。取出支架前必须满足的基本条件是实验室指标和定期超声检查正常(用空气解除胰管梗阻)。如果吻合口球囊扩张后使用环形引流进行内引流,应在8~12周后取出。逆行引流使用的直形塑料支架最迟在半年后更换。如果新的导管有较宽的开口,则无须更换支

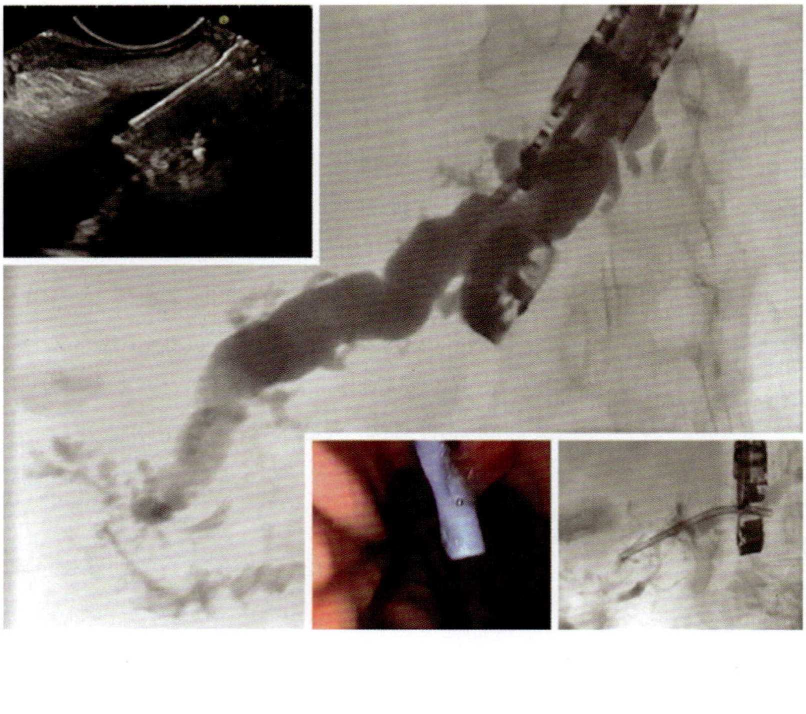

图16.15 患有慢性疼痛及胰管扩张的患者;经胃EUS引导下引流。

架。SEM 本身会产生较大的开口，最迟可在半年后取出。LAMS（Axios）需要在 3 个月后取出，因为其距离较短（支架植入综合征）易伸入胃壁。支架取出后不需要进行通道闭合。如因支架堵塞或胰管吻合口梗阻而出现新的症状，则应以相同的方法再次行 EUS-PD。

注意：介入后超声动态监测是必须的，可以发现并发症的初步迹象。选择性支架的取出或更换取决于手术方式和支架类型。

16.2.6 远期经验和展望

超声内镜引导下胰管引流术（EUS-PD）是治疗 ERP 失败病例梗阻性胰腺炎的新方法。迄今为止，全世界约有 400 例患者接受了这种新技术的治疗，引流成功率为60%~90%。并发症发生率为 15%~35%（平均为 20%）[25-27]，包括胰腺周围渗出、胰腺炎、穿孔、感染和疼痛等。并发症或潜在的疾病（慢性胰腺炎）导致的再手术率为 5%~20%[28]。任何情况下均应与外科医生讨论该手术方案，对于既往未进行过手术的慢性胰腺炎患者，应首先考虑手术治疗。胰腺手术后因吻合口狭窄伴胰管潴留而反复腹痛的患者可能会从这种新方法中获益，从而避免再次手术。在临床过程中，15%~20%的病例在经口引流不充分或吻合口狭窄复发的情况下取出支架后可出现新的症状。对于这些患者，可以使用不同的引流方式和支架技术再次行 EUS-PD，包括更换引流管。支架脱位较少发生在腹膜后位置。支架阻塞可伴随着新的并发症出现。检查具有挑战性和复杂性，其学习曲线平坦，应在具有丰富 EUS 介入经验且具备内镜手术和介入放射手术的专业中心进行。

16.3 EUS 引导的肠吻合术（EUS-GE、EUS-JJ）

16.3.1 肠吻合术介绍、适应证、前提条件

对于恶性十二指肠或胃出口狭窄的患者，目前采用内镜（腔内肠道支架）和手术（胃肠吻合术）的方式进行姑息性治疗。肠道支架植入有 10%~30%的概率会发生脱位和阻塞，而外科手术由于创伤更大，发病率可能更高。此外，术后胃肠道功能弛缓可能在较长时间内限制胃肠吻合的功能[29-31]。

超声内镜引导的胃空肠吻合术可以实现恶性狭窄的安全旁路，并有足够的功能通道。特别是对于有转移性疾病的患者，由于介入的创伤较小，当常规内镜介入治疗失败时，超声内镜引导的胃肠吻合术可能优于外科手术治疗。

到目前为止还没有进行外科手术和 EUS 引导的胃肠吻合术的对比研究。首个 EUS 引导手术的多中心研究显示其具有较好的前景[31]。

16.3.2 相关技术的实施

原则上，有两种方法（球囊辅助穿刺和注水后穿刺），其中注水后引流越来越常用，现进行简要介绍。患者取左侧卧位（在左侧注水）。对于内镜无法通过的肿瘤性狭窄，可通过胃镜引入一根导丝并尽可能远地放在肠腔内。将一根 7F 的鼻空肠引流管通过导丝插入十二指肠空肠曲处，注射对比剂后检查引流管的位置。通过探针将 EUS 装置插入胃内并定位在胃体后壁。为了诱导肠道麻

痹，静脉注射丁溴东莨菪碱，然后通过空肠引流管注入300~500mL的饮用水。在内镜下观察空肠内的水浸情况，并寻找一个与胃尽可能靠近和稳定的区域，该区域由于水的填充而膨胀到最佳状态。EUS引导下胃肠吻合的问题是在介入过程中未对小肠袢进行固定，这个问题必须解决以排除可能出现的误置。理想情况下，局部的小肠袢应凸向胃部，使小肠的长轴与LAMS推送系统在同一轴线上。如果这个位置显示小肠环向胃的位置稳定，仅有轻微的左倾和右倾，则可以插入20mm的Hot Axios系统，用高频电流直接穿过胃和小肠前壁到肠管腔内。

如果在定位操作中检测到小肠袢不稳定和脱位，可根据空肠袢的EUS-FNP插入一根稳定的导丝来达到一定的固定效果。对比剂可以通过导管注入，这增加了LAMS系统的安全性，该操作不仅依赖超声图像，还需要X线监视。腔内金属支架（Hot Axios，20mm）的推送系统是通过导丝用高频电流插入胃壁和空肠壁。输送系统的尖端应在空肠内清晰可见，并应易于推进。当推进到腔内较远位置时，支架的内部装置被释放。这可以通过X线片和超声图像来检查。事先将对比剂注入小肠有助于记录支架的安全位置（图16.16）。

然后将载体系统与打开的内部装置一起回缩，直至其贴着空肠壁，然后将支架的近端在内镜的管道中释放，最后通过超声观察内部装置的情况并将支架从内镜的管道中置入胃（注意：存在脱位的危险）。在设备退回的同时，载体系统需轻微推进。

介入操作需要高度谨慎，以确保支架不会从空肠或胃中脱位。如果支架释放过程中发生脱位，应进行紧急手术，因为支架已经造成了管腔穿孔，而且空肠穿孔不能被安全

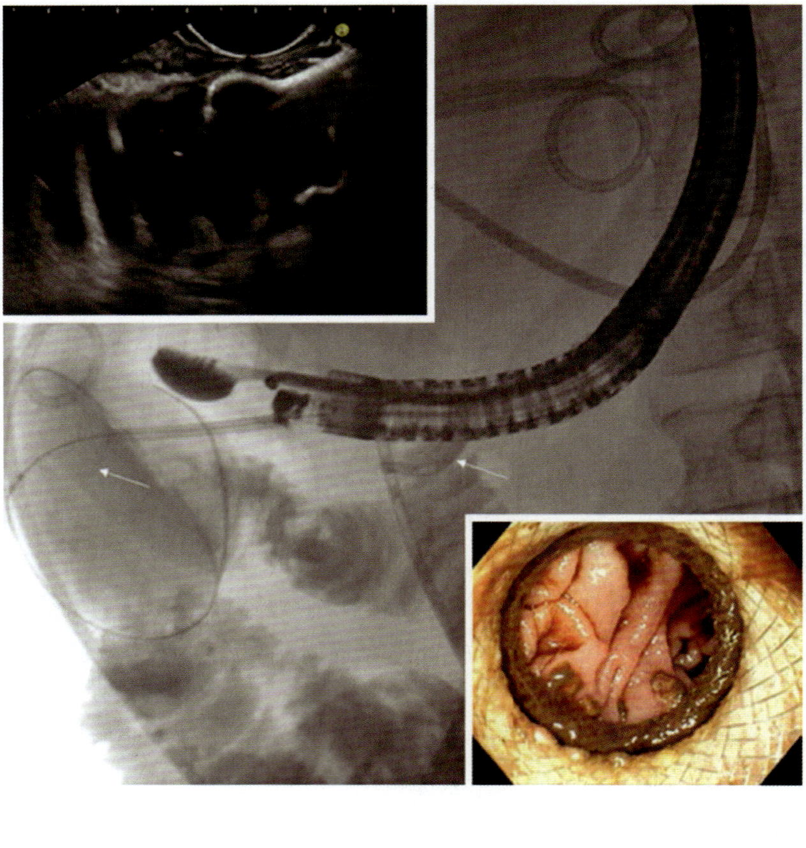

图16.16　胃部肿瘤性狭窄和腹膜癌患者。放置空肠管（箭头所示），并应用对比剂。穿刺空肠，用19G针穿刺空肠，推进导丝，Hot Axios支架长20mm（箭头所示），通过胃部进入空肠。

关闭。支架释放后，应使用胃镜检查支架的位置，而不能进行探条或球囊扩张以免增加脱位的风险。3~4 天后，支架已经自发地扩张到 20mm，食物可以正常通过。

16.3.3 长期成效和前景

EUS-GE 是一种创新手术，其创伤小，与外科胃肠吻合相比具有明显优势。除在介入性 EUS 高级诊疗中心使用外，其他中心 EUS-EG 的应用还有待观察。由于空肠的位置不稳定，该技术始终存在风险和挑战。

16.4 实验性 EUS 介入治疗

16.4.1 EUS：用乙醇或射频消融技术(RFTA)消融肿瘤

少数文献报道通过灌注酒精或 RFTA 对肿瘤进行消融治疗[32-35]。首先，只有有包膜的肿瘤才考虑这种治疗。目前，这些措施在治疗神经内分泌肿瘤(NET)和胰腺导管内乳头状黏液肿瘤(IPMN)方面的成功率分别为 84%和 60%。虽然 EUS 检测到激素活跃的肿瘤(尤其是胰岛素瘤）时没有进行细胞学确认，但 EUS 介入是可行的，尤其是对于有合并症的老年患者；但激素不活跃的胰腺肿瘤在 EUS 治疗前应通过细胞学或组织学来确认肿瘤的实体或位置，因为这是一种实验性治疗。必须排除远处转移，同时需要征求肿瘤诊疗委员会和外科会诊的意见。

目前，只有有症状的或激素敏感的患者才可考虑进行 EUS-EI(乙醇注射)，如存在手术禁忌或合并其他原因(合并症或多发病)导致手术风险较高时。用 19G 针对肿瘤进行常规的中心穿刺，然后根据肿瘤的大小，缓慢分次注射 2~4mL 的 95%的乙醇溶液。乙醇浸泡在超声图像中显示为回声伪影，因此很容易发现瘤周浸泡，如果可能的话，应避免这种情况。在这种情况下，应稍微纠正针头位置，放慢注射速度(图 16.17)。

在 EUS-RFTA 中，将一根特制的 19G 针放置在肿瘤中央，针尖位于肿瘤后 2~4mm 处。通电后，在针尖和底座之间产生电场，从而对肿瘤进行热消融。目前可用的消融面积仍然非常有限，一次消融范围为 6mm×8mm[36]，制订消融计划时应考虑到这一点。对于 15mm×15mm 的肿瘤，至少需要在不同的位置进行 4 次重叠的干预才能达到治疗性坏

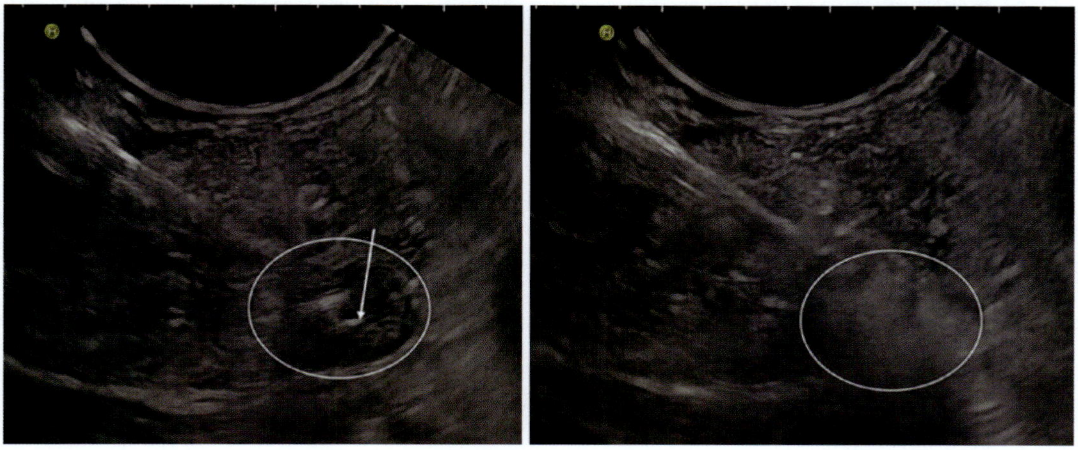

图 16.17　87 岁低血糖患者在 EUS 检查中发现胰腺尾部有一个 6mm 的低回声肿瘤，用 19G 针穿刺(针尖：箭头所示)。在肿瘤的白色区域注射 1.5mL 96%的乙醇，第 2 天血糖水平恢复正常。

死区。由于在介入过程中加热会产生水蒸气，导致很难看清伪影，因此在随后的介入治疗中针头的控制可能会存在困难。

EUS-EI 和 EUS-RFTA 是实验性治疗方法，目前仅用于外科手术风险较高的患者。

16.4.2 EUS 对血管的干预

常规内镜技术无法止血的胃肠道出血或胃肠道出血不明确、内镜检查不明确的患者可进行内镜超声检查[37,38]。EUS 可以系统地检查十二指肠和胃壁，以便发现和治疗管壁内静脉曲张或不典型的动脉瘤(Dignity 病、假性动脉瘤)。对于上消化道肿瘤，尽管可采用内镜和介入性血管造影技术治疗，但如反复出血，EUS 有助于通过选择性灌注分析检测较大肿瘤血管并进行穿刺。这些干预措施被认为是实验性的，只作为最后的应急措施使用。在这种跨壁的 EUS 介入治疗中，应避免多次穿刺血管。对于假性动脉瘤、胃周静脉曲张或壁内静脉曲张，可在穿刺术后置入特殊弹簧圈。目标病变的即时腔内彩色多普勒超声提供了有关效率的信息。介入治疗后多普勒信号消失是治疗有效的标志(图 16.18)。

在血管造影介入失败后，可使用 19G 针进行 EUS 穿刺，并注射组织丙烯基碘油混合物来选择性地栓塞复发出血的肿瘤血管(图 16.19)。

肿瘤的彩色多普勒频谱、彩色信号减少、对比增强的超声内镜更敏感及对比度降低是介入治疗成功的客观标准。在任何情况下，患者的手术方案均应在多学科肿瘤会议上讨论，并进行效益-风险评估。

16.5 介入性 EUS：结论和展望

内镜超声检查是内镜和超声检查的结合，这是一种跨学科技术。对于采用姑息性方法治疗肿瘤患者的胆汁淤积症，EUS-BD 引流手术相较 ERCP(胰胆管造影术)手术的成功率更高，并发症更少。在治疗胰腺切除术后有症状的梗阻性胰腺炎方面，EUS-PD 克服了迄今为止只能由复杂、高风险的外科手术再处理的难题。肿瘤性胃、十二指肠或空肠狭窄的患者已采用内镜腔内支架和内镜下肠吻合术进行治疗。超声内镜介入下的胃肠吻合术可以更加微创地建立通畅的消化道，并发症明显减少。由于 EUS 的分辨率较高，即使是小的激素活性肿瘤及肿瘤中的血管或胃肠道壁上的血管都可以检测出来。检查后，通过弹簧圈、组织黏合剂或高浓度酒精对高危或急诊患者（急诊治疗顽固性出血）进行治疗。也可以使用射频技术(RFTA)通过 FNA 对较小的激素活性肿瘤进行消融治疗。介入性 EUS的诊治范围和可行性正在日益扩大。在大型的诊疗中心，该技术在多学科的治疗概念中具有较高的价值。成功应用这项技术的基础是对解剖学的基本了解及具有出色的超声和内镜技术，特别是介入性 ERCP 技术方面，因为这两种手术是相辅相成的。介入性 EUS 技术的发展，以及维护患者健康的责任，促使我们不断扩大治疗领域，而这在以往被认为是无法实现的。

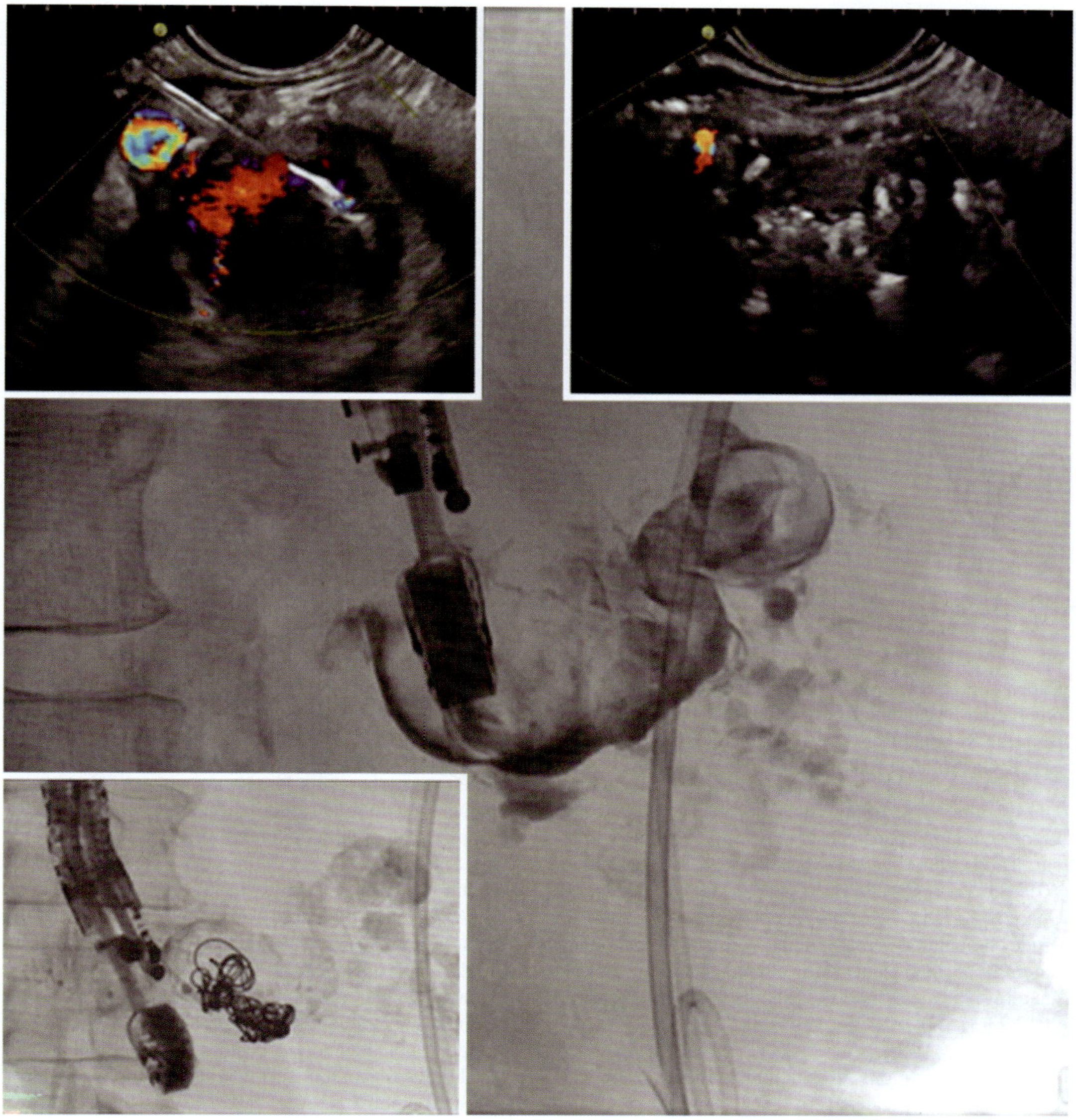

图 16.18　83 岁慢性胰腺炎和吐血患者内镜检查发现胰腺血肿。急诊 EUS 查找病因，发现有一个从脾动脉供血的假性动脉瘤，并与胰腺导管相通。用 19G 针进行 EUS-FNP 检查，并应用 8 个线圈进行止血。

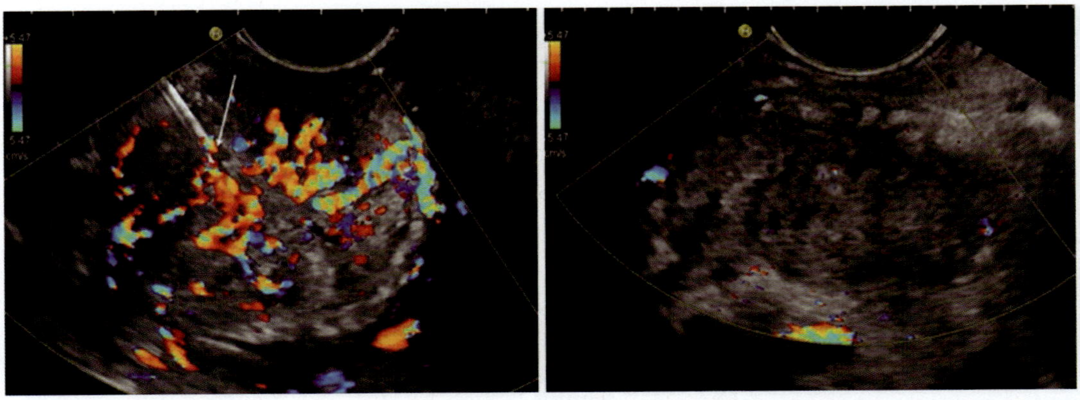

图 16.19 子宫内膜癌胃部转移患者发生出血，内镜和血管造影治疗无效，抢救治疗 EUS 引导下穿刺（针尖在血管内，箭头所示）进入出血动脉，应用组织黏合剂止血（彩色多普勒信号消失）。

参考文献

1. Enochsson L, Swahn F, Arnelo U, et al. Nationwide, population-based data from 11,074 ERCP procedures from the Swedish Registry for Gallstone Surgery and ERCP. Gastrointest Endosc. 2010;72:1175–84.
2. Krutsri C, Kida M, Yamauchi H, Iwai T, Imaizumi H, Koizumi W. Current status of endoscopic retrograde cholangiopancreatography in patients with surgically altered anatomy. World J Gastroenterol. 2019;25(26):3313–33.
3. Shao X-D, Qi X-S, Guo X-Z. Endoscopic retrograde cholangiopancreatography with double balloon enteroscope in patients with altered gastrointestinal anatomy: a meta-analysis. Saudi J Gastroenterol. 2017;23(3):150–60.
4. Nennstiel S, Weber A, Frick G, et al. Drainage-related complications in percutaneous transhepatic biliary drainage: an analysis over 10 years. J Clin Gastroenterol. 2015;49:764–70.
5. Teoh AYB, Dhir V, Kida M, Yasuda I, Jin ZD, Seo DW, Almadi M, Ang TL, Hara K, Hilmi I, Itoi T, Lakhtakia S, Matsuda K, Pausawasdi N, Puri R, Tang RS, Wang HP, Yang AM, Hawes R, Varadarajulu S, Yasuda K, Ho LKY. Consensus guidelines on the optimal management in interventional EUS procedures: results from the Asian EUS group RAND/UCLA expert panel. Gut. 2018;67:1209–28.
6. Dumonceau JM, Tringali A, Papanikolaou IS, Blero D, Mangiavillano B, Schmidt A, Vanbiervliet G, Costamagna G, Devière J, García-Cano J, Gyökeres T, Hassan C, Prat F, Siersema PD, van Hooft JE. Endoscopic biliary stenting: indications, choice of stents, and results: European Society of Gastrointestinal Endoscopy (ESGE) clinical guideline - updated October 2017. Endoscopy. 2018;50:910–30.
7. Mukai S, Itoi T, Baron TH, Takada T, Strasberg SM, Pitt HA, Ukai T, Shikata S, Teoh AYB, Kim MH, Kiriyama S, Mori Y, Miura F, Chen MF, Lau WY, Wada K, Supe AN, Giménez ME, Yoshida M, Mayumi T, Hirata K, Sumiyama Y, Inui K, Yamamoto M. Indications and techniques of biliary drainage for acute cholangitis in updated Tokyo guidelines 2018. J Hepatobiliary Pancreat Sci. 2017;24:537–49.
8. Jain D, Shah M, Patel U, Sharma A, Singhal S. Endoscopic ultrasound guided choledocho-enterostomy by using lumen apposing metal stent in patients with failed endoscopic retrograde cholangiopancreatography: a literature review. Digestion. 2018;98:1–10.
9. Wang K, Zhu J, Xing L, Wang Y, Jin Z, Li Z. Assessment of efficacy and safety of EUS-guided biliary drainage: a systematic review. Gastrointest Endosc. 2016;83:1218–27.
10. Kunda R, Pérez-Miranda M, Will U, Ullrich S, Brenke D, Dollhopf M, Meier M, Larghi A. EUS-guided choledochoduodenostomy for malignant distal biliary obstruction using a lumen-apposing fully covered metal stent after failed ERCP. Surg Endosc. 2016;30:5002–8.
11. Khan MA, Akbar A, Baron TH, Khan S, Kocak M, Alastal Y, Hammad T, Lee WM, Sofi A, Artifon EL, Nawras A, Ismail MK. Endoscopic ultrasound-guided biliary drainage: a systematic review and meta- analysis. Dig Dis Sci. 2016;61:684–703.
12. Dhir V, Itoi T, Khashab MA, Park DH, Yuen Bun Teoh A, Attam R, Messallam A, Varadarajulu S, Maydeo A. Multicenter comparative evaluation of endoscopic placement of expandable metal stents for malignant distal common bile duct obstruction by ERCP or EUS-guided approach. Gastrointest Endosc. 2015;81:913–23.
13. Park JK, Woo YS, Noh DH, Yang JI, Bae SY, Yun HS, Lee JK, Lee KT, Lee KH. Efficacy of EUS- guided and ERCP-guided biliary drainage for malignant biliary obstruction: prospective randomized controlled study. Gastrointest Endosc. 2018;88(277):282.
14. Bang JY, Navaneethan U, Hasan M, Hawes R, Varadarajulu S. Stent placement by EUS or ERCP for

primary biliary decompression in pancreatic cancer: a randomized trial (with videos). Gastrointest Endosc. 2018;88:9–17.
15. Paik WH, Lee TH, Park DH, Choi JH, Kim SO, Jang S, Kim DU, Shim JH, Song TJ, Lee SS, Seo DW, Lee SK, Kim MH. EUS-guided biliary drainage versus ERCP for the primary palliation of malignant biliary obstruction: a multicenter randomized clinical trial. Am J Gastroenterol. 2018;113:987–97.
16. Khashab MA, Messallam AA, Penas I, Nakai Y, Modayil RJ, De la Serna C, Hara K, El Zein M, Stavropoulos SN, Perez-Miranda M, Kumbhari V, Ngamruengphong S, Dhir VK, Park DH. International multicenter comparative trial of transluminal EUS-guided biliary drainage via hepatogastrostomy vs. choledochoduodenostomy approaches. Endosc Int Open. 2016;4(2):E175–81.
17. Dhindsa BS, Mashiana HS, Dhaliwal A, Mohan BP, Jayaraj M, Sayles H, Singh S, Ohning G, Bhat I, Adler DG. EUS-guided biliary drainage: a systematic review and meta-analysis. Endosc Ultrasound. 2020;9(2):101–9.
18. Will U, Fueldner F, Kern C, et al. EUS-guided bile duct drainage (EUBD) in 95 patients. Ultraschall Med. 2015;36:276–83.
19. Sagami R, Hayasaka K, Ujihara T, Nakahara R, Murakami D, Iwaki T, Katsuyama Y, Harada H, Tsuji H, Sato T, Nishikiori H, Murakami K, Amano Y. Feasibility of endoscopic ultrasound-guided gallbladder drainage for acute cholecystitis patients receiving antithrombotic therapy. Ann Gastroenterol. 2020;33(4):391–7.
20. Kamata K, Takenaka M, Kitano M, Omoto S, Miyata T, Minaga K, Yamao K, Imai H, Sakurai T, Watanabe T, Nishida N, Kudo M. Endoscopic ultrasound-guided gallbladder drainage for acute cholecystitis: long-term outcomes after removal of a self-expandable metal stent. World J Gastroenterol. 2017;23(4):661–7.
21. Fugazza A, Colombo M, Repici A, Anderloni A. Endoscopic ultrasound-guided gallbladder drainage: current perspectives. Clin Exp Gastroenterol. 2020;13:193–201.
22. Mohan BP, Asokkumar R, Shakhatreh M, Garg R, Ponnada S, Navaneethan U, Adler DG. Adverse events with lumen-apposing metal stents in endoscopic gallbladder drainage: a systematic review and meta-analysis. Endosc Ultrasound. 2019;8(4):241–8.
23. Benallal DC, Hoibian S, Caillol F, Bories E, Presenti C, Ratone JP, Giovannini M. EUS–guided gastroenterostomy for afferent loop syndrome treatment stent. Endosc Ultrasound. 2018;7(6):418–9.
24. Sharaiha RZ, Khan MA, Kamal F, et al. Efficacy and safety of EUS-guided biliary drainage in comparison with percutaneous biliary drainage when ERCP fails: a systematic review and meta-analysis. Gastrointest Endosc. 2017;85(5):904–14.
25. Will U, Reichel A, Fueldner F, Meyer F. Endoscopic ultrasonography-guided drainage for patients with symptomatic obstruction and enlargement of the pancreatic duct. World J Gastroenterol. 2015;21:13140–51.
26. Tyberg A, Sharaiha RZ, Kedia P, Kumta N, Gaidhane M, Artifon E, et al. EUS-guided pancreatic drainage for pancreatic strictures after failed ERCP: a multicenter international collaborative study. Gastrointest Endosc. 2017;85:164–9.
27. Devière J. EUS-guided pancreatic duct drainage: a rare indication in need of prospective evidence. Gastrointest Endosc. 2017;85:178–80.
28. Lessing Y, Pencovich N, Nevo N, Lubezky N, Goykhman Y, Nakache R, Guy Lahat JM, Klausner IN. Early reoperation following pancreaticoduodenectomy: impact on morbidity, mortality, and long-term survival. World J Surg Oncol. 2019;17:26.
29. McCarty TR, Garg R, Thompson CC, Rustagi T. Efficacy and safety of EUS-guided gastroenterostomy for benign and malignant gastric outlet obstruction: a systematic review and meta-analysis. Endosc Int Open. 2019;7(11):E1474–82.
30. Kerdsirichairat T, Irani S, Yang J, Brewer Gutierrez OI, Moran R, Sanaei O, Dbouk M, Kumbhari V, Singh VK, Kalloo AN, Khashab MA. Durability and long-term outcomes of direct EUS-guided gastroenterostomy using lumen-apposing metal stents for gastric outlet obstruction. Endosc Int Open. 2019;7(2):E144–50.
31. Iqbal U, Khara HS, Hu Y, Kumar V, Tufail K, Confer B, Diehl DL. EUS-guided gastroenterostomy for the management of gastric outlet obstruction: a systematic review and meta-analysis. Endosc Ultrasound. 2020;9(1):16–23.
32. Zhang WY, Li ZS, Jin ZD. Endoscopic ultrasound-guided ethanol ablation therapy for tumors. World J Gastroenterol. 2013;19(22):3397–403.
33. Dąbkowski K, Gajewska P, Walter K, Londzin-Olesik M, Białek A, Andrysiak-Mammos E, Kos-Kudła B, Starzyńska T. Successful EUS-guided ethanol ablation of insulinoma, four-year follow-up. Case report and literature review. Endokrynol Pol. 2017;68(4):472–9.
34. Barthet M, Giovannini M, Lesavre N, et al. Endoscopic ultrasound-guided radiofrequency ablation for pancreatic neuroendocrine tumors and pancreatic cystic neoplasms: a prospective multicenter study. Endoscopy. 2019;51(9):836–42.
35. Lakhtakia S, Seo DW. Endoscopic ultrasonography-guided tumor ablation. Dig Endosc. 2017;29(4):486–94.
36. Barret M, Leblanc S, Rouquette A, Chaussade S, Terris B, Prat F. EUS-guided pancreatic radiofrequency ablation: preclinical comparison of two currently available devices in a pig model. Endosc Int Open. 2019;7(2):E138–43.
37. Hall PS, Teshima C, May GR, Mosko JD. Endoscopic ultrasound-guided vascular therapy: the present and the future. Clin Endosc. 2017;50(2):138–42.
38. McCarty TR, Bazarbashi AN, Hathorn KE, Thompson CC, Ryou M. Combination therapy *versus* monotherapy for EUS-guided management of gastric varices: a systematic review and meta-analysis. Endosc Ultrasound. 2020;9(1):6–15.

第 17 章

内镜全层切除术

Andreas Wannhoff, Karel Caca

17.1 引言

内镜全层切除术(EFTR)是一种较新的内镜切除技术。在过去几年中,其迅速发展,到目前为止,已衍生出几种不同的技术和设备。EFTR 扩大了内镜治疗的适应证,使得一些原本需要外科手术治疗的病变可以通过它来完成。EFTR 的主要优势在于完整切除病变的同时,可以安全关闭操作所产生的壁缺损。它适用于整个胃肠道,上皮及上皮下病变也可采用 EFTR 治疗。

17.2 EFTR 的适应证

EFTR 可用于切除上皮性病变,如腺瘤或早期胃肠道恶性肿瘤,以及治疗上皮下肿瘤(SET),如神经内分泌肿瘤(NET)或胃肠道间质瘤(GIST)。在某些情况下,EFTR 也可用于疾病诊断。

EFTR 在结直肠中的应用通常是针对一些常规内镜治疗困难的腺瘤。主要包括抬举征为阴性或解剖位置刁钻的腺瘤。抬举征阴性既可以是残留或复发性腺瘤的瘢痕所致,也可以是恶性息肉侵犯黏膜下层所致。腺瘤刁钻的解剖部位主要包括阑尾内口、憩室内、憩室口旁等。对于早期的结直肠癌,有关 EFTR 的证据也越来越多。在直肠中,EFTR 也进一步应用于 SET 的治疗。诊断性 EFTR 可用于疑似有运动障碍或评估直肠淀粉样变性的病例。

上消化道 EFTR 主要用于治疗 SET,目前不建议采用 EFTR 治疗上皮内病变。作为例外,EFTR 用于治疗十二指肠腺瘤的一种被称为黏膜下隧道内镜切除术(STER)的技术,目前正在进一步研究中,尽管不是全层切除技术,但在 EFTR 中经常被提及,它可以治疗食管上皮下肿瘤,也可以治疗胃的上皮下肿瘤。表 17.1 总结了 EFTR 的适应证和技术。

17.3 EFTR 的概述

成功的 EFTR 取决于以下两个步骤:病变的全层切除和安全关闭由此产生的缺损。这两个步骤的顺序决定了暴露型和非暴露型 EFTR 的差异。在暴露型 EFTR 中,首先要切除病变,然后再闭合缺损的管壁。这会导致短时间内腔内容物流出污染腹腔。相比之下,在非暴露型 EFTR 中,首先采取措施将切除部位关闭,然后再进行切除。这样就可以

表 17.1　胃肠道 EFTR 的适应证和技术

部位	适应证	技术
食管	上皮下肿瘤	STER
胃	上皮下肿瘤（≤15 mm）	FTRD （或夹子辅助的 EFTR)
	上皮下肿瘤（>15 mm）	单纯内镜下 EFTR、内镜与腹腔镜联合 EFTR、STER
	早期胃癌	联合内镜和腹腔镜 EFTR （很少数据），FTRD 也可能是可行的，但没有相关数据
	诊断	FTRD（或夹子辅助的 EFTR）
十二指肠	腺瘤	FTRD（或夹子辅助的 EFTR）
	上皮下肿瘤	FTRD（或夹子辅助的 EFTR）
结直肠	困难腺瘤	FTRD（或夹子辅助的 EFTR）
	早期结直肠癌	FTRD（或夹子辅助的 EFTR）
	上皮下肿瘤（大部分在直肠）	FTRD（或夹子辅助的 EFTR）
	诊断	FTRD（或夹子辅助的 EFTR）

避免腔内容物流出污染腹腔，也降低了肿瘤细胞播散的潜在风险。

对于病变的全层切除，可以使用内镜黏膜下剥离(ESD)的针刀或传统的圈套器。经自然腔道内镜手术(NOTES)的发展和越来越多的壁缺损关闭经验为全层切除病变后安全关闭壁缺损提供了保障。可使用内镜夹或专用内镜缝合装置进行闭合。夹子既可以使用 through-the-scope 内镜夹，也可以使用安装在内镜头部的更大、更强的夹子[OTSC (Over-The-Scope Clip)、Ovesco Endoscopy, Tuebingen, Germany, Padlock Clip, Aponos Medical, Kingston, NH, USA]。专用内镜缝合装置有 GERDX (G-Surg GmbH, Seeon, Germany)、Overstitch (Apollo Endosurgery Inc., Austin, Texus, USA)及双臂杆式缝合系统。GERDX 缝合装置最初是为内镜抗反流治疗而研发的，但现在已被批准用于胃肠道全层缝合，而 OverStitch 缝合装置是为进行内镜袖状胃成形术以治疗肥胖症而研发的。

一般建议在切除前标记切缘，如使用氩等离子体凝固(APC)，因此必须使用二氧化碳(CO_2)充气而不使用空气。

对于结直肠 EFTR，夹子辅助技术或全层切除装置(FTRD, Oversco Endoscopy, Tuebingen, Germany) 通常在轻度镇静的情况下完成，但切除食管肿瘤或胃部较大病变时，则强烈建议进行全身麻醉和插管。如果消化道病变较大，应在术后放置鼻胃管来减压，术后第 1 天进行内镜检查。患者在术后第 1 天需服用质子泵抑制剂并少量饮水。无论病变位于肠道哪个部位及使用何种切除技术，所有 EFTR 术中均应使用一次抗生素。

17.4 EFTR 的技术与装置

17.4.1 全层切除装置(FTRD)

FTRD 系统将切除系统和缺损关闭系统结合在一个装置中，其优点是使用方便、安全性更高。该装置由一个改进型 OTSC 的透明帽和一个装有切除的圈套器组成，并安装在内镜的头部。夹子的释放可以通过内镜的工作通道，而圈套器则需要在内镜外侧透明罩下运行。

该装置的局限性是由于透明帽的大小和可以纳入帽内的组织限制，病变会被限制在 25mm 左右。

FTRD 系统的使用操作如下（图17.1）：

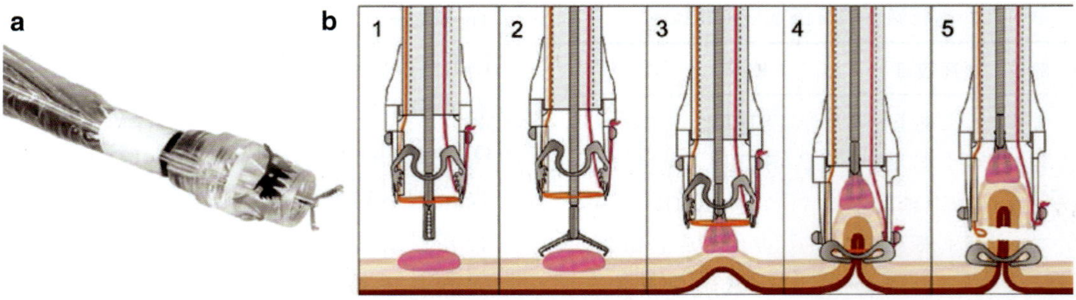

图 17.1 全层切除设备。(a)FTRD 系统安装在内镜头部。抓取器借助内镜的工作通道前进,圈套手柄在内镜外侧的透明罩下运行。(b)FTRD 系统的使用包括以下步骤:(1,2)识别并抓取病灶,(3)将病灶拉入透明帽中,(4)释放 OTSC,(5)用圈套器切除夹子上的病变。(Figure provide by Ovesco Endoscopy)

1.在开始切除前,用特殊的标记针来标记病变的切缘。这需要在没有安装 FTRD 系统的情况下完成,因为安装了 FTRD 系统后视野会受到影响,并且对于病变的识别可能会存在困难。

2.到达病变处后,必须将其完全纳入透明帽内。这可以通过使用抓钳或组织锚定,以及将病变吸入透明帽等方法来实现。

3.当病变完全纳入透明帽时,可以展开夹子。

4.随后立即收紧圈套器,并进行切除。

17.4.2 夹子辅助的全层切除术

夹子辅助的全层切除术是一种类似于 FTRD 的技术。因此,首先用安装在内镜上方的夹子(OTSC 或 Padlock Clip)来固定切除病变的基底部,然后进行圈套切除。根据我们的经验,与将两个步骤结合在一个设备中的 FTRD 系统相比,热损伤的风险增加,切除的标本也更少。

17.4.3 单纯内镜全层切除术:用于上消化道的特殊技术

已经描述了几种用于上消化道的不同单纯内镜 EFTR 技术。虽然切除通常是用圈套器或 ESD 刀来完成的,但在不同的研究中,用于管壁缺损的闭合装置会有所不同。除了 OTSC 外,还使用了传统的 Over-The-Scope 夹。下列专门用于内镜缝合的装置也可用于关闭缺损部位:GERDX、OverStitch 或双臂缝合系统。它们通常可以在切除前闭合缺损部位,从而进行非暴露型全层切除。使用 GERDX 装置的切除如图 17.2 所示。

17.4.4 内镜与腹腔镜联合全层切除术

腹腔镜联合内镜手术(LECS)是将内镜与腹腔镜结合以实现全层切除和关闭切口部位。经典的 LECS 包括以下步骤:①内镜环状切开黏膜下层;②超过 3/4 圆周的腹腔镜浆肌层切口;③将肿瘤翻入腹腔;④用吻合器闭合切口,并在腹腔镜下取出肿瘤。这项技术已经进行了多次改进。倒置的 LECS 是为了降低肿瘤细胞向腹腔播散的风险而研发的。与经典的 LECS 手术相比,肿瘤没有进入腹腔,而是通过内镜取出。然而,胃壁被打开后不能排除腹腔污染的可能。相比之下,CLEAN-NET 手术和非暴露型内镜壁倒置手术(NEWS)是非暴露型全层切除术的两种方式。对于 CLEAN-NET 手术,腹腔镜下进行浆肌层切开,然后将黏膜作为一个保护屏障。将肿瘤拉入腹腔,缝合缺损,然后再切除肿瘤。NEWS 包括以下步骤:①在黏膜和浆膜侧肿瘤周围标记;②黏膜下注射;③腹腔镜浆肌层切开和缝合;④内镜黏膜下剥离;⑤在口腔中取出标本(图17.3)。

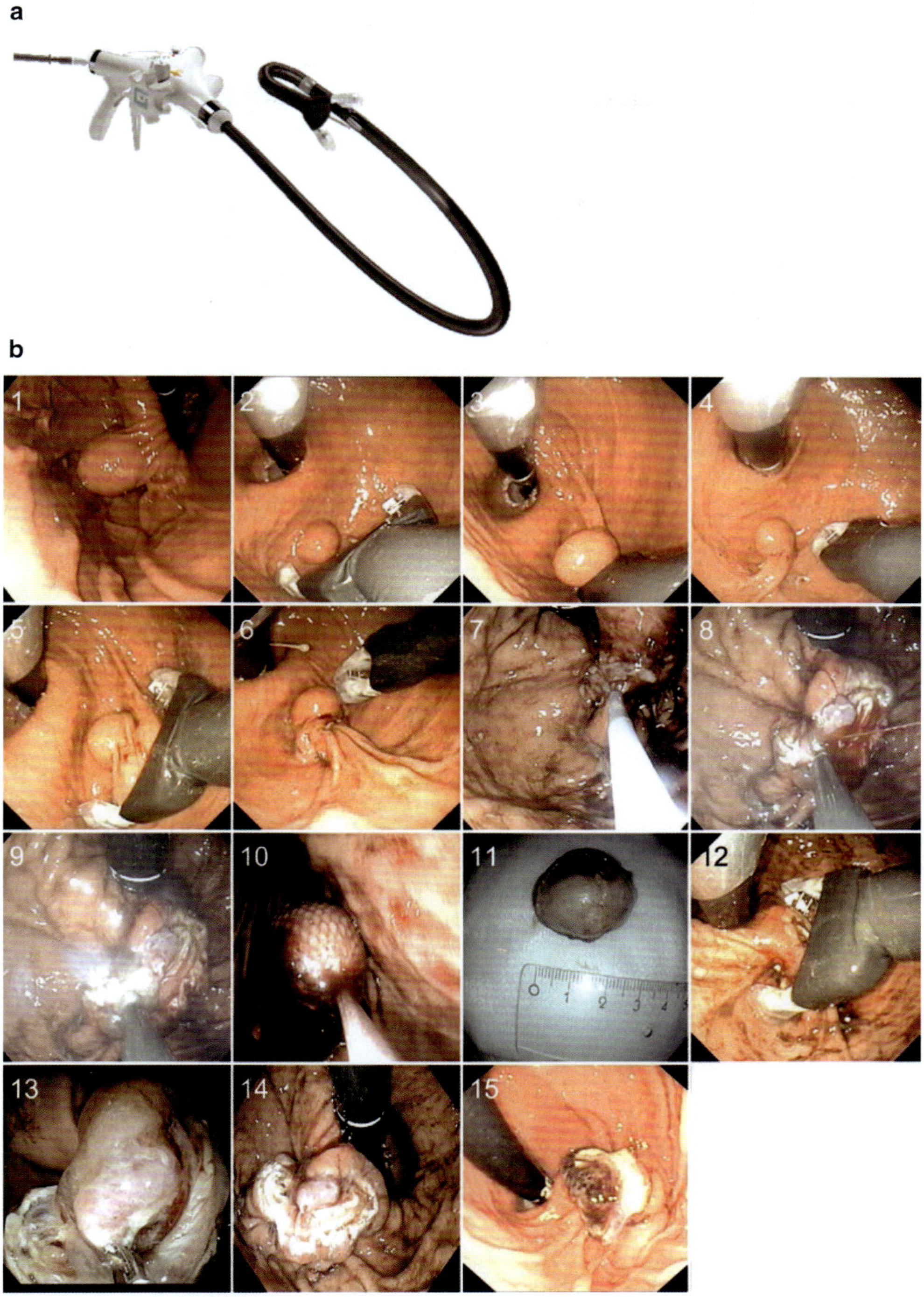

图 17.2　GERDX 装置在胃 EFTR 中的应用。(a)全层切除时,GERDX 装置可便于关闭切口。(b)手术过程如下:(1)胃贲门部上皮下肿瘤,(2~4)用 GERDX 装置在肿瘤下方第一次全层缝合,(5,6)第 2 次全层缝合,(7)环状切除肿瘤,(8,9)用止血钳成功处理切除部位血管喷射性出血,(10)取出肿瘤,(11)切除标本(组织学:胃肠道间质瘤),(12)切除后再进一步缝合,(13)对切除部位暴露血管预防性凝固止血,(14,15)手术结束后和第 2 天的切除部位。

与单纯的内镜技术相比，这些联合手术的主要缺点是需要更多的资源（如内镜医生、外科医生、麻醉医生、手术室）。

17.4.5 黏膜下隧道内镜切除术(STER)

STER 是一种基于经口内镜下肌切开术

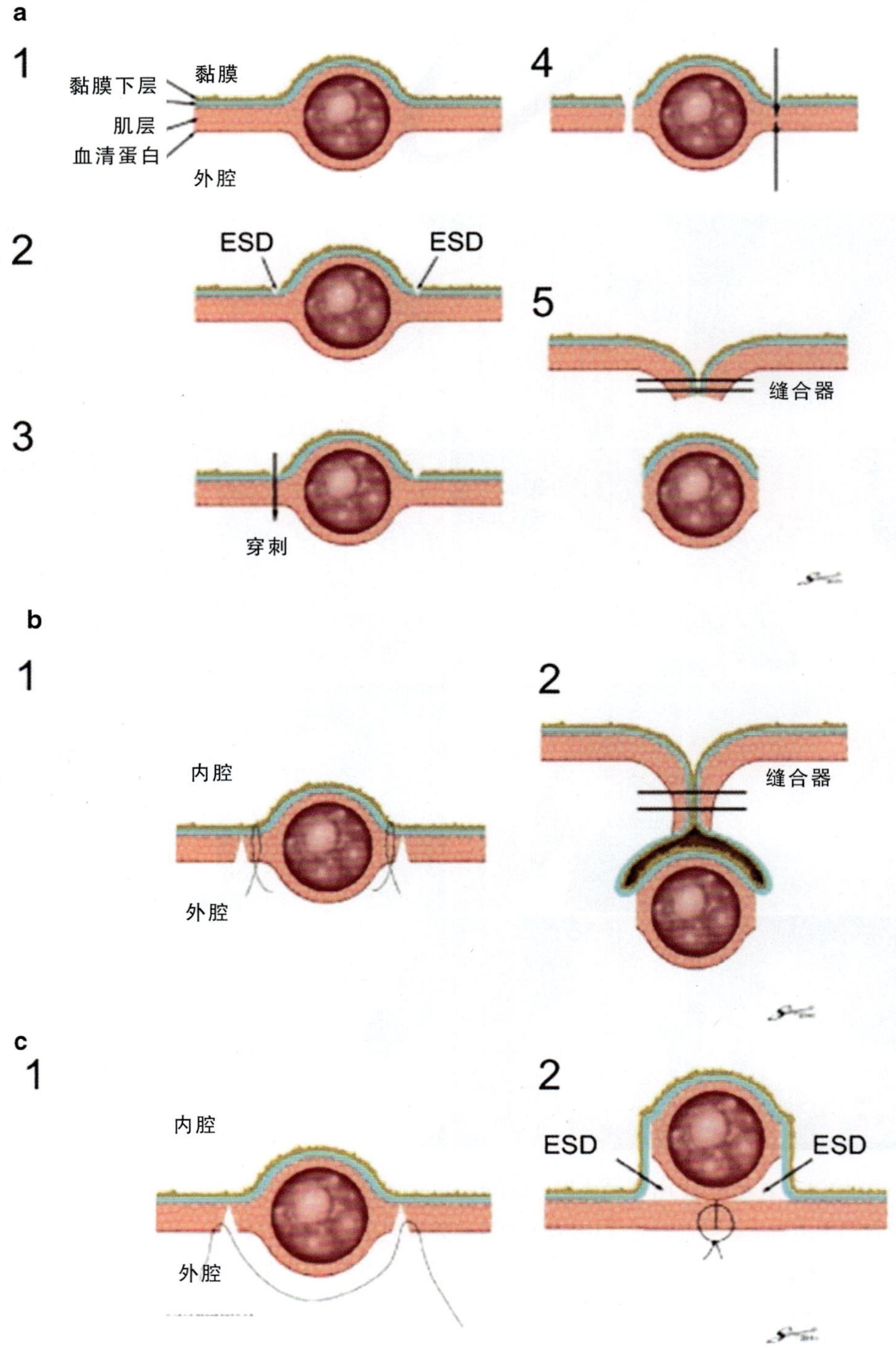

图 17.3 各种联合内镜和腹腔镜全层切除技术。(a)经典的 LECS 手术步骤示意图。(b)CLEAN-NET 手术步骤示意图。(c)NEWS 手术步骤示意图(All figures from Hiki et al.[4])。具体步骤见正文。

(POEM)原理的技术,已成为治疗贲门失弛缓症和其他食管运动障碍的重要手段。STER可用于食管或胃上皮下肿瘤的切除。与POEM操作原理一样,使用带有透明帽的内镜和ESD针刀来建立黏膜下隧道。隧道通常始于病变口侧几厘米(约5cm)处。黏膜下注射(例如,用0.9%氯化钠配置的亚甲蓝溶液)并切开黏膜达10~15mm以上。然后再切开黏膜下层,经此建立通向病变的隧道。环形切除病变,并通过内镜取出肿瘤。在准备和切除过程中,黏膜的保护至关重要。最后,用内镜夹关闭进入黏膜下隧道的入口(图17.4)。

17.5 并发症、并发症的管理及处理

尽管FTRD系统的开发显著提高了操作的易用性和安全性,但EFTR只能在有内镜切除技术、消化道出血治疗和穿孔管理方面经验的内镜中心进行。出血治疗包括使用止血夹、止血钳或注射药物。尤其是较大的上消化道上皮下肿瘤切除术中的围术期出血,在许多情况下,可采用止血钳治疗(如Coagrasper Hemostatic Forceps, Olympus, Shinjuku, Japan)。对于穿孔的治疗,可以使用OTSC或缝合装置。穿孔成功闭合后应辅以抗生素治疗,如有上消化道穿孔,应放置胃减压管,并进行肠外营养或使用空肠喂养管营养支持。对于急性腹膜炎患者,则必须进行外科手术治疗。

在非暴露型EFTR或暴露型EFTR中,壁缺损部位关闭不充分可能造成气腹,继而出现呼吸衰竭。在所有EFTR手术中,必须用CO_2充气,同时内镜医生应具备紧急腹腔穿刺减压的经验,如使用静脉导管穿刺腹腔。

结肠FTRD系统操作最大的困难是将安装FTRD的内镜推进到病变处或将病变纳入透明帽中,尤其是在有严重憩室的情况下。由于可操作性和视野降低,在内镜上安装FTRD后通过乙状结肠可能存在较大困难。在这些情况下,预先放置导丝可能会有所帮助。当病变处存在严重瘢痕时,将病变纳入透明帽中同样存在困难。对于这种病例,组织锚定要优于抓钳,FTRD应紧贴在内镜上并用胶带密封,以达到最大吸力。在某些情况下,夹子释放后不能完全切除病变,

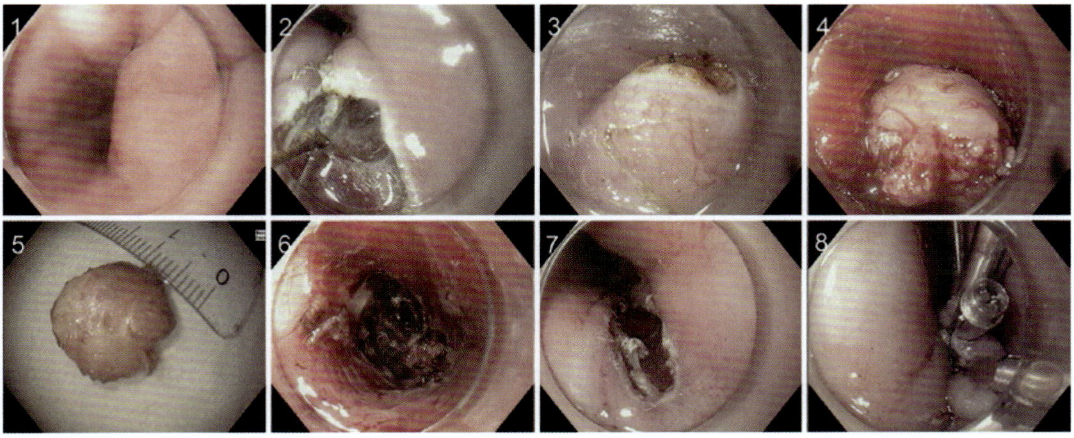

图 17.4 黏膜下内镜隧道切除术(STER)。(1)上皮下肿瘤在食管远端,(2)黏膜下注射后进行黏膜切开,(3)使用黏膜下隧道,直达肿瘤,(4)剥离并取出肿瘤,(5)切除标本(组织学:胃肠道间质瘤),(6)切除肿瘤后检查隧道及切除部位,(7,8)手术结束时用内镜夹关闭黏膜切口。

可用传统的圈套器完成切除;但应注意不要将已释放的夹子纳入圈套器。

17.6 临床经验

17.6.1 胃 EFTR

有几项研究调查了单纯内镜全层切除的其他形式。在有关暴露型 EFTR 的研究中,切除部位的闭合可以单独通过 through-the-scope 夹完成,也可以联合圈套器或 OTSC 来完成。在 NOTES 胃造口术中,这被证实对闭合更有利。这些研究结果汇总见表 17.2。

使用 GERDX 装置(其前身是 Plicator,NDO Surgical Inc.,Mansfeld,MA,USA)和圈套器对 31 例胃上皮下肿瘤患者进行非暴露型 EFTR,其肿瘤中位数大小为 20.5mm。R0 切除率达 90%。3 例患者发生了穿孔并通过进一步缝合成功治疗。采用该方法切除的肿瘤最大直径达 48mm[1]。在一项对猪的研究中,比较了采用双臂缝合系统进行全层缝合与 OTSC 和手工缝合,结果发现其与手工缝合具有类似的强度[2]。目前,OverStitch 装置仅在猪模型中进行了试验。内镜机器人装置成功治疗 EFTR 后的缺损闭合[3]。

最近,首次报道了 29 例胃上皮下肿瘤患者使用 FTRD 系统进行胃 EFTR 的结果,其中最大的肿瘤达 15mm(图 17.5e)。切除是安全可行的,所有病例都有明确的组织学诊断。大约 2/3 的患者实现了完整切除。因此,在选定的患者中,较小的胃上皮下肿瘤全层切除可能无须进行内镜监测。根据我们的经验,EFTR 联合 FTRD 可能有助于硬化性胃癌的诊断。

经典的 LECS 及其改良术式已被用于评估胃上皮下肿瘤和早期胃癌的切除。关于早

表 17.2 上消化道单纯内镜全层切除的选择性研究综述

研究	患者数(*n*)	平均大小(范围)(cm)	R0 切除率(%)	闭合设备	并发症
暴露型 EFTR					
Zhou(2011)[19]	26	2,8(1,2-4,5)	100	TTS 夹	无
Feng(2014)[20]	48	1,6(0,5-4,8)	100	TTS 夹	5 例患者出现腹部不适
Huang(2014)[21]	35	2,8(2,0-4,9)	100	TTS 夹	无
Shi(2013)[22]	20	1,5(0,4-3,0)	100	TTS 夹+尼龙套	5 例患者出现轻度腹痛,体温升高,给予抗生素治疗
Ye(2014)[23]	51	2,4(1,3-3,5)	98	TTS 夹+尼龙套	无
Schlag(2013)[24]	20	1,7(0,7-3,0)	85	OTSC	6 例患者无法单纯内镜下切除,需要行腹腔镜下楔形切除术;另 1例患者用 TTS 夹闭缺损
Guo(2015)[25]	23	1,2(0,6-2,6)	100	OTSC	2 例局限性腹膜炎,无须手术治疗
非暴露型 EFTR	31				
Schmidt(2015)[1]		20.5 (8-48)	90.3	Plicator/GERDX	出血和穿孔,均经内镜治疗

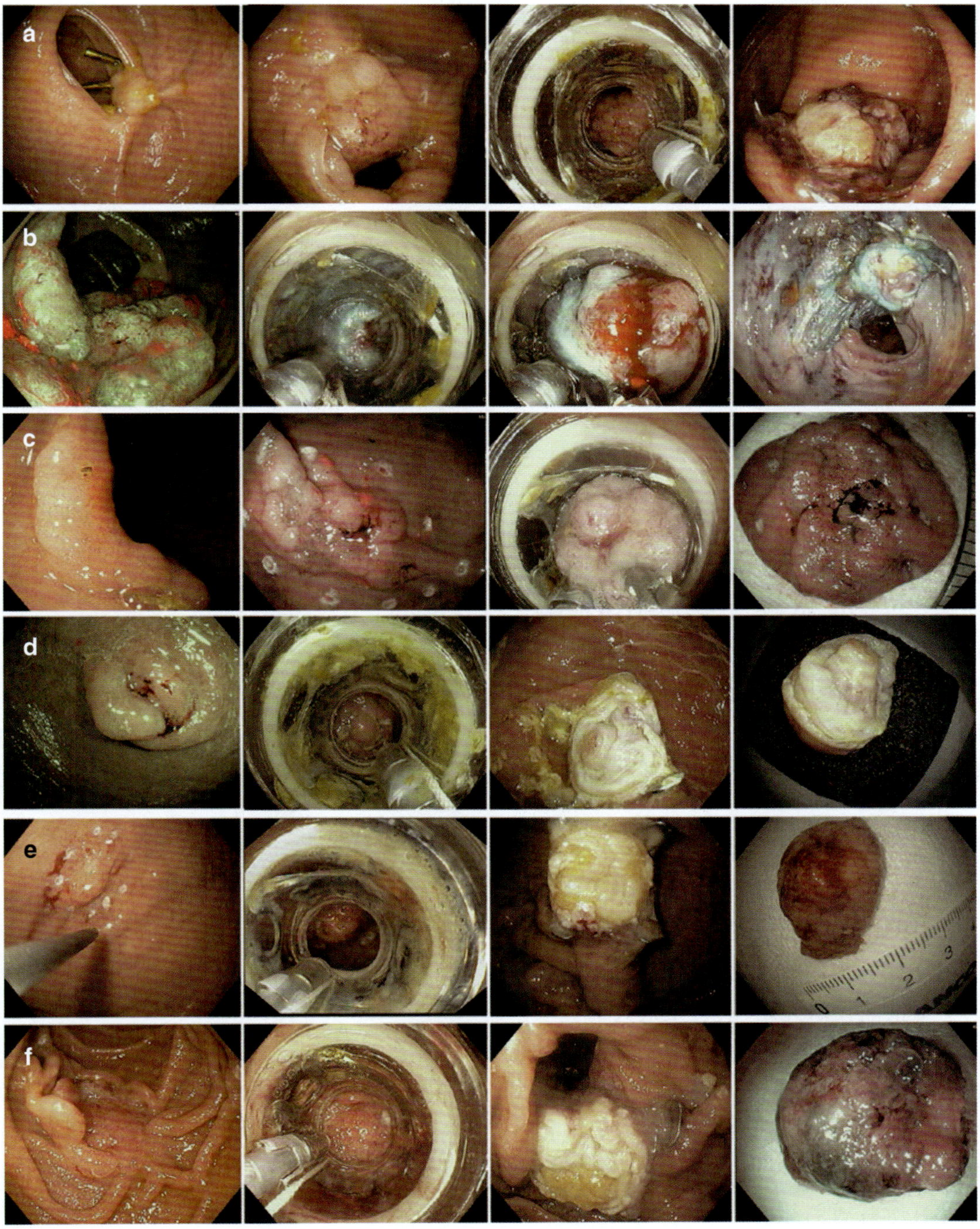

图 17.5　FTRD 在上、下消化道不同适应证的应用。不同病变的 FTRD 切除如下：(a)复发性息肉因瘢痕而不能抬举。(b)混合型 EMR-EFTR 用于部分不隆起的大息肉，先使用 EMR 切除部分腺瘤后，再用 FTRD 切除。(c)切除高度怀疑恶性抬举征阴性的息肉。最终诊断为结直肠癌并被完全切除。(d)切除阑尾口的锯齿状腺瘤。(e)萎缩性胃炎患者胃上皮下肿瘤(组织学：神经内分泌肿瘤)。(f)十二指肠腺瘤。

期胃癌的治疗，目前现有的资料很少，这些技术暂不被推荐[4]。经典的 LECS 多被认为仅用于上皮下肿瘤的切除，因为暴露型全层切除存在肿瘤细胞播散的风险。相比之下，早期胃癌患者可进行非暴露型内镜壁倒置手术联合前哨淋巴结清扫术[5]。进一步研究报道了一种结合腹腔镜辅助、内镜下全层切除和腹腔镜淋巴结清扫术的方法，14 例患者中有 5 例因胃壁闭合困难、渗漏或缺血不得不转为胃切除手术[6]。

17.6.2 十二指肠 EFTR

在使用 FTRD 系统或有夹子辅助技术的小型回顾性研究中，EFTR 已被用于十二指肠腺瘤(图 17.5f)或上皮下肿瘤的切除。在一项回顾性研究中，20 例患者使用 FTRD 均成功切除，R0 切除率为 63.2%。EFTR 术后第 1 天，3 例患者出现轻微出血，均通过内镜成功治疗[7]。研究还报道 6 例患者使用 Padlock 夹联合圈套器切除了十二指肠上皮下肿瘤[8]。

17.6.3 结直肠 EFTR

结直肠 EFTR 大多采用 FTRD 系统完成。一项来自德国的多中心前瞻性研究(WALL RESECT)是迄今为止研究 FTRD 系统的少数前瞻性研究之一，也是最大的一项研究[9]。该研究共纳入 181 例患者，其中 173 例(79.0%)患者的主要指征是困难性腺瘤。其次是早期癌症(T1 期)15 例(8.3%)，上皮下肿瘤 23 例 (12.7%)。病变分布于整个结肠，并且所有病例都使用 FTRD 系统完成。手术切除成功率为 89.5%，R0 切除成功率为 76.9%。在困难性腺瘤手术切除患者的亚组中，R0 切除率为 77.7%。最近，“德国结肠 FTRD 登记处”的一项包括 1178 例结肠直肠 FTRD 手术的大型回顾性研究及我们小组未发表的荟萃分析均证实了这一数据。登记数据显示的技术成功率为 88.2%，R0 切除率为 80.0%。在一项包含 1538 例手术的荟萃分析中，手术成功率及 R0 切除率分别为 90.0%和 77.8%。荟萃分析显示不良事件发生率为 8.0%，需要急诊手术的患者为 1.0%。

对于不超过 25mm 的病变，使用 FTRD可以实现完全切除(图 17.5a)。对于较大的病变，可以联合 EMR 和 FTRD。这种 EMR-EFTR 技术允许内镜下切除部分非隆起的大型腺瘤(图 17.5b)。首先，对隆起部位进行分段 EMR，然后对非隆起部分进行 FTRD 切除。一项纳入 10 例患者的小型回顾性研究显示，所有患者均没有发生并发症[11]。

早期结直肠癌似乎是 EFTR 的适应证(图 17.5c)。WALL RESECT 研究的亚组分析报道了早期结直肠癌的 FTRD 切除结果，在 29 例经组织学检查确诊为早期癌症的患者中，有 21 例进行了 R0 切除。除 8 例切除标本不完整的患者外，还有 8 例 R0 切除患者仍存在高危风险(黏膜下浸润深度>1000μm)。因此，共有 16 例患者接受了手术评估。13 例 R0 切除且风险较低的患者中有 11 例进行了 3 个月的随访，所有病例均无复发或肿瘤残留迹象[9]。最近，一项来自“德国结肠 FTRD 登记处”的回顾性亚组分析包括 156 例患者，R0 切除率为 71.8%，43.9%的患者根据组织学检查被归类为低风险并接受了内镜随访。几乎所有患者在 FTRD 切除后都可以分辨出低风险和高风险。值得注意的是，在恶性息肉不完全切除后进行 FTRD 切除的低风险患者中，80%以上避免了外科手术。

不同研究显示，累及阑尾内口的病变可进行 EFTR(图 17.5d)。然而，研究发现术后阑尾炎的发生率较低。在一项回顾性分析中，50 例累及阑尾内口的息肉进行了 EFTR，7 例患者在随访中出现阑尾炎，其中 4 例进行了手术治疗[13]。

直肠神经内分泌肿瘤也可使用 FTRD

系统进行安全有效地切除[14]。对于所选病例，也可进行结直肠诊断性全层切除，包括运动障碍或淀粉样变性的诊断。

在结肠中也评估了使用 over-the-scope 夹和圈套切除的两步方法。有两项研究在切除前使用 OTSC 或 Padlock 夹[15,16]。研究报道了 17 例和 26 例患者的结果，这两项研究的成功率分别为 94%和 100%。

17.6.4 STER

一些研究评估了 STER 在食管和胃上皮下肿瘤切除术中的作用。在一项包括 728 例上消化道病变的荟萃分析中，完整切除率为 97.7%[17]。STER 对于较大上皮下肿瘤的切除也是可行的。对 101 例肿瘤≥4cm 的患者的研究证实了这一点。完整切除率为 86.1%，并发症发生率为 12.9%，所有患者均可采取保守治疗。肿瘤的大小是不完全切除和并发症发生的独立预测因素[18]。

17.7 结论

内镜下全层切除术是近年来发展的一项新技术，其扩大了内镜治疗的范围。虽然一些手术需要在专门的内镜设备下完成，但 FTRD 系统由于易操作且并发症发生率低而被广泛使用。

EFTR 的主要适应证是治疗困难的结直肠腺瘤。在这些病例中，使用 FTRD 系统进行治疗取得了良好的效果，并被视为标准。胃上皮下肿瘤可在专科中心采用单纯的内镜全层切除或内镜联合腹腔镜进行治疗。EFTR 在十二指肠腺瘤中的作用目前尚在研究中。EFTR 的诊断潜能也不应被忽略。

参考文献

1. Schmidt A, Bauder M, Riecken B, von Renteln D, Muehleisen H, Caca K. Endoscopic full-thickness resection of gastric subepithelial tumors: a single-center series. Endoscopy. 2015;47(2):154–8. https://doi.org/10.1055/s-0034-1390786.
2. Mori H, Kobara H, Fujihara S, Nishiyama N, Rafiq K, Oryu M, et al. Feasibility of pure EFTR using an innovative new endoscopic suturing device: the Double-arm-bar Suturing System (with video). Surg Endosc. 2014;28(2):683–90. https://doi.org/10.1007/s00464-013-3266-z.
3. Chiu PW, Phee SJ, Wang Z, Sun Z, Poon CC, Yamamoto T, et al. Feasibility of full-thickness gastric resection using master and slave transluminal endoscopic robot and closure by Overstitch: a preclinical study. Surg Endosc. 2014;28(1):319–24. https://doi.org/10.1007/s00464-013-3149-3.
4. Hiki N, Nunobe S, Matsuda T, Hirasawa T, Yamamoto Y, Yamaguchi T. Laparoscopic endoscopic cooperative surgery. Dig Endosc. 2015;27(2):197–204. https://doi.org/10.1111/den.12404.
5. Goto O, Takeuchi H, Kawakubo H, Sasaki M, Matsuda T, Matsuda S, et al. First case of non-exposed endoscopic wall-inversion surgery with sentinel node basin dissection for early gastric cancer. Gastric Cancer. 2015;18(2):434–9. https://doi.org/10.1007/s10120-014-0406-7.
6. Cho WY, Kim YJ, Cho JY, Bok GH, Jin SY, Lee TH, et al. Hybrid natural orifice transluminal endoscopic surgery: endoscopic full-thickness resection of early gastric cancer and laparoscopic regional lymph node dissection--14 human cases. Endoscopy. 2011;43(2):134–9. https://doi.org/10.1055/s-0030-1255955.
7. Bauder M, Schmidt A, Caca K. Endoscopic full-thickness resection of duodenal lesions-a retrospective analysis of 20 FTRD cases. United European Gastroenterol J. 2018;6(7):1015–21. https://doi.org/10.1177/2050640618773517.
8. Kappelle WFW, Backes Y, Valk GD, Moons LMG, Vleggaar FP. Endoscopic full-thickness resection of gastric and duodenal subepithelial lesions using a new, flat-based over-the-scope clip. Surg Endosc. 2018;32(6):2839–46. https://doi.org/10.1007/s00464-017-5989-8.
9. Schmidt A, Beyna T, Schumacher B, Meining A, Richter-Schrag HJ, Messmann H, et al. Colonoscopic full-thickness resection using an over-the-scope device: a prospective multicentre study in various indications. Gut. 2018;67(7):1280–9. https://doi.org/10.1136/gutjnl-2016-313677.
10. Meier B, Stritzke B, Kuellmer A, Zervoulakos P, Huebner GH, Repp M, et al. Efficacy and safety of endoscopic full-thickness resection in the colorectum:

results from the German Colonic FTRD Registry. Am J Gastroenterol. 2020; https://doi.org/10.14309/ajg.0000000000000795.

11. Meier B, Caca K, Schmidt A. Hybrid endoscopic mucosal resection and full-thickness resection: a new approach for resection of large non-lifting colorectal adenomas (with video). Surg Endosc. 2017;31(10):4268–74. https://doi.org/10.1007/s00464-017-5461-9.
12. Kuellmer A, Mueller J, Caca K, Aepli P, Albers D, Schumacher B, et al. Endoscopic full-thickness resection for early colorectal cancer. Gastrointest Endosc. 2019; https://doi.org/10.1016/j.gie.2018.12.025.
13. Schmidbaur S, Wannhoff A, Walter B, Meier B, Schafer C, Meining A, et al. Risk of appendicitis after endoscopic full-thickness resection of lesions involving the appendiceal orifice: a retrospective analysis. Endoscopy. 2020; https://doi.org/10.1055/a-1227-4555.
14. Meier B, Albrecht H, Wiedbrauck T, Schmidt A, Caca K. Full-thickness resection of neuroendocrine tumors in the rectum. Endoscopy. 2020;52(1):68–72. https://doi.org/10.1055/a-1008-9077.
15. Fahndrich M, Sandmann M. Endoscopic full-thickness resection for gastrointestinal lesions using the over-the-scope clip system: a case series. Endoscopy. 2015;47(1):76–9. https://doi.org/10.1055/s-0034-1377975.
16. Backes Y, Kappelle WFW, Berk L, Koch AD, Groen JN, de Vos Tot Nederveen Cappel WH, et al. Colorectal endoscopic full-thickness resection using a novel, flat-base over-the-scope clip: a prospective study. Endoscopy. 2017;49(11):1092–7. https://doi.org/10.1055/s-0043-114730.
17. Peng W, Tan S, Huang S, Ren Y, Li H, Peng Y, et al. Efficacy and safety of submucosal tunneling endoscopic resection for upper gastrointestinal submucosal tumors with more than 1-year' follow-up: a systematic review and meta-analysis. Scand J Gastroenterol. 2019;54(4):397–406. https://doi.org/10.1080/00365521.2019.1591500.
18. Zhang Y, Peng JB, Mao XL, Zheng HH, Zhou SK, Zhu LH, et al. Endoscopic resection of large (>/= 4 cm) upper gastrointestinal subepithelial tumors originating from the muscularis propria layer: a single-center study of 101 cases (with video). Surg Endosc. 2020; https://doi.org/10.1007/s00464-020-08033-1.
19. Zhou PH, Yao LQ, Qin XY, Cai MY, Xu MD, Zhong YS, et al. Endoscopic full-thickness resection without laparoscopic assistance for gastric submucosal tumors originated from the muscularis propria. Surg Endosc. 2011;25(9):2926–31. https://doi.org/10.1007/s00464-011-1644-y.
20. Feng Y, Yu L, Yang S, Li X, Ding J, Chen L, et al. Endolumenal endoscopic full-thickness resection of muscularis propria-originating gastric submucosal tumors. J Laparoendosc Adv Surg Tech A. 2014;24(3):171–6. https://doi.org/10.1089/lap.2013.0370.
21. Huang LY, Cui J, Lin SJ, Zhang B, Wu CR. Endoscopic full-thickness resection for gastric submucosal tumors arising from the muscularis propria layer. World J Gastroenterol. 2014;20(38):13981–6. https://doi.org/10.3748/wjg.v20.i38.13981.
22. Shi Q, Chen T, Zhong YS, Zhou PH, Ren Z, Xu MD, et al. Complete closure of large gastric defects after endoscopic full-thickness resection, using endoloop and metallic clip interrupted suture. Endoscopy. 2013;45(5):329–34. https://doi.org/10.1055/s-0032-1326214.
23. Ye LP, Yu Z, Mao XL, Zhu LH, Zhou XB. Endoscopic full-thickness resection with defect closure using clips and an endoloop for gastric subepithelial tumors arising from the muscularis propria. Surg Endosc. 2014;28(6):1978–83. https://doi.org/10.1007/s00464-014-3421-1.
24. Schlag C, Wilhelm D, von Delius S, Feussner H, Meining A. EndoResect study: endoscopic full-thickness resection of gastric subepithelial tumors. Endoscopy. 2013;45(1):4–11. https://doi.org/10.1055/s-0032-1325760.
25. Guo J, Liu Z, Sun S, Liu X, Wang S, Ge N, et al. Endoscopic full-thickness resection with defect closure using an over-the-scope clip for gastric subepithelial tumors originating from the muscularis propria. Surg Endosc. 2015;29(11):3356–62. https://doi.org/10.1007/s00464-015-4076-2.

第 18 章

特殊适应证的新型内镜治疗

Alexander Meining, Karl-Hermann Fuchs

18.1 引言

柔性内镜的基础设计是几十年前开发的,主要目的是用于诊断。尽管条件有限,内镜医生仍在一些复杂的治疗性内镜手术中展示了大量成功的案例,如内镜黏膜下剥离术、支架植入术、止血术等[1]。

近年来,已发展和研发了许多先进的内镜技术和新设备以取代外科手术,如肿瘤切除、肌层切除和恶性狭窄旁路术[2,3]。为了提高内镜诊断的准确性和手术治疗的效果,围绕内镜工具涌现出一些新观点和新技术。本章将重点介绍一些用于特殊适应证的新型内镜。

18.2 用于诊断的新型内镜工具

对胃肠道腔内肿瘤和邻近消化道管壁的肿物进行活检,是建立准确诊断的重要内镜任务。超声内镜下细针穿刺(EUS-FNA)和细针穿刺活检(EUS-FNB)有助于提高诊断水平,并为肿瘤的治疗计划提供有价值的信息[3]。这些方法的准确性取决于组织类型和病变位置的可及性,以及活检针的大小和穿刺病变的次数[4-8]。此外,如胰腺肿瘤的现代分类可能需要依据组织学诊断而不是细胞学评估[7-9]。

由于技术上的限制,可能需要进行重复检查[9]。最佳的方法是重复活检,直至临床病理医生有足够的组织进行诊断[10]。此外,内镜相对肿块的不利角度可能会影响活检结果。另一种方法是对针尖进行改良,以便获取更多的组织[11,12]。

我们使用压力测量模型和一种能使轴向力转换为轴向运动并结合活检针尖的旋转原型进行了一项实验研究[13]。如果针头可以推进和扭转,穿透肿块坚硬组织所需的压力可能降低[13]。我们的研究结果表明,这种扭转的特性可以显著降低压力[13]。实验研究中(使用硬泡板模拟组织)获取的组织数量与常规 19 号 FNB 类似。因此可以得出结论,在不减少组织获取量的情况下,旋转细针穿透人工组织所需要的压力更小[13]。

另一个临床诊断问题是在结肠镜检查时发现息肉和黏膜异常,这对患者来说非常重要。临床经验表明,由于结肠带之间有褶皱和弯曲的自然属性，诊断的准确性可能会受到限制；因为传统的结肠镜大多都是顺行的视野光谱，可在折叠和成角处遗漏病变。全视野光谱结肠镜已被研发用于解决这一问题[14]。

我们将一个可调节帽安装在常规结肠镜上[15]。该结肠镜帽可由3D打印机制作，并可携带固定在帽上的两台微型摄像头以增加后方和侧面额外的视角(图18.1)。一项对14名内镜医生的研究显示，标准结肠镜和侧光学结肠镜在退镜时间上无显著差异，但在检出扁平病变的数量上存在显著差异[15]。

18.3 用于探条扩张术和扩张术的新型内镜工具

食管狭窄严重影响患者的生活质量。肿瘤性狭窄或良性狭窄如造成食管管腔缩小50%，可导致吞咽困难[16]。内镜辅助探条扩张术目前已被普遍应用[16-19]。这些技术通常需要在内镜协助下放置导丝来固定探条或扩张球囊。在探条扩张过程中无法在直视下操作内镜，而内镜下扩张对于预防撕裂甚至穿孔具有重要意义[16-19]。早期通过透明的多直径探条装置在直视下进行扩张，扩张器安装在柔性内镜上[20]，但材料较硬且透明度有限。最近研究了一种安装在标准内镜上的柔性透明扩张器(光学扩张器；Ethicon，Cincinnati，Chio，USA)[21]。

基于这些经验，我们研发了“BougieCap”(Ovesco Endoscopy AG，Tübingen，Germany)(图18.2)[22]。这是一种一次性、清晰的锥形Over-the-Svope帽，允许在直视下进镜并通过狭窄，同时进行探条扩张术。该装置通过圆形胶带固定在内镜上，其尺寸如图18.2所示。在我们的研究中，50例患者接受了治疗[22]，消化道狭窄占46%，放射性狭窄占26%，吻合口狭窄占12%[22]。50例患者中有48例成功扩张。治疗后吞咽困难评分明显改善，无病例发生穿孔。

18.4 内镜下切除的新技术

内镜下切除术是一种现代介入内镜技术，包括内镜黏膜切除术(EMR)、内镜黏膜下剥离术(ESD)、内镜下全层切除术(EFTR)等，其越来越多地用于临床治疗[23-25]。尽管经验丰富的介入内镜医生可以使用商用器械安全地进行内镜黏膜切除术，但如果操作存

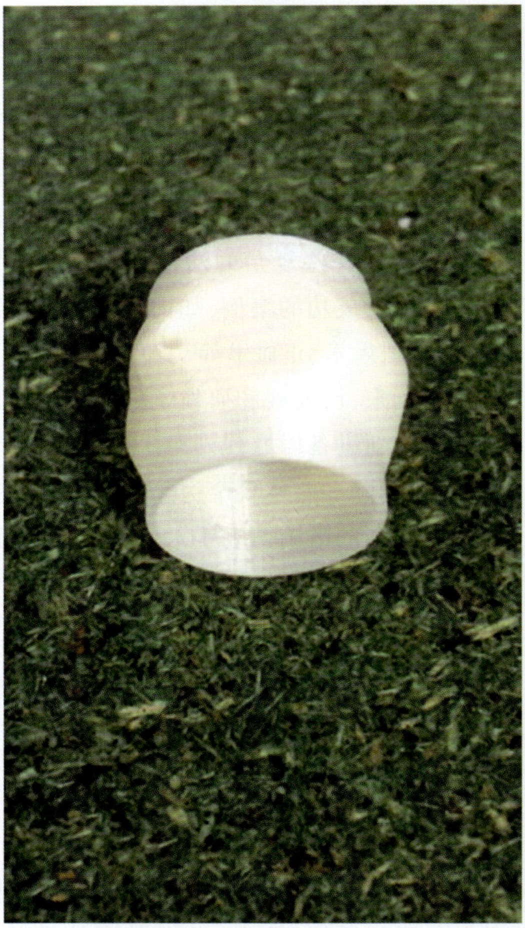

图 18.1 将3D打印帽安装在结肠镜上并连接两个微型摄像头，诊断性结肠镜用于同时从顺行和逆行视野观察。

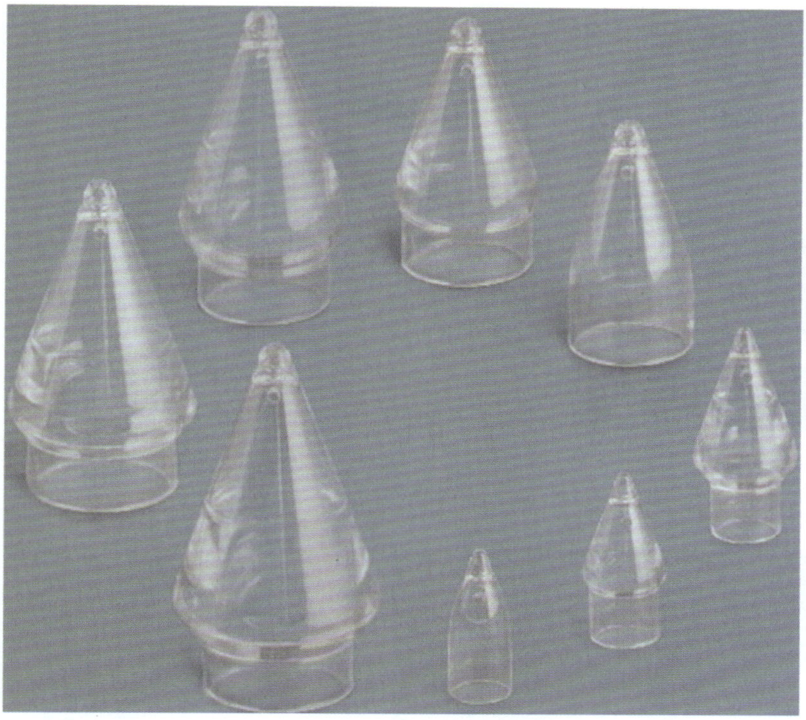

图 18.2　不同尺寸的 BougieCaps，安装在内镜上并通过内镜操作治疗胃肠道狭窄。

在困难，可能需要对病变组织进行单独牵引和反牵引。过去人们曾尝试开发新技术来提高对这些仪器的操作，如双通道内镜[26]。目前已开发了更加复杂的平台，但尚未投入市场[27,28]（见“腔内手术平台”部分）。

我们报道了在猪模型中使用 3D 打印的外套管系统进行 ESD 的经验（图 18.3）[29]。外套管装置固定在手术台上，内镜对接站由内镜医生固定，医生用双手进行必要的操作。这两种器械的分离和操作可根据手术模式进行调整。该装置已成功应用于实验模型[29]。

另一种技术可在外部的附加工作通道（AWC）中应用，将 AWG 安装在常规市售的内镜上，从而对扁平病变进行内镜切除，该技术较早之前就已应用[30]。AWC（Ovesco，Tübingen，Germany）经过适当的准备和调整，可于治疗上、下消化道病变患者（图 18.4）[31]。该系统已成功用于 8 例行 EMR 和 ESD 治疗的患者。

18.5 3D 打印技术的应用前景

近年来，3D 打印技术在医学领域特别是外科模型和手术器械中的应用前景受到了广泛的关注[32-35]。这项技术的优点是在合理的时间内以合理的价格创造出个体化的模型或仪器。例如，根据术前成像数据可使用 3D 模型[32-34]。另一种选择是生成一个特殊的仪器原型，这在特定的程序中可能是必要的或具有某种优势[35]。最近有人提出一种用于食管的特殊内镜和手术入路，需要一个个体化的空间支架来显露食管腔[36]。

这项技术促进了内镜和外科器械的发展，缩短了由一个关于具有特殊工具的创新程序的想法到可用的原型再到现实产品的过程[37]。这使得仪器的原型得以开发，从而降低了在合理的时间范围内测试新观念的难度[37]。

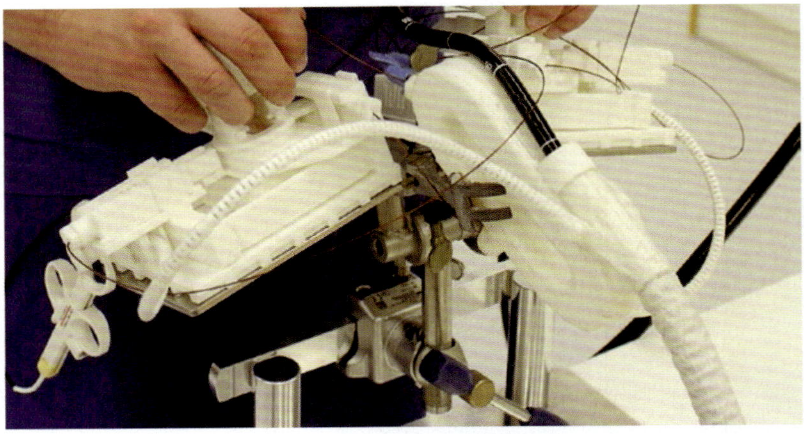

图 18.3 带套管和内镜器械转向装置的 3D 打印内镜机械手系统。

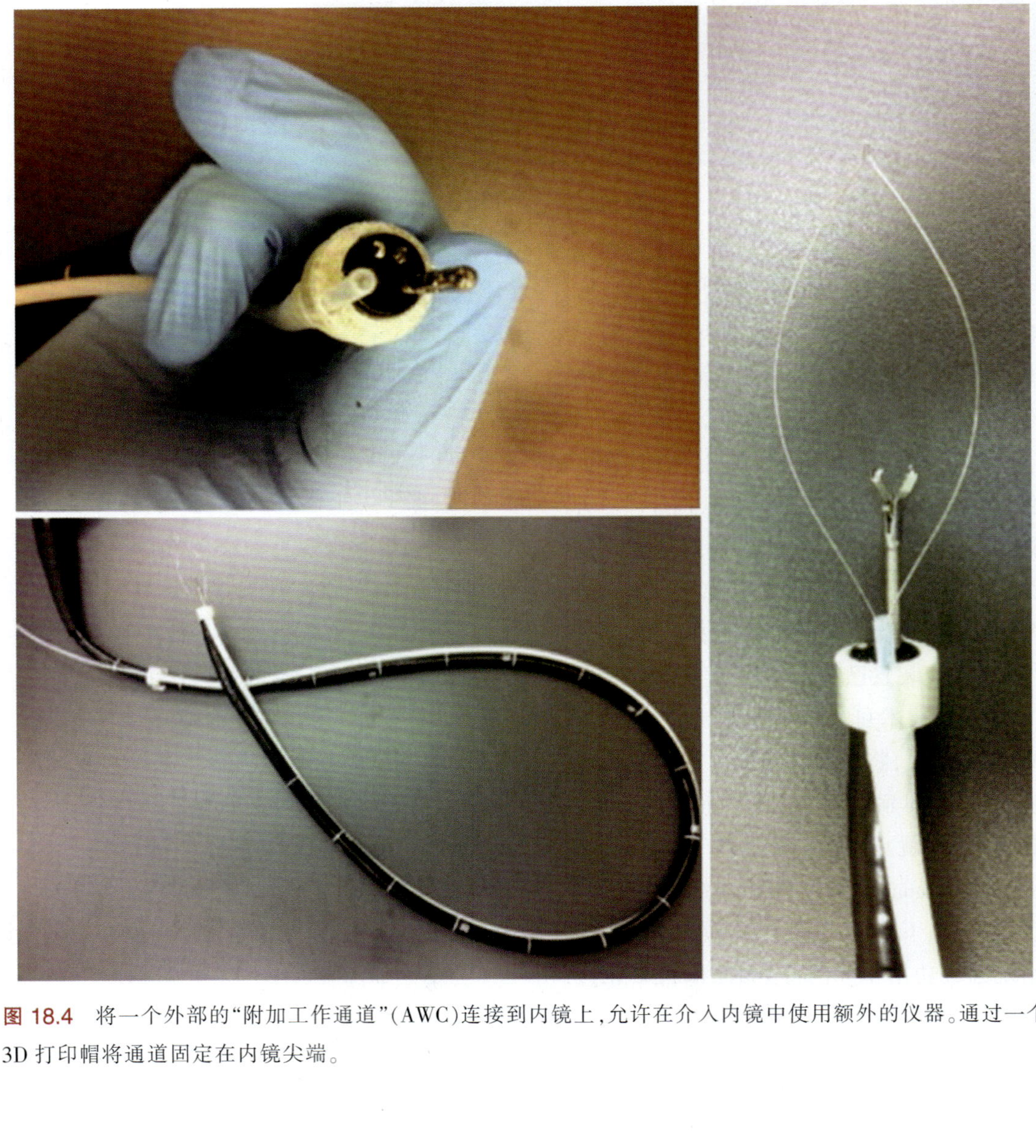

图 18.4 将一个外部的“附加工作通道”(AWC)连接到内镜上，允许在介入内镜中使用额外的仪器。通过一个 3D 打印帽将通道固定在内镜尖端。

18.5.1 “内镜工程学”的前景

“内镜工程学”是指内镜和工程学相结合，其描述了工程师和内镜医生之间的新型合作关系[38]。工程师和外科医生建立了类似的富有成效的合作，即所谓的“外科工程学”[39]。在内镜手术或手术内镜方面，诊断和治疗已经发展到了新的水平，有的结果不切实际，有的经受住了时间的考验。“NOTES–Hype”的一个主要矛盾是工程师和临床医生之间建立的协同网络。因此，专家可以将临床需求和技术理念相结合[40]。

内镜医生和外科医生在与工程师交流时，应对仪器的技术问题有深入的了解；反之，当与临床医生存在争论并进行讨论时，工程师需要理解仪器的临床需求和技术缺陷。这种互动在未来可能会对创新的内镜手术的发展非常有帮助[38–40]。

参考文献

1. Pimentel-Nunes P, Dinis-Ribeiro M, Ponchon T, Repici A, Vieth M, De Ceglie A, Amato A, Berr F, Bhandari P, Bialek A, Conio M, Haringsma J, Langner C, Meisner S, Messmann H, Morino M, Neuhaus H, Piessevaux H, Rugge M, Saunders BP, Robaszkiewicz M, Seewald S, Kashin S, Dumonceau JM, Hassan C, Deprez PH. Endoscopic submucosal dissection: European Society of Gastrointestinal Endoscopy (ESGE) Guideline. Endoscopy. 2015;47(9):829–54. https://doi.org/10.1055/s-0034-1392882.
2. Hong TC, Liou JM, Yeh CC, Yen HH, Wu MS, Lai IR, Chen CC. Endoscopic submucosal dissection comparing with surgical resection in patients with early gastric cancer – a single center experience in Taiwan. J Formos Med Assoc. 2020:S0929-6646(20)30401-0. https://doi.org/10.1016/j.jfma.2020.08.027. Epub ahead of print. PMID: 32900577.
3. Dumonceau JM, Deprez PH, Jenssen C, Iglesias-Garcia J, Larghi A, Vanbiervliet G, Aithal GP, Arcidiacono PG, Bastos P, Carrara S, Czakó L, Fernández-Esparrach G, Fockens P, Ginès À, Havre RF, Hassan C, Vilmann P, van Hooft JE, Polkowski M. Indications, results, and clinical impact of endoscopic ultrasound (EUS)-guided sampling in gastroenterology: European Society of Gastrointestinal Endoscopy (ESGE) Clinical Guideline – Updated January 2017. Endoscopy. 2017;49(7):695–714. https://doi.org/10.1055/s-0043-109021.
4. Guedes HG, De Moura DTH, Guedes HG, Duarte RB, et al. A comparison of the efficiency of 22G versus 25G needles in EUS-FNA for solid pancreatic mass assessment: a systematic review and meta-analysis. Clin Sao Paulo Braz. 2018;73:e261.
5. Fritscher-Ravens A, Brand L, Knöfel WT, Bobrowski C, Topalidis T, Thonke F, de Weerth A, Soehendra N. Comparison of endoscopic ultrasound-guided fine needle aspiration for focal pancreatic lesions in patients with normal parenchyma and chronic pancreatitis. Am J Gastroenterol. 2002;97(11):2768–75. https://doi.org/10.1111/j.1572-0241.2002.07020.x. PMID: 12425546.
6. Bang JY, Magee SH, Ramesh J, Trevino JM, Varadarajulu S. Randomized trial comparing fanning with standard technique for endoscopic ultrasound-guided fine-needle aspiration of solid pancreatic mass lesions. Endoscopy. 2013;45(6):445–50. https://doi.org/10.1055/s-0032-1326268.
7. Attili F, Fabbri C, Yasuda I, Fuccio L, Palazzo L, Tarantino I, Dewitt J, Frazzoni L, Rimbaş M, Larghi A. Low diagnostic yield of transduodenal endoscopic ultrasound-guided fine needle biopsy using the 19-gauge Flex needle: a large multicenter prospective study. Endosc Ultrasound. 2017;6(6):402–8. https://doi.org/10.4103/eus.eus_54_17. PMID: 29251275; PMCID: PMC5752763.
8. Suzuki R, Lee JH, Krishna SG, Ramireddy S, Qiao W, Weston B, Ross WA, Bhutani MS. Repeat endoscopic ultrasound-guided fine needle aspiration for solid pancreatic lesions at a tertiary referral center will alter the initial inconclusive result. J Gastrointestin Liver Dis. 2013;22(2):183–7. PMID: 23799217.
9. Song TJ, Kim JH, Lee SS, Eum JB, Moon SH, Park DY, Seo DW, Lee SK, Jang SJ, Yun SC, Kim MH. The prospective randomized, controlled trial of endoscopic ultrasound-guided fine-needle aspiration using 22G and 19G aspiration needles for solid pancreatic or peripancreatic masses. Am J Gastroenterol. 2010;105(8):1739–45. https://doi.org/10.1038/ajg.2010.108. PMID: 20216532.
10. Hayashi T, Ishiwatari H, Yoshida M, Ono M, Sato T, Miyanishi K, Sato Y, Kobune M, Takimoto R, Mitsuhashi T, Asanuma H, Ogino J, Hasegawa T, Sonoda T, Kato J. Rapid on-site evaluation by endosonographer during endoscopic ultrasound-guided fine needle aspiration for pancreatic solid masses. J Gastroenterol Hepatol. 2013;28(4):656–63. https://doi.org/10.1111/jgh.12122. PMID: 23301574.
11. Hucl T, Wee E, Anuradha S, Gupta R, Ramchandani M, Rakesh K, Shrestha R, Reddy DN, Lakhtakia S. Feasibility and efficiency of a new 22G core needle: a prospective comparison study. Endoscopy. 2013;45(10):792–8. https://doi.org/10.1055/s--0033-1344217. PMID: 24068588.
12. Kandel P, Tranesh G, Nassar A, Bingham R, Raimondo M, Woodward TA, Gomez V, Wallace MB. EUS-guided fine needle biopsy sampling using a novel fork-tip needle: a case-control study. Gastrointest Endosc. 2016;84(6):1034–9. https://doi.org/10.1016/j.gie.2016.03.1405. PMID: 27018087.

13. Hann A, Walter BM, Epp S, Ayoub YK, Meining A. The "Twist-Needle" – a new concept for endoscopic ultrasound-guided fine needle-biopsy. Endosc Int Open. 2019;7(12):E1658–62. https://doi.org/10.1055/a-0998-3997. PMID: 31788549; PMCID: PMC6877432.
14. Rubin M, Lurie L, Bose K, Kim SH. Expanding the view of a standard colonoscope with the Third Eye Panoramic cap. World J Gastroenterol. 2015;21(37):10683–7. https://doi.org/10.3748/wjg.v21.i37.10683. PMID: 26457029; PMCID: PMC4588091.
15. Walter BM, Hann A, Frank R, Meining A. A 3D-printed cap with sideoptics for colonoscopy: a randomized ex vivo study. Endoscopy. 2017;49(8):808–12. https://doi.org/10.1055/s-0043-105071. PMID: 28445902.
16. Lew RJ, Kochman ML. A review of endoscopic methods of esophageal dilation. J Clin Gastroenterol. 2002;35(2):117–26. https://doi.org/10.1097/00004836-200208000-00001. PMID: 12172355.
17. Repici A, Small AJ, Mendelson A, Jovani M, Correale L, Hassan C, Ridola L, Anderloni A, Ferrara EC, Kochman ML. Natural history and management of refractory benign esophageal strictures. Gastrointest Endosc. 2016;84(2):222–8. https://doi.org/10.1016/j.gie.2016.01.053. Epub 2016 Jan 30. PMID: 26828759.
18. Adler DG, Siddiqui AA. Endoscopic management of esophageal strictures. Gastrointest Endosc. 2017;86(1):35–43. https://doi.org/10.1016/j.gie.2017.03.004. Epub 2017 Mar 10. PMID: 28288841.
19. Grooteman KV, Wong Kee Song LM, Vleggaar FP, Siersema PD, Baron TH. Non-adherence to the rule of 3 does not increase the risk of adverse events in esophageal dilation. Gastrointest Endosc. 2017;85(2):332–337.e1. https://doi.org/10.1016/j.gie.2016.07.062. PMID: 27506393.
20. Buess G, Thon J, Hutterer F. A multiple-diameter bougie fitted over a small-caliber fiberscope. Endoscopy. 1983;15(2):53–4. https://doi.org/10.1055/s-2007-1018610. PMID: 6851953.
21. Jones MP, Bratten JR, McClave SA. The Optical Dilator: a clear, over-the-scope bougie with sequential dilating segments. Gastrointest Endosc. 2006;63(6):840–5. https://doi.org/10.1016/j.gie.2005.08.042. PMID: 16650550.
22. Walter B, Schmidbaur S, Rahman I, Albers D, Schumacher B, Meining A. The BougieCap – a new method for endoscopic treatment of complex benign esophageal stenosis: results from a multicenter study. Endoscopy. 2019;51(9):866–70. https://doi.org/10.1055/a-0959-1535. PMID: 31342473.
23. Ell C, May A, Pech O, et al. Curative endoscopic resection of early esophageal adenocarcinomas (Barrett's cancer). Gastrointest Endosc. 2007;65(1):3–10. https://doi.org/10.1016/j.gie.2006.04.033.
24. Meier B, Schmidt A, Glaser N, Meining A, Walter B, Wannhoff A, Riecken B, Caca K. Endoscopic full-thickness resection of gastric subepithelial tumors with the gFTRD-system: a prospective pilot study (RESET trial). Surg Endosc. 2019; https://doi.org/10.1007/s00464-019-06839-2.
25. Saito Y, Fukuzawa M, Matsuda T, Fukunaga S, Sakamoto T, Uraoka T, Nakajima T, Ikehara H, Fu KI, Itoi T, Fujii T. Clinical outcome of endoscopic submucosal dissection versus endoscopic mucosal resection of large colorectal tumors as determined by curative resection. Surg Endosc. 2010;24(2):343–52. https://doi.org/10.1007/s00464-009-0562-8. PMID: 19517168.
26. Neuhaus H, Costamagna G, Devière J, Fockens P, Ponchon T, Rösch T, ARCADE Group. Endoscopic submucosal dissection (ESD) of early neoplastic gastric lesions using a new double-channel endoscope (the "R-scope"). Endoscopy. 2006;38(10):1016–23. https://doi.org/10.1055/s-2006-944830. PMID: 17058167.
27. Meining A, Feussner H, Swain P, Yang GZ, Lehmann K, Zorron R, Meisner S, Ponsky J, Martiny H, Reddy N, Armengol-Miro JR, Fockens P, Fingerhut A, Costamagna G. Natural-orifice transluminal endoscopic surgery (NOTES) in Europe: summary of the working group reports of the Euro-NOTES meeting 2010. Endoscopy. 2011;43(2):140–3.
28. Fuchs KH, Meining A, von Renteln D, Fernandez-Esparrach G, Breithaupt W, Zornig C, Lacy A. Euro-NOTES Status Paper: from the concept to clinical practice. Surg Endosc. 2013;27(5):1456–67.
29. Zizer E, Roppenecker D, Helmes F, Hafner S, Krieger Y, Lüth T, Meining A. A new 3D-printed overtube system for endoscopic submucosal dissection: first results of a randomized study in a porcine model. Endoscopy. 2016;48(8):765. https://doi.org/10.1055/s-0042-106263. Epub 2016 Apr 21. Erratum for: Endoscopy 2016 Aug;48(8):762-5.
30. Imaeda H, Iwao Y, Ogata H, Ichikawa H, Mori M, Hosoe N, Masaoka T, Nakashita M, Suzuki H, Inoue N, Aiura K, Nagata H, Kumai K, Hibi T. A new technique for endoscopic submucosal dissection for early gastric cancer using an external grasping forceps. Endoscopy. 2006;38(10):1007–10. https://doi.org/10.1055/s-2006-925264. PMID: 16673308.
31. Walter B, Schmidbaur S, Krieger Y, Meining A. Improved endoscopic resection of large flat lesions and early cancers using an external additional working channel (AWC): a case series. Endosc Int Open. 2019;7(2):E298–301. https://doi.org/10.1055/a-0824-6912. PMID: 30746432; PMCID: PMC6368484.
32. Jacobs S, Grunert R, Mohr FW, Falk V. 3D-Imaging of cardiac structures using 3D heart models for planning in heart surgery: a preliminary study. Interact Cardiovasc Thorac Surg. 2008;7(1):6–9. https://doi.org/10.1510/icvts.2007.156588. Epub 2007 Oct 9. PMID: 17925319.
33. Eltorai AE, Nguyen E, Daniels AH. Three-dimensional printing in orthopedic surgery. Orthopedics. 2015;38(11):684–7. https://doi.org/10.3928/01477447-20151016-05. PMID: 26558661.
34. Li Y, Yang X, Li D. The application of three-dimensional surface imaging system in plas-

tic and reconstructive surgery. Ann Plast Surg. 2016;77 Suppl 1:S76–83. https://doi.org/10.1097/SAP.0000000000000813. PMID: 27015345.

35. Malik HH, Darwood AR, Shaunak S, Kulatilake P, El-Hilly AA, Mulki O, Baskaradas A. Three-dimensional printing in surgery: a review of current surgical applications. J Surg Res. 2015;199(2):512–22. https://doi.org/10.1016/j.jss.2015.06.051. PMID: 26255224.

36. Steinemann DC, Müller PC, Apitz M, Nickel F, Kenngott HG, Müller-Stich BP, Linke GR. An ad hoc three dimensionally printed tool facilitates intra-esophageal suturing in experimental surgery. J Surg Res. 2018;223:87–93. https://doi.org/10.1016/j.jss.2017.10.026. PMID: 29433890; PMCID: PMC5961934.

37. Krieger YS, Ostler D, Rzepka K, Meining A, Feussner H, Wilhelm D, Lueth TC. Evaluation of long-term stability of monolithic 3D-printed robotic manipulator structures for minimally invasive surgery. Int J Comput Assist Radiol Surg. 2020;15(10):1693–7. https://doi.org/10.1007/s11548-020-02244-6. Epub 2020 Aug 13. PMID: 32789728.

38. Meining A. Endoneering: a new perspective for basic research in gastrointestinal endoscopy. United European Gastroenterol J. 2020;8(3):241–5. https://doi.org/10.1177/2050640620913433. PMID: 32310738; PMCID: PMC7184653.

39. Feussner H, Wilhelm D, Navab N, Knoll A, Lüth T. Surgineering: a new type of collaboration among surgeons and engineers. Int J Comput Assist Radiol Surg. 2019;14(2):187–90. https://doi.org/10.1007/s11548-018-1893-5. PMID: 30539502.

40. Meining A. Setting the stage for research in endoscopy. United European Gastroenterol J. 2019;7(2):177–8. https://doi.org/10.1177/2050640619829585. Epub 2019 Mar 2. PMID: 31080600; PMCID: PMC6498792.

第 19 章

ESD的适应证、操作及疗效

Motohiko Kato，Naohisa Yahag

19.1 引言

在 ESD 兴起之前，用圈套器进行 EMR 是唯一一种局部切除浅表肿瘤的方法。然而，该方法仅限于相对较小和黏膜下层无纤维化的病变。对于较大的黏膜病变，EMR 往往需要分次切除，这使得组织学评估困难且有时不准确。ESD 的发展使我们在这些适应证的限制下也能治疗患者。但同时，它在技术上也更具挑战性，不良事件发生的风险更高。本章描述了 ESD 的适应证、操作细节，包括并发症的处理和临床结果。

19.2 胃肠道肿瘤 ESD 的适应证

与 EMR 不同，ESD 的适应证不受病变大小和位置的限制，但 ESD 只适用于无淋巴结转移的局部病灶。先前的报道回顾了大量的病例，结果显示某些病理标准预测器官转移的风险较低。其中，浸润深度是淋巴结转移的最重要预测指标之一。一般来说，对局限于黏膜层或轻微侵犯黏膜下层的肿瘤，ESD 是一个好的选择。需要注意的是，“轻微侵犯”的具体深度因器官而异。治疗前应预估浸润深度。除了白光内镜的形态学特征外，内镜超声还可用于诊断浸润深度。此外，在食管和结肠还可使用图像增强内镜（IEE）——放大内镜（ME）。

19.2.1 食管肿瘤 ESD 的适应证

日本胃肠内镜学会（GES）、欧洲胃肠内镜学会（ESGE）和美国胃肠病学会（AGA）发布了关于食管肿瘤 ESD 的适应证的实践指南。日本胃肠内镜学会（JGES）指南中没有明确指出鳞状细胞癌（SCC）应选择 EMR 还是 ESD，但由于 ESD 整块切除率高，因此强烈推荐其用于腺癌的治疗。此外，ESGE 和 AGA 指南中未表明 ESD 优于 EMR，因为 ESD 仅适用于>15mm 且抬举征较差的病变。病变占位的周长也是这些指征中非常重要的因素之一，因为大范围切除后会导致 ESD 术后狭窄，这是非常严重的后果。因此，JGES 指南中没有提出 ESD 用于治疗全周病变>50mm 或怀疑侵犯黏膜肌层的病变。同样，AGA 指南将 ESD 的绝对适应证限制在小于食管管腔周长 2/3 的病变（表 19.1）。

表 19.1 指南中对食管肿瘤 ESD 适应证的描述[1-3]

指南	鳞状细胞癌	腺癌
JGES(2020)[1]	cT1a-EP/LPM 非环腔 周长≤5cm cT1a-MM/T1b-SM1(<200μm) 非环腔	T1a (m1~m3)
AGA(2019)[2]	重度到中度异型增生(G1 或 G2) Paris 系统 0~Ⅱ型病变 绝对适应证:m1~2<2/3 相对适应证:m3 或 sm<200μm	重度到中度异型增生(G1 或 G2) T1a (m1~m3) >15mm
ESGE(2015)[3]	ESD 是除<10mm 的肿瘤(可用 EMR 切除)的首选	> 15mm 低级别 有黏膜下层浸润的风险

19.2.2 胃肿瘤 ESD 的适应证

早期胃癌 ESD 的适应证是基于 Gotoda 和 Hirasawa 提出的标准[4,5](表 19.2)。这些标准是通过分析数千例手术切除的病例中筛选出淋巴结转移风险极低的病例而得出的,并被美国和欧洲接受。这些标准是严格基于分期为 T1a(M)N0M0 和 T1b(SM)N0M0、接受了根治性胃切除术且 5 年生存率分别为 99%和 97%的患者来构建的,估计淋巴结转移的统计可信区间上限为 1%~3%。因此,可能存在对其他疾病的死亡风险进行分层的空间(如老年人),以根据淋巴结转移的个体因素来确定治疗方案[6]。

19.2.3 结直肠肿瘤 ESD 的适应证

根据 JGES 指南中对结直肠 EMR/ESD 的描述,除临床怀疑为 T1b 癌的病变(黏膜下浸润深度≥1000μm)外,早期结直肠癌[原位癌(Tis)/T1]可选择内镜治疗。ESGE 和 AGA 指南中都提出了相同的建议[2,3]:是否应用 EMR 和 ESD 治疗,应依据肉眼所见病变大小[包括侧向发育型病变的亚型(LST)](表 19.3)[7] 来判断整体切除的必要性和可能性。目前发布的指南对病变大小没有限制, 但具体适应证应根据术者的操作水平而定。

表 19.2 胃肿瘤 ESD 的适应证[4,5]

组织学	黏膜内癌				黏膜下癌	
	溃疡(-)		溃疡(+)		SM1(<500μm)	SM2(≥500μm)
	≤20mm	>20mm	≤30mm	>30mm	≤30mm	>30mm
高分化	绝对适应	绝对适应	绝对适应	不适用	绝对适应	不适用
未分化	相对适应	不适用	不适用	不适用	不适用	不适用

表 19.3 结直肠肿瘤 ESD 的适应证[7]

1.圈套 EMR 进行整块切除很难操作的病变
侧向发育型病变非颗粒型(LST-NG),尤其是假凹陷型
Ⅵ型病变
浅 T1(SM)浸润的癌
大型凹陷型肿瘤
大突起型疑为癌的病变
2.黏膜肿瘤伴黏膜下纤维化
3.慢性炎症下的散发性局部肿瘤,如溃疡性结肠炎
4.内镜下切除后局部残留或复发的早期癌

19.2.4 十二指肠肿瘤 ESD 的适应证

据报道,十二指肠 ESD 比其他器官 ESD 并发症的风险更高;因此,它尚未得到广泛的应用。由于其并发症发生率高,JGES 指南中没有关于十二指肠 ESD 的描述,ESGE 指南和 AGA 指南也不推荐常规进行十二指肠 ESD[8]。

19.3 技术

ESD 技术包括黏膜下注射、黏膜切开和黏膜下剥离。还有一些并发症处理技术,包括处理术中出血、穿孔、瘢痕病变剥离等困难情况及不良事件的预防。这些技术将在下文进行详细阐述。

19.3.1 黏膜下注射

黏膜下注射是进行安全的黏膜切开和黏膜下剥离的关键步骤。技术要点是注射足够量的注射液,特别是在黏膜切口处,并创造一个有利于切开的成形液垫。由于黏膜筋膜板周围血管丰富,浅的黏膜切口可引起出血。另一方面,注射不充分会导致穿孔,尤其是在薄壁的食管和结肠。注射液应小心地注射到黏膜下层,避免注射到胃肠道壁深层。如果注射针进针过深,可能导致注射到浆膜下层;如果注射压力过大,可能注射到肌肉层。重要的是,在进针过程中感受针的阻力而不是进针过深。此外,还应通过控制针尖的方向来控制突起的形状,以形成均匀、少有凹痕的凸起。

关于注射液的类型,高渗液体(如 10% 甘油)比生理盐水黏膜下液体垫效果更好,但高渗葡萄糖溶液会损伤组织[9]。透明质酸钠黏膜下液体垫效果良好,可用于严重纤维化的病变。最近的研究报道,海藻酸钠和热敏剂为新型的注射溶液,可提供持久的黏膜下液体垫[10,11]。

19.3.2 黏膜切开

黏膜切口的方向取决于能量器械的类型。使用针式能量器械时,切口应从近端到远端。如果从远端到近端切口,器械的尖端可能会指向肌肉层,因此有穿孔的风险。相反,如果采用尖端绝缘的能量器械(如高频电刀),切口应从远端到近端(图 19.1)。

19.3.3 黏膜下剥离

一般来说,应在直视下剥离黏膜下层。良好的手术视野很重要,可避免术中因意外的血管损伤而导致的穿孔或大出血。固定在内镜尖端的透明帽对进入黏膜瓣和稳定手术视野非常有用。需要注意的是,在剥离的早期阶段试图用透明帽去观察黏膜下层,从而将内镜尖端指向肌肉层,可能会增加穿孔的风险。基于这个原因,首先应进行黏膜下剥离,同时保持与肌肉层的切向方向,直至黏膜瓣变得足够大才能向下延伸(图 19.2)。

在进入黏膜瓣下方后,可把透明帽靠在目标组织上来稳定手术视野。这种口袋式剥离方法是由 Miura 等提出的改良黏膜下剥离术[12],即黏膜下层像口袋一样被剥离,而不扩展病变周围的黏膜切口。此外,最近还报道了一种利用内镜水射流功能产生水压的新技术。在这项技术中,水压可使剥离早期阶

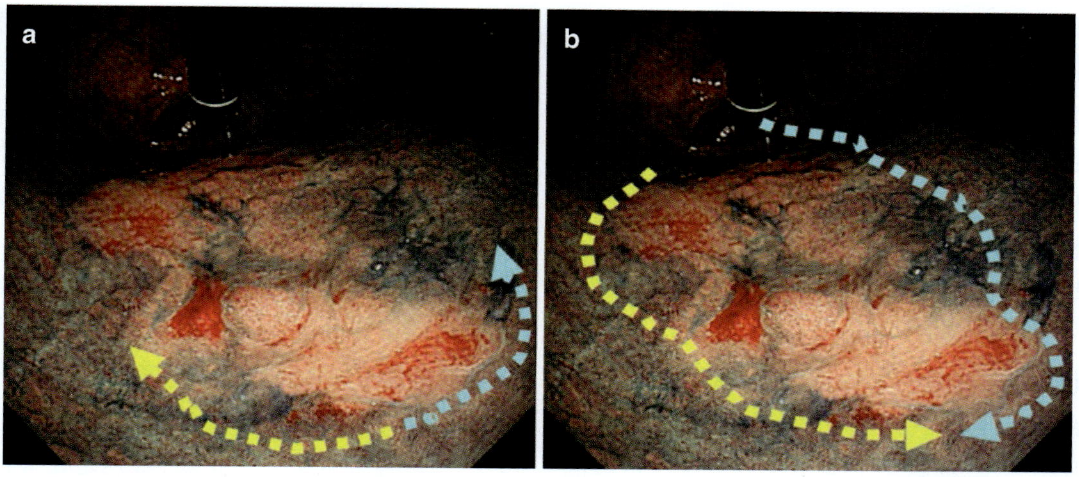

图 19.1　不同类型能量器械的黏膜切口方向。(a)使用针式能量器械时，黏膜切口方向从近端到远端。(b)使用尖端绝缘的能量器械时，黏膜切口方向从远端到近端。

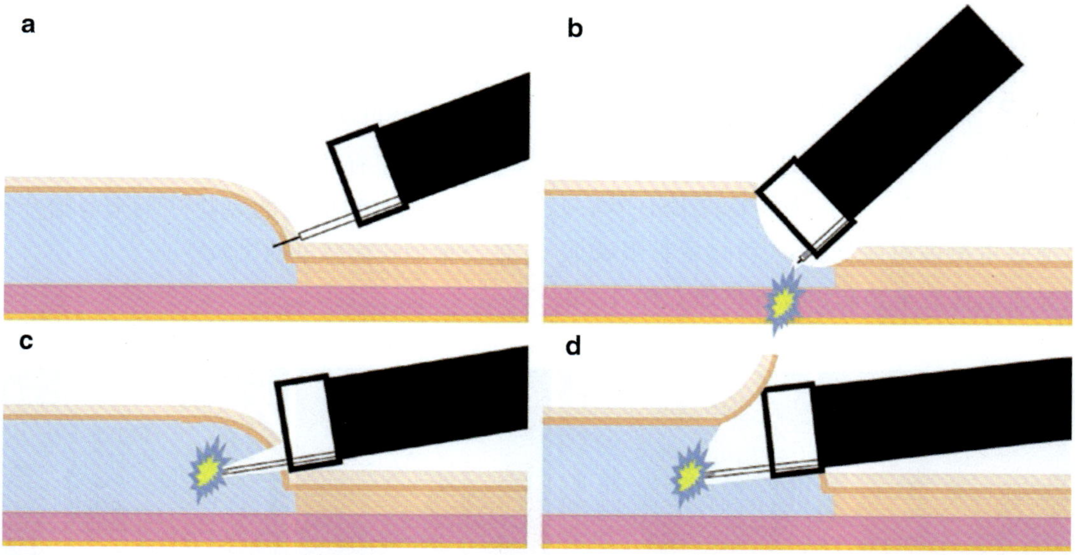

图 19.2　使用针式能量器械进行黏膜下剥离。(a)黏膜剥离。(b)剥离早期阶段利用透明帽可导致内镜的尖端指向肌肉层。(c)与病变保持距离，以切向入路。(d)切开大的黏膜瓣后更容易观察。

段的黏膜下层视野更清晰[13,14]。牵引装置也有助于获得良好的手术视野和改善手术结果[15-17]。

黏膜下剥离术的另一个要点是尽量识别血管。黏膜下层白色或红色的条索状结构或脂肪组织可提示血管的位置。找到血管后，尽可能多地分离血管周围的黏膜下层组织，以分离出血管。如果黏膜下层的血管较小(比能量器械中的血管小)，可用具有普通凝血作用的高频电流(如快速凝血和强制凝血)进行止血。如果血管较大，可用高频电流达到止血效果(如极低设定的强制凝血)。对于更大的血管，应使用止血钳进行预凝(主要是软凝)。

19.3.4 并发症的处理

ESD 术中最常见的并发症是出血。术中

小出血可用能量器械进行止血。大量喷射性出血需要使用止血钳：找到出血点后，用高频电流（主要是软凝）来实现止血。技术要点是安全地抓住出血点，并在施加电流前将手术钳稍微拉开，以避免损伤肌肉层。最近报道了一种使用长波长的新型 IEE 来识别出血点，这种新技术有望改善 ESD 的结果[18]。

术中另一个常见的并发症是穿孔。处理术中穿孔时最重要的是保持冷静。小穿孔可被夹闭，但若夹闭过早，会干扰进一步剥离。因此，应继续黏膜下剥离术以确保有足够的空间应用内镜夹。二氧化碳注气可防止气腹，但如果需要很长时间才能关闭穿孔，可能需要使用静脉导管对腹腔进行减压，以防止发展为腹腔间隔室综合征。

19.3.5 术后不良事件的预防

ESD 术后不良事件包括迟发性出血、迟发性穿孔和狭窄。术后尤其是胃 ESD 术后，可通过电凝波电凝因 ESD 切除后黏膜破损而显露的血管来预防迟发性出血。此外，由于结肠和十二指肠壁薄，应避免使用过大的电流，否则会导致迟发性穿孔。

另一种预防不良事件的方法是缝合切除后缺损的黏膜。研究表明，完全闭合 ESD 术后缺损的黏膜，可显著降低十二指肠 ESD 术后迟发性不良事件较高的发生率[19,20]。同样，有报道缝合缺损的黏膜可显著降低结直肠内镜切除术后电凝综合征的发生率[21]。缝合方法包括简单的夹缝合、留置圈套、线夹[19,22]及最近报道的新型缝合装置[23,24]。

术后狭窄也是一个难题，特别是在大面积切除的食管 ESD 术后。据报道，将曲安奈德（一种类固醇悬液）直接注射到 ESD 术后缺损的黏膜底部的黏膜下层，或口服泼尼松可预防术后狭窄[25]。当在幽门或贲门进行半环腔或环腔切除时，有时可在胃内局部注射曲安奈德，以防止术后狭窄（图 19.3）。尽管上述方法是有效的，但有人担心局部注射可能会增加组织脆性的风险[26,27]，全身治疗可能会增加疾病感染的风险[28]。

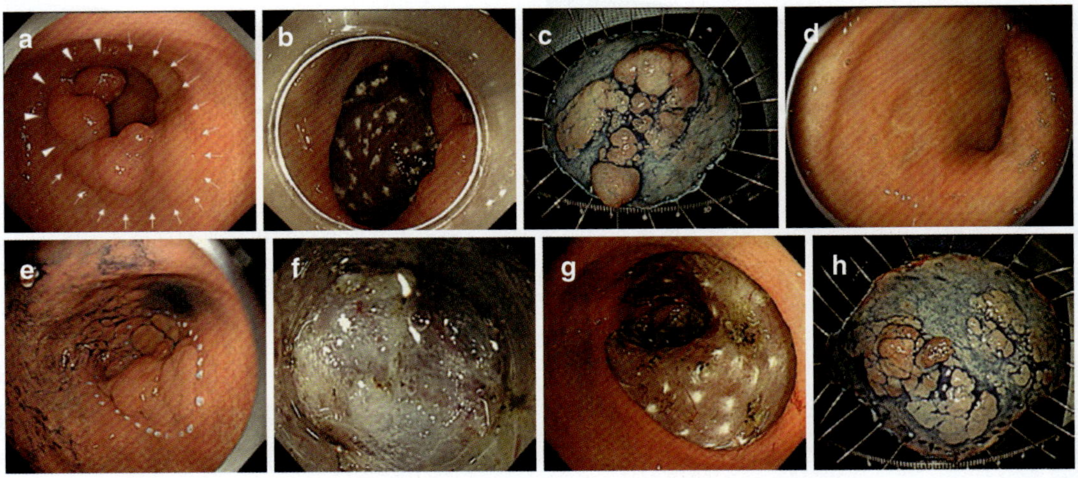

图 19.3 ESD 防止胃半环腔病变狭窄的两个步骤。(a)在胃窦处发现 20mm 隆起的病变（箭头所示）和 40mm 扁平隆起的病变（箭头所示）。(b)第一次 ESD 切除病变前壁，并在切除后剩余的黏膜下层注射曲安奈德。(c)切除标本显示“管状腺癌，0~Ⅰ型，20mm×14mm、pM、ly0、v0、pHM0、pVM0”，表明切除是有效的。(d)第一次 ESD 术后 4 个月发生瘢痕溃疡，无狭窄。(e)第二次 ESD 切除病变后壁。(f)仔细剥离初次 ESD 术后严重纤维化的部位。(g)病变完全切除且无并发症，然后将曲安奈德注射到其余的黏膜下层。(h)切除标本显示“管状腺癌，0~Ⅱa 型，42mm×28mm，pM，ly0，v0，pHM0，pVM0”，表明切除是有效的。

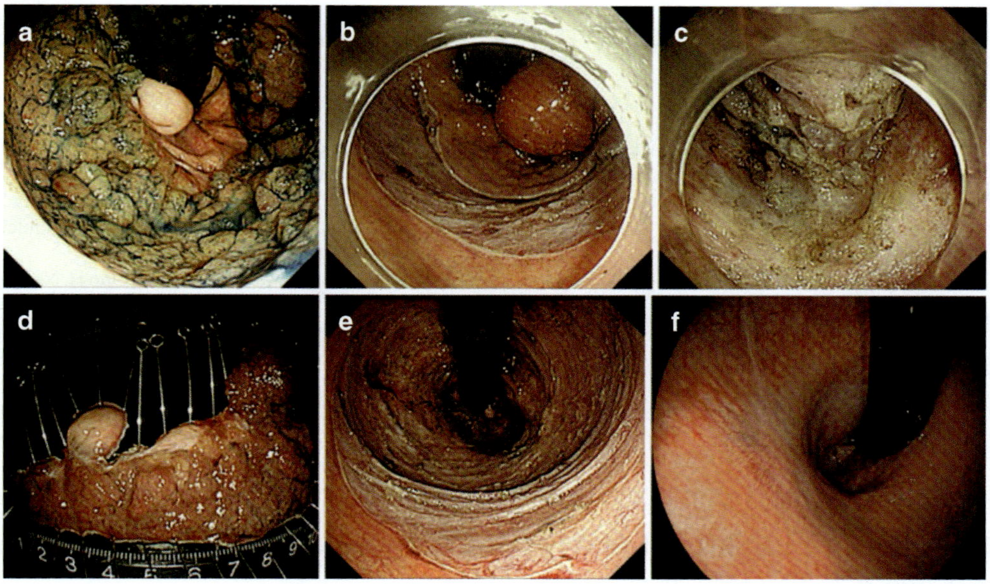

图 19.4　ESD 治疗经肛门息肉切除术后复发性半环腔直肠病变。(a)经肛门息肉切除术后几年发现一个巨大的复发性半环腔直肠病变。(b)由于该患者拒绝接受结肠造口术,因此我们采取 ESD 进行治疗。(c)病变下可见严重的纤维化。(d)切除标本显示“管状绒毛状腺瘤中分化良好的管状腺癌,0~Is+Ⅱa 型,11cm×6cm,pM,ly0,v0,pHM0,pVM0”,表明切除是有效的。(e)由于切除面积大,为避免狭窄,使用倍他米松栓剂治疗 2 个月。(f)ESD 术后 6 个月观察到瘢痕非常光滑且无狭窄。

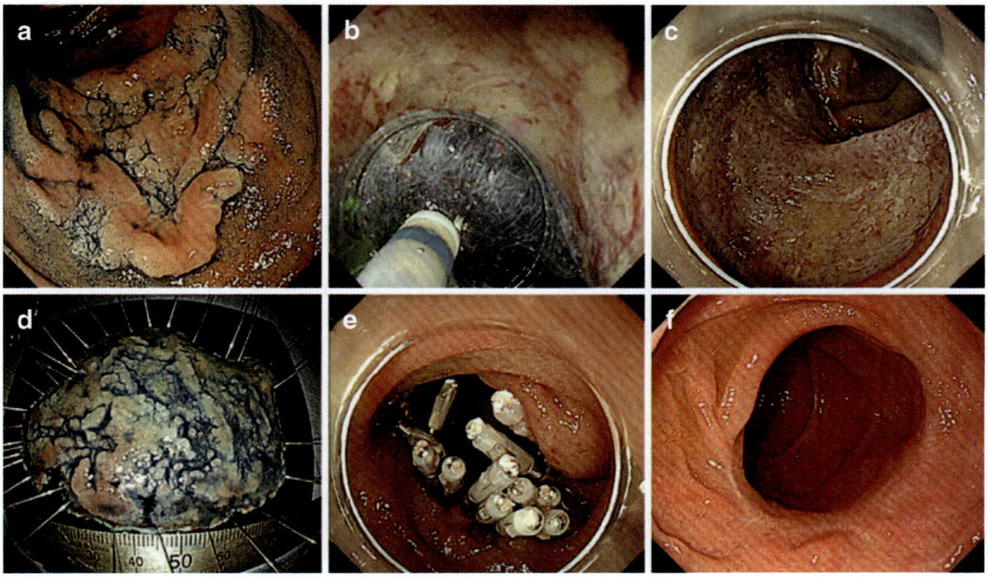

图 19.5　ESD 治疗半环腔十二指肠病变。(a)半环腔病变位于十二指肠第二部分的后壁。(b)使用水压法进行 ESD 切除。(c)完全切除病变且无并发症发生。(d)切除标本显示“腺瘤中的管状腺癌,0~Ⅱa,57mm×42mm,tub1>tub2,pTis,ly0,v0,pHM0,pVM0”,表明是切除有效的。(e)采用“线夹缝合法”完全闭合切除部位。(f)临床病程非常顺利,术后 6 个月无畸形。

19.4 结果

根据先前的研究报道，无论在哪个器官，ESD 的整块切除率均超过 80%。尽管欧洲和美国的高容量中心的结果有限[29-33]，但日本和西方国家均报道了良好的结果。目前，ESD 作为一种保留器官的微创治疗正逐渐被广泛应用，包括大型和困难的病变（图 19.3 至图 19.5），而且不良事件的发生率逐年下降。最近的研究显示，胃、食管和结肠不良事件的发生率<5%[3,31,34]。但据报道，十二指肠 ESD 不良事件发生的风险较高，其中术中穿孔率超过 10%，甚至日本的高容量中心也是如此[8,35]。然而，完全闭合 ESD 切除的创面可以避免胰十二指肠切除术（图 19.5）。因此，十二指肠 ESD 应由高级机构筛选的高级专家进行。据报道，良好的长期结果显示，在整个胃肠道淋巴结较少受累的人群中，R0 切除后很少有病例出现局部复发[3,29,36]。

19.5 结论

无论病变的位置、大小和黏膜下层有无纤维化，ESD 均具有较高的整块切除率，其安全性高且可得到准确的病理诊断。此外，ESD 有利于器官保护，提高术后患者的生活质量。相较于 EMR，ESD 不良事件发生的风险更高，但内镜设备、ESD 技术和预防不良事件的处理方法的最新进展改善了 ESD 治疗的结果，并扩大了其适应证。

参考文献

1. Ishihara R, Arima M, Iizuka T, Oyama T, Katada C, Kato M, et al. Endoscopic submucosal dissection/endoscopic mucosal resection guidelines for esophageal cancer. Dig Endosc. 2020;32(4):452–93.
2. Draganov PV, Wang AY, Othman MO, Fukami N. AGA Institute Clinical Practice Update: Endoscopic Submucosal Dissection in the United States. Clin Gastroenterol Hepatol. 2019;17(1):16–25. e1
3. Pimentel-Nunes P, Dinis-Ribeiro M, Ponchon T, Repici A, Vieth M, De Ceglie A, et al. Endoscopic submucosal dissection: European Society of Gastrointestinal Endoscopy (ESGE) Guideline. Endoscopy. 2015;47(9):829–54.
4. Gotoda T, Yanagisawa A, Sasako M, Ono H, Nakanishi Y, Shimoda T, et al. Incidence of lymph node metastasis from early gastric cancer: estimation with a large number of cases at two large centers. Gastric Cancer. 2000;3(4):219–25.
5. Hirasawa T, Gotoda T, Miyata S, Kato Y, Shimoda T, Taniguchi H, et al. Incidence of lymph node metastasis and the feasibility of endoscopic resection for undifferentiated-type early gastric cancer. Gastric Cancer. 2009;12(3):148–52.
6. Hatta W, Gotoda T, Oyama T, Kawata N, Takahashi A, Yoshifuku Y, et al. A scoring system to stratify curability after endoscopic submucosal dissection for early gastric cancer: "eCura system". Am J Gastroenterol. 2017;112(6):874–81.
7. Tanaka S, Kashida H, Saito Y, Yahagi N, Yamano H, Saito S, et al. Japan Gastroenterological Endoscopy Society guidelines for colorectal endoscopic submucosal dissection/endoscopic mucosal resection. Dig Endosc. 2019;32(2):219–39.
8. Yahagi N, Kato M, Ocihai Y, Maehata T, Sasaki M, Kiguchi Y, et al. Outcomes of endoscopic resection for superficial duodenal epithelial neoplasia. Gastrointest Endosc. 2018;88(4):676–82.
9. Fujishiro M, Yahagi N, Kashimura K, Mizushima Y, Oka M, Enomoto S, et al. Comparison of various submucosal injection solutions for maintaining mucosal elevation during endoscopic mucosal resection. Endoscopy. 2004;36(7):579–83.
10. Liu W, Wang M, Zhao L, Wang M, Wang X, Fan Z, et al. Thermo-sensitive isopentane aerification for mucosal lift during endoscopic resection in animal models (with video). Gastrointest Endosc. 2017;86(6):1168–75 e3.
11. Uemura N, Oda I, Saito Y, Ono H, Fujisaki J, Matsuhashi N, et al. Efficacy and safety of 0.6% sodium alginate solution in endoscopic submucosal dissection for esophageal and gastric neoplastic lesion: a randomized controlled study. Dig Endosc. 2019;31(4):396–404.
12. Miura Y, Shinozaki S, Hayashi Y, Sakamoto H, Lefor AK, Yamamoto H. Duodenal endoscopic submucosal dissection is feasible using the pocket-creation method. Endoscopy. 2017;49(1):8–14.
13. Yahagi N, Nishizawa T, Sasaki M, Ochiai Y, Uraoka T. Water pressure method for duodenal endoscopic submucosal dissection. Endoscopy. 2017;49(10):E227–E8.
14. Kato M, Takatori Y, Sasaki M, Mizutani M, Tsutsumi K, Kiguchi Y, et al. Water pressure method for duodenal endoscopic submucosal dissection (with video). Gastrointest Endosc. 2021;93(4):942–9.

15. Yoshida M, Takizawa K, Nonaka S, Shichijo S, Suzuki S, Sato C, et al. Conventional versus traction-assisted endoscopic submucosal dissection for large esophageal cancers: a multicenter, randomized controlled trial (with video). Gastrointest Endosc. 2020;91(1):55–65 e2.
16. Yoshida M, Takizawa K, Suzuki S, Koike Y, Nonaka S, Yamasaki Y, et al. Conventional versus traction-assisted endoscopic submucosal dissection for gastric neoplasms: a multicenter, randomized controlled trial (with video). Gastrointest Endosc. 2018;87(5):1231–40.
17. Yamasaki Y, Takeuchi Y, Uedo N, Kanesaka T, Kato M, Hamada K, et al. Efficacy of traction-assisted colorectal endoscopic submucosal dissection using a clip-and-thread technique: a prospective randomized study. Dig Endosc. 2018;30(4):467–76.
18. Maehata T, Fujimoto A, Uraoka T, Kato M, Horii J, Sasaki M, et al. Efficacy of a new image-enhancement technique for achieving hemostasis in endoscopic submucosal dissection. Gastrointest Endosc. 2020;92(3):667–74.
19. Kato M, Ochiai Y, Fukuhara S, Maehata T, Sasaki M, Kiguchi Y, et al. Clinical impact of closure of the mucosal defect after duodenal endoscopic submucosal dissection. Gastrointest Endosc. 2018;89(1):87–93.
20. Tsutsumi K, Kato M, Kakushima N, Iguchi M, Yamamoto Y, Kanetaka K, et al. Efficacy of endoscopic preventive procedures to reduce delayed adverse events after endoscopic resection of superficial nonampullary duodenal epithelial tumors: a meta-analysis of observational comparative trials. Gastrointest Endosc. 2020;
21. Pohl H, Grimm IS, Moyer MT, Hasan MK, Pleskow D, Elmunzer BJ, et al. Clip closure prevents bleeding after endoscopic resection of large colon polyps in a randomized trial. Gastroenterology. 2019;157(4):977–84.e3.
22. Yahagi N, Nishizawa T, Akimoto T, Ochiai Y, Goto O. New endoscopic suturing method: string clip suturing method. Gastrointest Endosc. 2016;84(6):1064–5.
23. Kantsevoy SV, Bitner M, Mitrakov AA, Thuluvath PJ. Endoscopic suturing closure of large mucosal defects after endoscopic submucosal dissection is technically feasible, fast, and eliminates the need for hospitalization (with videos). Gastrointest Endosc. 2014;79(3):503–7.
24. Goto O, Oyama T, Ono H, Takahashi A, Fujishiro M, Saito Y, et al. Endoscopic hand-suturing is feasible, safe, and may reduce bleeding risk after gastric endoscopic submucosal dissection: a multicenter pilot study (with video). Gastrointest Endosc. 2020;91(5):1195–202.
25. Hanaoka N, Ishihara R, Takeuchi Y, Uedo N, Higashino K, Ohta T, et al. Intralesional steroid injection to prevent stricture after endoscopic submucosal dissection for esophageal cancer: a controlled prospective study. Endoscopy. 2012;44(11):1007–11.
26. Yamashina T, Uedo N, Fujii M, Ishihara R, Mikamori M, Motoori M, et al. Delayed perforation after intralesional triamcinolone injection for esophageal stricture following endoscopic submucosal dissection. Endoscopy. 2013;45 Suppl 2 UCTN:E92.
27. Tsujii Y, Hayashi Y, Kawai N, Yamada T, Yamamoto K, Hayashi S, et al. Risk of perforation in balloon dilation associated with steroid injection for preventing esophageal stricture after endoscopic submucosal dissection. Endosc Int Open. 2017;5(7):E573–E9.
28. Ishida T, Morita Y, Hoshi N, Yoshizaki T, Ohara Y, Kawara F, et al. Disseminated nocardiosis during systemic steroid therapy for the prevention of esophageal stricture after endoscopic submucosal dissection. Dig Endosc. 2015;27(3):388–91.
29. Kato M, Nishida T, Yamamoto K, Hayashi S, Kitamura S, Yabuta T, et al. Scheduled endoscopic surveillance controls secondary cancer after curative endoscopic resection for early gastric cancer: a multicentre retrospective cohort study by Osaka University ESD study group. Gut. 2013;62(10):1425–32.
30. Tsujii Y, Nishida T, Nishiyama O, Yamamoto K, Kawai N, Yamaguchi S, et al. Clinical outcomes of endoscopic submucosal dissection for superficial esophageal neoplasms: a multicenter retrospective cohort study. Endoscopy. 2015;47(9):775–83.
31. Saito Y, Uraoka T, Yamaguchi Y, Hotta K, Sakamoto N, Ikematsu H, et al. A prospective, multicenter study of 1111 colorectal endoscopic submucosal dissections (with video). Gastrointest Endosc. 2010;72(6):1217–25.
32. Probst A, Ebigbo A, Markl B, Schaller T, Anthuber M, Fleischmann C, et al. Endoscopic submucosal dissection for early rectal neoplasia: experience from a European center. Endoscopy. 2017;49(3):222–32.
33. Ge PS, Thompson CC, Aihara H. Development and clinical outcomes of an endoscopic submucosal dissection fellowship program: early United States experience. Surg Endosc. 2020;34(2):829–38.
34. Suzuki H, Takizawa K, Hirasawa T, Takeuchi Y, Ishido K, Hoteya S, et al. Short-term outcomes of multicenter prospective cohort study of gastric endoscopic resection: 'Real-world evidence' in Japan. Dig Endosc. 2019;31(1):30–9.
35. Hoteya S, Furuhata T, Takahito T, Fukuma Y, Suzuki Y, Kikuchi D, et al. Endoscopic submucosal dissection and endoscopic mucosal resection for nonampullary superficial duodenal tumor. Digestion. 2017;95(1):36–42.
36. Yamada M, Saito Y, Takamaru H, Sasaki H, Yokota T, Matsuyama Y, et al. Long-term clinical outcomes of endoscopic submucosal dissection for colorectal neoplasms in 423 cases: a retrospective study. Endoscopy. 2017;49(3):233–42.

第 20 章

内镜与外科手术联合应用的原则

Arielle M. Lee, Catherine Tsai, Ryan C. Broderick, Karl-Hermann Fuchs

20.1 引言

1987 年,胃肠病学专家们描述了一种内镜逆行技术和经肝穿刺联合胆管内引流的操作方法。这是关于内镜技术和外科手术联合应用的早期报道[1]。胆道内引流已成为无法手术切除的肝胆管恶性肿瘤导致狭窄的一种首选方法[1,2]。然而,对于高位胆道梗阻,内镜技术难以进行胆管引流,此时可能的解决方法就是将内镜经乳头的操作和经皮经肝穿刺相结合。在这项操作中,内镜下十二指肠乳头切开采用的是内镜技术手段,且同时需要进行经皮经肝穿刺胆管的操作。导管经肝穿刺的通道进入胆总管,通过梗阻部位(如肿瘤)后进入十二指肠。这样梗阻以上的肝胆管和远端的十二指肠之间就建立起了通道,这有利于后续穿过梗阻部位引流的操作。在很多病例中,经皮引流已经演变为胆管内引流术。后来这一方法和放射学相结合就成了如今的经皮经肝胆管穿刺引流(PTCD)技术[3]。

另一种内镜和外科手术相结合的早期形式是由内镜技术和腹腔镜技术发展起来的[4,5]。这项技术应用于需要对病变进行切除的胃肿瘤及胃病变患者[4,5]。这可以追溯到早期腹腔镜胃部分切除和早期胃癌的治疗。1997 年,有作者报道了他们在内镜协助下采用“病变抬举法”进行腹腔镜胃楔形切除术治疗早期胃癌的初步经验[4,5]。术中患者被全身麻醉后,通过腹腔镜对上腹部进行探查的同时进行胃镜检查。内镜医生和腹腔镜手术医生相互配合,从而对病变进行识别和定位。当内镜医生完成病灶的镜下定位时,腹腔镜外科医生即可用抓钳或者缝线固定的方法显露并抬高肿瘤区域。当病变向腹壁提起后,可用线形吻合器进行胃楔形切除,这是内镜技术和腹腔镜手术相结合的较好体现。

这两个与内镜技术联合应用的例子促进了这一领域的进一步研究。

20.2 联合腹腔镜技术:内镜下胃肿瘤局部切除术

20.2.1 联合技术的发展

微创手术的出现促进了通过腹腔镜技术进行胃局部切除的研究和早期应用[4]。与此同时,随着腹腔镜技术的发展,开放手术中手术操作的一个主要特征即术者“手感”的手指探查和触觉反馈已经消失。这种损失只能通过强化观察和更多的视觉信息来补偿。其中部分可以通过内镜识别和定位病变来弥补。

Ohgami 等具有早期胃局部切除术中“联合技术”原则的经验[4,5]。他们分析了 1992—1997 年间共 50 余例患者，并报道了使用“病灶抬举法”的经验(图 20.1)[5]。在内镜黏膜下层剥离术被广泛应用之前,腹腔镜手术与内镜手术联合治疗早期胃癌的方法曾一度十分盛行[4-6]。

在接下来的几年中,对这种基本的腹腔镜和内镜联合技术进行了一些改进[5-10]。在早期胃癌和胃肠道间质瘤(GIST)的治疗中,胃壁全层切除的优点是可以对根治性切除的肿瘤进行全面的组织学评估。

这种联合腹腔镜技术是在全身麻醉下进行的。患者仰卧于呈沙滩椅体位的手术台上,双腿分开,这样医生就可以站在两腿之间。在上腹部穿刺数个套管针,从而进行上腹部的腹腔镜探查。其中一种方法是腹腔镜下的胃楔形切除术,其基于早期的“病灶抬举法”(图 20.1)[6,7]。内镜医生经自然腔道同期对胃腔进行内镜检查,识别肿瘤并进行定位。同时与腹腔镜外科医生紧密合作,利用腹腔镜抓钳或缝线固定病灶(图 20.1)。重点是病灶周围要留有足够的边距,并进行缝合标记,以便根治性切除。然后可以使用线性吻合器进行全层切除或楔形切除。

如果病变处于不适合腹腔镜手术切除的位置上，很难用线性吻合器进行切除,则可以选择胃切开术和胃内切除肿瘤(腹腔镜下胃内切除术)(图 20.2)[7]。胃切开术后必须用腹腔镜方法进行闭合。

基于类似的联合技术原理,腹腔镜下胃内切除可能会更受青睐[7,8],这对胃后壁的病变尤其有用。同样,病变可在内镜下进行识别和定位。病灶可以通过灵活的内镜操作或腹腔镜辅助下通过胃切口进行抬举。然后,通过套管针插入线性吻合器,并通过微小的

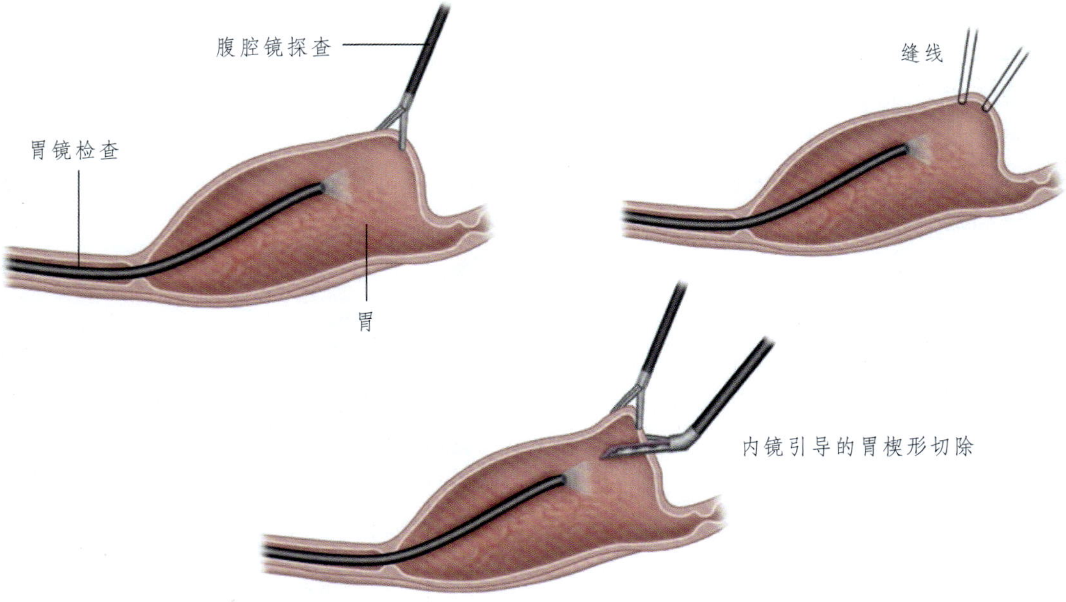

图 20.1　腹腔镜和内镜辅助下进行胃病变切除的“联合”概念。通过内镜识别病变并引导精确操纵腹腔镜器械,内镜辅助技术促进了腹腔镜下楔形切除术的应用。

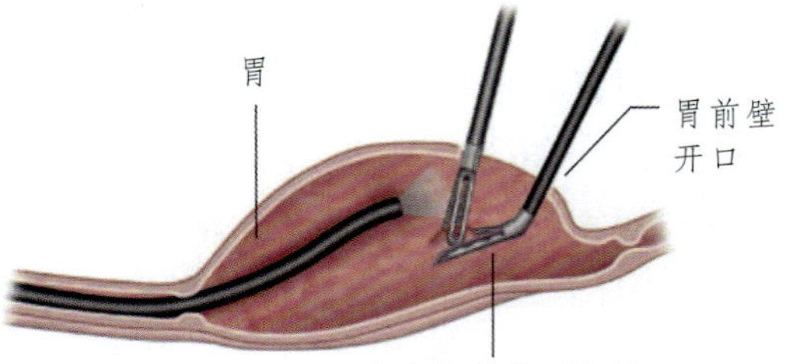

图 20.2 腹腔镜和内镜辅助下进入胃肠道切除病变的“联合”概念。胃后壁的病变通过内镜检查被识别和定位。后壁病变的处理需要打开胃前壁，从而使腹腔镜器械靠近后壁病灶。内镜辅助有助于腹腔镜利用更多的器械楔形切除病灶。

胃切口推进直线切割吻合器来切除病变。内镜医生和腹腔镜外科医生必须协调和指导线性吻合器在病灶周围正确的部位移动，以便进行根治性切除。这些剥离过程可以通过黏膜下注射进行辅助，类似于内镜下黏膜剥离的原理。

20.2.2 条带上提腹腔镜切除

腹腔镜联合内镜技术将在未来几年里得到更加深入的发展。其中一项创新就是，当内镜完成病灶的识别和定位后，利用一根长 9 号的橡皮筋绕过肿瘤的基底部进行圈套，从而提起病变部位[9]。这项技术主要用于胃肠道间质肿瘤的切除。然而，目前还没有关于这项技术的对照研究。

20.2.3 非接触性病变抬举方法

从肿瘤学的角度来看，胃楔形切除术是治疗胃间质瘤的一种理想方法。然而，现实并非完全如此，例如，位于胃后壁的病变难以实现这一操作。在这种非接触性病灶抬举过程中，患者需要采用头高脚低位，并在上腹部布置腹腔镜穿刺器[10]。首先进行胃镜检查并对肿瘤病变进行定位标记，然后外科医生在病灶周围用缝线牵引并逐渐将病变牵出腹壁。医生需要对胃周围的血管及组织进行解剖。缝线牵引辅助的方法也常用于治疗胃后壁的病变。术中必须注意保持胃的基本形态，以免术后可能出现消化道机械性或功能性梗阻。

20.2.4 双内镜联合腔内切除术

在某些情况下，由于胃内病灶范围过大，超过了内镜下黏膜切除术的指征，从而限制了这一技术的开展[11]。为解决这一难题，可采用双内镜腔内手术(DEILO)，但这需要在深度镇静条件下进行操作[11]。使用两套内镜；一套内镜的外径为 9mm，另一套内镜的外径为 6.6mm，双内镜通过咽喉时需要借助外套管[11]。首先，采用较粗的内镜进行胃内检查，发现病变并进行定位。同时进行超声内镜检查，以便在术前能获得更多的诊断信息。由内镜引入注射针，并在黏膜下层注入肾上腺素和生理盐水进行黏膜下止血和病变抬举。

然后将第二套内镜系统插入胃，并用组织钳协助显露病变。此时经粗的内镜引入最新研制的单极电刀，并沿着病变的边缘进行黏膜下切除(图 20.3)。这种电刀能够切开所有黏膜，同时凝固出血的血管。双内

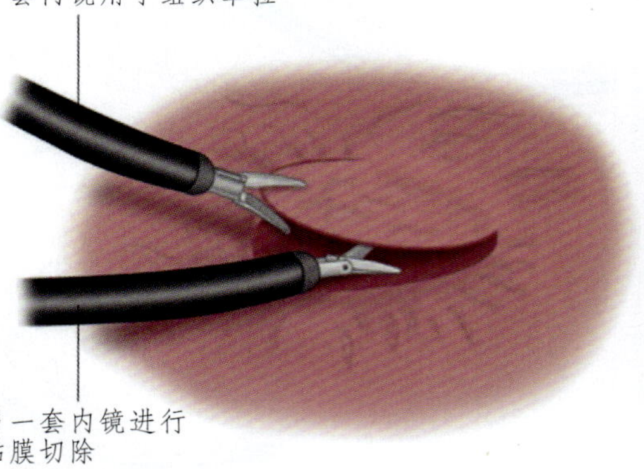

图 20.3 在胃肠内使用两套内镜的“联合”技术。用一套内镜抓住病变并牵引显露，另一套内镜(可独立进行操作性)在病变周围进行切开操作。

镜腔内手术的重点是使用细内镜的组织钳固定病变组织，并在可控范围内进行电凝和电切操作。与双通道内镜相比，使用两套内镜操作的优点是切除时两套内镜可以独立操作。

还有一些学者采用腹腔镜下腔内切除术，在病灶周围进行荷包缝合，或在腹腔进行胃开窗后使用更“开放”的方法[6-10]。病灶切除后使用线性吻合器闭合。根据切除肿瘤的大小通过内镜或腹腔镜取出标本，并装入标本袋中。

在这些病例中，内镜检查不仅作为术前评估的一部分，还作为重要的术中协助手段。由于触觉反馈在腹腔镜手术中受到限制，内镜下对病变的显示和定位与腹腔镜图像一起同时传达给腹腔镜外科医生，这是实施此类手术的重要条件。目前，这些困难的胃部分切除很多已经可以通过内镜下全层切除得以完成（EFTR）[12,13]。

20.3 腹腔镜和内镜联合治疗胃肠道病变

上述最初用于胃部病变的技术方法，同样也可用于肠道病变的治疗，尤其是单纯结肠镜或直肠镜难以处理的位于肠壁皱襞后方或结肠弯曲的病变[5-13]。因此，我们采用内镜和腹腔镜联合手术，并测试了几种联合方案[12,13]。事实上，同样的原理也可以用于肠道病变的腹腔镜辅助内镜切除、内镜辅助腹腔镜切除及腹腔镜内镜联合的腔内切除[7,8,12-16]。

在腹腔镜辅助内镜切除术中，主操作者是内镜医生，他通过内镜息肉切除等相关技术进行病灶切除。腹腔镜医生的作用是在某些情况下协助处理结肠壁，以便于内镜腔内操作（图 20.4）。对于位于肠壁皱襞后方或结肠弯曲等的病变，腹腔镜医生可以在病变处

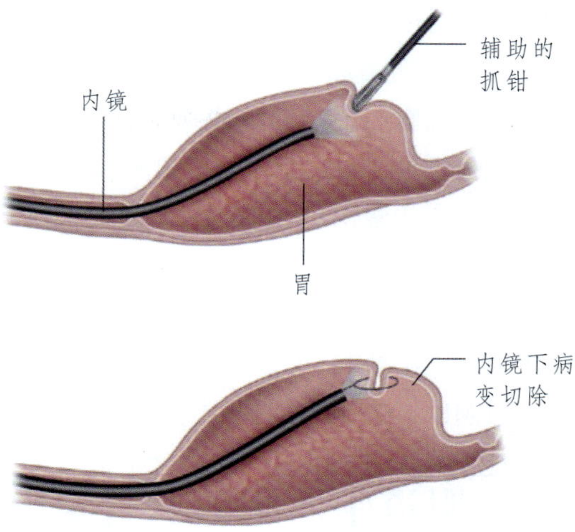

图 20.4　腹腔镜辅助内镜切除肠道病变，若仅通过内镜操作，通常难以实现。而腹腔镜抓钳辅助下内镜切除病灶更容易。

用腹腔镜抓钳进行局部伸展或局部抬高。通过肠管壁外的器械将病变推到内镜适合的位置，这可能是常规内镜切除术中唯一不能做到的操作。

在内镜辅助腹腔镜切除术中，内镜医生在内镜下准确定位病变，而腹腔镜外科医生则对病变进行切除，这与切除胃病变的原理类似（图 20.1）。此外，内镜可以越过病变部位观察，以确保完整切除，然后在腹腔镜下应用线性吻合器切除病变。此外，内镜的作用也可以是通过镜身或内镜的工作钳道，进而协助进行腹腔镜下肠道病变的切除和吻合。

当病变靠近肠系膜时，往往不便于常规内镜操作，这时内镜辅助腔内切除不失为一种有用的方法。首先通过结肠镜精确定位和识别病变。如果病灶位于肠系膜周围区域，则内镜下显露困难，并且难以进行内镜下切除，此时必须通过腹腔镜从管腔外用线性吻合器进行切除。这就需要腹腔镜和内镜联合进行线性切除和吻合（图 20.2）。

如今，这些手术方法并不常用，因为绝

大多数病变均可以进行 EFTR 或 ESD[12,13,16]。

内镜辅助结肠节段切除基本上是内镜指导下常规腹腔镜结肠节段切除,内镜主要用于肿瘤的识别和定位。由于腹腔镜对结肠的触觉探查非常困难,这一技术临床常规用于不能通过 ESD 或 EFTR 切除的小肿瘤。然而,目前对结肠小肿瘤并没有要求进行完整的肿瘤淋巴结清扫,所以仍可以通过内镜治疗,如 EMR、ESD 和 EFTR[12-16]。

20.4 胆道手术中的联合策略

胆道梗阻的一种早期联合处理模式是联合内镜和经肝胆管的外引流操作。对于高位胆管梗阻,如果常规内引流难以实现,可能的解决方案是内镜经乳头操作联合经皮经肝穿刺(如 PTCD)(图 20.5)。

20 世纪 90 年代末,在胆道疾病的治疗领域诞生了另一种内镜和外科"联合"的技术[2,3,17]。当时在许多大的医疗中心,胆总管结石患者的临床常规诊疗包括术前内镜检查、ERCP、乳头切开(EPT)取石,以及后期的腹腔镜胆囊切除术[3,17,18]。这种"分期治疗"的概念在许多医院都受到青睐。然而,如果腹腔镜胆囊切除术后发生内镜下乳头括约肌切开失败或者结石取出失败,患者可能需要进行胆总管手术或存在并发症的风险。

基于腹腔镜和内镜技术的联合,"联合"理念是指在标准腹腔镜胆囊切除术[17,18]中可以联合进行内镜诊疗。在完成胆囊切除和局部解剖以后,内镜医生就可以进行内镜下乳头括约肌切开术。然后将取石网篮通过胆囊管进入胆总管,从而清除胆总管内的结石(图 20.6)。这种腹腔镜联合内镜的手术可在那些没能成功开展或很少开展"分期治疗"的医院进行。

基于许多国家的临床经验,胆石症特别是胆总管结石的治疗在大多数国家一直推荐进行分期处理,即先进行胆总管结石内镜治疗,然后进行腹腔镜胆囊切除术。胆总管结石外科手术仍具有一定的手术并发症甚至死亡的风险。因此,为解决这一问题,在过去 30 年间,各地因地制宜地制定了相应的解决方案。在欧洲,最盛行的一种解决方案就是上述"分期治疗"。

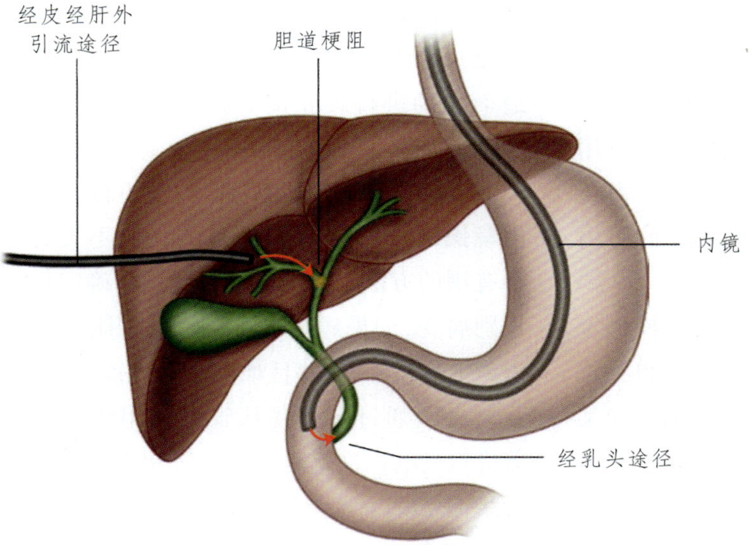

图 20.5 早期胆道梗阻联合处理:经皮经肝外胆管引流和经乳头内引流操作相结合。

一种方案是在腹腔镜胆囊切除同时进行腹腔镜下胆总管探查和结石取石。胆总管手术需要打开胆总管，清除结石，并留置 T 型引流管，这些操作可能会增加术后并发症的风险。

另一种方案是同时进行腹腔镜和内镜下的“联合”操作，术中进行腹腔镜下胆囊切除和内镜下胆总管结石取石[18]。其优势是患者只需要一次住院，经历一次全身麻醉和一次术后疼痛管理。术中腹腔镜手术联合内镜手术需要内镜操作和外科操作相互配合，然而并非每个机构都具备这种条件。早期随机对照研究比较了这两种联合手术策略的优劣[18]。近年来，随着 MRI 技术的发展，胆总管结石的术前诊断已经得到改善。腹腔镜和内镜联合诊疗在技术上和逻辑上的问题尚需要进一步探讨，因为需要腹腔镜和内镜两个领域的专家团队联合手术，而且仰卧位操作时，内镜下胃肠道充气可能会给腹腔镜手术操作带来困扰。一种解决方案是首先进行腹腔镜下胆囊切除并显露胆总管，然后进行消化道内充气和内镜下操作。术中，腹腔镜医生可以协助内镜医生进行乳头插管。外科医生经胆囊管将导丝穿过胆总管进入十二指肠，内镜医生沿导丝进入胆总管，配合相关器械进行胆总管结石取石操作。这项早期研究表明，与术前 ERCP 配合括约肌切开及单独的腹腔镜胆囊切除术相比，腹腔镜联合同期内镜手术具有更高的手术成功率、更短的住院时间和更少的医疗花费[18]。

基于 Cochrane 数据库，我们对所有相关的研究进行了荟萃分析，并对其中 5 项随机对照试验进行了深入研究。正如预期的那样，与分期手术相比，腹腔镜联合内镜的手术操作时间更长，但住院时间更短。然而，这项研究依据的质量偏低。最后，得出结论，选择哪种联合方案主要依据当地医院的医疗条件和医疗团队水平。

20.5 梗阻的治疗和内镜下再通联合应用的原则

在 20 世纪 80 年代，已经有针对食管恶性梗阻采用从梗阻部位上下内镜联合进行治疗的实践[20,21]。对于这些恶性肿瘤引起的梗阻病例，往往难以在 X 线辅助下经内镜置入导丝通过梗阻部位，也难以进行梗阻部位肿瘤的激光消融再通治疗。因此，常规内镜治疗的成功率较低，加之内镜操作可能合并消化道穿孔的风险较大，所以这项技术难以

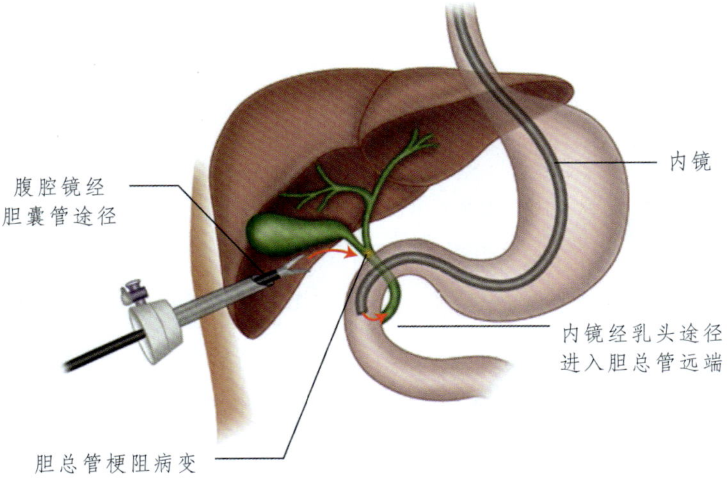

图 20.6 胆总管梗阻的“联合”处理策略，由腹腔镜经胆囊管进入梗阻近端和内镜下经乳头进入胆总管远端。从两侧进行联合操作，通过梗阻部位，解除梗阻。图中所示为胆总管内一个结石嵌顿，需要从结石两端通过协同操作向十二指肠方向移除结石。

继续开展。为了解决此类问题，可以在腹壁做一小切口，将胃拉到腹壁处或腹外，然后在胃壁做一切口，将第二根胃镜经胃腔逆行越过贲门，到达食管梗阻部位远端。结合在梗阻近端侧的内镜就可以更容易地辨认梗阻部位的导丝等器械，并在直视下协助导丝通过狭窄段(图 20.7)。通过联合技术可以推进导管通过梗阻部位，然后进行梗阻部位的扩张再通治疗。这种联合操作也可用于治疗消化道良性狭窄[21,22]。

近年来，这项技术再次被人们采用[23]。对于其他方法难以成功通过梗阻段的食管癌患者，可采用经口和经胃逆行内镜相结合的个体化治疗方案。该技术的主要目的是让患者重获进流质食物的能力，这对于那些难以咽下唾液的食管癌患者来说可以明显改善生活质量。内镜下食管梗阻再通可使用多种电外科器械，如黏膜切开刀、圈套器和(或)大的异物钳等。激光消融也有助于肿瘤梗阻再通。透视下手术有助于提高操作的安全性，联合腹腔镜手术时可经腹壁的导管进行相关操作。当然，这些操作只是个别病例的个体化处理方案，总体病例量也不多。

因此，理论上，上消化道梗阻均可联合采用这项技术，经小肠从远端逆行进入梗阻部位。目前，类似的联合操作已经用于治疗胆道的良恶性梗阻[24]。

很多吻合口远端梗阻也可采用内镜联合技术进行治疗[25]。如果存在回肠或结肠造口，内镜可以到达远端结肠。经肛门和吻合口的两侧联合使用内镜可以到达梗阻部位，并识别和定位梗阻病灶。之后便可以很容易地将导丝从内镜一侧进入，通过梗阻部位并从另一侧穿出。这样就可以安全地进行后续的狭窄扩张、肿瘤消融等治疗，并在很大程度上降低穿孔的风险。随着内镜联合理念的不断推广，未来还会出现更多的治疗方法。

20.6 述评

腹腔镜联合内镜技术治疗消化道疾病至今已有数十年余。其中很多技术是基于患者特殊病情而进行的个体化治疗。因此，我们希望大力推行联合诊疗理念，从而使更多患者得到个体化治疗。在没有腹腔镜的协助下进行内镜下肿瘤切除及相关操作将会非

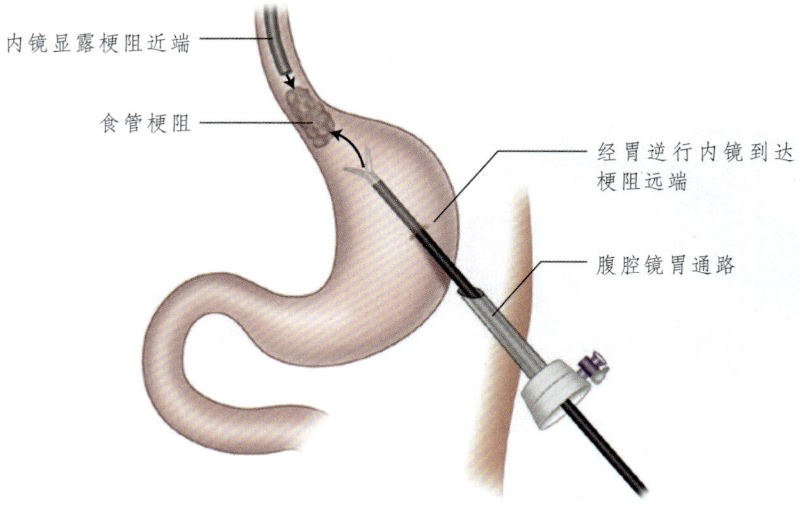

图 20.7 “联合”概念应用于食管梗阻，采用食管近端内镜检查和腹腔镜手术联合，可从梗阻远端进行操作和可视化治疗。

常耗时，而在腹腔镜辅助下操作将会变得非常简单。

反之亦然。在腹腔镜手术中，如果患者多次腹部手术后腹腔广泛粘连，难以辨别肠袢、胃壁及结肠，可采用腔内内镜技术在透视下识别和定位肠袢或病变，并识别解剖结构，这样可以节省手术时间，避免穿孔等并发症，从而给患者带来更大收益。

参考文献

1. Sommer A, Burlefinger R, Bayerdörffer E, Ottenjann R. Internal biliary drainage in the "rendezvous" procedure. Combined transhepatic endoscopic retrograde methods. Dtsch Med Wochenschr. 1987;112(19):747–51.
2. Maetani I, Hoshi H, Ohashi S, Yoshioka H, Sakai Y. Cholangioscopic extraction of intrahepatic stones associated with biliary strictures using a rendezvous technique. Endoscopy. 1993;25(4):303–6. https://doi.org/10.1055/s-2007-1010322.
3. Albert JG, Finkelmeier F, Friedrich-Rust M, et al. Identifying indications for percutaneous (PTC) vs. endoscopic ultrasound (EUS)- guided "rendezvous" procedure in biliary obstruction and incomplete endoscopic retrograde cholangiography (ERC). Z Gastroenterol. 2014;52(10):1157–63. https://doi.org/10.1055/s-0034-1366629.
4. Ohgami M, Otani Y, Kitajima M. Laparoscopic surgery for early gastric cancer. Gan To Kagaku Ryoho. 1997;24(5):532–7.
5. Ohgami M, Otani Y, Kumai K, Kubota T, Kitajima M. Laparoskopische Magenwandresektion beim Magenfrühkarzinom durch die "Lesion-lifting"-Methode: Eine kurative minimal-invasive Behandlungsmethode [Laparoscopic wedge resection of the stomach for early gastric cancer using a lesion-lifting-method: curative and minimally invasive treatment]. Zentralbl Chir. 1998;123(5):465–8.
6. Hiki Y, Sakuramoto S, Katada N, Shimao H. Kombiniertes laparoskopisch-endoskopisches Vorgehen beim Magencarcinom [Combined laparoscopic-endoscopic procedure in stomach carcinoma]. Chirurg. 2000;71(10):1193–201. https://doi.org/10.1007/s001040051202.
7. Ludwig K, Wilhelm L, Scharlau U, Amtsberg G, Bernhardt J. Laparoscopic-endoscopic rendezvous resection of gastric tumors. Surg Endosc. 2002;16(11):1561–5. https://doi.org/10.1007/s00464-001-9224-1.
8. Schubert D, Kuhn R, Nestler G, et al. Laparoscopic-endoscopic rendezvous resection of upper gastrointestinal tumors. Dig Dis. 2005;23(2):106–12.
9. Ji ZL, Li JS, Zhang W. A band lifting assisted method for laparoscopic resection of gastrointestinal stromal tumors on the posterior wall of the stomach. Am Surg. 2010;76(1):25–7.
10. Kiyozaki H, Saito M, Chiba H, Takata O, Rikiyama T. Laparoscopic wedge resection of the stomach for gastrointestinal stromal tumor (GIST): non-touch lesion lifting method. Gastric Cancer. 2014;17(2):337–40. https://doi.org/10.1007/s10120-013-0272-8.
11. Kuwano H, Mochiki E, Asao T, Kato H, Shimura T, Tsutsumi S. Double endoscopic intraluminal operation for upper digestive tract diseases: proposal of a novel procedure. Ann Surg. 2004;239(1):22–7. https://doi.org/10.1097/01.sla.0000103381.32956.7c.
12. Schlag C, Wilhelm D, von Delius S, Feussner H, Meining A. EndoResect study: endoscopic full-thickness resection of gastric subepithelial tumors. Endoscopy. 2013;45(1):4–11. https://doi.org/10.1055/s-0032-1325760.
13. Schmidt A, Meier B, Caca K. Endoscopic full-thickness resection: current status. World J Gastroenterol. 2015;21(31):9273–85. https://doi.org/10.3748/wjg.v21.i31.9273.
14. Feussner H, Feussner H, Wilhelm D, Dotzel V, Papagoras D, Frimberger E. Combined endoluminal and endocavitary approaches to colonic lesions. Surg Technol Int. 2003;11:97–101.
15. Wilhelm D, von Delius S, Weber L, et al. Combined laparoscopic-endoscopic resections of colorectal polyps: 10-year experience and follow-up. Surg Endosc. 2009;23(4):688–93. https://doi.org/10.1007/s00464-008-0282-5.
16. Kuellmer A, Mueller J, Caca K, et al. Endoscopic full-thickness resection for early colorectal cancer. Gastrointest Endosc. 2019;89(6):1180–1189.e1. https://doi.org/10.1016/j.gie.2018.12.025.
17. Cavina E, Franceschi M, Sidoti F, Goletti O, Buccianti P, Chiarugi M. Laparo-endoscopic "rendezvous": a new technique in the choledocholithiasis treatment. Hepato-Gastroenterology. 1998;45(23):1430–5.
18. Morino M, Baracchi F, Miglietta C, Furlan N, Ragona R, Garbarini A. Preoperative endoscopic sphincterotomy versus laparoendoscopic rendezvous in patients with gallbladder and bile duct stones. Ann Surg. 2006;244(6):889–96. https://doi.org/10.1097/01.sla.0000246913.74870.fc.
19. Vettoretto N, Arezzo A, Famiglietti F, Cirocchi R, Moja L, Morino M. Laparoscopic-endoscopic rendezvous versus preoperative endoscopic sphincterotomy in people undergoing laparoscopic cholecystectomy for stones in the gallbladder and bile duct. Cochrane Database Syst Rev. 2018;4(4):CD010507. https://doi.org/10.1002/14651858.CD010507.pub2.
20. Fuchs KH, Freys SM, Schaube H, Eckstein AK, Selch A, Hamelmann H. Randomized comparison of endoscopic palliation of malignant esophageal stenoses. Surg Endosc. 1991;5(2):63–7. https://doi.org/10.1007/bf00316838.
21. O'Sullivan GC, O'Brien MG. Successful retrograde dilation and oesophageal conservation after failed antegrade management of a reflux stricture. Endoscopy. 1997;29(2):141. https://doi.org/10.1055/s-2007-1004100.
22. Ogura T, Miyano A, Nishioka N, Higuchi

K. Recanalization for tight bile duct-jejunum anastomosis stricture using peroral transliminal cholangioscopy (with video). Dig Dis. 2018;36(6):446–9. https://doi.org/10.1159/000490737.

23. Fusco S, Kratt T, Gani C, et al. Rendezvous endoscopic recanalization for complete esophageal obstruction. Surg Endosc. 2018;32(10):4256–62. https://doi.org/10.1007/s00464-018-6174-4.
24. Ogura T, Miyano A, Nishioka N, Higuchi K. Recanalization for tight bile duct-jejunum anastomosis stricture using peroral transluminal cholangioscopy (with video). Dig Dis. 2018;36(6):446–9. https://doi.org/10.1159/000490737.
25. Kaushik N, Rubin J, McGrath K. Treatment of benign complete colonic anastomotic obstruction by using an endoscopic rendezvous technique. Gastrointest Endosc. 2006;63(4):727–30. https://doi.org/10.1016/j.gie.2005.10.022.

第 21 章

经皮内镜胃内手术治疗食管胃结合部间质瘤

Eiji Kanehira

21.1 历史和基本原理

人类第一次经皮途径观察胃内是通过对创伤进行胃造口,这可以追溯到近 200 年前[1,2](图 21.1)。

20 世纪 90 年代, 经皮途径进入胃腔被用于手术治疗。Atabeck 等在经口胃镜控制下将手术器械插入胃内对 1 例胰腺假性囊肿进行了手术引流[3]。

Kitano 等采用刚性内镜和器械通过经皮途径插入胃内,成功治疗了顽固性胃出血[4]。

Ohashi 等利用经皮途径进行了首次肿瘤切除术,并将该手术命名为"胃内手术"[5,6]。同年,我们和 Ogami 以类似的方式开始了胃内手术[7,8]。

20 世纪 90 年代,胃内手术的主要适应证是黏膜大块切除治疗胃原位癌。随着内镜医生柔性内镜技术的进步,他们可通过 ESD 治疗这类疾病。然而,胃内手术并没有完全消失,仍用于治疗起源于间质细胞的肿瘤,这类手术基本上切除了胃壁的全层。虽然胃内手术不是一种常规手术,但该手术的一个重要原理是保留患者整个胃的形态和功能。否则,该患者可能接受全胃切除术或近端胃切除术,这将严重降低术后患者的生活质量。

我们自 1993 年以来已进行了 27 年的胃内手术,并报道了良好的短期和长期预后结果[9]。此外,我们还改进了手术技术,进一步降低了手术并发症[10]。本章详细介绍了 4 种不同的胃内手术技术,并对其临床结果进行了综述。

21.2 术语

目前外科手术的术语相当混乱。Ohashi 是开发这项手术的第一批外科医生之一,他将其命名为"胃内手术"[5,6]。但是,相同或类似的手术会有各种不同的名称。有人称之为"经胃入路"[11],但该名称也用于另一种手术,即使用经口柔性内镜由内向外穿透胃壁进入腹腔[12,13]。此外,还有人称目前的手术为"腔内入路"[14,15], 指使用经口柔性内镜在胃腔内进行的手术, 因此可能会引起混淆。Cuesta 等将其命名为"经胃腔内手术",以避免这种混淆[16]。腹腔镜胃内手术是目前的常用术语[17]。但是,由于刚性内镜工作的位置不是腹膜腔而是胃腔,所以这种内镜不能称为腹腔镜,而应称为“胃镜”。在这种情况下,被多数人接受的术语应该是“经皮内镜下胃内手术(PEIGS)”[7,18],这可以准确表达当前手术的本质[7,18]。在本书中,目前的手术即使用这种命名。

21.3 患者选择

进行 PEIGS 的患者必须仔细选择,一般来说,贲门处间质瘤患者是最适合的。患者需要进行超声内镜检查和 CT 扫描,以评估肿瘤的精确位置、生长类型和性质、起源的胃壁层次,以及是否有远处转移。

肿瘤边缘与食管胃结合部的距离是手术成功的关键。当其>2cm 时,胃内手术过程中胃壁穿孔的风险较高,从而导致胃腔塌陷,手术效果明显不佳。如果肿瘤距离食管胃结合部≥2cm,可采用腹腔镜和内镜联合应用非开放技术治疗肿瘤(CLEAN-NET)技术[19,20]。当距离食管胃结合部 2cm 或更接近食管胃结合部时,即使是胃壁全层缺损,通常也能很好地维持胃腔的充盈,不干扰操作。这可能是因为食管胃结合部周围有一层厚厚的脂肪组织包裹了穿孔的部分。

在选择患者时,肿瘤的生长类型也是至关重要的。当肿瘤为高度外生型时,胃内入路可能会失败,因为在肿瘤切除过程中胃壁必然穿孔,从而导致胃塌陷。对于这种高度外生型肿瘤,可采用 CLEAN-NET 技术治疗。

肿瘤的大小是决定选择哪种 PEIGS 或是否使用 PEIGS 的重要因素。对于经典的

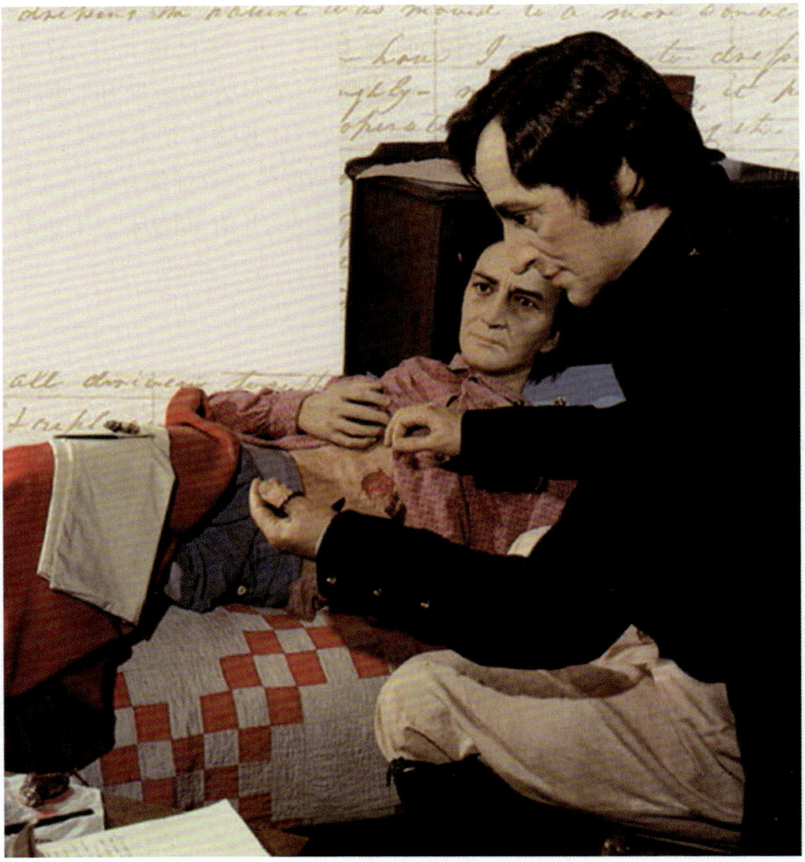

图 21.1 William Beaumont 和他的患者 Alexis St. Martine。Alexis St. Martine 因一次意外导致胃造口。经皮途径首次观察人体胃内就是在她的胃造口时进行的。

PEIGS 或针式腹腔镜 PEIGS,切除的标本通过食管-口腔入路取出,肿瘤的直径必须≤3.5cm。在单孔 PEIGS 中,当临时胃造口开口较大时,可取出更大的肿瘤。

每家医院还必须谨慎,尽管已有报道显示 PEIGS 结局良好，但对>5cm 的大间质瘤进行微创手术仍有争议[21,22]。

21.4 手术技术

本章介绍 3 种不同类型的 PEIGS 技术。在我们研究所,单孔 PEIGS 是目前的标准手术,对于初学者,推荐“经典的 PEIGS”,一旦手术团队经验丰富，就可以挑战单孔 PEIGS。“针式腹腔镜 PEIGS” 是一种非常特殊的手术,可最大限度地减少手术瘢痕。这种手术只针对少数患者，他们坚持要求几乎看不见瘢痕。外科医生需要接受采用细口径器械进行精确操作的培训。

21.4.1 单孔 PEIGS

伴随单孔内镜手术的浪潮,作者于 2011 年开发了单孔 PEIGS(图 21.2a,b)。然而,该手术的主要目的是治疗较大的肿瘤。这些肿瘤不能通过食管-口腔入路取出，但可以通过单孔 PEIGS 的临时胃造口取出。

步骤　在全身麻醉下,患者取仰卧位,双腿分开。主刀医生站在患者两腿之间,助手站在患者右侧扶镜。洗手护士站在患者左侧(图 21.3)。

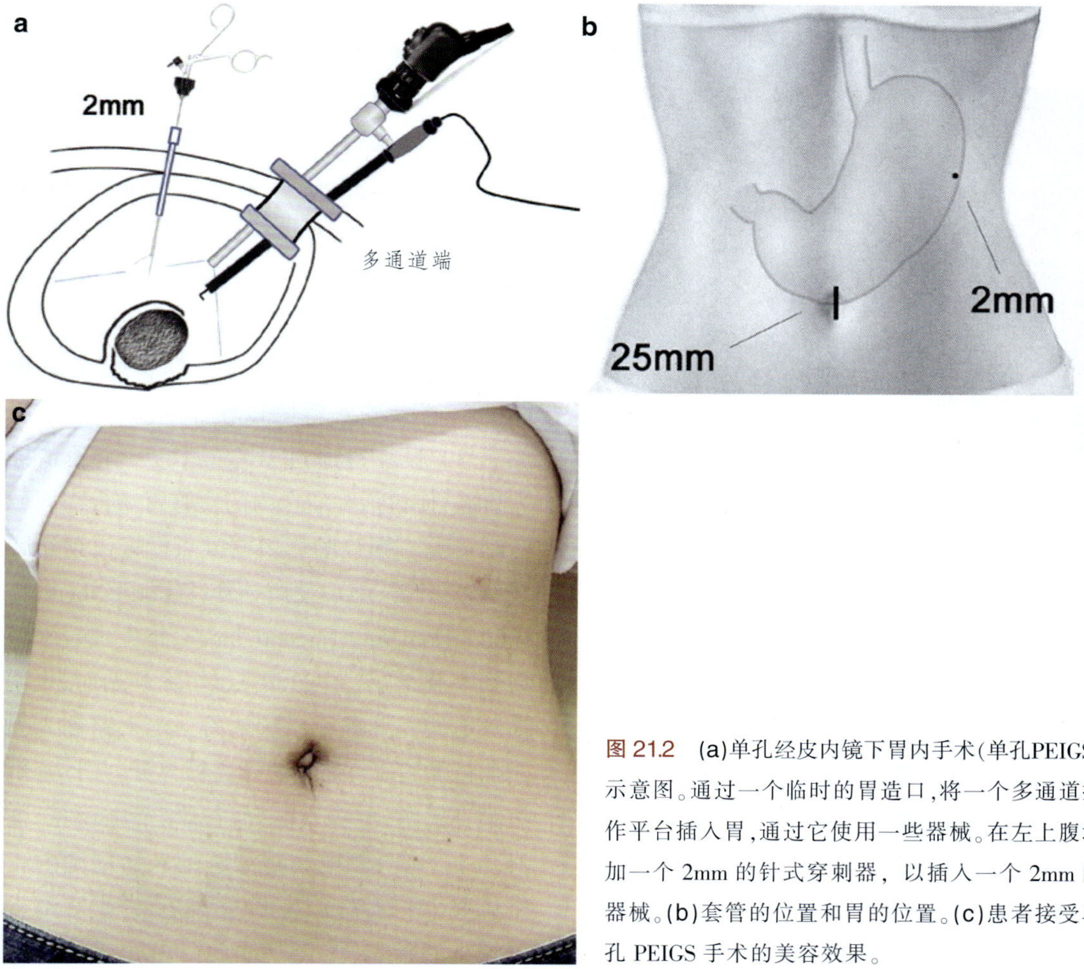

图 21.2　(a)单孔经皮内镜下胃内手术(单孔PEIGS)示意图。通过一个临时的胃造口,将一个多通道操作平台插入胃,通过它使用一些器械。在左上腹增加一个 2mm 的针式穿刺器，以插入一个 2mm 的器械。(b)套管的位置和胃的位置。(c)患者接受单孔 PEIGS 手术的美容效果。

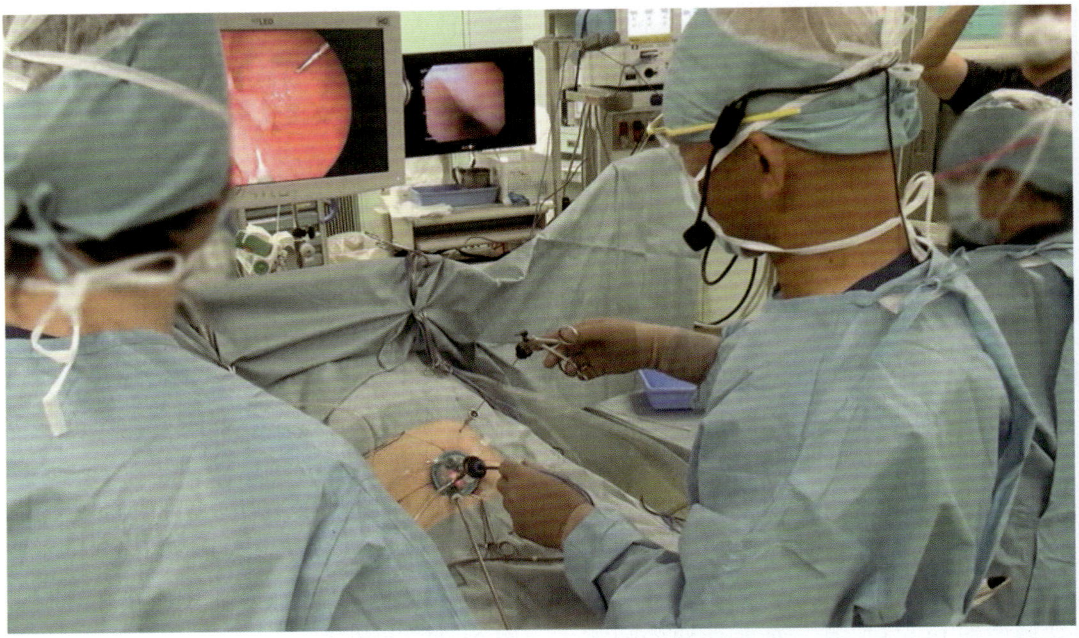

图 21.3 外科医生和洗手护士的站位。主刀医生站在患者两腿之间，助手站在患者右侧扶镜。洗手护士站在患者左侧。

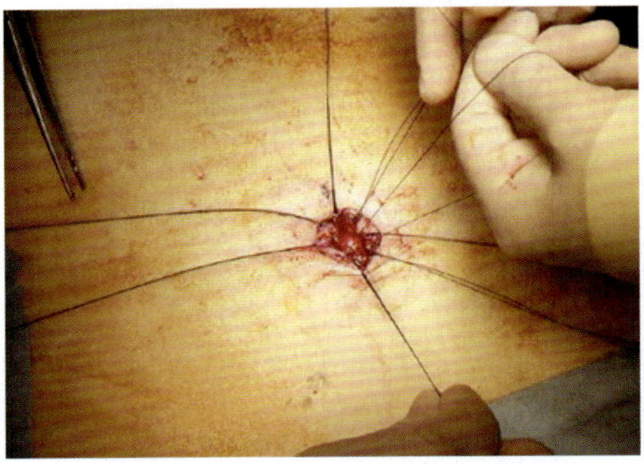

图 21.4 临时胃造口的构建。当胃向下到达肚脐时，纵向切开肚脐 2.5cm。当胃没有到达肚脐时，切口位置向头侧移位。

构建临时胃造口 将肚脐纵向切开 2.5cm 以进入腹腔。当胃没有到达肚脐时，切口应位于头侧。通过该腹壁切口将胃角处的胃大弯拉到体外以进行临时胃造口术(图 21.4)。当肿瘤较大时，皮肤切口和胃造口相应增大。通过胃造口将 x-Gate®[23][用于单孔内镜手术的多通道操作平台(Sumitomo Bakelite，Japan)](图 21.5)的内环插入胃腔并固定。胃内注入 CO_2，压力为 8mmHg。除 x-Gate®外，在左上腹将一个针式穿刺器 (BJ port®，Nition Company，Chiba，Japan)插入胃腔，然后使用 2mm 的操作钳(BJ needle®，Nition Company，Chiba，Japan)(图 21.6)。

胃内操作步骤 通过 x-Gate®通道和 BJ port®将器械插入胃腔以便于胃内操作。将 5mm 30°腹腔镜通过 x-Gate®的一个通道插入胃腔，使包括肿瘤在内的食管胃结合部区域清晰可见。围绕肿瘤用电凝点标记出预切除线(图 21.7a)。然后使用导管针(Pettit Needle®，Hakko Company，Nagano，Japan)将生理盐水注射到黏膜下层(图 21.7b)。切除开始时，先用高频电钩切开黏膜层。从另一个入路插入抓钳抓持黏膜。当黏膜切开足够充分，并且解剖黏膜下层后，肿瘤表面(假包膜)清晰可见(图 21.7c)。用高频电钩精细解剖肿瘤周围的正常肌束(图 21.7d)。切除完成后，缺损底部常可见胃外脂肪(图 21.7e)。用 3/0 可吸收单股

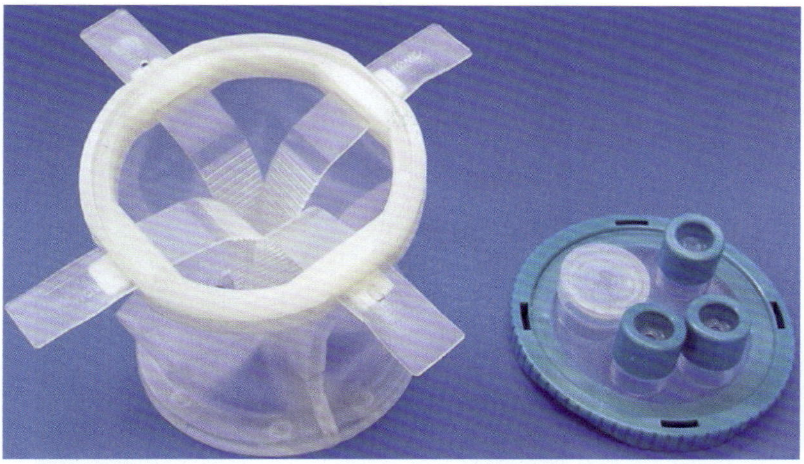

图 21.5　x-Gate®，单孔内镜手术多通道操作平台，用于单孔 PEIGS。

缝线间断缝合胃壁缺损(图 21.7g)。将切除的标本放入塑料回收袋，并通过 x-Gate®取出。图 21.7k，l 显示通过单孔 PEIGS 治疗 EGJ 处的一个直径为 55mm 的大肿瘤。

胃造口的修复　取出 x-Gate®，体外缝合关闭胃造口。BJ port®造成的胃体上部微小穿刺伤口可不予处理。

21.4.2 经典的 PEIGS

经典的 PEIGS 与自 1993 年以来进行的 PEIGS 步骤基本相同[7](图 21.8a，b)。

开始　与操作技术 1 中描述的方式相同。

入路　经口插入胃镜，向胃腔内充气。当胃被充气到达肚脐时，纵向切开肚脐 2cm 并进

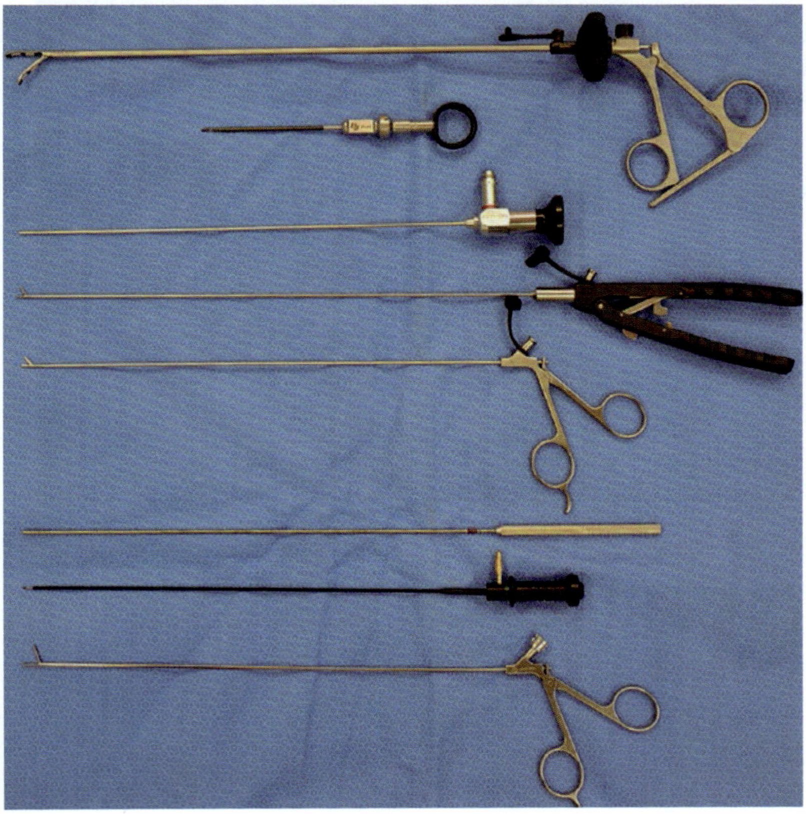

图 21.6　针式腔镜手术使用的 BJ needle®系列器械。所有 BJ 系列的针式腔镜手术器械轴直径只有 2mm。产品系列包括穿刺器、抓钳、电钩、剪刀、持针器等。

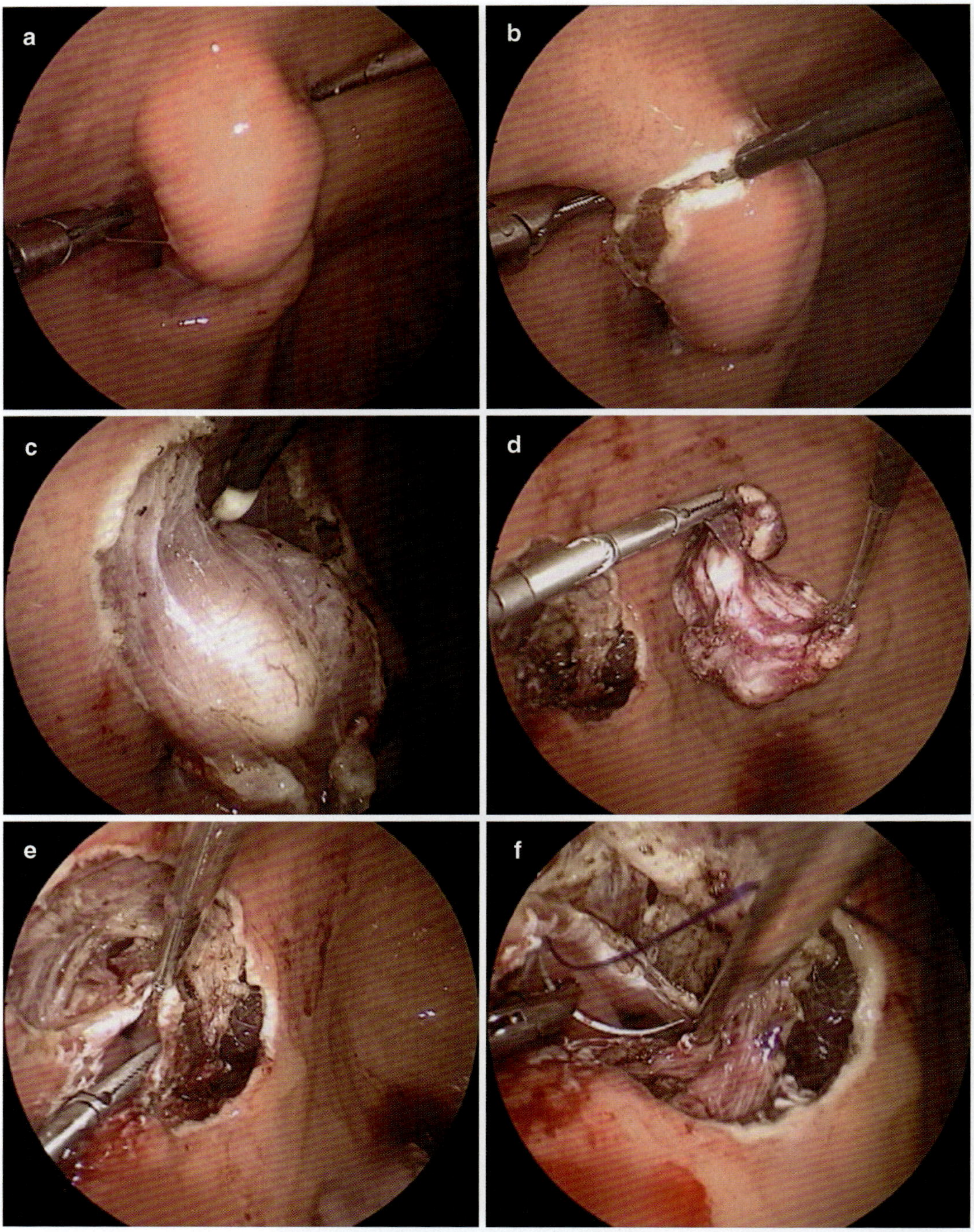

图 21.7　单孔 PEIGS 手术过程的内镜下图片。(a)通过 x-Gate®插入 5mm 刚性内镜，清晰可见位于食管胃结合部的黏膜下肿瘤。(b)用高频电钩切开黏膜层，开始切除。(c)通过细致地解剖黏膜下层，可以识别出肿瘤的表面。(d)肿瘤切除已完成。(e)食管胃结合部的缺损约 60%围绕食管开口。(f)手工缝合重建食管胃结合部。以贲门为中心放射状间断缝合食管和胃的肌层以避免狭窄。(待续)

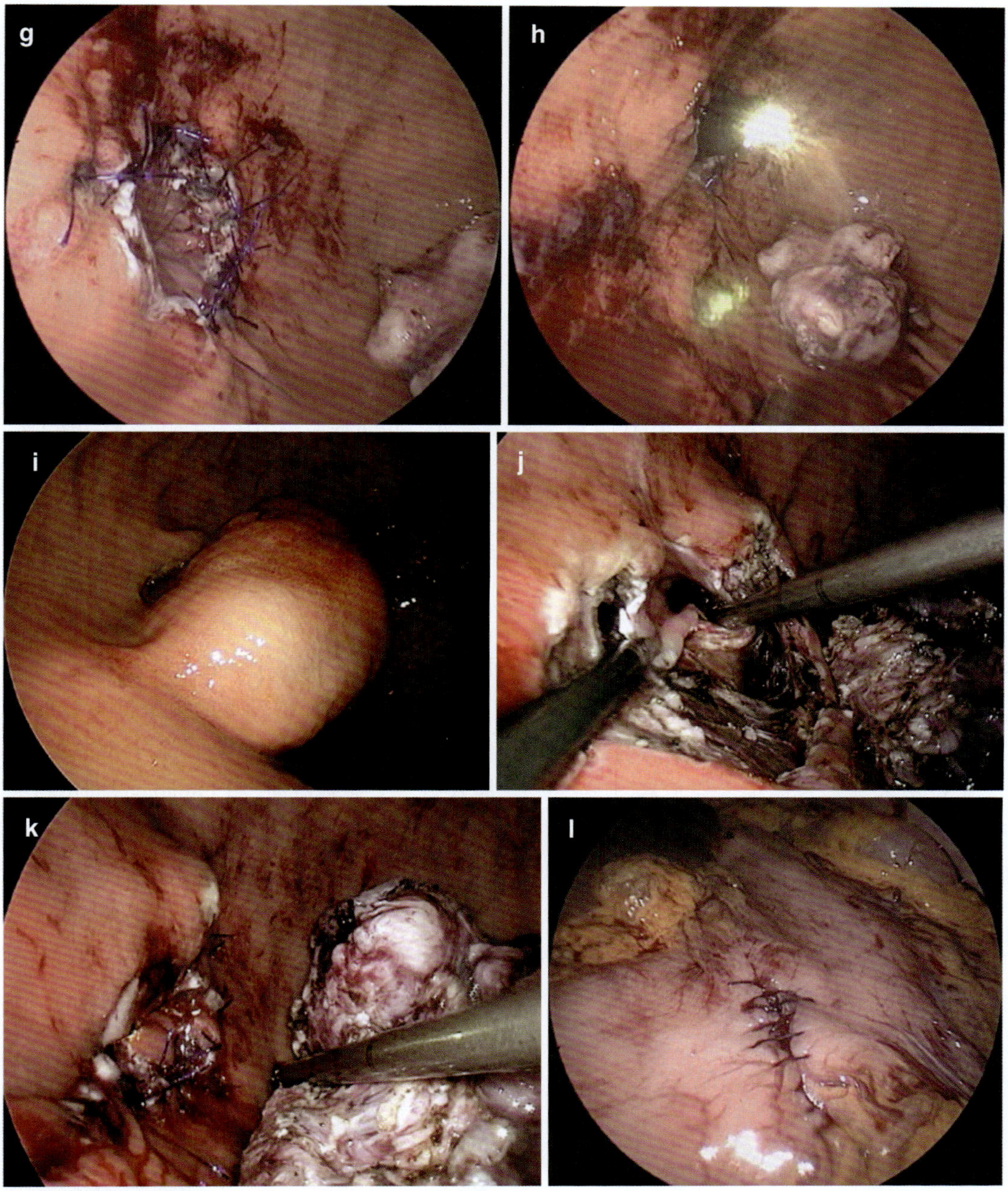

图 21.7(续)　(g)缺损闭合完成。食管胃结合部的形状已获得重建。(h)将柔性内镜插入胃腔,确认食管胃结合部无狭窄。(i)另一例食管胃结合部直径为 60mm 的大肿瘤。(j,k)对于这种类型的大肿瘤,经验丰富的外科医生也可以通过单孔 PEIGS 治疗。(l)体外缝合关闭临时胃造口,完成手术。

入腹腔。当胃不能到达肚脐时,皮肤切口必须相应地向头侧方向调整。通过第一个切口插入 12mm 穿刺器,向腹腔注入 CO_2,气腹压为 10mmHg。确认胃周围无任何明显粘连后,暂停气腹,取出第一个穿刺器。然后经口插入胃镜,向胃内充气,直至可通过第一个切口头侧的开口识别并触碰大弯侧的胃体下部前壁。在胃镜控制下,经皮缝合胃体下部前壁与肚脐两侧的腹壁。为方便操作,作者使用了 Funada 胃固定装置(图 21.9)(Create Medic Co.,Ltd.,Kana-

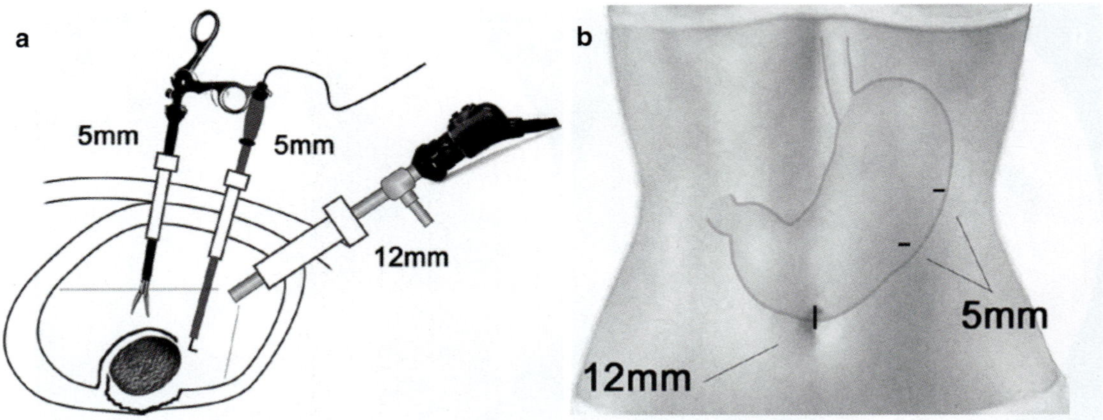

图 21.8 (a)经典的 PEIGS 示意图。三个胃内穿刺器穿过腹壁和胃前壁并固定。(b)穿刺器的位置和胃的位置。

gawa，Japan)[25]。通过第一个切口头侧的开口插入 12mm 可扩张穿刺器 (Step®穿刺器，Covidien，USA)并进入胃腔。此外，以相同的方式将两个 5mm 的可扩张穿刺器经皮插入胃腔。胃腔内注入 CO_2，压力为 8~10mmHg(图 21.10)。

胃内手术步骤 肿瘤切除和闭合缺损的方法与单孔 PEIGS 技术相同。

胃外手术 当胃内手术完成后，所有三个胃内穿刺器均应从胃壁中拔出，但仍保留在腹腔内。胃前壁的三个穿刺孔手工缝合关闭。

21.4.3 针式 PEIGS

为挑战 PEIGS 的最小手术瘢痕，作者于2015 年开始使用一个 5mm 穿刺器和两个 2mm 穿刺器(图 21.11a、b)进行针式 PEIGS[10]。

开始 与经典 PEIGS 中描述的方式相同

入路 经口插入胃镜，向胃腔内充气。当胃到达肚脐时，通过肚脐插入第一个穿刺器。当胃未达肚脐时，胃到达的上腹部中线的最低点为穿刺点，在此处插入第一个穿刺器。插入第一个穿刺器前，用 Funada 胃固定器缝合腹壁和胃壁。然后纵向切开皮肤 5mm，将 5mm Step®穿刺器(Covidien，NewHaven，CT，USA)由此插入胃腔。通过胃镜观察 Step®穿刺器的插入情况。一旦插入 5mm 穿刺器，应向胃腔内注入 CO_2，使压力维持在 8~10mmHg。

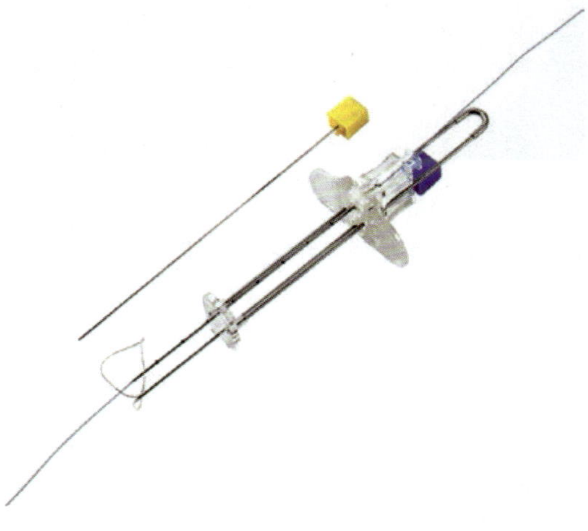

图 21.9 Funada 胃固定术装置。该装置可稳定固定胃内穿刺器。

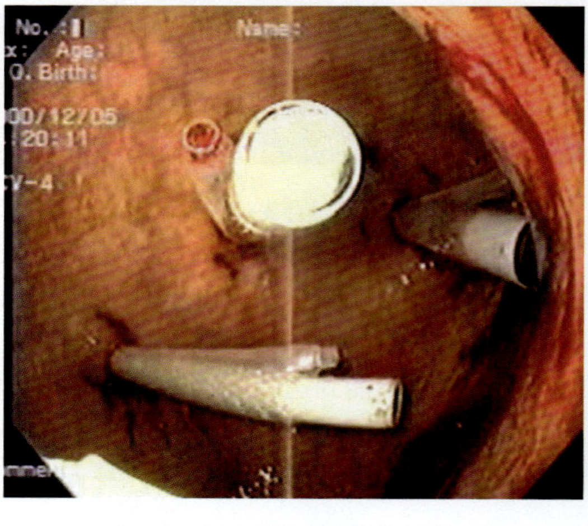

图 21.10 通过柔性胃镜从食管胃结合部观察三个胃内套管。

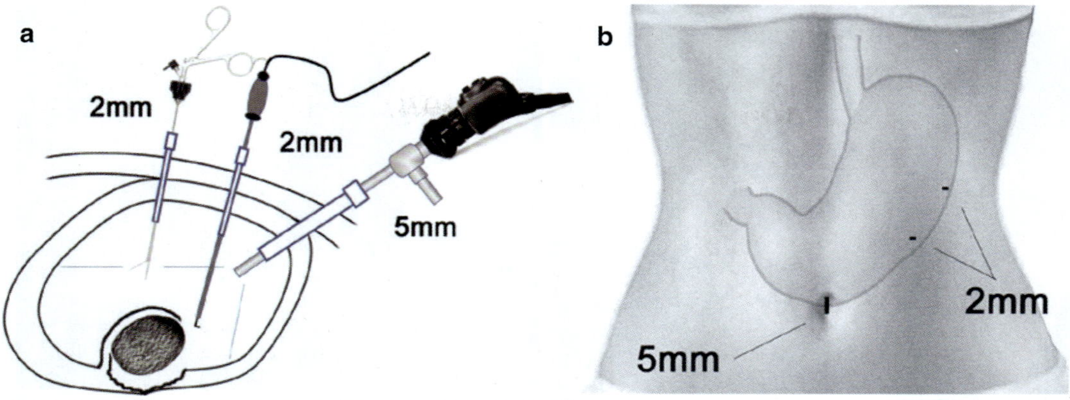

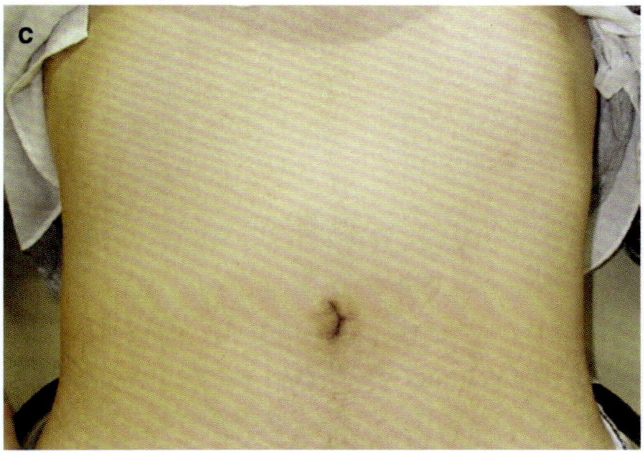

图 21.11　(a)针式 PEIGS 示意图(PEIGS252)。(b)套管的位置和胃的位置。使用两个 2mm 套管和一个 5mm 穿刺管。(c)接受针式 PEIGS 患者的美容效果。

然后在左肋下区经皮插入两个 2mm 穿刺管(BJ port®或 Mini-port®,Covidien,USA)进入胃腔(图 21.12)。

胃内手术步骤　使用通过三个穿刺管(2mm、2mm 和 5mm)进入胃内的器械进行胃内手术,切除肿瘤并闭合食管胃结合部的缺损。5mm 腹腔镜通过 5mm 穿刺管进入胃,以观察胃腔内部。切除时,通过 2mm 穿刺管插入 BJ hook® (Nition Company,Chiba,Japan)切开黏膜层,同时将 BJ needle®通过另一个穿刺管插入以抓持黏膜。然后解剖黏膜下层,以显露肿瘤表面(假包膜)。为了避免切开肿瘤表面,用高频电钩仔细解剖肿瘤周围的正常肌束(图 21.13a)。用 17mm 3/8 圆针(Maxon®:Covidien,New Haven,CT,USA)和 4–0 可吸收单股缝线间断缝合关闭食管胃结合部缺损。

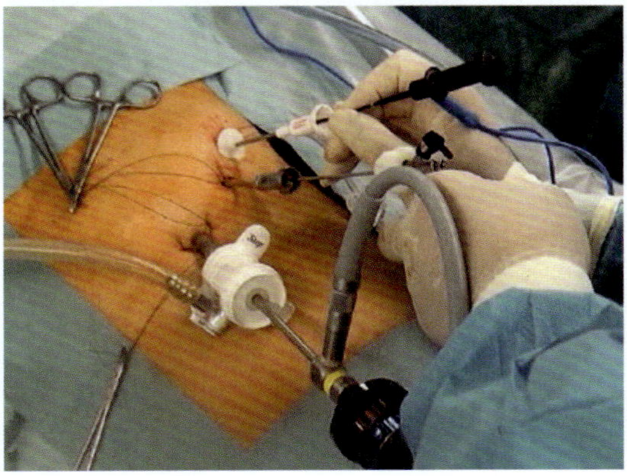

图 21.12　针式 PEIGS 的手术场景。要熟练使用柔韧的针式腹腔镜器械需要一些经验。

这种缝针可通过 5mm 套管。2mm 的 BJ pico®(Nition Company,Chiba,Japan)持针器易于缝合(图 21.13b)。使用另一个 2mm器械,BJ scissors®(Nition Company,Chiba,Japan)剪线。围绕食管放射状间断缝合,并仔细调整缝线距离。缺损闭合后,再次置入胃镜,以确认食管胃结合部未发生狭窄。将切除的标本置入标本袋,通过胃镜经食管–口腔途径取

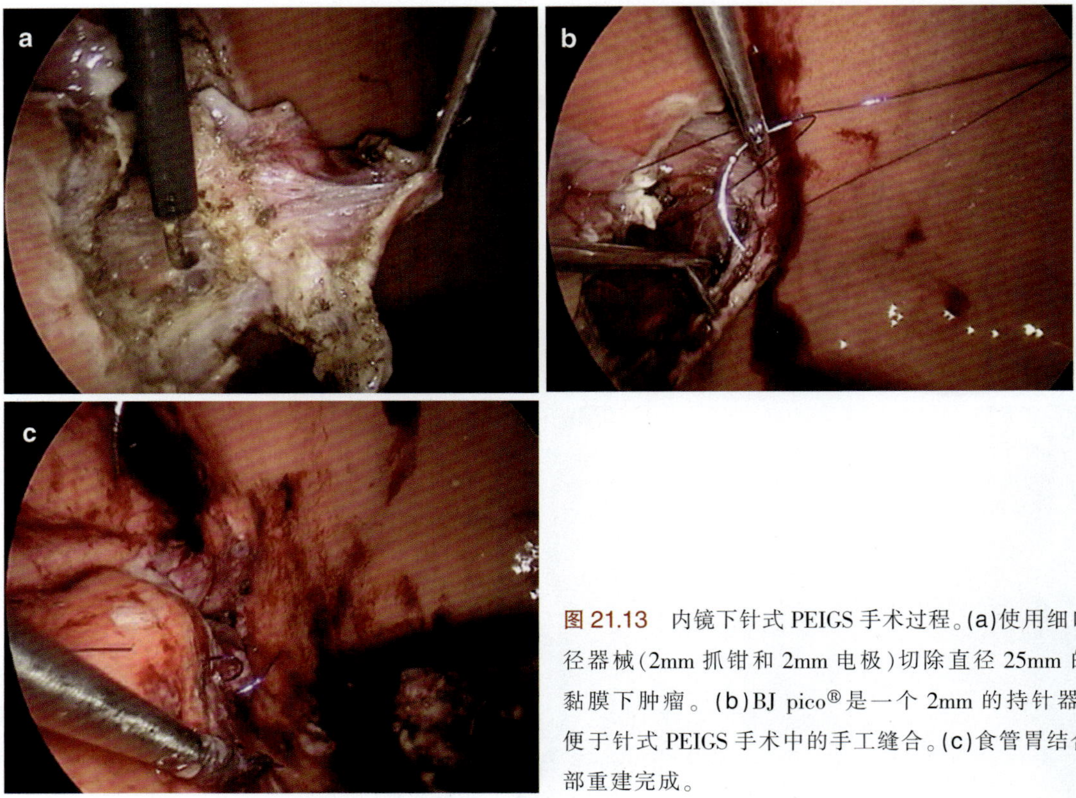

图 21.13 内镜下针式 PEIGS 手术过程。(a)使用细口径器械(2mm 抓钳和 2mm 电极)切除直径 25mm 的黏膜下肿瘤。(b)BJ pico®是一个 2mm 的持针器，便于针式 PEIGS 手术中的手工缝合。(c)食管胃结合部重建完成。

出。作者切下手术手套的拇指部分作为标本袋；袋子边缘荷包缝合，肿瘤装入袋子后可以关闭袋口。回收袋可通过 5mm 的穿刺管置入胃腔。

胃外手术　胃内手术结束后，所有三个胃内穿刺管均应从胃壁中拔出，但仍保留在腹腔内。5mm 的穿刺孔采用与胃内手术相同的方式缝合(4-0 Maxon®)，另外两个 2mm 的穿刺孔则无须处理。

最后，根据美容的要求缝合关闭肚脐切口，另外两个穿刺部位无须处理。

21.5 术后处理

在我们的术后处理中，所有患者静脉输注抗生素 3 天。质子泵抑制剂注射 3 天，之后口服 6 周。术后第 1 天患者开始清流质饮食，术后第 3 天开始汤和半流质饮食，术后第 6 天开始软食并安排出院。

术后第 6 周，内镜下检查胃内伤口愈合情况，食管胃结合部是否狭窄，胃蠕动是否正常(图 21.14)。随访计划取决于切除标本的最终病理诊断和风险分层。

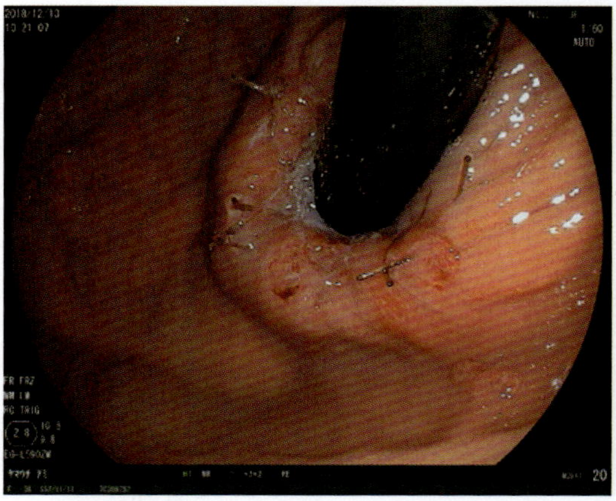

图 21.14 术后第 6 周，内镜下检查食管胃结合部的情况。缝合部位愈合良好，食管胃结合部未发生狭窄。

21.6 短期结果

与全胃切除术或近端胃切除术相比，PEIGS 的优点之一是术后并发症发生率低。虽然我们需要大量患者的临床报道来证明这一点，但到目前为止患者还很少。我们团队报道了最多病例数（n=59）的 PEIGS 结果，显示了手术的稳定性和安全性[9]。在该研究中，我们没有改变手术方式，也没有发现重大的术后并发症。Boulanger-Gobeil 等[26]报道采用 PEIGS 治疗 8 例胃黏膜下肿瘤病例，术后未发生严重并发症。Wang 等[27]也报道了类似的结果，12 例因胃黏膜下肿瘤行 PEIGS 治疗的患者在围术期未出现严重并发症。Virgilio 等[28]回顾了 19 篇关于 PEIGS 治疗早期胃癌的文献，72 例患者中有 9 例发生手术并发症（3 例改变手术方式，3 例出血，3 例狭窄）。

短期结果的另一个重要方面是手术是否达到 R0 切除。在我们报道的 59 例 GIST 患者中，所有病例均获得优良的 R0 切除[9]。Boulanger-Gobeil 等[26]和 Wang 等[27]的报道也支持 PEIGS 优良的切除效果，所有肿瘤均得到 R0 切除。

这些报道可证实 PEIGS 的安全性。然而，需要注意的是，PEIGS 必须由经验丰富的外科医生进行，特别是具有在狭小空间内进行手工缝合技能的医生。

21.7 长期结果

为了评估肿瘤学结果，必须收集接受 PEIGS 治疗的 GIST 患者的长期随访资料。然而，有关这类数据的文献却很少。我们报道了有长期肿瘤学结果的最大数量的 GIST 患者，最长随访时间为 108 个月[9]。报道显示无局部复发，但 59 例患者中有 2 例发生转移。这 2 例复发病例均表现为肝转移，是由肿瘤因素而非手术技术造成的。Novitsky 等[29]报道了 20 例接受 PEIGS 治疗的患者，最长随访时间为 84 个月，无局部复发。Mino 等[30]报道了 15 例患者的长期结果，最长随访时间为 61 个月，无复发。PEIGS 的长期结果是可以接受的，尽管目前只有少量回顾性文献。如上所述 PEIGS 可获得极高的 R0 切除率，这种保留器官的手术可能在肿瘤学上是合理的。为了更令人信服，有必要进行有详细临床数据的大样本量的研究。

参考文献

1. Beaumont W. Experiments and observations on the gastric juice and the physiology of digestion. Plattsburgh: FF Allen; 1833.
2. Shephard DA. Glimpses of surgical history: G for gastric surgery, gastrostomy, Beaumont and St. Martin. Can J Surg. 1976;19(1):32. PMID: 1106825.
3. Atabek U, Mayer D, Amin A, Camishion RC. Pancreatic cystogastrostomy by combined upper endoscopy and percutaneous transgastric instrumentation. J Laparoendosc Surg. 1993;3(5):501–4. https://doi.org/10.1089/lps.1993.3.501.
4. Kitano S, Kawanaka H, Tomikawa M, Hirabayashi H, Hashizume M, Sugimachi K. Bleeding from gastric ulcer halted by laparoscopic suture ligation. Surg Endosc. 1994;8(5):405–7. https://doi.org/10.1007/BF00642442.
5. Ohashi S. Laparoscopic intra-gastric surgery for early gastric cancer: a new technique in laparoscopic surgery. Surg Technol Int. 1994;3:221–6.
6. Ohashi S. Laparoscopic intraluminal (intragastric) surgery for early gastric cancer. A new concept in laparoscopic surgery. Surg Endosc. 1995;9(2):169–71. https://doi.org/10.1007/BF00191960.
7. Kanehira E, Omura K, Wakasa R, Kinoshita T, Mori A, Watanabe Y. A technique of percutaneous endoscopic intragastric surgery. Minim Invasive Ther Allied Technol. 1998;7(1):15–20. doi.org/10.3109/13645709809152838
8. Ohgami M, Otani Y, Kumai K, Kubota T, Kim YI, Kitajima M. Curative laparoscopic surgery for early gastric cancer: five years experience. World J Surg. 1999;23(2):187–93. https://doi.org/10.1007/pl00013167.
9. Kanehira E, Kamei A, Umezawa A, Kurita A, Tanida T, Nakagi M. Long-term outcomes of percutaneous endoscopic intragastric surgery in the treatment of gastrointestinal stromal tumors at the esophagogastric junction. Surg Endosc. 2016;30(5):2036–42. https://doi.org/10.1007/s00464-015-4439-8.

10. Kanehira E, Tanida T, Kamei A, Nakagi M, Yoshida T, Touma S. Needlescopic intragastric surgery facilitated by newly developed 2mm instruments. Minim Invasive Ther Allied Technol. 2016;25(4):210–4. https://doi.org/10.1080/13645706.2016.1181092.
11. Basso N, Silecchia G, Pizzuto G, Surgo D, Picconi T, Materia A. Laparoscopic excision of posterior gastric wall leiomyoma. Surg Laparosc Endosc. 1996;6(1):65–7.
12. Ko CW, Kalloo AN. Per-oral transgastric abdominal surgery. Chin J Dig Dis. 2006;7(2):67–70. https://doi.org/10.1111/j.1443-9573.2006.00256.x. PMID: 16643332.
13. Hondo FY, Giordano-Nappi JH, Maluf-Filho F, Matuguma SE, Sakai P, Poggetti R, Mori ND, Fontes B, Birolini D, Ishioka S. Transgastric access by balloon overtube for intraperitoneal surgery. Surg Endosc. 2007;21(10):1867–9. https://doi.org/10.1007/s00464-007-9447-x. PMID: 17623247.
14. Matthews BD, Greene FL. Endoluminal resection of gastric intestinal stromal tumors (GIST). Minim Invasive Ther Allied Technol. 2002;11(5-6):279–84. https://doi.org/10.1080/13645706.2003.11873726.
15. Feng Y, Yu L, Yang S, Li X, Ding J, Chen L, Xu Y, Shi R. Endolumenal endoscopic full-thickness resection of muscularis propria-originating gastric submucosal tumors. J Laparoendosc Adv Surg Tech A. 2014;24(3):171–6. https://doi.org/10.1089/lap.2013.0370. Epub 2014 Feb 20. PMID: 24555874.
16. Cuesta MA, Eijsbouts QA, Felt-Bersma RJ, van den Berg M. Transgastric endoluminal laparoscopic resection of a duodenal polyp. Surg Laparosc Endosc. 1998;8(4):322–3.
17. Conrad C, Nedelcu M, Ogiso S, Aloia TA, Vauthey JN, Gayet B. Laparoscopic intragastric surgery for early gastric cancer and gastrointestinal stromal tumors. Ann Surg Oncol. 2014;21(8):2620. https://doi.org/10.1245/s10434-013-3432-5.
18. Saad M, Saeed A. Experimenting percutaneous endoscopic intragastric surgery (PEIGS): challenges and opportunities. Surg Laparosc Endosc Percutan Tech. 2010;20(1):e1–6. https://doi.org/10.1097/SLE.0b013e3181cd725b.
19. Onimaru M, Inoue H, Ikeda H, Abad MRA, Quarta Colosso BM, Shimamura Y, Sumi K, Deguchi Y, Ito H, Yokoyama N. Combination of laparoscopic and endoscopic approaches for neoplasia with non-exposure technique (CLEAN-NET) for gastric submucosal tumors: updated advantages and limitations. Ann Transl Med. 2019;7(20):582. https://doi.org/10.21037/atm.2019.09.19. PMID: 31807563; PMCID: PMC6861760.
20. Kanehira E, Kanehira AK, Tanida T, Takahashi K, Obana Y, Sasaki K. CLEAN-NET: a modified laparoendoscopic wedge resection of the stomach to minimize the sacrifice of innocent gastric wall. Surg Endosc. 2020;34(1):290–7. https://doi.org/10.1007/s00464-019-06765-3. Epub 2019 Apr 2. PMID: 30941549.
21. Takahashi K, Kanehira E, Kamei A, Tanida T, Sasaki K. Laparoscopic surgery for large gastric submucosal tumors. Surg Laparosc Endosc Percutan Tech. 2017;27(6):465–9. https://doi.org/10.1097/SLE.0000000000000479. PMID: 28953190.
22. Masoni L, Gentili I, Maglio R, Meucci M, D'Ambra G, Di Giulio E, Di Nardo G, Corleto VD. Laparoscopic resection of large gastric GISTs: feasibility and long-term results. Surg Endosc. 2014;28(10):2905–10. https://doi.org/10.1007/s00464-014-3552-4. Epub 2014 May 31. PMID: 24879133.
23. Kanehira E, Siozawa K, Kamei A, Tanida T. Development of a novel multichannel port (x-Gate(®)) for reduced port surgery and its initial clinical results. Minim Invasive Ther Allied Technol. 2012;21(1):26–30. https://doi.org/10.3109/13645706.2011.649291. Epub 2012 Jan 4. PMID: 22214281.
24. Kamei A, Kanehira E, Nakagi M, Tanida T. Development of scar-less laparoscopic hernia repair (TAPP-252) facilitated by new 2mm instruments. Minim Invasive Ther Allied Technol. 2016;25(6):314–8. https://doi.org/10.1080/13645706.2016.1193027. Epub 2016 Jun 16. PMID: 27309761.
25. Okumura N, Tsuji N, Ozaki N, Matsumoto N, Takaba T, Kawasaki M, Tomita T, Umehara Y, Taniike S, Kono M, Kudo M. Percutaneous endoscopic gastrostomy with Funada-style gastropexy greatly reduces the risk of peristomal infection. Gastroenterol Rep (Oxf). 2015;3(1):69–74. https://doi.org/10.1093/gastro/gou086. Epub 2015 Jan 6. PMID: 25567471; PMCID: PMC4324871.
26. Boulanger-Gobeil C, Gagné JP, Julien F, Courval V, Beyfuss K, Ashamalla S, Hallet J. Laparoscopic intragastric resection: an alternative technique for minimally invasive treatment of gastric submucosal tumors. Ann Surg. 2018;267(2):e12–6. https://doi.org/10.1097/SLA.0000000000002099. PMID: 27926576.
27. Wang J, Yang Z, Zheng J, Hu W, Feng X, Yao X, Li Y. Total-laparoscopic Intragastric surgery for cardia endogenous gastric submucosal tumors: a single-center short-term experience. J Laparoendosc Adv Surg Tech A. 2019;29(3):374–8. https://doi.org/10.1089/lap.2018.0334. Epub 2018 Oct 5. PMID: 30289344.
28. Virgilio E, Balducci G, Mercantini P, Giarnieri E, Giovagnoli MR, Montagnini M, Proietti A, D'Urso R, Cavallini M. Laparoscopic intragastric surgery for treating early gastric cancer. Anticancer Res. 2018;38(4):1911–6. https://doi.org/10.21873/anticanres.12428. PMID: 29599306.
29. Novitsky YW, Kercher KW, Sing RF, et al. Long-term outcomes of laparoscopic resection of gastric gastrointestinal stromal tumors. Ann Surg. 2006;243:738–45.
30. Mino JS, Guerron AD, Monteiro R, et al. Long-term outcomes of combined endoscopic/laparoscopic intragastric enucleation of presumed gastric stromal tumors. Surg Endosc. 2016;30:1747–53.

第 22 章

内镜手术平台

Ryan C. Broderick, Catherine Tsai, Arielle M. Lee, Karl-Hermann Fuchs

22.1 引言

随着先进的微创治疗技术的发展，内镜介入在胃肠道治疗中的作用显著提高[1-11]。最大程度减少手术创伤的趋势促使胃肠科医生和外科医生使用介入性内镜技术来取代许多手术，这些手术在开放手术甚至腹腔镜手术中都是主流[2,5,7,8-11]。这些手术的步骤越复杂，传统的内镜技术能力就越有限。令人意想不到的是，使用半个世纪前设计用于诊断目的的传统内镜技术，不仅能够有效止血、在肠道进行肿瘤切除，还可以治疗胃食管反流病，以及参与减肥手术[7-9]。这些操作是通过许多专门开发的内镜工具实现的，主要基于商用的柔性内镜[5-9]。

在引入自然腔道内镜手术的过程中，不同的公司和机构研发出一批内镜和手术平台[3-5]。这些平台似乎成为使用经胃路径进行腹腔内手术的主要“游戏规则改变者”[12-14]。然而，今天我们知道这些想法还为时过早，无法将其用于临床实践。对于最重要的行业参与者来说，准备和愿意进一步投资、开发和提供必要的复杂平台，以便与医学界一起将这些颠覆性想法投入临床实践，目前还为时过早[12,13]。

但有一些例外[14,15]。许多研发者已经意识到，即便研发中断也不会降低这些高度先进的技术理念的价值。这些胃肠道内镜手术的平台仍然需要使用内镜、腹腔镜模式和技术来改进[4,5,12-18]。有人可能会问，“内镜手术平台”到底应该是什么，这个系统必须具备哪些特征才能符合这样的描述？

内镜手术平台(ESP)应能在狭小空间下在胃肠道内进行操作，同时具有用于完成切割、解剖、牵引、反牵引及缝合等基本手术任务的潜力。

22.2 内镜手术平台的先决条件和限制

胃肠道中器械的尺寸存在一定限制，特别是对于食管直径最大约 2cm 的上消化道手术。作为临床使用的先决条件，后者要求平台尺寸<2cm 临界值(图 22.1)。

另一个先决条件是解剖区域(目标区域)的可视化，同时需要在视觉监视下精确使用仪器。所有现代商用内镜都可以高质量地实现这一水平的可视化。

三角牵拉在外科手术操作中很重要，在

这些平台上应该是可能实现的(图 22.1)。在双通道内镜中可进行一种简单的三角牵拉。通过使用 Albarran 转向旋钮控制内镜器械的工作通道及其末端出口以进行三角牵拉,然后通过该转向旋钮调整器械的方向,引导内镜工具通过工作通道围绕其轴线向目标器官移动。例如,可以上下或左右移动工具。因此,可在不同的轴线上使用抓钳,产生牵引力,然后使用其他仪器进行解剖。然而,末端器械的可视化和操作动作之间不能完全一致。

对于组织水平的手术操作,需要在目标区域对至少两个器械进行三角牵拉,以执行正常的手术操作,如切割、抓取和缝合。具有胃肠病学背景的内镜医生可能会争辩说,他们不需要三角牵拉来进行介入性内镜检查,他们已经多次证明了这一点。然而,进行更复杂的外科手术,尤其是那些需要牵引和反牵引及在"特定组织层"进行外科解剖的手术,需要全套的外科器械工具,常规手术缝合、安全吻合和组织闭合更是如此。

内镜手术平台的稳定性和移动性是在组织水平上进行精确操作的另一个先决条件(图 22.1)。一方面,这要求整个平台具有可操作性,以方便进出胃肠道、来回移动和推近目标区域。另一方面,平台必须具有在目标位置"冻结"的功能,以应用强大的牵拉和反牵拉或使"冻结平台"成为其末端器械"高精度"移动的基础,以在"目标区域"的组织水平上进行外科操作。

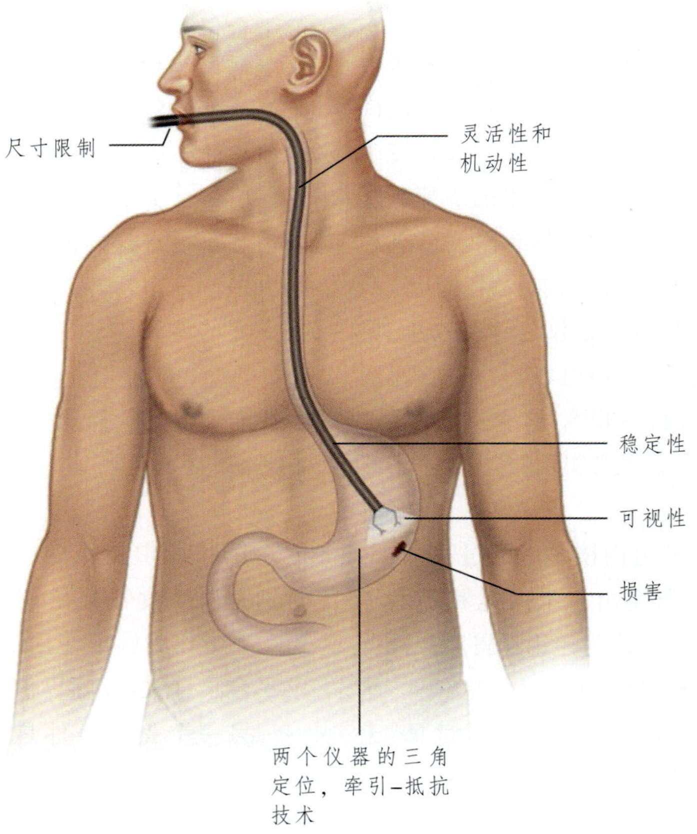

图 22.1 腔内和内镜手术的"理想"内镜平台的重要功能示意图:要求涉及尺寸限制、可视化、三角剖分、稳定性和移动性、驱动末端器械的足够力、可视化的独立性及末端器械操作的准确性。

还有一个重要的先决条件，即通过从患者体外移动转向镜身将力从镜身传递到末端器械。最早尝试使用特殊的内镜平台进行缝合的是 Endo-Cinch™ 系统，它使用安装在柔性镜上的缝合装置[19]。该技术最初用于缩窄贲门以治疗胃食管反流疾病[19,20]。然而，缝合线只能非常浅地缝合黏膜层，而不能深层缝合食管下括约肌，因此，这种技术在治疗胃食管反流疾病方面仅取得了部分成功[20,21]。这点突出了柔性内镜平台在末端器械水平上缺乏实质性力量的问题，因为柔性镜缺乏必要的可以克服外部操作部位（如口部）与目标区域（如胃内）之间距离的轴。

有效使用内镜手术平台的另一个限制是可视化和末端器械的操作缺乏独立性（图 22.1）。通常，这两个功能在硬件中组合在一起，这限制了器械的全面观察和精确操作，正如早期内镜手术平台原型一样。在使用末端器械进行精确的手术操作时，需要对整个目标区域及周围器官进行观察，这样才能安全地完成一些任务。如果跟随末端器械以错误的方向移动视觉窗口，则会导致视野受限，由于它们是由机械连接的，最佳视野会被破坏或减少，因此建议将这两个功能独立应用。

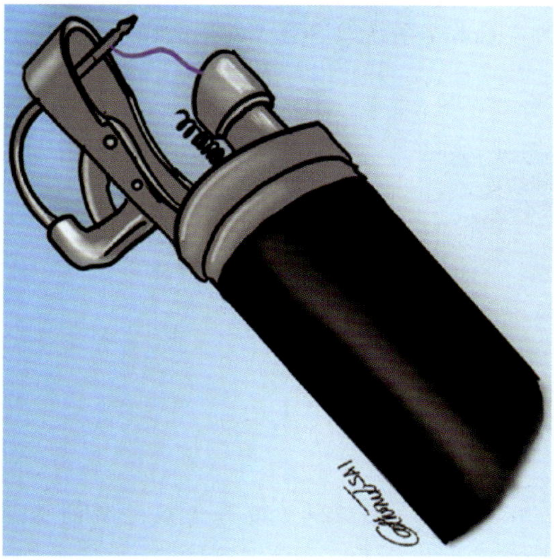

图 22.2 超缝合内镜缝合系统方案，允许将针头穿过病变的两个边缘，通过充分缝合和打结来适应和闭合病变。

此外，这也限制了手术过程中有效控制腹腔内安全的能力。后者将对末端器械的准确性和可操作性产生影响。

22.3 内镜平台的发展

内镜缝合技术已发展了近 20 年。早期的缝合装置是 Bard EndoCinch™（美国），但由于其胃壁缝合的力度和深度不足[19-21]，因此受到限制。另一个有前景的装置是奥林巴斯原型鹰爪，它可以提供更深的咬合能力，但该装置属于原型，最终被美国德克萨斯州奥斯汀的 Apollo Endosurgery 取代[22-25]。这家公司将其投入市场并被广泛使用（OverStitch，Apollo Endosurgery）（图 22.2）[13,23-25]。此外，还引入了 T-bars 的概念（Wilson-Cook，IVCC，USA），但并未在市场上取得成功。

比第一个缝合装置更有效的是“Plicator”，它能够在胃壁进行深层缝合，并模拟胃底的褶皱（图 22.3）[3]。该装置后来被 GERDX™（G-Surg，Seeon Seebruck，Germony）取代。GERDX™ 具有足够深度的缝合能力，可从腔内折叠胃底壁以形成足够的胃折叠[3,12,26]。

目前使用的 GERDX™ 系统和 Apollo OverStitch™ 系统是临床中常用的系统。Apollo OverStitch™ 系统已广泛用于常规内镜缝合和穿孔闭合（图 22.2）。有作者报道了该系统需要由经过培训的专业团队进行操作[13,23-25]。

专门设计开发了具有更多外科特征的柔性内镜器械，如马里兰解剖器，其操作组织的力度比常规内镜抓钳更大，并且具有比腹腔镜剪更大的刀片（Ethicon Cincinnati，

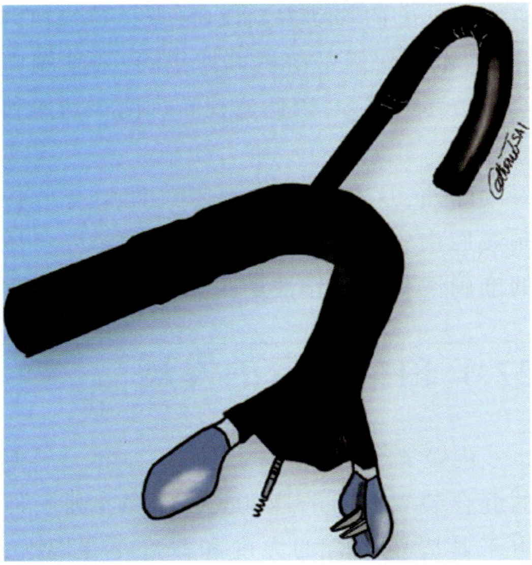

图 22.3 “Plicator”最初作为一种治疗工具用于胃折叠术，以增加下食管括约肌的胃襞。它有两个强大的分支，可通过胃壁进行充分缝合线。

USA)。这些器械轴上有关节，可用于成角，提高了腔内和腹腔应用的灵活性(图 22.4)。这些器械更加适合外科使用，腹腔镜外科医生可用于处理腹腔镜手术病例，而内镜医生通常使用灵活的内镜仪器，其仪器和手柄的设计完全不同[27]。因此，最佳手柄取决于仪器的功能，以及使用这些仪器的团队的教育和培训背景。

22.4 专业内镜手术平台

最初，一些腔内设备可用于特殊适应证(如缝合)，但缺乏稳定的平台。USGI Medical (San Capistrano, CA, USA)是一家开发经自然腔道手术专用器械的公司，该公司专注于胃腔内镜系统的稳定性，以进行更复杂的操作[14]。

该公司开发了一种用于商业内镜和特殊仪器的接入系统。而“shapelock”系统可用于柔性镜和内镜仪器(图 22.5)。

此外，还开发了一种可用于缝合的原型(9-Prox USGI Medical，USA)。该系统可以加固，同时携带一个内部“子镜”，子镜随后可固定在其位置，通过工作通道引入的内镜工具可进行专门的内镜手术操作。有几个端口可与内镜轴相连，用于携带内镜和外科柔性器械。该系统可以像普通内镜一样插入肠道，并且可以锁定(加固)到目标区域的某个位置，以进行更精细的手术操作。

Cobra 系统(USGI Medical，USA)是一个

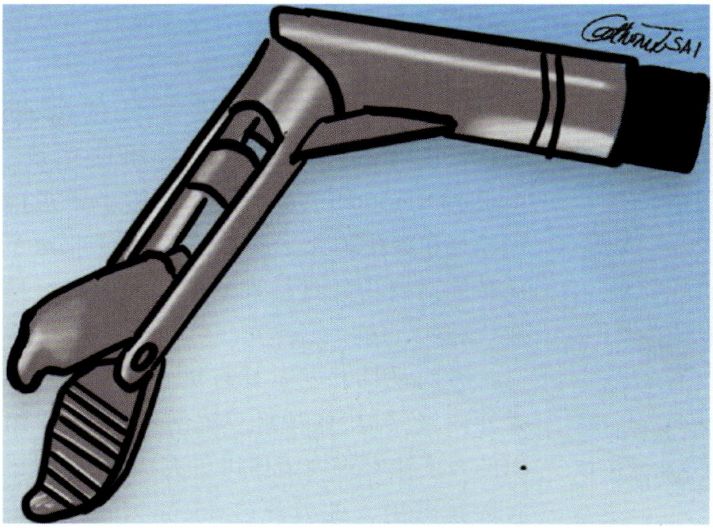

图 22.4 带有集成关节的抓钳(Ethicon 工具箱仪器)，允许末端器械成角，以确保这些仪器能够在目标区域的组织水平上进行精确的操作。

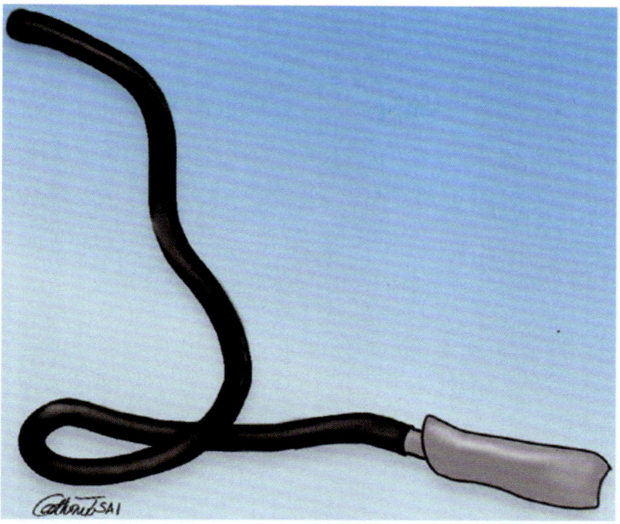

图 22.5　USGI 的“shapelock”系统是一种用于商用内镜和特殊仪器的接入系统。该系统可使内镜更加稳定，因此末端器械在组织水平上的精确性更高。

真正的内镜手术多任务平台（图 22.6）。由于其具有三个仪器臂，因此可以实现三角牵拉[14,28]。其他人也使用了类似的设备[15]。同样，该系统的通道允许使用 6mm 的柔性内镜。在内镜监视下，该系统可以完成“类似腹腔镜”的操作，如解剖和缝合。该系统的另一个优点是可以实现牵引和反牵引。

末端器械运动的力和操作的转换是通过机械系统实现的。虽然可进行复杂的操作动作，但由于仪器臂缺乏力量且无法传递力，因此缝合存在困难。此外，打结仍然很麻烦。

该平台设计用于经胃或经直肠途径的腔内和腹腔内操作。由于该系统直径为 15mm，因此可以很容易地通过食管腔进入胃部，并穿透胃壁，进一步推进后即可进行腹腔手术。

另一个内镜手术平台是 EndoSAMURAI™（Olympus Corp.，Tokyo，Japan），该平台在 2007—2011 年间进行了测试和调查，以评估手术操作的可行性[16,29]。内镜手术系统由一个内镜轴和一个传统的内镜转向单元组成，连接接口可作为“类似腹腔镜”的工作站来执行手术操作（图 22.7）。

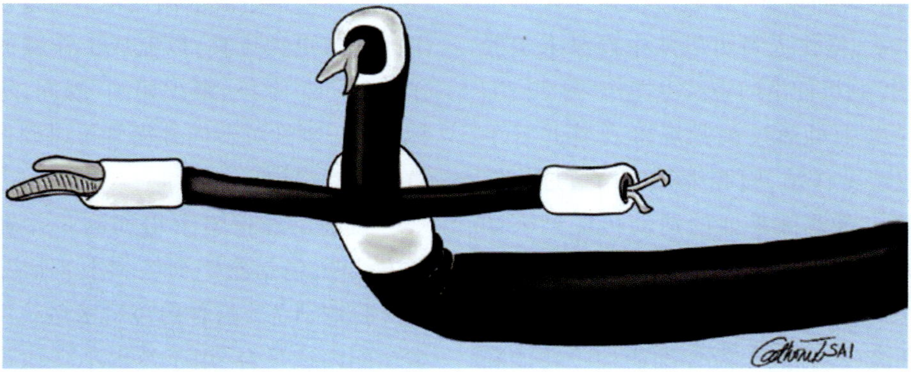

图 22.6　USGI-Cobra 系统示意图，这是第一个使用灵活的内镜工具进行三角牵拉的多任务平台之一。它具有几种在腔内和半腔内工作的功能特征。

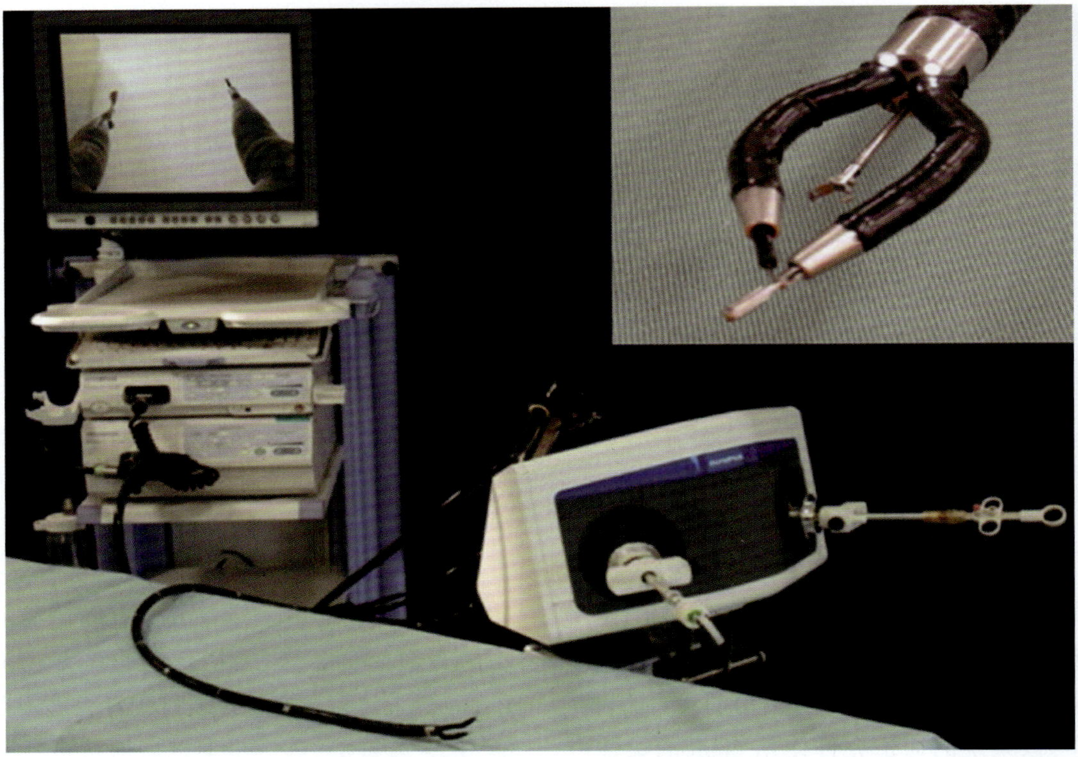

图 22.7 EndoSAMURAI™(Olympus Corp. Tokyo,Japan)是一个带有腹腔镜范式的内镜平台。外科医生可以使用工作站来操纵手柄,通过灵活的内镜在腔内和经腔内引导末端器械。辅助内镜医生负责对柔性内镜进行必要的操作。

柔性内镜的尖端连接了两个工作臂,它们具有用于末端器械的工作通道。两个可弯曲工作臂可以移出原始内镜直径范围,因此可提供更多类似于肘关节功能的三角牵拉,并在胃肠腔内或腹腔内操作。内镜轴近端连接了内镜的转向单元,并通过机械连接到单独的工作站,操作人员可以从中操纵末端器械。内镜控制机件由内镜医生操作(图 22.7)。

外科医生可通过视频屏幕观察并双手操作腹腔镜工作站,腹腔镜工作站通过机械方式将效应器器械手柄的运动传输到末端器械的尖端,末端器械通过灵活的工作通道进入工作臂。该系统类似于传统的内镜,具有光源和充气功能,以及标准的抽吸功能和冲洗内镜镜片的功能。该系统由一个经典的内镜组件和一个腹腔镜工作站单元组成,内镜组件通过人体的一个自然腔道启动,工作站单元通过腹腔镜进行操作。因此,该系统最好由两个人共同操作:主刀外科医生负责工作站上的操作,摄像助手负责内镜尖端的一般操作及内镜的进出,以便在胃肠道和(或)腹腔内推进或取出内镜。通过示波器的工作通道更换工具,以完成工作臂的各种操作,如抓取、牵拉、组织切割、凝固、止血及持针缝合。刚性可转向外套管可以确保平台的稳定性。

目前已经报道了培训经验并确定了培训方法[16],包括盒子训练和小肠切除术的动物实验室训练。这种内镜手术系统可以作为多功能内镜平台,用于经胃小肠切除和吻合术(图 22.8)。

Anubiscope™ (Karl Storz, Tuttlingen,

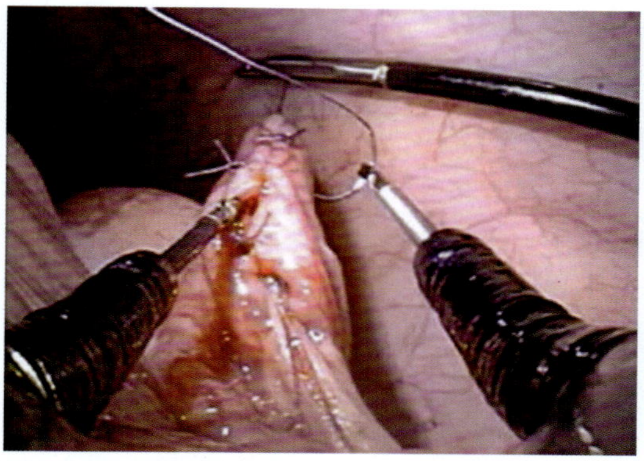

图 22.8　EndoSAMURAI™ 平台通过使用持针器和抓钳以经典手术方式缝合吻合口完成肠吻合。该系统具有足够的稳定性、力量及运动准确性。

Germany)(图 22.9)[17]是一个类似的系统。在该系统中,柔性内镜载体还具有多个工作通道,用于在目标区域操纵柔性手术器械和转向器械[17]。仪器的操作可通过两种机制完成:①通过载体内镜的尖端设计及带有两个可打开的三角臂,从而通过工作通道操纵柔性工具;②通过载体工作通道推进的柔性工具,从仪器的外部手柄转向。

一旦载体穿透胃壁,该系统可在胃肠道内和腹腔内进行操作[17]。复杂的载体内镜的尖端非常钝,需要一个切口才能穿透胃壁或结肠壁。一旦载体内镜定位在目标区域,具有外科特征的特殊灵活器械可以独立移动。其缺点是两名内镜医生必须密切合作。一名内镜医生负责载体内镜的必要操作,另一名内镜医生通过载体的工作通道操作两个灵活的内镜工具。两名内镜医生必须密切配合,以协调必要的操作和程序。该平台已用于临床病例[17]。由于这种内镜载体的闭合端相当钝,因此不需要过多的导管通过咽部进入食管。然而,在狭窄的腔内通道中,其操作受到限制。

此外,还开发了其他类似的平台,如原型直驱内镜系统(Boston Scientific,DDES™)[15]。

22.5 机器人内镜手术平台

与此同时,机器人技术中引入了内镜和外科概念[30-34],因此出现了基于机器人技术的更先进的系统,如新加坡大学的"主从式经腔道内镜机器人(ASTER)"[35]。该系统是一种由缆绳驱动的操作系统,其末端器械处可提供 6 个自由度活动,非常适合在目标区域进行精确操作(图 22.10)[35,36]。

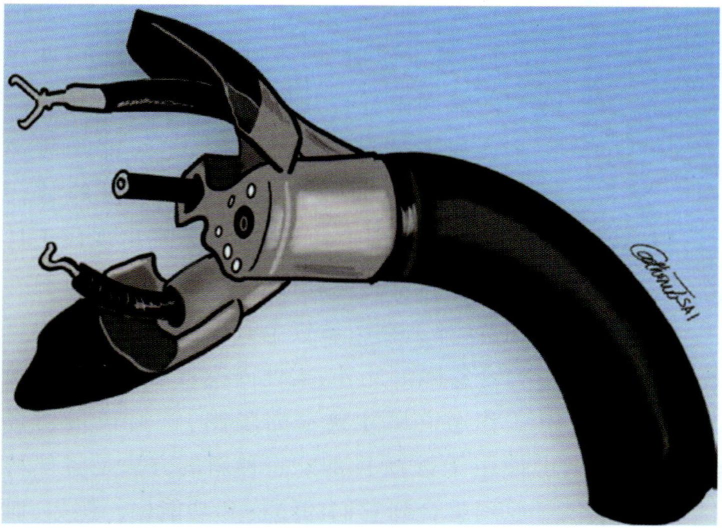

图 22.9　Karl Storz Anubiscope™ 系统示意图,这是一个用于腔内和腔外内镜手术操作的平台。该系统可用于解剖、牵拉和缝合。

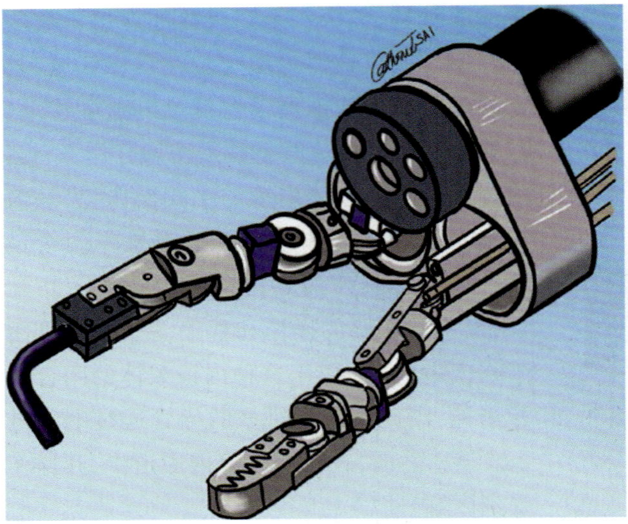

图 22.10 “主从式经腔道内镜机器人(ASTER Master)”是将传统的绳缆驱动机械臂和机器人技术相结合,在末端器械处提供 6 个自由度的活动,有望进行复杂的外科手术。

该系统与普通内镜类似类似,需要两名操作人员/内镜医生进行操作。尽管过去的 10 年中有几项研究报道了使用该系统的经验[35,36]。但这些系统仍未达到常规临床应用的标准。

内布拉斯加州大学开发的腹腔微型机器人(图 22.11)[37,38]是一个更复杂、更先进的系统。该设备是基于微型机器人系统的应用,

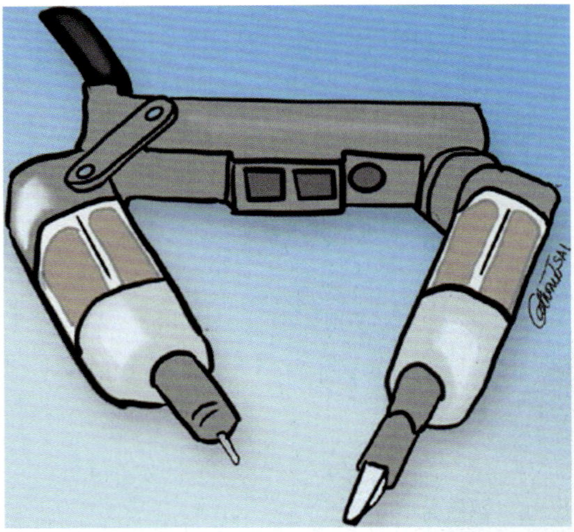

图 22.11 机器人技术的未来方案可以通过这个装置来设想,这个装置是一个微型机器人系统,它足够小,可以通过套管针进入腹腔。

可以通过套管针进入腹腔。一旦进入腹部,微型机器人可以调整机械手臂的角度并通过体外遥控进行手术操作[37,38]。

22.6 内镜技术的未来

内镜平台尽管有长达 15 年的历史,但并未完全取得成功,而复杂的机械和基于机器人的技术似乎有一个难以克服的缺点,即成本过高。因此,最近人们开始关注更简单的机械系统,它可能比复杂的机器人系统更为现实[38–45]。

“易于使用”的机械系统平台可以在适当的时间内进行开发,其成本更加合理,而且无须医院进行重大投资,这可能是对该领域和其他领域来说更具吸引力的替代方案[43–45]。因此,如果能够开发出现代工具并通过商用内镜进行应用,而无须大量额外投资,那么在医学资金有限的情况下可能更符合实际。此外,柔性内镜目前仍受到内镜工作通道尺寸狭窄的限制,该通道最初设计用于诊断目的。一种新的方法是将外科原理整合到它们的结构和功能中。例如,抓

取器通常符合柔性内镜尺寸，即相当小的抓取分支可能缺乏足够的力量来抓住结构，以产生足够的牵引力和反牵引力（图22.12）。在腹腔镜手术中，具有较大分支和特定功能分化表面的抓取器可能值得探索，以改善组织处理能力（图22.12b）。这些可能是推动内镜技术向前发展的重要原因。最近内镜研究正朝着这个方向发展[46–49]。

微创手术的原则是减少手术入路的大小和创伤。临床目标是缩短患者恢复时间，改善术后愈合和美容效果，减少术后限制，以便使患者迅速恢复生理和心理能力，并改善长期结果。后者可以通过减少伤口感染和切口疝来实现。与传统的开放手术相比，这种微创手术的优势在过去几十年中得到了证实。

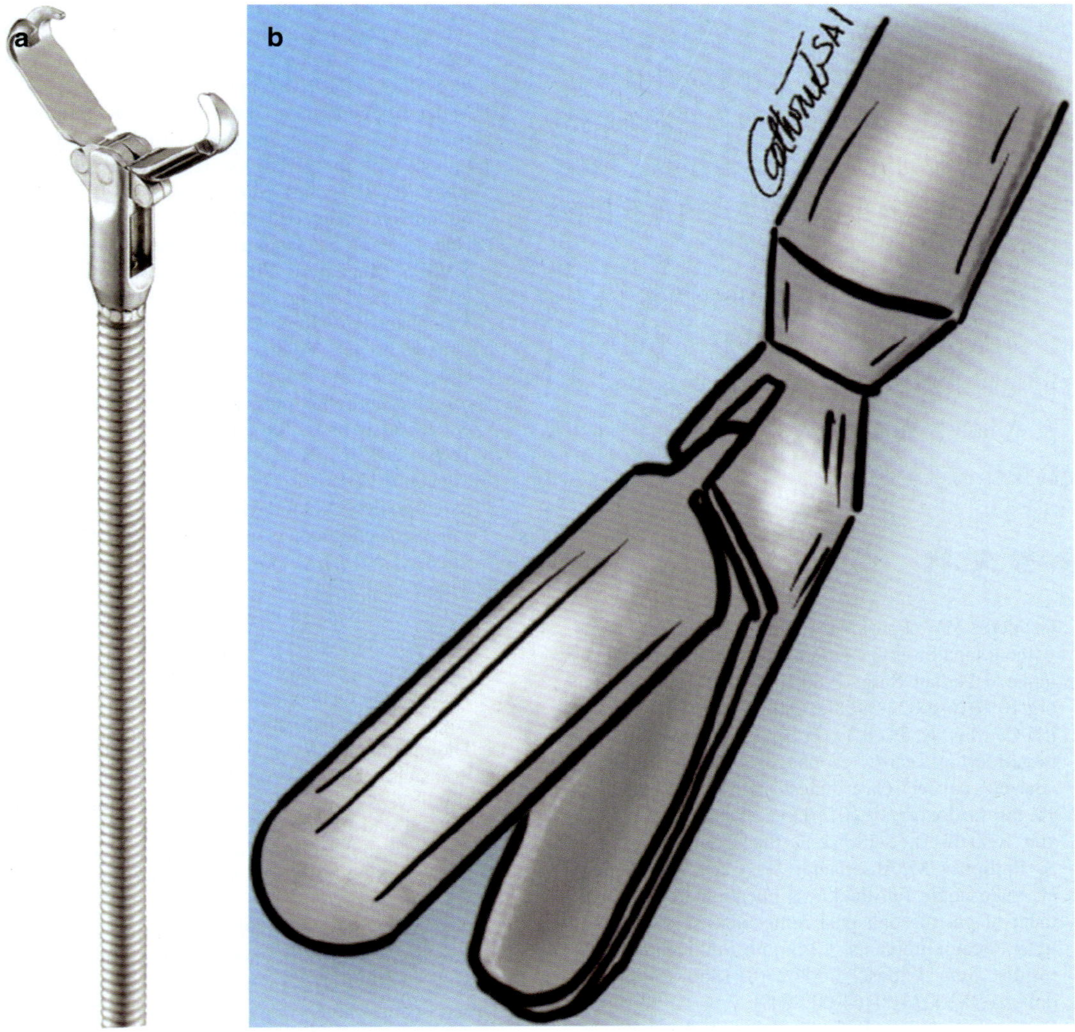

图22.12 （a）带有小“嘴”的内镜抓取装置（Olympus Deutschland, Hamburg）。抓取分支小，可能牵引不足，但对活检很有用。（b）柔性内镜外科操作中也需要这种具有大分支牵引的腹腔镜抓取器。柔性内镜可满足这些想法和需求。

在过去的几年中，很难证明进一步减少入路创伤是否可以改善患者的预后。这个目标可以通过两种方式实现。正如本章所指出的，一个方向是新技术的发展，以促进内镜技术的某些必要的手术步骤的发展与内镜手术平台的建立。从手术角度来看，需要一种可以通过腹壁或直径有限的自然腔道进入腹腔的系统，在腹腔中实现所有手术功能，如视野、牵引和反牵引、解剖、止血、缝合。而机器人技术可以满足这些需求[39–42]。

另一种方法是将治疗理念从外科概念转变为内镜概念。例如，经口内镜下肌层切开术，因为肌切开术的中心治疗概念被保留，该方法从经腹途径改为单纯内镜经食管途径[4–6]。

在未来，有必要进一步开发内镜、外科和多功能平台。总之，最佳多任务平台应具有可变的末端器械、图像引导、牵引和反牵引及充分的三角牵拉，同时应具有稳定性以提高操作的准确性。

参考文献

1. Gauderer MW, Ponsky JL, Izant RJ Jr. Gastrostomy without laparotomy: a percutaneous endoscopic technique. J Pediatr Surg. 1980;15(6):872–5. https://doi.org/10.1016/s0022-3468(80)80296-x.
2. Ell C, May A, Pech O, et al. Curative endoscopic resection of early esophageal adenocarcinomas (Barrett's cancer). Gastrointest Endosc. 2007;65(1):3–10. https://doi.org/10.1016/j.gie.2006.04.033.
3. von Renteln D, Schiefke I, Fuchs KH, Raczynski S, Philipper M, Breithaupt W, Caca K, Neuhaus H. Endoscopic full-thickness plication for the treatment of gastroesophageal reflux disease using multiple Plicator implants: 12-month multicenter study results. Surg Endosc. 2009;23(8):1866–75. https://doi.org/10.1007/s00464-009-0490-7.
4. Rattner DW, Hawes R, Schwaitzberg S, Kochman M, Swanstrom L. The Second SAGES/ASGE White Paper on natural orifice transluminal endoscopic surgery: 5 years of progress. Surg Endosc. 2011;25(8):2441–8. https://doi.org/10.1007/s00464-011-1605-5.
5. Fuchs KH, Meining A, von Renteln D, Fernandez-Esparrach G, Breithaupt W, Zornig C, Lacy A. Euro-NOTES Status Paper: from the concept to clinical practice. Surg Endosc. 2013;27(5):1456–67. https://doi.org/10.1007/s00464-013-2870-2.
6. Inoue H, Minami H, Kobayashi Y, et al. Peroral endoscopic myotomy (POEM) for esophageal achalasia. Endoscopy. 2010;42(4):265–71. https://doi.org/10.1055/s-0029-1244080.
7. Pearl J, Pauli E, Dunkin B, Stefanidis D. SAGES endoluminal treatments for GERD. Surg Endosc. 2017;31(10):3783–90. https://doi.org/10.1007/s00464-017-5639-1.
8. Chang KJ. Endoscopic foregut surgery and interventions: the future is now. The state-of-the-art and my personal journey. World J Gastroenterol. 2019;25(1):1–41. https://doi.org/10.3748/wjg.v25.i1.1.
9. Kuellmer A, Mueller J, Caca K, et al. Endoscopic full-thickness resection for early colorectal cancer. Gastrointest Endosc. 2019;89(6):1180–1189.e1. https://doi.org/10.1016/j.gie.2018.12.025.
10. Meier B, Schmidt A, Glaser N, Caca K. Endoscopic full-thickness resection of gastric subepithelial tumors with the gFTRD-system: a prospective pilot study (RESET trial). Surg Endosc. 2020;34(2):853–60. https://doi.org/10.1007/s00464-019-06839-2.
11. Nau P, Paul E, Sandler BJ, Trus T, editors. The SAGES Manual of Flexible Endoscopy. Springer; 2020. https://doi.org/10.1007/978-3-030-23590-1.
12. Kaindlstorfer A, Koch OO, Antoniou SA, Asche KU, Granderath FA, Pointner R. A randomized trial on endoscopic full-thickness gastroplication versus laparoscopic antireflux surgery in GERD patients without hiatal hernias. Surg Laparosc Endosc Percutan Tech. 2013;23(2):212–22. https://doi.org/10.1097/SLE.0b013e3182827f79.
13. Stavropoulos SN, Modayil R, Friedel D. Current applications of endoscopic suturing. World J Gastrointest Endosc. 2015;7(8):777–89. https://doi.org/10.4253/wjge.v7.i8.777.
14. Bardaro SJ, Swanström L. Development of advanced endoscopes for Natural Orifice Transluminal Endoscopic Surgery (NOTES). Minim Invasive Ther Allied Technol. 2006;15(6):378–83. https://doi.org/10.1080/13645700601038069.
15. Thompson CC, Ryou M, Soper NJ, Hungess ES, Rothstein RI, Swanstrom LL. Evaluation of a manually driven, multitasking platform for complex endoluminal and natural orifice transluminal endoscopic surgery applications (with video). Gastrointest Endosc. 2009;70(1):121–5. https://doi.org/10.1016/j.gie.2008.11.007.
16. Fuchs KH, Breithaupt W. Transgastric small bowel resection with the new multitasking platform EndoSAMURAI™ for natural orifice transluminal endoscopic surgery. Surg Endosc. 2012;26(8):2281–7. https://doi.org/10.1007/s00464-012-2173-z.
17. Perretta S, Dallemagne B, Barry B, Marescaux J. The ANUBISCOPE® flexible platform ready for prime time: description of the first clinical case. Surg Endosc. 2013;27(7):2630. https://doi.org/10.1007/s00464-013-2818-6.
18. Yeung BP, Gourlay T. A technical review of flex-

ible endoscopic multitasking platforms. Int J Surg. 2012;10(7):345–54. https://doi.org/10.1016/j.ijsu.2012.05.009.
19. Swain P, Park PO. Endoscopic suturing. Best Pract Res Clin Gastroenterol. 2004;18(1):37–47.
20. Schiefke I, Neumann S, Zabel-Langhennig A, Moessner J, Caca K. Use of an endoscopic suturing device (the "ESD") to treat patients with gastroesophageal reflux disease, after unsuccessful EndoCinch endoluminal gastroplication: another failure. Endoscopy. 2005;37(8):700–5.
21. Bergström M, Swain P, Park PO. Early clinical experience with a new flexible endoscopic suturing method for natural orifice transluminal endoscopic surgery and intraluminal endosurgery (with videos). Gastrointest Endosc. 2008;67(3):528–33. https://doi.org/10.1016/j.gie.2007.09.049.
22. Chiu PW, Hu B, Lau JY, Sun LC, Sung JJ, Chung SS. Endoscopic plication of massively bleeding peptic ulcer by using the Eagle Claw VII device: a feasibility study in a porcine model. Gastrointest Endosc. 2006;63(4):681–5.
23. Pescarus R, Shlomovitz E, Sharata AM, Cassera MA, Reavis KM, Dunst CM, Swanström LL. Endoscopic suturing versus endoscopic clip closure of the mucosotomy during a per-oral endoscopic myotomy (POEM): a case-control study. Surg Endosc. 2016;30(5):2132–5. https://doi.org/10.1007/s00464-015-4464-7.
24. Han S, Wani S, Kaltenbach T, Soetikno R, Hammad H. Endoscopic suturing for closure of endoscopic submucosal dissection defects. VideoGIE. 2019;4(7):310–3. https://doi.org/10.1016/j.vgie.2019.04.018. eCollection 2019 Jul.
25. Ligresti D, Barbuscio I, Granata A, Martino A, Amata M, Volpes R, Traina M. Endoscopic closure of gastrocolocutaneous fistula following percutaneous endoscopic gastrostomy, by OverStitch Endoscopic Suturing System. Endoscopy. 2019; https://doi.org/10.1055/a-0956-6792.
26. Wannhoff A, Hofmann C, Meier B, Birk D, Caca K. Endoscopic sleeve gastroplasty for severe obesity by full-thickness suturing using the GERDX device. Endoscopy. 2019;51(2):E34–5. https://doi.org/10.1055/a-0756-7921.
27. Swanstrom LL, Whiteford M, Kajanchee Y. Developing essential tools to enable transgastric surgery. Surg Endosc. 2008;22(3):600–4.
28. Swanstrom LL. Beyond endoluminal therapeutic endoscopy. Gastrointest Endosc. 2007;66(1):121–2. https://doi.org/10.1016/j.gie.2006.12.006.
29. Spaun GO, Zheung B, Swanstrom LL. A multitasking platform for natural orifice transluminal endoscopic surgery (NOTES): a benchtop comparison of a new device for flexible endoscopic surgery and a standard dual-channel endoscope. Surg Endosc. 2009;23:2720–7.
30. Horgan S, Vanuno D. Robots in laparoscopic surgery. J Laparoendosc Adv Surg Tech A. 2001;11(6):415–9.
31. Jacobsen G, Berger R, Horgan S. The role of robotic surgery in morbid obesity. J Laparoendosc Adv Surg Tech A. 2003;13(4):279–83.
32. Talamini MA, Chapman S, Horgan S, Melvin WS, Academic Robotics Group. A prospective analysis of 211 robotic-assisted surgical procedures. Surg Endosc. 2003;17(10):1521–4.
33. Kume K, Sakai N, Goto T. Development of a novel endoscopic manipulation system: the Endoscopic Operation Robot ver.3. Endoscopy. 2015;47(9):815–9. https://doi.org/10.1055/s-0034-1391973.
34. Saito Y, Sumiyama K, Chiu PW. Robot assisted tumor resection devices. Expert Rev Med Devices. 2017;14(8):657–62. https://doi.org/10.1080/17434440.2017.1358087.
35. Phee SJ, Low SC, Huynh VA, Kencana AP, Sun ZL, Yang K. Master and slave transluminal endoscopic robot (MASTER) for natural orifice transluminal endoscopic surgery (NOTES). Conf Proc IEEE Eng Med Biol Soc. 2009:1192–5. https://doi.org/10.1109/IEMBS.2009.5333413.
36. Shi Y, Zhou C, Xie L, Chen Y, Jiang J, Zhang Z, Deng Z. Research of the master-slave robot surgical system with the function of force feedback. Int J Med Robot. 2017;13(4) https://doi.org/10.1002/rcs.1826.
37. Rentschler ME, Hadzialic A, Dumpert J, Platt SR, Farritor S, Oleynikov D. In vivo robots for laparoscopic surgery. Stud Health Technol Inform. 2004;98:316–22.
38. Peters BS, Armijo PR, Krause C, Choudhury SA, Oleynikov D. Review of emerging surgical robotic technology. Surg Endosc. 2018;32(4):1636–55. https://doi.org/10.1007/s00464-018-6079-2.
39. Zorn L, Nageotte F, Zanne P, Legner A, Dallemagne B, Marescaux J, de Mathelin M. Novel telemanipulated robotic assistant for surgical endoscopy: preclinical application to ESD. IEEE Trans Biomed Eng. 2018;65(4):797–808. https://doi.org/10.1109/TBME.2017.2720739.
40. Berthet-Rayne P, Gras G, Leibrandt K, Wisanuvej P, Schmitz A, Seneci CA, Yang GZ. The i^2Snake Robotic Platform for Endoscopic Surgery. Ann Biomed Eng. 2018;46(10):1663–75. https://doi.org/10.1007/s10439-018-2066-y.
41. Kume K, Sakai N, Ueda T. Development of a novel gastrointestinal endoscopic robot enabling complete remote control of all operations: endoscopic therapeutic robot system (ETRS). Gastroenterol Res Pract. 2019;6909547 https://doi.org/10.1155/2019/6909547.
42. Hwang M, Kwon DS. K-FLEX: a flexible robotic platform for scar-free endoscopic surgery. Int J Med Robot. 2020; https://doi.org/10.1002/rcs.2078.
43. Broderick RC, Omelanczuk P, Harnsberger CR, Fuchs HF, Berducci M, Nefa J, Nicolia J, Almadani M, Jacobsen GR, Sandler BJ, Horgan S. Laparoscopic cholecystectomy using a novel single-incision surgical platform through a standard 15 mm trocar: initial experience and technical details. Surg Endosc. 2015;29(5):1250–6. https://doi.org/10.1007/s00464-014-3779-0.
44. Berducci M, Fuchs HF, Omelanczuk P, Broderick RC, Harnsberger CR, Langert J, Nefa J, Jaureguiberry P, Gomez P, Miranda L, Jacobsen GR, Sandler BJ, Horgan S. Phase II clinical experience and long-term

platform FMX314. Surg Endosc. 2016;30(3):953–60. https://doi.org/10.1007/s00464-015-4319-2.
45. Datta RR, Dieplinger G, Wahba R, et al. True single-port cholecystectomy with ICG cholangiography through a single 15-mm trocar using the new surgical platform "symphonX": first human case study with a commercially available device. Surg Endosc. 2020;34(6):2722–9. https://doi.org/10.1007/s00464-019-07229-4.
46. Walter B, Schmidbaur S, Rahman I, Albers D, Schumacher B, Meining A. The BougieCap – a new method for endoscopic treatment of complex benign esophageal stenosis: results from a multicenter study. Endoscopy. 2019;51(9):866–70. https://doi.org/10.1055/a-0959-1535.
47. Brand M, Hofmann N, Ho CN, Meining A. The Over-The-Scope-Grasper (OTSG). Endoscopy. 2020; https://doi.org/10.1055/a-1187-0178.
48. Meining A. Endoneering: a new perspective for basic research in gastrointestinal endoscopy. United European Gastroenterol J. 2020;8(3):241–5. https://doi.org/10.1177/2050640620913433.
49. Fuchs KH, Neki K, Lee AM, Dominguez R, Broderick RC, Sandler BJ, Horgan S. New suturing system for flexible endoscopy in the gastrointestinal tract. Jap J Gastro Hepatol. 2021;V6(2):1–6.

第 23 章

Fortimedix Surgical公司内镜手术平台

Ryan C. Broderick, Karl-Hermann Fuchs, Bryan Sandler, Santiago Horgan

23.1 引言

内镜介入治疗中最具挑战性的操作之一是切除肠道中的病变，无论是部分黏膜切除还是必要时全层切除以达到肿瘤根治的目的[1-4]。早期用于直肠肿瘤内镜切除的复杂手术技术是经肛门内镜显微手术(TEM 系统)[5,6]。肛门和直肠的直径能容纳较大的手术器械/内镜装置进行手术。然而，不能应用TEM 系统的上消化道才是真正的挑战，因为食管的直径和长度的限制，进行复杂的腔内操作需要专门的装置。食管的直径应限制在2cm 左右，而口与胃腔的距离为 40~50cm，需要缩小并加长手术器械，以创建功能良好的末端器械。这些空间限制降低了机械的操作优势，以及在这个距离进行三角牵拉，以执行复杂的组织操作从而切除胃部病变的能力。具体而言，权衡后的结果包括减少抓取力、活动范围和力的运用能力。尽管已经开发了很多平台(参考先前的章节)，但只有少数平台已经进行了临床应用并在市场取得了成功，这些平台一般是在先进/专业的内镜中心操作[7-14]。近年来，为克服上述限制、实现腔内缝合和剥离，开发了内镜机器人技术。虽然人们在不断收集这些平台的数据，但高昂的成本和用户体验使其推广受到限制，因此内镜机器人可能还需要更长时间才能在临床中被常规应用。

因此，最近对简单的机械系统进行了更多改进。内镜手术平台应打破管腔的限制，在食管、胃、肠道内进行灵活操作，同时还应具备执行切割、剥离、牵引和反牵引等手术任务的能力。

理想情况下，该系统应该有一个易理解的用户界面，用户能够在短时间内学习并进行操作。

内镜平台的重要临床应用包括 ESD 和 EFTR，这通常在专业的内镜治疗中心进行[1-4]。

本课题组在加利福尼亚大学圣地亚哥分校(UCSD)外科未来中心建立了一个研究项目，对荷兰 Fortimedix Surgical BV 公司设计的新型内镜外科手术平台进行评估。该平台具有柔性关节器械，这些器械被设计为可在标准柔性内镜中使用。该项目由开发和制造专有关节器械的 Fortimedix Surgical 公司支持。

该系统和仪器是依据 Fortimedix Surgical 公司早期开发的平台——SymphonX™ 单孔手术平台，一种新型且通过 FDA 批准和 CE（欧盟）认证的微创腹腔镜手术平台[15-17]。我们工作组的一些外科未来中心（UC San Diego）成员对这个新的操作平台进行了研究，该平台中的小型关节手持器械最初专门用于单孔手术。我们分析了腹腔镜胆囊切除术中使用这种设备的结果，并报道了其应用前景[15-17]。随后采用类似的技术研发了一种内镜手术平台，该平台可以与任何柔性内镜一起被引入食管和胃腔，使内镜能在食管有限的直径范围内运动而无较大的摩擦力。其目的是在内镜的引导和帮助下，对食管和胃进行黏膜切除或全层切除。

23.2 Fortimedix 腔内手术平台

腔内手术平台的设计采用了严格的标准来创建熟悉的界面和功能，以便缩短学习新技术的时间。成本也是一项重要的设计投入，因此需要一个可以与商用内镜结合使用的系统（同时满足成本控制和熟悉的操作界面）。这些器械的功能和三角牵拉能力类似于腹腔镜器械，但达到目标组织的方式与内镜器械类似。因此，创建了一个混合内镜/腹腔镜平台。

该系统有一个外部对接站，通过 StrongArm™ Surgical Holder（Mediflex）贴在手术台上，以稳定外科医生右手和左手使用的柔性器械。图 23.1 展示了平台的安装方式。可弯曲的铰接式器械能在目标组织处进行三角牵拉，并提供稳定的力传导（图 23.2）。末端器械采用标准的可拆卸、可重复使用的手术手柄进行操作。将器械插入各自的操作腔道，近端附着于对接站，远端附着于内镜，便于推进和取出可弯曲的器械。外科医生用双手手术，第二个助手控制内镜显露术野和定位组织（图 23.1）。手柄的设计是为了模仿腹腔镜的范例，使高级腹腔镜外科医生更易掌握。

可弯曲器械由两个独立的器械腔道（左腔和右腔）支撑，这两个器械腔道分别附着在一个柔性内镜的尖端（这种内镜可在市场上购买），可顺利通过食管或进入胃

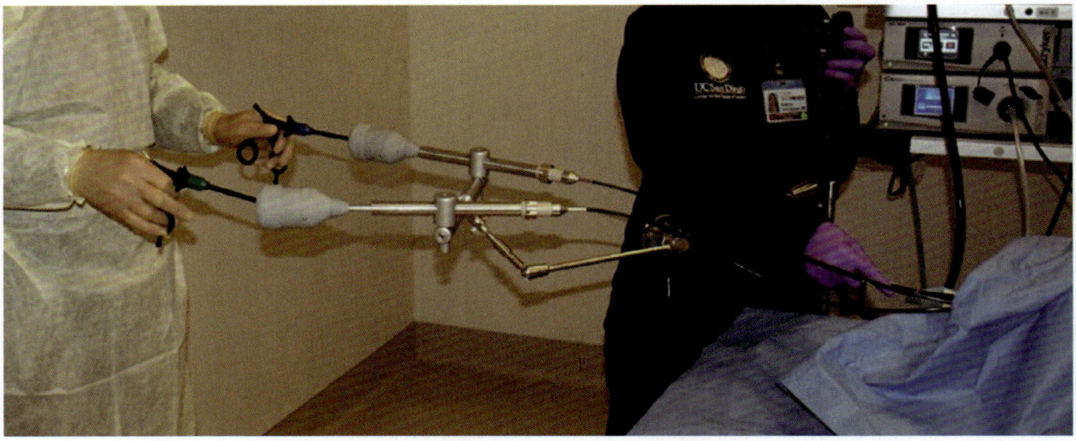

图 23.1　外科医生 A 是手术的主要操作者，双手使用可弯曲的铰接式器械进行组织处理/解剖。外科医生 B 控制一个标准内镜，用于显露术野和组织定位。

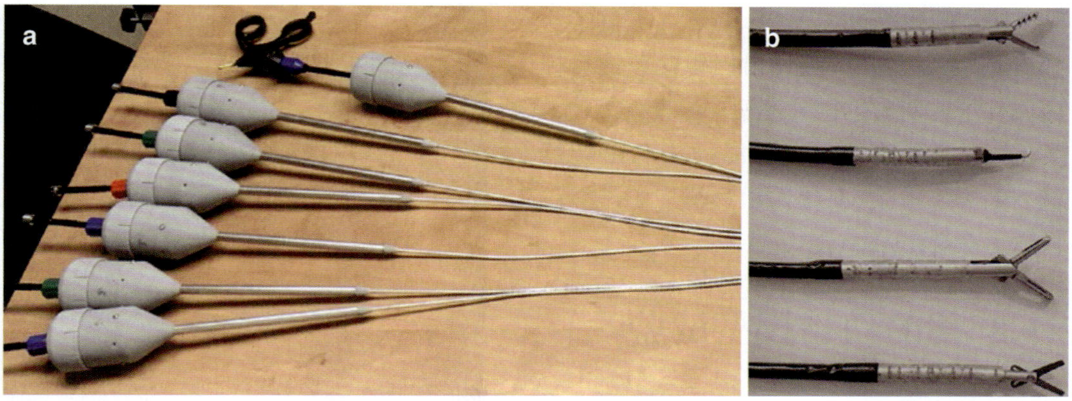

图 23.2　(a)用标准可拆卸(和可重复使用)的腹腔镜器械手柄进行测试的一系列仪器。(b)末端器械包括解剖钳、组织抓钳、剪刀和单极电凝。

腔(图23.1)。为了便于系统通过咽部,可使用外套管(Guardus™,外径为 18.5mm)。专门设计了一个外套管帽以帮助器械和内镜通过单独的通道插入,并在手术过程中维持充气压力(图 23.3)。将器械和内镜一起置于食管或胃腔。

在第一批测试中,使用培训箱评估末端器械的灵活性/活动范围和抓取能力(图 23.4)。实验表明该设备有足够的可操作性,而且能将动作从外部平台手柄直接转移到末端器械,这已在内镜下得到证实。新手(住院医生)和高级腹腔镜医生都可以进行

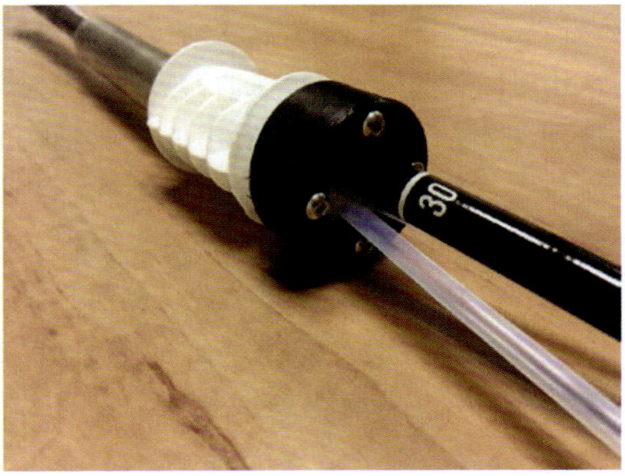

图 23.3　外套管适配器的设计方便内镜和器械通过单独的通道插入,同时维持充气压力。

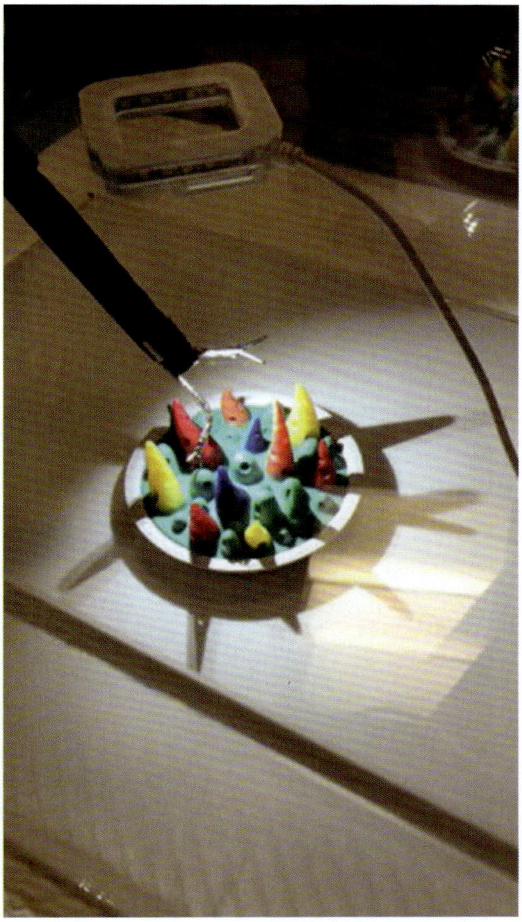

图 23.4　远端内镜和末端器械的培训箱视图,显示仪器腔道与内镜远端尖端连接及活动范围。

这些操作。

此外,设备从外接站沿内镜向腔内目标区域推进的能力也得到评估。与腹腔镜技术类似,不需要移除内镜就能插入和更换器械。如下文所述,在猪的动物模型中进一步评估了系统/设备的能力。

23.3 猪的动物模型试验

动物试验的所有必要要求均由加利福尼亚大学圣地亚哥分校(UCSD)管理机构通过并授权批准。获得许可后,在美国加利福尼亚拉乔拉市 UCSD 外科未来训练中心进行了动物试验,且严格遵守实验室管理规范。在整个过程中,动物均由专业人员进行持续监测和观察。

2020 年 3 月,对该平台进行了测试。首先,系统和末端器械可以连接并到达目标组织,而且没有损伤周围黏膜组织。

随后测试活动范围及切割和抓取胃壁的能力(图 23.5)。内镜下顺利完成远端食管黏膜切除术(图 23.6)。并且中途没有出现严重的操作问题。几名外科医生参与了试验,包括 3 名新手住院医生和 3 名来自 UCSD 的高级腹腔镜/内镜外科医生。在试验阶段取得了令人满意的结果,并且全体外科医生均能完成内镜黏膜切除术(EMR)或 ESD。

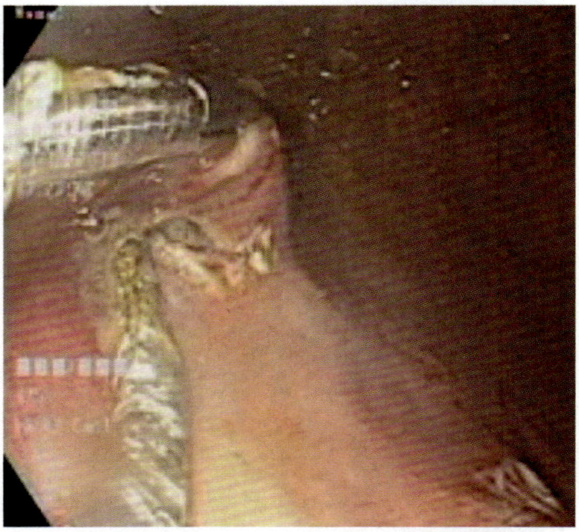

图 23.5 胃腔内观察和完成胃黏膜下剥离术。注意左末端器械抓取并抬起目标组织,同时右末端器械在黏膜基底进行单极切割。由专门设计的仪器完成三角测量定位。

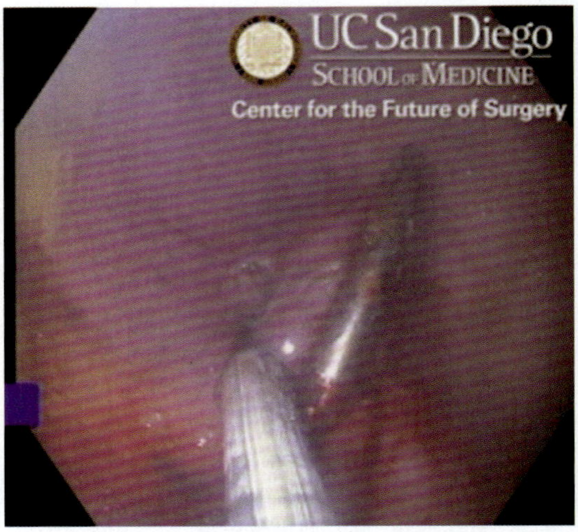

图 23.6 胃 ESD。通过左末端器械提供内侧牵引力,可以实现器械交叉,以便电凝钩烧灼到外侧黏膜。

如果高级外科医生能够完成内镜下食管胃黏膜剥离术,则意味着外科医生能够进行流程更复杂的操作,如食管和胃的 ESD 及胃的 EFTR 及评估。系统设置从通过 Guardus 外套管进入食管,末端器械位于目标组织,到内镜医生和外科医生感到舒适的位置,平均时间为 5 分钟。可弯曲器械能轻松地推进到预定的位置,然后使用能量驱动的钩或剪刀进行剥离或切开。抓取钳可以提供足够的力来牵拉黏膜壁,显露胃内的剥离平面(图 23.5)。末端器械有足够的活动范围,可以在多个预定组织平面内进行交叉解剖(图 23.6)。尖端沿 x、y 和 z 平面移动数厘米,使其有广阔的运动范围,从而具有类似于腹腔镜手术的足够的牵拉力和反牵拉力。同时该平台较小,能在食管的范围内操作

(图 23.7),但需要足够的器械进行三角牵拉和一定的活动范围才能完成 EMR(图 23.8)。

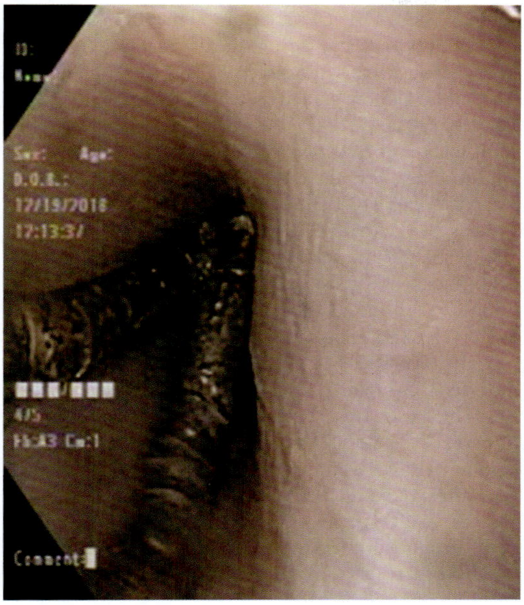

图 23.7 食管腔内图像。

末端器械可通过内镜直视整个活动/三角牵拉范围进行观察。

该系统提供了一个稳定的平台,可以在食管和胃内完成。可弯曲器械使末端器械能精确完成专业内镜外科医生模拟食管和胃病变的内镜切除术,同时缩短学习曲线。

23.4 讨论

微创治疗的趋势是从腹腔镜手术转向柔性内镜/腔内技术[如经口腔内镜肌切开术(POEM)、EMR、ESD、EFTR]。内镜下剥离的指征包括切除远端食管上皮化生/异型增生及胃黏膜、黏膜下和全层肿瘤。在使用直器械实时可视化进行 EMR 和 ESD 时,有必要提高三角牵拉和抓取力;这些先进的内镜手术学习曲线较长,并不适合大多数内镜医生。

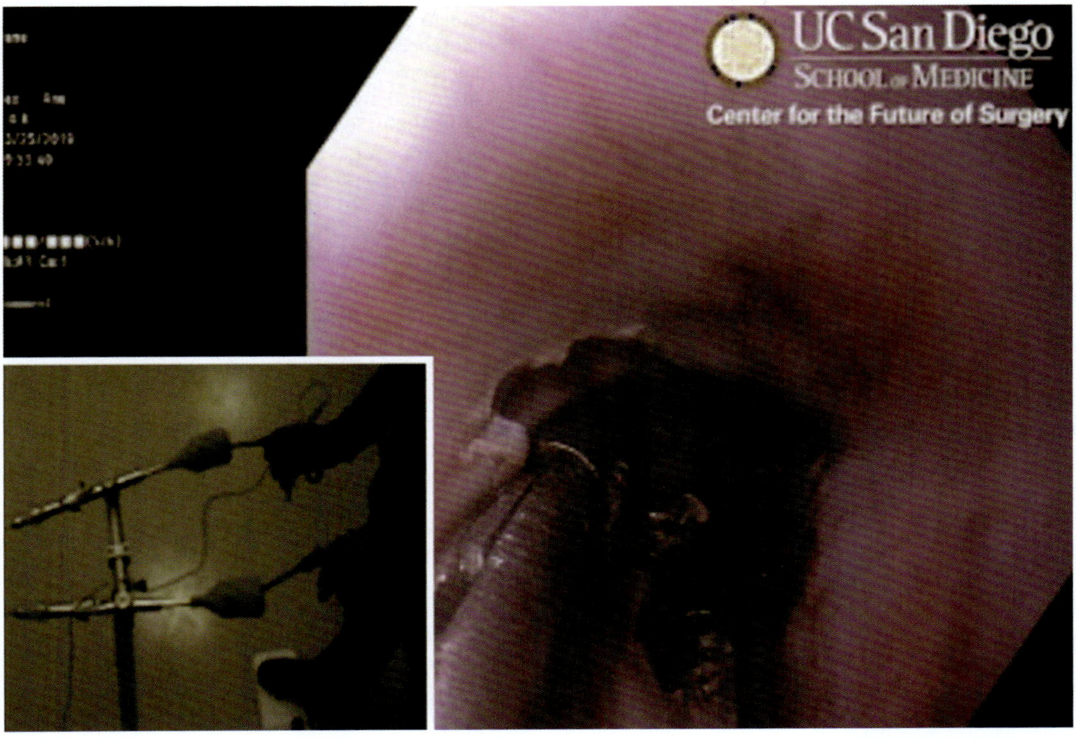

图 23.8 食管 EMR。左下图片是术中外科医生的界面,左手末端显示器械抓取目标组织进行牵拉,右手末端器械用电凝钩切开黏膜,而主图片显示的是解剖的腔内视图。

此外，在某些情况下，非机器人系统的优势是成本低[18,19]。因此，我们首先考虑了这种新型的、成本相对较低的内镜手术方案，这或许能弥补与更高级的机器人方案的差距。根据现有的柔性内镜、单极电外科设备及腹腔镜技术中可弯曲器械的知识进行成本控制[15]。

Fortimedix Surgical 公司的腔内手术平台进行的早期可行性试验表明，使用可弯曲的剪刀、解剖钩和三角牵拉良好、抓取力充足的抓钳可以成功进行 ESD。通过该系统可以将器械交换到目标组织。尽管肠管腔内空间狭窄，但新的内镜手术平台能够克服这些局限性，新型可弯曲器械可用于标准的诊断性柔性内镜。

尽管检测样本较小，但内镜黏膜切除术和内镜黏膜下剥离术能够完成，同时学习曲线短。如果先前有其他先进内镜技术的临床经验，可以克服部分学习曲线。该平台似乎是一个简单的过渡，将标准的腹腔镜操作和末端器械运动应用于前沿的内镜技术。

未来，机器人和非机器人技术都可以根据个人情况和需求进行组合。机器人系统可提供一个更灵活且更稳定的平台，但目前程序设备的复杂性及高昂的成本限制了其进一步发展。多个中心正在进行进一步的研发，以期未来取得一定的进展。

23.5 结论

Fortimedix Surgical 公司的腔内手术平台将标准的柔性内镜与长的、铰接式可牵拉器械相结合。该平台可用于食管和胃的 EMR 和 ESD。与目前的内镜技术相比，需要进一步的研究来提高学习曲线及其效率和安全性。

参考文献

1. Ell C, May A, Pech O, et al. Curative endoscopic resection of early esophageal adenocarcinomas (Barrett's cancer). Gastrointest Endosc. 2007;65(1):3–10. https://doi.org/10.1016/j.gie.2006.04.033.
2. Kuellmer A, Mueller J, Caca K, et al. Endoscopic full-thickness resection for early colorectal cancer. Gastrointest Endosc. 2019;89(6):1180–1189.e1. https://doi.org/10.1016/j.gie.2018.12.025.
3. Meier B, Schmidt A, Glaser N, Meining A, Walter B, Wannhoff A, Riecken B, Caca K. Endoscopic full-thickness resection of gastric subepithelial tumors with the gFTRD-system: a prospective pilot study (RESET trial). Surg Endosc. 2019; https://doi.org/10.1007/s00464-019-06839-2.
4. Meier B, Schmidt A, Glaser N, Caca K. Endoscopic full-thickness resection of gastric subepithelial tumors with the gFTRD-system: a prospective pilot study (RESET trial). Surg Endosc. 2020;34(2):853–60. https://doi.org/10.1007/s00464-019-06839-2.
5. Buess G, Mentges B, Manncke K, Starlinger M. Technique and results of transanal endoscopic microsurgery in early rectal cancer. Am J Surg. 1992;163:63–9.
6. Allaix ME, Rebecchi F, Giaccone C, Mistrangelo M, Morino M. Long-term functional results and quality of life after transanal endoscopic microsurgery. Br J Surg. 2011;98(11):1635–43.
7. Bardaro SJ, Swanström L. Development of advanced endoscopes for Natural Orifice Transluminal Endoscopic Surgery (NOTES). Minim Invasive Ther Allied Technol. 2006;15(6):378–83. https://doi.org/10.1080/13645700601038069.
8. Swanstrom LL. Beyond endoluminal therapeutic endoscopy. Gastrointest Endosc. 2007;66(1):121–2. https://doi.org/10.1016/j.gie.2006.12.006.
9. Thompson CC, Ryou M, Soper NJ, Hungess ES, Rothstein RI, Swanstrom LL. Evaluation of a manually driven, multitasking platform for complex endoluminal and natural orifice transluminal endoscopic surgery applications (with video). Gastrointest Endosc. 2009;70(1):121–5. https://doi.org/10.1016/j.gie.2008.11.007.
10. Rattner DW, Hawes R, Schwaitzberg S, Kochman M, Swanstrom L. The Second SAGES/ASGE White Paper on natural orifice transluminal endoscopic surgery: 5 years of progress. Surg Endosc. 2011;25(8):2441–8. https://doi.org/10.1007/s00464-011-1605-5.
11. Fuchs KH, Breithaupt W. Transgastric small bowel resection with the new multitasking platform EndoSAMURAI™ for natural orifice transluminal endoscopic surgery. Surg Endosc. 2012;26(8):2281–7. https://doi.org/10.1007/s00464-012-2173-z.
12. Yeung BP, Gourlay T. A technical review of flex-

ible endoscopic multitasking platforms. Int J Surg. 2012;10(7):345–54. https://doi.org/10.1016/j.ijsu.2012.05.009.

13. Perretta S, Dallemagne B, Barry B, Marescaux J. The ANUBISCOPE® flexible platform ready for prime time: description of the first clinical case. Surg Endosc. 2013;27(7):2630. https://doi.org/10.1007/s00464-013-2818-6.
14. Fuchs KH, Meining A, von Renteln D, Fernandez-Esparrach G, Breithaupt W, Zornig C, Lacy A. Euro-NOTES Status Paper: from the concept to clinical practice. Surg Endosc. 2013;27(5):1456–67. https://doi.org/10.1007/s00464-013-2870-2.
15. Broderick RC, Omelanczuk P, Harnsberger CR, Fuchs HF, Berducci M, Nefa J, Nicolia J, Almadani M, Jacobsen GR, Sandler BJ, Horgan S. Laparoscopic cholecystectomy using a novel single-incision surgical platform through a standard 15 mm trocar: initial experience and technical details. Surg Endosc. 2015;29(5):1250–6. https://doi.org/10.1007/s00464-014-3779-0.
16. Berducci M, Fuchs HF, Omelanczuk P, Broderick RC, Harnsberger CR, Langert J, Nefa J, Jaureguiberry P, Gomez P, Miranda L, Jacobsen GR, Sandler BJ, Horgan S. Phase II clinical experience and long-term follow-up using the next-generation single-incision platform FMX314. Surg Endosc. 2016;30(3):953–60. https://doi.org/10.1007/s00464-015-4319-2.
17. Datta RR, Dieplinger G, Wahba R, et al. True single-port cholecystectomy with ICG cholangiography through a single 15-mm trocar using the new surgical platform "symphonX": first human case study with a commercially available device. Surg Endosc. 2020;34(6):2722–9. https://doi.org/10.1007/s00464-019-07229-4.
18. Jacobsen G, Berger R, Horgan S. The role of robotic surgery in morbid obesity. J Laparoendosc Adv Surg Tech A. 2003;13(4):279–83.
19. Talamini MA, Chapman S, Horgan S, Melvin WS, Academic Robotics Group. A prospective analysis of 211 robotic-assisted surgical procedures. Surg Endosc. 2003;17(10):1521–4.

第 24 章

内镜手术主从系统的操作与挑战

Chiu Philip Wai-Yan, Yip Hon Chi, Lau Ka Chun, Yam Yeung

24.1 引言:治疗性内镜技术的最新进展

自 1969 年首次进行内镜息肉切除术以来,内镜腔内治疗早期胃肠道肿瘤已取得了重大进展[1]。EMR 技术将内镜治疗理念拓展到了上消化道早期肿瘤的治疗领域,由于这些肿瘤大多呈扁平或轻微凹陷的形态,使得简单的息肉套扎切除难以进行[2]。虽然有各种 EMR 技术,但病灶大小仍限制着早期消化道肿瘤的内镜下整块切除[3,4]。对于>15mm 的消化道肿瘤,可以采用 EMR 分块切除以达到完全切除的目的,但由于肿瘤细胞可能残留,所以局部复发率较高[4]。内 ESD 的发展旨在通过切除适当的边缘来实现早期消化道肿瘤的内镜下整体切除[5,6]。自 ESD 在日本首次开展以来,系统综述和荟萃分析证实了 ESD 在治疗早期胃、食管和结直肠肿瘤方面的优势:较低的局部复发率和较高的整块切除率[7-9]。然而,ESD 术后并发症的风险明显增加,包括出血和穿孔。此外,由于 ESD 是通过内镜工作通道的器械来实现的,所以操作具有挑战性[10]:需要合适的牵拉以协助显露黏膜下的手术区域并进行精准的黏膜下剥离,且不会损伤固有肌层[11]。研究表明,内镜医生在动物模型中首次进行 ESD 培训时,穿孔的概率达到了 60%以上[12]。

为了提高 ESD 手术的安全性并优化学习曲线,有必要对相关技术和设备进行创新,从而实现黏膜下层的清晰显露和手术操作。目前有许多创新的想法被应用于内镜实践中。日本 Olympus 公司的内镜抬举器就是为了在 ESD 术中进行肿瘤黏膜抬举而开发的[13]。然而,这并未成为一种广受推崇的方法,因为在用带有黏膜抬举器的内镜进行黏膜抓取后,操作器械的活动空间将受到限制;有人使用带夹子的牙线,通过夹子抓取黏膜切口边缘并从口腔侧向外拉动牙线来牵拉黏膜。一项对 640 例患者采用牙线牵拉方法的前瞻性随机研究显示,使用牙线牵拉可明显降低胃 ESD 术后穿孔率[14]。通过牙线将黏膜下层向胃贲门区进行垂直牵拉,可以很好地显露黏膜下的手术切开层次。这对于那些胃壁致密纤维化或术中渗血的患者具有重要作用。其他实现腔内牵拉的方法包括使用夹子及橡皮筋牵拉进行结直肠 ESD[15]。一项比较使用 SO 夹子辅助结直肠 ESD 的随机试验显示，SO 夹子牵拉可以明显减少手术时间和穿孔率[16]。尽管这些方法对于腔内牵拉来说是简便经济的，但却存在单向牵拉及无法重新定位的问题。为了通过柔性内镜实现充分的可重新定位的牵拉能力，需要通过微小的机械手从体外深入到胃肠道腔内进行精确的力转换[17,18]。目前柔性内镜的发展和相关技术的进步旨在通过机械设计平台和人工智能驱动的机制来实现腔内牵拉操作。

24.2 用于高级内镜手术的新型内镜平台

目前，已开发了许多内镜平台，通过机械设计实现组织回牵和解剖，从而进行内镜下切除(表 24.1)。Kantsevoy 等报道了一种新的内镜平台——LumenR(Boston Scientific Co. Ltd.,USA)，该平台可以提供稳定的腔内操作空间、动态组织回牵和器械三角定位等功能，从而优化内镜操作通道，改善内镜黏膜下和全层切除的可视化操作流程[19]。一项研究证明了该系统对直肠侧向发育肿瘤进行 ESD 的可行性，同时显示出具有良好的术野和组织牵拉力[20]。然而，其临床应用受到平台大小的限制，并且无法到达直肠以外的部位。日本 Olympus 公司开发的 EndoSamurai 设计了 3 个工作通道以进行腔内组织操作和解剖[21]。其临床前研究包括小肠切除和吻合及内镜全层切除(EFTR)，并均使用 EndoSamurai 进行了测试[21,22]。与传统内镜相比，使用 EndoSamurai 的 EFTR 更快、更精确且更有效[22]；Anubi 内镜是法国消化肿瘤研究所(IRCAD-IHU, Strasbourg, France)和 Karl Storz 有限公司合作开发的。它是在内镜平台前端通过两个机械臂实现病灶的三角牵引固定，从而进行 ESD[23]。直接驱动内镜系统(DDES)(Boston Scientific Co Ltd.,USA)采用了类似的设计原理，由 3 个通道组成，能够通过直径 4mm 的器械[24]。无切口手术平台(IOP)(USGI Medical,USA)采用了类似管道内镜设计，提供 4 个治疗性工作通道，通过超细内镜和大尺寸的治疗设备(如缝合设备等)进行原发性肥胖症的腔内手术(POSE)[25]。最初，临床上 NOTES 手术包括经胃胆囊切除术、经阴道胆囊切除术和经胃阑尾切除术均采用 IOP[26]。尽管这些平台的设计提供了操作稳定性且符合人体工程学原理，能够实现手术的三角牵拉，但仍然有以下不足[27,28]。首先，这些平台的工作长度为 55~100cm，直径为 14~18mm。其有限长度和大尺寸是临床上应用于胃肠道腔内操作的主要限制因素，因为胃肠道通常较长且空间较窄。其次，许多内镜平台被设计用于自然孔道的腔镜手术(NOTES)。NOTES 的性能有几个内在限制，这对于工程设计提出了挑战。例如，经胃胆囊切除术要求内镜具有 90°以上的放转角度，以便通过胃到达胆囊区域。但即使能安全越过黏膜下隧道，通过软镜以一定的角度进行后续操作时，在人体工程学原理上也是非常困难的。

目前，内镜手术的发展重点是腔内治疗[29]。随着第三代腔隙内镜技术的发展，经口肌内切开术(POEM)和内镜黏膜下肿瘤切除术(STER)分别在治疗贲门失弛缓症和胃肠道上皮下肿瘤方面取得了成功[29-31]。然而，开展 ESD、POEM、STER 和 EFTR 在内的手术时需要熟练的操作，医生需要进行培训才能掌握这些操作技能，以避免并发症的发生[12,32]。应用机器人驱动的机制可以促进精确操作和力传导，从而克服腔内软镜的设计缺陷[17,18]。一项关于采用机器人辅助技术进行离体猪胃 ESD 的研究显示，ESD 专业内镜专家、普通内镜专家和内镜新手运用主从式腔内机器人系统(MASTER)完成 ESD 手术时没

表 24.1 机械化和智能化的内镜平台

名称(公司/机构)	设计	长度(cm)	外径(mm)	仪器通道的数量	通道尺寸(mm)/(no.)	临床前三期	临床试验和应用
R–Scope (Olympus, Japan)	手动	133	14.3	2	2.8	体外 NOTES(经胃胆囊切除术/胰腺切除术)	胃肠道 ESD
EndoSamurai (Olympus Japan)	手动	103	15	3	2.8	体外 NOTES(小肠吻合术);胃部 EFTR	NA
EndoSamurai (Olympus Japan)	手动	110	16	3	4.2(2) 3.2(1)	活体猪结肠 ESD	经胃胆囊切除术 经阴道胆囊切除术
DDES (Boston Scientific, USA)	手动	55	16	3	7(1) 4.2(2)	体外猪 EMR,EFTR,缝合	NA
Incisionless Operation Platform (IOP) (USGI, USA)	手动	110	18	4	7(1) 6(1) 4(2)	体外猪 NOTES(经胃胆囊切除术/胰腺切除术)	原发性肥胖症手术腔镜(POSE) 经胃阑尾切除术 经胃胆囊切除术 经阴道胆囊切除术
STRAS Tele–operated Robot(Karl Storz, Germany, and IRCAD, Strasbourg)	自动	55	16	3	4.3(2) 3.2(1)	体外猪结肠 ESD 体内猪结肠 ESD	NA
MASTER (NUS & NTU)	自动	110	12	2 (双通道内镜)	3.2(1) 2.8(1)	体外猪胃 ESD 体内猪食管、胃和结肠的 ESD	胃肠道 ESD
EndoMaster EASE system (EndoMaster, Singapore)	自动	130	14	3		体外猪胃 ESD 在食管、胃和结肠的体内 ESD	临床试验招募中 (clinicaltrial.gov NCT 04196062)
Medrobotics Flex Robotic System	自动	25	18	2	4.0(2)	体外结肠 ESD	经口耳鼻喉科手术
CU Endoscopic Robot (Chinese University of Hong Kong	自动	110(IOP)	18	4	7(1)	体外猪胃内 ESD 体内胃内 ESD	NA

有差异[33]。这也体现了腔内机器人辅助操作在复杂疾病治疗过程中的优势。下文我们将进一步探讨目前机器人技术在腔内手术中的应用。

24.3 用于腔内手术的主从式内镜机器人(MASTER)

1985 年,机器人技术首次应用于外科手术:一个机器人系统被用于在 CT 引导下插入颅内活检的针头[34]。随后,Compnter Motion 公司开发了一个名为 AESOP 的操纵器,用于操控腹腔镜系统[35]。2000 年,达·芬奇手术系统被 FDA 批准用于普外科腹腔镜手术[35]。机器人手术系统的优势是能够在有限的体腔内进行高效而精准的复杂手术操作,机器人前列腺切除术中在盆腔内进行精确尿道缝合的操作就充分说明了这一点[36]。这与胃肠腔内的组织牵拉和操作的准确性要求有相似之处。因此,智能机器人的发展应以实现胃肠腔内深处的组织牵拉为目标,并考虑尺寸和物理因素的限制[37]。

Flex 机器人系统(Medrobotics,Raynaham,MA,USA)是为了进行经口头颈部手术而研发的[37]。经过调试,它被 FDA 批准用于口咽、下咽、喉部和离肛缘 25cm 以内病变的手术治疗。在体外模型实验中,该系统被用于治疗 Zenker 憩室、机器人辅助 ESD 和内镜消化道管壁全层切除,并通过缝合进行封闭。大多数使用 Flex 机器人系统的临床手术报道均为经口手术[38],因为 Flex 机器人系统的设计侧重于内镜的智能化操作,但相关的器械操作却是手动控制的。一项研究报道了使用 Flex 机器人系统在 6 个尸体模型上经肛门进行全直肠系膜切除术(TaTmE)的可行性[39]。该系统可以对直肠中部病变进行 TaTME 手术,但却不能对直肠下段病变进行手术,原因是难以在接近肛门口的位置操纵器械,这也是其局限性。

STRAS 是基于 Anubiscope 平台(Karl Storz,Tuttlingen,Germany)设计的机器人内镜系统[40]。该设计由一个控制器械的主控台和用于连接内镜平台的从动车组成。STRAS 系统在 8 个活体猪模型中进行了结直肠 ESD 测试。在距离肛门边缘 10~25cm 处,总共成功进行了 12 次 ESD。但也遇到了一些技术问题,例如,由于器械通道的气体泄漏而不能充分注气[41]。在一次手术中机器人系统的电捆线断裂,以及在两次手术中遭遇电绝缘失效等。这些确实是柔性内镜主从式机器人系统在临床应用时遇到的重要问题。

第一代主从式经腔内镜机器人系统(MASTER)是由一个以术者为主导的机器人工作界面、一个远程手术工作站和一个辅助操作器组成[42]。该系统中有两套机器人操控器,一个作为组织抓取钳,另一个是单极电凝钩,两者一同被安装在一个双通道治疗性内镜上。MASTER 在许多临床前研究中进行了测试以行胃 ESD[43,44](图 24.1)。我们在临床前测试中发现,运用 MASTER 机器人系统甚至可以让没有内镜经验的新手顺利完成 ESD 手术[33]。第一个多中心队列研究选择了 5 例患者,运用 MASTER 机器人系统进行胃 ESD 术,以评价此系统的临床表现[45]。机器人胃 ESD 的手术时间为 26~68 分钟,所有切除的标本边界十分清晰。该研究证明了腔内机器人技术的可行性和安全性。然而,MASTER 系统也存在一定的局限性,包括在传统的双通道内镜腔内构建机器人操作臂仍受到限制。EndoMaster EASE 系统是作为 MASTER 系统的第二代产品而开发出来的,其内镜平台有 3 个工作通道,并且配备了内置光源。系统的两个机械臂组装在一起,从而实现了术中进行组织牵拉和游

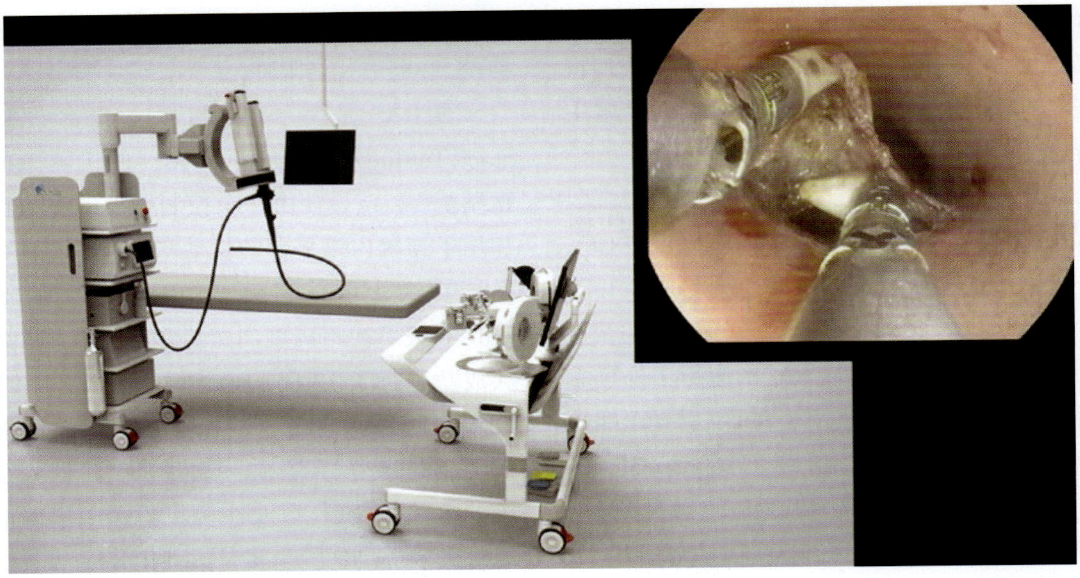

图 24.1 EndoMaster EASE 系统。(EndoMaster Pte Ltd.,Singapore)

离的最佳人体工程学效果。这个新的 EndoMaster EASE 系统已经在临床前研究中进行了测试,证实了其在食管、胃和结肠内进行 ESD 的有效性和安全性[46,47]。该系统将被进一步完善,并计划在机器人结直肠 ESD 术中应用。

我们的团队采取了不同的方法,在现有的无切口手术平台(IOP,USGI Medical,USA)[48] 的基础上开发了一个灵活的腔内机器人系统(图 24.2)。两个独立的机械臂由抓取器和剥离器组成,分别进行组织牵拉和黏膜下剥离。通过 IOP 另一钳道引入一个超细的柔性内镜,从而为黏膜下层的剥离提供视野。在体外模型研究发现,应用该机器人系统对 20mm 的病变进行 ESD 手术,内镜专家仅需要 23 分钟。

24.4 内镜机器人技术的未来发展

治疗性内镜技术的最新进展为伴有黏膜下致密纤维化的早期胃肠道肿瘤和上皮下肿瘤提供了内镜下全切除(EFTR)的方法[49]。一项系统性综述纳入了 15 项研究中的 750 例接受内镜全切术治疗胃部病变的患者。病灶的平均直径为 2.04cm,病变包括胃肠道间质瘤、平滑肌瘤及神经鞘瘤。研究显示,转为外科手术的比例仅为 0.8%,而中转的原因包括:内镜下难以闭合胃壁缺损、术中肿瘤落入腹腔、肿瘤体积过大和剥离困难等。其中一些问题可以通过腔内机器人技术予以克服,例如,使用机器人技术驱动的牵拉和剥离方法,可以降低剥离的难度[50]。

此外,EFTR 后的胃壁缺损修补在技术上比较困难,特别是当缺损较大时。可能的解决方案是在全层切除时进行内镜缝合[51]。该队列研究中的 4 例胃间质瘤患者先进行了内镜下胃壁全层切除,并在病变的基底部进行序贯缝合,从而避免了穿孔。这项小样本的研究队列中没有一例发生穿孔,并且达到了 100%完全切除。在内镜下操作缝合设备的一大困难是操作会受到较大限制。完成 EFTR 后,需要在最佳位置上进行缝合。而打结机制则依赖于缩短缝线,这

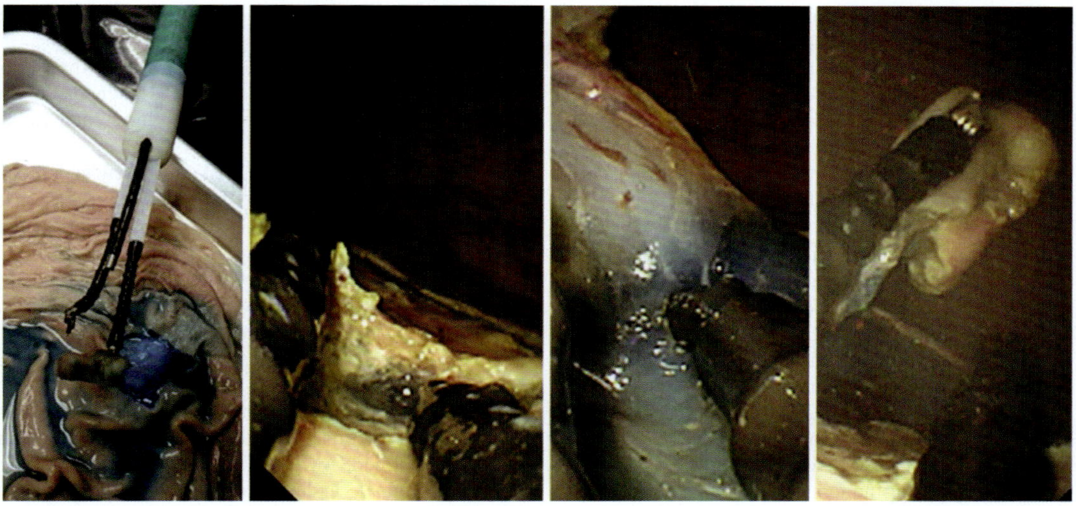

图 24.2　内镜机器人手术系统。[机械臂的原型(香港中文大学)是在无切口手术平台的基础上研发的(USGI Medical,USA)]。

和传统的外科打结不同。Cao 等使用了一个新的机器人平台，其配备了独立的持针器和抓钳,可在内镜下进行缝合操作[52]。该机器人器械有 5 个自由度，可以在内镜不转向的情况下垂直瞄准组织切缘，并在打结时进行三角牵拉。腔内机器人缝合技术有望在临床上得到广泛的推广,它尤其适合于内镜下消化道管壁全层切除、内镜下袖状胃成形,以及包括消化性溃疡出血和穿孔的胃肠道急诊手术[53–55]。

24.5 结论

柔性内镜机器人技术的进步促进了主从式腔内机器人系统的发展,从而为开展内镜下黏膜剥离手术提供了条件。临床前期动物研究证实了这些腔内机器人手术系统的可行性和安全性,为后续的临床试验做好了准备。未来,智能驱动的柔性内镜器械包括缝合设备等的发展,将有利于开展更加复杂的手术操作,如内镜下全层切除术和袖状胃成形术等。

致谢

特别感谢新加坡 EndoMaster 有限公司提供的 EndoMaster EASE 系统的图片。

说明

Philip Chiu 曾担任新加坡 EndoMaster 有限公司和 Aptorum 有限公司的科学顾问委员会成员。本章没有得到任何资助或资金支持。

参考文献

1. Sivak MV. Polypectomy: looking back. Gastrointest Endosc. 2004;60(6):977–82.
2. Inoue H. Treatment of esophageal and gastric tumors. Endoscopy. 2001;33(2):119–25.
3. Miyata M, Yokoyama Y, Okoyama N, Joh T, Seno K, Sasaki M, Ohara H, Nomura T, Kasugai K, Itoh M. What are the appropriate indications for endoscopic mucosal resection for early gastric cancer? Analysis of 256 endoscopically resected lesions. Endoscopy. 2000;32(10):773–8.
4. Yamaguchi Y, Katusmi N, Aoki K, Toki M, Nakamura K, Abe N, Morozumi K, Sugiyama M, Ishida H,

Takahashi S. Resection area of 15 mm as dividing line for choosing strip biopsy or endoscopic submucosal dissection for mucosal gastric neoplasm. J Clin Gastroenterol. 2007;41(5):472–6.
5. Ono H, Kondo H, Gotoda T, Shirao K, Yamaguchi H, Saito D, Hosokawa K, Shimoda T, Yoshida S. Endoscopic mucosal resection for treatment of early gastric cancer. Gut. 2001;48(2):225–9.
6. Ohkuwa M, Hosokawa K, Boku N, Ohtu A, Tajiri H, Yoshida S. New endoscopic treatment for intramucosal gastric tumors using an insulated-tip diathermic knife. Endoscopy. 2001;33(3):221–6.
7. Tao M, Zhou X, Hu M, Pan J. Endoscopic submucosal dissection versus endoscopic mucosal resection for patients with early gastric cancer: a meta-analysis. BMJ Open. 2019;9(12):e025803.
8. Russo P, Barbeiro S, Awadie H, Libânio D, Dinis-Ribeiro M, Bourke M. Management of colorectal laterally spreading tumors: a systematic review and meta-analysis. Endosc Int Open. 201;7(2):E239–59.
9. Guo HM, Zhang XQ, Chen M, Huang SL, Zou XP. Endoscopic submucosal dissection vs endoscopic mucosal resection for superficial esophageal cancer. World J Gastroenterol. 2014;20(18):5540–7.
10. Kakushima N, Fujishiro M, Kodashima S, Muraki Y, Tateishi A, Omata M. A learning curve for endoscopic submucosal dissection of gastric epithelial neoplasms. Endoscopy. 2006;38(10):991–5.
11. Chiu PW. Novel endoscopic therapeutics for early gastric cancer. Clin Gastroenterol Hepatol. 2014;12(1):120–5.
12. Teoh AY, Chiu PW, Wong SK, Sung JJ, Lau JY, Ng EK. Difficulties and outcomes in starting endoscopic submucosal dissection. Surg Endosc. 2010;24(5):1049–54.
13. Teoh AY, Chiu PW, Hon SF, Mak TW, Ng EK, Lau JY. Ex vivo comparative study using the Endolifter® as a traction device for enhancing submucosal visualization during endoscopic submucosal dissection. Surg Endosc. 2013;27(4):1422–7.
14. Yoshida M, Takizawa K, Suzuki S, Koike Y, Nonaka S, Yamasaki Y, Minagawa T, Sato C, Takeuchi C, Watanabe K, Kanzaki H, Morimoto H, Yano T, Sudo K, Mori K, Gotoda T, Ono H, CONNECT-G Study Group. Conventional versus traction-assisted endoscopic submucosal dissection for gastric neoplasms: a multicenter, randomized controlled trial (with video). Gastrointest Endosc. 2018;87(5):1231–40.
15. Faller J, Jacques J, Oung B, Legros R, Rivory J, Subtil F, Saurin JC, Robinson P, Ponchon T, Pioche M. Endoscopic submucosal dissection with double clip and rubber band traction for residual or locally recurrent colonic lesions after previous endoscopic mucosal resection. Endoscopy. 2020;52(5):383–8.
16. Ritsuno H, Sakamoto N, Osada T, Goto SP, Murakami T, Ueyama H, Mori H, Matsumoto K, Beppu K, Shibuya T, Nagahara A, Ogihara T, Watanabe S. Prospective clinical trial of traction device-assisted endoscopic submucosal dissection of large superficial colorectal tumors using the S-O clip. Surg Endosc. 2014;28(11):3143–9.
17. Saito Y, Sumiyama K, Chiu PW. Robot assisted tumor resection devices. Expert Rev Med Devices. 2017;14(8):657–62.
18. Xu W, Poon CC, Yam Y, Chiu PW. Motion compensated controller for a tendon-sheath-driven flexible endoscopic robot. Int J Med Robot. 2017;13(1)
19. Kantsevoy SV, Bitner M, Piskun G. New endoscopic platform for endoluminal en bloc tissue resection in the gastrointestinal tract (with videos). Surg Endosc. 2016;30(7):3145–51.
20. D'Amico F, Maselli R, Galtieri PA, Spadaccini M, Repici A. Endoscopic submucosal dissection of a rectal nongranular laterally spreading tumor with the use of a new endoscopic platform. VideoGIE. 2019;4(3):140–1.
21. Fuchs KH, Breithaupt W. Transgastric small bowel resection with the new multitasking platform EndoSAMURAI™ for natural orifice transluminal endoscopic surgery. Surg Endosc. 2012;26(8):2281–7.
22. Ikeda K, Sumiyama K, Tajiri H, Yasuda K, Kitano S. Evaluation of a new multitasking platform for endoscopic full-thickness resection. Gastrointest Endosc. 2011;73:117–22.
23. Diana M, Chung H, Liu KH, Dallemagne B, Demartines N, Mutter D, Marescaux J. Endoluminal surgical triangulation: overcoming challenges of colonic endoscopic submucosal dissections using a novel flexible endoscopic surgical platform: feasibility study in a porcine model. Surg Endosc. 2013;27(11):4130–5.
24. Shaikh SN, Thompson CC. Natural orifice translumenal surgery: flexible platform review. World J Gastrointest Surg. 2010;2(6):210–6.
25. Horgan S, Thompson K, Talamini M, Ferreres A, Jacobsen G, Spaun G, Cullen J, Swanstrom L. Clinical experience with a multifunctional, flexible surgery system for endolumenal, single-port, and NOTES procedures. Surg Endosc. 2011;25(2):586–92.
26. Espinós JC, Turró R, Mata A, Cruz M, da Costa M, Villa V, Buchwald JN, Turró J. Early experience with the Incisionless Operating Platform™ (IOP) for the treatment of obesity: the Primary Obesity Surgery Endolumenal (POSE) procedure. Obes Surg. 2013;23(9):1375–83.
27. Yeung BP, Gourlay T. A technical review of flexible endoscopic multitasking platforms. Int J Surg. 2012;10(7):345–54.
28. Patel N, Seneci C, Yang GZ, Darzi A, Teare J. Flexible platforms for natural orifice transluminal and endoluminal surgery. Endosc Int Open. 2014;2(2):E117–23.
29. Chiu PW, Inoue H, Rösch T. From POEM to POET: applications and perspectives for submucosal tunnel endoscopy. Endoscopy. 2016;48(12):1134–42.
30. Shiwaku H, Inoue H, Sato H, Onimaru M, Minami H, Tanaka S, Sato C, Ogawa R, Okushima N, Yokomichi H. Peroral endoscopic myotomy for achalasia: a prospective multicenter study in Japan. Gastrointest Endosc. 2020;91(5):1037–44.
31. Chiu PWY, Yip HC, Teoh AYB, Wong VWY, Chan SM, Wong SKH, Ng EKW. Per oral endoscopic tumor (POET) resection for treatment of upper gas-

trointestinal subepithelial tumors. Surg Endosc. 2019;33(4):1326–33.
32. Draganov PV, Wang AY, Othman MO, Fukami N. AGA Institute Clinical Practice Update: Endoscopic Submucosal Dissection in the United States. Clin Gastroenterol Hepatol. 2019;17(1):16–25.e1.
33. Chiu PW, Phee SJ, Bhandari P, Sumiyama K, Ohya T, Wong J, Poon CC, Tajiri H, Nakajima K, Ho KY. Enhancing proficiency in performing endoscopic submucosal dissection (ESD) by using a prototype robotic endoscope. Endosc Int Open. 2015;3(5):E439–42.
34. Glauser D, Fankhauser H, Epitaux M, Hefti JL, Jaccottet A. Neurosurgical robot Minerva: first results and current developments. J Image Guid Surg. 1995;1(5):266–72.
35. Marino MV, Shabat G, Gulotta G, Komorowski AL. From illusion to reality: a brief history of robotic surgery. Surg Innov. 2018;25(3):291–6.
36. Yip KH, Yee CH, Ng CF, Lam NY, Ho KL, Ma WK, Li CM, Hou SM, Tam PC, Yiu MK, Fan CW. Robot-assisted radical prostatectomy in Hong Kong: a review of 235 cases. J Endourol. 2012;26(3):258–63.
37. Moura DTH, Aihara H, Thompson CC. Robotic-assisted surgical endoscopy: a new era for endoluminal therapies. VideoGIE. 2019;4(9):399–402. Published 2019 Jun 11. https://doi.org/10.1016/j.vgie.2019.04.014.
38. Persky MJ, Issa M, Bonfili JR, Goyal N, Goldenberg D, Duvvuri U. Transoral surgery using the flex robotic system: initial experience in the United States. Head Neck. 2018;40(11):2482–6.
39. Carmichael H, D'Andrea AP, Skancke M, Obias V, Sylla P. Feasibility of transanal total mesorectal excision (taTME) using the Medrobotics Flex® System. Surg Endosc. 2020;34(1):485–91.
40. Zorn L, Nageotte F, Zanne P, Legner A, Dallemagne B, Marescaux J, de Mathelin M. A novel telemanipulated robotic assistant for surgical endoscopy: preclinical application to ESA.
41. Legner A, Diana M, Halvax P, Liu Y, Zorn L, Zanne P, Nageotte F, De Mathelin M, Dallemagne B. Endoluminal surgical triangulation 2.0: a new flexible surgical robot. Preliminary pre-clinical results with colonic submucosal dissection. Int J Med Rob. 2017;13(3):e1819.
42. Phee SJ, Low SC, Sun ZL, Ho KY, Huang WM, Thant ZM. Robotic system for no-scar gastrointestinal surgery. Int J Med Robot. 2008;4(1):15–22.
43. Ho KY, Phee SJ, Shabbir A, Low SC, Huynh VA, Kencana AP, Yang K, Lomanto D, So BY, Wong YY, Chung SC. Endoscopic submucosal dissection of gastric lesions by using a Master and Slave Transluminal Endoscopic Robot (MASTER). Gastrointest Endosc. 2010;72(3):593–9.
44. Wang Z, Phee SJ, Lomanto D, Goel R, Rebala P, Sun ZL, Trasti S, Reddy N, Wong JY, Ho KY. Endoscopic submucosal dissection of gastric lesions by using a master and slave transluminal endoscopic robot: an animal survival study. Endoscopy. 2012;44(7):690–4.
45. Phee SJ, Reddy N, Chiu PW, Rebala P, Rao GV, Wang Z, Sun Z, Wong JY, Ho KY. Robot-assisted endoscopic submucosal dissection is effective in treating patients with early-stage gastric neoplasia. Clin Gastroenterol Hepatol. 2012;10(10):1117–21.
46. Takeshita N, Ho KY, Phee SJ, Wong J, Chiu PW. Feasibility of performing esophageal endoscopic submucosal dissection using master and slave transluminal endoscopic robot. Endoscopy. 2017;49(S 01):E27–8.
47. Chiu PWY, Ho KY, Jay S. Colonic endoscopic submucosal dissection using a novel robotic system (with video). Gastrointest Endosc. 2020:S0016-5107(20)34844-6. https://doi.org/10.1016/j.gie.2020.09.042
48. Lau KC, Leung EY, Chiu PW, Yam Y, Lau JY, Poon CC. A flexible surgical robotic system for removal of early-stage gastrointestinal cancers by endoscopic submucosal dissection. Indus Inform IEEE Trans. 2016;12(6):2365–74.
49. Antonino G, Alberto M, Michele A, Dario L, Fabio T, Mario T. Efficacy and safety of gastric exposed endoscopic full-thickness resection without laparoscopic assistance: a systematic review. Endosc Int Open. 2020;8(9):E1173–82.
50. Chiu PW, Phee SJ, Wang Z, Sun Z, Poon CC, Yamamoto T, Penny I, Wong JY, Lau JY, Ho KY. Feasibility of full-thickness gastric resection using master and slave transluminal endoscopic robot and closure by Overstitch: a preclinical study. Surg Endosc. 2014;28(1):319–24.
51. Pawlak KM, Raiter A, Kozłowska-Petriczko K, Szełemej J, Petriczko J, Wojciechowska K, Wiechowska-Kozłowska A. Optimal Endoscopic Resection Technique for Selected Gastric GISTs. The Endoscopic Suturing System Combined with ESD-a New Alternative? J Clin Med. 2020;9(6):1776.
52. Cae L, Li XG, Phan PT, Tiong AM, Kaan HL, Liu JJ, Lai WJ, Huang YP, Le HM, Miyasaka M, Ho KY, Chiu PW, Phee SJ. Sewing up the wounds: a robotic suturing system for flexible endoscopy. IEEE Robot Autom Mag. 2020;27(3):45–54.
53. Lopeznava G, Asokkumar R, Bautista I, Laster J, Negi A, Fook Chong S, Nebreda Durán J, Espinet Coll E, Gebelli J, Garcia RA. Endoscopic Sleeve Gastroplasty (ESG), Laparoscopic Sleeve Gastrectomy (LSG), and Laparoscopic Greater Curve Plication (LGCP): do they differ at 2-years? Endoscopy. 2020; https://doi.org/10.1055/a-1224-7231.
54. Chiu PW, Chan FK, Lau JY. Endoscopic suturing for ulcer exclusion in patients with massively bleeding large gastric ulcer. Gastroenterology. 2015;149(1):29–30.
55. Chon SH, Toex U, Plum PS, Kleinert R, Bruns CJ, Goeser T, Berlth F. Efficacy and feasibility of OverStitch suturing of leaks in the upper gastrointestinal tract. Surg Endosc. 2020;34(9):3861–9.

第 25 章

经胃腹腔手术

Karl-Hermann Fuchs, Wolfram Breithaupt, Thomas Schulz, Catherine Tsai, Gabor Varga

25.1 引言

在过去的 50 年里，上消化道内镜检查从诊断方法发展为胃肠道疾病的主要治疗选择[1-4]。内镜治疗为扩大内镜下胃肠道黏膜和肿瘤切除适应证提供了技术前提[1-4]。随着内镜黏膜切除术和内镜肿瘤切除术经验的不断增加，为更复杂的内镜外科操作铺平了道路。在这一发展过程中，一个值得注意的事件是 Kalloo[5]引入了计划性腹腔镜检查和腹腔探查。随后发展的理念源于内镜介入医生和胃肠科医生以“外科精神”进一步突破柔性内镜的局限，经自然腔道内镜手术（NOTES）的宣传热潮就是这一发展理念的体现[6,7]。另一方面，这一过程得到了胃肠科医生的支持。他们扩大了微创手术的可能性，并进行了许多临床前研究[6-14]。

最初通过柔性内镜进行腹部手术只是美好的设想。尽管还存在复杂的问题和技术限制，但几个专注于此的中心通过反复思考和大量的工作使 NOTES 这一概念成为临床现实[6,7,15-19]。NOTES 是通过自然腔道进入腹腔，这进一步降低了手术通路创伤[19]。杂交手术方案通过减少腹壁套管的数量和大小，增加了一个有限的手术入路[18,19]。在杂交手术中，使用有限数量和尺寸的经腹套管可以为内镜操作提供方便和帮助，并且能使通过自然腔道的抓持钳更好地牵拉、显露和（或）输送刚性能量装置。事实上，尽管经腹器械会在一定程度上限制可能的积极影响，但杂交手术通常方便应用已有丰富经验且安全的腹腔镜技术，这可提高患者的安全性。

这些新想法遵循了微创手术的原则，即缩小手术入路的尺寸、减少手术入路创伤，以缩短患者的恢复时间、提高术后健康状况、达到更好的美容效果、术后限制也更少[18,19]。经胃入路是胃肠科医生最喜欢的途径，最初也是外科医生最喜欢的入路[18,19]。

25.2 经胃入路和技术

一般来说，经胃入路可分为两种主要途径：一种是利用柔性内镜从胃腔内到腹腔内，这是本章介绍的重点（图 25.1）[9-14]；另一种是从体外通过腹壁，再通过胃壁进入胃腔（图 25.2），有时甚至更加深入，如经肝进入胆道系统[20-25]。

经腹经胃联合技术最初用于经皮内镜胃造口术(PEG)。目前该技术常用于特殊适应证，如贲门肿瘤切除术或经胃经肝联合途径胆道手术[26,27](见其他章节)。已经使用这种杂交技术处理了胃壁肿瘤。该手术将腹腔镜技术和柔性内镜技术相结合，以利于手术方式相互协作[27]。

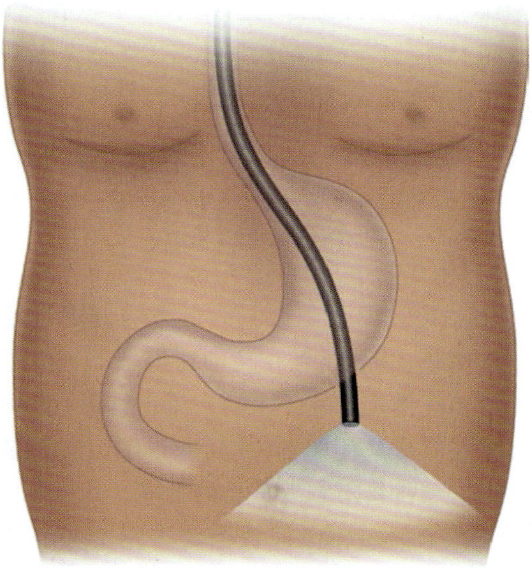

图 25.1 经胃内镜技术方案，使用柔性内镜从胃腔穿过胃壁进入腹腔。

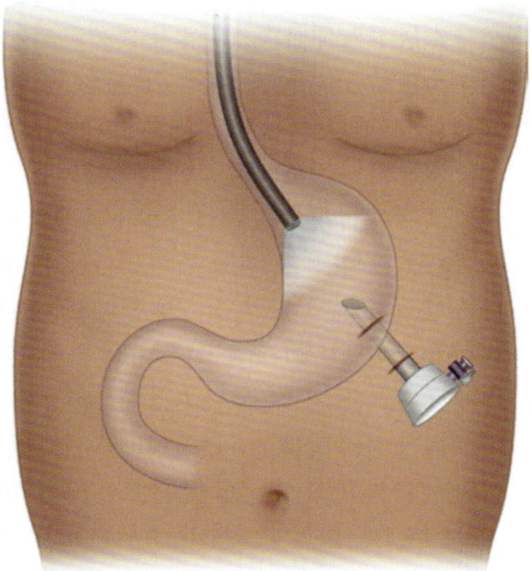

图 25.2 采用经腹与经胃杂交技术方案，用柔性内镜向胃内灌气，然后在内镜引导下将穿刺器经腹壁刺入胃腔。

最近的一个进展是腹腔镜途径和经胃途径结合治疗食管疾病，如食管相关的肿瘤切除术和食管肌切开术[22,23]。多年前已开始经胃途径处理胰腺；最近，采用腹腔镜辅助的经胃技术治疗胆道系统问题[27-29](见其他章节)。

本章重点介绍了通过胃壁进入腹腔的腔内内镜手术技术(图 25.3)。起初，人们担心存在膜污染和随后并发腹腔内感染的可能性[5,6]。来自 Narula 的重要信息表明胃切开后腹腔内细菌污染指标增加；然而，没有观察到严重的感染并发症[30-32]。在系列试验中，感染率为 0~16%[30-32]。而且，临床经验表明，如果按照经胃手术建议[17-19]中指出的规则进行操作，感染率不会增加。内镜必须在商品化清洗机中进行高水平灭菌。器械接触组织的末端必须无菌。此外，也应遵循穿手术衣、铺手术单、戴外科手套这些保持常规无菌条件的程序，以维持低污染水平。术前通过静脉注射抗生素来预防感染[17-19]。在操作过程中，必须使用无菌液体、水和管道

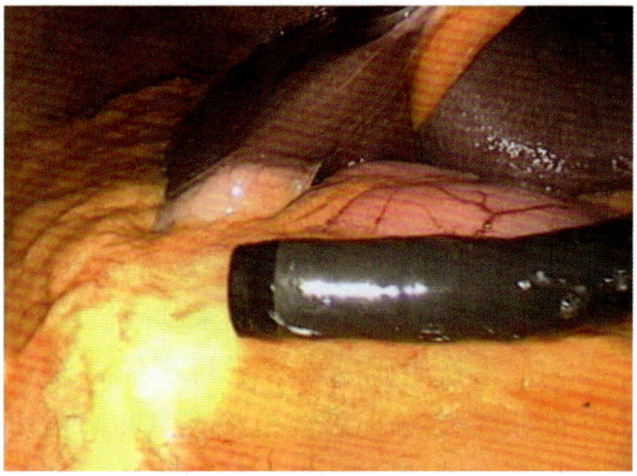

图 25.3 经胃腹腔检查的腹腔内视图，显示柔性内镜正探查腹腔。腹膜污染增加，但感染率很低。

连接。如果可能,必须在手术前 1 周停用质子泵抑制剂(PPI),以保持胃的酸性环境。

从胃腔到腹膜腔的经胃腔内入路可以通过从胃腔穿入导丝,然后扩大切口,直到内镜可以通过的方式来完成。另一种方法是在胃镜视野下用胃镜切开胃壁,然后再将胃镜置入腹腔[33]。

腔内"隧道技术"最初由 Pasricha 引入,作为一种经胃和食管进入腹腔的技术[34]。最常见的适应证是经口内镜肌切开术(POEM)及其相关手术[35-38]。

对于不同的手术入路,已建立了几种相当成功的关闭技术,如使用内镜金属夹闭合、使用微型腹腔镜器械闭合和使用 Overstitch 缝合技术[39,40]。

25.3 经胃途径治疗的适应证

经胃入路最初被认为是进入腹腔的理想方式,因为其可以安全地关闭厚的胃壁。该通路已经过多种适应证的测试,如腹腔探查、阑尾切除术、胆囊切除术、输卵管结扎术、小肠肿瘤切除术和胃肿瘤切除术[6-14]。尽管许多团队在临床实践中做出巨大贡献,开发出了上述这些技术,但后几种适应证尚未确定。其原因是腹腔内柔性内镜技术上存在局限性,包括缺乏牵拉和反牵拉的力量、移动受限、柔性内镜转向能力差[7,11,14,17]。此外,还开发了一些多任务操作平台,但还未达到商用产品的质量水平[19]。

因此,经胃途径和相关技术目前仅用于胃壁全层切除术,随着病例数量增加,尤其是在亚洲国家,其成功率越来越高。

一些临床研究已经进行了经胃途径的胆囊切除术、分期腹腔镜检查术和阑尾切除术[41-45]。与经阴道胆囊切除术相比,经胃胆囊切除术相当耗时,而且在技术上似乎要求更高。经阴道胆囊切除术已被证明是成功的[41-46]。经胃阑尾切除术已经在一项临床试验中进行了研究[47]。表 25.1 展示了已发表的经胃手术的经验、并发症发生率和成功率[31,32,43-55]。

毫无疑问,这些新技术应该在临床前阶段进行培训,在将这些技术用于患者之前,需要进行广泛的试验[7,19]。与传统的微创手术相比,这些手术的安全实施需要更多的经验和积累[56]。

25.4 手术入路技术

我们团队在第一例人类病例进行经胃入路技术前,已经在猪动物模型上进行了超过 100 例实验性手术的广泛训练[57]。这项技术在临床应用之前,先后获得了医院名录委员会和机构审查委员会的批准。

术前应谨慎地选择状态合适并排除有严重风险因素且手术适应证良好的患者。向患者说明特殊情况,并确保患者理解这些解释。

经胃手术的第一个技术步骤是患者在全身麻醉下取仰卧位。头孢菌素和甲硝唑合用作为预防性抗生素。柔性内镜通过食管进入胃腔,证实上消化道是空的,以防止食物和液体逸出并污染腹腔。

然后在传统的腹腔镜技术下建立气腹,并进行安全性测试,在脐周放置 5mm 套管,接着放置 5mm 摄像头探查腹膜腔。随后将视野聚焦于胃,以观察柔性内镜安全穿透胃壁。

通过柔性内镜的工作通道使用针刀,在胃窦的较佳位置采用单极电流进行胃切开术(图 25.4)。根据实验模型的研究(图 25.5),胃切开部位最好位于胃前壁的胃窦中部。柔性内镜由此处穿透可提供最佳位置和引导探查下腹部,并看到上腹部。

表 25.1　经胃 NOTES 手术的结果

作者	经胃手术	病例数	并发症	入路问题	顺利完成套管针数目
Narula(2009)[24]	腹腔镜检查	10			100% 1
Dallemagne(2009)[61]	胆囊切除术	5			100% 1
Salinas(2010)[62]	胆囊切除术	27	发病率 18% 死亡率 0		100% 1
Nikfarjam(2010)[32]	腹腔镜检查	9	1 例胃切开感染		100% 1
Nau(2011)[25]	腹腔镜检查	40			100% 1
Zheng(2011)[33]	腹腔镜检查	5			100% 1
Dotai(2012)[63]	袖状胃切除术+器官取出	28	7.1%	14%	100% 1
Perry(2012)[64]	肥胖患者腹腔镜检查	10		20%	80% 1
Kähler,G(2013)	阑尾切除术	15	13%	6.6%	93% 1
Harnsberger C (2014)	阑尾切除术 胆囊切除术	10		20%	80% 1
Breithaupt W(2014)	小肠/胃肿瘤切除术	10	10%	10%	90% 1
Wangx(2016)	肝囊肿开窗术	4		1	75% 1
Hornemann(2017)	输卵管切除术	6		1	100% 1
Schwaitzberg S(2018)	胆囊切除术	4		1	75% 1
Li Y(2020)	胆囊息肉切除术	1		0	(100%)

胃切开时可能损伤胃壁血管导致出血。迅速用针刀或凝血抓钳止血很重要。对柔性内镜医生来说，在腹腔镜引导下确保远离网膜血管以避免大出血和损伤，这一点也非常重要。

胃切开后，应直接将内镜通过开口推入腹腔，因为随着胃开口漏气，胃内视野会变得困难。直接内镜下胃切开的替代方法是将导丝插入腹腔，随后用扩张球囊扩张开口，然后通过内镜。

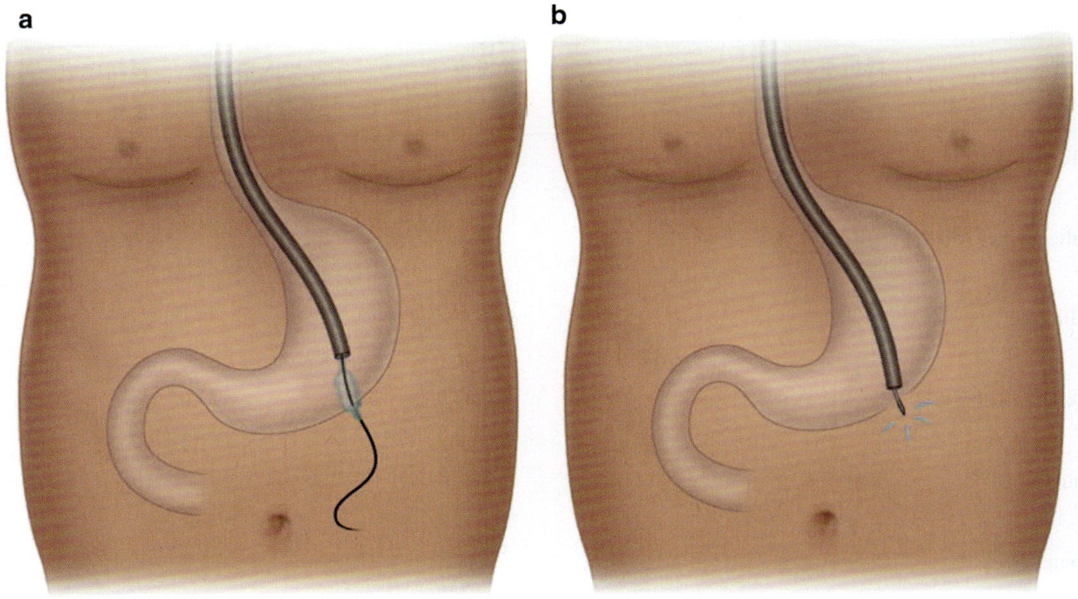

图 25.4 内镜下胃切开术的两种不同技术方案示意图。(a)首先将导丝穿过胃壁，然后进行球囊扩张，以便内镜通过。(b)在内镜下使用针刀直接切开，然后内镜通过切口进入腹腔。

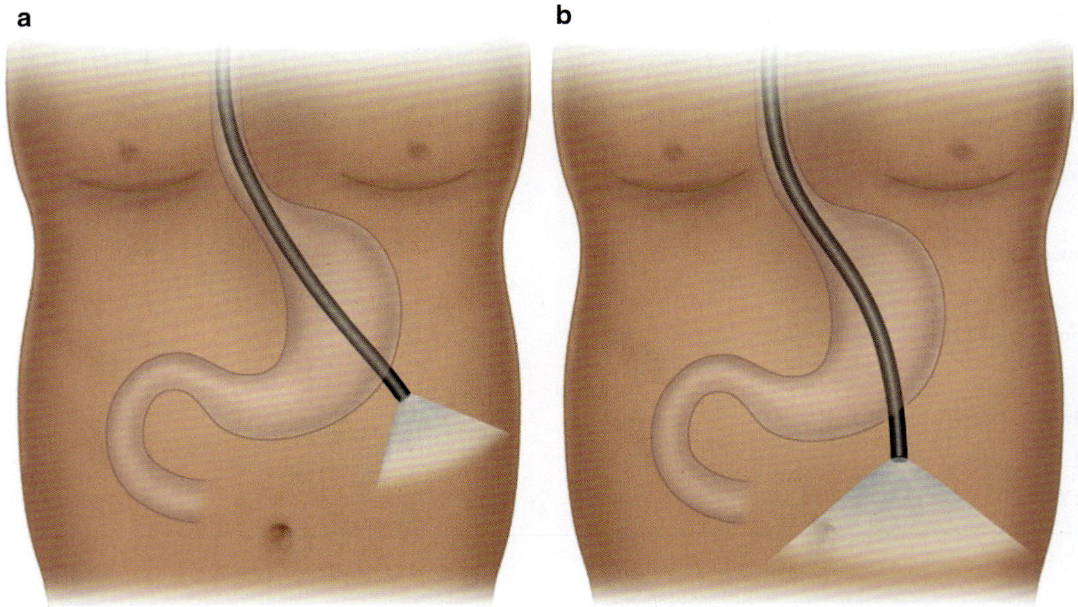

图 25.5 柔性内镜穿透胃两个不同部位的示意图，这可能导致不同的腹内目标区域的显露，因为胃大弯处的穿透部位将影响柔性内镜的入路。(a)左侧贯穿最适合左下腹探查，左上腹探查受限。(b)在胃窦下部贯穿则可以进行左、右下腹的探查。

如果腹腔镜处于观察内镜操作的位置，这种杂交技术可以为患者带来更大的安全性。在杂交技术中，腹腔镜部分的安全性克服了纯柔性内镜技术上的一些局限性。在杂交手术中，使用有限数量和尺寸的经腹套管以方便、帮助和(或)通过自然腔道进行操作，从而更好地反牵拉、显露和(或)输送刚性能量装置。

在腹腔内，柔性内镜可充分探查下腹部。在翻转和杂交内镜抗反流手术、贲门括约肌切开术及其他上腹部探查手术中，由于柔性内镜很难到达上腹部，这种技术已被放弃。

通过改变手术台和患者的位置，可以扩大探查范围。治疗性操作的适应证包括胃、小肠和其他部位的小肿瘤切除、输卵管结扎或盆腔病变切除。小肠切除术应在杂交技术中进行，包括应用经腹腔镜切割吻合器和经口取出标本。

胃的闭合是关乎患者安全的关键技术步骤。经口内镜的使用会导致腹腔污染。然而，实验和临床经验表明，污染对腹腔感染的影响非常有限，该领域最重要的问题是安全、可靠的胃壁关闭技术[7,19,30-32]。

25.5 经胃腹腔镜检查

为了实施经胃内镜技术，来自“俄亥俄州立大学”的小组进行了最全面的调查和准备工作[58]。该小组在最初几年非常系统地研究了有关技术、污染和感染风险，以及可能的防护措施等开放性问题。基于 Kalloo 技术，他们使用单通道柔性内镜进入胃[5]。接下来，在选择合适的内镜穿透点后，使用针式乳头切开刀。通常情况下，一个小的胃开口就足以让一个 Jagwire 通过开口进入腹腔。使用 Jagwire 时，在扩张过程中将一个导丝引导的球囊扩张器通过并扩张开口，然后将内镜置入腹腔。

胃的肌层足以承受术中在胃开口内内镜鞘通过和移动所产生的力量。此外，胃的肌层允许以后充分闭合。

对于腹腔镜检查的适应证来说，重要的是能探查全腹腔和所有器官。一些研究表明，与腹腔镜探查相比，柔性内镜腹腔检查能够使腹部结构充分可视化[32,59]。

25.6 经胃胆囊切除术

几组研究人员已经培训并实施了经胃和经阴道胆囊切除术[17-19,41-45]。然而，由于现在使用的柔性内镜功能上存在不足，经胃胆囊切除术对技术要求非常苛刻[41-45]。经阴道胆囊切除术的引入非常成功，并导致关于经胃胆囊切除术的进一步临床研究有所停滞[60-62]。在这一初步经验之后，很难对常规、最先进的腹腔镜胆囊切除术与经胃胆囊切除术进行随机比较。

NOSCAR®的一个工作组制订了一项研究方案，并启动了一项前瞻性随机临床试验，将 NOTES®胆囊切除术作为可选择的操作与腹腔镜胆囊切除术进行比较[54]。90 例患者被随机分组，主要目的是证明经阴道和经胃手术不劣效于腹腔镜手术。在最初的设计中，经胃和经阴道组都与腹腔镜组对照。然而，在 6 例腹腔镜对照组和 4 例经胃病例登记和随机化之后，由于登记缓慢，证明研究不可行，因此停止患者入组。有限地实施了经胃入路的病例，与作为经胃入路对照组入组的 9 例腹腔镜病例进行比较。共有 41 例经阴道胆囊切除病例和作为对照的 39 例腹腔镜胆囊切除病例被随机纳入研究，最终实施了 37 例经阴道胆囊切除术和 33 例腹腔镜胆囊切除术。由于经胃胆囊切除术的患者过少,因此结果基本上仅与经阴道组相关。没有出现如胆总管损伤或因出血重返手术室等重大不良事件。经胃胆囊切除术在世界范围内没有继续使用,因为现有技术过于烦琐和耗时。

25.7 经胃小肿瘤的切除

胃壁或小肠壁的小肿瘤切除可以被认为是微创治疗的一个非常有价值的适应证。目前,许多此类肿瘤都是通过柔性内镜技术切除的,包括内镜下黏膜切除术(EMR)、内镜黏膜下剥离术(ESD)和内镜全层切除术(EFTR)[4,40]。对于尺寸稍大的肿瘤,通常可采用经胃入路,目的是切除一个完整的肠段[52,57]。

胃内肿瘤,即使是后壁或小弯侧等不利操作的位置,也可以通过经胃内镜技术进行全层切除,如有必要,可在腹腔镜辅助下进行并经口取出肿瘤。闭合可以结合内镜和腹腔镜技术进行。

小肠肿瘤可通过经胃内镜进行识别和定位。在标准内镜下使用针刀切开胃壁,然后将内镜送入腹腔,探查并确定小肠肿瘤位置。根据肿瘤的大小、位置及吻合情况,联合经腹途径使用腔镜切割吻合器切除小肠段是可行的(图 25.6)。标本可以通过经食管和经口取出。

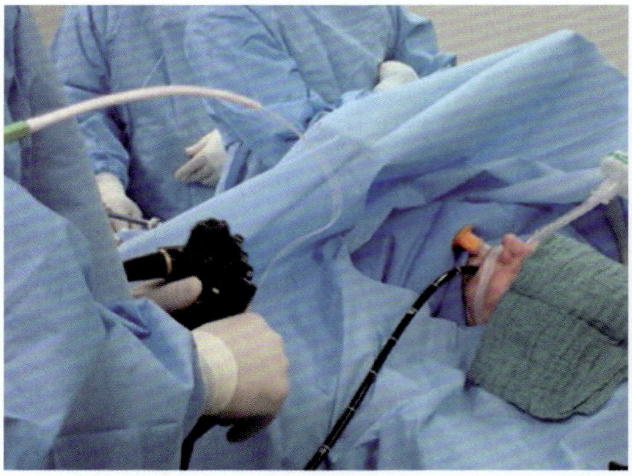

图 25.6 腹腔镜辅助的杂交手术、内镜、经胃切除小肠肿瘤。外科医生通过套管经腹使用腔镜切割吻合器提供帮助,同时内镜医生通过经胃途径解剖小肠系膜。

25.8 经胃阑尾切除术

阑尾切除术通常是一种相当简单的外科手术,因为它不需要切除主要器官,也不需要复杂的解剖。然而,经胃手术需要掌握复杂的柔性内镜技术,外科医生在这方面通常没有接受过训练,因此导致技术上存在诸多的困难。阑尾切除术的非择期性质也是一个限制因素。在准备一项随机试验时,Mannheim 研究小组进行了大量的临床前试验[47,63]。为了结扎阑尾的管状结构,开发了一种用于柔性内镜的可吸收环,它可以通过柔性内镜使用。所有确诊为急性阑尾炎的患者均接受了经胃阑尾切除术禁忌证的筛查。急性阑尾炎的诊断基于临床检查、实验室检查和超声检查。

手术的细节已被报道[47,62,63]。在全身麻醉诱导后,患者被放置在真空床垫上,以便在手术过程中采取极限体位。

手术前进行预防性抗生素单次给药,包括 500mg 头孢曲松和 500mg 甲硝唑。使用双通道治疗性胃镜(Karl Storz PV-TG 2)进行手术。

首先进行胃镜检查,以排除食管和胃异常。然后在胃体前壁通过导丝和球囊形成通道。将胃镜推入腹腔,建立气腹。为了更好地显露盲肠,患者取头低足高位(Trendelenburg位)。在内镜下,将穿刺器由脐部插入。然后用抓钳牵拉阑尾,用针刀解剖阑尾系膜。使用专门开发的环结扎阑尾[63]。抓住阑尾通过食管取出。采用 OTSC(over-the-scope-clip)系统(Ovesco Endoscopy AG, Tübingen, Germany)关闭胃。在一项包括 36 例患者的队列研究中，胃部通路未出现异常，邻近器官无损伤。由于严重的炎症或不同的诊断，5例患者转为腹腔镜手术，2例患者转为剖腹手术[63]。

作者的经验表明，经充分准备后，在学术型医院经胃阑尾切除术有成为常规手术的潜力[47,62-66]。

25.9 述评

培训是一个重要问题，因此必须制订培训计划对外科医生和胃肠科医生进行新操作培训。培训对于探索技术难题并找到解决方案非常重要。人们可以使用市售仪器开始培训课程，以获得在腹腔使用柔性内镜导航、显露腹腔不同器官及牵拉和解剖组织的经验[7,16-19,33,57]。团队可以训练胃肠外科日常手术的手术技巧。从这些培训的局限性和问题中，我们可以改进操作步骤和现有器械。机械辅助为柔性内镜的操作创造了一个稳定的平台。例如，为解决牵拉胆囊底部的问题，可以在内镜中附加一个刚性部分。这可以通过使用腹腔镜下辅助抓钳的杂交技术来弥补。柔性内镜的技术缺陷在几篇文章和章节中进行了总结[16-19]。

人们非常担心肠道的安全关闭。最初人们担心可能会出现类似感染的并发症[6,7]。因此开发了几种缝合装置的原型，并进行了实验评估[7,8,11,13,14,19]。然而，一些具有前途的工具(如柔性切割吻合装置)，已退出市场。而其他的开发产品(如OTSC)在临床实践中逐渐被认可[11,18,39,40]。一些缝合设备和初步平台在知名的中心被成功使用[39,40]。

因此，目前通过简单的技术和新的概念方法所有通道均可以安全关闭[39]。腔内手术临床实践中的并发症发生率较低，表明不同手术入路的闭合是安全的[19]。

对于经胃技术来说，没有像食管肌切开术那样真正的“杀手级应用”。通过OTSC技术可以安全地关闭有限的胃切口[40]。如果胃壁肿瘤切除后胃壁有较大的开口，可使用内镜缝合装置或结合腹腔镜切割吻合器闭合的杂交技术[39]。在亚洲，胃壁肿瘤更为常见。因此，在日本、韩国和中国，内镜和腹腔镜技术联合操作的经验越来越多。更复杂的手术(如部分肠道切除)可以通过现有的技术和设备通过经胃入路进行[19,44,47,49,52]。近年来，在妇科手术中也使用经膀胱入路进行内镜输卵管卵巢切除术[67]。此外，使用磁性系统进行吻合的经胃辅助胃空肠造口术的经验已被报道[68]。

经胃手术对于腹腔镜外科医生和胃肠科医生来说都是全新的。胃肠科医生通过在胆道系统使用经胃途径的内镜技术，扩大了内镜的使用范围[69]。腹腔镜外科医生和胃肠科医生均可以从这些技术的学习中受益，尤其是遇到某些需要解决的特定问题时，这些问题可能有来自外科和内镜背景的因素。经胃入路技术和腹腔内操作非常复杂，需要大量培训才能安全地应用于患者。这种方法的潜力尚未得到充分的探索和应用，未来还需要进一步的研究。

参考文献

1. Soehendra N, Werner B. New technique for endoscopic treatment of bleeding gastric ulcer. Endoscopy. 1977;8(2):85–7. https://doi.org/10.1055/s-0028-1098382.
2. Gauderer MW, Ponsky JL, Izant RJ Jr. Gastrostomy without laparotomy: a percutaneous endoscopic technique. J Pediatr Surg. 1980;15(6):872–5. https://doi.org/10.1016/s0022-3468(80)80296-x.
3. Siegel JH. Precut papillotomy: a method to improve success of ERCP and papillotomy. Endoscopy. 1980;12(3):130–3. https://doi.org/10.1055/s-2007-1021728.
4. Ell C, May A, Pech O, et al. Curative endoscopic resection of early esophageal adenocarcinomas (Barrett's cancer). Gastrointest Endosc. 2007;65(1):3–10. https://doi.org/10.1016/j.gie.2006.04.033.

5. Kalloo AN, Singh VK, Jagannath SB, Niiyama H, Hill SL, Vaughn CA. Flexible transgastric peritoneoscopy: a novel approach to diagnostic and therapeutic interventions in the peritoneal cavity. Gastrointest Endosc. 2004;60:114–7.
6. Rattner D, Kalloo AN, ASGE/SAGES Working Group. White Paper on Natural Orifice translumenal endoscopic surgery. Surg Endosc. 2006;20(2):329–33.
7. Rattner D, Hawes R, Schwaitzberg S, Kochman M, Swanstrom L. The second SAGES/ASGE white paper on natural orifice translumenal endoscopic surgery: 5 years of progress. Surg Endosc. 2011;25:2441–8.
8. Kantsevoy SV, Jagannath S, Niiyama H, Scorpio D, Magee CA, Kalloo A. Endoscopic Gastrojejunostomy with survival in a porcine model. Gastrointest Endosc. 2005;62:287–92.
9. Park PO, Bergström M, Ikeda K, Fritscher-Ravens A, Swain P. Experimental studies of transgastric gallbladder surgery: cholecystectomy and cholecystogastric anastomosis (videos). Gastrointest Endosc. 2005;61(4):601–5.
10. Flora ED, Wilson TG, Martin IJ, O'Rourke NA, Maddern GJ. A review of Natural Orifice Translumenal Endoscopic Surgery (NOTES) for intraabdominal surgery. Ann Surg. 2008;247(4):583–602.
11. Swanstrom LL, Whiteford M, Kajanchee Y. Developing essential tools to enable transgastric surgery. Surg Endosc. 2008;22(3):600–4.
12. Fritscher-Ravens A, Mosse CA, Ikeda K, Swain P. Endoscopic transgastric lymphadenectomy by using EUS for selection and guidance. Gastrointest Endosc. 2006;63(2):302–610.
13. Ryou M, Fong DG, Pai RD, Tavakkolizadeh A, Rattner DW, Thompson CC. Dual-port distal pancreatectomy using a prototype endoscope and endoscopic stapler: a natural orifice transluminal endoscopic surgery (NOTES) survival study in a porcine model. Endoscopy. 2007;39(10):881–7.
14. Fuchs KH, Breithaupt W, Schulz T, Ferencz S, Varga G, Weber G. Transgastric small bowel resection and anastomosis – a survival study. Surg Endosc. 2011;24:601–9.
15. Meining A, Kähler G, von Delius S, Buess G, Schneider A, Hochberger J, Wilhelm D, Kübler H, Kranzfelder M, Bajbouj M, Fuchs KH, Gillen S, Feussner H. Natural orifices transluminal endoscopic surgery (NOTES) in Germany: summary of the working group reports of the "D-NOTES meeting 2009". Z Gastroenterol. 2009;47(11):1160–7.
16. Kähler G, Bulian D, Collet P, Eickhoff A, Feussner H, Fritscher-Ravens A, Fuchs KH, Hochberger J, Kratt T, Meier PN, Meining A, Schäfer H, Wilhelm D, Arbeitsgruppe NOTES. Endoscopic surgery through natural orifices (NOTES) in Germany: status report 2010. Z Gastroenterol. 2011;49(4):543–9.
17. Meining A, Feussner H, Swain P, Yang GZ, Lehmann K, Zorron R, Meisner S, Ponsky J, Martiny H, Reddy N, Armengol-Miro JR, Fockens P, Fingerhut A, Costamagna G. Natural-orifice transluminal endoscopic surgery (NOTES) in Europe: summary of the working group reports of the Euro-NOTES meeting 2010. Endoscopy. 2011;43(2):140–3.
18. Fritscher-Ravens A, Feussner H, Kähler G, Mathes K, Meining A, Hochberger J, Meier P, von Delius S, von Renteln D, Wilhelm D, Burghardt J, Bernhardt J, Lamade W, Magdeburg R, Meier P, Vassiliou M, Fuchs KH, für die Arbeitsgruppe D-NOTES. State of NOTES development in Germany: Status report of the D-NOTES-Congress 2011. Z Gastroenterol. 2012;50(3):325–30.
19. Fuchs KH, Meining A, von Renteln D, Fernandez-Esparrach G, Breithaupt W, Zornig C, Lacy A. Euro-NOTES Status Paper: from the concept to clinical practice. Surg Endosc. 2013;27(5):1456–67.
20. Sahoo MR, Deshpande S, Ahmmed S. Transgastric submucosal excision of small- to medium-sized gastrointestinal stromal tumours by pure minimally invasive approach. J Minim Access Surg. 2018;14(1):18–22. https://doi.org/10.4103/jmas.JMAS_138_16.
21. Habenicht Yancey K, McCormack LK, McNatt SS, Powell MS, Fernandez AZ, Westcott CJ. Laparoscopic-assisted transgastric ERCP: A single-institution experience. J Obes. 2018. https://doi.org/10.1155/2018/8275965.
22. Xing XB, Cui Y, Huang ZZ, et al. Percutaneous transgastric endoscopic myotomy for upper esophageal spastic stricture. Endoscopy. 2019;51(11):E345–6. https://doi.org/10.1055/a-0885-9000.
23. Xiao G, Liu Y, Yu H. Laparoscopic transgastric resection for intraluminal gastric gastrointestinal stromal tumors located at the posterior wall and near the gastroesophageal junction. Asian J Surg. 2019;42(5):653–5. https://doi.org/10.1016/j.asjsur.2019.01.020.
24. Borel F, Branche J, Baud G, Gérard R, Pattou F, Caiazzo R. Management of Acute Gallstone Cholangitis after Roux-en-Y Gastric Bypass with Laparoscopic Transgastric Endoscopic Retrograde Cholangiopancreatography. Obes Surg. 2019;29(2):747–8. https://doi.org/10.1007/s11695-018-3620-2.
25. Papanikolas M, Sarkar A, Bassan M, Niles N. Laparoscopic trans-gastric endoscopic retrograde cholangiopancreatography during emergent cholecystectomy after Roux-en-Y gastric bypass: novel techniques for choledocholithiasis. ANZ J Surg. 2020;90(5):912–4. https://doi.org/10.1111/ans.15409.
26. Kanehira E, Kanehira AK, Tanida T, Takahashi K, Sasaki K. Percutaneous endoscopic intragastric surgery: an organ preserving approach to submucosal tumors at esophagogastric junction. Transl Gastroenterol Hepatol. 2017;2:48. Published 2017 May 16. https://doi.org/10.21037/tgh.2017.05.03.
27. Gonzalez C, Kwak JM, Davrieux F, Watanabe R, Marescaux J, Swanström LL. Hybrid transgastric approach for the treatment of gastroesophageal junction pathologies. Dis Esophagus. 2019;32(2). https://doi.org/10.1093/dote/doy095, https://doi.org/10.1093/dote/doy095.
28. Seifert H, Wehrmann T, Schmitt T, Zeuzem S, Caspary WF. Retroperitoneal endoscopic debridement for infected peripancreatic necrosis. Lancet. 2000;356(9230):653–5. https://doi.org/10.1016/S0140-6736(00)02611-8.

29. Baron TH, DiMaio CJ, Wang AY, Morgan KA. American gastroenterological association clinical practice update: management of pancreatic necrosis. Gastroenterology. 2020;158(1):67–75.e1. https://doi.org/10.1053/j.gastro.2019.07.064.
30. Narula VK, Hazey JW, Renton DB, Reavis KM, Paul CM, Hinshaw KE, Needleman BJ, Mikami DJ, Ellison EC, Melvon WS. Transgastric instrumentation and bacterial contamination of the peritoneal cavity. Surg Endosc. 2008;22(3):605–11.
31. Narula VK, Happel LC, Volt K, Bergmann S, Roland JC, Dettore R, Renton DB, Reavis KM, Needleman BJ, Mikami DJ, Ellison EC, Melvin WS, Hazey JW. Transgastric endoscopic peritoneoscopy does not require decontamination of the stomach in humans. Surg Endosc. 2009;12(6):1331–6.
32. Nau P, Ellison EC, Muscarella P Jr, Mikami D, Narula VK, Needleman B, Melvon WS, Hazey JW. A review of 130 humans enrolled in transgastric NOTES protocols at a single institution. Surg Endosc. 2011;25(4):1004–11.
33. Fuchs KH, Breithaupt W, Kuhl HJ, Schulz T, Dignaß A. Experience with a training program for transgastric procedures in NOTES. Surg Endosc. 2010;24:601–9.
34. Pasricha PJ, Hawari R, Ahmed I, et al. Submucosal endoscopic esophageal myotomy: a novel experimental approach for the treatment of achalasia. Endoscopy. 2007;39(9):761–4. https://doi.org/10.1055/s-2007-966764.
35. Inoue H, Minami H, Kobayashi Y, et al. Peroral endoscopic myotopmy (POEM) for esophageal achalasia. Endoscopy. 2010;42:265–71.
36. Swanström LL, Rieder E, Dunst CM. A stepwise approach and early clinical experience in peroral andoscopic myotomy for the treatment of achalasia and esophageal motility disorders. J Am Coll Surg. 2011;213(6):751–6.
37. von Renteln D, Inoue H, Minami H, Werner YB, Pace A, Kersten JF, Much CC, Schachschal G, Mann O, Keller J, Fuchs KH, Rösch T; Peroral endoscopic myotomy for the treatment of achalasia: a prospective single center study. Am J Gastroenterol. 2011. https://doi.org/10.1038/ajg.2011.388.
38. Werner YB, Hakanson B, Martinek J, et al. Endoscopic or surgical myotomy in patients with idiopathic achalasia. N Engl J Med. 2019;381(23):2219–29. https://doi.org/10.1056/NEJMoa1905380.
39. Stavropoulos SN, Modayil R, Friedel D. Current applications of endoscopic suturing. World J Gastrointest Endosc. 2015;7(8):777–89. https://doi.org/10.4253/wjge.v7.i8.777.
40. Meier B, Schmidt A, Glaser N, Caca K. Endoscopic full-thickness resection of gastric subepithelial tumors with the gFTRD-system: a prospective pilot study (RESET trial). Surg Endosc. 2020;34(2):853–60. https://doi.org/10.1007/s00464-019-06839-2.
41. Marescaux J, Dallemagne B, Perretta S, Wattiez A, Mutter D, Coumaros D. Surgery without scars: report of transluminal cholecystectomy in a human being. Arch Surg. 2007;142:823–6.
42. Bernhardt J, Gerber B, Schober HC, Kahler G, Ludwig K. NOTES-case report of a unidirectional flexible appendectomy. Internat J colorectal Dis. 2008;23:547–50.
43. Dallemagne B, Perretta S, Allemann P, Asakuma M. Marescaux J; Transgastric hybrid cholecystectomy. Br J Surg. 2009;96(10):1162–6.
44. Dallemagne B, Perretta S, Allemann P, Donatelli G, Asakuma M, Mutter D, Marescaux J. Transgastric cholecystectomy: from the laboratory to clinical impleention. World J Gastrointest Surg. 2010;2(6):187–92.
45. Salinas G, Saavedra L, Agurto H, Quispe R, Ramirez E, Grande J, Tamayo J, Sanchez V, Malaga D, Marks JM. Early experience in human transgastric and transvaginal endoscopic cholecystectomy. Surg Endosc. 2010;24:1092–8.
46. Nikfarjam M, McGee MF, Trunzo JA, Onders RP, Pearl JP, Poulose BK, Chak A, Ponsky JL, Marks JM. Transgastric natural-orifice transluminal endoscopic surgery peritoneoscopy in humans: a pilot study in efficacy and gastrotomy site selection by using a hybrid technique. Gastrointest Endosc. 2010;72:279–83.
47. Kaehler G, Schoenberg MB, Kienle P, Post S, Magdeburg R. Transgastric appendicectomy. Br J Surg. 2013;100(7):911–5.
48. Zheng Y, Wang D, Kong X, Chen D, Wu R, Yang L, Yu E, Zheng C, Li Z. Initial experience from the transgastric endoscopic peritoneoscopy and biopsie: a stepwise approach from the laboratory to clinical application. J Gastroenterol Hepatol. 2011;26(5):888–93.
49. Dotai T, Coker AM, Antozzi L, Acosta G, Michelotti M, Bildzukewicz N, Sandler BJ, Jacobsen GR, Talamini MA, Horgan S. Transgastric large-organ extraction: the initial human experience. Surg Endosc. 2012.
50. Perry KA, Shah N, Memark V, Nau P, Needleman BJ, Hazey JW. Specialized instrumentation facilitates stable peritoneal access, gastric decompression and visualistion during transgastric endoscopic peritoneoscopy. Surg Innov. 2012. 2012.
51. Harnsberger CR, Broderick RC, Fuchs HF, Jacobsen GR, Sandler BJ, Talamini MA, Horgan S. Experience with NOTES at UCSD. In Natural orifice surgery in training and clinical practice. Eds. KH Fuchs & W Breithaupt, MedeServ GbR Winterburg; 2014. p. 175–181.
52. Breithaupt W, Schulz T, Varga G, Fuchs KH. Transgastric NOTES-procedures. In Natural orifice surgery in training and clinical practice. Eds. KH Fuchs & W Breithaupt, MedeServ GbR Winterburg 2014. 191–195.
53. Wang D, Liu Y, Chen D, et al. Flexible transgastric endoscopic liver cyst fenestration: a feasibility study in humans (with video). Medicine (Baltimore). 2016;95(51):e5420. https://doi.org/10.1097/MD.0000000000005420.
54. Schwaitzberg SD, Roberts K, Romanelli JR, et al. The NOVEL trial: natural evaluation. Surg Endosc. 2018;32(5):2505–16. https://doi.org/10.1007/s00464-017-5955-5.
55. Li Y, Han S. Transgastric endoscopic gallbladder polypectomy and cholecystolithiasis: a case report. Exp Ther Med. 2020;19(1):95–8. https://doi.org/10.3892/

etm.2019.8195.
56. Zheng B, Rieder E, Cassera MA, Martinec DV, Lee G, Panton ON, Park A, Swanström LL. Quantifying mentall workloads of surgeons performing natural orifice transluminal endoscopic surgery (NOTES) procedures. Surg Endisc. 2012;26(5):1352–8.
57. Schulz T, Breithaupt W, Varga G, Fuchs KH. Trainingprogram for transgastric NOTES-procedures. In Natural orifice surgery in training and clinical practice. Eds. KH Fuchs & W Breithaupt, MedeServ GbR Winterburg; 2014. p. 123–136.
58. Nau P, Hazey J. Transgastric peritoneoscopy. In NOTES and endoluminal surgery Eds. JR Romanelli, DJ Desilets, DB Earle. Clinical gastroenterology series: GY Wu. Humana Press, 2017, Springer Nature, Cham. p. 173–181.
59. Wang ZK, Yang YS, Zhang XL, et al. Comparison in efficacy between pure NOTES peritoneoscopy with small or large endoscope and laparoscopy. J Dig Dis. 2014;15(11):628–35. https://doi.org/10.1111/1751-2980.12187.
60. Zornig C, Mofid H, Siemssen L, Emmermann A, Alm M, von Waldenfels HA, Felixmuller C. Transvaginal NOTES hybrid cholecystectomy: feasibility results in 68 cases with mid-term follow-up. Endoscopy. 2009;41:391–4.
61. Zornig C, Siemssen L, Emmermann A, Alm M, von Waldenfels HA, Felixmüller C, Mofid H. NOTES cholecystectomy: matched pair analysis comparing the transvaginal hybrid and conventional laparoscopic techniques in a series of 216 patients. Surg Endosc. 2011;25(6):1822–6.
62. Arezzo A, Zornig C, Mofid H, Fuchs KH, Breithaupt W, Noguera J, Kaehler G, Magdeburg R, Perretta S, Dallemagne B, Marescaux J, Copaescu C, Graur F, Szasz A, Forgione A, Pugliese R, Buess G, Bhattacharjee HK, Navarra G, Godina M, Shishin K. Morino: The EURO-NOTES clinical registry for natural orifice transluminal endoscopic surgery: a 2-year activity report. Surg Endosc. 2013;27(9):3073–84.
63. Kähler G. Transgastric appendectomy in surgical routine. In Natural orifice surgery in training and clinical practice. Eds. KH Fuchs & W Breithaupt, MedeServ GbR Winterburg; 2014. p. 196–201.
64. Magdeburg R, Kaehler G. Natural orifice transluminal endoscopic surgery in humans: feasibility and safety of transgastric closure using the OTSC system. Surg Endosc. 2016;30(1):73–7. https://doi.org/10.1007/s00464-015-4163-4.
65. Bulian DR, Kaehler G, Magdeburg R, et al. Analysis of the first 217 appendectomies of the German NOTES registry. Ann Surg. 2017;265(3):534–8. https://doi.org/10.1097/SLA.0000000000001742.
66. Schoenberg MB, Magdeburg R, Kienle P, Post S, Eisser PP, Kähler G. Hybrid transgastric appendectomy is feasible but does not offer advantages compared with laparoscopic appendectomy: results from the transgastric appendectomy study. Surgery. 2017;162(2):295–302. https://doi.org/10.1016/j.surg.2017.02.013.
67. Hornemann A, Suetterlin M, Kaehler G. Per-oral endoscopic salpingo-oophorectomy (POESY) in humans: a prospective clinical feasibility study. Arch Gynecol Obstet. 2018;297(1):125–9. https://doi.org/10.1007/s00404-017-4567-6.
68. Leroy J, Perretta S, Diana M, et al. An original endoluminal magnetic anastomotic device allowing pure NOTES transgastric and transrectal sigmoidectomy in a porcine model: proof of concept. Surg Innov. 2012;19(2):109–16. https://doi.org/10.1177/1553350611429029.
69. Dhindsa BS, Dhaliwal A, Mohan BP, et al. EDGE in roux-en-Y gastric bypass: how does it compare to laparoscopy-assisted and balloon enteroscopy ERCP: a systematic review and meta-analysis. Endosc Int Open. 2020;8(2):E163–71. https://doi.org/10.1055/a-1067-4411.

第 26 章

消化内镜平台

Alexander Meining

26.1 背景

对于介入内镜医生来说，内镜下切除直径大于 2cm 病变或早期肿瘤，可能是具有挑战性的。内镜下黏膜切除术（EMR）已被广泛认为是治疗较大胃肠道腺瘤的一种有效且微创的治疗方法。内镜下黏膜剥离术（ESD）可被考虑用于胃肠道早期癌症的整体切除。然而，ESD 非常耗时，难以掌握，并且具有较高的穿孔风险。为了克服这些困难，双手操作可以实现牵拉和反牵拉，从而为 ESD 手术提供帮助。这些工具包括非常简单的工具，如双通道内镜或附加在内镜上的工作通道（AWC），但也包括相当复杂的工具，如机器人主从系统。所有这些内镜平台都旨在更有效地切除早期病变[1,2]。其中一些设备已经在临床中被证实是有效的；然而，总体相关数据稀少，设备仍然存在一些局限性。

本综述提到了现有的内镜操作平台，并总结了它们各自的优缺点。最后，我们将讨论内镜平台开发的前景和发展空间。

26.2 当前可用的平台

26.2.1 非机电一体化平台

如果内镜平台是通过内镜的牵拉和反牵拉来操作的，那么最简单的平台就是双通道内镜。然而，双通道内镜在实际操作中受到限制，因为尽管可以伸入两种器械，但它们只能在彼此非常接近地情况下以平行的方式移动。因此，尽管几十年前就引入了所谓的抓取和圈套技术[3]，如用一个器械抓取固定病变，同时用另一个器械切割病变，但由于前面提到的局限性，切除仍显笨拙、危险，远达不到理想的外科要求。

克服这些限制的措施是开发、设计和制造一个额外的工作通道（AWC，Ovesco，Tübingen，Germany），该通道可以实现更有效的抓取和圈套技术。

AWC 能够伸入一种额外的工具，对组织进行明显的牵拉和反牵拉（图 26.1）。该设备安装在内镜的尖端。其与直径较窄的双通道内镜相比，AWC 通道之间的距离较大，可

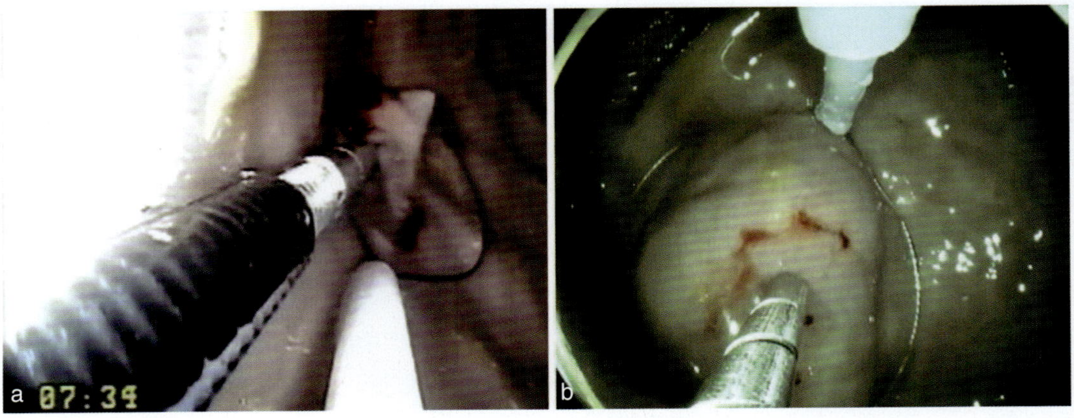

图 26.1 使用传统双通道内镜(a)和 AWC 的抓取和圈套技术,AWC 连接在传统内镜(b)上。AWC 在两个通道之间提供了更大的距离,从而在一定程度上实现了牵拉和反牵拉的概念。

使内镜医生更好地利用牵拉和反牵拉原理,并更有效地利用杠杆效应[1]。

然而,这两种器械只能在一个水平面上平行使用。因此下一步就是开发可弯曲的双手抓取装置,该装置可以通过原型手持设备来实现(图 26.2)[4]。

本章还介绍了其他平台包括 ORISE 组织牵开器系统(TRS, Boston Scientific, Marlborongh, MA, USA)和双球囊内镜平台(Dilumen, Lumendi, Westport, CT, USA)。

ORISE TRS 是一种专用的外套管系统,其末端有一个牵拉器支架,有助于在腔内空间保持稳定,便于进行黏膜下剥离。由于器械是经过独立的、可弯曲的外套管器械通道进入,因此它允许视野和器械独立移动[5]。已发表的多个病例报告表明,ORISE 装置可以通过提供恒定的解剖区域稳定的视野,从而有利于 ESD 操作[6]。然而,该设备的缺点之一是切除部位仅限于乙状结肠和直肠上段。

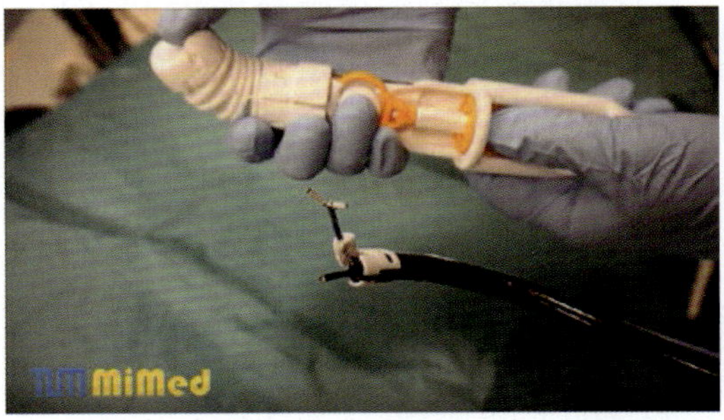

图 26.2 通过 AWC 进行组织牵拉的手持式装置原型。

相比之下,双通道装置可达到降结肠附近。它由一个柔性护套组成,适用于标准和小直径内镜。该装置使用两个气囊,一个在内镜弯曲部分后方,另一个在尖端前方。当两个气囊都展开并充气时,中间的区域稳定下来,可以伸入两种器械。到目前为止,关于这些设备使用的数据非常稀少,且仍缺少上述外套管平台在上消化道中使用的报道。所有基于外套管的内镜平台的潜在缺点是管径的增加将限制其在狭窄和弯曲的管腔中使用。

对于非外套管的系统,不得不提到 Karl Storz 公司的 Anubiscope 和 Olympus 的 EndoSamurai。这两个平台的都使用了带有专用操作器械的双通道内镜。然而,尽管这些平台在十多年前就已经推出,但它们都没有在临床常规实践中使用,只在动物模型中的临床前病例中见到相关研究的报道。原因在于,一旦内镜处于弯曲位置(所谓的挥鞭现象),通过两个通道之一的器械的转向和操作会很困难。

26.2.2 机电一体化平台

自从机器人系统引入外科手术以来,人们越来越需要将刚性机电平台转变为灵活的内镜手术。内镜机器人可能会简化操作。为了克服上述机械平台的限制,其将用于牵拉和反牵拉的机动化设备定位在近侧,这使得机器人系统可突破现有的医疗限制。此外,仪器由主界面控制,可以对操作进行更直观地控制。目前,已经开发出许多不同类型的内镜机器人。然而,其中大多数仍处于临床前阶段。到目前为止,只有 EndoMaster (EndoMaster,新加坡)注册了人体试验(clinicaltrials.gov)。EndoMaster 由一个改良的双通道内镜组成,该内镜作为运载工具,将两个专用操纵器带到目标病变位置。操纵器可用于抓取或切割,并提供 8 个自由度,并由类似达芬奇系统的平台控制。研究结果表明,该设备已成功进行了复杂的内镜操作,如胃 ESD 手术操作[7]。然而,到目前为止,这些机电一体化平台还没有投入临床使用。目前,还缺乏内镜机器人与标准技术或现有非机电一体化平台的比较。因此,尽管技术上十分吸引人,但机器人柔性内镜系统投入临床使用的主要障碍是机器人系统的复杂性和高成本。

26.2.3 未来展望

由于其微创性,用于胃肠道病变腔内治疗的内镜平台将变得越来越有吸引力。内镜下切除术已经在许多国家中实施,并被国际上的相关指南认可。用于胃肠内镜检查的设备仍然是手动控制的,操作往往不够精确或稍显笨拙,所以尽管内镜平台有诸多优势,但目前大多数内镜设备已经过时,不足以支持数字医学。

因此,关键是要开发、设计新设备和评估新出现的设备和技术,以更好地让其适用于内镜下切除术。

目前,有 3 种策略可供遵循:第一种最简单的策略是进一步开发可通过标准内镜使用的新工具;第二种策略是使用传统的内镜和设备,但将它们集成到专用平台中,以实现牵拉和反牵拉;第三种最复杂的策略是开发内镜机器人,它不仅能够更好地通过内镜检测肿瘤生长情况,而且能够在准确地确定边界后,进行精确、安全的切除。

26.3 总结

与黏膜下切除术或黏膜下剥离术等标准技术相比,用于内镜腔内切除的内镜平台已经开发出来,能够在腔内进行牵拉和反牵拉,以降低穿孔风险,并实现更高的 R0 切除率。目前有 3 种策略可以遵循:①改良设备;②基于外套管的平台;③内镜机器人。

所有这些改进都很有吸引力,因为其可能会克服当前的限制。然而,迄今为止可用的数据非常稀少。这些新设备的优势需要进一步的研究来证实。最后,新的设想也应该集中在患者和特定情况下的一次性治疗平台。

目前,尚不清楚采用哪种改进方案是最好的,以及这是否可能被视为内镜平台演变的一个顺序。此外,还应该考虑到,可能没有一种解决方案适用于所有类型的内镜下切除。对于一些良性病变,简单的圈套器足以实现安全、准确的切除,而对于其他病变——尤其是怀疑早期癌症时,R0 切除是必要的,使用标准内镜和器械进行内镜黏膜下剥离风险过高,或者相关检查人员没有接受过此类复杂操作的充分培训。此外,病变的位置也可能相关。使用长度 180cm 的柔性结肠镜在直肠进行内镜切除是没有意义的。在该区域进行内镜切除的方法不同于在盲肠或十二指肠进行的操作。因此,要求针对患者(例如,病变长度、工作空间、最大作用力)和针对任务(例如,路径、弹性与刚性)的配置适用于各种操作。一次性内镜机械手系统可能是问题的解决方案,而不是需要一个超级高端内镜机器人。用于诊断的一次性内镜刚刚上市。这些一次性内镜平台的适应证和特性应该很容易被临床接纳。此外,个性化 3D 打印平台也已在临床前环境中得到成功评估[4]。

参考文献

1. Walter B, Schmidbaur S, Krieger Y, Meining A. Improved endoscopic resection of large flat lesions and early cancers using an external additional working channel (AWC): a case series. Endosc Int Open. 2019;7(2):E298–301.
2. Zizer E, Roppenecker D, Helmes F, Hafner S, Krieger Y, Lüth T, Meining A. A new 3D-printed overtube system for endoscopic submucosal dissection: first results of a randomized study in a porcine model. Endoscopy. 2016;48:762–5.
3. Shimizu Y, Takahashi M, Yoshida T, et al. Endoscopic resection (endoscopic mucosal resection/endoscopic submucosal dissection) for superficial esophageal squamous cell carcinoma: current status of various techniques. Dig Endosc. 2013;25:13–9.
4. Krieger YS, Ostler D, Rzepka K, Meining A, Feussner H, Wilhelm D, Lueth TC. Evaluation of long-term stability of monolithic 3D-printed robotic manipulator structures for minimally invasive surgery. Int J Comput Assist Radiol Surg. 2020;13
5. Kantsevoy SV, Bitner M, Piskun G. New endoscopic platform for endoluminal en bloc tissue resection in the gastrointestinal tract (with videos). Surg Endosc. 2016;30(7):3145–51.
6. D'Amico F, Maselli R, Galtieri PA, Spadaccini M, Repici A. Endoscopic submucosal dissection of a rectal nongranular laterally spreading tumor with the use of a new endoscopic platform. VideoGIE. 2019;4(3):140–1.
7. Kaan HL, Ho KY. Robot-assisted endoscopic resection: current status and future directions. Gut Liver. 2020;14(2):150–2.

第 27 章

经肛门显微外科的TEM和TEO

Mario Morino, Alberto Arezzo, Edoardo Forcignanò

27.1 引言

直肠癌常规的外科治疗以全直肠系膜切除术(TME)为代表。这项技术术后的死亡率和发病率不容忽视,并且伴随着泌尿生殖系统和肠道功能改变,因此,需要进一步了解肿瘤的发病机制和生长特征,以指导局部治疗。1983 年由 Buess 发明的经肛门内镜显微手术[1]已成为过去几年的标准术式[2]。起初由于手术过程复杂且设备昂贵,这项技术很难被推广使用。经肛门内镜手术(TEO)[3]配备了高清晰度的监视器,并且最近经肛门微创手术(TAMIS)采用了单端口手术设计的系统,简化了技术、降低了设备成本[4]。一些研究表明,与传统的经肛门切除术(TE)相比,经肛门内镜显微手术更准确、更有效,切缘更干净,标本更完整,复发率更低[5]。已有研究表明,根据 Kikuchi[6]的分类,采用"整块"切除 T1sm1 期肿瘤,肿瘤根治性更好且复发率极低。事实上,随着黏膜下层浸润的增加,淋巴结转移的风险也相应增加,sm1 为 2%,sm2 为 8%,sm3 为 23%[7]。根据以上数据可以得出,原位癌的淋巴结转移风险极低,可以忽略不计。此外,当分化良好的结直肠腺癌浸润黏膜下层时,淋巴结转移风险也很小。在其他病例中,根治性治疗如直肠前切除术(RAR)或腹会阴联合切除术(APR)联合 TME 是必要的。"补救手术"后的肿瘤学结果与一期手术切除的结果相当[8,9]。这很可能是由于严格遵守了直肠癌治疗的肿瘤适应性原则,保证了直肠系膜筋膜的完整性。因此,正确评估局部切除的指征,对术前分期至关重要。

27.2 术前分期

27.2.1 活检

通常,我们会采用多次活检的方法进行组织取样,但这种方法具有一定的局限性,这与样本的表浅性和不确定性有关[10]。将修订后的 Vienna 分类应用于活检标本,可以正确评估在切除病灶中发现肿瘤浸润的可能性[11]。根据我们的经验,近 50%在术后组织学上诊断为浸润性癌症的标本,在术前通过活检取样的评估为不典型增生,甚至在 8%的病例中为低级别的不典型增生。因此,通过活检取样评估的任何级别的异性增生都可以被视为恶性的。

27.2.2 抬举征

如果在内镜下向黏膜下间隙注射生理盐水后，病变没有被完全抬起，这可能表明黏膜下层受侵袭，阻碍了内镜下病变的完整切除。其被称为“抬举征阴性”，是评估癌症侵袭的可靠内镜征象，表明样本深层受浸润的可能性增大，这类患者可能无法进行根治性切除。

因此，内镜下切除抬举征阴性的病变并不能保证最终的治疗效果[12,13]。

27.2.3 直肠指诊

对于直肠中下段的病变，直肠指诊可以很容易地评估肿瘤的性质、位置和与肛缘的距离。这些信息可帮助外科医生评估 TEM 的可行性[14,15]。

27.2.4 超声内镜(EUS)

Marone 等[16]在最近一篇系统性综述中表明，内镜超声在评估直肠壁各层癌浸润深度方面的诊断准确率为 84%（范围为 63%~96%）。Marusch 等[17]对超声 T 分期(uT)和病理 T 分期进行了比较(pT)。他们的 uT-pT 的符合率为 65%，这表明在临床实践中，内镜超声诊断的准确性在直肠癌分期中尚未达到可接受的结果。为了正确把握局部切除的指征，最好了解肿瘤是否浸润黏膜下层，如果浸润黏膜下层，则需要观察浸润是否超过固有肌层 1mm。如今，这是任何体内诊断仪器都不能做到的。

27.2.5 磁共振成像(MRI)

在进展期直肠癌的研究中，MRI 具有重要作用，但在早期直肠癌研究中准确性和价值有限[18]。最近在 Detering 等[19]进行的一项基于人群的研究中，对同时接受局部切除或 TME 的 T1~T2 直肠癌患者进行了 MRI 的准确性评估，MRI 在直肠癌分期中的总体表现令人失望，对于 54.7%的 pT1 期和 17.3%的 pN0 期肿瘤的浸润深度评估过深，随着浸润深度的增加，肿瘤分期和淋巴结分期有所改善。作者的结论是，术前 MRI 对病变分期具有缺陷，其后果是失去保留直肠的可能性。

27.3 适应证

经肛门内镜显微手术被用于治疗多种不同的良性和恶性疾病。其主要的适应证以内镜下不可切除的直肠腺瘤为代表。EMR 并不能保证巨大腺瘤的整块切除，所以可能会进行分段切除。20 年前，人们开展 ESD，可以对病变进行整体切除，特别是当病变大于 20mm 时[20]。与 EMR 相比，ESD 要求高、耗时长，必须进行严格的训练，越过学习曲线才能掌握全新的技术[21]。因此，ESD 在西方国家并没有得到推广，所以经肛门手术仍然是切除大型直肠腺瘤最常见的方法。然而 TEM 在早期直肠癌(T1)治疗中仍存在争议，主要原因是因为不能清扫淋巴结。黏膜下层(sm)的浸润和淋巴血管的浸润是淋巴结转移和局部复发的主要预测因素之一，T1sm1 癌的淋巴结转移率非常低，约为 1%，T1sm2~T1sm3 癌的淋巴结转移率则高达 15%，T2 癌的淋巴结转移率甚至高达 25%。因此，局限于黏膜下层(pT1sm1)且无淋巴血管浸润的直肠癌是 TEM 的良好指征。在这类患者中，TEM 与进行淋巴结清扫的腹部根治性手术有相同的肿瘤结果。相反，不建议 TEM 作为 pT1sm2~pT1sm3 的肿瘤和 pT1sm2 肿瘤的治疗方法，因为淋巴结转移的风险很高。此外，TEM 还可用于除肿瘤以外的其他适应证，如高位肛提肌上瘘和直肠尿道瘘的修补、经直肠引流盆腔结肠、经直肠切除直肠外肿块[22]。TEM 也可以用于减轻已转移患者的局部症状和不适合根治性手术的患者。

27.4 扩大适应证

由于现有技术的准确性低，选择适合 TEM 的患者进行术前分期可能很困难。穿透黏膜下层超过 1mm(T1sm2~T1sm3)的 T1 癌和 T2 癌的淋巴结转移率分别高达 15%和 25%,需要后续进行 TME。TEM 局部肠壁全层切除,可能会增加常规直肠前切除术的困难,将会导致腹部会阴切除的风险变高[23]。全层 TEM 在有正确指征的患者中,有 75%被认为是治愈的。因此,最好能找到一种能够使肠系膜组织完全“不被肿瘤侵袭”的方法,以提高局部切除肿瘤的效果。

Lezoche 等在局部切除前应用新辅助放化疗,证实了将 TEM 的适应证扩展到 T2 肿瘤的可能性[24]。在他们的试验中,他们随机对患者进行根治性手术或新辅助长期放化疗,然后再进行 TEM。虽然这种治疗在肿瘤疗效方面已被证实是有效的,但它对患者来说体验较差,尤其是新辅助放化疗后的吻合口漏较高的发生率已经引起了人们的关注[25]。基于 Lezoche 等的经验,我们进行了一项研究,以验证在 T1~T2 N0 期直肠癌患者术前 4~10 周进行短程方案放疗(25Gy/5fx)的可行性[26]。然而，这项研究因 14 例患者未达到预期结果而中止了。虽然没有发生放疗相关并发症，但 7 例患者在 30 天后出现吻合口漏。在随访期间,1 例患者手术后 6 个月出现了局部复发，并需要进行腹会阴联合切除术。该研究的结论是，短期新辅助放疗后 TEM 存在的术后高的吻合口漏发生率,应慎重选择。最近,GRECCAR 的研究结果公布。该随机试验比较了新辅助放化疗后局部切除与 TME 术后放化疗在直肠癌 T2~T3 期患者中的疗效[27]。在本项研究中,在并发症和长期肿瘤预后方面,两组之间没有观察到差异。因此作者得出结论,局部切除适用于某些较小的中低位直肠 T2 或 T3 期肿瘤,并且在新辅助治疗后获得良好反应的患者。但必须强调的是,在接受新辅助治疗后并开始局部切除的患者中,根据局部切除的病理结果和分期,有 37%的患者在第二阶段进行了全直肠系膜切除。因此,为了避免不必要的 TEM 实施,必须有更好的患者筛选标准。

27.5 技术

TEM 是一种易于重复的标准化手术程序。下面我们将介绍在我们机构中执行的情况[28]。

我们建议患者在术前 5 天开始低纤维饮食;另外,在术前 12h、2h 对患者灌肠。在插入直肠镜前,先静脉注射一次性抗生素。一般不需要预防深静脉血栓形成。

27.5.1 设备

目前,有两个可重复使用的平台来进行经肛门内镜手术:一个是原始的 TEM 设备(Richard Wolf,Knittingen,Germany)(图 27.1),另一个是经肛管内镜手术(TEO)器械(Karl Storz GmbH,Tuttlingen,Germany)。原始的 TEM 的一些技术优势包括一个蠕动式稳定的 CO_2 充气泵、一个从直肠排空外科手术烟雾系统及立体视觉系统。TEO 设备的主要优势在于其与标准腹腔镜塔的兼容性及其比 Richard Wolf 设备更低的成本。出于这些原因,我们从 2008 年初就开始使用 Storz 设备。

TEO 设备包括 1 个 7.5cm、15cm 或 20cm,直径为 4cm 的直肠镜;它有 3 个 12mm、5mm 和 5mm 的工作通道,分别用于专用或标准的腹腔镜器械；通过另一个 5mm 的通道插入 30°2D 光学元件。直肠外镜通过由单个螺钉加固的 3 个关节臂固定到手术台上(图 27.2)。使用标准的内镜装置进行 CO_2 充气;光源、

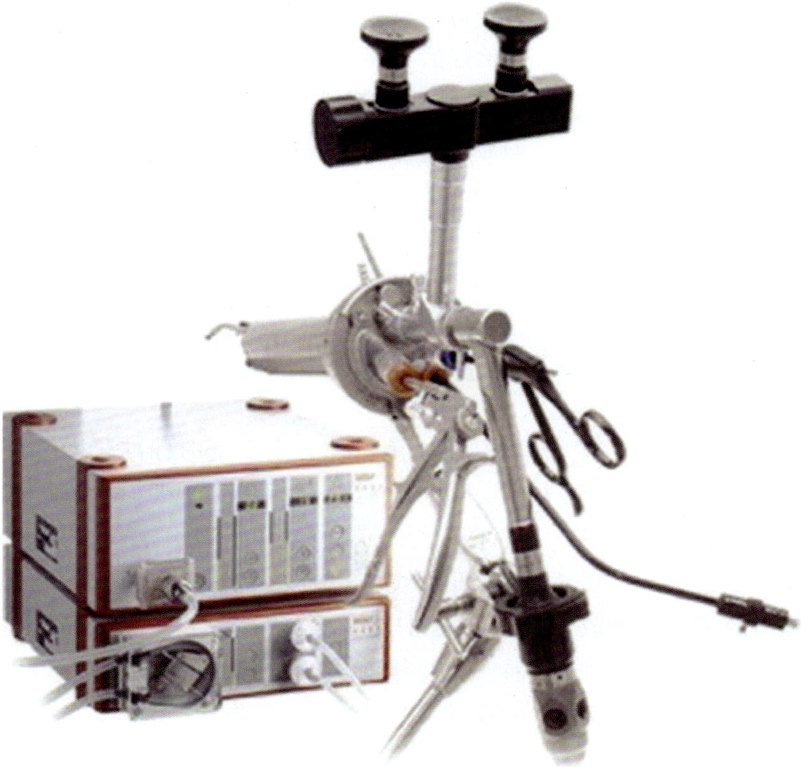

图 27.1 初始的 Richard Wolf 设备(Knittingen,Germany)TEM 设备图。

相机、影像处理器使影像投影到高清显示器上。CO_2 气腹装置充气建立直肠腔内气腔。直肠外镜的尖端是一个非常短的耳喙,它既可以进行组织操作,也可以进行 360°缝合。

27.5.2 麻醉

传统上,TEM 是在全身麻醉下进行的,因为手术需要患者肠扩张和复杂的体位。一项研究显示,TEO 手术也可以在脊髓麻醉下成功和安全地进行[29]。自 2013 年以来,我们将脊髓麻醉作为标准麻醉类型。

27.5.3 患者的体位

根据病变的位置,对患者进行俯卧位或仰卧位,以便观察目标最接近 6 点钟的位置。对于侧位病变,除了位于左、右上象限的新生组织,我们不将患者置于侧卧位,而采用仰卧位。在环状病变的情况下,打开腹膜

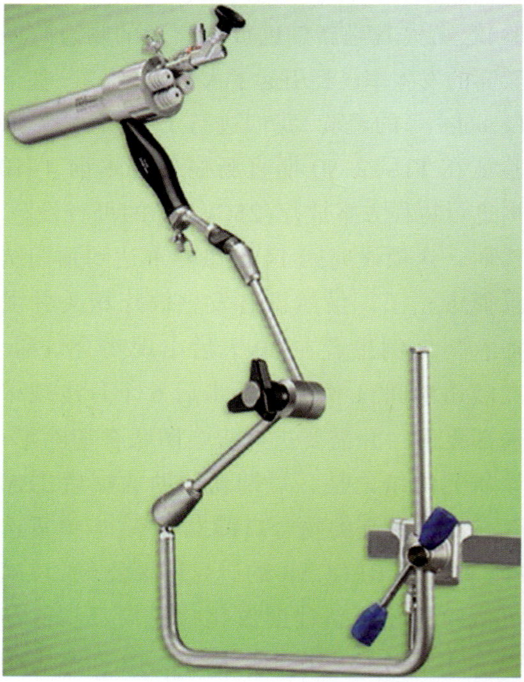

图 27.2 Karl Storz GmbH(Tuttlingen,Germany)提供的 TEO 仪器和将直肠镜固定在手术台上的固定臂。

的概率较高，故患者始终处于俯卧位，从而防止回肠袢落入术野，便于手术闭合缺损。

27.5.4 外科技术

27.5.4.1 步骤 1：解剖

首先，经肛门引入直肠镜，发现病变后，将设备固定在手术台的正确位置。直肠镜的位置根据手术的需要可动态变化，以保持良好的视野和对病灶的定位。使用 CO_2 充气，气腹压力最小达到 8mmHg 时可保持气腹稳定，仰卧时可能需要增加到 16mmHg，俯卧时甚至增加更大。在病灶边缘 5mm 处用单极钩烧灼确定切缘。切除通常在 4 点或肿瘤的右侧远端边界开始。常用的解剖设备为单极，但是在更复杂的病例中，特别是在进行直肠周围脂肪部分切除时，可以使用先进的设备，如 Ultracision ACE™(Johnson 和 Johnson Medical，Cincinnati，OH) 或 Ligasure™(Covidien，Tyco，Medtronic，Minneapolis，MN)。然后在肿瘤周围进行扩大切除，包括或不包括一些直肠周围脂肪。在术前诊断和分期仍不确定的情况下，建议进行肠壁的全层切除术。在分期明确的早期或良性的病例中，黏膜下剥离可能是首选。最后，从肛门取出标本，在面板上固定标本并送检。

27.5.4.2 第 2 步：缝合创面

首先，用碘附溶液对管壁缺损进行消毒；直肠壁通常在全层切除后需要缝合，而黏膜下剥离后可能不需要闭合创面。我们通常使用一个或多个 Maxon 3-0(Covidien，Tyco，Medtronic，Minneapolis，MN)缝线缝合，缝线用银针持(Richard Wolf，Knittingen，Germany)锁定。这些银针持有助于将缝线固定到位，因为在 TEM 期间打结可能很困难。作为替代方案，也可以使用带刺缝线 V-Loc®(Covidien，Tyco，Medtronic，Minneapolis，MN)，避免使用夹子或打结。若腹膜被打开，则可将创面进行全层缝合，小心将浆膜层纳入缝线内，或作为两层缝合。在缝合过程中，可以减少气腹压力，以便更好地顺应直肠壁。缝合结束后，通过直肠外镜检查直肠的通畅情况。

27.5.5 术后管理

一般在手术当天患者可进行下地活动。4 小时后拔除导尿管，如果肿瘤位于前壁，则在 48 小时后拔除导尿管。

一般不需要服用止痛药，在术后 24 小时内偶尔使用静脉注射对乙酰氨基酚足以。手术当天开始流质饮食，手术后一天可行固体饮食。如果没有发生并发症，一般可在手术后 3 天内出院。

27.6 TEM 与 ESD

随着 2000 年 ESD 的引入，柔性内镜下开展类似外科手术的技术，目的是整体切除大于 2cm 的消化道浅表病变[30]。该技术首先用于上消化道，后期发现 ESD 也适用于下消化道病变，并表现出一定的一致性[31]。ESD 可用于结肠的任何区域，以替代 EMR，而在直肠中，它是 TEM 的一种替代方法。一项荟萃分析研究了[32]21组(11 组 ESD 和 10 组 TEM)共 2077 例患者，ESD 组的整体切除率为 87.8%，而 TEM 组为 98.7%(P<0.001)。同样，ESD 术后 R0 切除率为 74.6%，而 TEM 术后为 88.5%(P<0.001)。两组患者的并发症相似，ESD 术后并发症为 8.0%，TEM 术后并发症为 8.4%(P=0.874)。ESD 术后的复发率较低，仅为 2.6%，TEM 术后复发率为 5.2%(P<0.001)，但这肯定与 TEM 系列随访时间较长有关。但事实上，包括肿瘤学指征和术后并发症在内，接受 ESD 的患者需要进一步腹部治疗的总比例为 8.4%，而接受 TEM 的患者为 1.8%(P<0.001)。在这些病例系列的荟

萃分析中，与ESD相比，TEM似乎能保证更好的肿瘤疗效，且并发症的发生率相当。过去，ESD的主要优点是无需全身麻醉即可完成，但现在我们常规在脊髓麻醉下进行TEM。考虑到术前诊断准确率较低，有理由认为全层切除的TEM是那些有恶性肿瘤危险因素的病变的首选技术。

27.7 未来展望

扩大经肛门内镜显微手术适应证的机会与评估淋巴结状态的能力有关，无论是术前还是术中。我们研究小组试图应用前哨淋巴结(SLN)活检的技术，对疑似浸润性癌症的患者进行阳性淋巴结的鉴别[33]。在手术开始前，在病变下方的黏膜下层经内镜注射吲哚菁绿溶液(ICG)。在切除病变后，暴露直肠周围的脂肪，并通过TEM的一个工作通道将红外(NIR)摄像机引入直肠内。先前注射的NIR荧光发射ICG显示的淋巴管和中间淋巴结的精确图谱，首先切除，然后由病理学家检查。在这份初步报告中，病理医生证实了在切除的标本中存在淋巴结，但没有肿瘤浸润的证据。这只是一份测试技术可行性的初步报告，还有待进一步研究验证。使用上述技术，可以保持直肠系膜筋膜的完整性，必要时可在不影响肿瘤预后的情况下，进行后续的全肠系膜切除。

27.8 总结

自TEM问世以来，将保留直肠的手术理念应用于直肠外科是直肠外科手术的一项真正创新；这样做可以减少常规TME的短期和长期并发症。TEM甚至比ESD更应该是直肠早期病变的标准治疗方法，但前提是它能够保证切除手术可以被认为是根治性的。因此，需要选择正确的适应证，并实施创新的多学科治疗。因此，改进直肠癌分期，从而降低在治疗过程中对周围组织的侵犯。

参考文献

1. Buess G, Theiss R, Günther M, Hutterer F, Pichlmaier H. Transanal endoscopic microsurgery. Leber Magen Darm. 1985;15:271–9.
2. Hompes R, Cunningham C. Extending the role of Transanal Endoscopic Microsurgery (TEM) in rectal cancer. Color Dis. 2011;13(Suppl 7):32–6.
3. Rocha JJ, Feres O. Transanal endoscopic operation: a new proposal. Acta Cir Bras. 2008;23(Suppl 1):93–104. (discussion 104)
4. Atallah S, Albert M, Larach S. Transanal minimally invasive surgery: a giant leap forward. Surg Endosc. 2010;24:2200–5.
5. Moore JS, Cataldo PA, Osler T, Hyman NH. Transanal endoscopic microsurgery is more effective than traditional transanal excision for resection of rectal masses. Dis Colon Rectum. 2008;51(7):1026–30.
6. Kikuchi R, Takano M, Takagi K, Fujimoto N, Nozaki R, Fujiyoshi T, et al. Management of early invasive colorectal cancer: risk of recurrence and clinical guidelines. Dis Colon Rectum. 1995;38:1286–95.
7. Nascimbeni R, Burgart LJ, Nivatvongs S, Larson DR. Risk of lymph node metastasis in T1 carcinoma of the colon and rectum. Dis Colon Rectum. 2002;45:200–6.
8. Bach SP, Hill J, Monson JR, Lane L, Merrie A, Warren B, et al. A predictive model for local recurrence after transanal endoscopic microsurgery for rectal cancer. Br J Surg. 2009;96:280–90.
9. Hahnloser D, Wolff BG, Larson DW, Ping J, Nivatvongs S, et al. Immediate radical resection after local excision of rectal cancer: an oncologic compromise? Dis Colon Rectum. 2005;48:429–4237.
10. Morino M, Risio M, Bach S, Beets-Tan R, Bujko K, Panis Y, European Association for Endoscopic Surgery, European Society of Coloproctology, et al. Early rectal cancer: the European Association for Endoscopic Surgery (EAES) clinical consensus conference. Surg Endosc. 2015;29(4):755–73.
11. Tominaga K, Fujinuma S, Endo T, Saida Y, Takahashi K, Maetani I. Efficacy of the revised Vienna classification for diagnosing colorectal epithelial neoplasias. World J Gastroenterol. 2009;15:2351–6.
12. Jung M. The 'difficult' polyp: pitfalls for endoscopic removal. Dig Dis. 2012;30(Suppl 2):74–80.
13. Park W, Kim B, Park SJ, Cheon JH, Kim TI, Kim WH, et al. Conventional endoscopic features are not sufficient to differentiate small, early colorectal cancer. World J Gastroenterol. 2014;20(21):6586–93.
14. Brown G, Davies S, Williams GT, Bourne MW, Newcombe RG, Radcliffe AG, et al. Effectiveness of preoperative staging in rectal cancer: digital rectal examination, endorectal ultrasound or magnetic resonance imaging? Br J Cancer. 2004;91:23–9.

15. Thumbe V, Iqbal M, Bhalerao S. Accuracy of digital rectal examination in the estimation of height of rectal lesions. Tech Coloproctol. 2007;11:111–3.
16. Marone P, de Bellis M, D'Angelo V, Delrio P, Passananti V, Di Girolamo E, et al. Role of endoscopic ultrasonography in the loco-regional staging of patients with rectal cancer. World J Gastrointest Endosc. 2015;7(7):688–701.
17. Marusch F, Ptok H, Sahm M, Schmidt U, Ridwelski K, Gastinger I, et al. Endorectal ultrasound in rectal carcinoma--do the literature results really correspond to the realities of routine clinical care? Endoscopy. 2011;43:425–31.
18. Moreno CC, Sullivan PS, Mittal PK. MRI evaluation of rectal cancer: staging and restaging. Curr Probl Diagn Radiol. 2017;46:234–41.
19. Detering R, van Oostendorp SE, Meyer VM, van Dieren S, Bos ACRK, Dekker JWT, et al. MRI cT1-2 rectal cancer staging accuracy: a population based study. Br J Surg. 2020;107(10):1372–82.
20. Iishi H, Tatsuta M, Iseki K, Narahara H, Uedo N, Sakai N, et al. Endoscopic piecemeal resection with submucosal saline injection of large sessile colorectal polyps. Gastrointest Endosc. 2000;51:697–700.
21. Kakushima N, Fujishiro M, Kodashima S, Muraki Y, Tateishi A, Omata M, et al. A learning curve for endoscopic submucosal dissection of gastric epithelial neoplasms. Endoscopy. 2006;38:991–5.
22. Palma P, Freudenberg S, Samel S, Post S. Transanal endoscopic microsurgery: indications and results after 100 cases. Color Dis. 2004;6:350–5.
23. Morino M, Allaix ME, Arolfo S, Arezzo A. Previous transanal endoscopic microsurgery for rectal cancer represents a risk factor for an increased abdominoperineal resection rate. Surg Endosc. 2013;27:3315–21.
24. Lezoche E, Baldarelli M, Lezoche G, Paganini AM, Gesuita R, Guerrieri M. Randomized clinical trial of endoluminal locoregional resection versus laparoscopic total mesorectal excision for T2 rectal cancer after neoadjuvant therapy. Br J Surg. 2012;99:1211–8.
25. Marks JH, Valsdottir EB, DeNittis A, Yarandi SS, Newman DA, Nweze Y, et al. Transanal endoscopic microsurgery for the treatment of rectal cancer: comparison of wound complication rates with and without neoadjuvant radiation therapy. Surg Endosc. 2009;23:1081–7.
26. Arezzo A, Arolfo S, Allaix ME, Munoz F, Cassoni P, Monagheddu C, et al. Results of neoadjuvant short-course radiation therapy followed by transanal endoscopic microsurgery for t1-t2 n0 extraperitoneal rectal cancer. Int J Radiat Oncol Biol Phys. 2015;92(2):299–306.
27. Rullier E, Rouanet R, Tuech JJ, Valverde A, Lelong B, Rivoire M, et al. Organ preservation for rectal cancer (GRECCAR 2): a prospective, randomized, open-label, multicentre, phase 3 trial. Lancet. 2017;390:469–79.
28. Allaix ME, Arezzo A, Arolfo S, Caldart M, Rebecchi F, Morino M. Transanal endoscopic microsurgery for rectal neoplasms. How I do it. J Gastrointest Surg. 2013;17(3):586–92.
29. Arezzo A, Cortese G, Arolfo S, Bullano A, Passera R, Galietti E, et al. Transanal endoscopic operation (TEO®) under spinal anaesthesia. Br J Surg. 2016;103(7):916–20.
30. Ohkuwa M, Hosokawa K, Boku N, Ohtu A, Tajiri H, Yoshida S, et al. New endoscopic treatment for intramucosal gastric tumors using an insulated-tip diathermic knife. Endoscopy. 2001;33:221–6.
31. Tamegai Y, Saito Y, Masaki N, Hinohara C, Oshima T, Kogure E, et al. Endoscopic submucosal dissection: a safe technique for colorectal tumors. Endoscopy. 2007;39:418–22.
32. Arezzo A, Passera R, Saito Y, Sakamoto T, Kobayashi N, Sakamoto N, et al. Systematic review and meta-analysis of endoscopic submucosal dissection versus transanal endoscopic microsurgery for large noninvasive rectal lesions. Surg Endosc. 2014;28(2):427–38.
33. Arezzo A, Arolfo S, Mistrangelo M, Mussa B, Cassoni P, Morino M. Transrectal sentinel lymph node biopsy for early rectal cancer during transanal endoscopic microsurgery. Minim Invasive Ther Allied Technol. 2014;23(1):17–20.

第 28 章

经肛门内镜结肠切除术

Hans Friedrich Fuchs, Wolfram Breithaupt, Varga Gabor, Ryan C. Broderick, Karl-Hermann Fuchs

28.1 引言

微创手术的原则是减小手术通道和减少创伤，从而缩短患者的术后恢复时间，改善术后健康状况，减少术后限制，拥有更好地美容效果[1-4]，还可以减少伤口感染和切口疝的发生。这些都可能带来更好的整体结果[1-4]。几十年来，经肛门通路一直用于直肠手术[5]。Gerhard Buess 介绍了经肛门内镜显微手术(TEM)切除肿瘤的方法[5,6]。经肛门通路在结直肠切除术中已经被广泛地探索和研究，并取得了显著的成果[7-11]。经肛门微创手术(TAMIS)已经成为结直肠外科中越来越常用的技术[9-11]。经自然腔道进入腹腔，可以减少穿刺器数量和大小，从而减少创伤。然而，其发生并发症的风险是巨大的，因此，有必要制订一个规范的培训计划。此外，进行复杂的经肛门肿瘤切除和经肛门结肠切除，也有很高的技术要求[11]。

最初，由于肠道细菌的感染问题，经肛门或经结肠技术被认为是危险的[3,4,12-15]。经肛门内镜手术(包括 TEM)的临床经验表明，感染不应成为经肛门内镜手术的主要问题[5,6]。

随着更复杂的经肛门辅助手术，如结直肠肿瘤切除术和结肠良性疾病切除术的开展，很快被许多外科医生接受[15-20]。经肛门/经结肠通路最重要之处是将吻合部位作为进入腹腔的穿刺器[3-5,8,9]。与常规腹腔镜结直肠切除术相比，不需要经腹壁穿刺，不存在额外的穿刺器及发生相关的并发症[19,21-26]。

28.2 经肛门通路的技术问题

关于经肛门结直肠切除手术有不同的概念。

第一个概念是混合解决方案，必要时同时使用经腹套管针，如经肛门直肠切除术或经肛门全直肠系膜切除术(taTME)[9-11]。这些研究有两个手术小组，一组是经肛门处操作，另一个小组是使用几个经腹穿刺器同时从腹部操作[9]。经腹和经肛门组使用能量工具进行切除和吻合器吻合。通常经肛门取出标本。

第二个概念是非常有限地使用经腹穿刺器(通常只用小型光学设备进行安全性观察和辅助的牵拉)。主要的游离、切除及标本取出都是经过肛门穿刺器完成。因为设备限制经腹进入最大器械的尺寸为3~5mm。

经肛门结直肠手术的适应证是基于良性的结直肠疾病，如慢性乙状结肠炎、严重慢传输性便秘和盆腔或疾病伴直肠脱垂[16,19]。所有患者都接受了详细的诊断检查，并对是否需要进行手术或进一步的保守治疗，展开了详细的讨论。

在结直肠手术前，患者接受了肠道准备，以便有一个干净的结肠和直肠进行腔内工作。在术前需要预防性使用抗生素。患者必须经过反复确认，提交知情同意书以同意这种手术技术。

28.2.1 混合经肛门技术

通过气腹针进入腹腔建立气膜后，经过必要的安全测试，在脐周放穿刺器进入腹腔[19]，在并右下腹加两个 5mm 穿刺器，以游离结肠和直肠(图 28.1)。通过这些穿刺器，应用腹腔镜器械及能量装置进行游离、止血，完成切除和吻合。在腹腔镜的监视下，对肠系膜进行小心仔细地逐步剥离，遵循解剖平面，以确保盆腔神经丛不被损伤。结肠段(乙状结肠) 的游离范围要根据手术指征的需要。然后将导管放入肛门、直肠和乙状结肠并仔细检查直肠，将经肛门内镜应用器(TEA)导入肛门和直肠，这样可以安全引入内镜、线性吻合器、抓取装置和标本取出(图 28.2)[19,27]。随后，用刚性抓钳插入 28mm 圆形吻合器砧座，并定位在降结肠中接近吻合部位的位置(图 28.3)。随后在吻合器砧座远端切开结肠——通常是远端乙状结肠。这里，经肛门伸入的线性吻合可以伸出结肠并进入腹腔，用于横断近端需要切除的乙状结肠段(图 28.4)。

通过经肛门定位的 TEA 器械，可以在技术上轻松地应用、移除和更换钉盒(图 28.5)。在结肠近端残端，缝合肠壁并固定抓住腔内砧座。砧座的中央针在缝合线中央穿出，可供后期吻合使用[19]。

一旦乙状结肠段被切除并游离，抓取器通过 TEA 向前推进，抓取腹部的标本。然后，通过直肠腔和 TEA 将标本从远端直肠乙状结肠残端的管腔开口拉向体外(图 28.6)。

经肛门取出标本后，在远端乙状结肠残端放置荷包缝合线，以完成与圆形吻合器的吻合。取出 TEA，经肛门插入一个圆形吻合器，推进至远端直肠乙状结肠开口，进行荷包缝合(图 28.7)。打开中央销，将荷包缝线

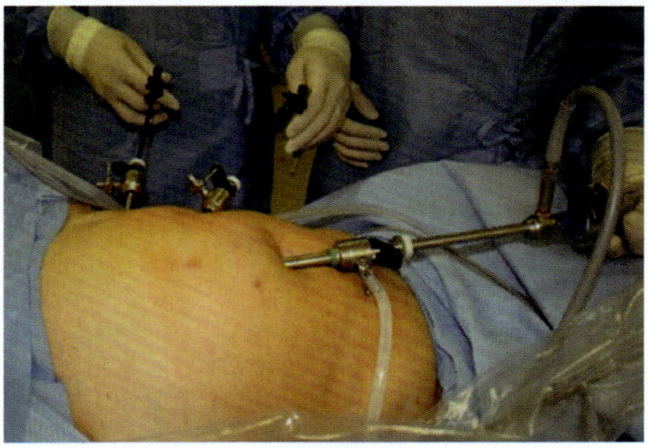

图 28.1　经肛门辅助混合结肠切除术中套管针位置概述，25mm 端口，1 个摄像机端口(5mm 或 10mm)。TEA 携带所有>5mm 的仪器。

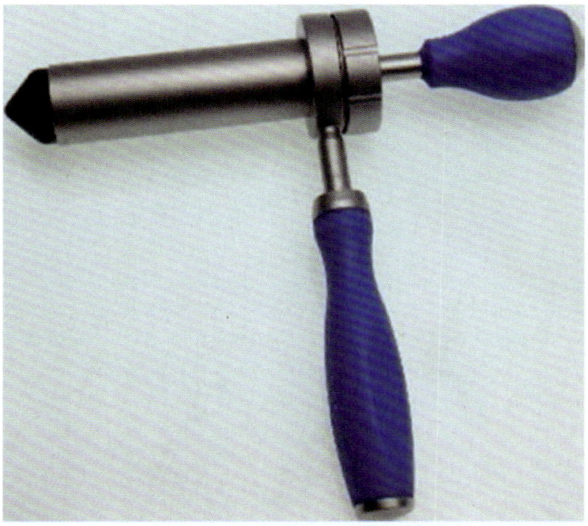

图 28.2　TEA，直径 3cm。该设备有不同的适配器，可用于 12mm 开口和 1 个 5mm 开口。或者，还有 1 个带有 3 个 5mm 开口的适配器。

系在中央针周围。接着将监视完成吻合，砧座连接到吻合器，然后在腹腔镜的监视下，以常规的方式靠近并击发完成吻合。因此，这种吻合术可以在腹腔镜手术所能提供的相同最佳条件下进行[21]。

28.2.2 特殊直肠镜下经肛门技术系统

推动最小通路治疗的设计，需要将通路创伤减少到最小[3,4]。对于经肛门入路而言，在手术期间进入腹腔和靶器官的通路应该仅仅是肛门和经直肠和结肠的腔内通路。如果遵循这一设计，经肛门入路需要一种新的肛直肠手术内镜系统，该系统可以携带多个仪器、一个摄像系统，以及供能装置、缝合装置和其他专门工具的通道空间。这些工具和装置需要具有可操纵性，也可能需要有一定的长度才能到达腹腔内所有的结肠组织。

我们开发了这样一个系统与 Fortimedix Surgical BV(Geleen，荷兰)作为一个平台，用于经肛门内镜手术。该系统基于单部位平

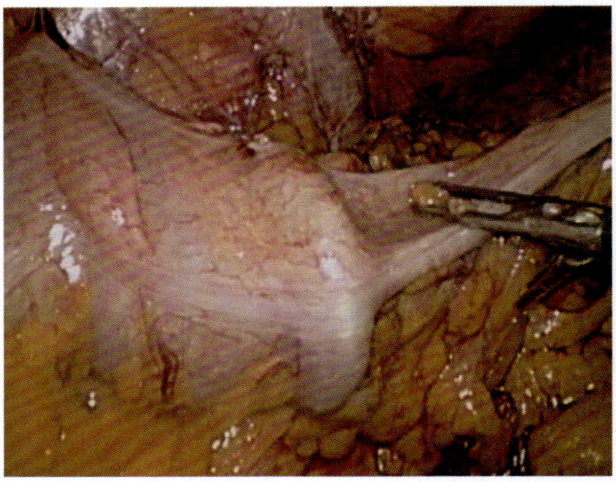

图 28.3　在近端吻合口切除前，用抓手将环形吻合器的砧骨经肛门定位。

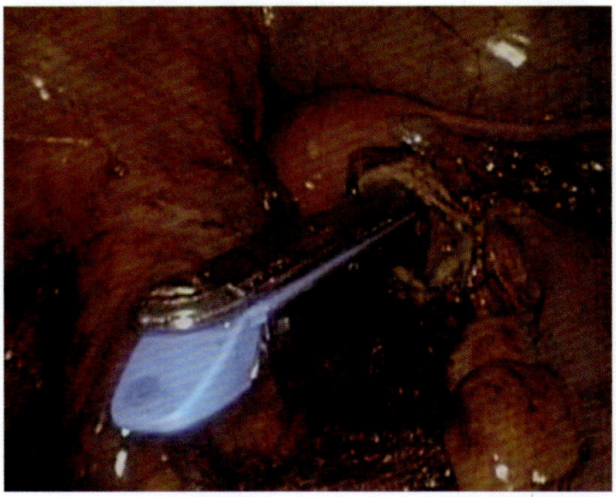

图 28.4　结肠进入腹腔后，线性吻合器通过 TEA 进行结肠横切。

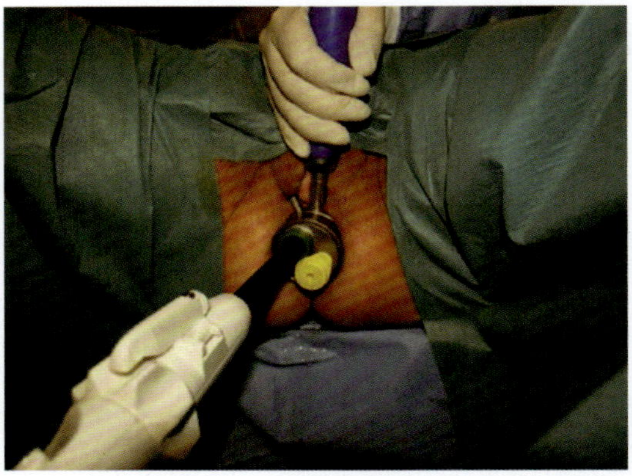

图 28.5　TEA 中的线性吻合器可快速进出，并可根据需要重新装入。重要的是要保持 TEA 手柄自由跟随平台必要地移动。这将避免对肛门括约肌施加不必要的机械力，并将确保经肛门插入的器械在腹腔内具有良好的可操作性。

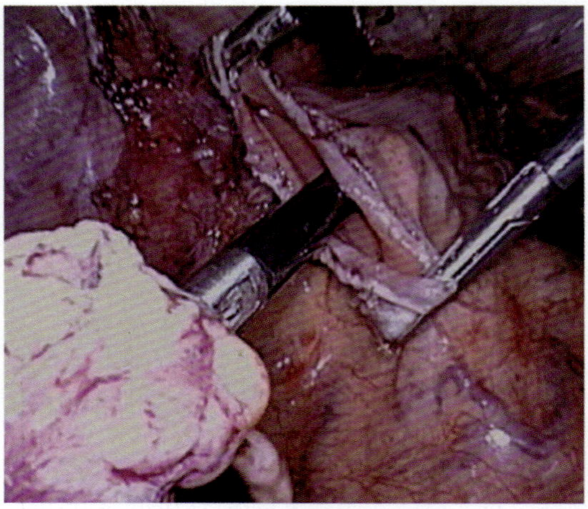

图 28.6　经肛门抓取切除的结肠，仔细进行切除。

台，由 Fortimedix Surgical BV(FMX-platform)开发，用于腹腔镜单部位胆囊切除术和疝手术[28,29](图 28.8)。我们和公司的工程师们一起，通过一个盒子训练模型，测试了一个新的设计平台的技术必要性，该平台可以使用 TEA 通过特殊的经肛门套管针应用。FMX 平台可以使用一个摄像系统和至少两种其他的器械在肠腔内进行解剖和止血(图 28.9)。这种手术平台(FMX-TEA 系统)用于仅经肛门结直肠手术，目前是一项正在不断改进的临床前期研究设备。其特点是通过目前直径为 25mm 的多功能引入器插入后，对手术器械进行刻画，以实现三角测量。设计的内镜允许最大的轴向工作范围(图 28.10)。此外，该系统允许仪器在狭窄的内镜腔内和直肠中工作，也可以进一步在乙状结肠或腹腔内工作(图 28.11)。这一目标是通过在滑动系统中携带基于据点的器械来实现的，其允许这些大范围的运动。

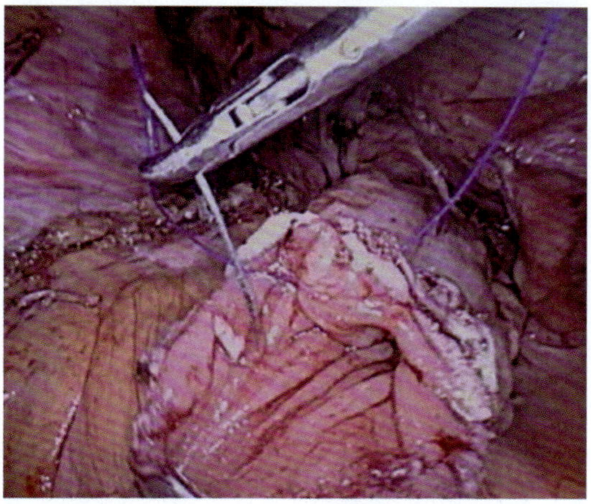

图 28.7 手术结束时，将直肠残端与通常在腹腔内用 5mm 器械荷包缝合，为安全的环形吻合器吻合做准备。

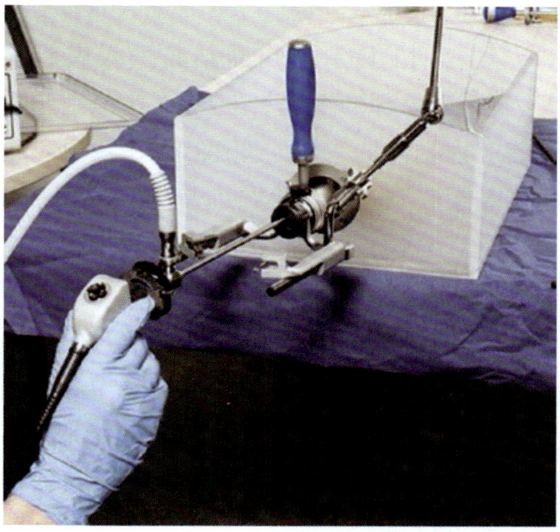

图 28.9 通过 TEA 使用下一代跨肛门 Fortimedix™ 平台进行盒子训练。关节门插入器通过 FMX 导入器插入，可在腔内和腹腔内使用。

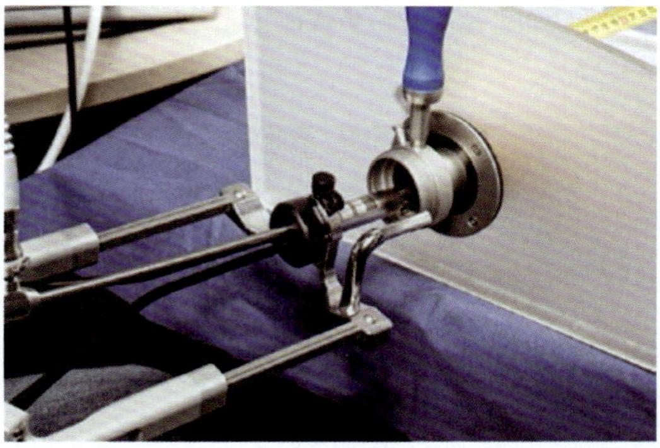

图 28.8 使用 Fortimedix™ 和 TEA 系统对经肛门原型平台进行盒子训练。可以很容易地将 Fortimedix™ 插入 TEA。

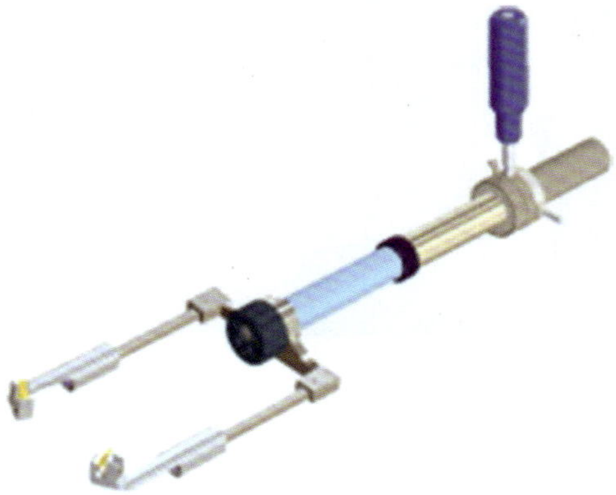

图 28.10 经肛门应用的 Fortimedix Surgical™ 内镜平台，允许在经肛门套管针内及腹腔内进行解剖和操作，以动员结肠。

组织几次临床前培训课程，以便收集经验，并围绕这项技术开发方法(图 28.11)。使用自然孔口作为进入腹腔的通路的概念可以通过减少穿刺器的数量和大小来减少创伤。

经肛门器械操作，由一个经腹 3~5mm 的抓取器(有或没有端口)支持，该抓取器可通过脐部引入，以便在必要时辅助牵拉和反牵拉(图 28.11)。此外，右下象限可使用 5mm 摄像机，为经肛门解剖操作和寻找解剖标志提供安全视野。

图 28.12 显示了切断结肠进入腹膜腔时，新平台内部的视图。图 28.13 为经结肠进入腹腔内剥离的视图。图 28.14 显示了乙状结肠肠系膜到近端吻合口的解剖。在欧洲和美国，已经进行了一系列的体外试验和尸体研究，通过一个可用于经肛门手术的应用器(TEA)引入了更新的平台。通过适当的合法化管理程序，在“首次人体”使用之前，已经建立了体外模型和人体尸体模型的训练路径，并研究了经肛门结肠横断、缝合和器械操作的可行性。

初期是在结直肠良性和乙状结肠切除术的患者进行临床应用。

患者采用截石位，头朝下，置于 OR 手术台边缘。需要暴露肛周和腹部区域。患者的肛门应超过 OR 手术台边缘几厘米，以便以后将 TEA 和 FMX 系统向任何必要的方向移动。在对平台程序和技术检查的所有准备工

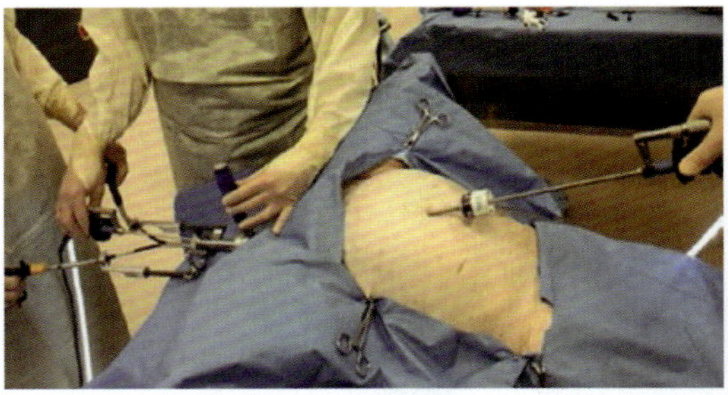

图 28.11 使用 Fortimedix™ 平台进行经肛门结肠切除术时所有穿刺套管的设置概述。通过肛门插入 FMX-TEA 系统及所有用于解剖和切除的手术器械。出于安全原因，在患者的右下象限有一个 5mm 的摄像头端口。另外，也可以使用 3~5mm 的抓钳，无需套管针辅助。

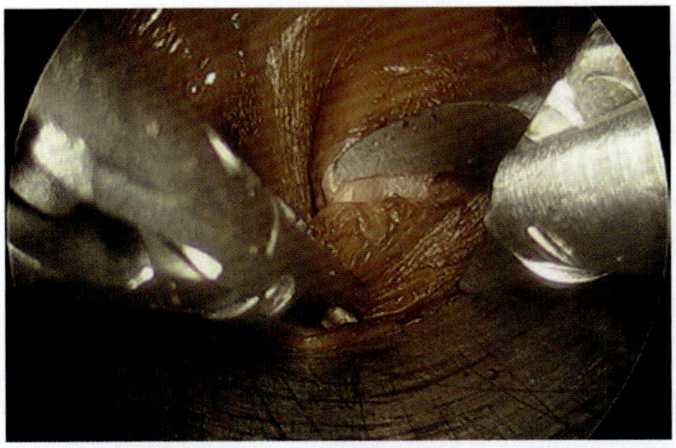

图 28.12 直肠 FMX-TEA 平台腔内视图，用关节剪刀观察直肠后壁切口。

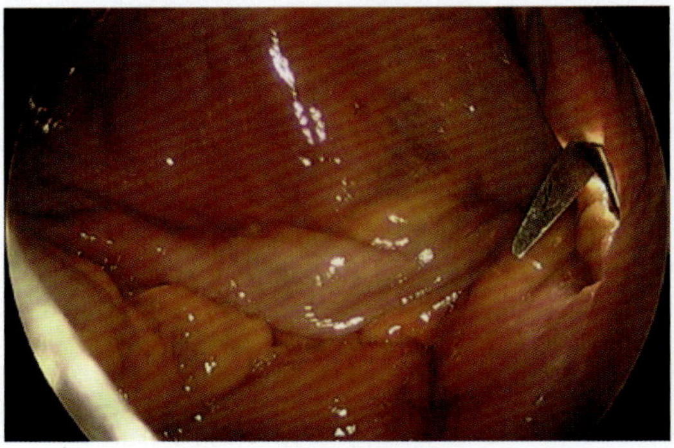

图 28.13 FMX-TEA 腹内视图，解剖近端直肠。在这步之后，可以使用关节剪刀、钳子和能量装置进行乙状结肠和近端吻合口的解剖。

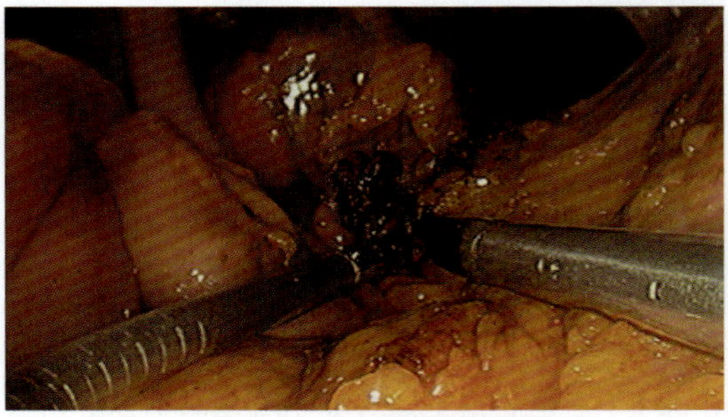

图 28.14 经肛门应用 Fortimedix Surgical™ 腔镜平台内的视图，推进乙状直肠肠系膜在腹腔的剥离。

作完成后，用气腹针建立气腹。将一个 5mm 的套管针放置在右下象限的侧位，用于观察（如瞄准镜）和牵拉（如抓手）。然后插入一个经腹的 5mm 腔腹镜摄像头，并检查腹腔是否有特殊情况，这可能会影响手术操作。特别是骨盆和直肠，因为这是以后的通路区域。在脐部气腹针部位还插入一个经腹腔镜抓持器，用于辅助。

将 TEA 系统插入直肠，然后是 FMX 导入器（图 28.15）。在系统范围的腔内插入一个 5mm 零度的腹腔镜（气腹长度）。注意将平台准确地定位在肛门和直肠的水平，以便进行腔内的游离和解剖，以及后续的吻合。

在外侧的视野监测下，从耻骨上区经腹壁向子宫放置一条使用常规直针荷包线的牵拉缝线，将子宫从盆底后方向腹壁侧牵拉（如果适用），从而为手术提供一个开阔的盆腔视野。

现在，FMX-TEA 平台上安装了多个半柔性仪器。在左侧仪器通道插入 FMX 抓手，在右侧仪器通道插入 FMX 剪刀。将器械推进至 TEA 末端，检查直肠部位，并开始游离（图 28.16）。为此，应使用内镜和器械检查近端直肠，而应使用侧窥镜进行额外检查，以从直肠内的视野再次检查腹腔内解剖的相应标志。重要的是，在开始直肠剥离之前，在 TEA 上方预留足够长度的肠壁，以便在后期进行必要的荷包缝合。

直肠壁的游离可以是使用功能装置开始，应在经腹和经肛门的直肠或结肠的前部和后部进行观察。通常最好从后壁开始切开（其切开后在直肠系膜内可以保持腔内的气腹压力），然后采用环形方式。重要的是逐层进行，以保持解剖平面和方位。应始终保持对腹腔内的监视，以确保在结肠的环状分离完成，保持在最佳的切缘上。现在，近端开放结肠残端可以通过吻合器或缝线进行安全闭合。

随后，将剪刀和腹腔镜从 FMX 平台上移除。在 FMX 平台的光通道中插入一个线性吻合器（图 28.17）。在经腹观察下，用左侧通道剩余的抓持器操纵直线切割闭合器内的直肠乙状结肠段远端。切割后再次取出吻

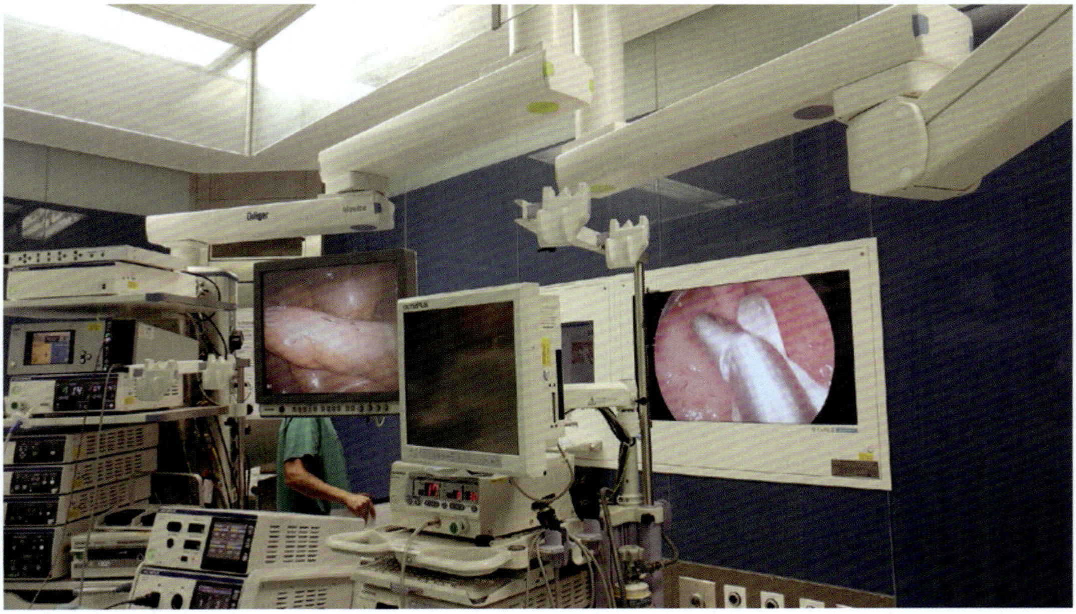

图 28.15 Fortimedix Surgical™ 望远镜平台经肛门结肠切除术 1 例。

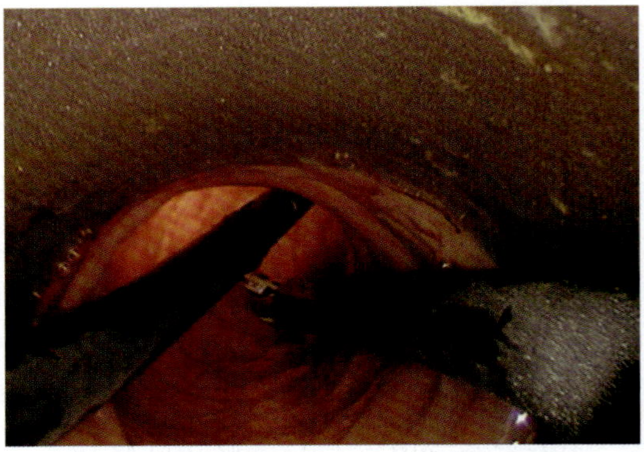

图 28.16 使用 Fortimedix Surgical™ 腔镜平台经肛门应用的临床病例。该系统插入直肠，腔内即可开始解剖。

合器，用腹腔镜代替。现在，我们使用剪刀和能量装置来解剖乙状结肠。结肠的解剖和移动一直持续到吻合口近端。腹腔镜取出后再次插入直线切割闭合器，并切除结肠，及时

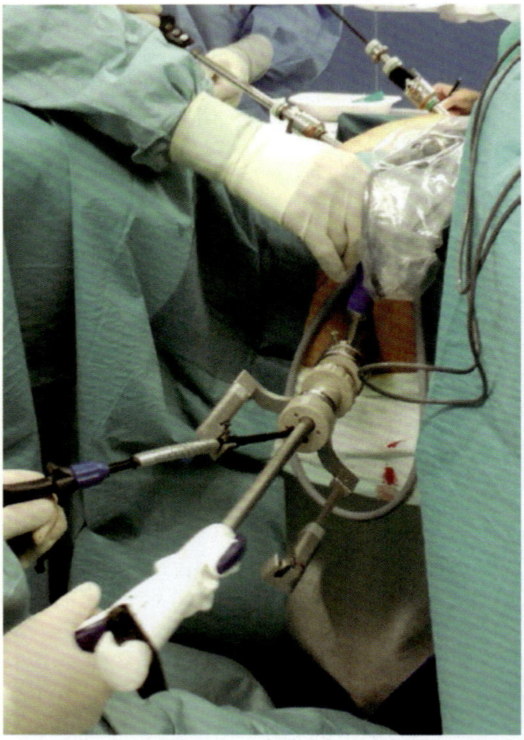

图 28.17 使用 Fortimedix Surgical™ 望远镜平台的临床病例 1 例。直线切割闭合器通过 FMX-TEA 系统插入。

关闭近端开口以防止污染(图 28.18)。

在将标本经肛门的取出过程中，从 TEA 中移除 FMX 平台，以便有足够的空间取出标本(图 28.19)。然后，用抓持器通过 TEA 将一个圆形吻合器的砧座送入盆腔。砧座的顶端带有一小圈缝线。然后再次插入 FMX 平台。现在，近端结肠的缝合线被切除，小的组织条被移除。然后用持针器夹起缝线缝合已经裸化的结肠壁，穿过结肠系膜小肠游离部和砧尖，从而为侧端吻合建立了基础。剪掉缝针并通过 TEA 取出。砧座整体置入远端结肠腔内。然后，用直线切割闭合器按上述方式闭合开放的结肠残端。准备就绪后，现在

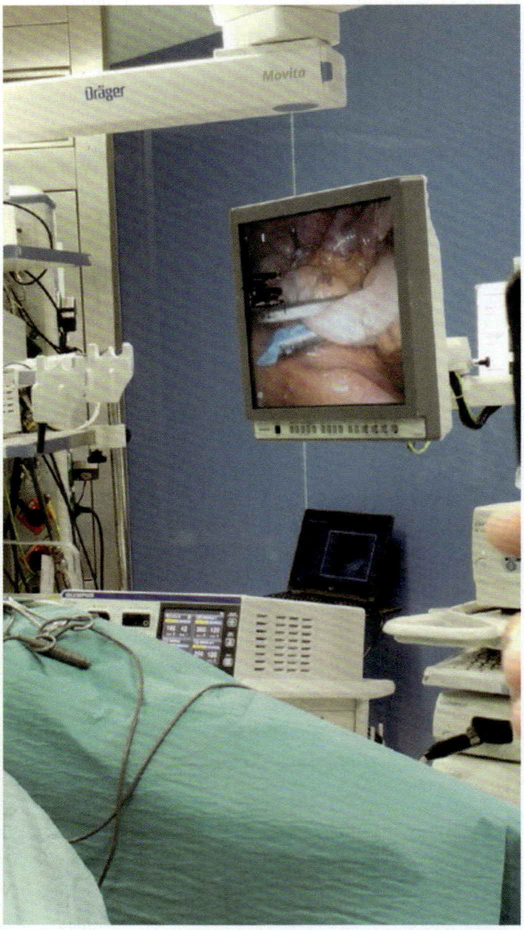

图 28.18 外部视图显示，通过 FMX-TEA 系统应用吻合器装置，横切结肠并完成乙状结肠的切除。

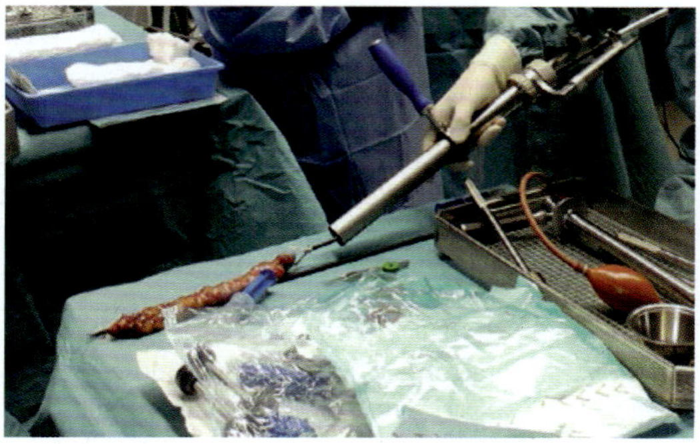

图 28.19 在这个临床病例中，结肠切除已完成，系统从肛门取出，抓取标本进行检索。

将带跕的近端结肠残端与直肠吻合。

通过 FMX-引入器的 10mm 腔镜重新调整位置，采用荷包线缝合，重新定位范围。无论经肛平台和经腔内进行荷包缝合都非常困难。但现在，两种摄像系统都用于观察荷包缝合线的进展情况，以便有一个清晰的视野，以防止无意中锁定缝合线。在荷包线缝合完成后，将线的末端拉到外面进行闭合。腹腔镜监视下拉紧远端的荷包线闭合远端残端。通过抓持器，将砧座的中央销与经肛放置的圆形抵吻合装置对接、击发并分开，从而完成吻合（图 28.20）。检查吻合口的气密性。

该手术方式已在实验性临床前检测和尸体处理中接受过培训。我们的经验显示，通过 5 个训练案例，操作时间从 5 小时缩短到了 150 分钟，这是一个非常陡峭的学习曲线。但必须强调的是，这个操作要求很高，需要一个有经验且专业的团队来保障手术操作安全的执行。在经过适当的步骤和准备（如 IRB 会诊）后，该程序在试点阶段的 4 例患者中进行了临床应用。

28.3 总结

在结直肠手术方面，经肛内镜手术具有多种适应证，以后具有巨大的发展潜力[4,5]。

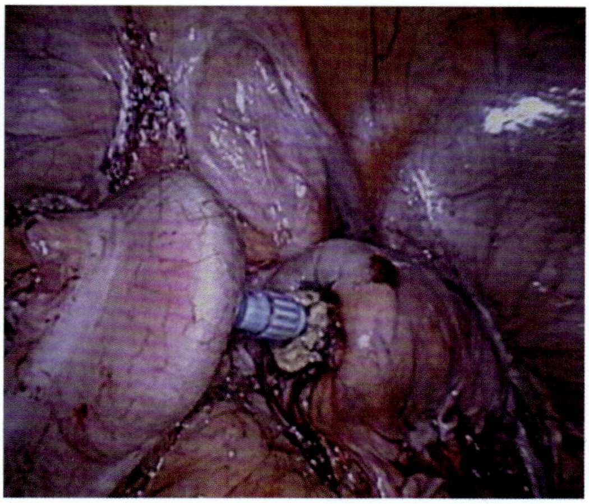

图 28.20 结直肠吻合术与经典腹腔镜手术后的环形吻合术质量相似。

这些手术技术需要进一步发展和优化，以协助内镜医生和外科医生的工作，从而为患者提供足够的安全性。

参考文献

1. Perissat J, Vitale GC. Laparoscopic cholecystectomy: gateway to the future. Am J Surg. 1991;161(3):408. https://doi.org/10.1016/0002-9610(91)90609-h.
2. Périssat J. Laparoscopic surgery: a pioneer's point of view. World J Surg. 1999;23(8):863–8. https://doi.org/10.1007/s002689900590.
3. Rattner D, Hawes R, Schwaitzberg S, Kochman M, Swanstrom LL. The second SAGES/ASGE white paper on natural orifice translumenal endoscopic surgery: 5 years of progress. Surg Endosc. 2011;25:2441–8.
4. Fuchs KH, Meining A, von Renteln D, Fernandez-Esparrach G, Breithaupt W, Zornig C, Lacy A. The EuroNOTES status paper – NOTES from the concept to clinical practice. Surg Endosc. 2013;27:1456–67.
5. Buess G, Mentges B, Manncke K, Starlinger M. Technique and results of transanal endoscopic microsurgery in early rectal cancer. Am J Surg. 1992;163:63–9.
6. Allaix ME, Rebecchi F, Giaccone C, Mistrangelo M, Morino M. Long-term functional results and quality of life after transanal endoscopic microsurgery. Br J Surg. 2011;98(11):1635–43.
7. Sylla P, Willingham FF, Sohn DK, Brugge WR, Rattner DW. NOTES rectosigmoid resection using transanal endoscopic microsurgery (TEM) with transgastric endoscopic assistance: a pilot study in swine. J

Gastrointest Surg. 2008;12(10):1717–23.
8. Denk PM, Swanstrom LL, Whiteford MH. Transanal endoscopic microsurgical platform for natural orifice surgery. Gastrointest Endosc. 2008;68(5):954–9.
9. Sylla P, Rattner D, Delgado S, Lacy AM. NOTES transanal rectal cancer resection using transanal endoscopic microsurgery and laparoscopic assistance. Surg Endosc. 2010;24(5):1205–10.
10. Deijen CL, Tsai A, Koedam TW, Veltcamp Helbach M, Sietses C, Lacy AM, Bonjer HJ, Tuynman JB. Clinical outcomes and case volume effect of transanal total mesorectal excision for rectal cancer: a systematic review. Tech Coloproctol. 2016;20(12):811–24.
11. McLemore EC, Harnsberger CR, Broderick RC, Leland H, Sylla P, Coker AM, Fuchs HF, Jacobsen GR, Sandler B, Attaluri V, Tsay AT, Wexner SD, Talamini MA, Horgan S. Transanal total mesorectal excision (taTME) for rectal cancer: a training pathway. Surg Endosc. 2016;30(9):4130.
12. Meining A, Kähler G, von Delius S, Buess G, Schneider A, Hochberger J, Wilhelm D, Kübler H, Kranzfelder M, Bajbouj M, Fuchs KH, Gillen S. Feussner H; natural orifices transluminal endoscopic surgery (NOTES) in Germany: summary of the working group reports of the "D-NOTES meeting 2009". Z Gastroenterol. 2009 Nov;47(11):1160–7.
13. Kähler G, Bulian D, Collet P, Eickhoff A, Feussner H, Fritscher-Ravens A, Fuchs KH, Hochberger J, Kratt T, Meier PN, Meining A, Schäfer H, Wilhelm D, Arbeitsgruppe NOTES. Endoscopic surgery through natural orifices (NOTES) in Germany: status report 2010. Z Gastroenterol. 2011 Apr;49(4):543–9.
14. Meining A, Feussner H, Swain P, Yang GZ, Lehmann K, Zorron R, Meisner S, Ponsky J, Martiny H, Reddy N, Armengol-Miro JR, Fockens P, Fingerhut A, Costamagna G. Natural-orifice transluminal endoscopic surgery (NOTES) in Europe: summary of the working group reports of the Euro-NOTES meeting 2010. Endoscopy. 2011;43(2):140–3.
15. Fritscher-Ravens A, Feussner H, Kähler G, Mathes K, Meining A, Hochberger J, Meier P, von Delius S, von Renteln D, Wilhelm D, Burghardt J, Bernhardt J, Lamade W, Magdeburg R, Meier P, Vassiliou M, Fuchs KH, für die Arbeitsgruppe D-NOTES. State of NOTES development in Germany: Status report of the D-NOTES-Congress 2011. Z Gastroenterol. 2012, Mar;50(3):325–30.
16. Saad S, Hosogi H. Laparoscopic left colectomy combined with natural orifice access: operative technique and initial results. Surg Endosc. 2011, Aug;25(8):2742–7.
17. Leroy J, Diana M, Wall J, Costantino F, D'Agostino J, Marescaux J. Laparo-endoscopic single-site (LESS) with transanal natural orifice specimen extraction (NOSE) sigmoidectomy: a new step before pure colorectal natural orifices transluminal endoscopic surgery (NOZES). J Gastrointest Surg. 2011;15(8):1488–92.
18. Wolthuis AM, Meuleman C, Tomassetti C, D'Hooghe T, Fieuws S, Penninckx F, D'Hoore A. Laparoscopic sigmoid resection with transrectal specimen extraction: a novel technique for the treatment of bowel endometriosis. Hum Reprod. 2011;26(6):1348–55.
19. Fuchs KH, Breithaupt W, Varga G, Schulz T, Reinisch A, Josipovic N. Transanal hybrid Colon resection – from laparoscopy to NOTES. Surg Endosc. 2013;27:746–52.
20. Arezzo A, Zornig C, Mofid H, Fuchs KH, Breithaupt W, Noguera J, Kaehler G, Magdeburg R, Perretta S, Dallemagne B, Marescaux J, Copaescu C, Graur F, Szasz A, Forgione A, Pugliese R, Buess G, Bhattacherjee HK, Navarra G, Godina M, Shishin KMorino M. The EURO-NOTES clinical registry for natural orifice transluminal endoscopic surgery: a 2-year activity report.Surg. Endoscopy. 2013;27(9):3073–84.
21. Fuchs KH, Schulz T, Broderick R, et al. Transanal hybrid colon resection: techniques and outcomes for benign colorectal diseases. Surg Endosc. 2020;34(8):3487–95. https://doi.org/10.1007/s00464-019-07126-w.
22. Lee L, Mappin-Kasirer B, Sender Liberman A, Stein B, Charlebois P, Vassiliu M, Fried GM, Feldmann LS. High incidence of symptomatic incisional hernia after midline extraction in laparoscopic colon resection. Surg Endosc. 2012;26(11):3180–5.
23. Shaffer VO, Babtiste CD, Lio Y, Srinivasan JK, Galloway JR, Sullivan PS, Staley CA, Sweeney JF, Sharma J, Gillespie TW. Improving quality of surgical care and outcomes: factors impacting surgical site infection after colorectal resection. Am Surg. 2014;80(8):759–63.
24. Campagnacci R, Baldoni A, Ghiselli R, Cappelletti-Trombettoni MM, Guerrieri M. Prevention of hernia incision in laparoscopic left colon resection. Miverva Chir. 2015;70(3):155–60.
25. Yamamoto M, Tanaka K, Asakuma M, Kondo K, Isii M, Hamamoto H, Okuda J, Uchiyama K. Does transumbilical incision influence surgical site infection rates of the laparoscopic sigmoidectomy and anterior resection? Am Surg. 2015;81(12):1232–6.
26. Conolly TM, Foppa C, Kazi E, Denoya PI, Bergamaschi R. Impact of a surgical site infection reduction strategy after colorectal resection. Color Dis. 2016;18(9):910–8.
27. Breithaupt W, Schulz T, Varga G, Fuchs KH. Transgastric NOTES-procedures. In Natural Orifice Surgery in Training and Clinical Practice. Eds. KH Fuchs & W Breithaupt, MedeServ GbR Winterburg; 2014. p. 191–195.
28. Broderick RC, Omelanczuk P, Harnsberger CR, Fuchs HF, Berducci M, Nefa J, Nicolia J, Almadani M, Jacobsen GR, Sandler BJ, Horgan S. Laparoscopic cholecystectomy using a novel single-incision surgical platform through a standard 15 mm trocar: initial experience and technical details. Surg Endosc. 2015;29(5):1250–6. https://doi.org/10.1007/s00464-014-3779-0.
29. Berducci M, Fuchs HF, Omelanczuk P, Broderick RC, Harnsberger CR, Langert J, Nefa J, Jaureguiberry P, Gomez P, Miranda L, Jacobsen GR, Sandler BJ, Horgan S. Phase II clinical experience and long-term follow-up using the next-generation single-incision platform FMX314. Surg Endosc. 2016 Mar;30(3):953–60. https://doi.org/10.1007/s00464-015-4319-2.

第 29 章

Medrobotic机器人辅助手术系统在经肛手术中的应用

Mario Morino, Alberto Arezzo, Edoardo Forcignanò

29.1 引言

尽管科技不断进步，但目前的机器人辅助手术系统在操作灵巧度方面存在一定的局限性。在“操作困难的解剖区域”难以进行精细的手术操作，例如，由刚性部件制造的机器人系统难以胜任在结肠深处进行的腔内手术。与刚性机器人相比，柔性机器人辅助手术系统时，不仅增加手术操作时的灵活性和人机配合的适应度，还可能提升了体内外实验的安全性，在医疗实践中具有巨大的潜力[1]。近期，Medrobotics (Medrobotics, Raynham, MA, USA)推出了一种新型、多功能机器人系统，以最小的损伤通过狭窄的体腔和中空器官进入迄今难以触及的解剖区域，进而减少诊断治疗中(治疗学和诊断学)的损伤。

根据欧盟的癌症筛查报告(2017 年)[2]，结直肠癌是世界上最常见的 3 种癌症之一，每年约有 185 万新增病例，预计到 2030 年这一数字将翻一番[3-6]。

29.2 现状

使用标准结肠镜只能切除较小的扁平息肉(<2cm)。通过 EMR 切除较大的肿瘤(>2cm)，将会面临肿瘤标本破碎和癌细胞播散种植的风险，超过 20%的病例需要进行再次手术治疗，并妨碍准确的病理学肿瘤分期(影响预后分析)。所以，根治性手术作为常规的预防措施[7,8]。

20 年前提出的 ESD 通过将肿瘤完整切除并进行准确的病理分期，则能够降低肿瘤细胞播散种植的风险。ESD 通过在结肠镜的工作通道中插入电刀进行操作，通过移动内镜尖端来切割组织，内镜镜头随着电刀移动时对医生的视觉感知产生了负面影响，使操作几乎不可能顺利完成，进而导致近一半病例的肿瘤切缘阳性，并且有很高的并发症发生率[9]。

TEM 是大约 35 年前设计的一种硬质的内镜手术平台，应用于早期直肠癌局部切除手术中，证实是安全有效的[10]。但仅适用于距肛门 15cm 以内的直肠病变，无法触及结肠息肉。虽然最好通过腹腔镜进行结肠切除术，但其围术期并发症的发生率高达 30%[11]，仅限于不适合内镜切除的病例。尽管腹腔镜和内镜联合手术可以减少切除范围，但受到并发症和肿瘤学不安全的影响，仍然有 11.5%的病例需要进行根治性手术[11]。

29.3 腔内诊断治疗的新技术

最近，一个引人注目的柔性机器人技术出现了，通过改变固有结构使其顺利通过固有的自然腔道，使过去难以达到的解剖位置可以实现与外界交流[12-15]。柔性机器人技术在很大程度上借鉴了生物体移动和适应周围环境的运动方式[39]，但目前还没有应用到临床中。柔性机器人技术的发展包括蛇形机器人、可再重构和自组装机器人、胶囊机器人、自动推进机器人，以及柔性自膨式机器人[1,16,17]。许多这样的技术，都是用于解决一个基本的难题：抵达难以到达的空腔器官中的远程靶目标，如结肠。所有这些技术都有其自身的优点，但当考虑在狭长的结肠内进行手术时，他们都存在缺点。我们发现，柔性自膨式机器人有很好的应用前景，但它们在结肠镜检查中的应用还处于起步阶段，大多数机器人的结肠镜检查还不够深入。

在过去的十年里，人们做出了大量努力，使手术设备微型化，以适应腔内诊断治疗。如今，3 种主要的内镜平台使用了柔性或灵活性机器人的原理。

- Endo-Master(新加坡南洋理工大学)是一种柔性的内镜，带有两个微型机械臂，可以进行三角测量，精准定位，由用户控制台上的手柄控制，但需要一个外套管才能插入肠道[18]。
- Anubis Scope(Karl Storz 内镜)是一种柔性的内镜，带有郁金香形尖端，应避免使用外套管。通过专用通道引入具有 4 个自由度(DoFs)的柔性器械[19]。

Flex®机器人系统(Medrobotics)：机器人可操纵的内镜系统进入肠道中，因其内部结构设计可忽略重力对其影响，从而构建一个稳定的手术平台，两个灵活的机械臂在内镜旁边运行。在目前的版本中，它能够到达距离肛门 25cm 以内的肠道。

其中，Flex®机器人系统(Medrobotics)是市场上唯一可用的系统，我们有幸使用它近 2 年的时间。

29.4 Medrobotics Flex®机器人系统

该系统主要由两个单元和一个柔性机器人内镜组成(图 29.1)：

- Flex®控制台：Flex®机器人系统的控制单元配备了一个带触觉感受器的操纵杆，可以在三维空间中移动(图 29.2)。外科医生操作操纵杆来决定 Flex®驱动器的精确移动。
- Flex®推车和底座。Flex®推车是构成 Flex®机器人系统的另一个单元，包含底座并为 Flex®驱动器提供稳定性，将命令从控制台传输到柔性机械臂(图 29.3)。该系统适配经肛门和经口腔手术的 Flex®柔性机器人内镜。
- Flex®驱动器。根据功能侧，Flex®机器人有两种不同类型的安装方式(图 29.4)：在右侧，是用于耳鼻喉手术区域的 Flex®驱动器；在左侧，是用于结肠直肠手术区域的 Flex®CR 驱动器。值得注意的是 Flex®CR 驱动器配备了一个一次性的气密盖，气密盖与机器人系统一起安装，当与可重复使用的直肠镜联合使用时，形成密闭的气腔。在灵活

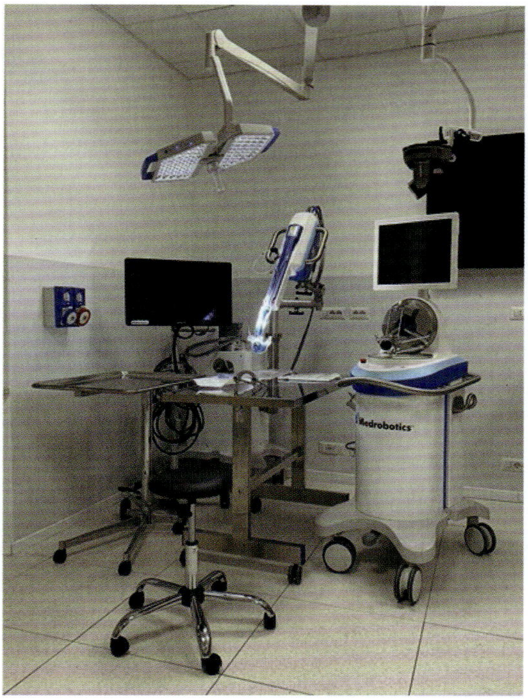

图 29.1　Flex®机器人系统由两个可移动的主机和一个柔性机器人内镜组成。

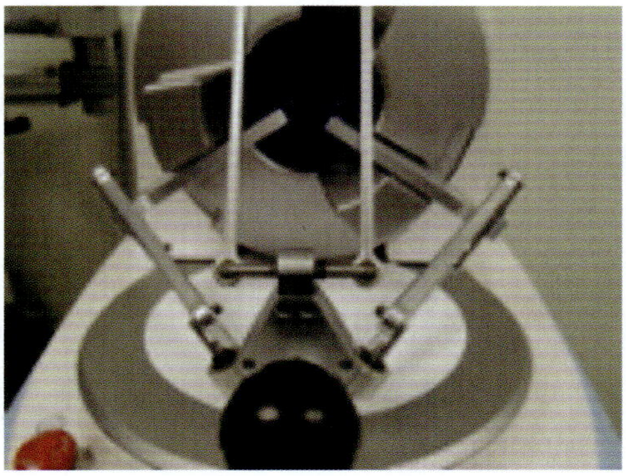

图 29.2　Flex®机器人系统的控制单元配备了一个带触觉感受器的操作杆，它可以在空间中进行三维移动。由外科医生操作操纵杆来决定 Flex®驱动器的精确移动。

的机械臂末端，有一个微型摄像头，可以在消毒灭菌后多次使用。除可重复使用的摄像头外，所有部件均为一次性使用。摄像头的

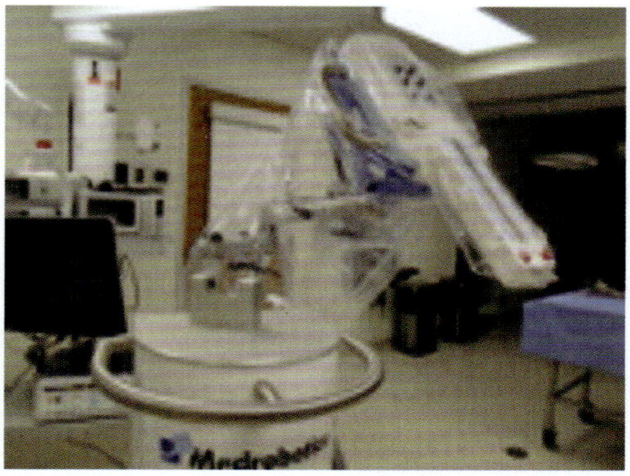

图 29.3　Flex®推车是构成 Flex®机器人系统的另一个单元，包含底座并用于为 Flex®驱动器提供稳定性，将命令从控制台传输到柔性机械臂。该系统与 Flex®驱动器柔性机器人内镜兼容，用于经肛门和经口手术。

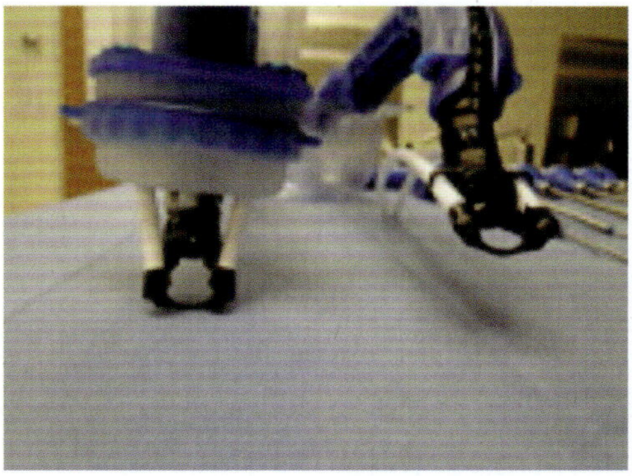

图 29.4　显示了两种型号的 Flex®机器人的工作面：右侧为 ENT 区域（Flex®驱动器）中使用的仪器，左侧为结肠直肠手术区域（Flex®CR 驱动器）中使用的型号。

侧面是两个白色的工作通道，分别位于 3 点钟和 9 点钟方向。工作通道中承载 3.5mm 或 2mm 的柔性器械，用于进行外科手术，并与 0°镜头的摄像机呈三角形分布。

在手术中，外科医生在患者附近，通过放置在摄像机侧面的操作通道引入两个专用的柔性器械，对组织进行手术操作（图 29.5）。

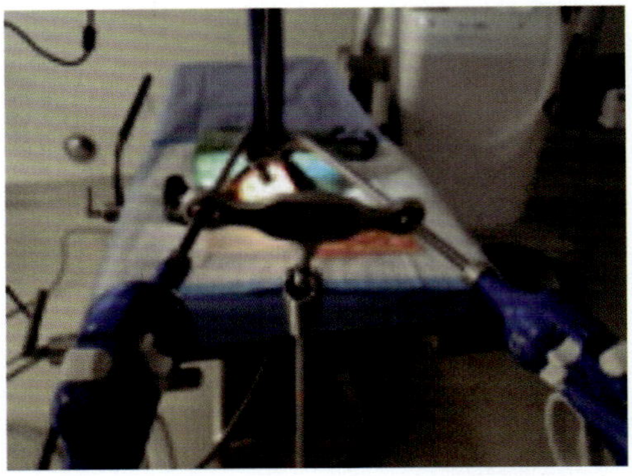

图 29.5 在手术中,外科医生在患者附近,通过放置在摄像机侧面的操作通道引入两个专用的柔性器械,对组织进行手术操作。

29.4.1 特征

Flex® 机器人系统在 2015 年获得了经口应用的欧盟质量检测许可标志,2016 年获得了经肛门应用(直肠和远端结肠)的欧盟质量检测许可标志。

2016 年和 2017 年,该系统的两个产品类型分别获得了 FDA 许可。

Flex® 机器人系统由两个移动单元组成,可由一个手术室移动到另一个手术室。这允许优化手术时间,在手术完成后可以立即移动机器人单元,允许其他手术室立即可以使用机器人系统进行手术,也可以从一个外科专业转移到另一个外科专业,而无须等待患者更换和手术室清洁。

Flex® 机器人系统的平均安装时间,从器械组装到手术准备就绪,约为 5 分钟。

Medrobotics 公司布局在自然腔道(无痕手术)和单孔(微创手术)领域开发系统;技术定位是利用柔性机械臂和专用柔性器械的独特特性,能够在难以治疗的区域进行治疗。

在安装摄像头的尖端部分,Flex®驱动器的直径为 28mm,直接由患者床边的外科医生,通过控制台上的触觉控制杆进行操控,而不受外部控制。一次性 Flex® 驱动器的柔性机械臂在使用前安装在 Flex® 推车单元的 Flex® 底座上,经肛门应用需要与专用多功能直肠镜配套使用。然而,在经口应用需要使用一种特殊牵开器,Flex® 牵开器,保持口腔开放,使 Flex® 驱动器可以到达治疗的目标解剖区域。大体上,外科医生操纵的控制柄可在立体空间坐标中远程控制内镜的镜头,获取手术视野。然后,外科医生使用专门为 Flex® 机器人系统设计的柔性腹腔镜式手枪握把器械在患者的床边进行手术操作。

这些操作器械到达柔性机器人的尖端时,可以改变形态,以形成偏离中轴的工作角度,增大工作半径,从而达到三角形显露。该系统拥有不同的弯曲度的 3.5mm 或 2mm 器械,例如,持针器、抓钳和针形单极电刀或激光止血器械。与市场上的其他机器人相比,拥有非机器人系统的无可争议的优势是保留 100%的触觉反馈,即实现了对解剖组织操作的完全控制,以及在软组织中软骨和骨骼的区分。带有光源的可重复使用的高清 3D 摄像机可以提供清晰明亮的手术视野,并在高清显示器上显示,与外科内镜治疗类似。

配备结直肠驱动器的 Flex® 机器人系统是经肛门锚定的。设备安装:Flex® 驱动器位于 12 点钟位置,6 点钟位置是连接高流量恒压气腹机的 8mm AirSeal 无阀穿刺器;在 3 点钟和 9 点钟位置,安置金属穿刺器,以进出柔性器械。整个系统通过支架固定在手术台导轨上,以保证操作平台的稳定性。然而,在经口手术的设备安装,Flex® 驱动器通过多种专用的多功能器械支架来保持稳定,不需要在气压环境中进行操作。

该系统为外科医生单人操作而设计。术者首先移动和布置 Flex® 驱动器内置的高清摄像头,以创建一个手术视野,然后操作柔性器械来进行手术。Flex®结直肠驱动器与专用的金属肛门镜连接,并一起固定在手术台上,两个操作通道固定在内镜的外部。系统锚定后,术者使用控制台操作和移动设备接近目标所在的区域。Flex® 驱动器在保证最大安全性的前提下,每次在控制下移动推进设备 3cm 或 5cm,直到显露待处理的目标区域。手术视野确定后,外科医生在侧面使用柔性器械完成手术;在此期间,摄像头位置保持稳定,但随时可以通过控制台进行调整摄像头的位置。同时使用两个 3.5mm 或 2mm 的柔性器械,通过仪器轴 3 点和 9 点的操作通道来进行手术。Flex® 驱动器可以吸引、冲洗和通过手动冲洗生理盐水来实现镜头清洁。

这种柔性机器人系统主要适用于直肠肿瘤的局部切除,也可能适用于乙状结肠的肿瘤。目前,内镜进入人体自然腔道的最大距离为距肛缘或门齿平面 17cm。其可使用 3.5mm 的柔性持针器缝合闭合创面。

与传统的刚性机器人系统相比,Flex®机器人系统最有前途的一个方面是,它可以到达更深处的自然腔道。术者操纵 Flex®驱动器翻越生理解剖障碍,例如,骶岬或舌根,继续向前深入。这就允许外科医生进入使用其他方式无法进入的位置,从而通过经肛门途径获得新的应用。

29.5 使用 Medrobotics Flex® 机器人系统的适应证

使用 Flex®机器人系统的主要适应证是早期结直肠肿瘤的切除。事实上,与 EMR 相比,尽管 ESD 提供了更高的整体切除率,但与其他内镜方法相比,它在技术上的要求更高、耗时更长,并且具有较高的不良事件风险[20],在结直肠肿瘤中结肠穿孔风险高达10%[21]。这主要是由于缺乏组织牵拉[22],结果是,反牵拉只能通过大量的训练和多种辅助装置得到部分补偿,包括尖端附着透明帽、电刀、外用钳、缝合设备、磁锚和套管引导的圈套器,与标准的柔性内镜结合使用[23]。事实上,它们缺乏灵巧性、器械不呈三角分布和力量强制传输到一个点上。此外,手术视野与工具的方向一致,工具与内镜一起移动。

我们团队能够切除最大直径 7cm,超过半环腔,硬质内镜测量距肛缘 18cm 的表浅型肿瘤。精准的高清 3D 视野和轻柔的操作抓钳和电铲,虽然是机械但是很灵活,如果肠壁肌层表面的间隙清晰,可选择行内镜下黏膜下剥离术(ESD),如果肠壁肌层表面的间隙不清晰,则选择行肠壁全层切除。

如果打算进行ESD,则在黏膜下注射生理盐水和亚甲蓝混合液后进行黏膜切开。在抓钳行反牵拉的作用下,使用单极电铲进行黏膜下剥离。高频电刀的设置与传统内镜手术相同。电铲可以在肠壁内环肌表面进行钝性剥离,尽量避免破坏肌层和保持肌层的完整(图 29.6)。在该技术标准化后,如果不需要缝合,则手术时间约为 1 小时。在一些情况下,缝合被认为是不必要的,但有时缝合用于避免术后出血和预防术后穿孔,尽管目前正在测试止血粉用于预防术后出血的有效性。根据术前对肿瘤位置和范围的评估,

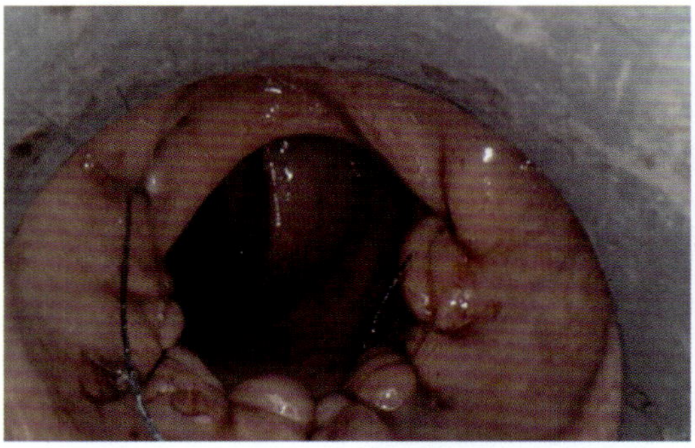

图 29.6 直肠上段前壁内镜下黏膜下剥离术术后结果。

肿瘤位于肠管后壁的患者可以采用仰卧位(更舒适),肿瘤位于肠管前壁的患者可以采用俯卧位(不舒适但更安全),特别是肿瘤位于腹膜返折上方时。我们从经肛门内镜显微外科(TEM)的经验中了解到,如果发生直肠壁穿孔,可以避免小肠落入直肠内。如果我们仍处于该手术的学习曲线中,更倾向于全身麻醉,尽管一些病例可以在腰部麻醉下进行,就像我们在TEM中经常做的那样[24]。患者通常在手术后24小时出院。

如上所述,与常规的内镜手术相比,将这种机器人系统与手术方法结合使用的方法的明显优势是,如果怀疑肿瘤侵犯黏膜下层,可以切换到肠壁全层切除。在这种情况下,我们切换到机器人结直肠的肠壁全层切除术。不幸的是,在通常的情况下,术前影像检查诊断的可靠性很低,因此大约10%的良性病变最终被证实是浸润性癌症。这里,在将手术转化为肠壁全层切除术后,Flex®机器人系统提供可靠的全肌层缺损缝合。创面应用3/0 V-lock倒刺线缝合关闭(图29.7)。在这些情况下,创面完全闭合始终是可能的,以预防术后出血和降低晚期穿孔的风险。虽然这通常只是单层连续缝合,也可以进行双层缝合,以增加可靠性。在跨越短暂的学习曲线和标准技术流程后,常规的手术包括缝合平均总手术时间仅需要90分钟左右。我们最近的成果显示[25,26],机器人ESD能够显著减少手术时间并且提高ESD的完整切除率。虽然与TEM相比,收益是有限的,但正在开发更长的系统有望允许这些复杂的手术在左侧的结肠开展。

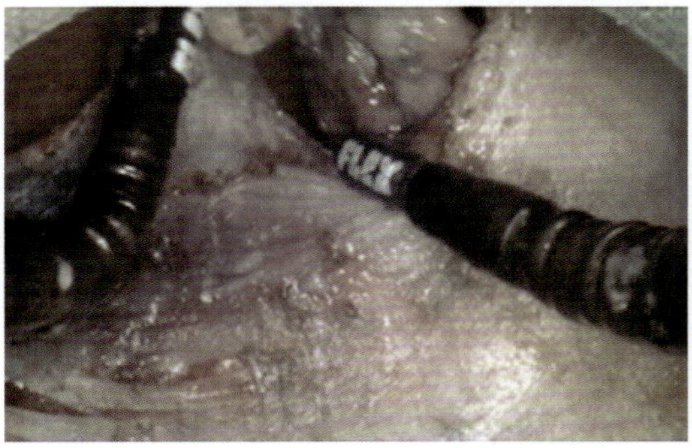

图 29.7 半环腔全层切除倒刺线缝合线后的图片。

29.6 讨论

由于缺乏控制,上述平台作为诊断治疗的设备都具有可操作维度和切除解剖范围有限的局限性。

通常,机器人系统的控制器任务仅仅是通过缩放运动、减少震颤和提高精度来帮助外科医生进行主从结构。例如,达芬奇系统则向前迈出的一步是使用主动感知共享控制模式作为远程操作模式的增强,以解决诸如冗余利用率、约束生成和刚度调制等附加任务。

此外,微型机械臂在一个小而狭窄的空间中通过半自助控制移动决定息肉切除手术的关键。若操作失败,将会导致局部复发和副损害[29-31]。

如今,达芬奇机器人(Intuitive Surgical, Seattle, USA)使得腹腔镜手术能够非常精确地进行,从而减少了在特定情况下标准"开放式"手术的使用。

然而,从某种意义上说,这项技术的局限性在于从技术上改进现有的内镜手术技术。另一方面,除了因为操作不稳且视野受限而没有手术特征的灵活内镜外,Flex®机器人系统(Medrobotics)代表了一种微型内镜手术系统,通过一种互补的方式允许在当前无法进入的区域执行手术操作。

这使得一个微型的高清3D手术平台能够通过自然腔道进入体内,经口腔或经肛门(未来经阴道)成为首选。这就是为什么Flex®机器人系统代表着开启了外科手术的新前沿。它代表了世界上第一个机器人手术平台，带有一个可定向和可成形的机器人电镜系统，用于无切口手术。Flex®机器人系统为外科医生提供了以微创方式探索复杂解剖结构和在难以到达的解剖位置进行手术的独特能力，而刚性手术器械则无法完成这一目标。这使得更多的患者能够获得腔内微创手术的益处。

如今，ESD在内镜和外科手术之间架起了一座桥梁，提供了获得“外科”和“肿瘤学”价值的一种途径，例如，完整切除和癌症完全得到缓解。据我们所知，这是第一台用于治疗直肠上段广基病变（包括人体缝合）的机器人辅助的单人ESD[32]。与常规内镜手术相比，将这种机器人系统用于外科手术的一个明显优势是，如果怀疑黏膜下层被侵犯，可以切换到肠壁全层切除。我们的个人经验支持了这样的证据，即柔性机器人技术基于组织操作、牵拉和反牵拉的外科技术，从而提高在胃肠腔内进行复杂手术的能力。

致谢

这项研究得到了多利诺大学外科科学系“卓越学科232/2016”项目下戴尔大学利塞卡分校(MIUR)教育部长的支持。

参考文献

1. Maghooa F, Stilli A, Noh Y, Althoefer K, Wurdemann HA. Tendon and pressure actuation for a bio-inspired manipulator based on an antagonistic principle. In Proceedings of EEE International Conference on Robotics and Automation; 2015. p. 2556–2561.
2. "Against Cancer" on Cancer Screening in the European Union. Report on the implementation of the Council Recommendation on cancer screening, 2017. https://ec.europa.eu/health/sites/health/files/major_chronic_diseases/docs/2017_cancerscreening_2ndreportimplementation_en.pdf.
3. Siegel RL, Miller KD, Fedewa SA, Ahnen DJ, Meester RGS, Barzi A, et al. Colorectal cancer statistics. Cancer J Clin. 2017;67(3):177–93.
4. Jemal A, Ward EM, Johnson CJ, Cronin KA, Ma J, Ryerson B, et al. Annual report to the nation on the status of cancer, 1975–2014. J Natl Cancer Inst. 2017;109(9):djx030.
5. Ahnen DJ, Wade SW, Jones WF, Sifri R, Mendoza Silveiras J, Greenamyer J, et al. The increasing incidence of young-onset colorectal cancer: a call to action. Mayo Clin Proc. 2014;89(2):216–24.
6. Dozois EJ, Boardman LA, Suwanthanma W, Limburg PJ, Cima RR, Bakken JL, et al. Young-onset colorectal cancer in patients with no known genetic predisposition: can we increase early recognition and improve outcome? Medicine (Baltimore). 2008;87(5):259–63.
7. Knudsen AB, Zauber AG, Rutter CM, Naber SK, Doria-Rose VP, Pabiniak C, et al. Estimation of benefits, burden, and harms of colorectal cancer screening strategies: modeling study for the US preventive services task force. JAMA. 2016;315:2595–609.
8. Belderbos TD, Leenders M, Moons LM, Siersema PD. Local recurrence after endoscopic mucosal resection of nonpedunculated colorectal lesions: systematic review and meta-analysis. Endoscopy. 2014;46:388–402.
9. Rahmi G, Hotayt B, Chaussade S, Lepilliez V, Giovannini M, Coumaros D, et al. Endoscopic submucosal dissection for superficial rectal tumors: prospective evaluation in France. Endoscopy. 2014;46(8):670–6.
10. Arezzo A, Passera R, Saito Y, Sakamoto T, Kobayashi N, Sakamoto N, et al. Systematic review and meta-analysis of endoscopic submucosal dissection versus transanal endoscopic microsurgery for large noninvasive rectal lesions. Surg Endosc. 2014;28(2):427–38.
11. Arezzo A, Passera R, Migliore M, Cirocchi R, Galloro G, Manta R, et al. Efficacy and safety of laparo-endoscopic resections of colorectal neoplasia: a systematic review. United European Gastroenterol J. 2015;3(6):514–22.
12. Rus D, Tolley T. Design, fabrication and control of soft robots. Nature. 2015;521:467–75.
13. Lee C, Kim M, Kim YG, Hong N, Ryu S, Kim HJ, et al. Soft robot review. Int J Control Autom Syst. 2017;15(1):3–15.
14. Kim S, Laschi C, Trimmer B. Soft robotics: a bio-inspired evolution in robotics. Trends Biotechnol. 2013;31(5):287–94.
15. Laschi C, Mazzolai B, Cianchetti M. Soft robotics: technologies and systems pushing the boundaries of robot abilities. Sci Robot. 1(1):eaah3690, 2016.
16. Stilli A, Wurdemann HA, Althoefer K. Shrinkable, stiffness-controllable soft manipulator based on a bio-inspired antagonistic actuation principle. In Proceedings of IEEE/RSJ International Conference on Intelligent Robots and Systems. 2014.
17. Slade P, Gruebele A, Hammond Z, Raitor M, Okamura AM, Hawkes EW. Design of a soft catheter for low-force and constrained surgery. In Proceedings of IEEE/RSJ International Conference on Intelligent Robots and Systems. 2017.
18. Chiu PWY, Ho KY, Jay S. Colonic endoscopic submucosal dissection using a novel robotic system (with video). Gastrointest Endosc. 2020;S0016–5107(20):34844–6.
19. Mascagni P, Lim SG, Fiorillo C, Zanne P, Nageotte F, Zorn L, Perretta S, de Mathelin M, Marescaux J,

Dallemagne B. Democratizing endoscopic submucosal dissection: single-operator fully robotic colorectal endoscopic submucosal dissection in a pig model. Gastroenterology. 2019;156(6):1569–1571.e2.
20. Gotoda T, Kondo H, Ono H, et al. A new endoscopic mucosal resection procedure using an insulation-tipped electrosurgical knife for rectal flat lesions: report of two cases. Gastrointest Endosc. 1999;50:560–3.
21. Yoon JY, Kim JH, Lee JY, et al. Clinical outcomes for patients with perforations during endoscopic submucosal dissection of laterally spreading tumours of the colorectum. Surg Endosc. 2013;27:487–93.
22. Fukami N. What we want for ESD is a second hand! traction method. Gastrointest Endosc. 2013;78:274–6.
23. Zhang Q, Wang Z. Cannula-guided snare with endoclip to assist in endoscopic submucosal dissection: an in vivo animal study. Minim Invasive Ther Allied Technol. 2019;28:227–33.
24. Arezzo A, Cortese G, Arolfo S, Bullano A, Passera R, Galietti E, et al. Transanal endoscopic operation under spinal anaesthesia. Br J Surg. 2016;103:916–20.
25. Hourneaux T, de Moura D, Aihara H, Jirapinyo P, Farias G, Hathorn KE, Bazarbashi A, et al. Robot-assisted endoscopic submucosal dissection versus conventional ESD for colorectal lesions: outcomes of a randomized pilot study in endoscopists without prior ESD experience. Gastrointest Endosc. 2019;90:290–8.
26. Selvaggio M, Fontanelli GA, Ficuciello F, Villani L, Siciliano B. Passive virtual fixtures adaptation in minimally invasive robotic surgery. IEEE Robot Autom Lett. 2018;3(4):3129–36.
27. Zeestraten MJA, Havoutis I, Calinon S. Programming by demonstration for shared control with an application in teleoperation. IEEE Robot Autom Lett. 2018;3(3):1848–55.
28. Vitrani MA, Poquet C, Morel G. Applying virtual fixtures to the distal end of a minimally invasive surgery instrument. IEEE Trans Robot. 2017;33(1):114–23.
29. Brandao P, Zisimopoulos O, Mazomenos E, Ciuti G, Bernal J, Visentini-Scarzanella M, et al. Towards a computed-aided diagnosis system in colonoscopy: automatic polyp segmentation using convolution neural networks. J Med Robot Res. 2018;3(2):1840002.
30. He K, Zhang X, Ren S, Sun J. Delving deep into rectifiers: surpassing human-level performance on imagenet classification. IEEE International Conference on Computer Vision. 2015.
31. Jingwei S, Jun W, Liang Z, Shoundong H, Gamini S. Dynamic reconstruction of deformable soft-tissue with stereo scope in minimal invasive surgery. IEEE Robot Autom Lett. 2018;3(1):155–62.
32. Arezzo A, Forcignanò E, Morino M. Robotic endoscopic submucosal dissection and full-thickness excision for laterally spreading tumors of the rectum. Minim Invasive Ther Allied Technol. 2020;1:1–3. [Online ahead of print].

第 30 章

单孔腹腔镜的潜力

Christof Mittermair, Helmut Weiss

30.1 发展简史

21 世纪前 10 年,大量的外科医生推动了单孔腹腔镜手术(SIL)的发展。然而,通过一个切口进入腹腔的想法可以追溯到 1902 年,当时德国外科医生 Georg Kelling 在狗身上尝试了世界第一例 SIL[1]。1910 年,瑞典胃肠病学家 Hans Christian Jacobaeus 在人体进行了首次单孔腹腔镜检查[2]。由于受手术技术和医疗水平的限制,包括但不仅是缺乏充分的麻醉,所以直到上个世纪的后 20 年,微创手术才被接受为临床常规治疗。同样,因为受技术限制,在治疗适应证时需要采用多个切口。随后,妇科医生应用 SIL 理念,使用一个切口和特制的器械实施了单孔腹腔镜输卵管结扎术[3]。随着外科和技术的进一步发展,SIL 理念应用于更多的手术中。1991 年,妇科医生又一次开创了该领域的先河,完成了世界上第一例单孔腹腔镜下子宫切除术[4]和阑尾切除术[5]。当时,部分普通外科医生对该理念并不热衷,所以前辈们开发了脐外单套管技术[6],或者通过经脐腹腔镜辅助技术来逐渐减少阑尾切除术切口的数量[7]。1977 年,Navarra 及同事发表了第一个使用与现在所熟知的单孔腹腔镜技术相类似的技术进行胆囊切除术的病例系列报道[8]。此后 10 年的时间里,世界各地的外科医生逐渐开始接受了这个"新"的理念,随后该理念激起了外科医生的热情,大多数外科医生都致力于这项技术的发展。SIL 理念的同义词见表 30.1。这一阶段开展的手术数量和发表文献的数量在几年内呈爆炸式增长,并在 2012 年和 2013 年达到顶峰。该技术扩展到所有的外科亚专业,并创造了新的应用。

30.2 单孔腹腔镜手术的理念

上述在减少腹壁创伤取得的进步,源于所有腹腔内器官微创手术所取得的巨大发展。由于微创手术在技术上是安全的,微创手术在外科领域取得的突破性的进展,研究的重点转移到了腹腔入路的最小化。此外,人们对腹部无切口手术非常关注,从而促进了经脐单孔腹腔镜手术理念的发展。

基本的物理原理是一个 10mm 内径的穿刺器(外径为 11mm)的切口长度与 3 个外径为 5mm 的穿刺器的切口长度之和相比

表 30.1 单例腹腔镜手术(SIL)最常用的同义词

SILS™	单切口腹腔镜手术
LESS(U-LESS)	单孔腹腔镜手术
SIES	单孔内镜手术
E-NOTES	胚胎性经自然腔道内镜手术
TUES	经脐入路内镜手术
SPA	单通道手术
SPL	单孔腹腔镜手术
SALS	单通道腹腔镜手术
SSL	单通道腹腔镜手术
SSUL	经脐单孔腹腔镜手术
OPUS	单孔脐部手术
NOTUS	经脐自然腔道内镜手术
TULA	经脐腹腔镜辅助手术
SIPES	小儿单孔内镜外科技术

较。在不考虑皮肤和筋膜层弹性的情况下，容纳一个“10mm”的穿刺器和 3 个单孔腹腔镜手术器械所需的最小切口长度至少为 17mm。早期学习曲线的数据报道和误导性切开长度的计算方法对单孔腹腔镜手术存在偏见[9]，与传统的多孔手术相比，单孔腹腔镜手术存在增加切口本身并发症的风险。当不需要取出手术标本、取出非常小的手术标本和必须在腹腔内植入小型、可折叠的植入物(如腹腔镜下腹股沟疝修补术的补片)时，尽量减小切口长度是十分有益的。在患者中使用单孔多通道穿刺器或利用切口保护套和手套自制的手套通路的单孔腹腔镜手术平台，用单股不可吸收的尼龙线连续缝合，并关闭切口筋膜层，可降低术后患者切口疝的发生率(在长期随访中低于 1%)。

另一个支持经脐单孔腹腔镜手术的观点是肚脐的自然形状。这种褶皱的结构允许长达 40mm 的切口，几乎可隐藏在肚脐的凹陷中。

当需要取出较大的标本时，可以很容易的扩大切口。建议沿肚脐尾端延长切口，并保留肚脐头侧的褶皱，以维持肚脐的形状，从而为切口提供更好的美容效果。在过去的 10 年中，所有需要进行病理检查的内脏标本几乎都通过切开一个腹部切口取

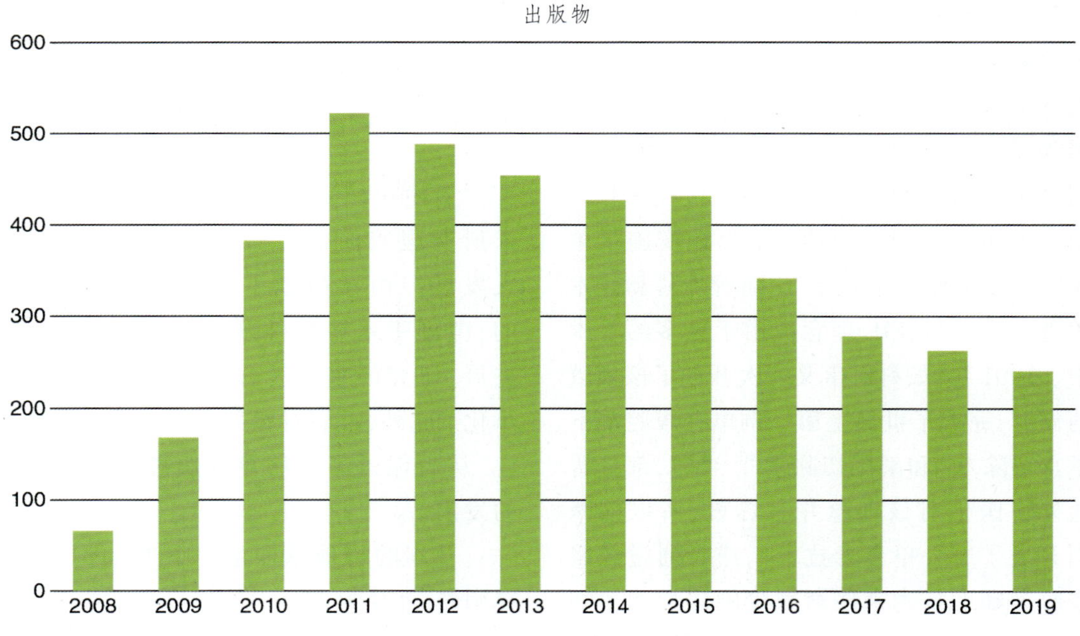

图 30.1 单孔腹腔镜检查相关出版物的数量。

出。在所有此类的情况中，理想的切口位置比切口长度更重要，因为在许多情况下（如肝后外侧段切除术和代谢手术），通过肚脐输送的器械难以到达腹腔内的目标器官（图 30.2）。

SIL 另一个毋庸置疑的优势是可以使用常规的腹腔镜器械进行手术，并遵循标准的手术步骤。因此，当需要立即将 SIL 转化为多孔常规腹腔镜手术时，手术结果和安全步骤不受影响。

经自然腔道内镜手术（NOTES）被视为与 SIL 截然相反的手术，但是两者有相似的发展历程，并遵循相同的目标（即最大限度地减少对腹壁的创伤）。然而，与 SIL 相比，NOTES 有 4 个的缺点：①根据器械进出的位置不同，胃、泌尿系统或结肠内容物溢出进入腹腔的风险很高；②需要许多新研发的器械和特殊的器械；③空间定位比常规的经腹部腹腔镜手术更为困难；④经胃或经结肠的切口闭合仍存在挑战，如胃肠切口瘘的风险。这些因素有利于 SIL 在临床中的广泛应用，相反，则阻碍了 NOTES 在临床中的进一步应用。

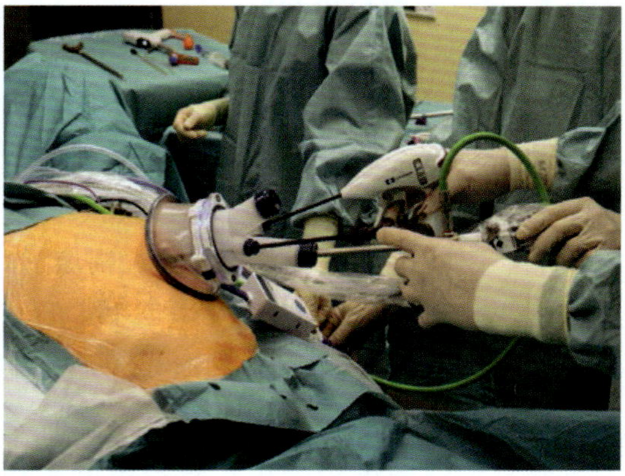

图 30.2　经脐左结肠 SIL 切除术器械的位置。超长摄像机引导时，不会与术者握持的直式（右手）和预弯（左手）器械碰撞。

过去的 10 年里，作为 SIL 的早期实践者在手术部门中积极地完善了各类手术的标准化流程。但也注意到在本团队中的其他同事更倾向应用传统腹腔镜手术的观点，主要是因为手术时外科医生会更加舒适。欧洲内镜外科学会（EAES）关于人机工程力学的声明称，SIL 需要外科医生的头部和躯干保持更中立的姿势，但其会导致工作量更大和手腕活动范围更广（表 30.2；手术）。在通过 SIL 的学习曲线后，患者的快速康复和惊人的美容效果，鼓励我们常规提供 SIL 的各种手术治疗。

30.3 技术的前提条件

如上所述，40mm 的切口可以隐藏在肚脐的 U 形凹陷中。纵形切口的相关并发症少且美容效果好[10]。然而，其他团队提倡横形切口，因为美容效果好且术后疼痛程度轻[11]。根据经验，充分游离脐部皮肤可以更好地暴露筋膜，有助于 SIL 术后在直视下

表 30.2　SIL 手术/奥地利萨尔茨堡 SJOG 医院（2008 年 9 月 8 日至 2020 年 8 月 24 日）

SIL 手术	数量	
胆囊切除术	2115	ERCP/胆管造影
腹股沟疝修补术	1691	TAPP/TEP/SILAR
结直肠切除术	757	TME/APR/ta TME
阑尾切除术	845	
肝切除术	105	肝小叶/肝大叶
小肠切除术	88	克罗恩肠梗阻
胃切除术	46	GIST/代谢手术
胰腺切除术	28	肿瘤/脾脏保存
肾上腺切除术	25	经/后腹腔镜
胃底折叠术	21	Nissen/Toupet
其他	242	
总计	5963	

安全闭合筋膜。常规腹腔镜手术所需的辅助切口更长，切口相关的并发症发生率更高，更重要的是，超过40%的患者被观察到与临床相关的筋膜缺损，然而这些筋膜缺损在SIL中是可以得到完全闭合的。这种情况得到Asakuma的数据支持，他在尸检中发现100%筋膜缺损[12]。

如果希望皮肤切口完全闭合，不留下瘢痕，可在手术结束时，用三点缝合法将两个皮瓣重新固定到筋膜上，恢复其自然形状。医生可连续缝合或单纯间断缝合皮肤切口。

2009年，现代SIL时代初期，由于缺乏SIL平台或穿刺器系统，大多数外科医生用3个经脐的穿刺器通过3个小的筋膜切口进入腹部。此项技术关闭筋膜和移动器械是难度极大的，这种技术提升了筋膜闭合和器械运动的复杂程度。此外，持续漏气、无法维持稳定的气腹压力增加了外科手术的难度。随后，多个公司相继开发了SIL平台，使得这些问题得到了明显的缓解。对外科医生而言，SIL技术有一个负面特征，由于器械的支点在脐部，手术器械容易在身体内外发生碰撞。在建立三角牵拉的同时，可采用下列3种策略以减少这种不利的影响：

• 第一，通过右侧和左侧互换来实现器械交叉，也就是右手的手术器械操作左侧的手术视野，反之亦然。在这种情况下，使用至少一个多关节或可弯曲的手术器械建立三角牵拉，并避免手在体外发生碰撞。此外，可用更长的抓持钳来到达手术区域是一个优势。对于开始行SIL的外科医生，可弯曲的手术器械操作更容易。尖端可旋转的多关节手术器械在复杂手术中移动得更加灵活。辅助手应始终握持可弯曲或多关节的手术器械，而操作手应握持直式手术器械，以利于完成复杂的手术操作，如切开、止血、剪切或缝合。

• 第二，双弯曲手术器械的应用。该器械为双手提供了相对应的左侧或右侧的手术器械引导。然而，所有的操作都必须在一个几乎直线中轴上进行，手术器械的灵活性受到限制，抵消了操作上的进步。

• 第三，开发各种不同的牵拉装置使手术区域易于显露。其中，各种悬吊缝合可应用于常规的SIL中。由经皮缝合线或钢丝组成的自制装置可以灵活或静止的方式牵拉；而腹腔内牵开器(EndoGrab，EndoLift，Virtual Ports，Israel；VERSA Lifter，TPEA Lifter，Surgical Perspective，France)的多功能配置可作为一种可移动的单孔操作平台。

• 除了选择实用的操作器械和牵拉装置外，选择配有相应光学元件的摄像系统也十分重要。将冷光源线以不垂直于摄像系统轴位的方向连接到带有30°或45°摄像头的超长摄像系统上，从而减少在体外对摄像系统底座的影响。在不同环境下，使用尖端可弯曲的腹腔镜摄像头，有利于三角牵拉和术野暴露，但需要精细操作。

下文总结了SIL在具体手术中应用的现状和潜力。

30.4 阑尾切除术

1991年，Wolenski和Pelosi首次报道了单孔腹腔镜下阑尾切除术[5]。此后，直到2009年才有少量报道。随着现代SIL时代的到来，相关手术数量和发表的文献数量大幅增加。这可能是由于学习曲线长[13]及微创手术的发展，使腹腔镜下阑尾切除术逐渐成为治疗阑尾炎的标准方式。

非复杂性阑尾炎是单孔腹腔镜阑尾切除术的完美适应证，其原因如下：手术技术要求不高；与其他手术（如胆囊切除术）相比，三角牵拉影响不大；手术时间较短；手术标本需要经切口取出。首个大宗病例系列报道的数据结果十分鼓舞人心。随后进行了随机、对照试验和荟萃分析。在单孔腹腔镜手术组中,患者住院时间更短,恢复工作时间更早和美容效果更好,而对比常规的三孔腹腔镜手术组,手术时间更短,手术中转开腹率更低[14,15]。这些结果是令人鼓舞的,因此,EAES 建议:想要获得更好的美容效果和早日重返工作的患者可以选择单孔腹腔镜阑尾切除术[16]。

在过去的 10 年里,我们团队已经积累了超过 800 例的单孔腹腔镜阑尾切除术经验,其中包括阑尾穿孔和阑尾周围脓肿。我们观察到,在非复杂性阑尾炎的单孔腹腔镜下,阑尾切除术非常适合手术教学,复杂的病例包括回盲切除术可由专家主刀,这与其他经验丰富团队的经验一致。

30.5 腹股沟疝修复术

与其他手术或适应证相反,单孔腹腔镜腹股沟疝修补术在手术领域中尚未得到广泛认可。这与其潜在的优势形成了鲜明对比,因为其在脐处唯一的切口长度比传统的 10mm 穿刺器所需的切口长度更短。腹股沟疝患者被证实肌腱层失去了结构完整性,因此切口发生并发症的风险增加(包括切口疝)[17],将会受益于这种切口创伤最小化的手术方式。然而,第一例 SIL-TEP 手术直到 2008 年才由 Filipovic-Cugura 完成[18],此后,许多病例报告和病例系列报道都证实了该手术的可行性。外科医生对单孔腹腔镜下腹股沟疝修补术采用率不高的原因是多方面的。单孔腹腔镜下腹股沟疝修补术是一种手术技术要求较高的手术,需要较高的单孔腹腔镜操作和疝修补的手术技能。此外,纳入了 10 项研究的荟萃分析表明:单孔腹腔镜下腹股沟疝修补术会增加手术时间[19]。

传统的三孔法腹腔镜腹股沟疝是微创手术中最常见的手术方法之一。在过去的 30 年经历了大量的技术改进,从而确保了技术的高度标准化。这种高级专业技能只有在积累大量的病例后,才能获得微小的改进。这也可以解释为什么在这个重点的研究领域,除了美容效果以外,缺乏其他临床益处的高质量数据来支持[20]。

近年来,我们团队积累了 SIL-TAPP 和 SIL-TEP 的经验。为了尽可能缩短切口长度,可常规应用自制的手套通道系统。对于关注美容效果的患者,国际专家共识建议,由经验丰富的外科医生进行 SIL-TEP 是一种安全可行的方法[16]。

30.6 腹腔镜诊断及小肠切除术

SIL 最初的理念是用于诊断,将该技术广泛用于该适应证是合乎逻辑的结果。然而,关于这一方面的文献却很少。此前,妇科医生很早就采用了该技术,并在疑似卵巢癌的患者中使用 SIL 进行诊断[21]。在外科领域中,Najah 及同事报道了 183 例疑似腹膜转移的诊断性 SIL 手术,其中 90.2%成功实施。与大多数手术不同的是,Najah 等使用脐上切口进入腹腔,目的是降低在减瘤术中穿刺部位存在肿瘤转移的潜在风险,因此切除穿刺器部位,转为中线切口的一部分。Dapri 报道了 1700 例总手术中的 42 例成功施行的 SIL 诊断手术[22]。与世界范围内众多的 SIL 手术例数相比,我们团队高度重视这一适应证。我们团队已经进行了 187 例以诊断为目的 SIL 手术,在各种病因不明的腹部病变中积累了该技术的积极经验。该技术确保了对腹腔四个象限的充分探查,并提供了多种治疗的选择，这取决于外科医生的个人经验，并随经验的增加而累积。即使是存在腹腔内粘连的患者，该技术也是安全可行的，因为可以在直视下完成腹腔粘连松解术。

SIL在肠梗阻的治疗中作用不大。与常规腹腔镜手术相比，不是这一技术效果不如常规腹腔镜手术，而是由于这些患者普遍拒绝接受微创手术。反对微创手术治疗小肠梗阻的观点是：与开放手术相比，其腹腔内视野较差，肠损伤的风险更高，费用也更高。然而，一份关于34例肠梗阻患者SIL成功的病例报告表明，经过仔细筛选的患者，由经验丰富的外科医生进行手术，SIL在肠梗阻中的应用是安全可行的[23]。我们也积累了一部分SIL小肠梗阻手术的经验，在这些经过筛选的患者中并发症的发生率较低。然而，我们建议具有丰富SIL手术经验的外科医生开展SIL小肠梗阻手术，因为腹腔内的空间很小，器械操作和移动范围也很小。这不仅增加了小肠损伤的风险，甚至可能危及生命。

30.7 上消化道手术

文献和临床应用中，在食管恶性肿瘤中应用SIL是很少见的。一些病例系列已经基本证明了其的可行性[24,25]。解剖的复杂性所造成的技术困难并未增加手术风险，然而，这项技术在临床应用中并没有得到足够的重视。主要原因包括以下两个方面：①胸腔镜及相关器械进入胸腔，在非常狭窄的空间中操作和应用，这进一步降低了在SIL中器械操作的难度，特别是在需要娴熟技能来进行胸内吻合时。②在大多数情况下，依靠通过腹腔应用的手术器械，并不是技术上的权宜之计。

胃食管交界处的疾病则不同。2010年首次报道了SIL胃底折叠术[26]，此后，相继发表了大量的相关文献和临床病例。在这里，值得一提的是Rosemurgy和Ross的团队，他们在这个领域积累了相当丰富的经验。虽然有较高的患者满意度和极佳的美观性[27]，但是手术技术要求较高，并且应严格筛选患者。胸腔内食管的准备操作可能因距离切口较远和空间狭小而变得困难。上述因素是腹腔镜外科医生对该技术接受度较低的原因。这些因素及术中与胰腺的反复碰撞，促使外科医生重新使用传统的腹腔镜技术。但据目前文献报道，在经过筛选的患者中可以安全开展(ASA1或ASA2)SIL抗反流手术(Nissen胃底折叠术)。

SIL在胃手术中的应用更广泛、更普遍。尽管其在减重手术中被使用(见下文)，一些团队已经获得了相当的SIL胃手术的经验。正如所预期的，最初的应用仅限于小的病例系列和切除胃肠间质瘤(GIST)或良性疾病。这些切除术通常非常适合用于SIL，并为SIL胃手术的推广提供了一个很好的机遇。随着近年来经验的积累，一些团队开始开展单孔腹腔镜下胃恶性肿瘤切除、周围淋巴结清扫术。然而，技术上的局限使手术的重点集中在早期癌症和D1+淋巴结清扫。目前必须对SIL中D2淋巴结清扫术的现状进行仔细审核和严格分析。在亚洲，这项技术由2个非常有经验的微创外科团队成功实施并推广[28,29]。迄今为止，还没有其他值得注意的报道。现有文献主要集中在技术上的可行性与常规腹腔镜切除术相对照的肿瘤学等效性方面。尽管如此，极少数的病例所呈现出来的肿瘤学证据，似乎是不可信的。此外，必须批判性地指出，从世界范围来看，微创胃切除合并D2淋巴结清扫术的作用是重要的，现有文献尚未得出结论。彻底的淋巴结清扫术，特别是在胰腺体部和脾血管（区域 11 和 12a,p），对每一种微创手术的技术要求都极高，但肿瘤学是必要的。在这一关键步骤中进行正确的解剖，使得作者团队继续选择使用常规的腹腔镜手术。

另一个有临床影响力的有趣的技术应用是胃内 SIL 的使用。将胃固定于腹壁切口，并引入 SIL 装置。这使得可以应用胃内手术（切除）技术，而不会通过广泛的切除破坏该器官的完整性。而且，这种方法可以很容易与经口胃镜联合进行手术。该技术已经被用于切除 GIST，特别是通过标准路径很难到达的 GIST[30]。胃内缝合术和其他要求严格的技术很容易预测进一步的适应证，一些研究团队已经开始在动物模型中研究这种技术，包括减重手术[31]。作者团队已经积累了在胃内 GIST 的切除及 1 例复杂异物取出术的经验。虽然结果令人鼓舞，手术的复杂性是可以控的，但这些案例的缺乏意味着只有少量的经验积累。

30.8 代谢手术

和所有其他的微创手术一样，SIL 已经进入了减重（代谢）手术领域。除了上述支持 SIL 的论点外，还有另一个因素在这些患者中起着关键作用。这是因为腹壁几乎没有瘢痕，所以找不到代谢手术的痕迹。因此，在社区中，患者的抵触程度较低。早期关于袖状胃切除术和胃束带应用的首次报道符合减肥外科医生的创新力。在 2 年后才能实施包括吻合术在内的手术，这也证明了其在 SIL 技术中缝合的复杂性。必须指出的是，为手术难度极大的特殊患者施行减重（代谢）手术，所有的医疗团队都提倡使用带关节的器械，有时甚至需要可弯曲的摄像系统。

大多数的数据都是关于 SIL 袖状胃切除术的，这是两种因素直接作用的结果。第一，袖状胃切除手术的数量稳步上升，至少是在美国，目前最常见的治疗方式是袖状胃切除术；第二，使用 SIL 技术，操作相对简单。然而，严格的筛选患者是手术成功必不可少的条件。经脐入路提供了隐藏瘢痕并使其几乎隐形，但从脐部到胃和胃底的距离因患者而异。在身材高大和非常肥胖的患者中，胃食管交界处难以经脐部到达，因此必须选择不同的切口或经典的腹腔镜手术方式。

SIL 胃束带手术被证实是可行的。除了具有美容效果和并发症相对较少的优势外，在部分病例系列中，还表现出令人满意的减肥效果[35]。然而，随着胃束带手术应用率的逐渐下降，目前还没有关于这一适应证的大型病例系列研究。

Roux-en-Y 胃旁路手术被认为是一种先进的腹腔镜手术，如果使用 SIL 技术，则要求更高。最具挑战性的操作是需要进行两处吻合，这对于手术的成功至关重要，如果不能准确地执行，可能危及生命。袖状胃的优势可以再一次解释为什么该项技术不能被普及推广。然而，在专家的手中，现有的数据提供了令人鼓舞的减肥和美容效果[16]。

作者个人经验仅限于 31 例较为成功的胃袖切除、Roux-en-Y 胃旁路手术，以及单通道环胃旁路术。这是由于我们只展开了一个小型的减重手术项目，其中还包括教学和机器人手术。

30.9 结直肠手术

在结直肠切除术中实施 SIL 是发展该项技术在各个方面合乎逻辑的一步。对于所有的 SIL 结直肠切除术，脐部是最适合放置单孔通道的位置，并且可以到达结肠的任何部位。在一些患者中，因为结肠脾曲距离脐部较远，结肠脾曲的游离也具有极大挑战性。此外，如前所述，几乎在所有的结直肠手术中，标本提取都是必要的，4~5cm 的切口长度可以很轻易地隐藏在脐环中，同时允许取出体积庞大的结肠标本，如复发性憩室炎乙状结肠切除术。最后，当仅通过一个切口进入腹部并移动到腹腔的另一个象限时，不会受到不利穿刺器位置的阻碍（图 30.2，SIL 左结肠切除术）。因此，正如预期的那样，首次 SIL 结直肠手术的开展和发表要早于其他适应证，主要包括良性疾病的切除[36,37]。这些首发病例后随即出现大量病例系列，适应证扩展到恶性肿瘤和直肠。这项技术已经在随机对照试验中被证实，能够改善美容效果，减少术后疼痛，以及帮助患者早日恢复正常生活。最近，一些资料显示，与多孔腹腔镜相比，SIL 技术术后并发症的发生率更低[38]。然而，在进行恶性肿瘤手术时，肿瘤的安全性成为了焦点。在短期内肿瘤安全关键参数方面，以淋巴结清扫数量和R0切除率作为标准指标。关于上述标准，这项肿瘤安全性已在 2012 年发表的一些随机对照试验中得到证实[39,40]。在这些数据后，其他随机对照试验也证实了肿瘤切除的安全性。最后，一项 2018 年随机对照试验的荟萃分析显示，与多孔腹腔镜相比，肿瘤安全性无统计学差异。在过去的 10 年里，积累了 757 例良恶性疾病结直肠切除术的经验。关于 SIL 的共识文献认为，在经过筛选的患者中（<T4 或肿瘤直径<5cm，BMI<35kg/m^2，既往无腹部手术史），SIL 结肠切除术作为多端口结肠手术的方法，是一种安全和有效的替代方案，并具有相似的病理组织学替代结果[16]。

通过较短的学习曲线，我们能够将所有的病例从多孔腹腔镜切换到 SIL，但在复杂病例中偶尔需要额外增加一个穿刺器。

与大量关于 SIL 结肠切除术的数据相比，关于 SIL 直肠切除术的报道很少。一些小型病例系列已经证明了其在经过筛选的患者中的可行性，但缺乏较大的病例系列研究或结论性 RCT。对于这个事实，有两种决定性原因：①手术很复杂；②学习曲线很长。因此，仅推荐经过筛选的患者和由经验丰富专家主刀，才可通过 SIL 技术行直肠切除术。与多孔腹腔镜相比，单孔腹腔镜直肠手术（肿瘤直径<4cm 的 BMI<30kg/m^2），术后疼痛较少并且组织学结果接近[16]。

随着经肛门全直肠系膜切除术（TaTME）等技术的同时发展，使人们的注意力转向了这一有前途的手术方式，最后不得不提及的是，直肠微创手术的接受程度在外科医生中仍然很低。与这些发展形成对比的是，SIL 直肠切除术已经成功纳入了临床常规手术。通常使用计划中回肠造口的部位进入腹腔，以作为这些患者唯一的切口。此外，对于低位和超低位直肠恶性肿瘤，TaTME 具有很重要的意义，应将该技术经常与经腹 SIL 入路相结合。

30.10 胆囊切除术

胆囊切除术仍然被认为是最常见的手术，无疑也是最受关注的 SIL 手术。1997 年，Giuseppe Navarra 首次报道该技术[8]。他发表了一病例系列，1995 年 5 月至 10 月共完成了 30 例 SIL 胆囊切除术，使用了 3 根悬吊缝合线牵拉胆囊，2 根 10mm 经脐穿刺器，用于摄像系统，1 根用作工作通道。在这项早期研究中，无并发症报道，并且手术时间为 123 分钟。研究中提到，与传统的多穿刺器相比，SIL 技术具有良好的器官视野暴露，且患者住院时间短、术后疼痛程度轻，以及完整取出标本的可能性更大。这项研究受到了外科界对手术安全性和可行性的批评。鉴于当时传统腹腔镜胆囊切除术仍存在争议，所以，在这一领域进行另一种创新的时机还不够成熟。SIL技术一直被忽略，直到2008年和2009年才被重新发现。得益于Navarra第一份报告，此后，在技术和外科方面取得了极大的进展，10年后，取得了令人鼓舞的结果，外科界很快就接受了这项技术——一些外科医生甚至没有获得相关的技能认证资质[42]。然而，这就导致了在其他外科会议上出现的一些令人可怕的病例报告，但有更多的外科医生能够将这项技术彻底且安全地纳入到外科手术中。SIL长期没有实施的部分原因可能是：这些令人不安的、前期的外科手术病例和想要有效地管理SIL技术，还需要进行进一步的技能培训。

随后，研究者发表了大量的病例系列和随机对照试验，证实了该方法的可行性，并显示出更好的美容效果、更少的术后疼痛和更短的恢复时间。与这些研究结果相反，一些反对者担心SIL术后切口疝的发生率会增高[43,44]。然而，这些研究结果并不能被来自大型中心的数据所证实[10,45]。另一个令人担忧的问题是可能会发生更多的不良事件[46]。所以，这些观点必须被认真对待，值得仔细研究。如果将早期病例系列和临床试验的患者纳入这些分析，确实可以观察到大量的不良事件。最近，韩国的一项多中心研究对这一情况提供了一些新的线索，并揭示了一个相对稳定的情况，在过去10年中，尽管接受SIL手术治疗的急性胆囊炎患者大幅度增加，但不良事件的发生率相对稳定且较低[47]。此外，该组患者切口疝的发生率较低，为0.5%。

一项对来自世界各地的600名外科医生进行的调查显示，如果手术是在他们自己身上进行的，外科医生会选择标准的四孔腹腔镜手术或微型腹腔镜手术。但选择哪种手术的主要因素取决于外科医生对该项技术的经验和手术的安全性[48]。与其他内脏手术一样，每种手术的最佳入路是由外科医生决定的。因此，有一篇文章提到，与SIL或多孔腹腔镜相比，双孔腹腔镜胆囊切除术具有手术时间短、并发症发生率低和美观等优点。我们自己的经验稍有不同，因为我们团队中所有的外科医生都可以自由地执行SIL、双孔或多孔腹腔镜胆囊切除术。本团队没有观察到这些技术在手术时间或并发症发生率方面具有任何差异。然而，在这些手术中，充分的三角牵拉和充分的视野暴露是必要的，对手术操作困难的患者行悬吊缝合牵拉和增加穿刺器的要求很容易满足。已发表的共识声明建议，对于BMI<35的患者，如果患者希望比传统的四孔腹腔镜胆囊切除术的效果更美观、疼痛更少，就可以进行SIL胆囊切除术[16]。

30.11 胰腺切除术

单孔腹腔镜胰腺切除术是这项技术的一个非常独特的应用。标准的腹腔镜胰腺手术是微创手术中要求最高的手术之一，因此将SIL胰腺切除术纳入临床常规治疗是可以理解的。关于SIL胰腺的报道仅限于少数病例和胰尾切除术病例。首次报道可以追溯到2010年[49]，描述了胰腺体尾部切除术的病例。但现有的文献很少，没有得出有效的结论。但是，如果由有经验的SIL外科医生进行手术，这种手术是安全的，并且符合肿瘤学。这些数据必须谨慎解释，因为包括作者在内的一些团队放弃了双切口腹腔镜手术的概念，增加一个戳卡孔，更有利于操作，并且可以用于脐外引流部位[50,51]。近年来，本团队也经历了同样的发展。出于技术原因，从单纯SIL入路开始，结合使用脐外引流管，并改为单孔加一孔技术。自 2009 起，我们团队开始使用这项技术，包括 28 例没有技术限制且肿瘤学结果良好的病例。国际共识建议，当由经验丰富的外科医生进行手术时，与多孔腹腔镜手术相比，SIL 胰腺体尾切除术具有同样的安全性和有效性[16]。

30.12 肝切除术

同样，要求非常苛刻的微创肝手术技术阻碍了 SIL 肝切除术的全面推广。因此，尽管标本取出所需的较大切口有利于 SIL，但向 SIL 迈进的步伐应非常慎重。2009 年，使用 SIL 技术进行的肝脏手术包括肝囊肿去顶术和微小良性肿瘤切除，以及理想位置的恶性肿瘤切除。在确立技术可行性后，SIL 的适应证逐渐扩展到更复杂的病例。研究者收集了微创肝左侧叶切开术的数据，并认为这是微创肝脏手术中的标准操作[55]。对于这一适应证，SIL 在美容效果和术后疼痛控制方面优于多孔腹腔镜手术。因此，SIL 在微创肝切除术中的应用正在取得进展，一些研究团队已经成功地获得了使用该技术进行大部分肝切除术的经验[56]。在过去的 10 年里，我们已经进行了 100 多例 SIL 肝切除术。从严格筛选患者的微创切除术开始，逐渐地将适应证扩展到更复杂的病例，包括 36 例肝大部分切除。我们团队证实了内置式射频消融术是安全有效的[57]，更有利于复杂病例的手术切除。目前，与传统腹腔镜手术相比，由经验丰富的外科医生进行肝切除是一种安全有效的手术方法[16]。

在肝左侧、前段手术时，脐部是首选的单孔穿刺器放置位置，而右上腹锁骨中线切口是到达后肝外侧段的理想切口（图 30.3，后外侧节段切除术入路）。关于 SIL 的使用，重要的是要认识到，每一种外科手术方式，特别是肝大部分切除等复杂的手术，都需要最严格的、安全的预防措施，绝对不能因为医生的手术技术不足或患者容忍度不高而受到影响。

30.13 总结

现代 SIL 已经应用 10 余年了。SIL 最

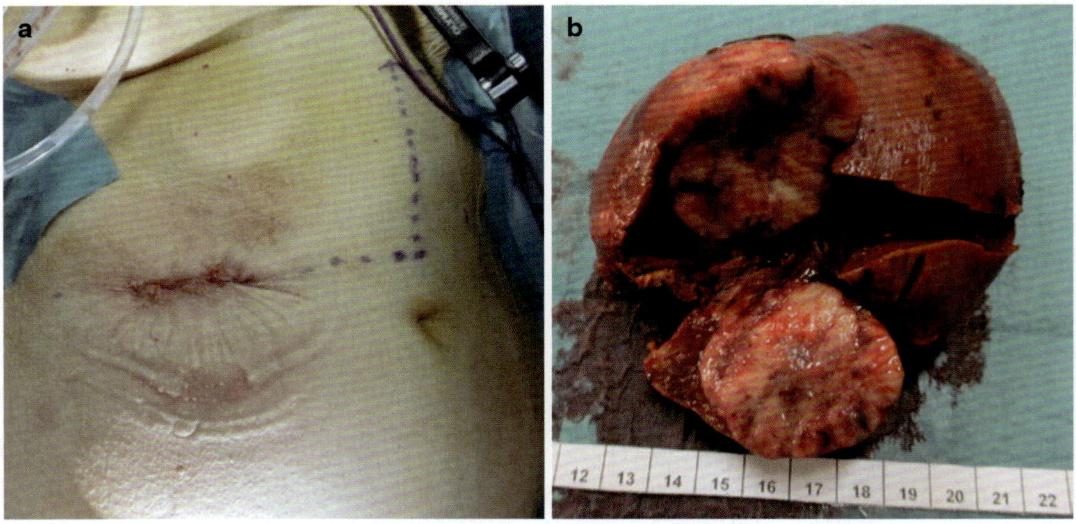

图 30.3 右侧肝切除术肋下 SIL 入路外观(a)及相应肝标本(b)。

初是由外科界积极引进，并由行业推广，但后来在面对因使用不当而产生的不良结果时，却遭遇了无端的蔑视。早期的学习曲线成为一个艰难的过程，但最终为先进的微创手术带来了新的安全标准，并提供了与其他经腹手术技术更佳的手术性能和美学完整性。

致谢 感谢 Jan Schirnhofer、Eberhard Brunner、Thomas Schäfer、Cristian Obrist、Katharina Fischer、Michael DeCillia、Vanessa Kemmetinger、Hannes Hoi、Viktoria Mosshammer 和 Martin Grünbart 的临床支持。

参考文献

1. Schultheiss D, Moll F. Die Geschichte der Urologie in Dresden. Springer Verlag; 2009. p. 90–3.
2. Jacobäus HC. Über die Möglichkeit die Zystoskopie bei Untersuchungen seröser Höhlen anzuwenden. Munch Med Wochenschr. 1910;57:2090.
3. Siegler AM. An instrument to aid tubal sterilization by laparoscopy. Fertil Steril. 1972;23(5):367–8.
4. Pelosi MA, Pelosi MA 3rd. Laparoscopic hysterectomy with bilateral salpingo-oophorectomy using a single umbilical puncture. N J Med. 1991;88(10):721–6.
5. Wolenski M, Markus E, Pelosi MA. Laparoscopic appendectomy incidental to gynecologic procedures. Todays OR Nurse. 1991;13(12):12–8.
6. Inoue H, Takeshita K, Endo M. Single-port laparoscopy assisted appendectomy under local pneumoperitoneum condition. Surg Endosc. 1994;8:714–6.
7. Kala Z, Hanke I, Neumann C. [A modified technic in laparoscopy-assisted appendectomy--a transumbilical approach through a single port] Rozhl Chir. 1996;75:15–8.
8. Navarra G, Pozza E, Occhionorelli S, Carcoforo P, Donini I. One-wound laparoscopic cholecystectomy. Br J Surg. 1997;84(5):695.
9. Blinman T. Incisions do not simply sum. Surg Endosc. 2010;24(7):1746–51.
10. Weiss HG, Brunner W, Biebl MO, Schirnhofer J, Pimpl K, Mittermair C, et al. Wound complications in 1145 consecutive transumbilical single-incision laparoscopic procedures. Ann Surg. 2014;259(1):89–95.
11. Morales-Conde S, Barranco A, Socas M, Méndez C, Alarcón I, Cañete J, et al. Improving the advantages of single port in right hemicolectomy: analysis of the results of pure transumbilical approach with intracorporeal anastomosis. Minim Invasive Surg. 2012;2012:874172.
12. Asakuma M, Komeda K, Yamamoto M, Shimizu T, Iida R, Taniguchi K, et al. A concealed "natural orifice": umbilicus anatomy for minimally invasive surgery. Surg Innov. 2019;26(1):46–9.
13. Ahmed I, Ciancio F, Ferrara V, Jorgensen LN, Mann O, Morales-Conde S, et al. Current status of single-incision laparoscopic surgery: European experts' views. Surg Laparosc Endosc Percutan Tech. 2012;22(3):194–9.
14. Deng L, Xiong J, Xia Q. Single-incision versus conventional three-incision laparoscopic appendectomy: a meta-analysis of randomized controlled trials. J Evid Based Med. 2017;10(3):196–206.
15. Aly OE, Black DH, Rehman H, Ahmed I. Single incision laparoscopic appendicectomy versus conventional three-port laparoscopic appendicectomy: a systematic review and meta-analysis. Int J Surg. 2016;35:120–8.
16. Morales-Conde S, Peeters A, Meyer YM, Antoniou SA, Del Agua IA, Arezzo A, et al. European association for endoscopic surgery (EAES) consensus statement on single-incision endoscopic surgery. Surg Endosc. 2019;33(4):996–1019.
17. Franz MG. The biology of hernia formation. Surg Clin North Am. 2008;88(1):1–15, vii.
18. Filipovic-Cugura J, Kirac I, Kulis T, Jankovic J, Bekavac-Beslin M. Single-incision laparoscopic surgery (SILS) for totally extraperitoneal (TEP) inguinal hernia repair: first case. Surg Endosc. 2009;23(4):920–1.
19. Lo CW, Yang SS, Tsai YC, Hsieh CH, Chang SJ. Comparison of laparoendoscopic single-site versus conventional multiple-port laparoscopic herniorrhaphy: a systemic review and meta-analysis. Hernia. 2016;20(1):21–32.
20. Cardinali L, Mazzetti CH, Cadenas Febres A, Repullo D, Bruyns J, et al. Prospective randomized study comparing single-incision laparoscopic versus multi-trocar laparoscopic totally extraperitoneal (TEP) inguinal hernia repair at 2 years. Surg Endosc. 2018;32(7):3262–72.
21. Barnes H, Spencer R, Uppal S, Rice L, Al-Niaimi A. The adoption of single-port laparoscopic full staging for endometrial cancer: safety, learning curve and surgical outcome. J Minim Invasive Gynecol. 2015;22(6S):S49–50.
22. Dapri G. 10-year experience with 1700 single-incision laparoscopies. Surg Technol Int. 2019;10(35):71–83.
23. Suzuki Y, Tei M, Wakasugi M, Masuzawa T, Ohtsuka M, Mikamori M, et al. Role of single-incision laparoscopic surgery in the management of small bowel obstruction. Surg Endosc. 2021;35(6):2558–65.
24. Germane Huscher C, Marzullo E, Albertucci M. Single-access transhiatal esophagectomy for cancer: are we on the right way? Surg Innov. 2011;18(1):91–3.
25. Hu W, Yuan Y, Chen L. Single-port thoracoscopic minimally invasive esophagectomy for esophageal cancer. World J Surg. 2019;43(2):567–70.
26. Hamzaoglu I, Karahasanoglu T, Aytac E, Karatas A, Baca B. Transumbilical totally laparoscopic single-port Nissen fundoplication: a new method of liver

retraction: the Istanbul technique. J Gastrointest Surg. 2010;14(6):1035–9.
27. Sukharamwala P, Teta A, Ross S, Co F, Alvarez-Calderon G, Luberice K, et al. Over 250 laparoendoscopic single site (LESS) fundoplications: lessons learned. Am Surg. 2015;81(9):870–5.
28. Omori T, Fujiwara Y, Moon J, Sugimura K, Miyata H, Masuzawa T, et al. Comparison of single-incision and conventional multi-port laparoscopic distal gastrectomy with D2 lymph node dissection for gastric cancer: a propensity score-matched analysis. Ann Surg Oncol. 2016;23(Suppl 5):817–24.
29. Ahn SH, Son SY, Jung DH, Park YS, Shin DJ, Park DJ, et al. Solo intracorporeal esophagojejunostomy reconstruction using a laparoscopic scope holder in single-port laparoscopic total gastrectomy for early gastric cancer. J Gastric Cancer. 2015;15(2):132–8.
30. DE Vogelaere K, VAN DE Winkel N, Simoens C, Delvaux G. Intragastric SILS for GIST, a new challenge in oncologic surgery: first experiences. Anticancer Res. 2013;33(8):3359–63.
31. Estupinam O, Oliveira ALA, Antunes F, Galvão M, Phillips H, Scheffer JP, et al. Technical innovation: intragastric single port sleeve gastrectomy (IGSG). A feasibility survival study on porcine model. Acta Cir Bras. 2018;33(1):95–101.
32. Nguyen NT, Hinojosa MW, Smith BR, Reavis KM. Single laparoscopic incision transabdominal (SLIT) surgery-adjustable gastric banding: a novel minimally invasive surgical approach. Obes Surg. 2008;18(12):1628–31.
33. Saber AA, Elgamal MH, Itawi EA, Rao AJ. Single incision laparoscopic sleeve gastrectomy (SILS): a novel technique. Obes Surg. 2008;18(10):1338–42.
34. English WJ, DeMaria EJ, Hutter MM, Kothari SN, Mattar SG, Brethauer SA, et al. American Society for Metabolic and Bariatric Surgery 2018 estimate of metabolic and bariatric procedures performed in the United States. Surg Obes Relat Dis. 2020;16(4):457–63.
35. Lainas P, Derienne J, Dammaro C, Schoucair N, Devaquet N, Dagher I. Single-port laparoscopic surgery for the treatment of severe obesity: review and perspectives. Obes Surg. 20201;30(7):2781–90.
36. Brunner W, Schirnhofer J, Waldstein-Wartenberg N, Frass R, Weiss H. Single incision laparoscopic sigmoid colon resections without visible scar: a novel technique. Color Dis. 2010;12(1):66–70.
37. Bucher P, Pugin F, Morel P. Transumbilical single incision laparoscopic sigmoidectomy for benign disease. Color Dis. 2010;12(1):61–5.
38. Lee YS, Kim JH, Kim HJ, Lee SC, Kang BM, Kim CW, et al. Short-term outcomes of single-port versus multiport laparoscopic surgery for colon cancer: the SIMPLE multicenter randomized clinical trial. Ann Surg. 2021;273(2):217–23.
39. Poon JT, Cheung CW, Fan JK, Lo OS, Law WL. Single-incision versus conventional laparoscopic colectomy for colonic neoplasm: a randomized, controlled trial. Surg Endosc. 2012;26(10):2729–34.
40. Huscher CG, Mingoli A, Sgarzini G, Mereu A, Binda B, Brachini G, et al. Standard laparoscopic versus single-incision laparoscopic colectomy for cancer: early results of a randomized prospective study. Am J Surg. 2012;204(1):115–20.
41. Hebbar M, Riaz W, Sains P, Baig MK, Sajid MS. Meta-analysis of randomized controlled trials only exploring the role of single incision laparoscopic surgery versus conventional multiport laparoscopic surgery for colorectal resections. Trans Gastroenterol Hepatol. 2018;3:30.
42. Tacchino R, Greco F, Matera D. Single-incision laparoscopic cholecystectomy: surgery without a visible scar. Surg Endosc. 2009;23(4):896–9.
43. Antoniou SA, García-Alamino JM, Hajibandeh S, Hajibandeh S, Weitzendorfer M, Muysoms FE, et al. Single-incision surgery trocar-site hernia: an updated systematic review meta-analysis with trial sequential analysis by the Minimally Invasive Surgery Synthesis of Interventions Outcomes Network (MISSION). Surg Endosc. 2018;32(1):14–23.
44. Haueter R, Schütz T, Raptis DA, Clavien P-A, Zuber M. Meta-analysis of single-port versus conventional laparoscopic cholecystectomy comparing body image and cosmesis. Br J Surg. 2017;104(9):1141–59.
45. Klein D, Barutcu AG, Kröll D, Kilian M, Pratschke J, Raakow R, et al. Randomized controlled trial of single incision versus conventional multiport laparoscopic cholecystectomy with long-term follow-up. Langenbeck's Arch Surg. 2020;405(5):551–61.
46. Arezzo A, Passera R, Forcignanò E, Rapetti L, Cirocchi R, Morino M. Single-incision laparoscopic cholecystectomy is responsible for increased adverse events: results of a meta-analysis of randomized controlled trials. Surg Endosc. 2018;32(9):3739–53.
47. Lee W, Roh YH, Kang SH, Kim CY, Choi Y, Han HS, et al. The chronological change of indications and outcomes for single-incision laparoscopic cholecystectomy: a Korean multicenter study. Surg Endosc. 2021;35(6):3025–32.
48. Lima DL, Lima RNCL, Dos Santos DC, Shadduck PP, Carvalho GL, Malcher F. Which cholecystectomy technique would surgeons prefer on themselves? Surg Laparosc Endosc Percutan Tech. 2021;30(6):495–9.
49. Barbaros U, Sümer A, Demirel T, Karakullukçu N, Batman B, Içscan Y, et al. Single incision laparoscopic pancreas resection for pancreatic metastasis of renal cell carcinoma. JSLS. 2010;14(4):566–70.
50. Kim EY, You YK, Kim DG, Hong TH. Dual-incision laparoscopic spleen-preserving distal pancreatectomy: merits compared to the conventional method. JGastrointest Surg. 2019;23(7):1384–91.
51. Machado MA, Surjan RC, Makdissi FF. Laparoscopic distal pancreatectomy using single-port platform: technique, safety, and feasibility in a clinical case series. J Laparoendosc Adv Surg Tech A. 2015;25(7):581–5.
52. Kashiwagi H, Kumagai K, Nozue M. Single incision laparoscopic surgery for a life-threatening, cyst of liver. Tokai J Exp Clin Med. 2011;36(1):13–6.
53. Dapri G, Casali L, Bruyns J, Himpens J, Cadiere GB. Single-access laparoscopic surgery using new curved reusable instruments: initial hundred patients. Surg Technol Int. 2010;20:21–35.
54. Brunner W, Schirnhofer J, Waldstein-Wartenberg

N, Frass R, Pimpl K, Weiss H. New: single-incision transumbilical laparoscopic surgery. Eur Surg. 2009;3:98–103.
55. Struecker B, Haber P, Öllinger R, Bahra M, Pascher A, Pratschke J, et al. Comparison of single-port versus standard multiport left lateral liver Sectionectomy. Surg Innov. 2018;25(2):136–41.
56. Saad MR, Choi Y, Han HS, Yoon YS, Cho JY, Lee JS, et al. Solo single-incision laparoscopic liver resection: a cohort series. ANZ J Surg. 2020;90(6):1108–11.
57. Weiss M, Mittermair C, Brunner E, Schirnhofer J, Obrist C, Pimpl K, et al. Inline radiofrequency precoagulation simplifies single-incision laparoscopic minor liver resection. J Hepatobiliary Pancreat Sci. 2015;22(12):831–6.

第 31 章

新的单孔手术平台

Hans Friedrich Fuchs, Rabi R.Datta, Dirk L.Stippel, Christiane J.Bruns

31.1 引言

患者对微创方式的需求推动了微创手术[最小入路手术(MAS)]的出现,这让大多数外科医生从开腹胆囊切除术转向腹腔镜手术[1-3]。MAS 的成功很大一部分是“杀手级应用”的功劳[1-3]。在随后的 30 年里,出现了几种可替代的、甚至侵入性更小的经典腹腔镜胆囊切除术,但其中的一些技术已逐渐消失了。最初的经典腹腔镜胆囊切除术的成功案例永远无法复制。微型器械胆囊切除术是一种早期的替代技术,这种技术在一些方面的使用上依旧是成功的[4-6]。随着对自然腔道手术的宣传,人们对经胃胆囊切除术进行了更多的研究,但现有技术明显的局限性限制了其的临床应用[7-9]。在德国,经阴道胆囊切除术曾被大肆宣传,但并没有经受住时间的考验[10-12]。

在当前阶段,单孔通路手术被引入,并进行了一些有关研究[13-15]。其明显的优势是减少了穿刺套管的使用;然而,由于该技术的性质,通过有限“单孔”的手术流程相当繁琐[13-15]。当手术开始时,特殊的器械需要在腹腔内弯曲和交叉,这增加了手术的复杂性[13-16]。由于手术技术的复杂性和外科医生缺乏经验,这些缺点很快就导致出现越来越多的手术并发症[14]。

因此,单孔手术(SPS)和胆囊切除术的普及率在过去 5~10 年再次下降。如今,SPS 不是大多数机构的护理标准。技术上的困难导致增加了手术时间,甚至可能提高并发症的发生率[15,17-24]。此外,因为单孔手术通常会在脐部产生 2~3cm 的切口,这可能会导致更高的术后疝的发生率[17,18]。

机器人胆囊切除术等新技术引起了人们的兴趣,并且最近对其进行了研究[25,26]。然而,通过减小穿刺套管的尺寸和必要套管的数量来进一步减少对入路的创伤,这似乎是一个有价值的目标[17-24]。

Fortimedix Surgical SymphonX™ 系统是 SPS 中一个新的平台[27,28],直径仅为 15mm。该系统引入了一个摄像头和两个非交叉的多关节器械,这种组合创造了一个舒适的工作平台,该平台提供了供术者操作仪器和组织的空间,且结合了可与机器人手术相媲美的功能[27,28]。SymphonX™ 系统可以在没有额外套管的情况下进行腹腔镜手术,如胆囊切除术[29]。临床研究也显示了 SymphonX™ 系统广阔的前景[29]。

31.2 SymphonX™ 平台

该平台是在几项临床前期实验的基础上开发的，通过这些前期实验以评估其能力并尽早了解其缺点[27-29]。该系统已获得 CE-mark 的批准，并已用于临床工作。图 31.1 显示了带有系统的平台及多关节器械（直径 <15mm，以通过 15mm 的套管）。

通过导引器的 4 个内腔可进入多个器械。该平台有 2 个用于手术器械进出的侧腔（通道）（图 31.2）和 1 个用于 5mm 腹腔镜相机进出的上腔。

此外，在引导器中有另外一个下腔，用于额外的 3mm 器械进出，如抽引（冲洗）装置或小抓持器等地进出。有许多不同的工具可通过这些手术通道，用于解剖的烧灼钩、弯曲的解剖器、不同的抓取器、夹贴器、剪刀和抽吸（冲洗）装置。多关节器械有特别的关节节段和刚性节段，这使其可保持稳定并可结合机器人特征进行三角测量，且不会与近端的器械交叉或碰撞。每个装置都能够 360°旋转，以及具备横向、前/后和上/下的可操作性。

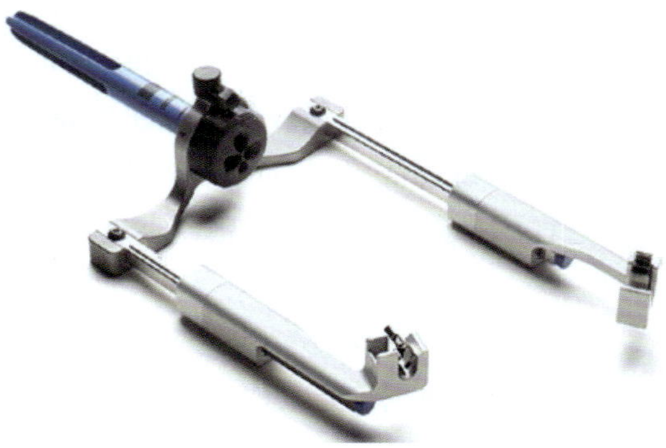

图 31.2 引导器提供了 4 种不同的通道。有 2 个侧腔（通道）用于手术操作，一个上腔用于 5mm 腹腔镜相机，可以根据手术过程移入和移出。

这些器械无需交叉的操作可在常规的腹腔镜“模型”中进行，有利于操作的学习和提升此技术的适用性。

31.3 操作技术

手术从 MAS 指南中建立的标准化术前准备工作开始。患者取仰卧位或躺椅位。所有的术前准备步骤均按照安全的腹腔镜胆囊切除术进行。建立腹膜囊，然后引入导引器所需的 15mm 套管。应小心地将套管针放置在距离目标器官胆囊 12~14cm 处。在安全放置套

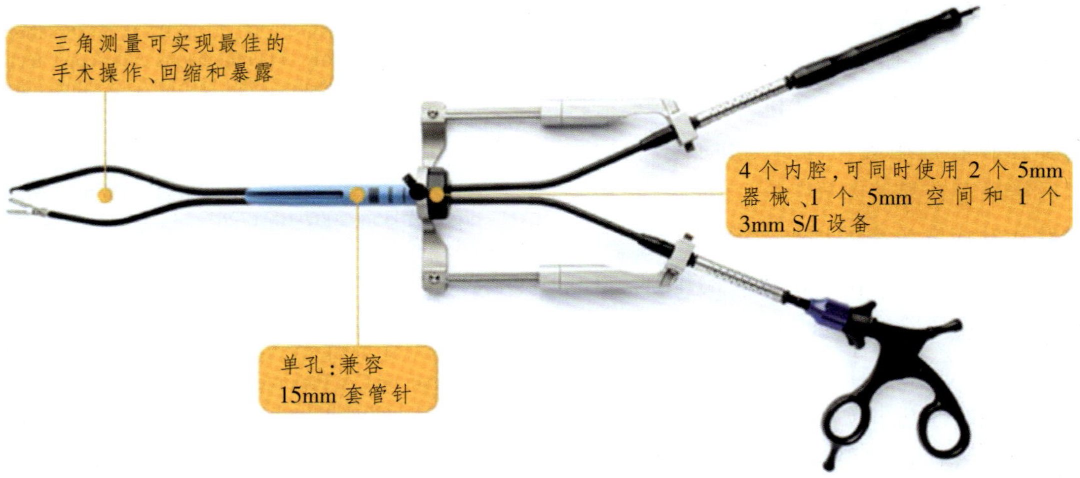

图 31.1 SymphonX™ 平台，采用关节连接器械和直径为 15mm 的单孔套管的单孔手术器械。

管后，将导引器插入套管中，并将腹腔镜引入腹腔，随后检查腹部、右肝区和 Calot 三角。Calot 三角的检查最好经腹壁在 Teres 韧带周围放置缝合线，以拉起肝右叶后进行检查。这样的暴露方式可以对靶器官进行安全解剖。

然后，随着胆囊收缩、Calot 三角暴露，开始安全地进行解剖重要结构。准确识别胆囊管、胆囊动脉和胆总管外侧，然后再解剖胆囊管和胆囊动脉，在找到"关键术野"后，可以用夹子夹闭并分离。随后在肝床上剥离胆囊。可以通过套管或套管切口，使用抓取器取出解剖完成的胆囊标本。在一项试点研究中，大多数病例可以在没有任何额外的套管的情况下进行手术[29]。本研究的平均手术时间为 107 分钟[29]。

31.4 讨论和评论

单孔手术（SPS）在几年前开始流行，因为 SPS 具有减少入路创伤的潜力[13–17]。然而，这一概念的成功实践受到了在套管内交叉器械和器械碰撞等繁琐技术的限制[14,22,23]。器械碰撞可能导致术后并发症发生率的增加，特别是单孔胆囊切除术中的胆总管并发症发生率的增加[22,23]。此外，在一些病例中，需要在脐部创建一个 2~3cm 的切口来引入大型单孔系统，这增加了切口部位晚期疝的发生率[22,23]。目前的对比研究和综述显示了经典的多孔腹腔镜胆囊切除术与单孔胆囊切除术后结果存在显著差异[19–24,30]。据报道，相关术后并发症发生率的增加、套管疝风险的增加、端口周围血肿和挫伤风险的增加、胆漏和胆管损伤风险的增加[19–24,30]。尽管美容效果相对更好，但经过详细的分析后，近期也发布了相关的注意事项[30–34]。

在"关键术野"仔细解剖 Calot 三角也可增加安全性，并且在所有病例中通过使用吲哚菁绿（ICG）胆管造影术也可以很好地呈显个体解剖结构[29,35]。

此外，通过避免器械的交叉和碰撞来改进"单孔"手术处理技术，同时通过在 SPS 中建立了一个安全标准，允许关节器械在组织水平进行精确和细致地操作，均可以提升其安全性。该系统也已成功地用于临床腹股沟疝患者的治疗[29]。

SPS 依旧存在局限性。在一些情况下，需要从不同方向进行更多地牵拉或对抗牵拉，以暴露结构和（或）以安全的方式继续进行手术。在我们的研究中，在一些情况下追加使用额外的套管是必要的[29]。当这些关节轴相对于解剖或抓取的经典腹腔镜器械过于灵活时，关节器械在组织水平上进行精确操作的优势同时也可能是劣势。这在肥胖患者中可能更具有重要意义。因此，不建议在 BMI>40 的患者中应用该系统。

在未来，该平台在 SPS 中的适应证可能扩展到胆囊切除术、腹股沟疝手术、输卵管结扎、良性前肠手术和辅助腔内手术。

参考文献

1. Soehendra N, Werner B. New technique for endoscopic treatment of bleeding gastric ulcer. Endoscopy. 1977;8(2):85–7. https://doi.org/10.1055/s-0028-1098382.
2. Gauderer MW, Ponsky JL, Izant RJ Jr. Gastrostomy without laparotomy: a percutaneous endoscopic technique. J Pediatr Surg. 1980;15(6):872–5. https://doi.org/10.1016/s0022-3468(80)80296-x.
3. Siegel JH. Precut papillotomy: a method to improve success of ERCP and papillotomy. Endoscopy. 1980;12(3):130–3. https://doi.org/10.1055/s-2007-1021728.
4. Ell C, May A, Pech O, et al. Curative endoscopic resection of early esophageal adenocarcinomas (Barrett's cancer). Gastrointest Endosc. 2007;65(1):3–10. https://doi.org/10.1016/j.gie.2006.04.033.
5. Kalloo AN, Singh VK, Jagannath SB, Niiyama H, Hill SL, Vaughn CA. Flexible transgastric peritoneoscopy: a novel approach to diagnostic and therapeutic interventions in the peritoneal cavity. Gastrointest Endosc. 2004;60:114–7.
6. Rattner D, Kalloo AN, ASGE/SAGES Working

Group. White Paper on Natural Orifice translumenal endoscopic surgery. Surg Endosc. 2006;20(2):329–33.
7. Rattner D, Hawes R, Schwaitzberg S, Kochman M, Swanstrom L. The second SAGES/ASGE white paper on natural orifice translumenal endoscopic surgery: 5 years of progress. Surg Endosc. 2011;25:2441–8.
8. Kantsevoy SV, Jagannath S, Niiyama H, Scorpio D, Magee CA, Kalloo A. Endoscopic Gastrojejunostomy with survival in a porcine model. Gastrointest Endosc. 2005;62:287–92.
9. Park PO, Bergström M, Ikeda K, Fritscher-Ravens A, Swain P. Experimental studies of transgastric gallbladder surgery: cholecystectomy and cholecystogastric anastomosis (videos). Gastrointest Endosc. 2005;61(4):601–5.
10. Flora ED, Wilson TG, Martin IJ, O'Rourke NA, Maddern GJ. A review of Natural Orifice Translumenal Endoscopic Surgery (NOTES) for intraabdominal surgery. Ann Surg. 2008;247(4):583–602.
11. Swanstrom LL, Whiteford M, Kajanchee Y. Developing essential tools to enable transgastric surgery. Surg Endosc. 2008;22(3):600–4.
12. Fritscher-Ravens A, Mosse CA, Ikeda K, Swain P. Endoscopic transgastric lymphadenectomy by using EUS for selection and guidance. Gastrointest Endosc. 2006;63(2):302–610.
13. Ryou M, Fong DG, Pai RD, Tavakkolizadeh A, Rattner DW, Thompson CC. Dual-port distal pancreatectomy using a prototype endoscope and endoscopic stapler: a natural orifice transluminal endoscopic surgery (NOTES) survival study in a porcine model. Endoscopy. 2007;39(10):881–7.
14. Fuchs KH, Breithaupt W, Schulz T, Ferencz S, Varga G, Weber G. Transgastric small bowel resection and anastomosis – a survival study. Surg Endosc. 2011;24:601–9.
15. Meining A, Kähler G, von Delius S, Buess G, Schneider A, Hochberger J, Wilhelm D, Kübler H, Kranzfelder M, Bajbouj M, Fuchs KH, Gillen S, Feussner H. Natural orifices transluminal endoscopic surgery (NOTES) in Germany: summary of the working group reports of the "D-NOTES meeting 2009". Z Gastroenterol. 2009;47(11):1160–7.
16. Kähler G, Bulian D, Collet P, Eickhoff A, Feussner H, Fritscher-Ravens A, Fuchs KH, Hochberger J, Kratt T, Meier PN, Meining A, Schäfer H, Wilhelm D, Arbeitsgruppe NOTES. Endoscopic surgery through natural orifices (NOTES) in Germany: status report 2010. Z Gastroenterol. 2011;49(4):543–9.
17. Meining A, Feussner H, Swain P, Yang GZ, Lehmann K, Zorron R, Meisner S, Ponsky J, Martiny H, Reddy N, Armengol-Miro JR, Fockens P, Fingerhut A, Costamagna G. Natural-orifice transluminal endoscopic surgery (NOTES) in Europe: summary of the working group reports of the Euro-NOTES meeting 2010. Endoscopy. 2011;43(2):140–3.
18. Fritscher-Ravens A, Feussner H, Kähler G, Mathes K, Meining A, Hochberger J, Meier P, von Delius S, von Renteln D, Wilhelm D, Burghardt J, Bernhardt J, Lamade W, Magdeburg R, Meier P, Vassiliou M, Fuchs KH, für die Arbeitsgruppe D-NOTES. State of NOTES development in Germany: Status report of the D-NOTES-Congress 2011. Z Gastroenterol. 2012;50(3):325–30.
19. Fuchs KH, Meining A, von Renteln D, Fernandez-Esparrach G, Breithaupt W, Zornig C, Lacy A. Euro-NOTES Status Paper: from the concept to clinical practice. Surg Endosc. 2013;27(5):1456–67.
20. Sahoo MR, Deshpande S, Ahmmed S. Transgastric submucosal excision of small- to medium-sized gastrointestinal stromal tumours by pure minimally invasive approach. J Minim Access Surg. 2018;14(1):18–22. https://doi.org/10.4103/jmas.JMAS_138_16.
21. Habenicht Yancey K, McCormack LK, McNatt SS, Powell MS, Fernandez AZ, Westcott CJ. Laparoscopic-assisted transgastric ERCP: A single-institution experience. J Obes. 2018. https://doi.org/10.1155/2018/8275965.
22. Xing XB, Cui Y, Huang ZZ, et al. Percutaneous transgastric endoscopic myotomy for upper esophageal spastic stricture. Endoscopy. 2019;51(11):E345–6. https://doi.org/10.1055/a-0885-9000.
23. Xiao G, Liu Y, Yu H. Laparoscopic transgastric resection for intraluminal gastric gastrointestinal stromal tumors located at the posterior wall and near the gastroesophageal junction. Asian J Surg. 2019;42(5):653–5. https://doi.org/10.1016/j.asjsur.2019.01.020.
24. Borel F, Branche J, Baud G, Gérard R, Pattou F, Caiazzo R. Management of Acute Gallstone Cholangitis after Roux-en-Y Gastric Bypass with Laparoscopic Transgastric Endoscopic Retrograde Cholangiopancreatography. Obes Surg. 2019;29(2):747–8. https://doi.org/10.1007/s11695-018-3620-2.
25. Papanikolas M, Sarkar A, Bassan M, Niles N. Laparoscopic trans-gastric endoscopic retrograde cholangiopancreatography during emergent cholecystectomy after Roux-en-Y gastric bypass: novel techniques for choledocholithiasis. ANZ J Surg. 2020;90(5):912–4. https://doi.org/10.1111/ans.15409.
26. Kanehira E, Kanehira AK, Tanida T, Takahashi K, Sasaki K. Percutaneous endoscopic intragastric surgery: an organ preserving approach to submucosal tumors at esophagogastric junction. Transl Gastroenterol Hepatol. 2017;2:48. Published 2017 May 16. https://doi.org/10.21037/tgh.2017.05.03.
27. Gonzalez C, Kwak JM, Davrieux F, Watanabe R, Marescaux J, Swanström LL. Hybrid transgastric approach for the treatment of gastroesophageal junction pathologies. Dis Esophagus. 2019;32(2). https://doi.org/10.1093/dote/doy095, https://doi.org/10.1093/dote/doy095.
28. Seifert H, Wehrmann T, Schmitt T, Zeuzem S, Caspary WF. Retroperitoneal endoscopic debridement for infected peripancreatic necrosis. Lancet. 2000;356(9230):653–5. https://doi.org/10.1016/S0140-6736(00)02611-8.
29. Baron TH, DiMaio CJ, Wang AY, Morgan KA. American gastroenterological association clinical practice update: management of pancreatic necrosis. Gastroenterology. 2020;158(1):67–75.e1. https://doi.org/10.1053/j.gastro.2019.07.064.
30. Narula VK, Hazey JW, Renton DB, Reavis KM,

Paul CM, Hinshaw KE, Needleman BJ, Mikami DJ, Ellison EC, Melvon WS. Transgastric instrumentation and bacterial contamination of the peritoneal cavity. Surg Endosc. 2008;22(3):605–11.
31. Narula VK, Happel LC, Volt K, Bergmann S, Roland JC, Dettore R, Renton DB, Reavis KM, Needleman BJ, Mikami DJ, Ellison EC, Melvin WS, Hazey JW. Transgastric endoscopic peritoneoscopy does not require decontamination of the stomach in humans. Surg Endosc. 2009;12(6):1331–6.
32. Nau P, Ellison EC, Muscarella P Jr, Mikami D, Narula VK, Needleman B, Melvon WS, Hazey JW. A review of 130 humans enrolled in transgastric NOTES protocols at a single institution. Surg Endosc. 2011;25(4):1004–11.
33. Fuchs KH, Breithaupt W, Kuhl HJ, Schulz T, Dignaß A. Experience with a training program for transgastric procedures in NOTES. Surg Endosc. 2010;24:601–9.
34. Pasricha PJ, Hawari R, Ahmed I, et al. Submucosal endoscopic esophageal myotomy: a novel experimental approach for the treatment of achalasia. Endoscopy. 2007;39(9):761–4. https://doi.org/10.1055/s-2007-966764.
35. Inoue H, Minami H, Kobayashi Y, et al. Peroral endoscopic myotopmy (POEM) for esophageal achalasia. Endoscopy. 2010;42:265–71.
36. Swanström LL, Rieder E, Dunst CM. A stepwise approach and early clinical experience in peroral andoscopic myotomy for the treatment of achalasia and esophageal motility disorders. J Am Coll Surg. 2011;213(6):751–6.
37. von Renteln D, Inoue H, Minami H, Werner YB, Pace A, Kersten JF, Much CC, Schachschal G, Mann O, Keller J, Fuchs KH, Rösch T; Peroral endoscopic myotomy for the treatment of achalasia: a prospective single center study. Am J Gastroenterol. 2011. https://doi.org/10.1038/ajg.2011.388.
38. Werner YB, Hakanson B, Martinek J, et al. Endoscopic or surgical myotomy in patients with idiopathic achalasia. N Engl J Med. 2019;381(23):2219–29. https://doi.org/10.1056/NEJMoa1905380.
39. Stavropoulos SN, Modayil R, Friedel D. Current applications of endoscopic suturing. World J Gastrointest Endosc. 2015;7(8):777–89. https://doi.org/10.4253/wjge.v7.i8.777.
40. Meier B, Schmidt A, Glaser N, Caca K. Endoscopic full-thickness resection of gastric subepithelial tumors with the gFTRD-system: a prospective pilot

第 32 章

胃肠道手术的术中成像

Claire Chalopin, Marianne Maktabi, Hannes Köhler, Fernando Cervantes-Sanchez, Annekatrin Pfahl, Boris Jansen-Winkeln, Matthias Mehdorn, Manuel Barberio, Ines Gockel, Andreas Melzer

32.1 胃肠道和腹部外科术中的影像学基础

迄今为止，胃肠道(GI)的手术是通过内镜或腹腔镜成像系统在间接视觉下进行的，与开放性手术相比，视野受限，外科医生在很大程度上失去了触觉反馈。虽然术中成像可以通过显示附加信息来帮助外科医生进行手术，但在日常临床实践中，其使用的主要的标准成像方式仍然是X线成像，如术中胆管造影、经皮超声检查和超声内镜检查。在术中，内镜检查和腹腔镜超声检查常被用作胰腺和胃肠道肿瘤切除[17,19]，以及细针穿刺、引流中的指导工具[37]。

已经开发了进一步的成像方法来克服微创手术的局限性(表32.1和图32.1)。虽然这些模式尚未在临床常规实践中应用，但其中一些模式，如近红外光谱(NIR)、激光散斑对比成像(LSCI)和窄带成像(NBI)已被外科医生采用，并已实现商业化医疗设备[45]。NIR的原理包括注入外源染料，如吲哚菁绿(ICG)利用窄带光激发染料分子，并记录发出的荧光信号。该技术目前仍在评估中，主要用于估计组织灌注量，以减少结直肠和食管肿瘤切除手术期间因吻合口瘘而引起的术后并发症[1,10,14,24]。Diana等提出了一种荧光增强成像(FLER)的工具，用于量化和可视化从ICG荧光中提取的灌注信息。FLER包括计算对有限时间窗口内测量的荧光信号的平均值，并给外科医生提供动态灌注图[15]。荧光成像的主要缺点是注入的外源染料会引起过敏反应等并发症。LSCI已成为肠道血液灌注可视化的替代的非侵入性检查方式[29]。该技术在近红外激光的激发下，实时测量血液中移动的红细胞向后散射的光。该技术对血液衍生的运动伪影信号很敏感[20]。NBI是胃肠道诊断和喉部手术领域中一种更广为接受的检查方式。NBI使用窄范围的绿色、蓝色和红色波长来增强血管结构和黏膜图案的对比度。该方法用于区分良性和恶性的病变，并识别食道癌、胃癌和结肠癌的肿瘤边缘[2,6]。对观察者的培训，并使其能够客观地解释图像和减少观察者间的变异性是必要的。

最近引入的成像技术，如光学相干断层

表 32.1 术中内镜检查的临床经验概述

	光学成像						混合成像	热成像
	荧光	LSCI	NBI	OCT	拉曼光谱成像	HIS	PA	IRT
空间分辨率	亚毫米级	亚毫米级	亚毫米级	微米	微米	亚微米	微米	亚毫米级
穿透深度	1~2mm	1~2mm	1~2mm	1~2mm	<1mm	<5mm	达到厘米	<1mm
造影剂	吲哚菁绿（ICG）	无	无	无	无	无	无	无
外部组织刺激	光波(近红外范围)	光波（近红外范围）	光波(蓝色、绿色和红色范围)	光波（近红外范围）	光波（近红外范围）	光波(视觉和近红外范围)	最佳波长	无
获取过程中的接触	无	无	无	无	无	无	有	无
扫描区域	Several cm^2	Several cm^2	一个 few cm^2	一个 few mm^2	一个 few mm^2	Several cm^2	Several cm^2	Several cm^2

several=区域为 10cm×10cm

few=范围为 1~2cm×1~2cm

由于技术和设备不同，很难估计。

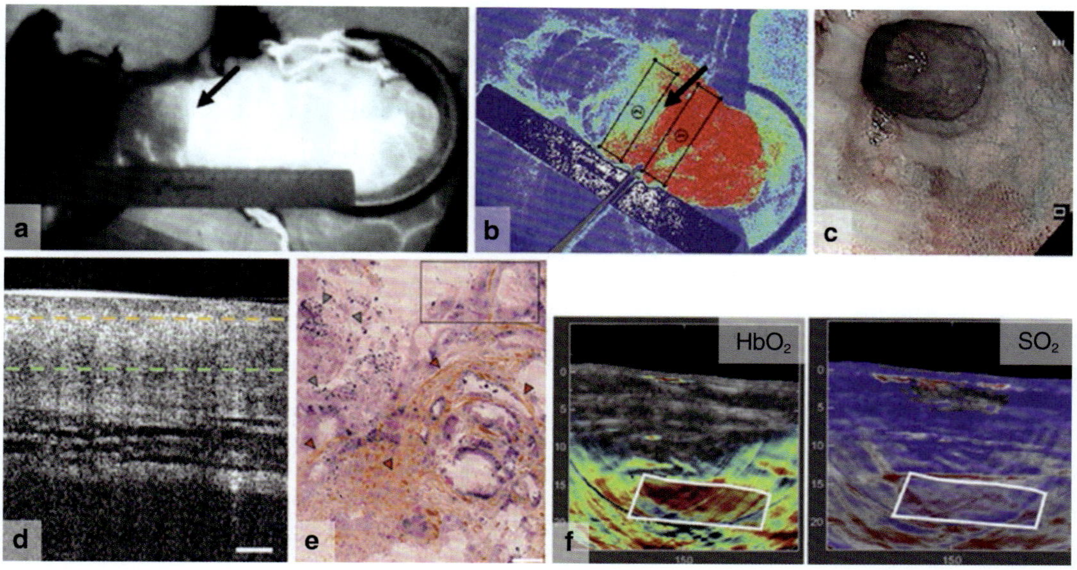

图 32.1　用于胃肠道诊断和治疗的术中影像示例。(a)ICG 荧光(自身图像)和(b)LSCI[29]中体内肠道的横断边缘(黑色箭头所示)。(c)体内食管癌的 NBI 图像[6]。(d)来自体内结肠息肉的横截面内镜的 OCT 图像(比例尺为 100μm)[32]。(e)新鲜切除的结肠癌的拉曼光谱成像(比例尺为 100μm)[43]。(f)活动期克罗恩病患者的组织血红蛋白(HbO_2)和血氧饱和度(SO_2)的参数图像,基于多光谱光声(PA)成像计算[51]。

扫描(OCT)、拉曼光谱成像、光声成像(PA)和红外热成像(IRT)已被证明可以识别出细胞和组织的某些方面。OCT 的原理包括用给定波长的光源(通常在 NIR 范围内)刺激组织,并测量返回相机的散射和反射光。OCT 提供具有像素分辨率的 2D 横截面和微米刻度的 3D 图像。与内镜系统兼容的小型探头已经被开发出来。空间扫描机制能够获取 3D 图像数据[50]。其被应用于包括食管腺癌、结直肠癌、炎症性肠病的诊断、胆管结构的可视化,以及对小肠病理学(如克罗恩病)的研究[32,42,50]。拉曼光谱成像是化学中用于识别分子的光谱方法。该技术可以与光纤集成在一起。将几根光纤的组合使用可以测量指定的小区域,从而指定成像。例如,拉曼光谱成像的医学应用是单个细胞和组织样本的小切片的可视化,已被引用到检测人体的结肠癌和胰腺癌的手术标本中[43]。一项独特的研究证明了磁共振成像(MRI)引导通过活检套管对组织进行拉曼光谱成像检测的可行性[3]。相对较大的设备、较长的采集时间,以及仅限于几平方毫米的扫描区域是 OCT 和拉曼光谱成像的主要限制。多光谱光声(PA)成像是一种新的混合成像方法,结合了光学和超声成像两者的优点[53]。其光学组件可提供高达几微米的高分辨率图像,而超声波组件能够检查高达几厘米的组织深度。该原理包括用脉冲激光激发组织的内源性发色团,如血红蛋白、黑色素、脂肪和水、或外源性染料。光在一定程度上被组织吸收并转化为热量和压力。这种压力以宽带声学信号的形式来传播信号,可以被这种美国探测器检测到。PA 成像非常适用于软组织的成像,更具体地说,适用于显示位于皮肤下几厘米处的微血管结构[23]。其在克罗恩病结肠炎的经腹监测的应用中已有报道[4,51]。PA 与光纤探头的结合使其微创应用成为可能,如胃肠道早期肿瘤的诊断[54]。这项研究表明,PA 能够测量与肿瘤相关的血管结构和血氧参数的变化。然而,该技术必须使用高能激光来显示厘米范围内的组织深度，这可能导致组织损伤。红外热成像术(IRT)是一种被动记录温度大于0K物体发出的红外辐射的热成像方法。辐射与人体的温度成正比。红外摄像机检测辐射并将信号转换为温度值。由于组织温度取决于其灌注状态，IRT已在动物模型进行了评估，以监测吻合过程中的组织灌注[9,41]。这种方法难以应用于内镜检查，因为在封闭的腹部区域不能观察组织之间的温度变化。

多光谱和高光谱成像(MSI/HSI)是光学成像技术，与上述技术相比，它能显示出更多种类的组织特征，并且已于2010年推出[33]。这些技术是非侵入性的，并且以非接触方式采集数据。在手术期间，商业移动系统可在监视器上对数据进行分析和可视化[12]。因此，MSI/HSI成为支持手术室外科医生感兴趣的工具。莱比锡大学计算机辅助外科研究所(ICCAS)和莱比锡大学医院内脏、移植、胸腔和血管外科开始在“体外”“离体”和“体内”试验以评估这种模式。为了向外科医生提供数据，并促进MSI/HSI设备，以适应手术设置和技术改进的目标，目前已经进行了相应的技术开发。本章旨在介绍MSI/HSI领域的国际最新技术，并描述在胃肠道手术中的应用。有关在其他医学领域应用的更多信息，推荐Clancy等和Ortega等最近的综述论文[12,40]。

32.2 多光谱和高光谱成像(MSI/HSI)技术的现状

32.2.1 物理原理

MSI/HSI是将吸收光谱原理与数字成像相结合的无创光学成像方法。通常使用可视光近红外(NIR)范围内发射的特定光对感兴趣的区域进行照射。组织反射的光被相机记录并通过传感器或光谱仪分析。当光穿透组织表面时，会根据组织的特定化学成分而被吸收、散射和透射。因此，组织-光的相互作用产生了组织定义的光谱特征，从而可以破译组织成分。光谱数据提供的信息比人眼或常规相机提供的更多。

MSI/HSI设备生成称为超立方体的三维(3D)数据，由表示空间坐标的x和y维度组成，而第三轴对应于光谱维度。结果，记录区域的每个像素与代表根据波长测量的反射光量的MSI/HSI相关，但系统获取的光谱带数量不同。MSI是指系统获取有限数量的频段，通常少于20个，而HSI系统可以记录多达数百个频段。为简化起见，MSI/HSI在下文中以多光谱和高光谱成像(HSI)一词列出。

32.2.2 多光谱和高光谱成像(MSI/HSI)系统技术和商业系统

不同的HSI技术可以分为三类：空间扫描系统、光谱扫描系统和快照系统[18]中提供了对不同系统的出色综合描述。空间扫描系统同时记录一个空间点(扫帚系统)或一条线(推扫系统)。通过手动或机械移动设备或对象来执行目标区域的扫描。机械扫描需要使用电机，这增加了整个系统的尺寸和复杂性。空间扫描数据采集需要几秒钟，并提供具有高光谱分辨率的数据。另一方面，光谱扫描系统对目标区域的采集仅限一个波长。机械或电子系统能够在不同的光谱带之间切换。这些系统的光谱分辨率有限，但通常能比空间扫描系统进行更快的数据采集。如果组织或相机移动，则可能发生对应于不同光谱带的空间图像之间的错位。此外，光谱扫描系统与医用内镜的集成比空间扫描系统更容易。最后，快照系统可以对目标区域实施多光谱带采集。然而，空间和光谱分辨率目前是有限的。商业HSI系统由不同的公司销售，其中一些被批准用于临床[12]。

在实践中，技术的选择在很大程度上取决于医疗应用。虽然光谱扫描系统与微创手术干预兼容，但空间扫描系统主要用于开放性手术。由于扫描时间的限制，这两个系统都只适用于识别静止的结构和组织。空间扫描系统提供了高光谱分辨率，但组织的光谱特征仍在研究中，所以目前仅用于初步研究。

32.2.3 内镜系统

由于微创手术主要用于胃肠道手术，因此腹腔镜 HSI 系统正在研发中。已经确定了在研究领域开发的 12 种内镜 HSI 系统[28]，其中大多数是基于光谱或空间扫描。系统的光谱范围和光谱带的数量非常多。有两个系统提供了很大的视觉和 NIR 范围(500~1000nm 及以上)，此功能对于初步医学检查是必要的。12 个系统中只有 3 个在光谱数据采集期间提供了彩色视频，此功能在腹腔镜手术期间必不可少。本团队提出了一种与微创手术兼容的新的 HSI 系统[28]。在 $8cm^3 \times 6cm^3 \times 6cm^3$ 大小的外壳中嵌入微型扫描系统，将其连接到带有 10mm 光学器件的商用硬性腹腔镜(图 32.2)。HSI 系统生成的光谱数据具有 640×480 像素和 100 个光谱通道，范围为 500~1000nm，光谱分辨率为 5nm。HSI 数据的采集时间为 4.6 秒。彩色视频是同时记录的，并且可以增加光谱信息。这是第一个在可见光和 NIR 范围内同时提供具有高空间和光谱分辨率的 HSI 数据，以

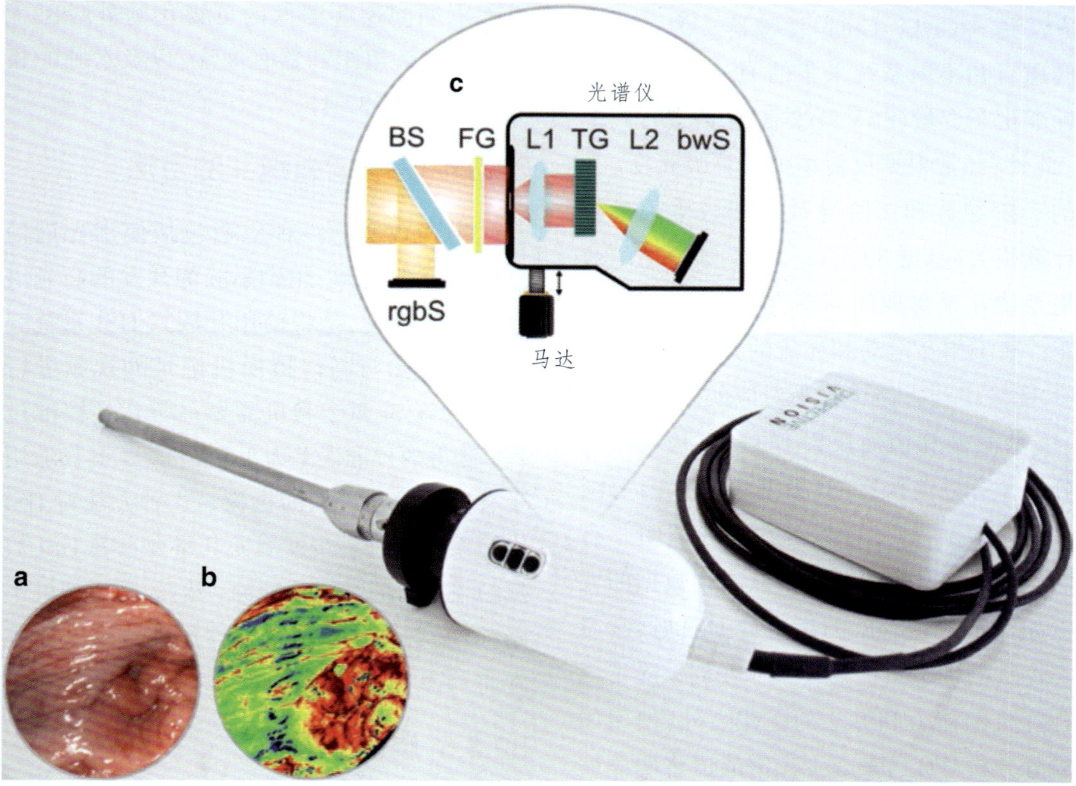

图 32.2　腹腔镜高光谱成像(HSI)系统由德国 Salzhaff Dispecective Vision GmbH 与德国莱比锡大学计算机辅助外科研究所(ICCAS)合作开发。该系统同时采集视频(a)和具有高空间和光谱分辨率的高光谱成像(HSI)数据(b)。

及彩色视频的腹腔镜系统。样机经过技术评估,对患者切除组织首次进行成功采集。

32.3 高光谱成像数据的处理与分析

高光谱成像(HSI)将反射值与图像的像素相关联。不能将光谱数据与2D或3D医学图像数据进行比较,因为灰度占比或颜色是由像素或体素决定的。HSI数据的解读对医生来说不太直观。因此,正在开发计算机辅助人工智能工具以支持对HSI数据的分析。下面描述了四种不同的方法。

32.3.1 HSI数据的预处理

预处理是去除噪声和伪影以标准化和简化光谱数据的最初步骤[33]。平滑光谱的常用方法是Savitzky-Golay滤波器。为了比较不同患者和不同系统采集的HSI数据,使用如标准正态变量(SNV)方法对光谱进行归一化。此外,经常根据反射率值计算吸光度。光谱的一阶导数和二阶导数可能与生理参数的计算相关(参见32.3.3)。最后,如果组织或相机系统在采集期间移动,则可以执行运动校正。基于相互运动和光流的方法是最常见的[31]。图像中与人体组织不对应的区域(如纱布、手术器械和镜面反射)的去除是在分类和分割任务之前执行的(参见32.3.5)。因此,使用阈值反射率值的基本方法被证明是有效的。HSI数据处理的耗时取决于数据的大小。如对于数量有限的患者数据,机器学习分类算法的训练可能需要几个小时。除了提高计算机的能力和算法的优化之外,使用如主成分分析(PCA)来减少光谱通道将明显缩短数据处理的过程。

32.3.2 对比度增强

将HSI数据呈现给外科医生的第一种方法是选择适当的波长,以增强在NBI中执行给定的解剖结构。例如,Nouri等开发了一种结合最佳三个光谱波段的方法,以增强输尿管和血管图像的对比度[38]。

32.3.3 生理光谱参数的计算

第二种方法基于光谱数据确定生理参数。参数值以伪彩色图的形式表示。使用三通色图像(RGB)相机生成皮肤的血液灌注图是最常见的[30,31]。这种MSI系统具有提供实时视频信息的优势,但主要关注组织灌注的测量。根据HSI数据,对与组织氧合、NIR灌注、组织血红蛋白和水含量组织液相关的其他参数[22]进行了描述(图32.3)。在胃肠道手术期间这些图像的可视化为外科医生提供了有关组织和器官灌注,以及水肿的相关信息(参见32.4)。

32.3.4 基于增强现实的方法

增强现实的一种应用包括使用光谱信息增强彩色视频。Barberio等开发的高光谱增强现实工具,是将使用开放式HSI系统获得的灌注图与高清摄像机记录的视频进行叠加[7]。校准两个相机需要一个初始校准过程。测得的校准误差为1.6nm。此工具仅适用于有固定采购计划的机构。这种方法对HSI内镜系统的进一步发展尤其重要,其HSI数据的采集时间需要几秒钟。然而,由于相机不断移动,必须使用快速弹性配准过程来正确地将静态光谱数据与运动视频对齐。

32.3.5 自动分类法

本文报告的最后一种方法是组织分类

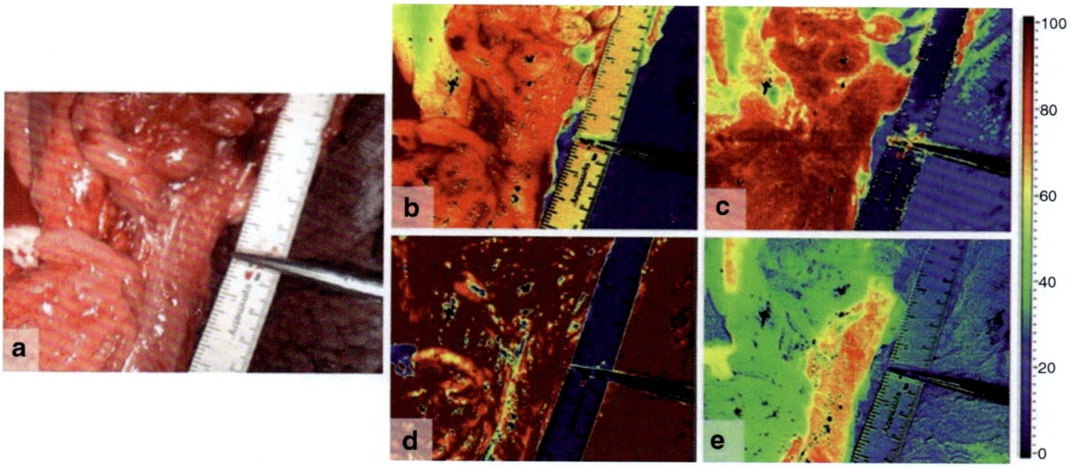

图 32.3　商用 TIVITA® 组织系统(Diaspective Vision GmbH,Am Salzhaff,Germany)计算的光谱参数示例:NIR 灌注(b)、组织氧合(c)、组织血红蛋白(d)和组织液(e)。三通色图像(RGB)显示了手术区域(在结直肠手术中为肠道),如(a)所示。

方法。其目标是使用人工智能的方法从超立方体中自动识别组织和结构。可视化方法能够增强彩色图像中提取的结构。监督分类器也称为机器学习方法,是对光谱数据进行分析的最流行的技术。在这种方法中,预测算法是基于人工注释的 HSI 数据的数据集进行训练的,即组织内容已知的光谱数据。因此,经过训练的分类器模型能够自动标记非注释的 HSI 数据中的组织。这种方法非常适合 HSI 领域,因为计算机运行的算法在识别大光谱数据中特定的特征方面比人类识别更好、更快。识别危险结构和肿瘤是外科手术的主要应用[12,18,39](参见 32.4)。标准的机器学习方法,如随机森林(RF)、逻辑回归(LR)、支持向量机(SVM)、k 近邻(kNN)和多层感知器(MLP)已被重点研究[33,39]。深度学习(DL)方法是有影响力的工具,但目前对 HSI 数据的评估较少。其原因之一是研究中报道的 HSI 患者数据的数量有限。自动组织分类的一些应用在 32.4.2 和 32.4.3 中进行了详细描述。

监督分类器性能的局限性是数据注释中的错误、光谱数据中包含的复杂信息,以及不同类型组织之间可能的光谱相似性。第一,错误注释的 HSI 数据会导致训练数据集的质量降低,从而降低分类器模型的性能。数据注释通常由临床医生在手术后进行。例如,基于统计方法或涉及光谱测量(如光谱角映射器)的自动计算机辅助方法,可以识别不正确的注释并删除训练数据集中的离群光谱值。第二,光谱数据中包含的大量信息会降低分类器的性能。例如,使用主成分分析(PCA)这样的方法能够从波段中提取最相关的波段来区分不同的组织。此外,频带数量的减少能够加快计算时间。第三,患者间和患者体内自身组织成分的变异性可导致光谱特征具有巨大的差异。因此,不同组织类别之间的自动区分是复杂的。根据经验,随着训练数据集的增加,监督分类器的性能会迅速提高。由于手术患者的 HSI 数据数量有限,应该研究增加数据和生成合成数据的方法。

32.4 HSI 的临床前景和临床应用现状

HSI 的医学应用涵盖了从疾病诊断到治疗的广泛领域[33]。在外科领域中，Shapey 等确定了 4 个主要应用：残余肿瘤组织的检测、关键解剖结构的分类、组织氧合的监测，以及血液下目标结构的可视化[48]。Ortega 等的研究表明，在胃肠外科手术中，HSI 主要在腹部、结直肠、胆道、肠道和胃手术中进行评估[39]。大多数报道的研究是在动物模型或离体人体组织上进行的。莱比锡大学计算机辅助外科研究所(ICCAS)开展的工作包括组织灌注评估、组织特征和分类，以及临床胃肠道肿瘤的识别。这些内容将在下文进行介绍，并与国际研究的现状进行了比较。

32.4.1 组织灌注评估

组织灌注评估代表了医学 HSI 应用的一个很大的应用领域。其中一个原因是血红蛋白(Hb)是组织吸收光的主要因素。脱氧血红蛋白的吸光度峰值和含氧血红蛋白的双吸光度峰值(分别为 560nm、540nm 和580nm)在普通传感器可检测的可见光谱范围内。其在医学中的应用多种多样，如重症监护患者的皮肤微循环评估[16]、人体伤口监测[21]，以及对循环系统疾病的诊断[11,33]。

我们的团队调查其在肝脏和胃肠外科领域的不同应用。在一例患者身上成功地评估了 HSI 在半肝切除术中准确确定肝切除平面的作用[49]。另一个应用是检测急性肠系膜缺血患者的肠道灌注缺陷[36](图 32.4)。一项包括 11 例患者的研究表明，低灌注组织的氧合和灌注在统计学上显著低于活体肠道。此外，坏死组织的特征是吸收光谱在 630nm 处有一个局部峰值。此外，Köhler 等对 HSI 进行了评估，以证明在食管切除术期间缺血调节效应有利于增强胃管的灌注[27]。根据 22 例患者的 HSI 数据结果显示，缺血预处理患者组的组织氧合显著高于对照组。最后，最有前景的应用之一是减少因吻合口瘘引起的术后并发症。组织灌注不足是吻合口功能不全的主要原因之一。因此，Jansen Winkeln 等评估了 HSI 在结直肠切除术中对横切边缘平面的精确定位[26]。在这项初步研究招募的 24 例患者中，有 20 例患者准确确定了灌注良好和灌注不良之间的界限(图 32.5)。此外，结果表明，外科医生根据在组织上目测的边缘和基于 HSI 的边缘之间的距离可达 13mm。而且，新技术的评估需要与现有方法进行比较。最近发表的一项包括 32 例患者的研究，比较了吲哚菁绿(ICG)荧光和 HSI[25]。在 32 例患者中，有 30 例患者的手术切除线在这两种方式中都可以清楚地识别。

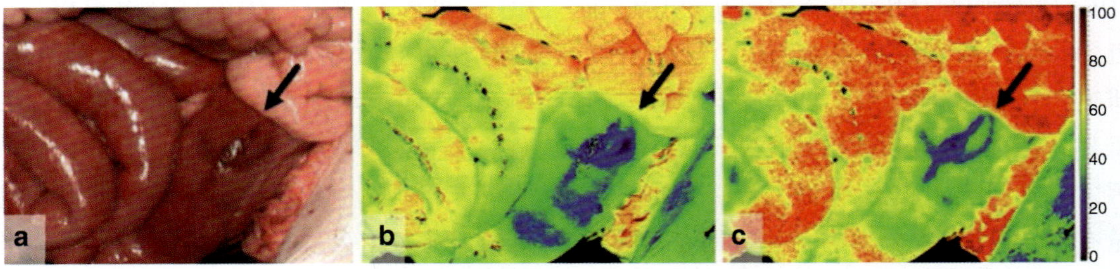

图 32.4 急性肠系膜缺血患者肠灌注不足的识别：在三通色图像(RGB)(a)中可见深红色灌注不足的组织，并在相应光谱参数图中以低 NIR 灌注(b)和氧合值(c)表示。

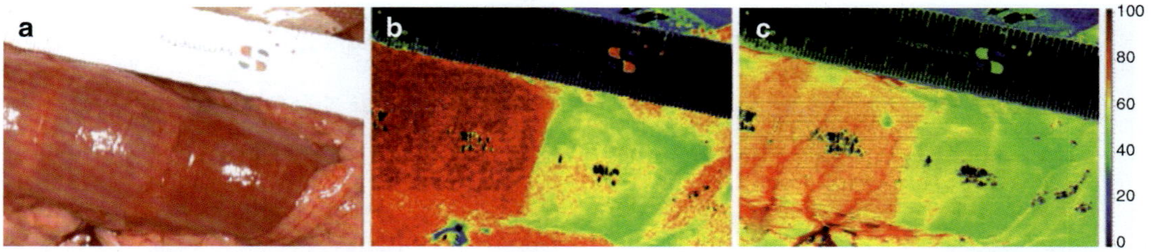

图 32.5 结直肠切除术中横切缘的确定 (a)：在氧合(b)与 NIR 灌注图(c)中可清晰地看到准备好的(右)和正常血供肠管(左)之间的边界。

尽管在 ICG 图像中，边界总是被清晰地描绘出来，但在一些患者的氧合图中，边界似乎更为弥散。客观的原因仍不清楚。这项研究的结果表明，这两种模式可以互补使用。

32.4.2 组织特征和分类

前面已经提到，组织的反射光谱能够体现组织成分的光谱特征。因此，在手术过程中通过光谱信息对组织自动识别的 HSI 系统是一个有前景的课题。初步任务包括提取组织光谱特征。在文献中，正确分析出结构和器官的光谱仍然有限。Schols 等根据不足 20 例患者的离体组织和活体组织光谱数据，首次描述了不同组织(脂肪)、结构(血管、肌肉、神经)和器官(肠道、输尿管)的光谱特征[44,46,47]。Nouri 等描述了输尿管和血管的光谱[38]。Wisotzky 等分析了包括骨、结缔组织、脂肪、肌肉、神经和甲状旁腺等，组织光谱之间的相似性和差异性[52]。光谱数据是在 6 次手术期间获得的。同样，我们的研究小组在实施甲状腺和甲状旁腺手术期间获得了 7 例患者体内组织的 HSI 数据[8]。光谱显示，甲状腺的平均含氧量和含水量比甲状旁腺多。此外，还分析了 7 例患者体内组织的肝脏、胆囊和胆管的反射光谱[13]。这表明血红蛋白对肝脏的光谱有很大贡献。在胆囊和胆管的光谱中可以观察到胆汁的存在，同时在胆管的光谱中还可以观察到胶原蛋白和弹性蛋白的存在。

这些初步研究得出结论，组织明显表现出不同的光谱特征。从理论上讲，该特征可用于自动识别术中人眼难以识别的、需要保留的解剖结构。如 32.3.5 所述，可以使用分类方法来实现这一点。我们小组的应用实例包括使用不同标准的机器学习方法，以自动识别①甲状旁腺；②喉返神经；③胆管[35]。图 32.6 显示了使用肝移植期间活体 HSI 数据获得的初步结果。在胃肠道手术期间，将这些工具用于检测血管和神经，可以减少潜在的组织损伤。

32.4.3 肿瘤识别

确定胃肠道的肿瘤部位是肿瘤切除的关键步骤。特别是在诊断阶段(如可弯内镜检查)或手术切除期间，有必要准确识别癌组织，以确保无任何肿瘤组织残留。目前，正在评估近 NIR 荧光能否达此目的，包括开发了一种光学探针，以用于恶性病变的体内分析。Halicek 等的综述中报道了该技术用于乳腺癌、头颈癌、脑癌和胃肠道癌的离体、活体动物试验和人体组织试验[18]。在胃肠外科领域，使用染色组织切片和切除组织进行了涉及人体组织的研究。HSI 与机器学习算法的结合主要用于肿瘤的自动识别。

组织切片：最近 Ortega 等在查阅了 192

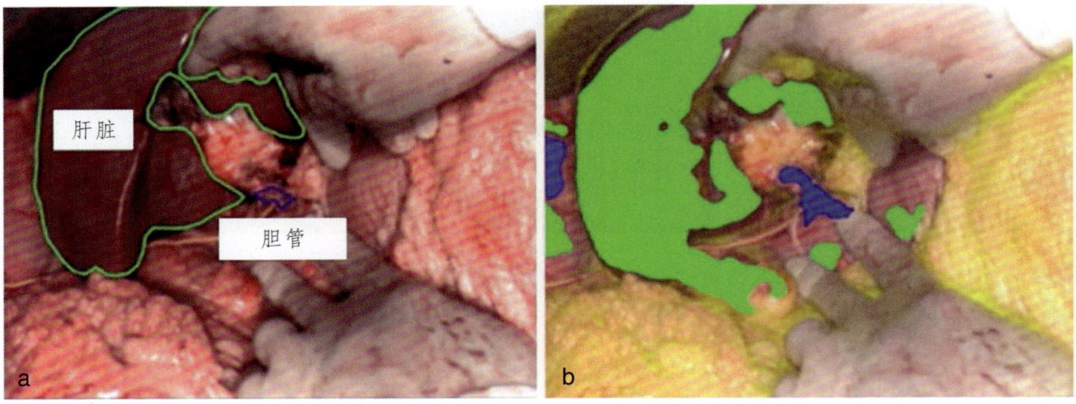

图 32.6 胆管的自动识别(人体)。(a)人工标注肝脏(绿色)和胆管(蓝色)的轮廓。(b)绿色表示自动标记为肝脏的图像,蓝色表示为胆管的图像。

篇科学文献的基础上,发表了一篇关于使用HSI分析癌组织片的综述论文[40]。11项研究涉及结肠癌(癌症和转移),1项涉及胰腺癌。因此,胃肠道肿瘤仍然是一个有局限性的应用领域。论文的结论是,HSI和分类算法能够更可靠地诊断癌症。本小组对56例巴雷特食管标本进行了研究。切片使用苏木精-伊红染色(H&E)。其是将HSI相机与显微镜相结合,获得HSI显微数据,并使用不同的机器学习模型进行肿瘤的识别。采用多层感知器模型区分空白、基质、鳞状上皮和食管腺癌的效果是最好的,总体F1评分和敏感性为90%。这些初步结果表明,由于吸收的光谱相似,基质和鳞状上皮之间的区分仍然复杂。对染色组织的深入研究主要体现于所使用的染料。因此,结果的质量取决于与染色技术有关的不同因素,如染料浓度。Ortega等指出队未染色标本的检查是一个有前景的课题[40]。虽然对组织学组织样本的研究是评估HSI识别肿瘤效果的初始步骤,但该研究的目的并不是在肿瘤手术期间直接帮助外科医生进行判断。

切除的组织:如果组织在切除后直接使用成像设备进行采集,则切除的组织成为一个很好模型。此外,还可以使用开放式HSI系统。但使用胃肠道离体组织进行研究的数量有限。Baltussen等[5]使用包括覆盖400~1700nm光谱范围的系统,由包含两个照相机的腹腔镜NIR系统获取32例患者的组织样本的NIR数据。应使用二次分类器和线性支持向量机(SVM)对脂肪、健康的结直肠肠壁和肿瘤组织进行了自动分类。根据测试数据,区分3种组织类型的准确度为0.88。我们专注于结合腔外HSI采集和自动分类方法检测食管肿瘤[34]。在11例新鲜切除组织上获得的结果表明,SVM模型在单一患者交叉认证的方面表现良好,敏感性为63%,特异性为69%。本研究的主要局限在于要使用开放式HSI系统进行组织的腔外采集。由于食管肿瘤位于导管的内部,且HSI的最大穿透深度为6mm(在NIR范围内),因此,如果进行腔内采集,可能会获得更好的结果。根据结肠内壁NIR数据进行肿瘤分类的初步结果如图32.7所示。

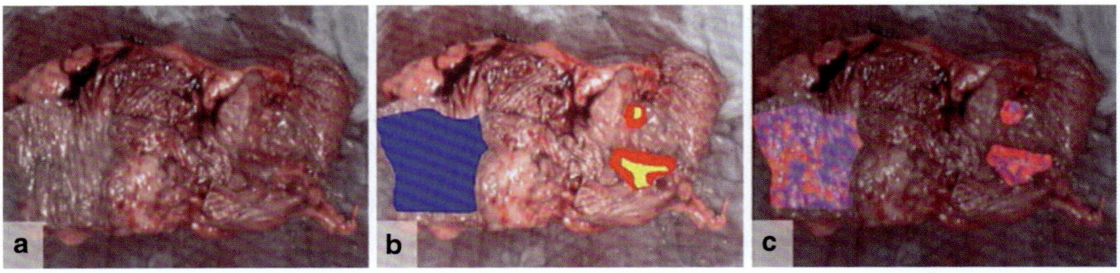

图 32.7 人体结肠肿瘤组织的自动分类。(a)结肠内壁彩色图像。(b)健康组织(蓝色)、肿瘤(黄色)和肿瘤边缘(红色)的手动标记。(c) 将 (b)中标记区域自动标记为健康组织(蓝色)和肿瘤(红色)。

32.5 讨论与总结

HSI 是一种非侵入性光学成像方式,在医学领域有非常好的前景。此外,由于 HSI 是非接触式采集,商业系统具有移动性、紧凑性、用户友好性,所以该技术适用于手术室。因此,HSI 是一种新兴的术中使用方式,尤其是在胃肠道手术中。越来越多的新文章发表,展示了其在外科领域中的应用。本章讨论的主要应用涉及组织血流灌注评估、组织分类和肿瘤识别。在莱比锡大学医院,HSI 通常用于评估结直肠和食管切除时吻合口处的组织灌注,以及急性肠系膜缺血时的肠道血流灌注。正在开发自动组织分类和肿瘤识别。我们的小组评估了标准的机器学习方法,以区分甲状旁腺和胆管与周围组织,以及识别肿瘤组织。对患者的组织切片、切除组织和活体组织的光谱数据进行分类。在实验室条件下进行的初步结果展示出巨大的前景,但这些工具尚未被应用于手术室。因此,医疗和外科机构仍需要临床研究和技术发展来进一步评估和建立 HSI。HSI 未来的研究方向如下。

首先,对 HSI 设备的硬件需要进一步的技术开发。优化通常是在超立方体的空间和光谱分辨率与获取时间之间权衡。因此,实现了针对特定医疗应用的硬件优化,如组织血流灌注的评估。此外,胃肠道手术大多以微创方式进行。在该研究领域中,正在开发的腹腔镜和内镜 HSI 系统很少。我们提出了一个腹腔镜下 HSI 系统的原型,该系统同时提供高空间和光谱分辨率的 HSI 数据及彩色视频(图 32.2)。这种内镜 HSI 系统与医疗机器人系统的集成正在开发中。到目前为止,一些商业系统已被认证用于医疗。HSI 设备的优化,尤其是内镜系统的开发,以及其对医疗用途的认证,是促进新的临床研究的先决条件。

开发支持外科医生解读 HSI 数据的工具是一个重要的课题。可用的 HSI 数据非常有限[12],因此我们正在编制 MSI/HSI 图谱。对 HSI 分析的标准机器学习方法的评估显示了良好的结果,但这些工具目前还不足以在患者手术期间使用。其主要局限性在于组织成分个体内和个体间差异,这使得其难以准确识别。虽然深度学习方法在用于疾病诊断的大型放射数据集上取得了令人印象深刻的结果,但目前只有少数方法用于 HSI 数据评估。外科领域的成像数据量一般是有限的,这会限制此类方法的性能。

因此,研究增加 HSI 数据的方法并生成新的合成 HSI 数据是增加数据集和进一步评估人工智能技术的一项重要任务。HSI

是一种光学成像技术，能够提供组织表面信息(<6mm)。HSI 与另一种非侵入性成像方法(如超声和光声)可能进行相关的结合。

总之，HSI 是胃肠道外科手术中一种很有前景的成像方式。HSI 具有非侵入性、非接触性和用户友好性。光谱数据为各种应用提供了有用的信息。最后，需要进行更大规模的临床研究，以便为各种外科应用获取大量的光谱数据。应必须将 HSI 与标准成像方法进行比较以获得证据。此外，这些 HSI 数据的开放获取将有利于临床和技术的研究，并促进这种成像方式的进一步发展。

致 谢 部分工作由德国联邦教育和研究部资助(授权号：13GW0248B)。感谢 Diaspective Vision GmbH 和 KARL STORZ SE&Co.KG 公司为项目的开发做出的贡献。莱比锡大学计算机辅助外科研究所(ICCAS)获得了资金并支持了这些研究项目。

参考文献

1. Alekseev M, Rybakov E, Shelygin Y, Chernyshov S, Zarodnyuk I. A study investigating the perfusion of colorectal anastomoses using fluorescence angiography: results of the FLAG randomized trial. Color Dis. 2020;81:1224.
2. Arens C, Piazza C, Andrea M, Dikkers FG, Tjon Pian Gi REA, Voigt-Zimmermann S, et al. Proposal for a descriptive guideline of vascular changes in lesions of the vocal folds by the committee on endoscopic laryngeal imaging of the European Laryngological Society. Eur Arch Otorhinolaryngol. 2016;273(5):1207–14.
3. Ashok PC, Praveen BB, Rube M, Cox B, Melzer A, Dholakia K. In: Vo-Dinh T, Mahadevan-Jansen A, Grundfest WS, editors. Development of a fiber based Raman probe compatible with interventional magnetic resonance imaging. San Francisco: SPIE; 2014. p. 2014.
4. Attia ABE, Balasundaram G, Moothanchery M, Dinish US, Bi R, Ntziachristos V, et al. A review of clinical photoacoustic imaging: current and future trends. Photo-Dermatology. 2019;16:100144.
5. Baltussen EJM, Kok END, Brouwer de Koning SG, Sanders J, AGJ A, NFM K, et al. Hyperspectral imaging for tissue classification, a way toward smart laparoscopic colorectal surgery. J Biomed Opt. 2019;24(1):1–9.
6. Barbeiro S, Libânio D, Castro R, Dinis-Ribeiro M, Pimentel-Nunes P. Narrow-band imaging: clinical application in gastrointestinal endoscopy. GE Port J Gastroenterol. 2018;26(1):40–53.
7. Barberio M, Longo F, Fiorillo C, Seeliger B, Mascagni P, Agnus V, et al. HYPerspectral enhanced reality (HYPER): a physiology-based surgical guidance tool. Surg Endosc. 2020;34(4):1736–44.
8. Barberio M, Maktabi M, Gockel I, Rayes N, Jansen-Winkeln B, Köhler H, et al. Hyperspectral based discrimination of thyroid and parathyroid during surgery. Curr Dir Biomed Eng. 2018;4(1):399–402.
9. Bernard V, Staffa E, Čan V, Farkašová M, Pokorná J, Mitáš L, et al. Semi-quantitative comparison of infrared thermography with Indocyanine green imaging in porcine intestinal resection. IRBM. 2019;40(6):307–12.
10. Blanco-Colino R, Espin-Basany E. Intraoperative use of ICG fluorescence imaging to reduce the risk of anastomotic leakage in colorectal surgery: a systematic review and meta-analysis. Tech Coloproctol. 2018;22(1):15–23.
11. Chen Y-M, Lai K-L, Chen H-H, Huang W-N, Lin C-T, Chao W-C, et al. Hyperspectral imaging for skin assessment in systemic sclerosis: A pilot study. Rheumatology (Oxford, England). 2020.
12. Clancy NT, Jones G, Maier-Hein L, Elson DS, Stoyanov D. Surgical spectral imaging. Med Image Anal. 2020;63:101699.
13. Cooney GS, Barberio M, Diana M, Sucher R, Chalopin C, Köhler H. Comparison of spectral characteristics in human and pig biliary system with hyperspectral imaging (HSI). Curr Dir Biomed Eng. 2020;6(1):617.
14. Degett TH, Andersen HS, Gögenur I. Indocyanine green fluorescence angiography for intraoperative assessment of gastrointestinal anastomotic perfusion: a systematic review of clinical trials. Langenbeck's Arch Surg. 2016;401(6):767–75.
15. Diana M, Agnus V, Halvax P, Liu Y-Y, Dallemagne B, Schlagowski A-I, et al. Intraoperative fluorescence-based enhanced reality laparoscopic real-time imaging to assess bowel perfusion at the anastomotic site in an experimental model. Br J Surg. 2015;102(2):e169–76.
16. Dietrich M, Marx S, Bruckner T, Nickel F, Müller-Stich BP, Hackert T, et al. Bedside hyperspectral imaging for the evaluation of microcirculatory alterations in perioperative intensive care medicine: a study protocol for an observational clinical pilot study (HySpI-ICU). BMJ Open. 2020;10(9):e035742.
17. Guo J, Liu Z, Sun S, Wang S, Ge N, Liu X, et al. Endosonography-assisted diagnosis and therapy of gastrointestinal submucosal tumors. Endosc Ultrasound. 2013;2(3):125–33.
18. Halicek M, Fabelo H, Ortega S, Callico GM, Fei B. In-vivo and ex-vivo tissue analysis through hyperspectral imaging techniques: revealing the invisible features of cancer. Cancers. 2019;11(6):756.
19. Handgraaf HJM, Boonstra MC, van Erkel AR, Bonsing BA, Putter H, van de Velde CJH, et al. Current and future intraoperative imaging strategies to increase radical resection rates in pancreatic cancer surgery. Biomed Res Int. 2014;2014:890230.
20. Heeman W, Steenbergen W, van Dam G, Boerma EC. Clinical applications of laser speckle contrast imaging: a review. J Biomed Opt. 2019;24(8):1–11.

21. Holmer A, Homberger C, Wild T, Siemers F. Hyperspectral imaging of the degradation of meat and comparison with necrotic tissue in human wounds. J Spectral Imaging. 2019.
22. Holmer A, Marotz J, Wahl P, Dau M, Kämmerer PW. Hyperspectral imaging in perfusion and wound diagnostics - methods and algorithms for the determination of tissue parameters. Biomedizinische Technik. Biomed Eng. 2018;63(5):547–56.
23. Hu S, Wang LV. Photoacoustic imaging and characterization of the microvasculature. J Biomed Opt. 2010;15(1):11101.
24. Jafari MD, Wexner SD, Martz JE, McLemore EC, Margolin DA, Sherwinter DA, et al. Perfusion assessment in laparoscopic left-sided/anterior resection (PILLAR II): A Multi-Institutional Study. J Am Coll Surg. 2015;220(1):82–92.e1.
25. Jansen-Winkeln B, Germann I, Köhler H, Mehdorn M, Maktabi M, Sucher R, et al. Comparison of hyperspectral imaging and fluorescence angiography for the determination of the transection margin in colorectal resections-a comparative setudy. Int J Color Dis. 2020.
26. Jansen-Winkeln B, Holfert N, Köhler H, Moulla Y, Takoh JP, Rabe SM, et al. Determination of the transection margin during colorectal resection with hyperspectral imaging (HSI). Int J Color Dis. 2019;34(4):731–9.
27. Köhler H, Jansen-Winkeln B, Maktabi M, Barberio M, Takoh J, Holfert N, et al. Evaluation of hyperspectral imaging (HSI) for the measurement of ischemic conditioning effects of the gastric conduit during esophagectomy. Surg Endosc. 2019;33(11):3775–82.
28. Köhler H, Kulcke A, Maktabi M, Moulla Y, Jansen-Winkeln B, Barberio M, et al. Laparoscopic system for simultaneous high-resolution video and rapid hyperspectral imaging in the visible and near-infrared spectral range. J Biomed Opt. 2020;25(8):086004.
29. Kojima S, Sakamoto T, Nagai Y, Matsui Y, Nambu K, Masamune K. Laser speckle contrast imaging for intraoperative quantitative assessment of intestinal blood perfusion during colorectal surgery: a prospective pilot study. Surg Innov. 2019;26(3):293–301.
30. Kossack B, Wisotzky EL, Hilsmann A, Eisert P, Hänsch R. Local blood flow analysis and visualization from RGB-video sequences. Curr Dir Biomed Eng. 2019;5(1):373–5.
31. Kumar M, Suliburk JW, Veeraraghavan A, Sabharwal A. PulseCam: a camera-based, motion-robust and highly sensitive blood perfusion imaging modality. Sci Rep. 2020;10(1):4825.
32. Liang K, Ahsen OO, Wang Z, Lee H-C, Liang W, Potsaid BM, et al. Endoscopic forward-viewing optical coherence tomography and angiography with MHz swept source. Opt Lett. 2017;42(16):3193–6.
33. Lu G, Fei B. Medical hyperspectral imaging: a review. J Biomed Opt. 2014;19(1):10901.
34. Maktabi M, Köhler H, Ivanova M, Jansen-Winkeln B, Takoh J, Niebisch S, et al. Tissue classification of oncologic esophageal resectates based on hyperspectral data. Int J Comput Assist Radiol Surg. 2019;14(10):1651–61.
35. Maktabi M, Köhler H, Ivanova M, Neumuth T, Rayes N, Seidemann L, et al. Classification of hyperspectral endocrine tissue images using support vector machines. Int J Med Robot. 2020;16:1–10.
36. Mehdorn M, Köhler H, Rabe SM, Niebisch S, Lyros O, Chalopin C, et al. Hyperspectral imaging (HSI) in acute mesenteric ischemia to detect intestinal perfusion deficits. J Surg Res. 2020;254:7–15.
37. Mekky MA, Abbas WA. Endoscopic ultrasound in gastroenterology: from diagnosis to therapeutic implications. World J Gastroenterol. 2014;20(24):7801–7.
38. Nouri D, Lucas Y, Treuillet S. Hyperspectral interventional imaging for enhanced tissue visualization and discrimination combining band selection methods. Int J Comput Assist Radiol Surg. 2016;11(12):2185–97.
39. Ortega S, Fabelo H, Iakovidis DK, Koulaouzidis A, Callico GM. Use of hyperspectral/multispectral imaging in gastroenterology. shedding some¯different¯light into the dark. J Clin Med. 2019;8(1):36.
40. Ortega S, Halicek M, Fabelo H, Callico GM, Fei B. Hyperspectral and multispectral imaging in digital and computational pathology: a systematic review invited. Biomed Opt Express. 2020;11(6):3195–233.
41. Pokorná J, Staffa E, Čan V, Bernard V, Mornstein V, Farkašová M, et al. Intestinal resection of a porcine model under thermographic monitoring. Physiol Meas. 2019;40(1):14003.
42. Samel NS, Mashimo H. Application of OCT in the gastrointestinal tract. Appl Sci. 2019;9(15):2991.
43. Sarri B, Canonge R, Audier X, Simon E, Wojak J, Caillol F, et al. Fast stimulated Raman and second harmonic generation imaging for intraoperative gastro-intestinal cancer detection. Sci Rep. 2019;9(1):10052.
44. Schols RM, Alic L, Beets GL, Breukink SO, Wieringa FP, Stassen LPS. Automated spectroscopic tissue classification in colorectal surgery. Surg Innov. 2015;22(6):557–67.
45. Schols RM, Bouvy ND, van Dam RM, Stassen LPS. Advanced intraoperative imaging methods for laparoscopic anatomy navigation: an overview. Surg Endosc. 2013;27(6):1851–9.
46. Schols RM, Dunias P, Wieringa FP, Stassen LPS. Multispectral characterization of tissues encountered during laparoscopic colorectal surgery. Med Eng Phys. 2013;35(7):1044–50.
47. Schols RM, ter Laan M, Stassen LPS, Bouvy ND, Amelink A, Wieringa FP, et al. Differentiation between nerve and adipose tissue using wide-band (350-1,830 nm) in vivo diffuse reflectance spectroscopy. Lasers Surg Med. 2014;46(7):538–45.
48. Shapey J, Xie Y, Nabavi E, Bradford R, Saeed SR, Ourselin S, et al. Intraoperative multispectral and hyperspectral label-free imaging: a systematic review of in vivo clinical studies. J Biophotonics. 2019;12(9):e201800455.
49. Sucher R, Athanasios A, Köhler H, Wagner T, Brunotte M, Lederer A, et al. Hyperspectral imaging (HSI) in anatomic left liver resection. Int J Surg Case Rep. 2019;62:108–11.
50. Tsai T-H, Leggett CL, Trindade AJ, Sethi A, Swager A-F, Joshi V, et al. Optical coherence tomography

in gastroenterology: a review and future outlook. J Biomed Opt. 2017;22(12):1–17.
51. Waldner MJ, Knieling F, Egger C, Morscher S, Claussen J, Vetter M, et al. Multispectral optoacoustic tomography in crohn's disease: noninvasive imaging of disease activity. Gastroenterology. 2016;151(2):238–40.
52. Wisotzky EL, Uecker FC, Arens P, Dommerich S, Hilsmann A, Eisert P. Intraoperative hyperspectral determination of human tissue properties. J Biomed Opt. 2018;23(9):1–8.
53. Xu M, Wang LV. Photoacoustic imaging in biomedicine. Rev Sci Instrum. 2006;77(4):41101.
54. Zhao T, Desjardins AE, Ourselin S, Vercauteren T, Xia W. Minimally invasive photoacoustic imaging: current status and future perspectives. Photo-Dermatology. 2019;16:100146.

第 33 章

吲哚菁绿(ICG)荧光引导的胆道手术

Ryan C. Broderick, Jeff Reeves, Santiago Horgan

33.1 引言

腹腔镜胆囊切除术(LC)是美国最常进行的手术之一,每年超过 75 万例[1]。自 LC 开展以来,数十年的研究证明了该手术的安全性和有效性,其成为胆囊良性病变的标准治疗方法。已证明 LC 的优势包括美观效果、缩短住院时间(LOS)、提前恢复工作、减少术后疼痛和降低切口疝发生率[2-4]。尽管腹腔镜技术、设备和外科医生的经验都有所进步,但仍有 0.08%~2.3%的患者发生医源性胆总管损伤(CBDI),且转为开腹手术的概率为 3%~15%[5-13]。虽然转为开放性手术不是手术的并发症,但其显著增加了发病率、死亡率,以及手术部位感染、肺部发生并发症和 LOS 的风险,并给患者和医疗系统带来了高额的费用[14,15]。

CBDI 降低了总体的生存率和生活质量,甚至在术后 10 年也是如此[16]。为了应对持续增长的并发症发生率,Strasberg 等在 1995 年引入了安全关键视图(CVS),并将其作为减少肝外胆管损伤风险的预防措施[17]。文献指出,在 71%~97%的病例中,CBDI 的主要原因是对解剖的视觉认知错误。可能增加解剖结构扭曲的因素包括肥胖、炎症、胆管解剖变异,以及术者手术经验不足[18,19]。术中胆道造影(IOC)曾被推荐用于防止对胆道解剖结构产生误解,但其常规应用仍存争议[20-22]。据报道,在 LC 期间 CBDI 的发生率为 0.03%~2.6%,各研究之间存在明显的特异性[2,18,23]。最初 CBDI 的高发生率归因于腹腔镜技术的学习曲线,尽管设备质量提高且外科医生对该技术的经验增加,但 CBDI 仍是不可避免的[17,18]。

在过去的 7~8 年里,人们采用了一种替代成像方式来进行荧光胆管造影(FC)。ICG 染料可以在 LC 中对肝外胆管进行实时荧光成像,这提供了一种新辅助手段,以用于“安全关键视图”[24]。ICG 是一种水溶性染料,吸收光谱为800nm。当进行静脉注射时,ICG 与血浆蛋白相结合,然后被肝细胞迅速代谢并完全排泄到胆汁中;当用近红外光(NIR)照射时,与蛋白结合的 ICG 会发出绿色荧光[21,24]。动态实时的 NIR 是通过一个专门的光源和光纤,以及标准腹腔镜来使用的;外科医生在手术过程中通过按钮来控制白光和 NIR 的切换。外科医生通过荧光成像对解剖结构的反复评估,可以确定胆道结构的位置,并在解剖胆囊腹膜层之前确定胆道结构。FC

提供了隐藏的肝外胆道结构的详细解剖图，并可能成为CVS的辅助工具。该技术除了增加一个近红外腹腔镜外，不需要增加手术室人员或额外设备，即可顺利融入手术。相比之下，IOC可能很耗时，而且涉及辐射问题，成本也随之增加。2014年的一项研究报道称，IOC产生的平均手术成本(778.43美元)高于FC的成本(14.10美元)[22]。随着有越来越多的文献支持，一些外科医生主张将FC作为腹腔镜胆囊切除术的标准操作。

33.2 使用指征和不良反应

目前，在我们团队的LC中，ICG技术常规应用于诊断、急诊和择期手术。自2013年ICG在UCSD首次被用于胆囊切除术以来，该技术就成了微创外科的标准操作。我们外科的其他成员会选择性地使用ICG，而在县级医院的急诊外科(EGS)，通常不推荐使用ICG。

ICG染料不存在绝对的禁忌证，不良事件的风险也较低。据报道，过敏反应的发生率低于0.05%，轻度不良反应(荨麻疹、皮疹)的总体发生率为0.34%[25]。出于谨慎考虑，我们避免对有海鲜或碘过敏史的患者使用ICG染料。现有证据支持在妊娠期使用ICG的安全性；但该药物被FDA列为妊娠期C类，意味着其对胎儿的伤害是未知的。目前，没有针对ICG引起过敏反应而导致死亡的文献报道。碘造影剂作为替代指标，发生不良反应的死亡率为0.51%[26]。在我们使用规定剂量的ICG病例中，没有出现任何严重的不良反应。

33.3 手术技术

USP(HUB Pharmaceuticals，LLC，Rancho Cucamonga，CA)是一种可注射的ICG，每小瓶25mg，用10mL无菌水配制。7.5mg ICG(3mL 25mg/10mL的溶液)需要在手术前至少45分钟静脉注射至手术区域。这是我们机构的操作流程，但有报道称其他机构的给药剂量和给药时间存在较大差异[27]。

LC采取过去数十年的标准方式。荧光胆管造影使用带有史赛克1588/1688 AIM摄像平台5mm或10mm的腹腔镜进行。最新的设备能够从白光模式切换到荧光模式，且不需要更换摄像机或光纤。

FC贯穿于整个手术过程中，尤其在以下时间点：腹膜剥离前(图33.1)、胆囊管骨架化过程中(图33.2)、胆囊管夹闭前/安全关键视图(图33.3)、胆囊管离断后(图33.4)，以及切除胆囊后即刻使用。

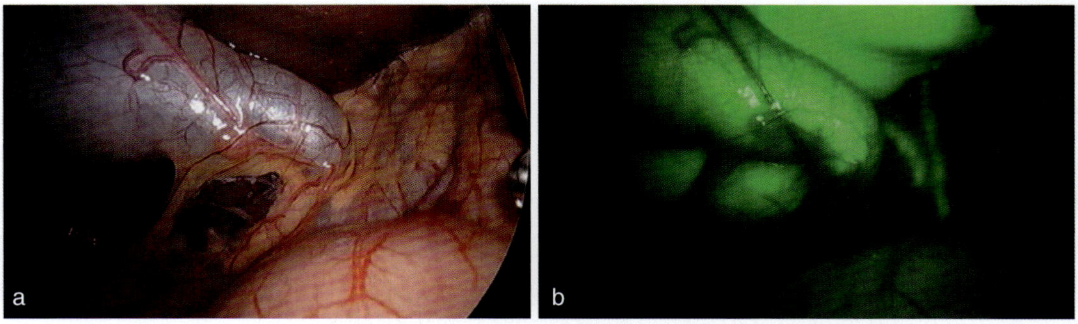

图33.1 腹膜剥离前肝外胆道解剖的白光(a)与ICG(b)对比。

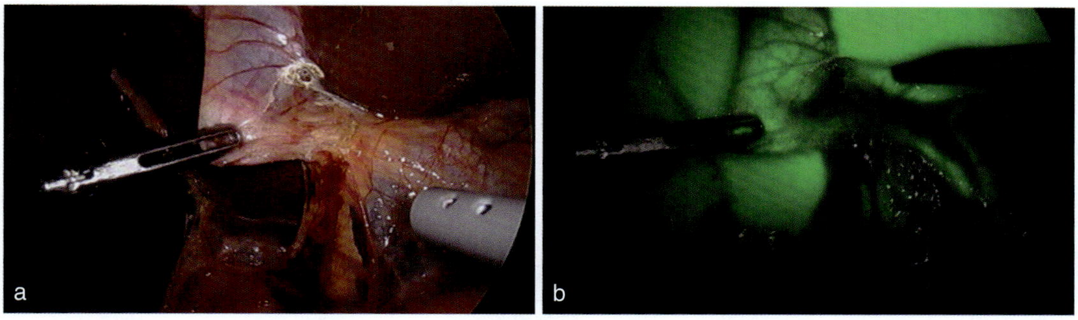

图 33.2　当剥离胆囊管时，WL(a)与 ICG(b)胆道解剖的对比。

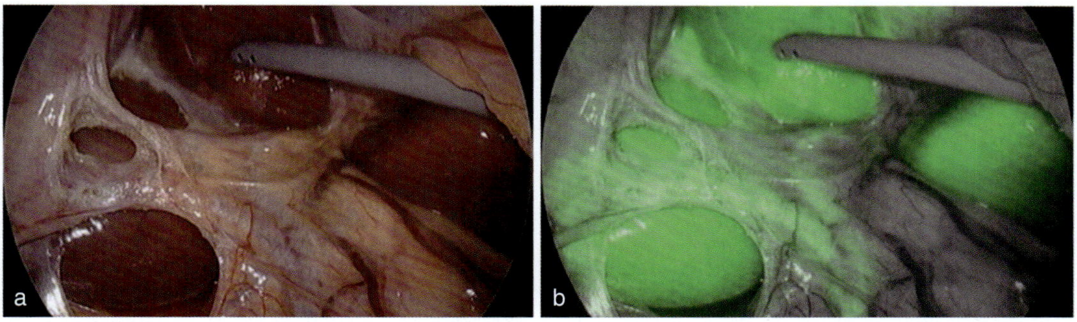

图 33.3　安全关键视图的 WL(a)与 ICG(b)的对比。

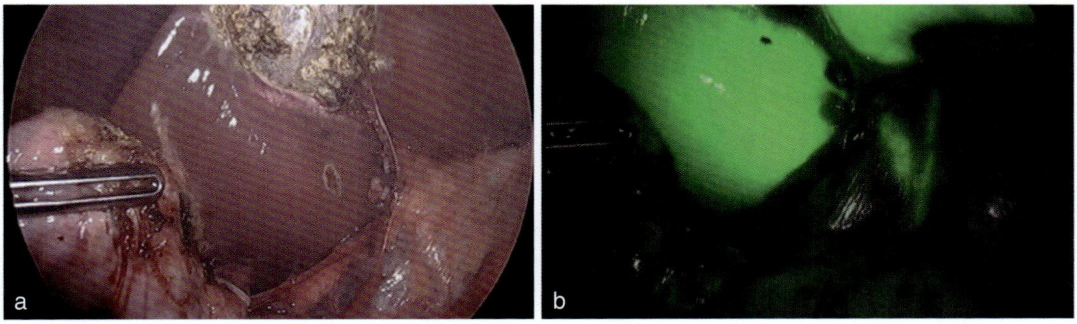

图 33.4　胆囊管离断后 WL(a)与 ICG(b)显示肝总管的通畅性。

33.4 胆囊切除术中使用 ICG 的结果

随着对手术结果和总体获益的广泛研究，全球使用 FC 的经验也在不断增长。我们对 2019 年之前发表的研究进行了文献回顾，并选取了 34 项研究，共纳入 2443 例患者(表 33.1)，详细介绍了腹腔镜(n=31)或机器人辅助腹腔镜胆囊切除术(n=3)使用 FC 的经验。尽管 FC 有可能降低 CBDI 的发生率，但文献中没有关于 CBDI 的报道，这一结果可能与样本量小有关，因为需要数千例患者的样本量来确定 LC 与 FC 的 CBDI 的细微差异。Strasberg 等强调了这些局限性，并指出在如此低的发生率下进行针对CBDI差异的随机试验将具有极大的挑战性，每组需要约4500例患者[53]。单纯腹腔镜胆囊切除术的CBDI报告率为0.08%~1.5%[6-8]。

Vlek等进行的FC系统评价报道，中转开腹率为0.5%(1/197例患者)[54]。在我们回顾的文献中，中转开腹率为1.76%(表33.1)。相比之下，常规LC的中转开腹率为5%~10%[55,56]。

文献中报道的另一项结果是LC与FC

表33.1 在腹腔镜胆囊切除术中使用荧光胆管成像研究的报道(不包括机器人辅助)

作者(时间)	病例数	胆管损伤	不良反应	中转开腹
Ishizawa(2010)[21]	52	0	0	
Tagaya(2010)[28]	7	0	0	
Ishizawa(2011)[29]	7	0	0	
Schols(2013)[30]	15	0	0	
Schols(2013)[30]	30	0	0	1
Tagaya(2013)[31]	15	0	0	
Dip(2014)[22]	43	0	0	
Boni(2015)[32]	52	0	0	
Dip(2015)[33]	45	0	0	
Kono(2015)[34]	108			
Osayi(2015)[35]	82	0	0	
van Dam(2015)[36]	37	0	0	
Dip(2016)	70	0	0	0
Igami(2016)[37]	21	0	0	
Tagaya(2016)	25	0	0	0
Zroback(2016)[38]	12	0	0	
Ankersmit(2017)[39]	18	0	0	
Koirala(2017)[40]	12	0	0	
Hiwatashi(2018)[41]	65		0	7
Pesce(2018)[42]	50	0	0	4
Tsutsui(2018)[43]	72		0	2
Ambe(2019)[44]	29	0	0	0
Calabro(2019)[45]	29	0	0	0
Dip(2019)[46]	318	0	0	1
Bleszynski(2019)[47]	108	0	0	0
Quaresima(2019)[48]	44	0	0	0
Pesce(2019)[49]	26	0	0	0
Agnus(2019)[27]	314	0	1(rash)	
Yoshiya(2019)[50]	39	0	0	1
Keeratibharat(2019)[51]	20	0	0	0
Esposito(2019)[52]	15	0	0	0
总数	1780	0	1	16/911

的手术时长。在报道了 6 项手术时长的研究中,FC 的手术时长比 LC 平均减少 15 分钟(表 33.2)。

33.5 加州大学圣地亚哥医院的经验

自 2013 年以来 FC 一直是我们的标准操作,但被其他外科医生选择性地使用,我们最近回顾了整个机构的 LC 和 FC 使用情况。从 2013 年到 2019 年,共选取了 1389 例接受腹腔镜胆囊切除术的患者。其中 989 例(71.2%)患者接受了标准的普通 LC;400 例(28.8%)患者接受了 FC。LC 组的平均年龄为 47.4 岁(范围为 15~94 岁),FC 组为 51.5 岁(范围为 18~86 岁)(P<0.0001)。在 LC 组和 FC 组中,分别有 68.6%和 72.5%的患者是女性 (P= 0.1757)。LC 组的平均 BMI 为 29.85kg/m^2,而 FC 组的平均 BMI 为 28.41kg/m^2(P=0.002)。患者表现出多种胆囊切除术的指征:38.8%为胆绞痛,31.5%为急性或慢性胆囊炎,14.4%为胆源胰腺炎。其他诊断包括胆囊息肉、胆石症、胆囊炎、胆囊功能障碍、腺肌症和其他良性的胆囊疾病。

与 LC 相比,FC 的平均手术时间显著减少了 26.5 分钟(表 33.3),具有统计学意义,这种结果存在于肥胖患者(BMI>30)中。在有炎症组与无炎症组中,FC 的手术时间较 LC 减少较为明显(表 33.3)。FC 的中转开腹率为 1.5%,而 LC 的中转率开腹为 8.5%(P<0.0001)。在炎症组中,FC 转为开腹的比例为 2.9%, 而 LC 为 16.7%(P<0.001)(表 33.3); 在非炎症组中,FC 转为开腹的比例为 0.76%,而 LC 为 4.6%(P<0.001)。

在控制临床预测危险因素的多元回归分析中,FC 与 78.8%的中转开腹率降低有关(P=0.001,OR=0.212,表 33.4)。在多元回归分析中,仅对胆囊炎症病理患者进行了亚组分析,结果显示,FC 的中转开腹率降低 84.5%(P=0.002,OR=0.155,表 33.4)。转换为开放性手术的比例降低,其可能导致 FC 与LC 相比住院时间缩短(表33.3)。

LC 组发生了 1 例 CBDI(0.1%);FC 组没有发生。因样本量小,两组之间的 CBDI 发生率无统计学意义。共有 11 例患者出现术后胆汁瘤或胆汁漏,LC 组 9 例 (0.91%),FC 组 2 例(0.5%)(P=0.74)。在 LC 组中,有 2 例住院患者死亡。1 例患有多种合并症的患者,在术后第 4 天发生误吸事件,导致急性缺氧和心血管功能衰竭。第 2 例死亡事件是由于术中发生了严重的血管-胆道损伤,后继发术中大出血,转为开腹胆囊切除,最后死于心脏

表 33.2　荧光胆管造影术和标准腹腔镜手术的手术时长比较

作者(时间)	病例数(n)	手术时长(FC)	手术时长(LC)	时间差	FC 手术节省的总时长
Ambe(2019)[44]	29	53	54	−1	−29
Calabro(2019)[45]	29			−16	−464
Bleszynski(2019)[47]	108	70	80	−10	−1080
Quaresima(2019)[48]	44	86.9	118	−31.1	−1368.4
Yoshiya(2019)[50]	39	129	150	−21	−819
Esposito(2019)[52]	15	52	69	−17	−255
总数	264			−96.1	−4015.4
平均时长			−15.21		

表 33.3　按胆囊有炎症与无炎症过程分层的患者结果

有炎症				
	ICG(*n*=137)	非 ICG(*n*=318)	*P* 值	95% CI
手术时长	83.6	117.2	<0.0001	24.09~43.05
手术时长,BMI≥30kg/m²	90.38	122.0	0.0006	13.76~49.53
中转开腹	4(2.92%)	53(16.67%)	<0.0001	–
中转开腹 BMI≥30kg/m²	2(4.88%)	18(12.68%)	0.2542	–
EBL	19.99	47.37	0.0029	9.437~45.34
引流	12(8.76%)	72(22.64%)	0.0003	–
LOS(天)	0.8686	2.283	<0.0001	0.8773~1.952
无炎症				
	ICG(*n*=263)	非 ICG(*n*=671)	*P* 值	95% CI
手术时长	66.61	90.26	<0.0001	17.46~29.85
手术时长,BMI≥30kg/m²	68.45	96.29	<0.0001	16.41~39.27
中转开腹	2(0.76%)	31(4.62%)	0.0025	–
中转开腹 BMI≥30kg/m²	0	14(4.86%)	0.0464	–
EBL	13.29	17.64	0.0473	0.05178~8.653
引流	6(2.28%)	37(5.51%)	0.0366	–
LOS(天)	0.5894	1.183	<0.0001	0.3440~0.8439

骤停。在 30 天的发病率、死亡率、再入院率或急诊方面,各组之间没有观察到差异。

33.6 技术采用和使用成本

尽管腹腔镜胆囊切除术被广泛应用,但荧光胆管造影还没有成为安全关键视图的标准辅助操作。目前,我们的数据和结果支持常规使用 FC,因为无论 BMI 和炎症病理如何,都会减少手术时间、中转开腹率及缩短住院时间。对 CBDI 的减少是否有重大影响还有待观察;然而,在目前的文献中,FC 中 CBDI 的报道为零。这些结果表明,通过 ICG 改善胆道树的可视化,提供了一个类似于 GPS 导航的解剖视图,并与 CVS 相结合,可以为有针对性的、高效的和安全的手术操作提供指导。将 ICG 胆道造影纳入 LC 可以在解剖 Calot 三角区之前提供肝外胆道树的实时可视化影像[21]。有趣的是,尽管部分病例仍需要先解剖,再以 ICG 作为辅助手段显影,但是大部分患者的胆道结构都可以通过这种方式显示。

技术使用的成本往往是卫生系统的一个障碍。在成本方面,除了标准腹腔镜设备外,FC 功能还需要两种不同的设备进行近红外成像:①专用光源光纤电缆;②专用高清腹腔镜。一个标准的腹腔镜塔可以同时用于 FC 和 LC。根据药品批发价格和文献综述,单剂量 ICG 的成本为 17~130 美元[22]。所有额外仪器和一次性用品的费用与 LC 相当。

随着平均手术时间和住院时间的减少,技术的采用可能被证明具有成本效益[22]。2018 年对加利福尼亚州 302 家短期专业护理医院的一项横断面纵向分析报道显示,在住院环境下手术室(OR)运行 1 分钟的平

表 33.4 单变量和多变量逻辑回归分析——转为开放式

	单变量			多变量		
	P 值	OR	95% CI	*P* 值	OR	95% CI
年龄	<0.001	1.032	1.019~1.046	0.055	–	–
性别	<0.001	0.248	0.159~0.385	<0.001	0.308	0.195~0.488
BMI≥30	0.614	–	–	–	–	–
CCI 0	<0.001	Ref	–	0.447	Ref	–
CCI 1	0.084	–	–	0.644	–	–
CCI 2	0.001	3.098	1.548~6.2	0.125	–	–
CCI≥3	<0.001	3.709	2.079~6.619	0.260	–	–
非选择性	0.038	1.579	1.027~2.427	0.191	–	–
研究员	0.001	0.421	0.248~0.714	0.540	–	–
住院医生	0.046	7.503	1.035~54.420	0.112	–	–
2013—2015	0.019	Ref	–	0.168	Ref	–
2016—2017	0.287	–	–	0.332	–	–
2018—2019	0.005	0.411	0.225~0.752	0.060	–	–
ICG	<0.001	0.164	0.071~0.379	0.001	0.212	0.086~0.526
有经验的	0.695	–	–			
部位(HC 对 LJ)	0.353	–	–			

CCI,Charlson 合并症指数;HC,Hillcrest;LJ,La Jolla。

均成本为 37.45 美元,在非住院环境下为 36.14 美元[57]。我们从加利福尼亚大学圣地亚哥分校(UCSD)医疗中心的商务办公室收集了腹腔镜塔、光源光缆、腹腔镜的价格数据,以及与腹腔镜成像设备供应商的持续服务协议。考虑到病例的持续时间,我们预测每个病例的治疗平均成本(假设在设备的使用寿命内,且每年有 50 个 LC)为 1163.51 美元,FC 为 740.79 美元。我们正计划进行完整的成本分析,重点是以下内容的支出:常规 LC 手术、CBDI 并发症、转为开腹手术和 ICG 的不良反应。

33.7 其他应用

据报道,ICG 荧光在小儿胆道手术中是安全有效的,尤其是腹腔镜胆囊切除术[45]。此外,有报道称,在机器人胆囊腺癌切除术及复杂/畸形的胰十二指肠切除术中使用 ICG 是有益的[58,59]。

33.8 结论和未来方向

荧光胆管造影在腹腔镜胆囊切除术中提供了无创的肝外胆管解剖成像,这减少了手术时间、LOS 和中转开腹率。ICG 已被证明在解剖 Calot 三角区前可提供良好的可视化效果,并能在解剖过程中快速识别胆囊管-CHD 的连接处;对于 BMI 较高的患者或有炎症的手术区域,可视化效果明显改善,从而提高手术的安全性。虽然 CVS 的实施提高了 LC 的安全性,但数据表明常规使用 ICG 胆道造影可能是 CVS 一个合理的辅助手段。未来的研究应该集中在:①检查解剖学标志的关键时间点；②ICG的最佳使用时间和剂量；③BMI、内脏脂肪、炎症与非炎症疾病的影响；④与历史结果相比，CBDI和各种并发症的发生率。虽然ICG的单价很低，但进行FC需要专业设备，且成本各异。成本通过减少手术时间和住院时间来抵消；完整的成本分析将有助于分析ICG技术的长期成本。

ICG荧光胆管造影的使用是一种实时辅助手段，能快速识别关键的胆道结构，将其作为标准操作和结合安全关键视图时效果良好。

参考文献

1. Steiner C, Karaca Z, Moore B, Imshaug M, Pickens G. Surgeries in hospital-based ambulatory surgery and hospital inpatient settings, 2014. HCUP Stat Br #223. 2017.
2. Kohn JF, Trenk A, Kuchta K, et al. Characterization of common bile duct injury after laparoscopic cholecystectomy in a high-volume hospital system. Surg Endosc. 2018. https://doi.org/10.1007/s00464-017-5790-8.
3. van de Graaf FW, Zaïmi I, Stassen LPS, Lange JF. Safe laparoscopic cholecystectomy: a systematic review of bile duct injury prevention. Int J Surg. 2018. https://doi.org/10.1016/j.ijsu.2018.11.006.
4. Tayeb M, Raza SA, Khan MR, Azami R. Conversion from laparoscopic to open cholecystectomy: multivariate analysis of preoperative risk factors. J Postgrad Med. 2005;51:17–20.
5. Deziel DJ, Millikan KW, Economou SG, Doolas A, Ko ST, Airan MC. Complications of laparoscopic cholecystectomy: a national survey of 4,292 hospitals and an analysis of 77,604 cases. Am J Surg. 1993;165(1):9–14. https://doi.org/10.1016/S0002-9610(05)80397-6.
6. Flum DR, Cheadle A, Prela C, Dellinger EP, Chan L. Bile duct injury during cholecystectomy and survival in medicare beneficiaries. JAMA. 2003;290(16):2168–73. https://doi.org/10.1001/jama.290.16.2168.
7. Dolan JP, Diggs BS, Sheppard BC, Hunter JG. Ten-year trend in the national volume of bile duct injuries requiring operative repair. Surg Endosc Other Interv Tech. 2005;19(7):967–73. https://doi.org/10.1007/s00464-004-8942-6.
8. Halbert C, Pagkratis S, Yang J, et al. Beyond the learning curve: incidence of bile duct injuries following laparoscopic cholecystectomy normalize to open in the modern era. Surg Endosc. 2016;30(6):2239–43. https://doi.org/10.1007/s00464-015-4485-2.
9. Rydbeck D, Anesten B, Barje T, Hajnal P, Österberg J, Sandblom G. Health-related quality-of-life in a cohort undergoing cholecystectomy. Ann Med Surg. 2015;4(1):22–5. https://doi.org/10.1016/j.amsu.2014.11.002.
10. Mangieri CW, Hendren BP, Strode MA, Bandera BC, Faler BJ. Bile duct injuries (BDI) in the advanced laparoscopic cholecystectomy era. Surg Endosc. 2019. https://doi.org/10.1007/s00464-018-6333-7.
11. Costantini R, Caldaralo F, Palmieri C, et al. Risk factors for conversion of laparoscopic cholecystectomy. Ann Ital Chir. 2012;83(3):245–52. https://doi.org/10.1097/00013644-200212000-00023.
12. Rattner DW, Ferguson C, Warshaw AL. Factors associated with successful laparoscopic cholecystectomy for acute cholecystitis. Ann Surg. 1993;217(3):233–6. https://doi.org/10.1097/00000658-199303000-00003.
13. Kama NA, Doganay M, Dolapci M, Reis E, Atli M, Kologlu M. Risk factors resulting in conversion of laparoscopic cholecystectomy to open surgery. Surg Endosc. 2001;15(9):965–8. https://doi.org/10.1007/s00464-001-0008-4.
14. Lengyel BI, Panizales MT, Steinberg J, Ashley SW, Tavakkoli A. Laparoscopic cholecystectomy: what is the price of conversion? Surgery (United States). 2012;152(2):173–8. https://doi.org/10.1016/j.surg.2012.02.016.
15. Savader SJ, Lillemoe KD, Prescott CA, et al. Laparoscopic cholecystectomy-related bile duct injuries: a health and financial disaster. Ann Surg. 1997. https://doi.org/10.1097/00000658-199703000-0000.
16. de Reuver PR, Sprangers MAG, Rauws EAJ, et al. Impact of bile duct injury after laparoscopic cholecystectomy on quality of life: a longitudinal study after multidisciplinary treatment. Endoscopy. 2008. https://doi.org/10.1055/s-2008-1077444.
17. Strasberg SM, Hertl M, Soper NJ. An analysis of the problem of biliary injury during laparoscopic cholecystectomy. J Am Coll Surg. 1995;180:101–25.
18. Aziz H, Pandit V, Joseph B, Jie T, Ong E. Age and obesity are independent predictors of bile duct injuries in patients undergoing laparoscopic cholecystectomy. World J Surg. 2015. https://doi.org/10.1007/s00268-015-3010-z.
19. Buddingh KT, Nieuwenhuijs VB, Van Buuren L, Hulscher JBF, De Jong JS, Van Dam GM. Intraoperative assessment of biliary anatomy for prevention of bile duct injury: a review of current and future patient safety interventions. Surg Endosc. 2011. https://doi.org/10.1007/s00464-011-1639-8.
20. Rystedt JML, Tingstedt B, Montgomery F, Montgomery AK. Routine intraoperative cholangiography during cholecystectomy is a cost-effective approach when analysing the cost of iatrogenic bile duct injuries. HPB. 2017. https://doi.org/10.1016/j.hpb.2017.06.004.
21. Ishizawa T, Bandai Y, Ijichi M, Kaneko J, Hasegawa K, Kokudo N. Fluorescent cholangiography illuminating the biliary tree during laparoscopic cholecystectomy. Br J Surg. 2010. https://doi.org/10.1002/bjs.7125.

22. Dip FD, Asbun D, Rosales-Velderrain A, et al. Cost analysis and effectiveness comparing the routine use of intraoperative fluorescent cholangiography with fluoroscopic cholangiogram in patients undergoing laparoscopic cholecystectomy. Surg Endosc. 2014. https://doi.org/10.1007/s00464-013-3394-5.
23. Stefanidis D, Chintalapudi N, Anderson-Montoya B, Oommen B, Tobben D, Pimentel M. How often do surgeons obtain the critical view of safety during laparoscopic cholecystectomy? Surg Endosc. 2017. https://doi.org/10.1007/s00464-016-4943-5.
24. Oddi A, Di Nicola V, Panzini A, et al. The intraoperative visualization of the bile ducts by the use of fluorescent substances. A feasibility study. G Chir. 1996;17:620–3.
25. Hope-Ross M, Yannuzzi LA, Gragoudas ES, et al. Adverse reactions due to indocyanine green. Retina. 1995. https://doi.org/10.1097/00006982-199515010-00022.
26. Caro JJ, Trindade E, McGregor M. The risks of death and of severe nonfatal reactions with high- vs low-osmolality contrast media: a meta-analysis. Am J Roentgenol. 1991. https://doi.org/10.2214/ajr.156.4.1825900.
27. Agnus V, Pesce A, Boni L, et al. Fluorescence-based cholangiography: preliminary results from the IHU-IRCAD-EAES EURO-FIGS registry. Surg Endosc. 2020;34(9):3888–96. https://doi.org/10.1007/s00464-019-07157-3.
28. Tagaya N, Shimoda M, Kato M, Nakagawa A, Abe A, Iwasaki Y, et al. Intraoperative exploration of biliary anatomy using fluorescence imaging of indocyanine green in experimental and clinical cholecystectomies. J Hepatobiliary Pancreat Sci. 2010;17(5):595–600.
29. Ishizawa T, Kaneko J, Inoue Y, et al. Application of fluorescent cholangiography to single-incision laparoscopic cholecystectomy. Surg Endosc. 2011;25:2631–6.
30. Schols RM, Bouvy ND, Masclee AAM, et al. Fluorescence cholangiography during laparoscopic cholecystectomy: a feasibility study on early biliary tract delineation. Surg Endosc. 2013;27:1530–6.
31. Tagaya N, Sugamata Y, Makino N, Saito K, Okuyama T, Koketsu S, Oya M. Fluorescence cholangiography in laparoscopic cholecystectomy: experience in Japan. In: Fluorescent imaging, vol. 31. Karger Publishers, Berlin, Germany; 2013. p. 73–9.
32. Boni L, David G, Mangano A, et al. Clinical applications of indocyanine green (ICG) enhanced fluorescence in laparoscopic surgery. Surg Endosc. 2015;29:2046–55.**
33. Dip F, Roy M, Menzo EL, Simpfendorfer C, Szomstein S, Rosenthal RJ. Routine use of fluorescent incisionless cholangiography as a new imaging modality during laparoscopic cholecystectomy. Surg Endosc. 2015;29(6):1621–6.
34. Kono Y, Ishizawa T, Tani K, Harada N, Kaneko J, Saiura A, et al. Techniques of fluorescence cholangiography during laparoscopic cholecystectomy for better delineation of the bile duct anatomy. Medicine. 2015;94(25):e1005.
35. Osayi SN, Wendling MR, Drosdeck JM, Chaudhry UI, Perry KA, Noria SF, et al. Near-infrared fluorescent cholangiography facilitates identification of biliary anatomy during laparoscopic cholecystectomy. Surg Endosc. 2015;29(2):368–75.
36. van Dam DA, Ankersmit M, van de Ven P, van Rijswijk AS, Tuynman JB, Meijerink WJ. Comparing near-infrared imaging with indocyanine green to conventional imaging during laparoscopic cholecystectomy: a prospective crossover study. J Laparoendosc Adv Surg Tech A. 2015;25(6):486–92.
37. Igami T, Nojiri M, Shinohara K, Ebata T, Yokoyama Y, Sugawara G, et al. Clinical value and pitfalls of fluorescent cholangiography during single-incision laparoscopic cholecystectomy. Surg Today. 2016;46(12):1443–50.
38. Zroback C, Chow G, Meneghetti A, Warnock G, Meloche M, Chiu CJ, Panton ON. Fluorescent cholangiography in laparoscopic cholecystectomy: the initial Canadian experience. Am J Surg. 2016;211(5):933–7.
39. Ankersmit M, Van Dam DA, van Rijswijk AS, Van Den Heuvel B, Tuynman JB, Meijerink WJ. Fluorescent imaging with indocyanine green during laparoscopic cholecystectomy in patients at increased risk of bile duct injury. Surg Innov. 2017;24(3):245–52.
40. Koirala R, Rajbhandari A, Rai P, Gurung TM. Use of intravenous Indocyanine green to delineate biliary tree anatomy and cystic artery anatomy in patients undergoing laparoscopic cholecystectomy. Nepal Med Coll. 2017;19(4):213–6.
41. Hiwatashi K, Okumura H, Setoyama T, Ando K, Ogura Y, Aridome K, et al. Evaluation of laparoscopic cholecystectomy using indocyanine green cholangiography including cholecystitis: a retrospective study. Medicine. 2018;97(30):e11654.
42. Pesce A, Latteri S, Barchitta M, Portale TR, Di Stefano B, Agodi A, Russello D, Puleo S, La Greca G. Near-infrared fluorescent cholangiography–real-time visualization of the biliary tree during elective laparoscopic cholecystectomy. HPB. 2018;20(6):538–45.
43. Tsutsui N, Yoshida M, Nakagawa H, Ito E, Iwase R, Suzuki N, et al. Optimal timing of preoperative indocyanine green administration for fluorescent cholangiography during laparoscopic cholecystectomy using the PINPOINT® Endoscopic Fluorescence Imaging System. Asian J Endosc Surg. 2018;11(3):199–205.
44. Ambe PC, Plambeck J, Fernandez-Jesberg V, Zarras K. The role of indocyanine green fluoroscopy for intraoperative bile duct visualization during laparoscopic cholecystectomy: an observational cohort study in 70 patients. Patient Saf Surg. 2019. https://doi.org/10.1186/s13037-019-0182-8.
45. Calabro KA, Harmon CM, Vali K. Indocyanine green use during pediatric laparoscopic cholecystectomy. Videoscopy. 2019. https://doi.org/10.1089/vor.2019.0577.
46. Dip F, LoMenzo E, Sarotto L, Phillips E, Todeschini H, Nahmod M, Alle L, Schneider S, Kaja L, Boni L, Ferraina P. Randomized trial of near-infrared incisionless fluorescent cholangiography. Ann Surg. 2019;270(6):992–9.

47. Bleszynski MS, DeGirolamo KM, Meneghetti AT, Chiu CJ, Panton ON. Fluorescent cholangiography in laparoscopic cholecystectomy: an updated Canadian experience. Surg Innov. 2020. https://doi.org/10.1177/1553350619885792.
48. Quaresima S, Balla A, Palmieri L, et al. Routine near infra-red indocyanine green fluorescent cholangiography versus intraoperative cholangiography during laparoscopic cholecystectomy: a case-matched comparison. Surg Endosc. 2019. https://doi.org/10.1007/s00464-019-06970-0.
49. Pesce A, La Greca G, Ultimo LE, Basile A, Puleo S, Palmucci S. Effectiveness of near-infrared fluorescent cholangiography in the identification of cystic duct-common hepatic duct anatomy in comparison to magnetic resonance cholangio-pancreatography: a preliminary study. Surg Endosc. 2020;34(6):2715–21.
50. Yoshiya S, Minagawa R, Kamo K, et al. Usability of intraoperative fluorescence imaging with indocyanine green during laparoscopic cholecystectomy after percutaneous transhepatic gallbladder drainage. World J Surg. 2019. https://doi.org/10.1007/s00268-018-4760-1.
51. Keeratibharat N, Chansangrat J. Intra-operative fluorescent cholangiography during laparoscopic cholecystectomy; initial experience of single surgeon. HPB. 2019;21:S472.
52. Esposito C, Corcione F, Settimi A, et al. Twenty-five year experience with laparoscopic cholecystectomy in the pediatric population-from 10 mm clips to indocyanine green fluorescence technology: long-term results and technical considerations. J Laparoendosc Adv Surg Tech A. 2019. https://doi.org/10.1089/lap.2019.0254.
53. Strasberg SM, Brunt LM. Rationale and use of the critical view of safety in laparoscopic cholecystectomy. J Am Coll Surg. 2010. https://doi.org/10.1016/j.jamcollsurg.2010.02.053.
54. Vlek SL, van Dam DA, Rubinstein SM, et al. Biliary tract visualization using near-infrared imaging with indocyanine green during laparoscopic cholecystectomy: results of a systematic review. Surg Endosc. 2017. https://doi.org/10.1007/s00464-016-5318-7.
55. Dolan JP, Diggs BS, Sheppard BC, Hunter JG. The national mortality burden and significant factors associated with open and laparoscopic cholecystectomy: 1997–2006. J Gastrointest Surg. 2009;13(12):2292–301. https://doi.org/10.1007/s11605-009-0988-2.
56. Pucher PH, Brunt LM, Davies N, et al. Outcome trends and safety measures after 30 years of laparoscopic cholecystectomy: a systematic review and pooled data analysis. Surg Endosc. 2018. https://doi.org/10.1007/s00464-017-5974-2.
57. Childers CP, Maggard-Gibbons M. Understanding costs of care in the operating room. JAMA Surg. 2018. https://doi.org/10.1001/jamasurg.2017.6233.
58. Ahmad A. Use of indocyanine green (ICG) augmented near-infrared fluorescence imaging in robotic radical resection of gallbladder adenocarcinomas. Surg Endosc. 2020;34(6):2490–4. https://doi.org/10.1007/s00464-019-07053-w.
59. Hutteman M, van der Vorst JR, Mieog JS, et al. Near-infrared fluorescence imaging in patients undergoing pancreaticoduodenectomy. Eur Surg Res. 2011;47(2):90–7. https://doi.org/10.1159/000329411.

第 34 章

吲哚菁绿荧光成像技术引导下的手术及吻合口安全性评估

Sonia L. Ramamoorthy, Jared S. Matson

34.1 引言

自 18 世纪初以来，人类的胃肠吻合术就已经存在，当时 Brunswick 公爵的外科医生 Ramdohr 成功地利用内陷技术治疗了一名士兵的肠道完全横断和切除嵌顿疝[1,2]。然而，胃肠吻合术在当时是备受争议的，许多外科医生坚持认为肠损伤最好的治疗方法是肠造口术或让身体在不受干预的情况下愈合[1]。直到 1826 年，当 Antoine Lembert 描述浆膜对位的重要性时，肠吻合才变得更加普遍[3]。此后的 200 年里，胃肠吻合术已成为从创伤到癌症等各种疾病的常规治疗方法。与过去的几个世纪相比，虽然现在的手术更加安全、成功，但吻合口瘘仍然是所有吻合手术中最令人担忧的并发症之一。造成这一并发症的因素有很多，从患者相关的因素（如营养状况或糖尿病）到手术细节（如失血或吻合部位）。近期研究的一个热点是吻合口的血供。随着技术的发展，特别是近红外成像和吲哚菁绿荧光成像技术的出现，我们在术中观察和评估血运的能力得到了提高。在本章中，我们将探讨胃肠道吻合术的历史、吻合口漏的后果，以及确保吻合口完整性的技术，包括吲哚菁绿荧光血管造影术。

34.1.1 胃肠道吻合术的历史

从 1730 年开始，Ramdohr 的技术包括将保留下的肠管断端插入另一断端中，并用单线连续缝合固定，然后通过缝线将肠管拉出腹腔并固定于腹壁上，以便日后拆除缝线[1]。在接下来的一个世纪里，这项技术停滞不前，主要是因为在操作过程中将一端肠管的浆膜面与另一端肠管的黏膜面相缝合[1]。在 Lembert 提出浆膜对位缝合的描述后，另一个影响肠吻合的主要发展因素是 Joseph Lister 在 1860 年代引入的无菌丝线缝合，以及将无菌手术的概念应用于肠道手术中[1]。

施普林格瑞士自然协会在 2021 年及接下来的 150 年里，其他的重大创新和突破分别是提高对伤口愈合的理解、外科吻合器的发展、内镜和腹腔镜手术的出现，以及手术机器人的首次亮相[4]。然而，从早期开始，胃肠吻合的基本原则一直保持不变，即张力最小化、无菌技术，以及肠管同一层组织的对位吻合。

在现代，重点已从外科创新转向循证医学实践，以及对大量数据的分析和应用。吻合口瘘可能是胃肠道手术后最可怕的并发症，因此已被广泛研究。然而，研究吻合口瘘的困难之一是吻合口瘘定义的异质性。2001年，Bruce 等发表了一篇系统综述，对吻合口瘘的定义进行了筛查，发现上消化道吻合口瘘有 13 种不同的定义，下消化道吻合口瘘有 29 种不同的定义。1991 年，英国外科感染研究小组提出了一个标准定义：(瘘是来自于腔内容物从手术连接的两个空腔脏器的接口处泄漏。腔内容物可能通过伤口或引流部位流出，也可能在吻合口附近聚集，从而引起发热、脓肿、败血症、代谢障碍和(或)多器官功能衰竭。腔内容物从吻合口部位渗漏至邻近局部区域，当有影像学证据但无临床症状和体征时，应记录为亚临床吻合口瘘，在其他的研究中均未采用[5,6]。2010 年，直肠癌国际研究小组提出了另一种定义，“吻合部位的肠壁(包括新直肠储袋的缝线与钉线)缺损，可导致肠腔内与肠腔外互通”。这是国际多专业关于吻合口瘘全球改善交流定义的基础[7,8]。遗憾的是，这个定义也很少在已发表的文献中被使用。这促使 Daniel 等尝试使用 Delphi 方法找到共识定义，但只有 7/15 (47%)的场景达成共识[9]。虽然其强调了要理解胃肠道吻合和吻合口瘘一直存在困难，但并没有否定已被证明的许多问题答案。

已有许多研究对吻合口瘘的相关因素及可能预测吻合口瘘的各项指标进行了验证和调查。这些研究具有明显的临床意义，因为其能确定哪些因素与吻合口瘘有关，可以改进术前风险评估和咨询，对可改变的风险因素进行提前纠正，或改变手术计划(如在高风险吻合口中使用保护性造口)。有许多方法可以对这些危险因素进行分类，包括按照与患者相关的还是与手术相关的、可变的还是不可变的。与患者相关的因素包括放疗史、美国麻醉医师协会(ASA)评分(>2)、肾脏疾病、肥胖、糖尿病、类固醇治疗、术前白细胞增多、贫血、营养不良、男性、吸烟、过量饮酒、化疗、腹部手术史、使用抗凝剂和使用非甾体抗炎药 (NSAID)[8,10-34]。其中，NSAID 的使用、抗凝药物的使用、过量饮酒、吸烟、营养不良、贫血、类固醇治疗和肥胖被认为是可变的危险因素。与手术相关的因素包括输血/大量失血、手术时间、手术类型/吻合方式(尤其是低位直肠吻合)、导管的使用(用于食管手术)、急救手术、手术区域污染、术中并发症和外科医生的经验[8,10,12,14-16,19,22,23,25,26,31,33-38]。在这一组中，术中并发症、术野污染、导管的使用、手术时间和失血/输血被认为是可变的危险因素。由于对吻合口瘘定义的差异，人们对其中一些危险因素的重要性存在争议。对男性、盆腔手术低位吻合、ASA>2 级、吸烟、免疫抑制、营养不良、手术类型、手术时间、导管的使用、紧急手术和失血/输血等因素的评价最为一致(表 34.1)。

34.1.2 吻合失败/瘘的后果

吻合口瘘可导致严重的后果，促使人们去研究其可能的危险因素，最重要的是，发生吻合口瘘的患者死亡率在逐年增加，一些研究显示死亡率已超过 20%[10,23,26,39-41]。此外，在结直肠癌的病例中，吻合口瘘的发生与局部和远处复发的增加，以及与癌症的特异性和全因长期死亡率相关[40-43]。吻合口瘘还与住院时间延长(Frasson 等发现中位数为 23 天，而非 7 天)和住院费用的增加有关，实际住院费用大约为 95 550 美元，而标准住院费用为 26 420 美元[10,23,44]。最后，发生吻合口瘘的患者生活质量较低，对护理质量和外科医生的满意度也较低[45]。

表 34.1 吻合口瘘的危险因素

危险因素类型	潜在可变因素	不可变因素
患者相关因素	使用非甾体抗炎药	放疗史
	使用抗凝血剂	ASA 分级
	过量饮酒	肾脏疾病
	吸烟	糖尿病
	营养不良	白细胞增多
	贫血	男性
	类固醇治疗	化疗
	肥胖	腹部手术史
手术相关因素	术中并发症	手术方式/吻合方式
	术野污染	
	导管	急诊手术
	手术时间	医生经验
	出血量	
	围术期输血	

吻合口瘘的发病率(吻合口瘘率)因手术方式和吻合方式而有所不同。对于食管切除术,食管瘘的发生率为 1.6%~53%,与胸段吻合相比,宫颈段吻合瘘发生率明显更高[Biere 等的荟萃分析显示,比值比(OR)为 3.43][46,47]。胸腔内瘘的发病率较高,可能会导致严重的感染性并发症,如纵隔炎、脓胸或肺炎,但食管切除术仍被认为是一种可行的选择。结直肠瘘的发生率也取决于吻合的位置和类型,盆腔低位吻合(远端结直肠吻合、结肠肛管吻合或回肠肛管吻合)口瘘的发生率为 1%~20%,结肠–结肠吻合口瘘的发生率为 0~4%,回肠–结肠吻合口瘘的发生率为 0.02%~7%[40,48]。除了盆腔低位吻合外,一些研究显示结肠–结肠吻合口瘘的发生率最高,如横结肠切除术或节段性左半结肠切除术[40,49]。与其他吻合术相比,回肠–结肠吻合口瘘的风险尚不明确。最近的一些研究显示,与高位结肠–直肠吻合口相比,回肠–结肠吻合口瘘的发生率更高,而其他一些研究显示两者没有差异,甚至吻合口瘘的发生率更低[16,31,40,49]。其并发症的后果主要取决于吻合口瘘的严重程度,严重者甚至需要再次行永久造口术[39]。

34.1.3 确保吻合口的完整性和避免吻合口瘘的技术

考虑到吻合口瘘诸多潜在的不利影响,以及与瘘独立风险因素的数量,人们对术中吻合口的评估及避免吻合口破裂的方法进行了研究。

对外科医生而言,他们通常依靠经验和直觉来评估吻合的情况。在切开和吻合之前通过视诊和触诊来评估吻合口和(或)评估肠道情况是由来已久的做法。这包括在肠系膜颜色分割部位分割肠管,通过触诊肠系膜的血管搏动,以及通过观察切缘是否有足够的出血,以确保吻合口肠管有足够的血液灌注。其还包括通过视觉和触觉确保吻合口的完整性,评估吻合口的张力,并确保被环形吻合器切下的组织是完整的环形。但是,外科医生对吻合口瘘风险的经验性判断是不可靠的[50]。

另一种研究出的方法是漏气试验(ALT)。在结直肠手术中,刚建立的吻合口经灌洗液冲洗畅通后,封闭肠近端,通过内镜充气肠远端。而对于前肠手术则相反,吻合口的肠远端封闭,肠近内镜端充气。如果吻合缺乏气密性,注入的灌洗液可随着气体逸出而形成气泡。这样医生通过缝合及时修正或修补泄漏区域,如果没有提前计划好,在结直肠手术中可通过预防性造口来避免吻合口瘘。一些研究显示,在结肠直肠吻合术中,与最初的 ALT 检查结果为阴性相比,尽管进行了修复,但 ALT 阳性(表明存在漏气)与较高的吻合口瘘发生率的关系更加密切[51,52]。Allaix 等在 ALT 阳性后进行吻合口修复的患者中没有发现吻合口瘘，多因素分析显示 ALT 与临床吻合口瘘发生率的降低独立相关[53]。尽管一些漏气检测阴性的患者在术后仍会发展为吻合口瘘，但术中修补漏气的部位被证实可减少食管空肠吻合术后的吻合口瘘[54]。

曾经也使用过亚甲基蓝稀释液来检验吻合情况(图 34.1 和图 34.2)。关于结肠及食管-空肠吻合口的研究显示，吻合口外亚甲基蓝染色阳性的患者经二次加固修补后，均未发生吻合口瘘，但阴性患者仍可能发生吻合口瘘。

最后，术中内镜检查是另一种常用的评估吻合口瘘的方法。其可能有助于识别瘘、出血、狭窄或吻合闭合或灌注不良。但术中内镜检查在预防术后吻合口瘘或出血方面的疗效尚不清楚[57-59]。

令外科医生感到困惑的是，即使术中检测为阴性，术后吻合口瘘仍会存在。据猜测，这可能是由于吻合口血液灌注不足导致愈合不佳，继而破裂[60,61]。这就强调了在做吻合时必须要确保吻合口有良好的血供。尽管方法众多，但早期取得令人振奋的结果只有吲哚菁绿荧光血管造影术。

34.2 吲哚菁绿评估吻合口血运的情况

吲哚菁绿(ICG)是一种可静脉注射的基本无毒的、无菌的水溶性医用染料。在 20 世纪五六十年代，其首次应用于人体心排血量和肝脏血流量的测定[62]。在随后的几十年里，其在眼科成像中得到了广泛应用，安全性也得到证实[63,64]。在 20 世纪末，其主要用于眼科和肝功能的测定。随着数字成像分辨率的提高，它的应用更加广泛。在 21 世纪初，其被批准用于神经外科，随后也用于乳腺外科、普外科，整形外科来评估皮瓣活力；在血管外科中用于评估缺血肢体周围血管的作用；在内分泌和头颈部手术中用于检测和评估甲状旁腺的血运。

其减重手术和前肠手术，以及外科肿瘤学中评估上消化道吻合情况或预测吻合口活力；在结直肠手术中评价下消化道吻合口

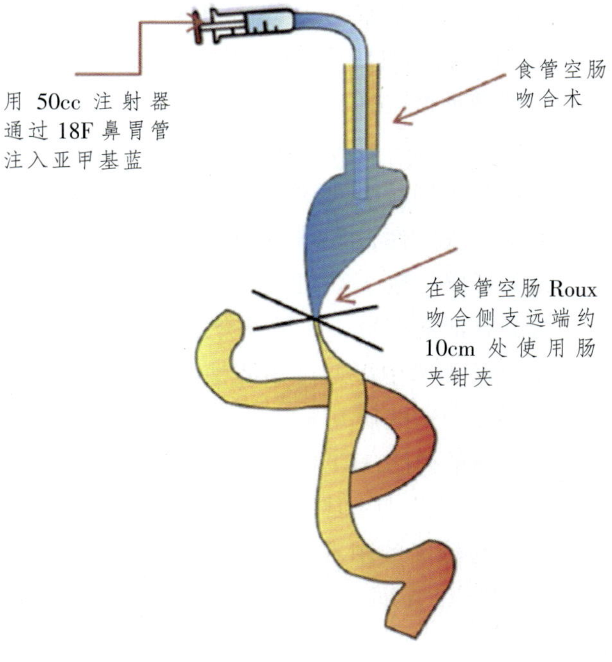

图 34.1 亚甲基蓝测试技术方法示意图[56]。

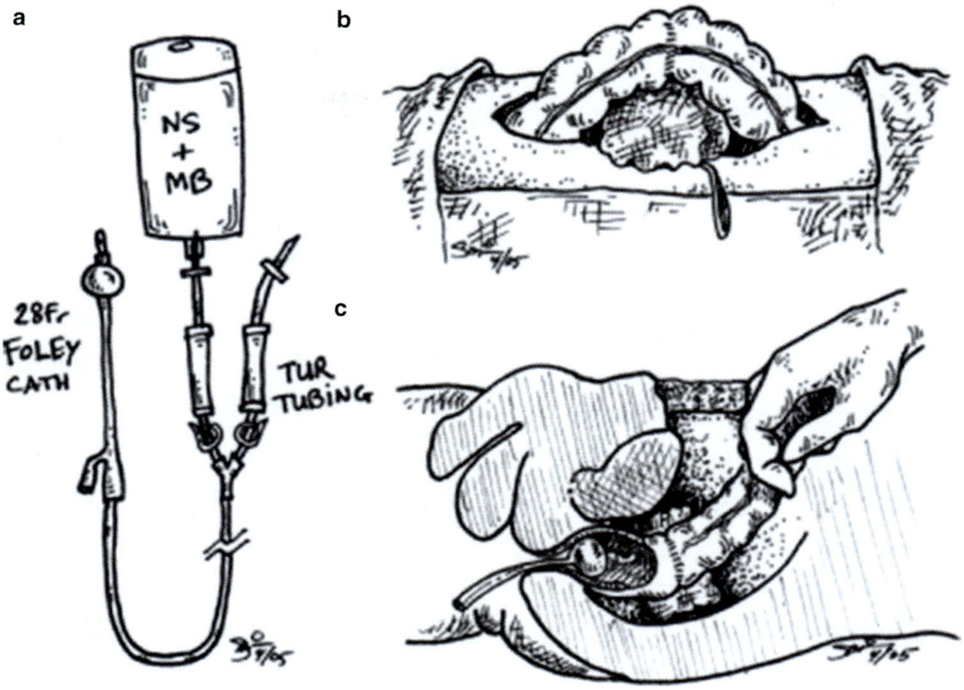

图 34.2 亚甲基蓝仪器和方法。(a)亚甲基蓝灌肠器。(b)吻合口下方用纱布垫。(c)剖视图(盆腔)[55]。

的吻合情况;在妇科手术中用于阴道断端血管造影;在各种需要清扫淋巴结外科手术中用于淋巴结的显影;在肝胆外科中用于显示胆道系统解剖;在心脏外科中用于冠状动脉搭桥术的术中评估[61,65-80]。

34.2.1 ICG 的背景和性质

ICG 是一种三碳菁化合物，可在水溶液中重构并用于血管内注射。它在溶液中相对不稳定(大约 10 小时内降解),因此在准备使用之前必须保持其晶体形态，而且需要避光保存。它与血浆蛋白(主要是白蛋白)结合并随着血液循环,极少渗漏到间质。ICG 在肝脏中代谢,随后排入胆汁,半衰期为 3~4 分钟[81,82]。其允许在单一操作中每间隔 15 分钟进行多次注射[81]。通常的标准剂量为小于 2mg/kg，但有研究表明 2.5mg 的剂量可能有效[75,83,84]。这远低于 LD50 50~80mg/kg 的致死量[81]。在非碘过敏患者中使用 ICG 具有良好的安全性。碘过敏患者使用 ICG 可能会与 ICG 碘化成分发生交叉反应,导致低血压甚至过敏性休克[85]。

ICG 吸收近红外光(NIR),吸收峰约为 800nm,并在 832nm 处发出荧光信号,属于不可见光,但可以被各种成像仪器检测。其可用来激发荧光的近红外光，与白光相比，可以更加深入组织几毫米,这对外科检测是十分重要的。目前,市面上有许多可用于 ICG 近红外荧光成像的系统，包括用于达·芬奇手术机器人的 Firefly®荧光成像(Intuitive Surgical,Inc.,Sunnyvale,CA)、PINPOINT® 内镜荧光成像和用于开放性手术的 Spy 便携式手持成像仪(SPY-PHI)®等。

34.2.2 ICG 在血运评估方面的应用情况

在外科领域,利用 ICG 的这些特性开发了各种应用方法,其中许多与血流或器官灌注的评估特别相关。在神经外科、血管外科和心脏外科中,ICG 荧光血管造影术可用于观察血管并识别不易察觉的问题,如原发性血管不通畅、解剖异常、闭塞或动静脉畸形[66]。但在某些情况下,ICG 荧光血管造影可能不如其他方法有效,这是因为近红外光和荧光信号对组织的穿透力受限,一些严重的异常(包括严重的动脉粥样硬化或充满血块的动脉瘤囊)可能导致血管/血流的显影不明显。此外,它还可用于评估外周动脉疾病(PAD)、严重肢体缺血(CLI)、截肢或外伤患者的血运情况[65,86-89]。这可以预测 PAD 或 CLI 治疗的充分性,以确定合适的截肢水平和治愈的可能性,并指导创伤的治疗方案。

ICG 荧光血管造影术评估血液灌注的这种特性在胃肠道手术中具有特殊的价值。足够的血液供应对于吻合口的修复和防止吻合口破裂和瘘是至关重要的,所以外科医生采用了各种方法以确保吻合口有足够的血液灌注。这包括主观的和可能不可靠的指标,如观察肠壁颜色、肠切缘出血情况、肠系膜内存在可检测的多普勒信号、可触及的血管脉搏,如结肠/直肠远端切除术的边缘动脉或食管切除术的胃网膜右动脉[60,90]。

缺点是这些技术不能很好地反映吻合层面的微灌注情况,或不能同时反映吻合口近端和远端的灌注情况,或者可能不适用于微创手术技术。而 ICG 荧光血管造影术能够快速、安全、直观,以及更好地反映吻合口灌注的真实情况(图 34.3)。

34.2.2.1 结直肠手术

自 2010 年以来,ICG 荧光血管造影术已在结直肠手术中进行了研究。Kudszus 等的回顾性研究表明,使用 ICG 荧光血管造影术与减少吻合口瘘的发生率和住院时间之间存在关联[91]。从那时起,虽然进行了数十项研究(表 34.2),但许多研究质量有限,结果往往相互矛盾[60,61,70,72,91-121]。然而,值得注意的是最近包括随机对照试验在内的多项研究。

腹腔镜下左结肠/直肠前切除术的血流灌注评估(PILLAR Ⅱ)

Jafari 等对腹腔镜下左结肠/直肠前切除术的血流灌注评估(PILLAR Ⅱ)研究是结直肠手术 ICG 荧光血管造影术研究的里程碑之一[70]。这是关于该课题中的第一个中等规模的前瞻性、多中心的研究,包括 139 例接受腹腔镜或机器人辅助左结肠切除术或前切除术的 18 岁或 18 岁以上患者,计划吻合距离肛门边缘 5~15cm。他们使用 PINPOINT

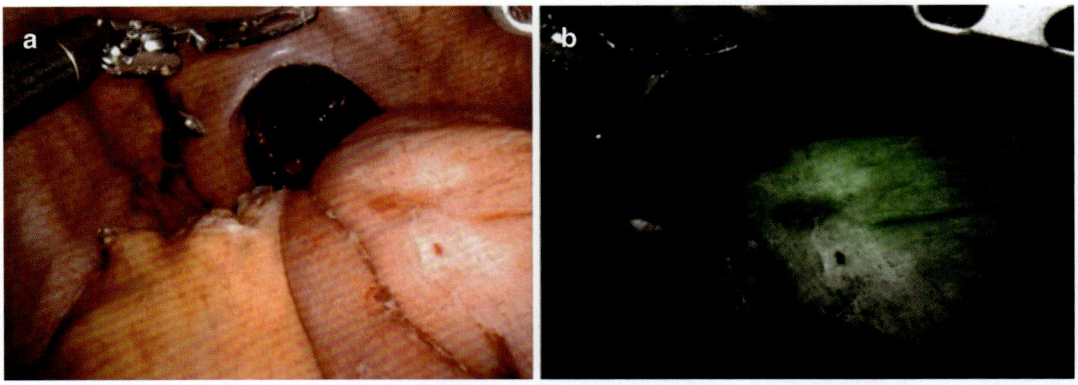

图 34.3 白光下 J 形储袋在肛门吻合口前的显示(a),注射 ICG 后用近红外光照射(b)。

表 34.2　有文献支持的 ICG 血管造影在结直肠和前肠手术中的应用研究

手术领域	ICG 血管造影的潜在用途	文献支持的研究
结直肠手术	改变切除范围/横切部位	观察可行性[70,72,93,96,100,105,111]，回顾性病例研究[94,109,121]，回顾性队列研究[61,98,104,113,119]，回顾性配对研究[91,116]，前瞻性队列研究[95,110,130]，具有混合病史或者伴随对照的前瞻性多中心队列研究[101]，荟萃分析[122,124,126]，随机对照试验[117,118]
	修改吻合口	观察可行性[70,106]，回顾性队列[119]，具有混合历史/伴随对照的前瞻性多中心队列研究[101]，荟萃分析[126]
	确定保护性造口的必要性	观察可行性[92,93,105,108]，荟萃分析[126]
	预测吻合口瘘	观察可行性[102,106,114,115]，回顾性病例分析[120]
	减少吻合口瘘的发生率	随机对照试验[117]，回顾性队列研究[61,98,104,119]，回顾性配对研究[91,116]，前瞻性队列研究[95]，具有混合病史或者伴随对照的前瞻性多中心队列研究[101]，荟萃分析[122–126]
前肠手术	改变切除范围	观察可行性[131–133]，荟萃分析[127,128]
	修改吻合口	病例研究[134]
	预测吻合口瘘	观察可行性[90,135]，回顾性队列研究[136]，荟萃分析[129,137]
	防止吻合口瘘的发生	回顾性队列研究[138]，荟萃分析[127–129]
	预测狭窄	病例报告[139]，观察可行性[135]

内镜荧光成像系统来评估肠横断前和经肛门评估吻合后的吻合口血流灌注的情况。

结果显示，98.6%的患者成功地进行了荧光成像，其中 7.9%的患者改变了手术计划/护理。这主要是由于患者计划的横切线发生了变化（6.5%），1 例患者经肛门评估需要拆除吻合口并进行重新吻合。1 例患者经传统评估发现吻合口高危因素，但经肛门荧光成像证实吻合口血液灌注充足。值得注意的是，改变手术方案的患者中无一例发生吻合口瘘。总体而言，2 例患者发生吻合口瘘（1.4%），均经保守治疗最终康复。这远低于之前报道的吻合口瘘发生率。

这项研究有一些局限性，如各机构在手术技术和围术期护理方面缺乏标准化，“护理标准”或“传统”的吻合评估也没有标准化，而且也没有对照组与之进行比较。因此，低瘘率可能更多地反映了这些以学术专业实践为主的外科医生的经验和技能。

最后，荧光信号的强度没有定量测量，荧光成像显示的灌注是否充足有待于外科医生进一步证实。

其他前瞻性研究

自 PILLAR Ⅱ 以来，已经发表了几项大型的前瞻性试验，包括两项随机对照试验。Ris 等前瞻性研究了 504 例接受 ICG 荧光血管造影的高位直肠前切除术或 Hartmann 反转术和低位直肠前切除术（LAR）的患者[101]。他们发现，5.8%的患者在荧光成像后需要改变横断部位（需要额外切除 0.5~20cm），总的吻合口瘘发生率为 2.4%，结直肠手术的吻合口瘘发生率为 2.6%，LAR 吻合口瘘发生率为3%。在相同设施的条件下，接受ICG荧光血管造影术评估的患者吻合口瘘发生率更低（总体吻合口瘘发生率5.8%，结直肠吻合口瘘发生率6.9%，LAR吻合口瘘发生率10.7%）。他们还发现，计划进行预防性造瘘的5例患者，对吻合口进行荧光成像评估后放弃了改道，并且该组患者没有发生吻合口瘘。Morales Conde等前瞻性地收集了192例接受任何结直肠吻合术的患者的数据[110]。他们根据所做的手术将患者分为几组，包括右半结肠切除术、左半结肠切除术、直肠前切除术（分为低位直肠前切除伴部分直肠系膜切除术和超低位直肠前切除伴全直肠系膜切除术）和结肠脾曲节段切除术。他们发现，18.2%的患者基于ICG荧光血管造影术的结果改变了横断部位，直肠前切除术组和左半结肠切除术组的发生率均超过了25%。根据荧光成像，2例患者的吻合口向远端移动，有可能会降低吻合口的张力。在改变吻合口部位的患者中，8.6%发生吻合口瘘。总吻合口瘘发生率为2.6%。

Alekseev等对接受乙状结肠或直肠切除术的患者进行了一项随机对照试验[117]。他们分析了377例患者，其中187例随机接受近红外荧光成像血流灌注的评估，190例随机接受标准可视化临床的评估。患者接受选择性乙状结肠或直肠肿瘤切除术，结肠吻合术距离肛门边缘不足15cm，术后30天内进行临床随访。如果未检测到临床渗漏，患者可在术后30天内接受灌肠或盆腔CT检查。他们发现，通过ICG荧光血管造影，19.2%的患者没有足够的血液供应到计划的横断部位，并进行了最长约5cm额外的肠道切除。两组之间总体的并发症发生率和吻合口瘘等级相似。他们发现，与非ICG组相比，ICG荧光血管造影组的吻合口瘘发生率显著降低（9.1%比16.3%，P=0.04）。他们发现，这种差异在无症状的低位（距肛缘4~8cm）放射性吻合口瘘中更明显（14.4%比25.7%，P=0.04）。对照组间的高位（距肛缘8~15cm）吻合口瘘发生率或有症状的低位吻合口瘘发生率均无明显差异。De Nardi等还对接受腹腔镜左半结肠或直肠前切除术的患者进行了一项随机对照试验，其中结直肠吻合口要求距离肛门边缘2~15cm，并结扎肠系膜下动脉（IMA）[118]。该试验共纳入240例患者，ICG荧光血管造影组118例，对照组122例。他们为研究提供了新的证据，并检测出研究组和对照组吻合口瘘发生率具有差异，分别为1.5%和10%。他们发现，ICG组横断部位的改变率为11%，额外的切除范围为2~16cm，两组之间的吻合口瘘发生率没有显著差异（ICG组为5%，对照组为9%，P=0.2）。在临床检测的16例吻合口瘘中，保护性造口术关闭之前常规成像仅发现1例无症状瘘。对照组共17例发生吻合口瘘，其中1例患者在发生吻合口瘘后死亡。总的来说，这些研究显示在少数的病例中，使用ICG会导致横断部位的改变，有可能避免吻合口发生血流灌注不足，允许更远端的横断部位导致张力更小，或者放弃预防性造口术和额外手术的要求。尽管最近发表了两项随机对照试验，但目前仍没有足够的证据表明其能降低吻合口瘘的发生率。

综述和荟萃分析

除了一些论著，过去几年还发表了一些关于荧光血管造影和结直肠手术的系统性综述和荟萃分析。2018年，van den Bos等在进行综述时，主要侧重于易用性、增加的病例时间，以及与该技术相关的并发症和成本[122]。其他成果包括改变手术方式、术后并发症，以及尝试量化荧光信号。他们在综述中纳入了10项研究，发现10.8%的病例的切除范围发生了改变。ICG荧光血管造影组和传统评估组的吻合口瘘发生率分别为 3.5%和 7.4%。只有两项研究试图量化荧光信号。同年,Shen 等对结直肠癌手术进行了回顾和荟萃分析,重点关注结直肠癌的手术,并包括一个对照组[123]。他们找到了 4 个用于荟萃分析的回顾性病例对照研究,共 1177 例患者。他们发现,与传统评估相比,使用 ICG 荧光血管造影术的吻合口瘘合并优势比为 0.27(P<0.001)。2018 年,Blanco-Colino 等同样进行了荟萃分析,并纳入了所有关于结肠或直肠吻合术后吻合口瘘的研究[124],包括 5 项研究,共 1302 例患者。研究发现,ICG 荧光血管造影术不能显著降低吻合口瘘的发生率(OR 为 0.51,P=0.10)。当分析仅限于癌症病例时,他们确实发现吻合口瘘发生率显著降低(OR 为 0.34,P=0.006)。

Rausa 等在 2019 年进行了系统性回顾和荟萃分析,包括了涉及结直肠手术与吻合,以及使用一种或多种术中检测吻合口瘘的文章[125]。他们纳入了 11 项研究和 3844 例患者。研究发现,接受 ICG 荧光血管造影的患者发生吻合口瘘的风险明显低于对照组[相对风险(RR)0.44],也低于只接受漏气试验(ALT)或术中结肠镜检查(IOC)的患者,但这些没有达到统计学意义。与对照组相比,ALT 组和 IOC 组吻合口瘘发生率均无显著降低。

最后,Arezzo 等在 2020 年进行了一项个体参与者分析,研究比较了 ICG 荧光血管造影术与标准实践在评估直肠癌术中吻合口血流灌注的情况,以及评估对吻合口瘘影响的差异[126]。他们发现了 20 项合格的研究,包括 15 项已发表的研究和 5 项正在进行的试验。20 位作者中的 9 位做出了回应(2 个随机试验和 7 个非随机研究),并分享了共 1330 例患者的数据。ICG 组的吻合口重做率明显高于对照组(2.0%比 0.2%,P=0.011),11.3%的患者在荧光血管造影术后需要改变原有的横断部位。ICG 灌注评估术后吻合口瘘发生率显著降低[比值比(OR)0.341,P<0.001],ICG 组吻合口瘘发生率为 4.2%,对照组为 11.3%。亚组分析显示,男性、年龄>65 岁、体重超重(BMI≥25kg/m²)、吻合口距肛缘≤6cm 的患者 ICG 荧光血管造影泄漏的概率显著降低。总之,这些研究支持术中使用 ICG 荧光血管造影来评估吻合口血流灌注的情况,并能降低术后吻合口瘘发生率相关的观点。目前,还没有足够的随机对照试验数据来证明两者之间存在因果关系,许多正在进行的研究将有助于论证上述观点。无论如何,已有的文献显示,ICG 荧光血管造影术可能改变高达 25%的病例的横断部位,使一些患者的横断部位更远,吻合口张力更小,而另一些患者则需要额外切除多达 20cm 的肠管。因此,ICG 荧光血管造影术也许可以让我们更准确地决定是否需要行预防性造瘘,可能为患者节省用于康复和额外手术的相关费用,以及减少回肠造口术相关的并发症。

34.2.2.2 前肠手术

虽然在前肠手术领域,使用近红外成像进行血流灌注评估的研究少于结肠手术,但自 2000 年后期以来已经发表了许多研究(表 34.2)。大多数研究集中在食管切除术后导管的血流灌注评估上,尽管也有针对胃癌行胃切除术的研究、防止减肥手术中吻合口瘘的研究,以及其他主题的研究(图 34.4)。考虑到胸腔内吻合口瘘潜在的严重后果,以及在一些研究中发现颈部吻合口瘘发生率超过 50%(通常发病率较低),所以优化食管切除术吻合口的血液灌注尤为重要[46]。

关于前肠手术中 ICG 荧光血管造影术的文献缺乏高质量的前瞻性研究。此外,也很少有研究包括对照组。最近的 3 项荟萃分析表明，荧光血管造影也许能够减少食管切除术中吻合口瘘的发生率[127-129]。Van Daele 等回顾了 19 项研究共 1192 例患者，其中 758 例进行了围术期 ICG 荧光血管造影,434 例根据临床判断确定吻合口部位[128]。

他们发现,12.4%的 ICG 病例的手术方案发生了改变,根据研究采用不同的手术方式。例如,如果食管足够长,则需要进一步切除和改变吻合口部位,应使用端端吻合口而不是端侧吻合口,或创建额外的食管吻合口(图 34.5)。这些患者的吻合口瘘发生率为 6.5%,与 592 例荧光血管造影灌注良好的患者的吻合口瘘发生率(6.3%)相近。这明显低于非 ICG 组患者的 20.5%吻合口瘘发生率和灌注不良,但无手术处理组的 47.8%吻合口瘘发生率。Slooter 等发现有 22 项研究符合他们研究食管切除术中 ICG 荧光血管造影的标准[127]。他们发现包括这一结果的 8 项研究的有效率变化了近 25%,这些患者吻合口瘘/移植物坏死的合并发生率为 14%,而 ICG 队列的总发生率为 11%。他们还发现，在接受 ICG 评估的患者中,吻合口瘘和移植物坏死的总体发生率较低[OR 为0.30]。Ladak 等的荟萃分析包括了 17 项符合纳入标准的研究[129]。1067 例患者中有 631 例接受了 ICG 荧光血管造影,436 例为对照组。所有研究均显示胃导管末端缺乏灌注(图 34.5b)。他们发现，切除后重新进行吻合，改善灌注 ICG 荧光血管造影,吻合口瘘发生率为 10.8%。在对 ICG 荧光血管造影灌注不良进行干预的研究中,该比率为 5.7%,对照组为 22.9%。尽管这些研究都受到其分析中所包含的显著异质性和通常较差的研究质量的限制,但其结果确实表明,ICG 荧光血管造影在食管切除术中具有降低吻合口瘘发生率的潜力。在 ClinicalTrials.gov 上只有一个随机试验,还需要更多的大型前瞻性研究来确定其最佳的使用方式。

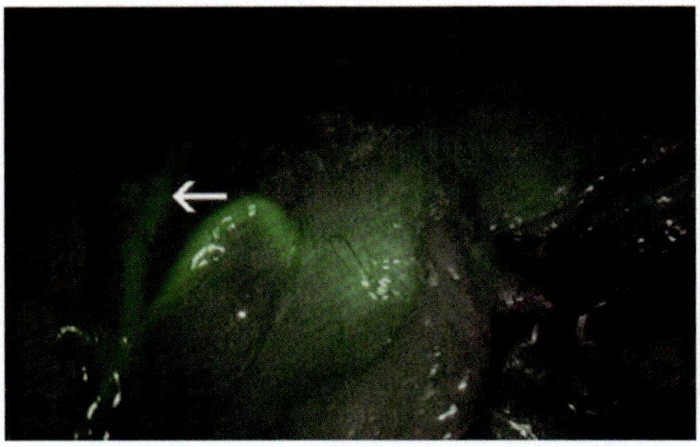

图 34.4 食管切除术中利用 ICG 荧光血管造影在调整胃管时识别和保留胃网膜动脉(箭头所示)。

34.3 临床意义及未来研究方向

34.3.1 ICG 在血流灌注评估和吻合口安全性评价中的应用前景

虽然在吻合时广泛使用 ICG 进行血流灌注评估尚未成为指导标准,但其被许多人认为是具有临床意义的。在应用这项技术时,需要应对几大挑战。首先,对许多人来说,应用这种有前景的技术仍然是一个挑战。随着数据继续支持其在胃食管和肠道手术中的常规使用,将该功能集成到所有手术成像系统将变得越来越必要。

此外,定量灌注和创建“灌注指标”已成为一个重要的研究领域。末端器官的灌注可能受到几个与患者相关因素的影响,包括血压和心率、既往存在的血管疾病、瘢痕、损伤和既往的手术。灌注指标必须与患者因素相关,以证明其临床价值。在这一研究领域中,早期研究开始显示出研究前景[106,114]。最后，ICG 荧光血管造影在评估血运时需要静脉给药,并且 ICG 在血液中的半衰期很短,需要在代谢之前完成，因此,ICG 需要重复静脉

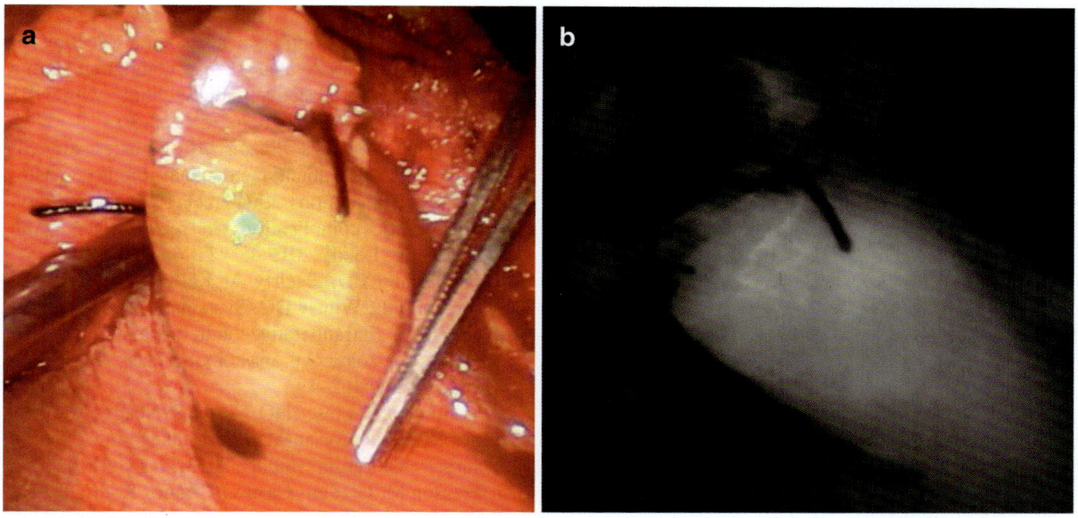

图 34.5 食管切除术后对颈部食管胃吻合的评价。尽管吻合口在白光下显示正常(a),但 ICG 荧光血管影显示胃管尖端灌注不足(b)。切除后,重新吻合,灌注得到改善。

给药。随着背景信号建立,重复后续剂量可导致较高的假阳性信号（即血流灌注充分)。大多数外科医生对所有患者使用相似的剂量,达到预期显像效果的适当剂量和时间仍存在争议。最佳的"剂量-信号"比应得到确认，以便外科医生能充分感受 ICG 荧光血管造影所提供的信息在术中带来的好处。用于吻合口评估的灌注血管造影术是研究和制药/设备发展中的一个令人兴奋的领域。ICG 的首次应用显示出极大的潜力,可以减少胃肠外科医生面临的最严重的并发症(吻合口瘘)。未来的研究方向包括开发"灌注指标",它将指导与患者健康结果相关的手术方式。更新的荧光成像技术结合了人工智能和机器学习，将在未来的荧光血管造影判读中发挥重要作用,使吻合时血流灌注检测成为最佳手术护理的必要项目。

参考文献

1. Senn N. Enterorrhaphy: its history, technique and present status. JAMA. 1893;21:215–35.
2. Ellison G. End to end intestinal anastomosis in the dog: a comparison of techniques. Comp Cont Educ Pract Vet North Am Ed. 1981;3:486–94.
3. Lembert A. Memoire sur l'enterorraphie avec description d'un precede nouveau pour pratiquer cette operation chirurgicale. Rep Gen D'Anat Physiol Pathol Clin Chir. 1826;2:100–7.
4. Riskin DJ, Longaker MT, Gertner M, Krummel TM. Innovation in surgery: a historical perspective. Ann Surg. 2006;244(5):686–93.
5. Bruce J, Krukowski ZH, Al-Khairy G, Russell EM, Park KG. Systematic review of the definition and measurement of anastomotic leak after gastrointestinal surgery. Br J Surg. 2001;88(9):1157–68.
6. Peel AL, Taylor EW. Proposed definitions for the audit of postoperative infection: a discussion paper. Surgical Infection Study Group. Ann R Coll Surg Engl. 1991;73(6):385–8.
7. Rahbari NN, Weitz J, Hohenberger W, Heald RJ, Moran B, Ulrich A, et al. Definition and grading of anastomotic leakage following anterior resection of the rectum: a proposal by the International Study Group of Rectal Cancer. Surgery. 2010;147(3):339–51.
8. Chadi SA, Fingerhut A, Berho M, DeMeester SR, Fleshman JW, Hyman NH, et al. Emerging trends in the etiology, prevention, and treatment of gastrointestinal anastomotic leakage. J Gastrointest Surg. 2016;20(12):2035–51.
9. Daniel VT, Alavi K, Davids JS, Sturrock PR, Harnsberger CR, Steele SR, et al. The utility of the delphi method in defining anastomotic leak following colorectal surgery. Am J Surg. 2020;219(1):75–9.
10. Alves A, Panis Y, Trancart D, Regimbeau JM, Pocard M, Valleur P. Factors associated with clinically significant anastomotic leakage after large bowel resec-

tion: multivariate analysis of 707 patients. World J Surg. 2002;26(4):499–502.
11. Marijnen CA, Kapiteijn E, van de Velde CJ, Martijn H, Steup WH, Wiggers T, et al. Acute side effects and complications after short-term preoperative radiotherapy combined with total mesorectal excision in primary rectal cancer: report of a multicenter randomized trial. J Clin Oncol. 2002;20(3):817–25.
12. Alberts JC, Parvaiz A, Moran BJ. Predicting risk and diminishing the consequences of anastomotic dehiscence following rectal resection. Colorectal Dis. 2003;5(5):478–82.
13. Glehen O, Osinsky D, Cotte E, Kwiatkowski F, Freyer G, Isaac S, et al. Intraperitoneal chemohyperthermia using a closed abdominal procedure and cytoreductive surgery for the treatment of peritoneal carcinomatosis: morbidity and mortality analysis of 216 consecutive procedures. Ann Surg Oncol. 2003;10(8):863–9.
14. Choi HK, Law WL, Ho JW. Leakage after resection and intraperitoneal anastomosis for colorectal malignancy: analysis of risk factors. Dis Colon Rectum. 2006;49(11):1719–25.
15. Lipska MA, Bissett IP, Parry BR, Merrie AE. Anastomotic leakage after lower gastrointestinal anastomosis: men are at a higher risk. ANZ J Surg. 2006;76(7):579–85.
16. Buchs NC, Gervaz P, Secic M, Bucher P, Mugnier-Konrad B, Morel P. Incidence, consequences, and risk factors for anastomotic dehiscence after colorectal surgery: a prospective monocentric study. Int J Colorectal Dis. 2008;23(3):265–70.
17. Iancu C, Mocan LC, Todea-Iancu D, Mocan T, Acalovschi I, Ionescu D, et al. Host-related predictive factors for anastomotic leakage following large bowel resections for colorectal cancer. J Gastrointestin Liver Dis. 2008;17(3):299–303.
18. Bège T, Lelong B, Viret F, Turrini O, Guiramand J, Topart D, et al. Bevacizumab-related surgical site complication despite primary tumor resection in colorectal cancer patients. Ann Surg Oncol. 2009;16(4):856–60.
19. Telem DA, Chin EH, Nguyen SQ, Divino CM. Risk factors for anastomotic leak following colorectal surgery: a case-control study. Arch Surg. 2010;145(4):371–6; discussion 6.
20. Kobayashi M, Mohri Y, Ohi M, Inoue Y, Araki T, Okita Y, et al. Risk factors for anastomotic leakage and favorable antimicrobial treatment as empirical therapy for intra-abdominal infection in patients undergoing colorectal surgery. Surg Today. 2014;44(3):487–93.
21. Kwag SJ, Kim JG, Kang WK, Lee JK, Oh ST. The nutritional risk is a independent factor for postoperative morbidity in surgery for colorectal cancer. Ann Surg Treat Res. 2014;86(4):206–11.
22. Pommergaard HC, Gessler B, Burcharth J, Angenete E, Haglind E, Rosenberg J. Preoperative risk factors for anastomotic leakage after resection for colorectal cancer: a systematic review and meta-analysis. Colorectal Dis. 2014;16(9):662–71.
23. Frasson M, Flor-Lorente B, Rodríguez JL, Granero-Castro P, Hervás D, Alvarez Rico MA, et al. Risk factors for anastomotic leak after colon resection for cancer: multivariate analysis and nomogram from a multicentric, prospective, national study with 3193 patients. Ann Surg. 2015;262(2):321–30.
24. Hayden DM, Mora Pinzon MC, Francescatti AB, Saclarides TJ. Patient factors may predict anastomotic complications after rectal cancer surgery: anastomotic complications in rectal cancer. Ann Med Surg (Lond). 2015;4(1):11–6.
25. McDermott FD, Heeney A, Kelly ME, Steele RJ, Carlson GL, Winter DC. Systematic review of preoperative, intraoperative and postoperative risk factors for colorectal anastomotic leaks. Br J Surg. 2015;102(5):462–79.
26. Vasiliu EC, Zarnescu NO, Costea R, Neagu S. Review of risk factors for anastomotic leakage in colorectal surgery. Chirurgia (Bucur). 2015;110(4):319–26.
27. Frasson M, Granero-Castro P, Ramos Rodríguez JL, Flor-Lorente B, Braithwaite M, Martí Martínez E, et al. Risk factors for anastomotic leak and postoperative morbidity and mortality after elective right colectomy for cancer: results from a prospective, multicentric study of 1102 patients. Int J Colorectal Dis. 2016;31(1):105–14.
28. Fjederholt KT, Okholm C, Svendsen LB, Achiam MP, Kirkegård J, Mortensen FV. Ketorolac and other NSAIDs increase the risk of anastomotic leakage after surgery for GEJ cancers: a cohort study of 557 patients. J Gastrointest Surg. 2018;22(4):587–94.
29. Huang Y, Tang SR, Young CJ. Nonsteroidal anti-inflammatory drugs and anastomotic dehiscence after colorectal surgery: a meta-analysis. ANZ J Surg. 2018;88(10):959–65.
30. Oshi M, Kunisaki C, Miyamoto H, Kosaka T, Akiyama H, Endo I. Risk factors for anastomotic leakage of esophagojejunostomy after laparoscopy-assisted total gastrectomy for gastric cancer. Dig Surg. 2018;35(1):28–34.
31. Sciuto A, Merola G, De Palma GD, Sodo M, Pirozzi F, Bracale UM, et al. Predictive factors for anastomotic leakage after laparoscopic colorectal surgery. World J Gastroenterol. 2018;24(21):2247–60.
32. Gao C, Xu G, Wang C, Wang D. Evaluation of preoperative risk factors and postoperative indicators for anastomotic leak of minimally invasive McKeown esophagectomy: a single-center retrospective analysis. J Cardiothorac Surg. 2019;14(1):46.
33. Hall BR, Flores LE, Parshall ZS, Shostrom VK, Are C, Reames BN. Risk factors for anastomotic leak after esophagectomy for cancer: a NSQIP procedure-targeted analysis. J Surg Oncol. 2019;120(4):661–9.
34. Sánchez-Guillén L, Frasson M, García-Granero Á, Pellino G, Flor-Lorente B, Álvarez-Sarrado E, et al. Risk factors for leak, complications and mortality after ileocolic anastomosis: comparison of two anastomotic techniques. Ann R Coll Surg Engl. 2019;101(8):571–8.
35. Tadros T, Wobbes T, Hendriks T. Blood transfusion impairs the healing of experimental intestinal anastomoses. Ann Surg. 1992;215(3):276–81.
36. Leichtle SW, Mouawad NJ, Welch KB, Lampman

RM, Cleary RK. Risk factors for anastomotic leakage after colectomy. Dis Colon Rectum. 2012;55(5):569–75.
37. Alizadeh RF, Li S, Inaba C, Penalosa P, Hinojosa MW, Smith BR, et al. Risk factors for gastrointestinal leak after bariatric surgery: MBASQIP analysis. J Am Coll Surg. 2018;227(1):135–41.
38. Bakker IS, Grossmann I, Henneman D, Havenga K, Wiggers T. Risk factors for anastomotic leakage and leak-related mortality after colonic cancer surgery in a nationwide audit. Br J Surg. 2014;101(4):424–32; discussion 32.
39. Gessler B, Eriksson O, Angenete E. Diagnosis, treatment, and consequences of anastomotic leakage in colorectal surgery. Int J Colorectal Dis. 2017;32(4):549–56.
40. Voron T, Bruzzi M, Ragot E, Zinzindohoue F, Chevallier JM, Douard R, et al. Anastomotic location predicts anastomotic leakage after elective colonic resection for cancer. J Gastrointest Surg. 2019;23(2):339–47.
41. Krarup PM, Nordholm-Carstensen A, Jorgensen LN, Harling H. Anastomotic leak increases distant recurrence and long-term mortality after curative resection for colonic cancer: a nationwide cohort study. Ann Surg. 2014;259(5):930–8.
42. Mirnezami A, Mirnezami R, Chandrakumaran K, Sasapu K, Sagar P, Finan P. Increased local recurrence and reduced survival from colorectal cancer following anastomotic leak: systematic review and meta-analysis. Ann Surg. 2011;253(5):890–9.
43. McArdle CS, McMillan DC, Hole DJ. Impact of anastomotic leakage on long-term survival of patients undergoing curative resection for colorectal cancer. Br J Surg. 2005;92(9):1150–4.
44. Vonlanthen R, Slankamenac K, Breitenstein S, Puhan MA, Muller MK, Hahnloser D, et al. The impact of complications on costs of major surgical procedures: a cost analysis of 1200 patients. Ann Surg. 2011;254(6):907–13.
45. Di Cristofaro L, Ruffolo C, Pinto E, Massa M, Antoniutti M, Cagol M, et al. Complications after surgery for colorectal cancer affect quality of life and surgeon-patient relationship. Colorectal Dis. 2014;16(12):O407–19.
46. Biere SS, Maas KW, Cuesta MA, van der Peet DL. Cervical or thoracic anastomosis after esophagectomy for cancer: a systematic review and meta-analysis. Dig Surg. 2011;28(1):29–35.
47. Messager M, Warlaumont M, Renaud F, Marin H, Branche J, Piessen G, et al. Recent improvements in the management of esophageal anastomotic leak after surgery for cancer. Eur J Surg Oncol. 2017;43(2):258–69.
48. Phitayakorn R, Delaney CP, Reynolds HL, Champagne BJ, Heriot AG, Neary P, et al. Standardized algorithms for management of anastomotic leaks and related abdominal and pelvic abscesses after colorectal surgery. World J Surg. 2008;32(6):1147–56.
49. Marinello FG, Baguena G, Lucas E, Frasson M, Hervás D, Flor-Lorente B, et al. Anastomotic leakage after colon cancer resection: does the individual surgeon matter? Colorectal Dis. 2016;18(6):562–9.
50. Karliczek A, Harlaar NJ, Zeebregts CJ, Wiggers T, Baas PC, van Dam GM. Surgeons lack predictive accuracy for anastomotic leakage in gastrointestinal surgery. Int J Colorectal Dis. 2009;24(5):569–76.
51. Ricciardi R, Roberts PL, Marcello PW, Hall JF, Read TE, Schoetz DJ. Anastomotic leak testing after colorectal resection: what are the data? Arch Surg. 2009;144(5):407–11; discussion 11-2.
52. Wu Z, van de Haar RC, Sparreboom CL, Boersema GS, Li Z, Ji J, et al. Is the intraoperative air leak test effective in the prevention of colorectal anastomotic leakage? A systematic review and meta-analysis. Int J Colorectal Dis. 2016;31(8):1409–17.
53. Allaix ME, Lena A, Degiuli M, Arezzo A, Passera R, Mistrangelo M, et al. Intraoperative air leak test reduces the rate of postoperative anastomotic leak: analysis of 777 laparoscopic left-sided colon resections. Surg Endosc. 2019;33(5):1592–9.
54. Kanaji S, Ohyama M, Yasuda T, Sendo H, Suzuki S, Kawasaki K, et al. Can the intraoperative leak test prevent postoperative leakage of esophagojejunal anastomosis after total gastrectomy? Surg Today. 2016;46(7):815–20.
55. Smith S, McGeehin W, Kozol RA, Giles D. The efficacy of intraoperative methylene blue enemas to assess the integrity of a colonic anastomosis. BMC Surg. 2007;7:15.
56. Celik S, Almalı N, Aras A, Yılmaz Ö, Kızıltan R. Intraoperatively testing the anastomotic integrity of esophagojejunostomy using methylene blue. Scand J Surg. 2017;106(1):62–7.
57. Lieto E, Orditura M, Castellano P, Pinto M, Zamboli A, De Vita F, et al. Endoscopic intraoperative anastomotic testing may avoid early gastrointestinal anastomotic complications. A prospective study. J Gastrointest Surg. 2011;15(1):145–52.
58. Shamiyeh A, Szabo K, Ulf Wayand W, Zehetner J. Intraoperative endoscopy for the assessment of circular-stapled anastomosis in laparoscopic colon surgery. Surg Laparosc Endosc Percutan Tech. 2012;22(1):65–7.
59. Shibuya N, Matsuda T, Yamashita K, Hasegawa H, Yamamoto M, Kanaji S, et al. Clinical significance of intraoperative colonoscopy for anastomotic assessment in rectal cancer surgery. Anticancer Res. 2019;39(10):5761–5.
60. Kryzauskas M, Poskus E, Dulskas A, Bausys A, Jakubauskas M, Imbrasaite U, et al. The problem of colorectal anastomosis safety. Medicine (Baltimore). 2020;99(2):e18560.
61. Jafari MD, Lee KH, Halabi WJ, Mills SD, Carmichael JC, Stamos MJ, et al. The use of indocyanine green fluorescence to assess anastomotic perfusion during robotic assisted laparoscopic rectal surgery. Surg Endosc. 2013;27(8):3003–8.
62. Winkler K, Tygstrup N. Determination of hepatic blood flow in man by cardio green. Scand J Clin Lab Invest. 1960;12:353–6.
63. Bacin F, Buffet JM. The diagnosis of isolated choroidal hemangioma (author's transl). J Fr Ophtalmol.

1978;1(3):197–203.
64. Hope-Ross M, Yannuzzi LA, Gragoudas ES, Guyer DR, Slakter JS, Sorenson JA, et al. Adverse reactions due to indocyanine green. Ophthalmology. 1994;101(3):529–33.
65. Terasaki H, Inoue Y, Sugano N, Jibiki M, Kudo T, Lepäntalo M, et al. A quantitative method for evaluating local perfusion using indocyanine green fluorescence imaging. Ann Vasc Surg. 2013;27(8):1154–61.
66. Reinhart MB, Huntington CR, Blair LJ, Heniford BT, Augenstein VA. Indocyanine green: historical context, current applications, and future considerations. Surg Innov. 2016;23(2):166–75.
67. Rudin AV, McKenzie TJ, Thompson GB, Farley DR, Lyden ML. Evaluation of parathyroid glands with indocyanine green fluorescence angiography after thyroidectomy. World J Surg. 2019;43(6):1538–43.
68. Yukaya T, Saeki H, Kasagi Y, Nakashima Y, Ando K, Imamura Y, et al. Indocyanine green fluorescence angiography for quantitative evaluation of gastric tube perfusion in patients undergoing esophagectomy. J Am Coll Surg. 2015;221(2):e37–42.
69. Ortega CB, Guerron AD, Yoo JS. The use of fluorescence angiography during laparoscopic sleeve gastrectomy. JSLS. 2018;22(2):e2018.00005.
70. Jafari MD, Wexner SD, Martz JE, McLemore EC, Margolin DA, Sherwinter DA, et al. Perfusion assessment in laparoscopic left-sided/anterior resection (PILLAR II): a multi-institutional study. J Am Coll Surg. 2015;220(1):82–92.e1.
71. James DR, Ris F, Yeung TM, Kraus R, Buchs NC, Mortensen NJ, et al. Fluorescence angiography in laparoscopic low rectal and anorectal anastomoses with pinpoint perfusion imaging--a critical appraisal with specific focus on leak risk reduction. Colorectal Dis. 2015;17 Suppl 3:16–21.
72. Boni L, David G, Dionigi G, Rausei S, Cassinotti E, Fingerhut A. Indocyanine green-enhanced fluorescence to assess bowel perfusion during laparoscopic colorectal resection. Surg Endosc. 2016;30(7):2736–42.
73. Keller DS, Ishizawa T, Cohen R, Chand M. Indocyanine green fluorescence imaging in colorectal surgery: overview, applications, and future directions. Lancet Gastroenterol Hepatol. 2017;2(10):757–66.
74. Struk S, Honart JF, Qassemyar Q, Leymarie N, Sarfati B, Alkhashnam H, et al. Use of indocyanine green angiography in oncological and reconstructive breast surgery. Ann Chir Plast Esthet. 2018;63(1):54–61.
75. Daskalaki D, Fernandes E, Wang X, Bianco FM, Elli EF, Ayloo S, et al. Indocyanine green (ICG) fluorescent cholangiography during robotic cholecystectomy: results of 184 consecutive cases in a single institution. Surg Innov. 2014;21(6):615–21.
76. Hutteman M, van der Vorst JR, Mieog JS, Bonsing BA, Hartgrink HH, Kuppen PJ, et al. Near-infrared fluorescence imaging in patients undergoing pancreaticoduodenectomy. Eur Surg Res. 2011;47(2):90–7.
77. Beran BD, Shockley M, Arnolds K, Escobar P, Zimberg S, Sprague ML. Laser angiography with indocyanine green to assess vaginal cuff perfusion during total laparoscopic hysterectomy: a pilot study. J Minim Invasive Gynecol. 2017;24(3):432–7.
78. Detter C, Russ D, Kersten JF, Reichenspurner H, Wipper S. Qualitative angiographic and quantitative myocardial perfusion assessment using fluorescent cardiac imaging during graded coronary artery bypass stenosis. Int J Cardiovasc Imaging. 2018;34(2):159–67.
79. Hoesli R, Brennan JR, Rosko AJ, Birkeland AC, Malloy KM, Moyer JS, et al. Intraoperative fluorescent angiography predicts pharyngocutaneous fistula after salvage laryngectomy. Ann Surg Oncol. 2019;26(5):1320–5.
80. Liot E, Assalino M, Buchs NC, Schiltz B, Douissard J, Morel P, et al. Does near-infrared (NIR) fluorescence angiography modify operative strategy during emergency procedures? Surg Endosc. 2018;32(10):4351–6.
81. Alander JT, Kaartinen I, Laakso A, Pätilä T, Spillmann T, Tuchin VV, et al. A review of indocyanine green fluorescent imaging in surgery. Int J Biomed Imaging. 2012;2012:940585.
82. Desmettre T, Devoisselle JM, Mordon S. Fluorescence properties and metabolic features of indocyanine green (ICG) as related to angiography. Surv Ophthalmol. 2000;45(1):15–27.
83. Alesina PF, Meier B, Hinrichs J, Mohmand W, Walz MK. Enhanced visualization of parathyroid glands during video-assisted neck surgery. Langenbecks Arch Surg. 2018;403(3):395–401.
84. Di Meo G, Karampinis I, Gerken A, Lammert A, Pellicani S, Nowak K. Indocyanine green fluorescence angiography can guide intraoperative localization during parathyroid surgery. Scand J Surg. 2021;110:59–65. 1457496919877581.
85. Chu W, Chennamsetty A, Toroussian R, Lau C. Anaphylactic shock after intravenous administration of indocyanine green during robotic partial nephrectomy. Urol Case Rep. 2017;12:37–8.
86. De Silva GS, Saffaf K, Sanchez LA, Zayed MA. Amputation stump perfusion is predictive of post-operative necrotic eschar formation. Am J Surg. 2018;216(3):540–6.
87. Joh JH, Park HC, Han SA, Ahn HJ. Intraoperative indocyanine green angiography for the objective measurement of blood flow. Ann Surg Treat Res. 2016;90(5):279–86.
88. Colvard B, Itoga NK, Hitchner E, Sun Q, Long B, Lee G, et al. SPY technology as an adjunctive measure for lower extremity perfusion. J Vasc Surg. 2016;64(1):195–201.
89. Connolly PH, Meltzer AJ, Spector JA, Schneider DB. Indocyanine green angiography aids in prediction of limb salvage in vascular trauma. Ann Vasc Surg. 2015;29(7):1453.e1–4.
90. Koyanagi K, Ozawa S, Oguma J, Kazuno A, Yamazaki Y, Ninomiya Y, et al. Blood flow speed of the gastric conduit assessed by indocyanine green fluorescence: new predictive evaluation of anastomotic leakage after esophagectomy. Medicine (Baltimore). 2016;95(30):e4386.

91. Kudszus S, Roesel C, Schachtrupp A, Höer JJ. Intraoperative laser fluorescence angiography in colorectal surgery: a noninvasive analysis to reduce the rate of anastomotic leakage. Langenbecks Arch Surg. 2010;395(8):1025–30.
92. Ris F, Hompes R, Cunningham C, Lindsey I, Guy R, Jones O, et al. Near-infrared (NIR) perfusion angiography in minimally invasive colorectal surgery. Surg Endosc. 2014;28(7):2221–6.
93. Grone J, Koch D, Kreis ME. Impact of intraoperative microperfusion assessment with Pinpoint Perfusion Imaging on surgical management of laparoscopic low rectal and anorectal anastomoses. Colorectal Dis. 2015;17 Suppl 3:22–8.
94. Protyniak B, Dinallo AM, Boyan WP Jr, Dressner RM, Arvanitis ML. Intraoperative indocyanine green fluorescence angiography--an objective evaluation of anastomotic perfusion in colorectal surgery. Am Surg. 2015;81(6):580–4.
95. Kim JC, Lee JL, Yoon YS, Alotaibi AM, Kim J. Utility of indocyanine-green fluorescent imaging during robot-assisted sphincter-saving surgery on rectal cancer patients. Int J Med Robot. 2016;12(4):710–7.
96. Kawada K, Hasegawa S, Wada T, Takahashi R, Hisamori S, Hida K, et al. Evaluation of intestinal perfusion by ICG fluorescence imaging in laparoscopic colorectal surgery with DST anastomosis. Surg Endosc. 2017;31(3):1061–9.
97. Armstrong G, Croft J, Corrigan N, Brown JM, Goh V, Quirke P, et al. IntAct: intra-operative fluorescence angiography to prevent anastomotic leak in rectal cancer surgery: a randomized controlled trial. Colorectal Dis. 2018;20(8):O226–o34.
98. Brescia A, Pezzatini M, Romeo G, Cinquepalmi M, Pindozzi F, Dall'Oglio A, et al. Indocyanine green fluorescence angiography: a new ERAS item. Updates Surg. 2018;70(4):427–32.
99. Du X, Xing X. Prevention of anastomotic leakage after robotic surgery for rectal cancer. Zhonghua Wei Chang Wai Ke Za Zhi. 2018;21(4):395–8.
100. Mizrahi I, de Lacy FB, Abu-Gazala M, Fernandez LM, Otero A, Sands DR, et al. Transanal total mesorectal excision for rectal cancer with indocyanine green fluorescence angiography. Tech Coloproctol. 2018;22(10):785–91.
101. Ris F, Liot E, Buchs NC, Kraus R, Ismael G, Belfontali V, et al. Multicentre phase II trial of near-infrared imaging in elective colorectal surgery. Br J Surg. 2018;105(10):1359–67.
102. Amagai H, Miyauchi H, Muto Y, Uesato M, Ohira G, Imanishi S, et al. Clinical utility of transanal indocyanine green near-infrared fluorescence imaging for evaluation of colorectal anastomotic perfusion. Surg Endosc. 2020;34:5283–93.
103. Buxey K, Lam F, Muhlmann M, Wong S. Does indocyanine green improve the evaluation of perfusion during laparoscopic colorectal surgery with extracorporeal anastomosis? ANZ J Surg. 2019;89(11):E487–e91.
104. Carus T, Pick P. Intraoperative fluorescence angiography in colorectal surgery. Chirurg. 2019;90(11):887–90.
105. Chang YK, Foo CC, Yip J, Wei R, Ng KK, Lo O, et al. The impact of indocyanine-green fluorescence angiogram on colorectal resection. Surgeon. 2019;17(5):270–6.
106. Hayami S, Matsuda K, Iwamoto H, Ueno M, Kawai M, Hirono S, et al. Visualization and quantification of anastomotic perfusion in colorectal surgery using near-infrared fluorescence. Tech Coloproctol. 2019;23(10):973–80.
107. Kobiela J, Bertani E, Petz W, Crosta C, De Roberto G, Borin S, et al. Double indocyanine green technique of robotic right colectomy: introduction of a new technique. J Minim Access Surg. 2019;15(4):357–9.
108. Langer D, Vočka M, Kalvach J, Ryska M. Assessment of anastomosis perfusion by fluorescent angiography in robotic low rectal resection: the results of a non-randomized study. Rozhl Chir. 2019;98(3):110–4.
109. Mangano A, Fernandes E, Gheza F, Bustos R, Chen LL, Masrur M, et al. Near-infrared indocyanine green-enhanced fluorescence and evaluation of the bowel microperfusion during robotic colorectal surgery: a retrospective original paper. Surg Technol Int. 2019;34:93–100.
110. Morales-Conde S, Alarcon I, Yang T, Licardie E, Camacho V, Aguilar Del Castillo F, et al. Fluorescence angiography with indocyanine green (ICG) to evaluate anastomosis in colorectal surgery: where does it have more value? Surg Endosc. 2020;34:3897–907.
111. Ogino T, Hata T, Kawada J, Okano M, Kim Y, Okuyama M, et al. The risk factor of anastomotic hypoperfusion in colorectal surgery. J Surg Res. 2019;244:265–71.
112. Santi C, Casali L, Franzini C, Rollo A, Violi V. Applications of indocyanine green-enhanced fluorescence in laparoscopic colorectal resections. Updates Surg. 2019;71(1):83–8.
113. Shapera E, Hsiung RW. Assessment of anastomotic perfusion in left-sided robotic assisted colorectal resection by indocyanine green fluorescence angiography. Minim Invasive Surg. 2019;2019:3267217.
114. Son GM, Kwon MS, Kim Y, Kim J, Kim SH, Lee JW. Quantitative analysis of colon perfusion pattern using indocyanine green (ICG) angiography in laparoscopic colorectal surgery. Surg Endosc. 2019;33(5):1640–9.
115. van den Bos J, Jongen A, Melenhorst J, Breukink SO, Lenaerts K, Schols RM, et al. Near-infrared fluorescence image-guidance in anastomotic colorectal cancer surgery and its relation to serum markers of anastomotic leakage: a clinical pilot study. Surg Endosc. 2019;33(11):3766–74.
116. Wada T, Kawada K, Hoshino N, Inamoto S, Yoshitomi M, Hida K, et al. The effects of intraoperative ICG fluorescence angiography in laparoscopic low anterior resection: a propensity score-matched study. Int J Clin Oncol. 2019;24(4):394–402.
117. Alekseev M, Rybakov E, Shelygin Y, Chernyshov S, Zarodnyuk I. A study investigating the perfusion of colorectal anastomoses using fluorescence

angiography: results of the FLAG randomized trial. Colorectal Dis. 2020;22:1147–53.
118. De Nardi P, Elmore U, Maggi G, Maggiore R, Boni L, Cassinotti E, et al. Intraoperative angiography with indocyanine green to assess anastomosis perfusion in patients undergoing laparoscopic colorectal resection: results of a multicenter randomized controlled trial. Surg Endosc. 2020;34(1):53–60.
119. Impellizzeri HG, Pulvirenti A, Inama M, Bacchion M, Marrano E, Creciun M, et al. Near-infrared fluorescence angiography for colorectal surgery is associated with a reduction of anastomotic leak rate. Updates Surg. 2020;72:991–8.
120. Iwamoto H, Matsuda K, Hayami S, Tamura K, Mitani Y, Mizumoto Y, et al. Quantitative indocyanine green fluorescence imaging used to predict anastomotic leakage focused on rectal stump during laparoscopic anterior resection. J Laparoendosc Adv Surg Tech A. 2020;30(5):542–6.
121. Ryu S, Suwa K, Kitagawa T, Aizawa M, Ushigome T, Okamoto T, et al. Evaluation of anastomosis with ICG fluorescence method using VISERA ELITE2 during laparoscopic colorectal cancer surgery. Anticancer Res. 2020;40(1):373–7.
122. van den Bos J, Al-Taher M, Schols RM, van Kuijk S, Bouvy ND, Stassen LPS. Near-infrared fluorescence imaging for real-time intraoperative guidance in anastomotic colorectal surgery: a systematic review of literature. J Laparoendosc Adv Surg Tech A. 2018;28(2):157–67.
123. Shen R, Zhang Y, Wang T. Indocyanine green fluorescence angiography and the incidence of anastomotic leak after colorectal resection for colorectal cancer: a meta-analysis. Dis Colon Rectum. 2018;61(10):1228–34.
124. Blanco-Colino R, Espin-Basany E. Intraoperative use of ICG fluorescence imaging to reduce the risk of anastomotic leakage in colorectal surgery: a systematic review and meta-analysis. Tech Coloproctol. 2018;22(1):15–23.
125. Rausa E, Zappa MA, Kelly ME, Turati L, Russo A, Aiolfi A, et al. A standardized use of intraoperative anastomotic testing in colorectal surgery in the new millennium: is technology taking over? A systematic review and network meta-analysis. Tech Coloproctol. 2019;23(7):625–31.
126. Arezzo A, Bonino MA, Ris F, Boni L, Cassinotti E, Foo DCC, et al. Intraoperative use of fluorescence with indocyanine green reduces anastomotic leak rates in rectal cancer surgery: an individual participant data analysis. Surg Endosc. 2020;34:4281–90.
127. Slooter MD, Eshuis WJ, Cuesta MA, Gisbertz SS, van Berge Henegouwen MI. Fluorescent imaging using indocyanine green during esophagectomy to prevent surgical morbidity: a systematic review and meta-analysis. J Thorac Dis. 2019;11(Suppl 5):S755–s65.
128. Van Daele E, Van Nieuwenhove Y, Ceelen W, Vanhove C, Braeckman BP, Hoorens A, et al. Near-infrared fluorescence guided esophageal reconstructive surgery: a systematic review. World J Gastrointest Oncol. 2019;11(3):250–63.
129. Ladak F, Dang JT, Switzer N, Mocanu V, Tian C, Birch D, et al. Indocyanine green for the prevention of anastomotic leaks following esophagectomy: a meta-analysis. Surg Endosc. 2019;33(2):384–94.
130. Tsang YP, Leung LA, Lau CW, Tang CN. Indocyanine green fluorescence angiography to evaluate anastomotic perfusion in colorectal surgery. Int J Colorectal Dis. 2020;35:1133–9.
131. Nerup N, Svendsen MBS, Svendsen LB, Achiam MP. Feasibility and usability of real-time intraoperative quantitative fluorescent-guided perfusion assessment during resection of gastroesophageal junction cancer. Langenbecks Arch Surg. 2020;405(2):215–22.
132. Schlottmann F, Patti MG. Evaluation of gastric conduit perfusion during esophagectomy with indocyanine green fluorescence imaging. J Laparoendosc Adv Surg Tech A. 2017;27(12):1305–8.
133. Kumagai Y, Hatano S, Sobajima J, Ishiguro T, Fukuchi M, Ishibashi KI, et al. Indocyanine green fluorescence angiography of the reconstructed gastric tube during esophagectomy: efficacy of the 90-second rule. Dis Esophagus. 2018;31(12):doy052.
134. Kamiya K, Unno N, Miyazaki S, Sano M, Kikuchi H, Hiramatsu Y, et al. Quantitative assessment of the free jejunal graft perfusion. J Surg Res. 2015;194(2):394–9.
135. Huh YJ, Lee HJ, Kim TH, Choi YS, Park JH, Son YG, et al. Efficacy of assessing intraoperative bowel perfusion with near-infrared camera in laparoscopic gastric cancer surgery. J Laparoendosc Adv Surg Tech A. 2019;29(4):476–83.
136. Kitagawa H, Namikawa T, Iwabu J, Fujisawa K, Uemura S, Tsuda S, et al. Assessment of the blood supply using the indocyanine green fluorescence method and postoperative endoscopic evaluation of anastomosis of the gastric tube during esophagectomy. Surg Endosc. 2018;32(4):1749–54.
137. Degett TH, Andersen HS, Gogenur I. Indocyanine green fluorescence angiography for intraoperative assessment of gastrointestinal anastomotic perfusion: a systematic review of clinical trials. Langenbecks Arch Surg. 2016;401(6):767–75.
138. Campbell C, Reames MK, Robinson M, Symanowski J, Salo JC. Conduit vascular evaluation is associated with reduction in anastomotic leak after esophagectomy. J Gastrointest Surg. 2015;19(5):806–12.
139. Iinuma Y, Hirayama Y, Yokoyama N, Otani T, Nitta K, Hashidate H, et al. Intraoperative near-infrared indocyanine green fluorescence angiography (NIR-ICG AG) can predict delayed small bowel stricture after ischemic intestinal injury: report of a case. J Pediatr Surg. 2013;48(5):1123–8.

第 35 章

前沿内镜成像方法

Friedrich Foerster, Helmut Neumann

35.1 引言

在过去 30 年里，内镜成像方法迅速发展。新兴成像技术的目的是对可视化组织进行更加准确的评估，以便更好地指导诊断和治疗。该领域的发展包括由各种成像系统提供的放大显示倍率、基于染料的色素内镜(dDBCE)和虚拟色素内镜(VCE),这些成像系统包括窄带成像(NBI)、富士智能色彩增强技术(FICE)、蓝光成像技术(BLI)和联动成像技术(LCI)。人工智能(AI)的研究预示内镜成像方法有良好的发展前景,未来几年新的内镜成像方法很可能会更加成熟。

35.2 AI

在医学方面,AI 也被称为计算机辅助诊断(CAD),其使机器能够以人类的方式处理信息,甚至更高效。AI 有望彻底改变内镜诊断,未来将受到科学界越来越多的关注[1]。AI 的两个关键方法是机器学习和深度学习(DL),它们可以用来分析图像[2]。DL 涉及人工神经网络(ANN),旨在复制人类大脑的学习过程。神经网络能够处理大量的高维数据,这有利于内镜图像的识别[3]。

卷积神经网络(CNN)是一种特殊的 ANN,采用前馈算法,连接模式受到视觉皮层的启发[4]。CNN 先将图像卷积,然后通过最大池化和基于阈值的激活(ReLu 函数)进一步缩小图像的大小。利用这种方法,CNN 避免了模型过度拟合的风险,使其成为内镜成像一种深受欢迎的方法[3]。

第一个应用于内镜(尤其是结肠镜)的AI申请已经获得了监管批准:WavSTAT4(SpectraScience,San Diego,CA,USA),使用激光诱导荧光光谱;EndoBrain 及细胞内镜(Olympus,Tokyo,Japan)。最近,CAD EYE(Fujifilm,Tokyo,Japan)也得到了监管部门的批准,只需要在内镜手柄上简单地按一个按钮就可以同时进行结直肠息肉的检测和鉴定。以上所述系统均能区分肿瘤性和非肿瘤性的结肠息肉(见下文)[5,6]。

35.3 AI 在上消化道检查中的应用

迄今为止,对上消化道内镜[7]CAD 的研究多为回顾性研究,其中有 2 项为前瞻性研究[8,9]。一项研究表明,实时诊断早期胃癌是可行的[10]。大多数可用的成像模式已经得到验证,包括最近的容积激光显微术(VLE)[11]。在第一个随机对照试验(RCT)中,CAD辅助白光胃镜(WLE;WISENSE)显示的盲点明显少于常规胃镜(5.86%比22.46%,P<0.001)[12]。

35.3.1 Barrett 肿瘤

对于Barrett肿瘤,第一次CAD研究显示出了类似于组织病理学的诊断性试验结果。CAD对一个数据集进行分析,这个数据集由13例患者的405张内镜光学相关断层扫描图像组成,与相应活检的组织切片配对,其敏感性、特异性和准确性分别为82%、74%和83%[13]。最近一项试验样本量稍大的研究(来自44例患者的100张图片)表现出了类似的情况[14]。在一项研究中,使用纤维高分辨率显微内镜,从58例患者的230个部位获取图像,计算定量图像特征的全自动图像处理算法的敏感性为88%,验证组的特异性为85%[15]。最近一项在VLE图像上使用直方图进行CAD的研究显示出较高的诊断能力,敏感性为90%,特异性为93%。由于只测试了60幅VLE图像,所以需要进一步的大规模验证[11]。

35.3.2 鳞状细胞癌

一项关于鳞状细胞癌(SCC)诊断的研究采用了平板电脑接口的高分辨率显微内镜(HRME),其显示了与第一代笔记本电脑界面HRME系统相媲美的成像性能,且成本更低。在之后的定量分析中,系统识别SCC的敏感性和特异性分别为95%和91%[16]。在另一项使用NBI的研究中,建立了一个CAD模型,通过自动分类毛细血管内的毛细血管袢(IPCL),以检测SCC的可行性[17]。最近,另一项研究用8428幅图像对其进行训练后,CNN能够在包含1118张图像的测试数据库中检测出食管癌,敏感性为98%,阴性预测值(NPV)为95%[18]。该小组还证明了CNN在预测浸润的深度时,无论在速度还是准确性上都优于经验丰富的内镜医生[19]。同样也证明了内镜(ECS)和基于CNN的AI(基于GoogLeNet一种深度神经网络模型,使用1141张恶性和3574张非恶性ECS图像进行训练)相结合,在区分良恶性食管黏膜方面的总体准确性达到90.9%[20]。在早期SCC的检测和炎症的鉴别诊断方面,经过回顾性训练的AI网络显示出卓越的性能,其敏感性为97%,特异性为94%[21]。CNN还能在内镜视频中检测到SCC。但其阳性预测值(PPV)较低,为42.1%,假阳性率较高,这为今后的改进留下了空间[22]。

35.3.3 胃癌

通过检测CAD在胃癌诊断、浸润深度、边界划定等方面的准确性,以评估CAD和它的功能对临床决策的指导作用。首次使用放大内镜结合FICE对46幅胃癌图像进行分析,其敏感性、特异性和总体准确性分别为85%、87%和86%[23]。在使用BLI的后续研究中,这一结果得到了改善[24]。CNN在经过13 854幅胃癌图像训练后,在一组包含2296幅图像中,CNN在47秒内正确诊断出了77例胃恶性肿瘤中的71例,其敏感性为92.2%。然而,有161例非癌性病变被诊断为癌性,导致PPV仅占30.6%[25]。一项带有视频图像的试点研究评估了CNN,证明其敏感性与静态图像研究的结果相似,为94.1%[10]。在CAD与NBI相结合使用的一项研究中,用126幅图像训练了支持向量机,然后用61幅癌变图像和20幅非癌变图像对它进行测试。系统以每张图像0.41±0.01秒的速度进行诊断,诊断准确性为96.3%,敏感性为96.7%,特异性为95%。但在划定病变边界时(准确性73.8%,敏感性65.5%,特异性80.8%),其性能有限[26]。

基于 AI 在早期胃癌浸润深度评估中，使用 790 幅图像对 CNN-CAD 系统进行训练，然后使用 203 幅图像进行测试。报道的敏感性和特异性分别为 76.47%和 95.56%，总体准确性为 89.16%。值得注意的是，CNN-CAD 系统与内镜医生相比，准确性(17.25%)和特异性(32.21%)更高[27]。

最后利用 6 例患者的 13 个活体胃肠道视频，建立了一种用于光学活检重定向的图像检索框架，该框架基于连续的检查，优于常规的重定向方法[28]。

35.3.4 幽门螺杆菌

迄今为止，所有关于 CAD 诊断幽门螺杆菌感染的研究均涉及 DL。在这种背景下，AI 有潜力通过消除因常规抽样误差导致的假阳性率，从而提高诊断的准确性。

一项基于 30 例患者的图像使用神经网络进行细化特征选择(RFSNN)技术的早期研究，在包含 74 例患者的数据集上进行了测试，其敏感性为 85.4%，特异性为 90.9%[8]。

Shichijo 等的一项研究通过来自 397 例患者的 11 481 张图像，对 23 名具有不同经验的内镜医生进行了两次 CNN 测试。第二次 CNN 的表现比第一次好。第二次 CNN 与内镜医生的敏感性、特异性和准确性分别为 88.9%对 79.0%，87.4%对 83.2%，以及 87.7%队 82.4%，因此第二次 CNN 的准确性显著提高[29]。对 CNN 使用较小的数据集(149 幅图像)进行训练，并在 30 幅图像上进行测试，每幅图像的敏感性和特异性均达到 86.7%[30]。

一项基于 DL 的 AI 诊断系统的试点研究比较了系统在分析白光干涉仪(WLI)、BLI-bright 和 LCI 图像时的准确性，所得到的曲线下面积分别为 0.96 和 0.95，明显大于 WLI[9]。

35.4 AI 在下消化道内镜检查中的应用

在结肠镜检查中，对 CAD 的作用研究最为广泛，它有助于提高息肉的检出率和定性，以及对结肠炎的诊断[31]。

35.4.1 息肉的检出

迄今为止，大多数关于 CAD 的研究都是回顾性的。在 DL 问世之前，CAD 算法通过分析大量息肉的 WLE 图像来提高性能。由于息肉数目相对较少，且会受到粪便、黏膜皱襞、光线和血管的干扰，以及人们提供检测地面环境的影响，所以这种方法具有局限性。

DL 和 CNN 的应用极大提高了机器检测息肉的能力[32]。一项结合从内镜视频中提取的彩色反馈和 CNN 特征来训练线性支持向量机的早期研究，在评估标准公共数据库时的准确性为 98.65%，敏感性为 98.79%，特异性为 98.52%[33]。为了解决训练数据有限的问题，另一项研究采用非医学图像对 CNN 进行数百万张图像的训练，最终敏感性达到 98%，受试者操作特性曲线下面积(AU-ROC)为 1.00[34]。此 CNN 在准确性方面也优于内科医生(86%对 74%)。最早应用 CNN 进行实时诊断的研究，其诊断准确性高达 96%，在检出息肉方面优于常规结肠镜检查(检查者在 CNN 的协助下，发现无息肉 36 个，息肉 45 个)[35]。这是迄今为止第一个也是唯一一个 RCT，为检出息肉，将 CAD 辅助结肠镜检查与常规结肠镜检查进行比较，结果显示腺瘤性息肉检出率明显升高(ADR；29.1%比 20.3%；$P<0.001$)。AI 发现明显较多的小腺瘤(185 对 102；$P<0.001$)和增生性息肉(114 对 52；$P<0.001$)，而大于 5mm 的腺瘤(77 对

58;P=0.075)则无统计学差异[36]。

35.4.2 息肉的诊断

在结肠镜筛查中区分肿瘤性和非肿瘤性结直肠病变有可能减少不必要的治疗和成本。CAD系统已经被开发用于所有可用的先进成像方法。对于小型息肉的管理,CAD系统提供了机会,可以满足美国胃肠内镜学会(ASGE)保存和纳入有价值的内镜创新(PIVI)标准,并实时对内镜下的小结直肠息肉的组织学进行评估[37]。采用WLI的CAD系统,因在全球范围内广泛使用,其本身是一种有吸引力的模式,但其性能没有达到预期,报道的准确性仅为70%[38]。CNN的进一步发展包括"深度胶囊神经网络",其结构被进一步研究,并取得了令人满意的整体诊断准确性[39]。这包括增生性息肉、腺瘤和锯齿状腺瘤的诊断,常规的CAD系统很难诊断这些疾病。

35.4.3 窄带成像技术

迄今为止,使用NBI的CAD系统在结肠研究中受到的评估最为广泛。基于NBI放大显示的血管化算法能够区分肿瘤和非肿瘤病灶, 敏感性为85%~93%[40,41]。DL-CNN评估小型息肉的回顾性研究超过了PIVI-2标准,敏感性为96%~98%,特异性为78%~83%,NPV率为91.5%~97%[42,43]。在一项小型前瞻性研究(n=41)中,实时图像识别系统分析在NBI放大结肠镜图像中的微小结直肠病变时,其预测诊断与组织学结果之间的准确性达到了93.2%(敏感性93.0%,特异性93.3%,PPV 93.0%,NPV 93.3%)[44]。

35.4.4 放大内镜观察腺管开口部的形态

放大内镜观察结直肠病变的腺管开口部的形态可用于指导内镜治疗,但其在临床实践中的应用还需要进行广泛的训练。开发一个CAD系统用于对放大内镜图像中的腺管开口形态进行分类。在134张图像的回顾性研究中,该系统的准确性达到98.5%[45]。分类器组合方法利用小波域的一组纹理图像特征,也取得了较好的结果[46]。

35.4.5 自动荧光成像

使用自动荧光内镜的CAD系统有助于区分非肿瘤性和肿瘤性息肉。一个可以进行实时颜色分析和对结直肠病变绿/红比值评估的系统发现,肿瘤性病变的平均绿/红比值显著低于非肿瘤性病变(0.86对1.12;P<0.001)[47]。在一项有32例患者参与的102个结直肠病变的研究中,其敏感性、特异性、PPV和NPV分别为94.2%、88.9%、95.6%和85.2%[47]。

WavSTAT4是一种经CE标记且FDA批准的基于自动荧光的系统,它使用一次性探针进行光学活检,能够通过检测荧光吸收的差异来检测结直肠病变,从而区分肿瘤性和非肿瘤性组织。整合到探针上的活检钳能在需要时进行活检。在最近一项针对27例患者的研究中,WavSTAT4的总体准确性为84.7%,敏感性、特异性和NPV分别为81.8%、85.2%和96.1%[48]。

35.4.6 共聚焦激光显微内镜

AI已应用于共聚焦激光显微内镜,其目的是识别最佳图像并提取相关特征[49,50]。结肠息肉自动分类软件的性能与专家内镜医生的能力相当(准确性89.6%对89.6%,敏感性92.5%对91.4%,特异性83.3%对85.7%)[51]。基于两层前馈神经网络的晚期结直肠腺癌CAD的准确性为84.5%[52]。

35.4.7 细胞内镜(EndoBrain)

EndoBrain 是一种 AI 系统,用于区分肿瘤性和非肿瘤性大肠息肉,最近在日本得到了监管部门的批准。最初的两项研究表明,使用亚甲基蓝进行核染色的细胞内镜 CAD 系统的准确性达到 89%,明显高于非专业内镜医生,甚至与专家相当[53,54]。新一代细胞内镜 CAD 系统采用 NBI 代替染料染色,总体准确性达到 90.0%,在高置信水平下甚至可以达到 96.9%[55]。在正面比较中,染色法和基于 NBI 的方法取得了相似的结果[NPV 分别为 93.7%/96.4%和 95.2%/96.5%(最差/最佳情况)][56]。迄今为止,在使用 EndoBrain 的最大规模前瞻性实时试验中,该系统以 96.9%的敏感性、100%的特异性、98%的准确性、100%的 PPV 和 94.6%的 NPV 识别结肠病变,其还以 96.9%的敏感性、94.3%的特异性、96.0%的准确性、96.9%的 PPV、94.3%的 NPV 区分肿瘤性和非肿瘤性病变[57]。

35.4.8 结肠炎的评估

结肠黏膜组织的愈合是治疗溃疡性结肠炎(UC)的一个重要目标。利用 AI 可能有益于评估结肠黏膜,为达到此目的已经进行一系列的评估。例如,一项回顾性研究利用细胞内镜构建,并测试了一个 CAD 系统来预测 UC 患者持续性组织学炎症。在一个包含 187 例患者的数据集上,系统的诊断敏感性、特异性和准确性分别达到 74%、97%和 91%,且具有较高的重复性($\kappa=1$)[58]。此外,在最近的一项回顾性研究中,利用 841 例 UC 患者的 26 304 张结肠镜图像,对一个基于 GoogLeNet 结构并使用 CNN 的 CAD 系统进行了训练。然后在一个独立的组别(114 例 UC 患者的 3981 张图像)中评估该系统在识别正常黏膜(Mayo 0)和黏膜愈合(Mayo 0~1)方面的性能。该算法在 AUROC 分别为 0.86 和 0.98 的情况下对 Mayo 0 和 Mayo 0~1 的识别产生了较强的效果[59]。

35.5 缺氧成像

缺氧是一种非生理状态,它在炎症中起着关键的作用,并与炎症性肠病、癌症和感染等疾病有关[60]。因此,测量身体特定部位的氧含量可以提供当前身体代谢和炎症状态的信息。光学显微镜技术可以观察体外和体内的氧含量。荧光缺氧染色、荧光蛋白报告系统、磷光探针和纳米传感器有助于定性或定量地绘制氧气梯度[61]。在胃肠内镜检查中,这些技术可以用于检测癌症和炎症性肠病。

35.5.1 肿瘤

由于图像质量差、空间信息低、速度慢等原因,使用常规光谱仪测量血红蛋白血氧饱和度来评估胃肠道的氧合状况是不可行的。由 2 个激光二极管和一个彩色 CCD 传感器组成的激光内镜系统克服了这些限制,该系统能够根据氧合血红蛋白和脱氧血红蛋白的吸收差异,生成癌变病灶及其周围黏膜的血氧饱和度图[62,63]。一项对 40 例已知患有咽、食管、胃和结肠恶性肿瘤的受试者进行的概念论证研究表明,食管癌和结肠癌中肿瘤性和非肿瘤性区域的血氧饱和度图存在明显差异[62]。这些结果说明了功能性内镜成像在未来如何帮助诊断癌症和预测治疗反应。

35.5.2 炎症性肠病

与其他组织器官相比,肠上皮细胞相对缺氧,而炎症增加了代谢率,导致对氧气和能量供应的需求增加,这使得在活动期结肠炎时的肠上皮细胞缺氧更加严重[64,65]。在这种缺氧的环境下,转录因子低氧诱导因子

(HIF)是调节促炎症消退的关键靶基因。据此,已发现HIF1alpha和HIF2alpha在UC和Crohn病[66]中过度表达。在小鼠结肠炎的模型中,结肠炎黏膜内氧合增加,HIF1信号部分激活,丙酮酸脱氢酶活性和耗氧量呈负性趋势,这表明线粒体呼吸速率降低[67]。尽管这些发现需要进一步的验证,但它们为检测缺氧和相关信号通路如何在炎症性肠病中作为生物标志物和治疗靶点找到新的研究方向。

35.6 三维成像

三维成像的概念早在20多年前就首次应用于腹腔镜手术中,由于空间感知的优势,三维成像在此设定中取得了牢固的立足点[68]。为了生成3D内镜图像,需要两个光轴以显示与内镜医生会聚角相匹配的两张独立图像[69]。除了在一个光学系统中配对两个摄像机外,另一种方法是将常规内镜图像转换为单独的一对图像后,从中生成虚拟的3D视频,其优点是能与现有的常规内镜兼容[69]。然后可以使用3D眼镜和3D显示器观看3D视频。在模拟结肠镜检查病变时,对比3D和2D成像的首次研究中发现,3D成像比2D成像的检出率高25.1%,敏感性是2D成像的2倍,两组之间的特异性相似[70]。

35.7 用于内镜成像的机器人辅助设备

机器人辅助设备在外科领域已获得了成功,并被引入了内镜领域,这有望提高诊断率、盲肠插管率和患者舒适度,但仍有待于将其转化为常规临床操作。

第一台由内镜医生使用手机远程控制的自主推进式结肠镜已经上市。例如,Aer-O-Scope™(GI View Ltd., Ramat Gan, Israel),它是一种经CE标记的、FDA批准的一次性360°可视结肠镜,是使用两个球囊并按顺序充气/放气通过结肠。在一项研究中,其盲肠插管率高达98.2%[71]。

另一种设备是Endotics®内镜系统(EES; CE trademarked, Era Endoscopy SRL, Peccioli, Italy),它包含一个可转向的尖端,在两端放置两个黏膜夹持系统,使其能够使用黏膜抽吸的迭代过程提升结肠, 从而进行夹持、伸展和收缩。与常规结肠镜直接比较还未能体现EES的优越性[72]。但是在之前未能完成常规结肠镜检查的患者中(n=102),93%的患者经EES能完成盲肠插管[73]。

NeoGuide™内镜系统(NeoGuide Systems Los Gatos, CA, USA)配备了一个用于测量其转向的尖端位置的传感器和一个用于测量其插入深度的外部位置传感器。该系统由多个机电控制节段组成,这些节段在插入过程中跟随尖端的移动,反映了结肠的形态,并在检查过程中减少患者的不适感。在对11例患者进行的第一次临床试验中,有10例患者(90.9%)到达了盲肠[74]。

一次性Invendoscope™(Invendo Medical, Kissing, Germany)是一种电机控制设备,8个车轮附着在倒置套筒上推动相机前进,这样能使操作的速度更快。在最近一次有61例患者参与的临床试验中,报告显示15分钟内盲肠插管率为98.4%[75]。

气动驱动的软蚯蚓机器人的原型具有两个扩大段和一个具有弯曲功能的延伸段,已被证明能够在结肠等管状环境中爬行[76]。该系统的硬度类似于结肠组织,旨在将检查期间患者的不适感降至最低,但还有待进行临床试验的测试。

对于上消化道,已经研制出胶囊内镜,可以通过外部磁力控制其运动。例如,Olympus胶囊内镜[77](Olympus Medical Systems, Shinhnkn, Tokyo, Japan)和NaviCam®[78-80]

(Ankon Technologies, Wuhan, China)。这两者都是为了检查胃而设计的。Olympus 胶囊内镜能够显示胃窦和胃体(分别为 98%和 96%),但不太能显示胃底(73%)和贲门(75%)。平均每次检查的时间为 30 分钟。NaviCam® 检测胃局灶性病变的敏感性为 90.4%, 敏感性为 94.7%,PPV 为 87.9%,NPV 为 95.9%,准确性为 93.4%,胃上、下部的表现相似,平均持续时间为 26.4±5.1 分钟[80]。在 350 例患者中,有 335 例(95.7%)首选磁控胶囊内镜检查,而非常规的胃镜检查。

35.8 眼球追踪技术

眼球追踪技术可以研究一个人的注视位置,并记录由此产生的视觉注视模式(VGP)。这为分析比较医学专家和非医学专家的 VGP 提供了机会,并且可用于培训[81]。在非内镜研究中,相比非医学专家,医学专家具有更高的诊断准确性和更快地视觉搜索速度[82]。

VGP,尤其是每个感兴趣区域的注视时间,与花费在结肠表面相应区域的时间显著相关,经验丰富的内镜医生显示测量的注视区域与结肠表面实际检查区域之间的重叠百分比明显较高[83]。已经描述了 3 种不同类型的观察模式(中心型、圆环型和缺陷型),这 3 种模式在新手内镜医生中可纠正[84]。集中注视固定与较高的 ADR 和相关内镜经验有关[85]。

然而,在最近一项类似的研究中,却出现了相反的报道:与没有经验的同行相比,经验丰富的内镜医生的注视更多地停留于覆盖在外环和屏幕的"U 形底部"[86]。但是鉴于这两项研究的规模都很小,专家内镜医生真正的 VGP 似乎仍有待证明。在一项使用 BLI-bright、LCI 和 WLI,以及眼球追踪系统评估结肠直肠病变可见度的研究中,BLI-bright 和 LCI 的漏检率明显低于 WLI,BLI-bright 和 LCI 的检测时间明显短于 WLI[87]。

35.9 讨论和展望

在过去的 30 年内,内镜成像在光学活检领域得到了迅速发展,这无疑会提高内镜诊断的地位。AI 正把下一波创新浪潮带到内镜领域,CAD 在未来将不可避免地使 AI 成为内镜实践的一部分。

已知基于 DL 的一个限制是"黑箱"现象,因为其算法的分类并不是很明确。为了平衡这一深层,通过生成一个热点图来分解有助于解释单个神经网络的预测,该热点图决定了预测的像素[88]。

CAD 的最大优势在于,它将使迄今为止仅限于专家内镜医生使用的前沿内镜检查成像模式用于常规的临床实践。然而,还需要进行大规模、多中心的随机对照试验,以证实 CAD 相对于当前标准的益处,从而支持其向全球实践的过渡。

机器人辅助内镜将带来另一波创新浪潮,这有助于降低传统内镜对内镜医生技能的要求。此外,眼球追踪技术还可以提高内镜培训的效果,缩小技能差距。此外,高分辨率立体影像,利用了可以提供了黏膜表面以外的信息和功能组织缺氧成像的全息体技术,它的发展可能会提高内镜成像的价值。综上所述,前沿成像方法的未来充满光明和希望。

参考文献

1. Neumann H, Bisschops R. Artificial intelligence and the future of endoscopy. Dig Endosc. 2019;31:389–90.
2. Vantaram SR, Saber E. Survey of contemporary trends in color image segmentation. J Electron Imaging. 2012;21:040901.
3. Guo Y, Liu Y, Oerlemans A, Lao S, Wu S, Lew

MS. Deep learning for visual understanding: a review. Neurocomputing. 2016;187:27–48.

4. Krizhevsky A, Sutskever I, Hinton GE. ImageNet classification with deep convolutional neural networks. In: Proceedings of the 25th international conference on neural information processing systems – volume 1. Lake Tahoe, Nevada: Curran Associates Inc.; 2012. p. 1097–105.
5. Kuiper T, Alderlieste YA, Tytgat KM, Vlug MS, Nabuurs JA, Bastiaansen BA, et al. Automatic optical diagnosis of small colorectal lesions by laser-induced autofluorescence. Endoscopy. 2015;47:56–62.
6. Neumann H, Vieth M, Günther C, Neurath MF. Mo1663 rapid computerized prediction of histology in colorectal lesions – a pilot study. Gastrointest Endosc. 2013;77:AB463.
7. Mori Y, Kudo SE, Mohmed HEN, Misawa M, Ogata N, Itoh H, et al. Artificial intelligence and upper gastrointestinal endoscopy: current status and future perspective. Dig Endosc. 2019;31:378–88.
8. Huang CR, Sheu BS, Chung PC, Yang HB. Computerized diagnosis of Helicobacter pylori infection and associated gastric inflammation from endoscopic images by refined feature selection using a neural network. Endoscopy. 2004;36:601–8.
9. Nakashima H, Kawahira H, Kawachi H, Sakaki N. Artificial intelligence diagnosis of Helicobacter pylori infection using blue laser imaging-bright and linked color imaging: a single-center prospective study. Ann Gastroenterol. 2018;31:462–8.
10. Ishioka M, Hirasawa T, Tada T. Detecting gastric cancer from video images using convolutional neural networks. Dig Endosc. 2019;31:e34–5.
11. Swager AF, van der Sommen F, Klomp SR, Zinger S, Meijer SL, Schoon EJ, et al. Computer-aided detection of early Barrett's neoplasia using volumetric laser endomicroscopy. Gastrointest Endosc. 2017;86:839–46.
12. Wu L, Zhang J, Zhou W, An P, Shen L, Liu J, et al. Randomised controlled trial of WISENSE, a real-time quality improving system for monitoring blind spots during esophagogastroduodenoscopy. Gut. 2019;68:2161–9.
13. Qi X, Sivak MV, Isenberg G, Willis JE, Rollins AM. Computer-aided diagnosis of dysplasia in Barrett's esophagus using endoscopic optical coherence tomography. J Biomed Opt. 2006;11:044010.
14. van der Sommen F, Zinger S, Curvers WL, Bisschops R, Pech O, Weusten BL, et al. Computer-aided detection of early neoplastic lesions in Barrett's esophagus. Endoscopy. 2016;48:617–24.
15. Shin D, Lee MH, Polydorides AD, Pierce MC, Vila PM, Parikh ND, et al. Quantitative analysis of high-resolution microendoscopic images for diagnosis of neoplasia in patients with Barrett's esophagus. Gastrointest Endosc. 2016;83:107–14.
16. Quang T, Schwarz RA, Dawsey SM, Tan MC, Patel K, Yu X, et al. A tablet-interfaced high-resolution microendoscope with automated image interpretation for real-time evaluation of esophageal squamous cell neoplasia. Gastrointest Endosc. 2016;84:834–41.
17. Zhao YY, Xue DX, Wang YL, Zhang R, Sun B, Cai YP, et al. Computer-assisted diagnosis of early esophageal squamous cell carcinoma using narrow-band imaging magnifying endoscopy. Endoscopy. 2019;51:333–41.
18. Horie Y, Yoshio T, Aoyama K, Yoshimizu S, Horiuchi Y, Ishiyama A, et al. Diagnostic outcomes of esophageal cancer by artificial intelligence using convolutional neural networks. Gastrointest Endosc. 2019;89:25–32.
19. Tokai Y, Yoshio T, Aoyama K, Horie Y, Yoshimizu S, Horiuchi Y, et al. Application of artificial intelligence using convolutional neural networks in determining the invasion depth of esophageal squamous cell carcinoma. Esophagus. 2020;17(3):250–6.
20. Kumagai Y, Takubo K, Kawada K, Aoyama K, Endo Y, Ozawa T, et al. Diagnosis using deep-learning artificial intelligence based on the endocytoscopic observation of the esophagus. Esophagus. 2019;16:180–7.
21. Tang D, Wang X, Wang L, He G, Fu Y, Li X, et al. Tu2004 artificial intelligence network to aid the diagnosis of early esophageal squamous cell carcinoma and esophageal inflammations in white light endoscopic images. Gastrointest Endosc. 2019;89:AB654.
22. Shiroma S, Yoshio T, Aoyama K, Ishiyama A, Tsuchida T, Fujisaki J, et al. Sa1252 the application of artificial intelligence to detect esophageal squamous cell carcinoma in movies using convoluntional neural networks. Gastrointest Endosc. 2019;89:AB189.
23. Miyaki R, Yoshida S, Tanaka S, Kominami Y, Sanomura Y, Matsuo T, et al. Quantitative identification of mucosal gastric cancer under magnifying endoscopy with flexible spectral imaging color enhancement. J Gastroenterol Hepatol. 2013;28:841–7.
24. Miyaki R, Yoshida S, Tanaka S, Kominami Y, Sanomura Y, Matsuo T, et al. A computer system to be used with laser-based endoscopy for quantitative diagnosis of early gastric cancer. J Clin Gastroenterol. 2015;49:108–15.
25. Hirasawa T, Aoyama K, Tanimoto T, Ishihara S, Shichijo S, Ozawa T, et al. Application of artificial intelligence using a convolutional neural network for detecting gastric cancer in endoscopic images. Gastric Cancer. 2018;21:653–60.
26. Kanesaka T, Lee TC, Uedo N, Lin KP, Chen HZ, Lee JY, et al. Computer-aided diagnosis for identifying and delineating early gastric cancers in magnifying narrow-band imaging. Gastrointest Endosc. 2018;87:1339–44.
27. Zhu Y, Wang QC, Xu MD, Zhang Z, Cheng J, Zhong YS, et al. Application of convolutional neural network in the diagnosis of the invasion depth of gastric cancer based on conventional endoscopy. Gastrointest Endosc. 2019;89:806–15. e801.
28. Ye M, Johns E, Walter B, Meining A, Yang GZ. An image retrieval framework for real-time endoscopic image retargeting. Int J Comput Assist Radiol Surg. 2017;12:1281–92.
29. Shichijo S, Nomura S, Aoyama K, Nishikawa Y, Miura M, Shinagawa T, et al. Application of convolutional neural networks in the diagnosis of Helicobacter pylori infection based on endoscopic

images. EBioMedicine. 2017;25:106–11.
30. Itoh T, Kawahira H, Nakashima H, Yata N. Deep learning analyzes helicobacter pylori infection by upper gastrointestinal endoscopy images. Endosc Int Open. 2018;6:E139–44.
31. Kudo SE, Mori Y, Misawa M, Takeda K, Kudo T, Itoh H, et al. Artificial intelligence and colonoscopy: current status and future perspectives. Dig Endosc. 2019;31:363–71.
32. Hoerter N, Gross SA, Liang PS. Artificial intelligence and polyp detection. Curr Treat Options Gastroenterol. 2020;18:120–36.
33. Billah M, Waheed S, Rahman MM. An automatic gastrointestinal polyp detection system in video endoscopy using fusion of color wavelet and convolutional neural network features. Int J Biomed Imaging. 2017;2017:9545920.
34. Zhang R, Zheng Y, Mak TW, Yu R, Wong SH, Lau JY, et al. Automatic detection and classification of colorectal polyps by transferring low-level CNN features from nonmedical domain. IEEE J Biomed Health Inform. 2017;21:41–7.
35. Urban G, Tripathi P, Alkayali T, Mittal M, Jalali F, Karnes W, et al. Deep learning localizes and identifies polyps in real time with 96% accuracy in screening colonoscopy. Gastroenterology. 2018;155:1069–78. e1068.
36. Wang P, Berzin TM, Glissen Brown JR, Bharadwaj S, Becq A, Xiao X, et al. Real-time automatic detection system increases colonoscopic polyp and adenoma detection rates: a prospective randomised controlled study. Gut. 2019;68:1813–9.
37. Rex DK, Kahi C, O'Brien M, Levin TR, Pohl H, Rastogi A, et al. The American Society for Gastrointestinal Endoscopy PIVI (Preservation and Incorporation of Valuable Endoscopic Innovations) on real-time endoscopic assessment of the histology of diminutive colorectal polyps. Gastrointest Endosc. 2011;73:419–22.
38. Komeda Y, Handa H, Watanabe T, Nomura T, Kitahashi M, Sakurai T, et al. Computer-aided diagnosis based on convolutional neural network system for colorectal polyp classification: preliminary experience. Oncology. 2017;93(Suppl 1):30–4.
39. Kandel P, LaLonde R, Ciofoaia V, Wallace MB, Bagci U. Su1741 colorectal polyp diagnosis with contemporary artificial intelligence. Gastrointest Endosc. 2019;89:AB403.
40. Gross S, Trautwein C, Behrens A, Winograd R, Palm S, Lutz HH, et al. Computer-based classification of small colorectal polyps by using narrow-band imaging with optical magnification. Gastrointest Endosc. 2011;74:1354–9.
41. Tischendorf JJ, Gross S, Winograd R, Hecker H, Auer R, Behrens A, et al. Computer-aided classification of colorectal polyps based on vascular patterns: a pilot study. Endoscopy. 2010;42:203–7.
42. Byrne MF, Chapados N, Soudan F, Oertel C, Linares Perez M, Kelly R, et al. Real-time differentiation of adenomatous and hyperplastic diminutive colorectal polyps during analysis of unaltered videos of standard colonoscopy using a deep learning model. Gut. 2019;68:94–100.
43. Chen PJ, Lin MC, Lai MJ, Lin JC, Lu HH, Tseng VS. Accurate classification of diminutive colorectal polyps using computer-aided analysis. Gastroenterology. 2018;154:568–75.
44. Kominami Y, Yoshida S, Tanaka S, Sanomura Y, Hirakawa T, Raytchev B, et al. Computer-aided diagnosis of colorectal polyp histology by using a real-time image recognition system and narrow-band imaging magnifying colonoscopy. Gastrointest Endosc. 2016;83:643–9.
45. Takemura Y, Yoshida S, Tanaka S, Onji K, Oka S, Tamaki T, et al. Quantitative analysis and development of a computer-aided system for identification of regular pit patterns of colorectal lesions. Gastrointest Endosc. 2010;72:1047–51.
46. Hafner M, Gangl A, Kwitt R, Uhl A, Vecsei A, Wrba F. Improving pit-pattern classification of endoscopy images by a combination of experts. Med Image Comput Comput Assist Interv. 2009;12:247–54.
47. Aihara H, Saito S, Inomata H, Ide D, Tamai N, Ohya TR, et al. Computer-aided diagnosis of neoplastic colorectal lesions using 'real-time' numerical color analysis during autofluorescence endoscopy. Eur J Gastroenterol Hepatol. 2013;25:488–94.
48. Rath T, Tontini GE, Vieth M, Nagel A, Neurath MF, Neumann H. In vivo real-time assessment of colorectal polyp histology using an optical biopsy forceps system based on laser-induced fluorescence spectroscopy. Endoscopy. 2016;48:557–62.
49. Prieto SP, Lai KK, Laryea JA, Mizell JS, Muldoon TJ. Quantitative analysis of ex vivo colorectal epithelium using an automated feature extraction algorithm for microendoscopy image data. J Med Imaging (Bellingham). 2016;3:024502.
50. Tafreshi MK, Linard N, Andre B, Ayache N, Vercauteren T. Semi-automated query construction for content-based endomicroscopy video retrieval. Med Image Comput Comput Assist Interv. 2014;17:89–96.
51. Andre B, Vercauteren T, Buchner AM, Krishna M, Ayache N, Wallace MB. Software for automated classification of probe-based confocal laser endomicroscopy videos of colorectal polyps. World J Gastroenterol. 2012;18:5560–9.
52. Stefanescu D, Streba C, Cartana ET, Saftoiu A, Gruionu G, Gruionu LG. Computer aided diagnosis for confocal laser endomicroscopy in advanced colorectal adenocarcinoma. PLoS One. 2016;11:e0154863.
53. Mori Y, Kudo SE, Chiu PW, Singh R, Misawa M, Wakamura K, et al. Impact of an automated system for endocytoscopic diagnosis of small colorectal lesions: an international web-based study. Endoscopy. 2016;48:1110–8.
54. Mori Y, Kudo SE, Wakamura K, Misawa M, Ogawa Y, Kutsukawa M, et al. Novel computer-aided diagnostic system for colorectal lesions by using endocytoscopy (with videos). Gastrointest Endosc. 2015;81:621–9.
55. Misawa M, Kudo SE, Mori Y, Nakamura H, Kataoka S, Maeda Y, et al. Characterization of colorectal lesions using a computer-aided diagnostic system for narrow-band imaging endocytoscopy. Gastroenterology.

2016;150:1531–2. e1533.
56. Mori Y, Kudo SE, Misawa M, Saito Y, Ikematsu H, Hotta K, et al. Real-time use of artificial intelligence in identification of diminutive polyps during colonoscopy: a prospective study. Ann Intern Med. 2018;169:357–66.
57. Kudo SE, Misawa M, Mori Y, Hotta K, Ohtsuka K, Ikematsu H, et al. Artificial intelligence-assisted system improves endoscopic identification of colorectal neoplasms. Clin Gastroenterol Hepatol. 2020;18(8):1874–81.e2.
58. Maeda Y, Kudo SE, Mori Y, Misawa M, Ogata N, Sasanuma S, et al. Fully automated diagnostic system with artificial intelligence using endocytoscopy to identify the presence of histologic inflammation associated with ulcerative colitis (with video). Gastrointest Endosc. 2019;89:408–15.
59. Ozawa T, Ishihara S, Fujishiro M, Saito H, Kumagai Y, Shichijo S, et al. Novel computer-assisted diagnosis system for endoscopic disease activity in patients with ulcerative colitis. Gastrointest Endosc. 2019;89:416–21. e411.
60. Eltzschig HK, Carmeliet P. Hypoxia and inflammation. N Engl J Med. 2011;364:656–65.
61. Papkovsky DB, Dmitriev RI. Imaging of oxygen and hypoxia in cell and tissue samples. Cell Mol Life Sci. 2018;75:2963–80.
62. Kaneko K, Yamaguchi H, Saito T, Yano T, Oono Y, Ikematsu H, et al. Hypoxia imaging endoscopy equipped with laser light source from preclinical live animal study to first-in-human subject research. PLoS One. 2014;9:e99055.
63. Saito T, Yamaguchi H. Optical imaging of hemoglobin oxygen saturation using a small number of spectral images for endoscopic application. J Biomed Opt. 2015;20:126011.
64. Biddlestone J, Bandarra D, Rocha S. The role of hypoxia in inflammatory disease (review). Int J Mol Med. 2015;35:859–69.
65. Colgan SP, Campbell EL, Kominsky DJ. Hypoxia and mucosal inflammation. Annu Rev Pathol. 2016;11:77–100.
66. Giatromanolaki A, Sivridis E, Maltezos E, Papazoglou D, Simopoulos C, Gatter KC, et al. Hypoxia inducible factor 1alpha and 2alpha overexpression in inflammatory bowel disease. J Clin Pathol. 2003;56:209–13.
67. Zhdanov AV, Okkelman IA, Golubeva AV, Doerr B, Hyland NP, Melgar S, et al. Quantitative analysis of mucosal oxygenation using ex vivo imaging of healthy and inflamed mammalian colon tissue. Cell Mol Life Sci. 2017;74:141–51.
68. Satava RM. 3-D vision technology applied to advanced minimally invasive surgery systems. Surg Endosc. 1993;7:429–31.
69. Matsumura T, Ishigami H, Okimoto K, Maruoka D, Nakagawa T, Fujie M, et al. Three-dimensional imaging system for colonoscopy. Endoscopy. 2017;49:716–7.
70. Sakata S, Grove PM, Stevenson AR, Hewett DG. The impact of three-dimensional imaging on polyp detection during colonoscopy: a proof of concept study. Gut. 2016;65:730–1.
71. Gluck N, Melhem A, Halpern Z, Mergener K, Santo E. A novel self-propelled disposable colonoscope is effective for colonoscopy in humans (with video). Gastrointest Endosc. 2016;83:998–1004. e1001.
72. Tumino E, Sacco R, Bertini M, Bertoni M, Parisi G, Capria A. Endotics system vs colonoscopy for the detection of polyps. World J Gastroenterol. 2010;16:5452–6.
73. Tumino E, Parisi G, Bertoni M, Bertini M, Metrangolo S, Ierardi E, et al. Use of robotic colonoscopy in patients with previous incomplete colonoscopy. Eur Rev Med Pharmacol Sci. 2017;21:819–26.
74. Eickhoff A, van Dam J, Jakobs R, Kudis V, Hartmann D, Damian U, et al. Computer-assisted colonoscopy (the NeoGuide Endoscopy System): results of the first human clinical trial ("PACE study"). Am J Gastroenterol. 2007;102:261–6.
75. Groth S, Rex DK, Rosch T, Hoepffner N. High cecal intubation rates with a new computer-assisted colonoscope: a feasibility study. Am J Gastroenterol. 2011;106:1075–80.
76. Heung H, Chiu PWY, Li Z. Design and prototyping of a soft earthworm-like robot targeted for GI tract inspection. 2016 IEEE International Conference on Robotics and Biomimetics (ROBIO); 2016 3–7 Dec. 2016; 2016. p. 497–502.
77. Rey JF, Ogata H, Hosoe N, Ohtsuka K, Ogata N, Ikeda K, et al. Feasibility of stomach exploration with a guided capsule endoscope. Endoscopy. 2010;42:541–5.
78. Ching H-L, Hale M, Sidhu R, McAlindon M. PTH-050 Robot magnet-controlled upper gi capsule endoscopy using the ankon navicam® system: first reported experience outside China. Gut. 2017;66:–A230.
79. Jiang X, Pan J, Li ZS, Liao Z. Standardized examination procedure of magnetically controlled capsule endoscopy. VideoGIE. 2019;4:239–43.
80. Liao Z, Hou X, Lin-Hu EQ, Sheng JQ, Ge ZZ, Jiang B, et al. Accuracy of magnetically controlled capsule endoscopy, compared with conventional gastroscopy, in detection of gastric diseases. Clin Gastroenterol Hepatol. 2016;14:1266–73. e1261.
81. Borys M, Plechawska-Wójcik M. Eye-tracking metrics in perception and visual attention research. EJMT. 2017;3:11–23.
82. Kelly BS, Rainford LA, Darcy SP, Kavanagh EC, Toomey RJ. The development of expertise in radiology: in chest radiograph interpretation, "expert" search pattern may predate "expert" levels of diagnostic accuracy for pneumothorax identification. Radiology. 2016;280:252–60.
83. Dik VK, Hooge IT, van Oijen MG, Siersema PD. Measuring gaze patterns during colonoscopy: a useful tool to evaluate colon inspection? Eur J Gastroenterol Hepatol. 2016;28:1400–6.
84. Ikematsu H, Kumahara K, Sunakawa H, Furue Y, Ito R, Satou D, et al. Sa1052 objective evaluation of an endoscopist's viewpoint during colonoscopy using eye tracking. Gastrointest Endosc. 2018;87:AB160.

85. Almansa C, Shahid MW, Heckman MG, Preissler S, Wallace MB. Association between visual gaze patterns and adenoma detection rate during colonoscopy: a preliminary investigation. Am J Gastroenterol. 2011;106:1070–4.
86. Lami M, Singh H, Dilley JH, Ashraf H, Edmondon M, Orihuela-Espina F, et al. Gaze patterns hold key to unlocking successful search strategies and increasing polyp detection rate in colonoscopy. Endoscopy. 2018;50:701–7.
87. Kumahara K, Ikematsu H, Shinmura K, Murano T, Inaba A, Okumura K, et al. Objective evaluation of the visibility of colorectal lesions using eye tracking. Dig Endosc. 2019;31:552–7.
88. Fan Q, Yang J, Hua G, Chen B, Wipf D. Revisiting deep intrinsic image decompositions. In: Proceedings of the IEEE Conference on Computer Vision and Pattern Recognition (CVPR); 2018. p. 8944–52.

第 36 章

从想法到产品的奋斗

Yoav Mintz, Ronit Brodie

Albert Einstein 很好地抓住了创新过程的本质,他说:“如果我有一个小时来解决一个问题,那么我会花 55 分钟思考这个问题,5 分钟思考解决方案”。与通常观念相反,创新并不是简单地有一个想法,然后从这个想法出发进一步研制一个产品。这种致力于解决方案的工作理念是通向失败的完美开始。相反,我们应该从需要解决的问题出发。仔细分析所面临的问题,结合对解决方案的细致理解,可以让创意人员开创新颖的方法,完成特定的任务。在任何领域中,外科医生或手术团队中的任何成员通常都会有一些涉及改进手术方式、发明解决术中问题的新设备的想法。当一些人仅仅停留于想法时,另一些人则采取下一步行动,在纸上勾勒出草图,并尝试将其开发为产品原型。设备在开发过程中并非一蹴而就,只有当发明者明白该过程除了实际解决方案外,还要涉及许多方面时,才能获得成功。要想实现创意的具体化,将其从草图变成实际产品,发明者必须从一开始就要认识并想到所有的问题。

医疗器械的成功研制类似于在战斗中跨越雷区。其要么搞砸项目,要么会使你退缩,并要从不同方向反复尝试。实现这个目标的最好方法是在开始之前尽可能多的收集信息。如果能事先认清其中的误区,并计划如何克服,成功的概率就高得多。创新的结构化过程及需要克服的问题可以作为有效实施设备开发的指南。

与真正的雷区不同,你不仅仅是简单地避开地雷,成功穿越雷区,而是需要解除所有的“地雷陷阱”。在图 36.1 中,我们列出了在设备研制过程中不可避免的“陷阱”。

36.1 问题

许多医疗器械创业公司之所以失败,是因为他们的创新并没有解决“真正的”客户或市场需求。因此,解除最重要的“地雷陷阱”的前提是理解需要解决的问题。无论一个想法多么优秀,都不能保证开发过程的成功。为了开发新的、改进的解决方案,理解问题或者更具体地“明确需求”是必要的。明确需求意味着从整个过程中简化问题,或者明确一个未解决的需求。例如,如果一名外科医生因腹腔镜下缝合吻合口困难而感到沮丧,那么目前需要解决的问题就是腹腔镜缝合。事实上,只有具体地认清问题的本质才能解决问题。需要思考的

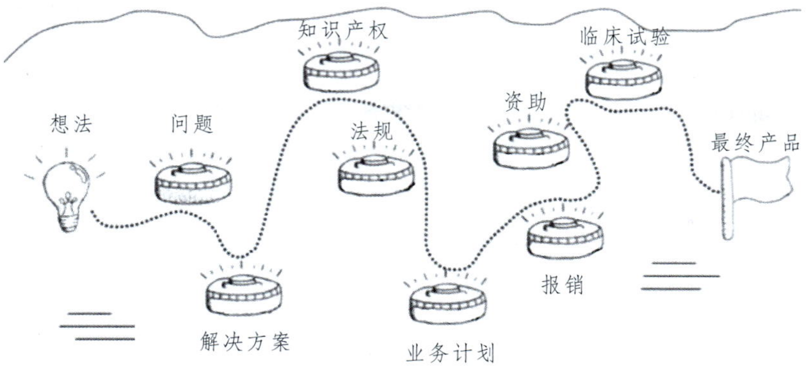

图 36.1　医疗器械的研制过程类似于战斗中穿越雷区。与真正的雷区不同,在这个复杂的过程中,需要解除所有雷区,而不能一味地躲避。

问题应该包括以下几点:针头是否需要修改?针是为了开放手术还是腹腔镜而设计的?戳卡的定位是否限制了进针的方向?是否是二维视觉?是否与外科医生经验不足有关?一旦问题得到更好的定义,就可以得出一个实际的“需求”。与“在腹腔镜手术中实行肠袢吻合,需要寻找一种简单的方法”。与这种具体的问题相比,一种糟糕的问题是“需要更好的腹腔镜缝合器械”。上述两种说法的主要区别在于前者只关注缝合器,而后者涉及造成吻合口缝合困难的所有探索性选择。另外,第二种问题对寻找其他解决方法也是适用的,如磁力压缩吻合、胶水、焊接等。对需求的理解越好,创意就能越明确,也就更容易专注于解决方案。如果问题是针对病态肥胖这类患者的,那么重点应放在这个特定的群体上。尤其是在胃空肠吻合术这类特定的吻合术中,应着重关注这些特殊的病例。

一旦形成了强烈的需求,就应当对此提出质疑,以确保现实中存在这种需求。要做到这一点,则需通过咨询同事等相关人员来确定是否他人也遇到了同样的问题。在期刊或学术网站上检索文献,也可以探索这一问题是否存在于更广泛的群体中。确认实际存在该问题后,就需要评估现有的解决方案。例如,有一个解决该问题的设备没有被广泛使用,是因为与另一家公司有合同矛盾,或成本限制(价格高昂),或未获得 FDA 的批准。只有在收集所有此类信息后进行“差距分析”,才能进行下一步。“差距分析”有利于了解现有的解决方案的缺点,从而更好地解决目前的问题。同时,该分析也明确了新设备的独特性,需要符合大众需求。

36.2 解决方案

通过制定完善的需求说明,解除第一个“地雷陷阱”后,下一步就是提出解决方案。实现该目标的方法不仅仅是掌握一种解决方案,而是形成几种概念性的解决方案(不涉及技术的细枝末节)。为了让医疗界能采用,概念性的解决方案除技术可行性和临床逻辑的合理性外,还需要符合一些基本要求。

一个优秀的概念性解决方案应该包括以下一个或多个方面:

1.更好的临床成果。

2.改善患者、术者或两者共同的安全。

3.降低成本。

4.减少手术人力。

5.简化设备使用或简化手术流程。

6.减少单次手术时间。

7.减少住院天数。

8.减少重症监护病房住院天数。

9.提高患者满意度——恢复更快,痛苦

更少,以及切口更美观。

10.显著增加市场规模或发展新的患者群体。

理解以上的各方面及其对产品开发过程的意义,是对医疗技术领域“创新”一词的澄清。发明是指首次创造一种产品或引进一种新程序, 而创新是指创造价值的全新思维。这种创新可能是解决未满足需求的新想法、新设备或新方法,或者为现有的市场需求提供更好的解决方案。医药企业通常会对其设备进行改进,以维持其市场地位,并保持盈利能力。这种“持续创新”不需要对装置进行大修,而是进行小改动。“持续创新”的例子包括改造线性吻合钉,从只有两行到现在每侧三行,或者在同一钉仓内有不同的吻合高度。另一个例子是将能量仪器的尖端改为具有更好解剖能力的弯形,而不仅仅是直形和尖形。“颠覆性创新”是指破坏目前特定治疗过程的创新,通常非常复杂、昂贵,而且仅少部分患者受益。这种创新通常不包括一种突破性技术, 使其成为一种优质产品, 而这种产品可使更多的人获益 (甚至劣于现有产品,因此被行业制订者忽视)。随着时间的推移, 这种创新通常会经历多次修改,直到其胜过被颠覆的主要产品,并拥有显著的市场份额。

作为医生,我们为每一种临床情况提出鉴别诊断,在排除其他诊断的同时,最终确定诊断。概念性解决方案的提出也是如此。第一,需要生成一个主概念解决方案;第二,为了确定哪个方案更好或可以被更好地采用,应该提出多个概念性解决方案。提出概念性解决方案的最佳方法是组建团队,集思广益寻找可能的解决方案。对于医疗技术创新而言,一个核心团队通常包括医生、工程师,以及商人。团队成员最终将是一家创业公司的创始人,因而选择合适的人组建团队至关重要。这个过程有很多必须考虑的因素:三者之间存在着明显的“语言”障碍。在工作初期通常是免费工作,而金钱成了团队成员之间的阻碍。因此,必须建立良好的团队成员关系,每名成员都需要敬业。医生应该熟悉临床问题,工程师应熟知技术领域的问题所在,必要时还需要提供其他领域的知识,而商人能够进行市场分析并提出一些可选择的商业方案。由于工程师和商人不了解解剖学、生理学等医学知识,医生必须让团队在临床问题的提出阶段就参与开发过程。于是,“语言障碍”就出现了,因为所有队员都需要用简单的术语解释他们的想法和建议。同样,工程师可能无法理解气腹的缺点和吻合口的定义,医生和商人也可能很难理解复杂的力学定义和非参数回归。解决“语言障碍” 最好的方式是带领团队到手术室,让他们亲眼看到所遇到的问题。还可以带领团队到实验室,在模拟器上演示问题,通过亲身感受和观察来准确理解问题所在。此外,提供和显示可用的设备,以及需要解决的问题的相关技术,将最大限度地发挥每名成员的作用。

一旦团队对这个问题有了很好的理解,并且能流利地使用专业的术语,就进入了集思广益的头脑风暴阶段。头脑风暴建立在3个基础之上:事实、想法和解决方案。每个基础都需要进行高强度的讨论,禁止从事实直接跳到解决方案。这是探索所有想法的阶段,即使有些想法看起来愚蠢或者不切实际。该行为的目标是拥有尽可能多的想法,但只在结束时才判断这些想法的准确性。产生想法的一种方法是将用于其他目的的技术用于医学, 或者借鉴一些有用的想法,从而使笨拙的想法变得加可行。一旦你有了多个想法,就有了更多的选择空间。这些想法需要通过技术的可行性、临床可能性、成本/

效益和专利性来判断。最重要的是，必须确定该想法是否符合先前所提出的需求。通常，一个小组将继续致力于提出 3~4 个概念性解决方案。最终的概念性解决方案将是解决未满足需求、具有医学意义、技术可行和成本合理的方案。

这一阶段的常见错误是认为一旦有了概念性解决方案，开发产品原型的道路就一帆风顺了。然而，这种心态最终将导致失败。设计过程不仅要考虑技术问题，还要考虑专利性（如何避免侵犯现有专利）、监管流程、商业流程。门外汉通常会错误地认为这 3 个问题只有在原型产生后才能解决。设计过程不应受到产品设计的限制，而应使其可专利化并符合所需要的监管路径。从某种意义上说，人们必须不断地扩大视野，寻找如何使用最聪明的策略而不是最快的策略。因此，接下来要解决的问题是知识产权、监管流程和商业计划。

36.3 知识产权

知识产权（IP）是任何一家医疗技术公司的核心优势，是创始人获得资金以维持开发进程，最终将自己的产品出售以获利的基础。IP 是指创造思维，包括发明专利、商标、工业设计，以及艺术作品和建筑设计的版权。

专利是一种法律文件，在规定的时间内，所有者能够禁止他人将发明用于商业用途，时间通常为 20 年。发明界的现有专利会阻止发明者将其发明商业化。因此，最重要的是熟悉现有的专利，在不侵犯现有专利的前提下设计新发明，从而实现专利和商业化。拥有强大的专利组合是至关重要的，因为它限制了竞争对手的创造空间。

创业者常犯的一个错误是未对自己的发明进行专利化，透露发明的细节，使其发明可以通过不同的方法被复制和替代。大多数时候，IP 是公司的核心价值。投资者很少会投资一家没有 IP 的公司。因此，IP 的重要性不言而喻。企业可以销售非知识产权保护的产品，但如果竞争对手进入市场的产品类似但拥有专利，该企业则可能被禁止进一步销售。即使对手产品开发的时间更晚，仍可以宣称侵犯了他们的 IP。在这种情况下，应当对发明进行披露，并尽可能申请专利，直至允许恢复销售。因此，谨慎的做法是拥有一项专利，但为了防止他人利用公司的专利，机密专有技术只能保留在公司内部。这种机密的专业技术可能是一种特殊的焊接工艺，也可能是装配过程中必不可少的金属砂化，没有这种技术，产品便会有瑕疵或者失败。

申请专利的过程可能非常漫长并且昂贵。因此，如果没有大量的资金，创新会很困难。尽管专利申请的成本很高，但为了促进发明，发明者能先申请临时专利。临时专利是对一项发明的初步描述，一旦申请，就确立了优先权的日期。申请临时专利价格相对较低，可以由发明人自己撰写，无须专利代理人。不过，很有必要对提交书进行专业审查，这可为将来的专利申请铺平道路。

一般来说，随着开发进程的推进，对专利性的评估应该贯穿整个开发过程，在组合专利中增加更多的专利。专利代理律师建议将发明组合合并成一个范围更大的专利。更多的专利增加了专利组合，但也同时增加了成本。要评估一项发明是否可以申请专利，需要回答 3 个问题：该项发明是否有用？是否新颖？效果是否显著？第一个和最后一个问题往往很容易回答，但发明的新颖性有时很难确定。为了确保新颖性，需要进行专利检索。由于专业的专利检索昂贵，特别是在开发初期没有雄厚资金的情况下，发明者可以自己进行简单的检索,从而了解其发明的独特性,并学习该领域的其他发明。需要注意的是,临时专利不公开,在检索中也不会出现。此外,还需要进行文献检索,如果在一篇文章中提到这项发明,则被认为是公共知识,不能获得专利。现有的专利可能会阻碍新产品的商业化。在你的专利和现有专利相似的情况下,不宜过早放弃。在开发的早期阶段,仍有机会修改,以便绕过阻碍,甚至得到现有专利所有者的许可或者与其合作。

在美国,临时专利一旦提交,发明人将会有 12 个月的时间来提供完整的实用专利,以此来保留日期的优先权。在此期间,发明者需要在产品开发方面取得显著进展。实用专利包括说明书、图纸和声明书。声明书是定义发明的书面陈述,提供了可以实施的方面,在撰写专利时应重点关注。一旦实用新型专利被申请并被接受,通常会在申请日起 6 个月内对公众开放。为了在美国以外地区获得进一步的保护,专利申请应在相应的国家提出。根据《巴黎公约》的要求,如果申请时间在 1 年内,美国的优先权日期就是生效日。为简化这一进程,可以通过《国际专利合作条约》申请联合专利,迄今为止,该条约获得大多数国家的认可, 包括美国和另外 153 个国家。因此,在国家申请阶段,专利申请过程可能从优先日期起推迟至 30 个月。这使得发明者在做出重大的财务承诺之前,能在开发和测试方面取得实质性进展。

此外,不能低估 IP 保护的重要性。企业家在开发过程中寻求资金时,需要为投资者呈现发明的一些细节。临时专利申请可以在一定程度上保护 IP,但建议不要透露敏感信息。另一种保护 IP 的方法是让潜在投资者事先签署一项《保密协议》。虽然保密协议不一定有用, 但它却属于保密信息交换的范畴,不能公开披露。

需要注意的是,简单的互动可以被视为公开披露,包括与同事随意交谈、提交摘要或描述发明的手稿。因此,在提交这些摘要或手稿之前,应该有一个临时专利来保护自己的概念。在美国,自公开披露之日起提交专利申请的宽限期为 1 年,然而,在国际上并没有宽限期,一旦该发明被公开披露,就不能在美国以外获得专利。

36.4 监管流程

在产品开发的过程中,一个不可回避且意义重大的问题就是监管流程。在美国市场上销售一种设备,需要 FDA 的许可,而在欧洲则需要欧盟的批准、符合欧洲标准。在世界其他国家销售,要么需要国家法规的批准,要么基于 FDA/欧洲标准。

一些发明者认为,在原型设计之后才开始监管过程,至此人们才能根据设备的功能确切知道采取哪种监管路径。然而,有经验的专业人士会采取完全相反的方式。他会首先确定自己的设备所需要且适合的监管路径,并以适合这种监管路径的方式来设计设备。

最好是在一位富有经验的专业人士的帮助下,确定设备的监管路径并完成整个过程,该专业人士以前应完成过相关过程。专业人士将帮助你对设备进行分类并指导进程。简言之,FDA 根据确保设备安全和有效性所必需的控制水平,将设备分为 3 个监管类别。设备分类基于设备对患者或用户造成的风险,因此 Ⅰ 类包括风险最低的设备,Ⅲ类包括风险最高的设备。众所周知, Ⅰ 类设备包括手术夹、抽吸导管和吻合钉等。Ⅱ类设备包括可植入的设备,如外科网片、吻合器或基于射频的能量设备和食管支架。Ⅲ类设备包括起搏器(心脏、横膈膜和膀胱)、血管支架，以及热消融装置。

分类也依赖于设备的预设用途。用于皮肤切口的手术刀片与用于角膜切口的手术刀片的分类不同。用于对皮肤损伤进行穿孔活组织检查的环钻与用于在主动脉上打孔以形成吻合的穿孔机的分类不同。

了解如何确定设备分类有助于确定能获得 FDA 许可的监管途径。大多数Ⅰ类器械和一些Ⅱ类器械免除了上市前的通知程序，也不需要 FDA 审查。如果一种实质上等同的装置合法上市，并被证明在预期用途、安全性和有效性方面等同，则大多数Ⅱ类装置都要经过上市前通知 510K 程序。由于涉及风险高，所有Ⅲ类器械都要经过上市前批准程序。FDA 的上市前批准程序是科学审查的必要程序，以确保设备的安全性和有效性。这是最严格、最漫长、最昂贵的过程，也是获得 FDA 对高风险设备许可的必要过程。一台设备通过上市前通知程序和上市前批准程序两种途径均符合监管要求的情况并不少见，因此发明者应选择最佳的使用途径。一般来说，上市前通知程序是更快、更便宜的上市路线， 而且通常不需要临床数据。然而，该装置可能在适用范围方面受到限制。上市前批准程序更昂贵、更严格，通常需要随机对照研究，证明其有安全性和有效性。然而，上市前批准程序具有显著的优势，其使用指征可以根据产品定制，还潜在地保护公司免于责任案件。

移动医疗应用程序或软件、人工智能和机器学习软件都 “作为医疗设备的软件”受到单独监管。简而言之，软件分类是按照伤害患者的概率。因此，A 类为不会造成任何伤害，B 类为可能造成轻伤等轻微伤害，C 类为可能会造成重大伤害，如重伤或死亡。

当务之急是选择正确的监管途径，以避免被驳回和重新提交，这不仅会延长开发时间，还会影响维持流程所需资金。因此，如前所述，该领域的专家应尽早做出决定。

欧洲的监管过程曾一度被认为更容易、更快，然而今昔不同往日。在欧盟，CE 标志从众多认证机构中获得的，表明该设备在安全、制造、标识和预期性能等方面符合相关的医疗器械指令（MDD）。因此，认证机构通过检查开发和设备设计、审查临床研究、监督质量控制程序和设备的生产等过程负责高风险器械的上市前评估。与 FDA 相反，这包括现场访问和突击检查。一旦该设备在一个成员国获得 CE 标志，就可以在所有其他欧洲成员国销售，不需要通过每个国家的主管机构的评估。

与 FDA 类似，欧盟也基于风险将设备分成了 4 类。Ⅰ类设备是一种低风险、无创伤的设备，不与身体发生相互作用。Ⅰ类可自行注册，并声明符合相关医疗器械指令的适用要求。轮椅和石膏都是Ⅰ类装置。如果该装置是无菌的，则需要获得无菌认证。如果是听诊器或温度计等测量设备，测量的科学性需要得到认证机构的批准，随后再通过主管部门注册。

Ⅱ类和Ⅲ类设备分别属于中风险和高风险设备。这些装置要根据使用持续时间、侵入性、可植入性而进一步分类。设备的分类是由制造商的预期用途决定的，两个类似的设备可以根据预期用途进行不同的分类。因此，通过明确预期目的，制造商能够成功地避免更高级别的分类。

监管过程并不一定要一开始就在所有的地点实施，但其依赖于发明者、医院联系，以及将其产品推向临床研究的能力。通常及时推向市场是设备研发的重要因素，产品设计一旦成熟，即使尚未精简，开始监管过程也是明智之举。

36.5 商业计划

人们可能认为商业计划与新设备的临床结果、监管过程和设备如何运作无关，但必须认识到任何新设备都必须在经济上有利可图。如果利益相关者没有任何经济利益，一个性能更好甚至能带来更好的临床结果的设备将永远不会进入医疗技术市场。商业计划应该是设计过程中不可或缺的一部分，因为在设计过程中应该考虑到设备的潜在盈利能力。例如，如果一个创新者开发了腹腔镜剪刀，能够在超过1000次的手术中都正常工作，这将是一个伟大的工具。然而，如果只采用可重复使用设备的商业模式，这种设备将不会有很大的利润，并且在进入市场前就会失败。在这种情况下，可以考虑将剪刀设计成部分可重复使用，部分类似于可插入刀片的一次性使用方式。在这种情况下，商业计划包括“剪刀-刀片”类型，通过持续购买一次性刀片获得利润。

医疗技术领域常见的商业模式包括一次性设备、可重复使用设备、植入设备和固定设备。除非有一个高成本的原因，如MRI或CT扫描机，否则利润应依赖于持续性交易。一个依赖于设备销售的商业计划，如仅仅依靠能源仪器、发电机，利润是不够的。这就是为什么开发这些发电机的公司，把它们开发成针对企业的一次性设备的原因。收入主要来自一次性设备，而不是发电机本身。在某些情况下，当地公司代表与机构签订合同，如果机构承诺购买预定数量的一次性用品，资本设备将是免费的。这个商业计划对机构来说非常有吸引力，因为其相信只对一次性用品的使用收费，降低了成本。另一种从资本设备中获利的方式是提供服务合同，并按月付费。

随着人工智能和机器学习技术的出现，按使用付费的商业模式也可能出现。基于软件的技术通常没有任何维护成本，也不需要资本设备，只需要软件本身。除了按使用付费之外，此类技术的开发还应包括持续交易，如软件升级或运营所需的云技术。如果医疗软件设备包括使用医疗记录数据、放射图像甚至程序视频，并将这些数据出售给第三方使用，那么公司便可以从这些数据中为机构提供收入。由于机构拥有提供尽可能多的数据的财政激励，这对于机构和公司来说是双赢的局面。

商业模式在有利可图的同时，也应该对客户有意义。如果一个腹腔镜剪刀插件能被多次良好使用，并且容易消毒，那么没有理由丢弃。但如果插件由于热敏部件或者由于小而长的管腔不能灭菌，那么就可以采用一次性设备。因此，设备的概念设计也依赖于商业模式，并应在最终概念设计之前纳入设计中。在选择商业模式时，人们不需要选择最有利可图的模式，而是选择最有可能被客户采用，同时提供可持续收入的模式。

36.6 报销

战场中的一些“地雷陷阱”非常精细化，有时需要使用创造力去仔细破解。医疗器械开发中的报销策略也是这样。要成功破解这一关键问题，需要有一个周密的计划，甚至是开箱即用的解决方案。

新技术在实践中的整合和应用取决于机构的能力和医生为该技术负担的能力，而这不影响医生的当前收入。在美国，手术费用是根据ICD9-CM法规（国际疾病分类、第9次修订、临床修改）和CPT代码（通用手术术语代码）确定的。ICD9-CM代码规定了患者的诊断，以及可为该诊断提供的程序。CPT代码指定了实际执行的程序。然后根据该ICD9-CM代码已批准CPT代码计算报销。

报销费用按程序确定，根据使用的设备变化。因此，任何想要从程序中获利的机构，为了扩大其盈利范围，都倾向于降低程序的费用。这个问题存在于根据现有CPT代码进行报销的胃镜手术中。如果某公司开发出一种新的一次性内镜套筒胃成形术装置，并用于当天的手术，现有的报销率将包含新装置的费用。由于单次胃镜检查的费用只有几百美元，如果没有额外的补偿，该公司将无法保持盈利。因此，发明者需要找到一种方法，为他们的手术获得足够的利润。然而，新设备通常比它们所取代的设备更贵，这种策略并不总是可行的。

另一种选择是申请新的CPT代码，但由于报销费用是基于程序而不是新技术，这种做法风险大、耗时长，不确定性很大。最终的选择是设计一个更合适的CPT代码，并利用该设备可能具有的甚至改变医生执行该程序的一些优点（这本身就是一种风险）来做出妥协。如果选择的腹腔镜袖状胃切除术符合CPT代码，则其报销费用将足以支付耗材的费用，同时也有空间为医院节省费用。这条路线存在的问题如下：第一，因为这不是腹腔镜手术，是否会得到付款人的同意；第二，手术是否可能需要由外科医生而不是内镜医生在手术室进行。在某些极端情况下，为了使手术符合腹腔镜袖套式胃切除术的CPT代码，可插入5mm套管进行腹腔镜监视或指导。然而，这就需要肌肉放松麻醉，增加了腹腔镜手术不必要的风险，为了证明报销的合理性而进行不必要的腹腔镜手术也引起了伦理问题。

其他创造性的方法包括能降低手术总成本的新设备，这是由于减少了住院天数，也减少了用于疼痛和麻醉的药物使用，以及减少了昂贵的手术等。

由于满足报销代码是成功采用新医疗设备的关键组成部分，因此，报销策略应在过程中及早确定，并纳入设备设计。

在美国，政府是提供医疗保险的最大机构，覆盖大约40%的人口（医疗保险、药用保险和军事医疗）。总的来说，超过70%的人拥有私人医疗保险，这些保险比政府保险更注重盈利。一般来说，在使用相同的代码体系的同时，私营保险公司遵循政府保险政策的指导进行付款。然而，大量的健康保险公司使初创公司很难分别从每个支付者那里获得报销批准。

在欧洲，报销政策是不同的，应考虑所使用的医疗设备，而不仅仅是程序。特定的医疗设备有相关的代码，如果新设备代码描述相似，则可能使用此特定代码进行报销。代码描述表示特定技术（气动、电动、机械）、某些特征（通道数量、压力范围）、材料（类型、尺寸、特性）等。新设备需要符合描述，以便符合代码要求。

然而，仅有适当的代码是不够的。支付者需要决定是否在特定诊断、治疗的报销支付中涵盖新设备，以及支付率应该是多少。与当前替代方案相比，如果设备提供显著的临床效益，或者如果新设备与当前医疗途径相比提供经济效益，则可获得报销批准。

在欧盟，对医疗器械描述的准确措辞至关重要，通常会根据监管批准中使用的描述评估报销。因此，明智的做法是首先决定寻求哪种报销代码，然后使用适当的术语和词语启动监管流程。以相反的方式操作可能会损害符合特定期望代码的能力。

36.7 融资

在一场战斗中,没有持续的后勤保障,前线的士兵就不会坚持太久,最终导致战争失败,医疗设备的开发过程也是相同的。这个过程开始无花销,只是发明者需要投入时间,但随着过程的进行,持续发展就需要资金。费用包括工资、知识产权保护、管理过程、原型制造、动物和临床试验。高达90%创业公司失败的原因,是缺乏足够的资金或缺乏完善的商业计划。在发展的各个阶段都需要大量的资金,而首席执行官的主要职责之一就是不断寻求资金。粗略估计,美国的医疗设备初创公司需要3000万美元才能获得510(k)批准,从概念证明到上市,这是PMA的3倍。需要资金的第一阶段是“快速和肮脏”的概念证明。这个阶段被认为是“种子前期”,通常包括来自“3F”的资金——家人、朋友和创始人。有了某种形式的初步概念证明,就进入了第一个正式的股权融资阶段,称为“种子资金”。这个阶段的投资者包括“天使投资者”,他们愿意承担更高的风险,以换取公司早期阶段的股权。在某些国家,政府支持和刺激创新,孵化器或加速器也是一种选择,尽管它们通常需要更高的股权。风险资本很少参与种子资金。另一种可能性是众筹,通常通过互联网获得,将很多人的小额资金汇集在一起,以达到预期的融资目标。有许多奖励投资者的机制,可以是产品预售、基础奖励或是股权。需要注意的是,大多数新型医疗设备都有相当大的保密成分,采用众筹是一个有局限性的选择。

其他的融资方法包括支持小企业和学术创新的政府的赠款,并可作为种子供资。例如,美国国立卫生研究院提供创新研究资助,欧盟为各种商业项目提供资助。

很多初创公司在整个发展过程中无法维持资金,最终导致失败。因此,从最初投资到创造出商业上可行的产品之间的这段时间被称为“死亡之谷”。只有成功度过这一时期的公司才面临着筹集更多资金的挑战,这些资金被称为A轮融资。

有了A轮融资,并且该公司已展现出良好的业绩,开始获得一些收入。A轮融资的目标是进一步优化其用户群体和产品供应。在这一轮中,最重要的是要有一个发展商业模式的计划,从而产生长期利润。在B轮融资中,一切都是为了让企业更上一层楼,在人员、业务发展、销售和广告等方面发展。C轮融资是为寻找额外资金以开发新产品、拓展新市场,甚至收购其他公司。

在“死亡之谷”时期,筹集资金是一门艺术,发明者在首次接触投资者时必须简明扼要,因为投资者会接触无数寻求资金的团队,这些团队有时甚至是同样的创意。投资者投资创业公司的决定不仅取决于技术本身,还取决于多重因素。最重要因素包括:

1.是否存在显著的市场规模和市场增长潜力?

2.该技术在预期的资金和上市时间内是否具有技术可行性?

3.是否有技术需求,能否解决未满足的需求?

4.根据个人履历、工作热情和对项目的奉献精神来判断团队成员是否能胜任这项工作?

5.投资者的融资政策是否与设备和专业领域相符合,其中包括公司的阶段,专业投资领域,例如,医疗器械、药品、数字技术等?

6.分析是否有利于利益相关者?

在医疗技术行业,永远不会只有一个客户,而是有多个利益相关者。利益相关者是那些受医疗需求影响的人,他们在技术的实施中持有股份,并在技术的采用中发挥作用。

利益相关者可以从技术中受益，也会造成不利影响。分析中需要解决的主要利益相关者，以及他们在新技术中的利益关系如表 36.1 所示。利益相关者之间的关系是复杂的，每个利益相关者都会影响其他利益相关者。例如，私人付费者依赖于患者的收入，而患者的收入又依赖于决策者，他们决定应该提供哪些服务并为之付费。患者选择支付者，投票给决策者，并依赖于提供者和医生。

在利益相关者的分析中，创新者不仅应该评估每个利益相关者推动采用其新技术的好处，还应该评估其拒绝采用的潜在因素。一般来说，如果一个利益相关者有收入损失，应该有一个补偿机制来降低其反对可能。例如，医生是推荐药物治疗方案的人，尽管为患者提供尽可能好的治疗是他们最关心的问题，但这些决定也取决于收入。

如果新的程序能通过一些经济上的激励或提高效率等措施使他们受益，则更容易被采纳。然而，如果新手术的经济条件较高，或者导致患者减少，将会收到强烈的反对意见。新技术的采用率决定于包括所有利益相关者在内的所有利弊，创新者应向潜在投资者提供有利的利益相关者的分析，以获得投资。

表 36.1　各利益相关者的成员及潜在利益相关者的持有情况

相关利益者	潜在利益
患者	临床结局更好，生活质量提高，创口更美观
医生	更好操作，安全性更高，一致性更高，报销更高
供应方	成本低于目前可用的解决方案，减少人力，减少住院天数或 ICU 天数，提高生产率，减少潜在并发症，降低总体住院费用
付款方	减少晚期并发症和再入院，降低治疗费用
政策制定者	降低整体医疗成本和政府的担忧

36.8 临床试验

临床试验是对人类进行的研究，以确定新的医学治疗的具体效果。临床试验的主要目的是证明新产品的安全性和有效性，以便获得市场监管批准。在复杂的情况下，临床试验对于报销和营销也很重要。在这种情况下，试验可能分几个阶段进行，并且每次仅针对公司的特殊目标。

大多数地雷是沉寂的，有些却是活跃的，这意味即使你不触碰它们，它们也会因为感觉到你的存在而被激活。为了防止触发此类地雷，你必须知道它们在哪里，它们的活跃机制。临床试验被认为是活跃的地雷，同时它的失败也是毁灭性的。创新者必须知道并预料在临床试验过程中可能出错的所有潜在陷阱，并避免发生这些问题。在临床试验之前，除了预测可能会遇到哪些问题之外，模拟还有助于阐明潜在的问题。

临床试验前的概念包括台架试验、软件模拟试验、动物试验和尸体试验。应该解决任何遇到的问题，并且重复测试，直到在相同的仿真研究中没有发现更多的故障，并确认不会导致出现不同的新问题。一旦完成这些重复性试验，保证动物模型的安全性和有效性，就可以开始人体试验，最初的实验仅限于少数患者，称为“人先研究”。这个特殊的步骤是针对那些需要立即运行的医疗设备，它们需要在少部分患者中确定其安全性。其有效性也可以测量，但由于患者人数较少，所以没有意义。

临床前研究应该逐步增加成本和风险，从低价格、低风险到更昂贵和更高的风险。

在早期阶段有更多的经验和对于问题的阐述,可以对设备进行修改,避免在下一个成本更高的阶段出现这些问题。在第一台样机制作完成后,首先进行了台架试验研究。对于医疗器械,这些通常包括“训练盒”研究和移植器官研究。通过使用腹腔镜训练盒在两个外植的动物肠管上建立吻合来测试新型吻合装置。吻合后,爆裂试验可以评估吻合的完整性。一旦确认设备的大小、角度和功能,下一步就是急性动物研究。该阶段将在体内测试该装置, 包括真实的生理效应,如出血、温度变化、血流和直接生理后果(血管密封、侧向热效应、消融能力等)。在急性动物研究中,可以取出标本进行测试,以确定即时效果 (吻合或血管密封的破裂压力、消融深度、缝合强度测试、吻合钉等)。接下来是动物生存研究。在这一阶段,要重复所有以前的测试,安全性和有效性也要经过长期测试。这个阶段是动物模型临床前试验最重要的阶段, 因为它测试的是长期安全性及有效性。例如,可以对吻合术的建立进行长期评估,以确定渗漏、狭窄和功能。在研究结束时,处死动物,以便对吻合进行组织学评估。这项研究可以评估血管封闭是否有迟发性出血、侧向热效应或感染; 还可评估消融导管的消融完整性,以及邻近或远期的并发症。

根据 FDA 的规定,动物模型研究对于医疗器械的开发是必要的,当新材料加入生物相容性尚未得到证实的器械中时,动物模型研究可以确定其生物相容性,也可以确保器械的功能不会对周围组织造成损伤。动物研究应根据良好的实验室规范(GLP)指南进行, 并得到机构动物护理和使用委员会(IACUC)的指导和批准。许多发明者错误地认为动物模型研究很容易实现。在化妆品监管国际合作全球框架和《动物福利法》发布后,还制定了关于动物测试的具体法规。这些规定可以确保研究动物得到人道的照顾,包括运输、居住、护理、处理和治疗特定动物。为了获得动物试验的批准,创新者应详细说明为什么动物试验是必要的,选择的特定动物模型将如何服务于研究的目标,在动物试验阶段之前进行了哪些研究,以及除了动物试验之外没有其他的途径获得目标。这些概念通常称为替换、缩减和改进。

替换　创新者应该证明使用动物代替无生命的系统或计算机程序是合理的。如果选择大型动物进行研究,则需要证明使用认知能力更强的脊椎动物,而不是疼痛感知能力明显较低的动物,如一些无脊椎动物。

缩减　创新者应该详细说明减少动物数量的策略,以便为研究问题获得足够的数据。一种策略是在同一只动物中多次使用该装置。例如,如果该装置是一种新型吻合装置,研究应包括急性研究中的多次吻合,以及存活研究中的多次吻合。这可以对原型生产和准备产生影响,应在开始研究之前确定。如果该装置是一种在疝修补过程中用于固定网片的新的固定器,则该研究应设计为使用多个 4cm×4cm 的网片代替在一只动物中使用一个 10cm×15cm 的网片。

改进　创新者应该对实验程序进行修改,从而减少动物所经历的疼痛和痛苦。在存活研究中,应通过适当的术后护理、足够的止痛剂和特定的时间点来减少动物的刺激反应,以便完成研究。

在没有合适的动物模型或禁止动物研究的情况下,可以进行尸体研究。在 GEJ 研究中也是如此。狗一直是腔内胃装置的首选动物模型,因为它们的解剖与人的胃的结构非常相似。然而,目前在大多数国家几乎不可能获得用狗做研究的批准。替代动物(如绵羊和山羊)是反刍动物,其胃的解剖不同。猪的胃在有限的试验过程中可以用于模拟,然而对于 GEJ 却没有。例如,对于腔内 GEJ 程序,尸体研究最好用于临床前的模拟研究。在欧洲,部分国家只允许将动物用于教育,极大地限制了动物研究。Horizon 2020 计划这类欧洲主要拨款强烈反对对医疗器械进行动物试验的评估,促进了无生命模拟器、软件模拟或尸体的使用。虽然尸体研究不需要任何伦理批准,但是该研究的重要部分即实时生理学是很难实现的。当正确实施时,临床前检测可以成功显示装置样机研制阶段遇到的大部分潜在问题。

临床试验阶段是装置研制过程中一个重要的里程碑。对于每一个参与的人来说,这是一个极具压力的阶段,患者安全是首要关注的问题。为缓解这一阶段的并发症,做出的决策包括:

1.正确地选择临床试验的设备。应熟悉该机构并具有医疗器械临床试验的经验。

2.执行该程序的医生应有学识,对该装置有良好的经验。实际上最好的方法是让同一个医生在人体实验之前对动物模型进行临床前研究,让他们在体内实践。

3.负责试用的医生及实际使用新设备的人应强烈渴望设备取得成功。如果使用不顺畅,就很容易失败,而耐心与奉献是成功实施的必要条件。一个方法能确保专职医生从开发之初或是从临床前试验阶段就参与其中。然而,问题在于,如果医生持有公司大量的所有权或股票,批准该项审判的医院内部审查委员会(IRB)将不允许该医生参与该项审判,并会阻止其成为主要研究者(PI)。这种做法是正确的,可以避免偏倚和不必要的病患风险。案例中所涉及的医生,包括支持他参加本次临床试验的同事和朋友,他们对成功的渴望是建立在友谊的基础上,具有明确的患者安全限制。公司还应该确保使用这种新设备的医生在遇到一些困难想要放弃时,没有任何利益冲突。

设计临床试验不应只关注一个设备的功能和临床结果。临床试验应符合必要的规范性文件、经济利益、报销策略和设备营销数据。设计临床试验并回答这些领域的问题很重要,有时是循序渐进的。应该具体说明临床试验的目的,在过程中是可行的,并且测量的结果不会干扰开发进程。例如,如果新装置进行半自动胃肠吻合,预计会更快、更安全,吻合口瘘率降低,测量的结果应该更快、并发症更少、吻合口瘘率更低。较好的方法是确定与吻合器吻合一样安全的结果措施、相对吻合口瘘率和相对时间产量。基本上,进行非劣效性研究会更好,否则可能会因为出现许多问题而不能达到目的。如果装置比预期好,即使没有测量基础结果那样独特,公司的目标也能实现。如果表现不好,那么这项试验可能被认为是失败的,并成为临床继续开发和下一阶段筹集资金的障碍。但是,如果该公司的目标之一是提供有关数据,为报销目的提高成本/效益,临床试验应包括严格的财务报告,以显示其优于目前的治疗技术。通常市场营销也是一个需要解决的问题,因此,可以由核心想法的领导者进行试验,他们可以将试验结果发表在相关文献中或在会议上呈现,从而协助营销。在设计临床试验之前,要谨慎地与监管机构(FDA)协商,就需要有患者及能获得重要的监管批准的研究达成共识。这将避免误解,消除潜在的重复性研究。

36.9 结论及个人见解

将产品推向市场是一场严肃的斗争,与战争中的战斗一样曲折。特别强调,要一次性地将所有有影响力的方面可视化,为成功而提前思考(图 36.2)。创新是一个需要学习的过程。多个项目提供创新课程，如全球领先大学提供的“仿生设计”课程，参与这些课程的人可能会提高成功率。需求评估是基础，也是整个开发过程中决策的关键。一个完善的需求定义会指导整个设计过程。

一个有潜力的创新应该价值显著，在临床结果、收入、成本、患者安全性、患者满意度等方面具有显著改善。所选的概念性解决方案应包含这些附加值，具有明确的监管途径，并且因报销政策而最有可能被采用。

本章阐述了这一过程的复杂性，并试图突出其中最重要的组成部分，但远远不能作为一个全面的设备开发指南。在开发新设备的过程中，每天都会遇到许多困难，导致创业失败。因此，创新者应该预见到问题，并知道如何单独应对。这里介绍了一些既往的个人错误和成功的经验。

- 一家初创公司如有超过 3 位创始人，将会导致多起矛盾，增加失败风险。
- 合伙人之间的股权分置应在开发过程的早期，特别是在首次投资之前。
- 始终记录进度并修改。这是监管过程的强制性要求，也是为了避免重复性错误。
- 关注需求，保持简洁以降低复杂性。
- 早期与专业认识合作会带来更优的解决方案和效率。
- 动物模型的实践经验是无价之宝。
- 成功没有捷径。
- 比想象中需要更多的资金。
- 比想象中更费时间。
- 最终结果通常不会与最初的想法完全一样，不要害怕过程的改变，要灵活应对。
- 只要最后战争胜利，中途一些战役是可以输掉的。

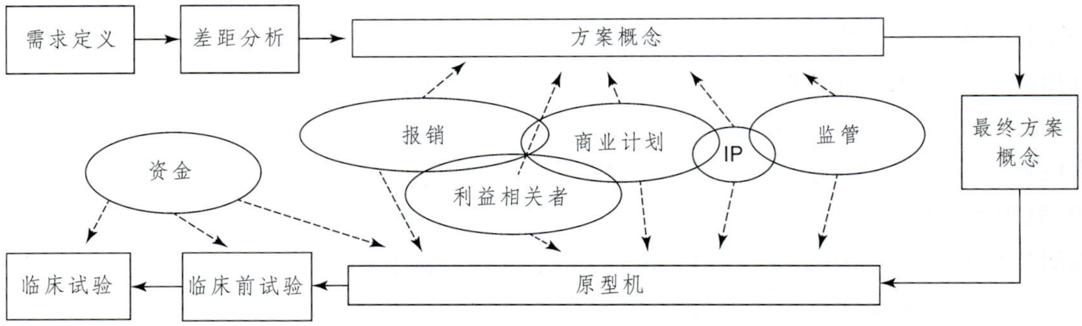

图 36.2 设备开发流程复杂，想要开发成功应考虑多方面因素。

参考文献

1. The Innovator’s Dilemma: When New Technologies Cause Great Firms to Fail. Clayton M. Christensen , Harvard Business School Press, 1997.
2. Medical device innovation handbook edition 4.0. Editors: William K. Durfee, Paul A Laizzo.
3. BioDesign. The process of innovating medical technologies. Editors: Stefanos Zenios, Josh Makower, Paul Yock. Cambridge University Press, 2010.
4. Applied Imagination - Principles and Procedures of Creative Writing. Alex F Osborn, Uyer press, 2011.
5. Why startups fail according to their founders. Erin Griffith, Fortune, 2014 Fortune.com/2014/09/25/why-startups-fail-according-to-their-founders
6. What is intellectual property? WIPO- World Intellectual Property Organization. https://www.wipo.int/edocs/pubdocs/en/intproperty/450/wipo_pub_450.pdf
7. Medical Device Software, IEC 62304 and FDA requirements. https://www.johner-institute.com/articles/software-iec-62304/
8. NIH-national library of medicine, Unified Medical

Language System (UMLS). https://www.nlm.nih.gov/research/umls/sourcereleasedocs/current/ICD9CM/index.html#:~:text=ICD%2D9%2DCM%20is%20the,utilization%20in%20the%20United%20States.&text = The%20ICD%2D9%2DCM%20consists,to%20the%20disease%20entries%3B%20and.

9. Distribution of the U.S. population with health insurance in 2017 and 2018, by coverage type. https://www.statista.com/statistics/235223/distribution-of-us-population-with-health-insurance-by-coverage/
10. Breaking the Myths of Medical Device Reimbursement. https://mediclever.com/16-Breaking-the-Myths-of-Medical-Device-Reimbursement.php

第 37 章

人工智能

Ozanan Meireles, Daniel Hashimoto, Rabi R. Datta, Hans Friedrich Fuchs

37.1 引言

人工智能(AI)是计算机科学及相关领域的一种新型工具,它可以让机器建立推理能力并执行认知功能[1]。AI 分为“强 AI”和“弱 AI”。强 AI 能与近似人类的水平执行复杂的工作,而弱 AI 更专注于一些医学上必须解决的常见问题。这些应用程序的目标是在技术处理方面为人类思维提供支持。AI 重要的一点是能够通过这些机器进行学习,通过对各种迹象、各种事件学习的能力,以及更新换代的能力来获得经验,并且进行程序升级,以便能够处理“各种变数”。

大多数人将人工智能与计算机科学联系在一起,但需要注意的是,AI 与数学、统计学、计算机科学、哲学、心理学、神经学、神经生物学、神经生理学、传播学、语言学和计算神经科学[2]有关。在这些领域,人工智能已经能够胜任一些特定任务。对于临床医生来说,了解这些改进医学的新的机遇、理解这些潜在的应用程序非常重要。与此同时,了解人工智能可能提供的帮助及其局限性也很重要。人工智能多年前就进入了医疗领域,并将继续存在下去。FDA 于 2018 年批准了首个人工智能算法的诊断应用——一个通过自动分析眼底[3]图像来帮助筛查糖尿病性视网膜病变的程序。FDA 批准的算法的数量随着在放射学、心脏病学、病理学和其他亚专科批准的应用而不断增加[4-10]。人工智能的一些技术已广为人知,如机器学习、神经网络和深度神经网络。

37.2 机器学习

“机器学习”一词以算法和统计模型的研究为特点,这一特点使机器能够学习和执行诸如外科手术的特殊任务[11]。机器学习算法使用数据中的特征和(或)属性来学习任务,而无须显式编程。这里的机器学习所涉及的特征由人类选择,以在分析评估数据中特定组件的过程中指导算法。学习的任务需要特定分类(将数据划分为类别),也可能需要回归分析(在连续变量之间建立关系模型)。AI 可以将机器学习分为两种最常见的学习类型,即监督学习和非监督学习[11]。

监督学习是一个任务驱动的过程,在这个过程中,一个算法被训练来预测一个预先指定的结果,如识别一个停止标志,在照片中识别一只猫,或者在结肠镜检查中识别结肠息肉。在这种情况下,“监督”是基于在系统中提供标记数据的需要,从而允许学习输入和所需输出之间的关联。在这个学习过程中,数据集首先提供标签(训练集)用于学习。此外,还必须提供一个没有标签的测试集,用于评估算法在新数据上的性能[2,11]。

非监督学习不需要预先标记的训练集或预先指定的注释。非监督学习基于从未标记数据中得出推论,以识别数据集中的模式和(或)结构。这种类型的学习在识别群体之间的关系非常有用,可能在进一步的假设方面非常有用。这种非监督学习技术可以帮助管理应用于典型的内镜或外科患者的结果数据库。此外,它还可以应用于独特的数据集,如外科手术的运动和活动。该技术已被用于识别高危心脏手术患者,并自动识别手术视频中的缝合运动[4,11,12]。

非监督学习的另一种技术是“强化学习”。在这项技术中,学习是通过不断尝试、犯错及随后的奖励和惩罚来实现的,以指导模型的行为,从而以优化奖励[2,13]。强化学习的一个著名例子已经在谷歌的“AlphaGoZero”中展示出来,它是最初设计用来玩“Go”的强化学习算法[14]。在早期的游戏中,机器被设定了一系列的走法,或者观摩大师级别棋手的走法。在 AlphaGoZero 中,系统只被赋予了规则,随后它通过自玩学习,成为世界上最顶尖的棋手之一。

考虑到游戏中大量可能的动作,AI 被寄予希望在内镜和外科手术中有强大的学习能力。然而,对该技术应用于内镜手术的期望值必须保持在一个合理的水平上。游戏可能很复杂,但它们通常遵循明确定义的规则,这些规则可以很容易地整合到算法中。

而内镜、手术治疗等医疗过程则存在各种不确定性和随机干扰,这些是无法预见的。建立一个恰当的医学现象模型需要许多特征,这增加了问题的维度和准确建模现象本身的难度。另一方面,由人工智能驱动的系统执行医疗技术步骤或查找重要的医疗发现是不允许失败的,特别是当涉及机器学习等新方法时[2]。

此外,AI 在描述医学现象和遇到潜在的方法学陷阱(如数据过拟合)时必须小心。过拟合描述了一种模型,与训练时的数据过于接近,导致预测非常准,但不能很好地推广到外部数据集[2,11]。模型可能非常接近记忆训练数据集本身,而不是对现象进行建模。因此,在运行原始训练数据后,除了测试模型在测试数据集上的性能之外,另一个独立的数据集验证模型性能并评估其总体有用性是重要和可取的。这在医学的临床应用中尤其重要。

37.3　神经网络和深度神经网络

神经网络的灵感来自生物神经网络和结构。它们在类似于神经元的不同计算单元层中处理数据。在经典的机器学习中,变量是由有能力的人进行选择和手工设计的,从而优化项目在选择特殊的任务中的性能。相比之下,神经网络可以从数据中提取变量,并将其作为输入值,相应地调整这些特征的权重,以便在激活函数中使用,并达到一些输出结果[15]。因此,系统利用预先确定的数学函数,自动寻找并优化权重,加强或削弱网络内的连接,以获得最优结果。

深度神经网络代表三层以上的神经网络,它允许学习更复杂的模式。深度学习的神经网络将选择有高概率获得最佳结果的变量。该技术可以处理非结构化数据,如音频、图像和视频[5]。深度神经网络的每一层执行一组操作来生成数据,然后将数据反馈给下一层。随着网络的每一层的推进，数据显得更加抽象，尽管区分不同数据类的能力越来越强[6]。

37.4 人工智能在医学中的应用

37.4.1 自然语言处理

自然语言处理已经存在了很多年，并且在许多方面支持和取代了工作流程。这些系统关注的是机器对人类语言的理解，而不是识别词汇。自然语言处理为机器提供了在日常生活中近似理解人类语言的能力。它以接近短语、句子或段落的含义努力实现对语法和语义的理解[16]。基本的类似功能可以在数字系统中看到，如 Nuance Dragon 软件(Nuance, Burlington, MA, USA)。目前，最流行的是家庭辅助设备，如亚马孙 Alexa(Amazon, Seattle, WA)。

自然语言处理通常用于分析和连接电子医疗记录中的数据，这在许多国家都是一个重要的问题。在这些系统中，管理人员需要分析人类语言片段、非结构化的自由文本，如放射学报告、进度报告和手术记录。这些可以自动化的方式进行结构化和进一步处理。例如，它可以用来评估患者病历中的情绪情况用以预测患者的健康状况，分析病历用以预测癌症患者的风险，或者基于一些记录来检测手术部位感染[17-19]。

37.4.2 计算机视觉

计算机视觉可以描述为机器对图像和视频的理解[2,11]。计算机视觉是人工智能的一部分，也与信号处理、模式识别和图像处理有关。在这种情况下，机器学习意味着整合来自构成图像的像素的信息，以检测图像中的对象，甚至可能对图像中的开放空间进行分析。

所有这些特性都可能导致复杂的应用，如自动驾驶系统。在后一种情况下，计算机能够识别障碍物与开放道路、行人、交通灯和其他特殊道路的特征。对于这些系统，深度学习技术是必不可少的。

在医学方面，计算机视觉的大部分应用进展来自放射学和病理学，可能是由于在这些亚专业中容易获得数字图像。计算机视觉在眼科筛查应用方面也取得了进展，例如，自动检测糖尿病视网膜病变。此外，良性和恶性皮肤病变的自动识别已被描述[8]。计算机视觉和深度学习已被应用于创建一个系统，用于预测计算机断层扫描、透视、磁共振成像工作人员的辐射和磁暴露，这可能对于相关人员是非常重要的[9]。

37.4.3 人工智能在外科手术中的特殊应用

随着医学影像、视觉发现的增加，诊疗流程存储容量增大，为大数据的采集提供了基础。这可能会导致更多的外科医生选择记录他们的手术，用于教学、教育和研究。

这一过程将有助于建立一个记录视觉材料的大型数据库，可用于人工智能的参与[2,11,20-22]。人工智能通过计算机视觉，使计算机能够理解视觉线索，从而与世界实时交互[11,20-22]。通过充分的培训和数以千计的手术，人工智能模型可以在实时模式下指导外科医生进行手术。基于数千次手术的学习，人工智能将支持和协助外科医生，就像世界外科专家基于丰富的经验提供建议一样。有证据表明，经验与外科医生的病例量和患者的死亡率成反比[23]。研究表明，单靠外科医生的视觉洞察力甚至可以预测外科医生的并发症发生率[24]。

开发一种指导外科医生(或内镜医生)的

系统，使他们的表现从较低水平上升到最高水平，似乎是非常可取的。已知的相当大量的病例表明，患者的治疗可以立即得到改善。众所周知，在手术过程中可能会发生"险些错过"的事件，这甚至可能导致进一步的干预。计算机视觉模型可以在关键时刻警告内镜医生或外科医生，并在第一时间防止"侥幸"事件的发生。

随着微创手术的出现，记录整个手术过程变得更加容易。一些作者试图教导计算机像有经验的外科医生一样通过使用计算机视觉来观察和思考问题。计算机视觉的这些应用都是比较新的[25,26]。

这项工作初步集中于对腹腔镜病例的分析，例如，在腹腔镜胆囊切除术(86.7%)、袖状胃切除术(85.6%)和乙状结肠切除术(91.9%)中能够高精度地选择和识别分期[27-29]。通过术中视频[30]预测剩余的手术时间，研究了其对改善手术室工作流程和后勤的潜在影响的其他应用。在这种情况下，准确的相位识别对于一个给定的程序是强制性的。

此外，下一步的重要步骤可能是发展术中决策支持。例如，应用程序包括在手术开始时的端口放置或在"胆囊切除术安全关键点"阶段的确认或警告的一些指导。未来的前景可能是实时术中"导航"，以指导外科医生进行解剖，特别是在关键步骤[2,11]。

将计算机视觉转换到手术室的前提是对手术视频建立清晰的标签。Hashimoto等证明，即使在同一机构内，外科医生在操作过程中执行标准统一的手术步骤也可能不同[27]。如前所述，对于监督学习，定义一个"金标准"或基础标准能够训练模型识别手术视频的各个方面是很重要的[20-22,31]。这就需要外科医生建立"基础材料"，以满足学习过程和模型的需要。

另一种选择是在患者术前咨询中使用类人机器人。不同的制造商允许简单的基于平板电脑的机器人，其中可能包含不同的基于人工智能的软件工具。科隆大学与Mr. Pepper™(Humanizing Technologies GmbH, Olpe, Germany)启动了一个试点项目(图37.1)。

人工智能在外科手术中的另一个应用是通过分析患者的临床过程来预测术前风险。外科手术是对人体生理的一种有控制的伤害，并不是没有风险的，20%的外科手术存在并发症。更准确的风险预测将指导以患者为中心的决策，以评估手术候选性和预测可能的术后并发症。市场上存在许多风险计算法和决策算法，但这些系统往往是不够的[32-35]。通常，系统使用心脏参数和心脏事件。其他的风险计算法不仅包含心脏因素预测患者的风险。最著名的是美国麻醉师协会创建了一个分类系统来预测风险[36]。最近，美国外科医生学会国家外科质量改进计划(ACS-NSQIP)发布了一个风险计算法。该模型具有良好的性能，死亡率和发病率的c-统计量分别为0.944和0.816[37]。随着机器学习的出现，应用了更好地接近患者风险因素的非线性的新方法，对单机构数据库的10万例患者测试了3种不同的方法，75例[38]患者显示了更好的术后死亡率和对发病率的预测。

佛罗里达大学使用MySurgery Risk风险评分系统进行了类似的研究[39]。该研究的目的是开发一种算法，该算法可以普遍适用于任何类型的手术，同时使用任何电子健康记录(EHR)平台中的所有可用数据，并具有实时临床工作流程中的自动化和实施能力。使用"机器学习技术"[39]进行风险预测。有趣的是，他们的风险预测特别针对患者，因为他们将培训数据与邮政编码相关的普查数据，以及外科医生特有的结果联系起来。除了创建一个风险计算法，他们还创建了无缝EHR

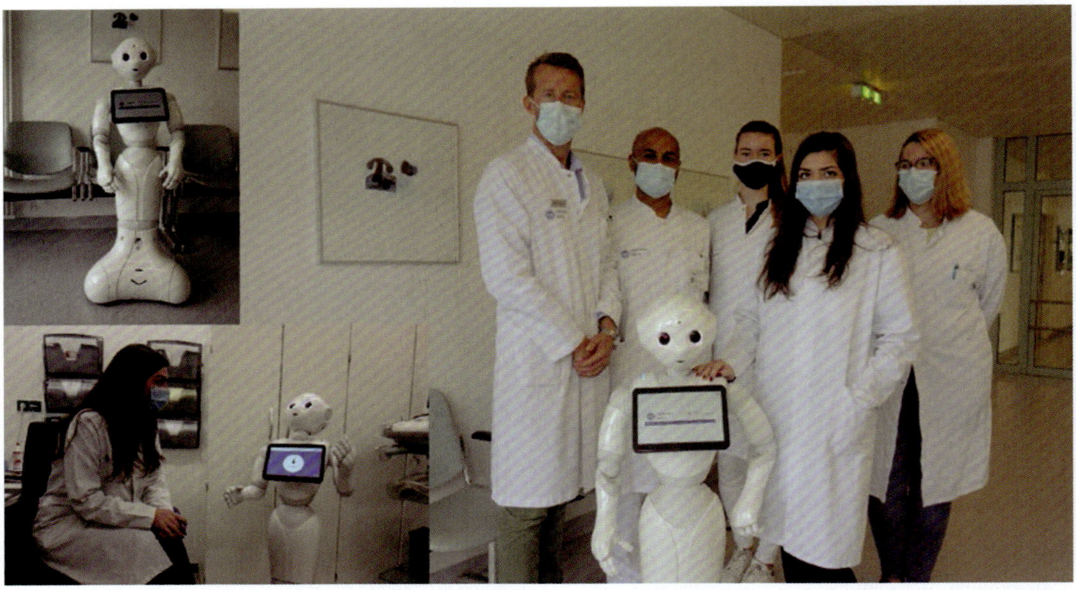

图 37.1 德国科隆大学团队在术前对患者进行咨询时使用的人形平板机器人。

集成接口，这样不仅可以实时进行风险预测。而且他们的模型还可在医生的反馈下进行持续的学习和调整。

马萨诸塞州总医院的一个小组创造了另一种风险预测计算法，称为 POTTER。他们使用了基于 7 年 ACS-NSQIP 数据训练的最优分类树的"机器学习技术"，这些数据被打包在一个智能手机应用程序中，以方便使用和部署[40]。与之前讨论的其他分数不同，他们将技术与多个分数进行了比较，包括 ASA 和 ACSNSQIP 的优异结果[40]。随着电子医疗记录的不断集成，甚至能部署到智能手机上，可以立即获得这些大量的信息，并创造了未来的愿景，我们可能能够更准确地确定患者在特定情况下进行特定手术的确切风险。

人工智能在胃肠道内镜检查中的应用正在迅速兴起[41,42]。人工智能应用的一个理想领域是病变的内镜检测，这对于患者在常规预防性检查（如筛查性结肠镜检查）中不遗漏任何病变是非常重要的[43,44]。为了提高这些检查的准确性，人们付出了巨大的努力。结肠镜的修正只能在一定程度上进行补偿[45]。在检查中整合的人工智能显示出了非常有前途的结果，可以提高诊断的数量，特别是在不完整的结肠镜检查中[41,46-48]。

在胃肠道其他区域病变的检测中也有类似的经验，如难以发现的胃癌[46]。重要的是，内镜医生和外科医生要明白，人工智能不会夺走相关医生的角色，但会帮助丰富他们的专业结论。

总之，人工智能应用于内镜检查和外科手术还处于早期发展阶段。虽然人工智能技术取得了重大进展，但这些进展主要集中在将该技术应用于内镜检查和外科手术的特定问题上。这代表了一个新的领域，该领域仍然需要探索、测试和重新评估，并建立相关系统，从而实现看起来在未来很有希望的结果。当然与任何新技术一样，适度的怀疑是防范炒作的必要条件。

参考文献

1. Bellman R. An Introduction to Artificial Intelligence: Can Computers Think? Thomson Course Technology. 1978.
2. Hashimoto DA, Rosman G, Rus D, Meireles OR. Artificial intelligence in surgery: promises and perils. Ann Surg. 2018;268(1):70–6.
3. Administration USF&. D, U.S. Food & Drug Administration. FDA permits marketing of artificial intelligence-based device to detect certain diabetes-related eye problems. Case Medical Research. 2018. https://doi.org/10.31525/fda2-ucm604357.htm
4. Avanzolini G, Barbini P, Gnudi G. Unsupervised learning and discriminant analysis applied to identification of high risk postoperative cardiac patients. Int J Biomed Comput. 1990;25(2-3):207–21. https://doi.org/10.1016/0020-7101(90)90010-r.
5. Natarajan P, Frenzel JC, Smaltz DH. Demystifying big data and machine learning for healthcare. 2017. https://doi.org/10.1201/9781315389325
6. Esteva A, Robicquet A, Ramsundar B, et al. A guide to deep learning in healthcare. Nat Med. 2019;25(1):24–9.
7. Grzybowski A, Brona P, Lim G, et al. Artificial intelligence for diabetic retinopathy screening: a review. Eye. 2019. https://doi.org/10.1038/s41433-019-0566-0.
8. Esteva A, Kuprel B, Novoa RA, et al. Dermatologist-level classification of skin cancer with deep neural networks. Nature. 2017;542(7639):115–8.
9. Rodas NL, Padoy N. Augmented reality for reducing intraoperative radiation exposure to patients and clinicians during X-ray guided procedures. In: Mixed and Augmented Reality in Medicine; 2018. p. 217–29. https://doi.org/10.1201/9781315157702-15.
10. Hashimoto DA, Witkowski E, Gao L, Meireles O, Rosman G. Artificial intelligence in anesthesiology. Anesthesiology. 2019:1. https://doi.org/10.1097/aln.0000000000002960.
11. Hashimoto DA, Ward TM, Meireles OR. The role of artificial intelligence in surgery. Adv Surg 2020;54:89-101. https://doi.org/10.1016/j.yasu.2020.05.010. PMID: 32713441.
12. DiPietro R, Hager GD. Unsupervised learning for surgical motion by learning to predict the future. Medical Image Computing and Computer Assisted Intervention – MICCAI. 2018;2018:281–8. https://doi.org/10.1007/978-3-030-00937-3_33.
13. Skinner BF. The behavior of organisms: an experimental analysis. B. F. Skinner Foundation. 1990.
14. Silver D, Schrittwieser J, Simonyan K, et al. Mastering the game of Go without human knowledge. Nature. 2017;550(7676):354–9.
15. Hebb DO. The organization of behavior. 2005. https://doi.org/10.4324/9781410612403
16. Nadkarni PM, Ohno-Machado L, Chapman WW. Natural language processing: an introduction. J Am Med Inform Assoc. 2011;18(5):544–51.
17. Hughes KS, Zhou J, Bao Y, Singh P, Wang J, Yin K. Natural language processing to facilitate breast cancer research and management. Breast J. 2020;26(1):92–9.
18. Zunic A, Corcoran P, Spasic I. Sentiment analysis in health and well-being: systematic review. JMIR Med Inform. 2020;8(1):e16023.
19. Shen F, Larson DW, Naessens JM, Habermann EB, Liu H, Sohn S. Detection of surgical site infection utilizing automated feature generation in clinical notes. Int J Healthc Inf Syst Inform. 2019;3(3):267–82.
20. Hashimoto DA, Rosman G, Rus D, Meireles OR. Surgical video in the age of big data. Ann Surg. 2018;268(6):e47–8. https://doi.org/10.1097/SLA.0000000000002493. PMID: 28837447.
21. Hashimoto DA, Rosman G, Witkowski ER, Stafford C, Navarette-Welton AJ, Rattner DW, Lillemoe KD, Rus DL, Meireles OR. Computer vision analysis of intraoperative video: automated recognition of operative steps in laparoscopic sleeve gastrectomy. Ann Surg. 2019;270(3):414–21. https://doi.org/10.1097/SLA.0000000000003460. PMID: 31274652; PMCID: PMC7216040.
22. He J, Baxter SL, Xu J, Xu J, Zhou X, Zhang K. The practical implementation of artificial intelligence technologies in medicine. Nat Med. 2019;25(1):30–6. https://doi.org/10.1038/s41591-018-0307-0. PMID: 30617336; PMCID: PMC6995276.
23. Birkmeyer JD, Stukel TA, Siewers AE, Goodney PP, Wennberg DE, Lucas FL. Surgeon volume and operative mortality in the United States. ACC Curr J Rev. 2004;13(2):59. https://doi.org/10.1016/j.accreview.2003.12.065.
24. Birkmeyer JD, Finks JF, O'Reilly A, et al. Surgical skill and complication rates after bariatric surgery. N Engl J Med. 2013;369(15):1434–42.
25. Bonrath EM, Gordon LE, Grantcharov TP. Characterising "near miss" events in complex laparoscopic surgery through video analysis. BMJ Qual Saf. 2015;24(8):516–21. https://doi.org/10.1136/bmjqs-2014-003816.
26. Krizhevsky A, Sutskever I, Hinton GE. ImageNet classification with deep convolutional neural networks. Commun ACM. 2017;60(6):84-90. https://doi.org/10.1145/3065386.
27. Hashimoto DA, Rosman G, Witkowski ER, et al. Computer vision analysis of intraoperative video: automated recognition of operative steps in laparoscopic sleeve gastrectomy. Ann Surg. 2019;270(3):414–21.
28. Kannan S, Yengera G, Mutter D, Marescaux J, Padoy N. Future-state predicting LSTM for early surgery type recognition. IEEE Trans Med Imaging. 2019. https://doi.org/10.1109/TMI.2019.2931158.
29. Kitaguchi D, Takeshita N, Matsuzaki H, et al. Real-time automatic surgical phase recognition in laparoscopic sigmoidectomy using the convolutional neural network-based deep learning approach. Surg Endosc. 2019; https://doi.org/10.1007/s00464-019-07281-0.
30. Twinanda AP, Yengera G, Mutter D, Marescaux J, Padoy N. RSDNet: learning to predict remaining surgery duration from laparoscopic videos without manual annotations. IEEE Trans Med Imaging. 2019;38(4):1069–78.
31. Mascagni P, Fiorillo C, Urade T, et al. Formalizing

video documentation of the critical view of safety in laparoscopic cholecystectomy: a step towards artificial intelligence assistance to improve surgical safety. Surg Endosc. 2019. https://doi.org/10.1007/s00464-019-07149-3

32. Healey MA, Shackford SR, Osler TM, Rogers FB, Burns E. Complications in surgical patients. Arch Surg. 2002;137(5):611–7; discussion 617-618
33. Lee TH, Marcantonio ER, Mangione CM, et al. Derivation and prospective validation of a simple index for prediction of cardiac risk of major noncardiac surgery. Circulation. 1999;100(10):1043–9.
34. Gupta PK, Gupta H, Sundaram A, et al. Development and validation of a risk calculator for prediction of cardiac risk after surgery. Circulation. 2011;124(4):381–7.
35. POISE Study Group, Devereaux PJ, Yang H, et al. Effects of extended-release metoprolol succinate in patients undergoing non-cardiac surgery (POISE trial): a randomised controlled trial. Lancet. 2008;371(9627):1839–47.
36. Wolters U, Wolf T, Stützer H, Schröder T. ASA classification and perioperative variables as predictors of postoperative outcome. Br J Anaesth. 1996;77(2):217–22.
37. Bilimoria KY, Liu Y, Paruch JL, et al. Development and evaluation of the universal ACS NSQIP surgical risk calculator: a decision aid and informed consent tool for patients and surgeons. J Am Coll Surg. 2013;217(5):833–842.e1-e3.
38. Corey KM, Kashyap S, Lorenzi E, et al. Development and validation of machine learning models to identify high-risk surgical patients using automatically curated electronic health record data (Pythia): a retrospective, single-site study. PLoS Med. 2018;15(11):e1002701.
39. Bihorac A, Ozrazgat-Baslanti T, Ebadi A, et al. MySurgeryRisk: development and validation of a machine-learning risk algorithm for major complications and death after surgery. Ann Surg. 2019;269(4):652–62.
40. Bertsimas D, Dunn J, Velmahos GC, Kaafarani HMA. Surgical risk is not linear. Ann Surg. 2018;268(4):574–83. https://doi.org/10.1097/sla.0000000000002956.
41. van der Sommen F, de Groof J, Struyvenberg M, van der Putten J, Boers T, Fockens K, Schoon EJ, Curvers W, de With P, Mori Y, Byrne M, Bergman JJGHM. Machine learning in GI endoscopy: practical guidance in how to interpret a novel field. Gut. 2020;69:2035–45. https://doi.org/10.1136/gutjnl-2019-320466. PMID: 32393540.
42. Ward TM, Hashimoto DA, Ban Y, Rattner DW, Inoue H, Lillemoe KD, Rus DL, Rosman G, Meireles OR. Automated operative phase identification in peroral endoscopic myotomy. Surg Endosc. 2020. https://doi.org/10.1007/s00464-020-07833-9.
43. Menon S, Trudgill N. How commonly is upper gastrointestinal cancer missed at endoscopy? A meta-analysis. Endosc Int Open. 2014;2(2):E46–50. https://doi.org/10.1055/s-0034-1365524. Epub 2014 May 7. PMID: 26135259; PMCID: PMC4476431.
44. Greuter MJE, de Klerk CM, Meijer GA, Dekker E, Coupé VMH. Screening for colorectal Cancer With fecal immunochemical testing With and without Postpolypectomy surveillance colonoscopy: a cost-effectiveness analysis. Ann Intern Med. 2017;167(8):544–54. https://doi.org/10.7326/M16-2891. PMID: 28973514.
45. Walter BM, Hann A, Frank R, Meining A. A 3D-printed cap with sideoptics for colonoscopy: a randomized ex vivo study. Endoscopy. 2017;49(8):808–12. https://doi.org/10.1055/s-0043-105071. PMID: 28445902.
46. Hirasawa T, Aoyama K, Tanimoto T, Ishihara S, Shichijo S, Ozawa T, Ohnishi T, Fujishiro M, Matsuo K, Fujisaki J, Tada T. Application of artificial intelligence using a convolutional neural network for detecting gastric cancer in endoscopic images. Gastric Cancer. 2018;21(4):653–60. https://doi.org/10.1007/s10120-018-0793-2. PMID: 29335825.
47. Deding U, Herp J, Havshoei AL, Kobaek-Larsen M, Buijs MM, Nadimi ES, Baatrup G. Colon capsule endoscopy versus CT colonography after incomplete colonoscopy. Application of artificial intelligence algorithms to identify complete colonic investigations. United European Gastroenterol J. 2020;8(7):782–9. https://doi.org/10.1177/2050640620937593. PMID: 32731841; PMCID: PMC7435000.
48. de Groof AJ, Struyvenberg MR, Fockens KN, van der Putten J, van der Sommen F, Boers TG, Zinger S, Bisschops R, de With PH, Pouw RE, Curvers WL, Schoon EJ, Bergman JJGHM. Deep learning algorithm detection of Barrett's neoplasia with high accuracy during live endoscopic procedures: a pilot study (with video). Gastrointest Endosc. 2020;91(6):1242–50. https://doi.org/10.1016/j.gie.2019.12.048. PMID: 31926965.

索引